中华医学
百科全书

中医药学

中药鉴定学

国家出版基金项目
NATIONAL PUBLICATION FOUNDATION

中国协和医科大学出版社

图书在版编目 (CIP) 数据

中药鉴定学／王喜军主编 . —北京：中国协和医科大学出版社，2017.4
（中华医学百科全书）
ISBN 978-7-5679-0717-1

Ⅰ . ①中… Ⅱ . ①王… Ⅲ . ①中药鉴定学 Ⅳ . ① R282.5

中国版本图书馆 CIP 数据核字 (2017) 第 070481 号

中华医学百科全书·中药鉴定学

主　　编：王喜军

编　　审：呼素华　袁　钟

责任编辑：傅保娣　戴小欢　骆彩云

出版发行：中国协和医科大学出版社
　　　　　（北京东单三条九号　邮编 100730　电话 010-6526 0431）

网　　址：www.pumcp.com

经　　销：新华书店总店北京发行所

印　　刷：北京雅昌艺术印刷有限公司

开　　本：889×1230　1/16 开

印　　张：24.25

字　　数：600 千字

版　　次：2017 年 5 月第 1 版

印　　次：2017 年 5 月第 1 次印刷

定　　价：282.00 元

ISBN 978-7-5679-0717-1

《中华医学百科全书》编纂委员会

总顾问　吴阶平　韩启德　桑国卫

总指导　陈　竺

总主编　刘德培

副总主编　曹雪涛　李立明　曾益新

编纂委员（以姓氏笔画为序）

B·吉格木德	丁　洁	丁　樱	丁安伟	于中麟	于布为
于学忠	万经海	马　军	马　骁	马　静	马　融	马中立
马安宁	马建辉	马烈光	马绪臣	王　伟	王　辰	王　政
王　恒	王　硕	王　舒	王　键	王一飞	王一镗	王士贞
王卫平	王长振	王文全	王心如	王生田	王立祥	王兰兰
王汉明	王永安	王永炎	王华兰	王成锋	王延光	王旭东
王军志	王声湧	王坚成	王良录	王拥军	王茂斌	王松灵
王明荣	王明贵	王宝玺	王诗忠	王建中	王建业	王建军
王建祥	王临虹	王贵强	王美青	王晓民	王晓良	王鸿利
王维林	王琳芳	王喜军	王道全	王德文	王德群	
木塔力甫·艾力阿吉	尤启冬	戈　烽	牛　侨	毛秉智	毛常学
乌　兰	文卫平	文历阳	文爱东	方以群	尹　佳	孔北华
孔令义	邓文龙	邓家刚	书　亭	毋福海	艾措千	艾儒棣
石　岩	石远凯	石学敏	石建功	布仁达来	占　堆	卢志平
卢祖洵	叶冬青	叶常青	叶章群	申昆玲	申春悌	田景振
田嘉禾	史录文	代　涛	代华平	白春学	白慧良	丛　斌
丛亚丽	包怀恩	包金山	冯卫生	冯学山	冯希平	边旭明
边振甲	匡海学	邢小平	达万明	达庆东	成　军	成翼娟
师英强	吐尔洪·艾买尔	吕时铭	吕爱平	朱　珠	朱万孚
朱立国	朱宗涵	朱建平	朱晓东	朱祥成	乔延江	伍瑞昌
任　华	华　伟	伊河山·伊明		向　阳	多　杰	邬堂春
庄　辉	庄志雄	刘　平	刘　进	刘　玮	刘　蓬	刘大为
刘小林	刘中民	刘玉清	刘尔翔	刘训红	刘永锋	刘吉开
刘伏友	刘芝华	刘华平	刘华生	刘志刚	刘克良	刘更生
刘迎龙	刘建勋	刘胡波	刘树民	刘昭纯	刘俊涛	刘洪涛
刘献祥	刘嘉瀛	刘德培	闫永平	米　玛	许　媛	许腊英

那彦群　阮长耿　阮时宝　孙　宁　孙　光　孙　皎　孙　锟
孙长颢　孙少宣　孙立忠　孙则禹　孙秀梅　孙建中　孙建方
孙贵范　孙海晨　孙景工　孙颖浩　孙慕义　严世芸　苏　川
苏　旭　苏荣扎布　杜元灏　杜文东　杜治政　杜惠兰　李　龙
李　飞　李　东　李　宁　李　刚　李　丽　李　波　李　勇
李　桦　李　鲁　李　磊　李　燕　李　冀　李大魁　李云庆
李太生　李曰庆　李玉珍　李世荣　李立明　李永哲　李志平
李连达　李灿东　李君文　李劲松　李其忠　李若瑜　李松林
李泽坚　李宝馨　李建勇　李映兰　李莹辉　李继承　李森恺
李曙光　杨　凯　杨　恬　杨　健　杨化新　杨文英　杨世民
杨世林　杨伟文　杨克敏　杨国山　杨宝峰　杨炳友　杨晓明
杨跃进　杨腊虎　杨瑞馥　杨慧霞　励建安　连建伟　肖　波
肖　南　肖永庆　肖海峰　肖培根　肖鲁伟　吴　东　吴　江
吴　明　吴　信　吴令英　吴立玲　吴欣娟　吴勉华　吴爱勤
吴群红　吴德沛　邱建华　邱贵兴　邱海波　邱蔚六　何　维
何　勤　何方方　何绍衡　何春涤　何裕民　余争平　余新忠
狄　文　冷希圣　汪　海　汪受传　沈　岩　沈　岳　沈　敏
沈　铿　沈卫峰　沈华浩　沈俊良　宋国维　张　泓　张　学
张　亮　张　强　张　霆　张　澍　张大庆　张为远　张世民
张志愿　张丽霞　张伯礼　张宏誉　张劲松　张奉春　张宝仁
张建中　张建宁　张承芬　张琴明　张富强　张新庆　张潍平
张德芹　张燕生　陆　华　陆付耳　陆伟跃　陆静波
阿不都热依木·卡地尔　陈　文　陈　杰　陈　实　陈　洪　陈　琪
陈　锋　陈　楠　陈士林　陈大为　陈文祥　陈代杰　陈红风
陈尧忠　陈志南　陈志强　陈规化　陈国良　陈佩仪　陈家旭
陈智轩　陈锦秀　陈誉华　邵　蓉　邵荣光　武志昂
其仁旺其格　范　明　范炳华　林三仁　林久祥　林子强　林江涛
林曙光　杭太俊　欧阳靖宇　尚　红　果德安　明根巴雅尔　易定华
易著文　罗　力　罗　毅　罗小平　罗长坤　罗永昌　罗颂平
帕尔哈提·克力木　　帕塔尔·买合木提·吐尔根　　图门巴雅尔　岳建民
金　玉　金　奇　金少鸿　金伯泉　金季玲　金征宇　金银龙
金惠铭　郁　琦　周　兵　周　林　周永学　周光炎　周灿全
周良辅　周纯武　周学东　周宗灿　周定标　周宜开　周建平
周建新　周荣斌　周福成　郑一宁　郑家伟　郑志忠　郑金福
郑法雷　郑建全　郑洪新　郎景和　房　敏　孟　群　孟庆跃
孟静岩　赵　平　赵　群　赵子琴　赵中振　赵文海　赵玉沛

赵正言　赵永强　赵志河　赵彤言　赵明杰　赵明辉　赵耐青
赵继宗　赵铱民　郝　模　郝小江　郝传明　郝晓柯　胡　志
胡大一　胡文东　胡向军　胡国华　胡昌勤　胡晓峰　胡盛寿
胡德瑜　柯　杨　查　干　柏树令　柳长华　钟翠平　钟赣生
香多·李先加　段　涛　段金廒　段俊国　侯一平　侯金林
侯春林　俞光岩　俞梦孙　俞景茂　饶克勤　姜小鹰　姜玉新
姜廷良　姜国华　姜柏生　姜德友　洪　两　洪　震　洪秀华
祝庆余　祝藩晨　姚永杰　姚祝军　秦　川　袁文俊　袁永贵
都晓伟　栗占国　贾　波　贾建平　贾继东　夏照帆　夏慧敏
柴光军　柴家科　钱传云　钱忠直　钱家鸣　钱焕文　倪　鑫
倪　健　徐　军　徐　晨　徐永健　徐志云　徐志凯　徐克前
徐金华　徐建国　徐勇勇　徐桂华　凌文华　高　妍　高　晞
高志贤　高志强　高学敏　高健生　高树中　高思华　高润霖
郭　岩　郭小朝　郭长江　郭巧生　郭宝林　郭海英　唐　强
唐朝枢　唐德才　诸欣平　谈　勇　谈献和　陶·苏和　陶广正
陶永华　陶芳标　陶建生　黄　峻　黄　烽　黄人健　黄叶莉
黄宇光　黄国宁　黄国英　黄跃生　黄璐琦　萧树东　梅长林
曹　佳　曹广文　曹务春　曹建平　曹洪欣　曹济民　曹雪涛
曹德英　龚千锋　龚守良　龚非力　袭著革　常耀明　崔　蒙
崔丽英　庾石山　康　健　康廷国　康宏向　章友康　章锦才
章静波　梁铭会　梁繁荣　谌贻璞　屠鹏飞　隆　云　绳　宇
巢永烈　彭　成　彭　勇　彭明婷　彭晓忠　彭瑞云　彭毅志
斯拉甫·艾白　葛　坚　葛立宏　董方田　蒋力生　蒋建东
蒋澄宇　韩晶岩　韩德民　惠延年　粟晓黎　程　伟　程天民
程训佳　童培建　曾　苏　曾小峰　曾正陪　曾学思　曾益新
谢　宁　谢立信　蒲传强　赖西南　赖新生　詹启敏　詹思延
鲍春德　窦科峰　窦德强　赫　捷　蔡　威　裴国献　裴晓方
裴晓华　管柏林　廖品正　谭仁祥　翟所迪　熊大经　熊鸿燕
樊飞跃　樊巧玲　樊代明　樊立华　樊明文　黎源倩　颜　虹
潘国宗　潘柏申　潘桂娟　薛社普　薛博瑜　魏光辉　魏丽惠
藤光生

《中华医学百科全书》学术委员会

主任委员　巴德年

副主任委员（以姓氏笔画为序）

汤钊猷　　　吴孟超　　　陈可冀　　　贺福初

学术委员（以姓氏笔画为序）

丁鸿才	于是凤	于润江	于德泉	马　遂	王　宪	王大章
王文吉	王之虹	王正敏	王声湧	王近中	王邦康	王晓仪
王政国	王海燕	王鸿利	王琳芳	王锋鹏	王满恩	王模堂
王澍寰	王德文	王翰章	乌正赉	毛秉智	尹昭云	巴德年
邓伟吾	石一复	石中瑗	石四箴	石学敏	平其能	卢世璧
卢光琇	史俊南	皮　昕	吕　军	吕传真	朱　预	朱大年
朱元珏	朱家恺	朱晓东	仲剑平	刘　正	刘　耀	刘又宁
刘宝林（口腔）		刘宝林（公共卫生）		刘桂昌	刘敏如	刘景昌
刘新光	刘嘉瀛	刘镇宇	刘德培	江世忠	闫剑群	汤　光
汤钊猷	阮金秀	孙　燕	孙汉董	孙曼霁	纪宝华	严隽陶
苏　志	苏荣扎布	杜乐勋	李亚洁	李传胪	李仲智	李连达
李若新	李济仁	李钟铎	李舜伟	李巍然	杨　莘	杨圣辉
杨宠莹	杨瑞馥	肖文彬	肖承悰	肖培根	吴　坤	吴　蓬
吴乐山	吴永佩	吴在德	吴军正	吴观陵	吴希如	吴孟超
吴咸中	邱蔚六	何大澄	余森海	谷华运	邹学贤	汪　华
汪仕良	张乃峥	张习坦	张月琴	张世臣	张丽霞	张伯礼
张金哲	张学文	张学军	张承绪	张洪君	张致平	张博学
张朝武	张蕴惠	张震康	陆士新	陆道培	陈子江	陈文亮
陈世谦	陈可冀	陈立典	陈宁庆	陈尧忠	陈在嘉	陈君石
陈育德	陈冶清	陈洪铎	陈家伟	陈家伦	陈寅卿	邵铭熙
范乐明	范茂槐	欧阳惠卿	罗才贵	罗成基	罗启芳	罗爱伦
罗慰慈	季成叶	金义成	金水高	金惠铭	周　俊	周仲瑛
周荣汉	赵云凤	胡永华	钟世镇	钟南山	段富津	侯云德
侯惠民	俞永新	俞梦孙	施侣元	姜世忠	姜庆五	恽榴红
姚天爵	姚新生	贺福初	秦伯益	贾继东	贾福星	顾美仪
顾觉奋	顾景范	夏惠明	徐文严	翁心植	栾文明	郭　定
郭子光	郭天文	唐由之	唐福林	涂永强	黄洁夫	黄璐琦
曹仁发	曹采方	曹谊林	龚幼龙	龚锦涵	盛志勇	康广盛

章魁华　　梁文权　　梁德荣　　彭名炜　　董　怡　　温　海　　程元荣
程书钧　　程伯基　　傅民魁　　曾长青　　曾宪英　　裘雪友　　甄永苏
褚新奇　　蔡年生　　廖万清　　樊明文　　黎介寿　　薛　淼　　戴行锷
戴宝珍　　戴尅戎

中医药学

李宝国　　山东中医药大学

杨书彬　　黑龙江中医药大学

吴军凯　　黑龙江中医药大学

吴和珍　　湖北中医药大学

吴修红　　黑龙江中医药大学

张庆芝　　云南中医学院

陈随清　　河南中医药大学

周建理　　安徽中医药大学

胡本祥　　陕西中医药大学

姜大成　　长春中医药大学

秦路平　　第二军医大学

姬生国　　广东药科大学

黄　真　　浙江中医药大学

崔亚君　　上海中医药大学

前　言

《中华医学百科全书》终于和读者朋友们见面了！

古往今来，凡政通人和、国泰民安之时代，国之重器皆为科技、文化领域的鸿篇巨制。唐代《艺文类聚》、宋代《太平御览》、明代《永乐大典》、清代《古今图书集成》等，无不彰显盛世之辉煌。新中国成立后，国家先后组织编纂了《中国大百科全书》第一版、第二版，成为我国科学文化事业繁荣发达的重要标志。医学的发展，从大医学、大卫生、大健康角度，集自然科学、人文社会科学和艺术之大成，是人类社会文明与进步的集中体现。随着经济社会快速发展，医药卫生领域科技日新月异，知识大幅更新。广大读者对医药卫生领域的知识文化需求日益增长，因此，编纂一部医药卫生领域的专业性百科全书，进一步规范医学基本概念，整理医学核心体系，传播精准医学知识，促进医学发展和人类健康的任务迫在眉睫。在党中央、国务院的亲切关怀以及国家各有关部门的大力支持下，《中华医学百科全书》应运而生。

作为当代中华民族"盛世修典"的重要工程之一，《中华医学百科全书》肩负着全面总结国内外医药卫生领域经典理论、先进知识，回顾展现我国卫生事业取得的辉煌成就，弘扬中华文明传统医药璀璨历史文化的使命。《中华医学百科全书》将成为我国科技文化发展水平的重要标志、医药卫生领域知识技术的最高"检阅"、服务千家万户的国家健康数据库和医药卫生各学科领域走向整合的平台。

肩此重任，《中华医学百科全书》的编纂力求做到两个符合：一是符合社会发展趋势。全面贯彻以人为本的科学发展观指导思想，通过普及医学知识，增强人民群众健康意识，提高人民群众健康水平，促进社会主义和谐社会构建；二是符合医学发展趋势。遵循先进的国际医学理念，以"战略前移、重心下移、模式转变、系统整合"的人口与健康科技发展战略为指导。同时，《中华医学百科全书》的编纂力求做到两个体现：一是体现科学思维模式的深刻变革，即学科交叉渗透/知识系统整合；二是体现继承发展与时俱进的精神，准确把握学科现有基础理论、基本知识、基本技能以及经典理论知识与科学思维精髓，深刻领悟学科当前面临的交叉渗透与整合转化，敏锐洞察学科未来的发展趋势与突破方向。

作为未来权威著作的"基准点"和"金标准"，《中华医学百科全书》编纂过程中，制定了严格的主编、编者遴选原则，聘请了一批在学界有相当威望、具有较高学术造诣和较强组织协调能力的专家教授（包括多位两院院士）担任大类主编和学科卷主编，确保全书的科学性与权威性。另外，还借鉴了已有百科全书的编写经验。鉴于《中华医学百科全书》的编纂过程本身带有科学研究性质，还聘请了若干科研院所的科研管理专家作为特约编审，站在科研管理的高度为全书的顺利编纂保驾护航。除了编者、编审队伍外，还制订了详尽的质量保证计划。编纂委员会和工作委员会秉持质量源于设计的理念，共同制订了一系列配套的质量控制规范性文件，建立了一套切实可行、行之有效、效率最优的编纂质量管理方案和各种情况下的处理原则及预案。

《中华医学百科全书》的编纂实行主编负责制，在统一思想下进行系统规划，保证良好的全程质量策划、质量控制、质量保证。在编写过程中，统筹协调学科内各编委、卷内条目以及学科间编委、卷间条目，努力做到科学布局、合理分工、层次分明、逻辑严谨、详略有方。在内容编排上，务求做到"全准精新"。形式"全"：学科"全"，册内条目"全"，全面展现学科面貌；内涵"全"：知识结构"全"，多方位进行条目阐释；联系整合"全"：多角度编制知识网。数据"准"：基于权威文献，引用准确数据，表述权威观点；把握"准"：审慎洞察知识内涵，准确把握取舍详略。内容"精"："一语天然万古新，豪华落尽见真淳。"内容丰富而精炼，文字简洁而规范；逻辑"精"："片言可以明百意，坐驰可以役万里。"严密说理，科学分析。知识"新"：以最新的知识积累体现时代气息；见解"新"：体现出学术水平，具有科学性、启发性和先进性。

《中华医学百科全书》之"中华"二字，意在中华之文明、中华之血脉、中华之视角，而不仅限于中华之地域。在文明交织的国际化浪潮下，中华医学汲取人类文明成果，正不断开拓视野，敞开胸怀，海纳百川般融入，润物无声状拓展。《中华医学百科全书》秉承了这样的胸襟怀抱，广泛吸收国内外华裔专家加入，力求以中华文明为纽带，牵系起所有华人专家的力量，展现出现今时代下中华医学文明之全貌。《中华医学百科全书》作为由中国政府主导，参与编纂学者多、分卷学科设置全、未来受益人口广的国家重点出版工程，得到了联合国教科文等组织的高度关注，对于中华医学的全球共享和人类的健康保健，都具有深远意义。

《中华医学百科全书》分基础医学、临床医学、中医药学、公共卫生学、军事与特种医学和药学六大类，共计144卷。由中国医学科学院/北京协和医学院牵头，联合军事医学科学院、中国中医科学院和中国疾病预防控制中心，带动全国知名院校、科研单位和医院，有多位院士和海内外数千位优秀专家参加。国内知名的医学和百科编审汇集中国协和医科大学出版社，并培养了一批热爱百科事业的中青年编辑。

回览编纂历程，犹然历历在目。几年来，《中华医学百科全书》编纂团队呕心沥血，孜孜矻矻。组织协调坚定有力，条目撰写字斟句酌，学术审查一丝不苟，手书长卷撼人心魂……在此，谨向全国医学各学科、各领域、各部门的专家、学者的积极参与以及国家各有关部门、医药卫生领域相关单位的大力支持致以崇高的敬意和衷心的感谢！

《中华医学百科全书》的编纂是一项泽被后世的创举，其牵涉医学科学众多学科及学科间交叉，有着一定的复杂性；需要体现在当前医学整合转型的新形式，有着相当的创新性；作为一项国家出版工程，有着毋庸置疑的严肃性。《中华医学百科全书》开创性和挑战性都非常强。由于编纂工作浩繁，难免存在差错与疏漏，敬请广大读者给予批评指正，以便在今后的编纂工作中不断改进和完善。

刘德培

凡　例

一、《中华医学百科全书》（以下简称《全书》）按基础医学类、临床医学类、中医药学类、公共卫生类、军事与特种医学类、药学类的不同学科分卷出版。一学科辑成一卷或数卷。

二、《全书》基本结构单元为条目，主要供读者查检，亦可系统阅读。条目标题有些是一个词，例如"干燥"；有些是词组，例如"微波干燥"。

三、由于学科内容有交叉，会在不同卷设有少量同名条目。例如《针灸学》《中医儿科学》都设有"惊风"条目。其释文会根据不同学科的视角不同各有侧重。

四、条目标题上方加注汉语拼音，条目标题后附相应的外文。例如：

zhèngpǐn yàocái
正品药材（genuine medicinal materials）

五、本卷条目按学科知识体系顺序排列。为便于读者了解学科概貌，卷首条目分类目录中条目标题按阶梯式排列，例如：

六、各学科都有一篇介绍本学科的概观性条目，一般作为本学科卷的首条。介绍学科大类的概观性条目，列在本大类中基础性学科卷的学科概观性条目之前。

七、条目之中设立参见系统，体现相关条目内容的联系。一个条目的内容涉及其他条目，需要其他条目的释文作为补充的，设为"参见"。所参见的本卷条目的标题在本条目释文中出现的，用蓝色楷体字印刷；所参见的本卷条目的标题未在本条目释文中出现的，在括号内用蓝色楷体字印刷该标题，另加"见"字；参见其他卷条目的，注明参见条所属学科卷名，如"参见□□□卷"或"参见□□□卷□□□□"。

八、《全书》医学名词以全国科学技术名词审定委员会审定公布的为标准。同一概念或疾病在不同学科有不同命名的，以主科所定名词为准。字数较多，释文中拟用简称的名词，每个条目中第一次出现时使用全称，并括注简称，例如：甲型病毒性肝炎（简称甲肝）。个别众所周知的名词直接使用简称、缩写，例如：B超。药物名称参照《中华人民共和国药典》2015 年版和《国家基本药物目录》2012 年版。

九、《全书》量和单位的使用以国家标准 GB 3100～3102—1993《量和单位》为准。援引古籍或外文时维持原有单位不变。必要时括注与法定计量单位的换算。

十、《全书》数字用法以国家标准 GB/T 15835—2011《出版物上数字用法》为准。

十一、正文之后设有内容索引和条目标题索引。内容索引供读者按照汉语拼音字母顺序查检条目和条目之中隐含的知识主题。条目标题索引分为条目标题汉字笔画索引和条目外文标题索引，条目标题汉字笔画索引供读者按照汉字笔画顺序查检条目，条目外文标题索引供读者按照外文字母顺序查检条目。

十二、部分学科卷根据需要设有附录，列载本学科有关的重要文献资料。

目　录

zhōngyào jiàndìngxué

中药鉴定学 (science of identifying Chinese materia medica)

鉴定和研究中药的来源、品种、质量、质量变化规律及中药材资源可持续发展的应用学科。它是在继承传统中药鉴定及使用经验的基础上，运用现代科学的理论知识和技术方法，解决中药的真实性、有效性、安全性等质量问题，以及中药材新资源发现及中药材规范化生产等可持续发展的理论与实践问题。

学科的形成和发展 中药鉴定知识是人类在长期的实践中产生和发展起来的，是中国人民在同疾病作斗争的过程中逐渐积累起来的医药知识和经验。从古至今，中药鉴定学经历了萌芽阶段、性状记述阶段、知识条理化阶段、形成阶段及完善与技术成熟阶段等的发展过程。

萌芽阶段 《史记·补三皇本记》和《淮南子·修务训》中记载的"神农……始尝百草，始有医药"和"神农尝百草之滋味，一日而遇七十毒"，均体现了中药辨识知识的萌芽。中国已知最早的药物学专著《神农本草经》成书于秦汉时期，收载药物365种，其中88种药物项下记载的内容与鉴别有关，如人参辨形"如人形者有神，生上党……"，黄连、丹参、紫草、白及等辨色，细辛、甘草、木香、败酱草、苦瓜、酸枣等辨气、辨味，是鉴定药材经验方法的雏形。

性状记述阶段 南北朝梁代陶弘景编写的《本草经集注》载药730种，对药物的产地、采收、形态、鉴定等内容均有论述，并记载有火烧试验、对光照视的鉴定方法。如认为"术"有两种，"白术叶大有毛而作桠，根甜而少膏……赤术叶细无桠，根小，苦而多膏"；硝石"以火烧之，紫青烟起，云是真硝石也"；云母"向日视之，色青白多黑"；朱砂"以光色如云可拆者良"等，已经出现了真伪和优劣等与药材质量评价相关的描述。唐《新修本草》是中国以及世界上最早的由国家颁布的药典，该书载药850种，有较多的药物基源考证，并附图经7卷，药图25卷，首次出现了图文鉴定的方法，为后世本草的图文兼备打下了基础。宋代由苏颂等校注药物品种及图说的《图经本草》，共21卷，对药物的产地、形态、用途等均详加说明，为本草史上药图的专著，成为后世本草图说的范本。北宋后期，蜀医唐慎微将《嘉祐补注本草》和《图经本草》校订增补，编成本草、图经合一的《经史证类备急本草》；并在大观及政和年间，都曾由政府派人修订，于书名上冠以年号，作为官书来刊行，以后遂简称《大观本草》《政和本草》等。此书内容丰富，图文并茂，共31卷，载药1 746种，新增药物500余种，为中国现存最早的完整本草，堪称中药鉴定学发展史上图文有机结合的典范。

知识条理化阶段 明弘治年间，太医刘文泰编著出版了《本草品汇精要》，全书42卷，载药1 815种，并附有彩色药图，分别以名、苗、用、色、味等逐条记述与鉴定有关的内容，形成了经典的形、色、气、味及作用等中药性状鉴定知识内容。该书首次引入了彩色的药材及药用植物图谱，是中药原色鉴定的开始。本草史上，对中药鉴定学贡献最大的首推明万历年间李时珍编写的巨著《本草纲目》，该书分为52卷，载药1 892种，附方11 000余条。该书以药物自然属性作为分类基础，不仅继承了唐、宋本草图文并茂的优点，而且将有关鉴定内容归于"集解"项下，使之条理化，如描述丹参："处处山中有之，一枝五叶，叶如野苏而尖，青色皱毛。小花成穗如蛾形，中有细子。其根皮丹而肉紫"。在"集解"项中，李时珍引录了很多现已失传的古代本草对药物鉴别的记载，如对樟脑的记载："状似龙脑，白色如雪，樟树脂膏也"，并介绍了加热升华精制樟脑的方法。时至今日，书中很多记载仍是中药材加工和鉴定的主要依据。清代吴其濬编著了《植物名实图考》和《植物名实图考长编》，其中《植物名实图考》收载药物1 714种，对每种植物的形态、产地、性味、用途叙述颇详，并附有较精确的插图，标志着中药鉴定进入了条理化、专业化阶段。

形成阶段 1840年鸦片战争以后，国外药学大量传入中国，西方生药学的思想和研究方法对中国本草学产生了较大影响，使中药材鉴定在主要以传统形态学方法研究的基础上，开始引入现代的中药显微鉴定、化学鉴定等方法。1927年，曹炳章著《增订伪药条辨》，对110种中药的产地、形态、气味、主治等方面进行了真伪对比；1933年，丁福保著《中药浅说》，引进了化学鉴定的方法。赵燏黄、徐伯鋆等于1934年编著了中国第一部《生药学》上编，叶三多于1937年编写了《生药学》下编。上、下两编《生药学》的出版，引进了现代鉴定中药材的理论和方法，对后来应用"生药学"的现代鉴定知识和技术，整理研究中药材的品种和质量，促进中药鉴定学科的建立起到了先导作用。新中国成立以后，1956 年开始，中国相继成立了 5 所中医学院，1959 年开始各学校相继成立了中药系，设立了中药学专业，培养学生辨识、采集、种植及使用中药的能力。1960 年，由原南京药学院（现名为中国药科大学）编著的《药材学》出版，收载常用中药 634 种，附录收录 160 余种。该书改变了过去以国外生药为主的结构，详细记载了中国常用中药材的来源、栽培生产、加工炮制、性状和（或）显微鉴别、化学成分、效用等内容。1959～1961 年，中国医学科学院药物研究所等单位编写了《中药志》（共 4 册），对常用中药材的来源、品种及采收加工、鉴别和使用等方面进行了详细的论述。1964 年开始，各中医药院校开设了具有中医药特色的中药材鉴定学课程，后改为中药鉴定学，并确定为中药学专业学生培养的专业课程之一，至此中药鉴定学成为真正的独立学科。

完善与成熟阶段　20 世纪 70 年代以前，中药鉴定学中主体的鉴定方法是传统的性状鉴定，靠人的感官对中药材进行品种鉴定，通过形、色、味及规格等进行质量评价。1986 年，徐国钧先生出版的《中药材粉末显微鉴定》专著使显微鉴定成为中药鉴定的常用基本方法之一，并得到普及。电子显微镜的问世，使细胞结构的观察水平取得了巨大的突破，能显示出观察特征的三维立体结构和细微结构，使鉴定特征更为明显。20 世纪 80～90 年代，许多现代分析技术，如紫外光谱、红外光谱、原子吸收光谱、气相色谱、气相色谱-质谱联用、薄层色谱、高效液相色谱、蛋白电泳等均应用于中药材的鉴定和质量分

析。20 世纪 90 年代，随着生物技术的进步，分子鉴定应运而生，各种先进的技术和方法得到了应用和发展，如粉末 X 射线衍射法、傅里叶变换拉曼光谱法、DNA 分子遗传标记技术、中药指纹图谱鉴定技术等已广泛应用于中药材品种鉴定，使中药鉴定的方法进入了体现中药作用和相关成分的成熟阶段，标志着中药鉴定学从基于终端市场的真伪鉴别为核心的学科内涵，逐渐过渡到以注重中药材内在质量及质量控制为基本出发点，以注重中药材资源的可持续发展为核心任务的学科，中药鉴定学已成为在中医理论和使用经验指导下的现代药材学。

现代技术应用与研究阶段 20 世纪 80 年代初，人们开始研究中药材的真伪鉴别方法和技术，其主要的技术手段为显微鉴定和简单的化学定性研究，以及引入薄层色谱方法等现代技术。20 世纪 90 年代初，引入了高效液相色谱和气相色谱方法鉴定中药材及其制品；90 年代后期，开始关注中药材的生产和可持续发展，从质量变化规律入手，解决质量控制和评价的方法问题。中药鉴定学已经发展成为主要研究中药材的品种、质量、质量变化规律及中药材资源可持续发展的理论及应用问题的学科。

研究范围与研究方法　主要包括中药真实性鉴定、中药有效性鉴定、中药安全性鉴定、中药材质量变化规律与质量调控研究及中药材资源与可持续利用研究。

中药真实性鉴定　当今常用中药 400 余种，绝大多数在历代本草中已有记载，但由于古代典籍记载粗略、历史沿革品种变迁、地区用药名称差异、相近药物辨识困难以及类用品和代用品的充

斥，中药同名异物、同物异名、一药多基源及伪品药材等现象普遍存在。中药真实性鉴定的前提是本草考证，首先通过历代本草文献的研究，考察地方史志，深入实际调查，根据传统应用及现代分类学的知识，结合化学成分、现代药学实验及临床验证，正本清源，确定中药的正品名称，再进行品种鉴定。品种鉴定是中药真实性鉴定的核心环节，依据《中华人民共和国药典》《中华人民共和国卫生部药品标准》及各省、自治区及直辖市药品标准（地方标准），采用基源鉴定、性状鉴定、显微鉴定、理化鉴定等方法，研究和鉴定中药的品种、纯度和品质优劣，保证药材质量，杜绝伪劣中药材的使用和流通。

中药有效性鉴定　包括中药有效成分的确定、中药有效成分的定量分析和中药质量标准制定。常用的确定有效成分的技术与方法有活性导向分离法、高通量筛选法、生物色谱法及中药血清药物化学方法等。中药有效成分的定量分析需先经过样品的提取、初步分离纯化处理，再采用分光光度法和色谱分析法等技术进行含量测定。中药真伪优劣评价的依据是质量标准，研究和制定规范化的中药质量标准，是控制药材生产过程及产品质量，保证用药安全、有效的重要内容。中药质量标准的制定包括新中药材、新中成药的质量标准制定和上市药再评价。

中药安全性鉴定　安全性是中药质量的重要内容。中药凭借长期临床安全有效的应用经验作为安全性的保证，缺乏对中药安全性的深入研究，缺乏对毒性及毒性物质、毒性机制的深入认识，导致中药在使用过程中出现安全

性事件，影响了社会对中药的认可度，限制了中药现代化和国际化的进程。中药安全性鉴定包括中药毒性成分的分析，以及借鉴毒理学研究模式对中药的原料和产品的安全性进行评价及安全性预测。

中药材质量变化规律与质量调控研究　药材的质量主要取决于其所含有的成分种类和含量。优质中药材应该是有效成分含量高，而毒性成分含量相对较低。这些成分都是药用植物或动物生理过程中的次生代谢产物，其积累过程受多种因素的影响。因此，药材的质量与原植（动）物的种质、生长环境、生长发育、栽培方法及后期的加工贮藏等因素密切相关。掌握药材的质量变化规律，在确定种质资源及规范化栽培技术的基础上，严格执行《中药材生产质量管理规范》，通过科学研究和实践，建立基于中药药效物质基础积累规律的药材最适采收期、加工方法及存储养护的条件，以控制和保证药材质量。

中药材资源与可持续利用研究　中国幅员辽阔，气候条件多种多样，蕴藏着极为丰富的中药天然资源。但长期以来，由于对合理开发利用中药材资源的认识不足，一些地区不同程度地出现对中药材资源进行掠夺式过度采收或捕猎现象；此外，环境污染削弱了中药资源的再生，造成了资源下降或枯竭，许多种类趋于衰退或濒临灭绝，一些优良种质正在逐渐消失。一些道地药材，由于需求量很大，虽然一再扩增种植面积，还是不能完全满足市场需求。有些药材原有野生资源有限，产量居低不长，更显得供不应求。有些品种是国际或中国公布的珍稀濒危动、植物，必须

加以保护和尽快寻找代用品。要解决上述问题，除发展野生药材之外，还需开展家种家养，扩大栽培和圈养规模，同时努力寻找和扩大新药源。发现中药材新资源的途径和方法很多，主要是从古代本草、民间用药经验及民族药，依据植物亲缘关系或以化学成分为线索寻找中药材新资源及扩大药用部位、增加药用新品种等。中药材资源的保护重点是具有重要医疗作用和经济价值的珍贵、稀有和濒危品种，以及根据中药材产销情况，需要重点保护的名贵或大宗中药材野生资源，如山参、银杏、刺五加等。通过建立和完善药用植（动）物自然保护区和野生濒危药用资源的引种与驯化加强对中药材资源的保护，在充分利用资源的同时，保护资源和环境，保护生物多样性，保障中药资源的可持续利用和中药产业的可持续发展。

与相关学科的关系　与中药鉴定学直接相关的学科有生药学、植物学、动物学、矿物学、中药资源学、分子生物学、中药分析学和中药药理学等。生药学是以源于天然的、未经加工或只经简单加工的植物类、动物类和矿物类药材为研究对象，研究其基源、鉴定、有效成分、生产、采制、品质评价及资源可持续性开发利用的学科。虽然两个学科具有不同的理论体系，但在 20 世纪初，生药学曾对中药鉴定学的研究方法和手段的形成起到推动作用，至今在研究内容上两者也有相互影响和促进作用。中药材来源于植物、动物和矿物，中药鉴定学的知识与植物学、动物学和矿物学的理论密切相关，前者属于应用学科，后 3 个学科是中药鉴定学的基础。中药资源学是研究中

药资源的种类、品质、形成、分布、蕴藏量、保护、管理与可持续利用的学科，而中药鉴定学的主要任务之一是寻找和发现中药材新资源及实现药材资源的可持续利用，两者在学科内容上互为相关，关系极为密切。近年来，分子生物学的技术和手段发展迅速，并且已经引入到中药鉴定方法中，如 DNA 分子标记技术已经应用于中药的品种鉴别，取得了良好的效果。由于两个学科的研究对象都属于生物个体，未来借助于分子生物学的研究方法可能会带来中药鉴定学的新突破。此外，中药真实性、有效性和安全性的鉴定还需应用中药分析学和中药药理学的方法和手段。

应用和有待解决的问题　中药鉴定学科内容和方法应在体现中医药特色的中药鉴定标准和中药鉴定学研究模式的基础上，以理论和技术的创新推动中药鉴定学研究方法和技术的发展，使中药鉴定的研究为中医药现代化和国际发展服务。在中医药传统理论指导下，中药鉴定学的研究重点将在以下几个方面：通过分子生物学和中药化学联用的方法，评价中药种质资源，优选、优化及抚育优良中药材种质；利用系统生物学的方法，阐明植物或动物终端代谢产物与功能蛋白质组和功能基因组的关系，寻找和发现促进有效成分积累的有效途径，并利用系统生物学的手段解决基源鉴定、道地性评价、安全性评价等方面存在的理论与技术脱节的问题；利用中药血清药物化学和代谢组学的方法，深入研究中药材的有效成分及代谢途径，为有效利用现有药材资源、发现新用途、发现先导化合物提供技术支撑；利用本草学的研究方法，

充分解读本草文献，为新资源的发现、混乱品种的辨识、药性的深度解析和中药传统用药经验再挖掘寻找经典依据。通过以上几方面的实践，建立现代中药鉴定学理论、方法和技术体系。

（都晓伟）

zhōngyào jiàndìng

中药鉴定 (identification and assessment of Chinese materia medica)

对中药的真实性、有效性和安全性加以鉴定，研究制定出可供鉴定的依据和标准的过程。为了保证临床用药的安全和有效、生产中产品质量的可控、研究和开发利用的科学性，有必要对中药进行科学的鉴定，中药鉴定是防治疾病和提高人类的健康水平、保障用药安全的关键。中药鉴定工作的进行，主要依据国家中药标准（包括《中华人民共和国药典》《中华人民共和国卫生部药品标准》）和由各省（自治区、直辖市）卫生厅批准执行的地方中药标准。中药鉴定的方法主要有中药真实性鉴定、中药有效性鉴定和中药安全性鉴定。中药真实性鉴定包括本草考证和中药品种鉴定两方面内容，中药的品种鉴定主要采用基源鉴定、性状鉴定、显微鉴定和理化鉴定，以及指纹图谱技术、DNA 分子标记技术和植物代谢组学等现代技术。中药有效性鉴定包括中药有效成分的确定、有效成分的定量分析及中药质量标准的制定等内容。中药安全性鉴定主要包括中药毒性成分分析和中药安全性评价等内容。

（都晓伟）

zhōngyàocái míngchēng

中药材名称 (name of Chinese medicinal materials)

用以识别中药材的称呼。为保证用药品种准确无误，规范化的中药材名称应为中药材的正名。中药材正名是指中药材标准中所规定的名称，常为历代沿用或现今普遍采纳的典籍记载名称，包括中文名、汉语拼音和药材拉丁名。一味中药材仅有一个正名。除正名外，中药材名称还常见有释名与习用名。中药材释名是中药材特有的内容，包括训释药物名称、探求药名用语来源、考订命名含义、研究正名与异名之间的关系及变化，可为药物名实考证提供依据。中药材习用名是不同的产地、使用地域对同一种药用植物的植物名、药材名、商品名或处方名的习惯称谓，同一个中药材往往有多个习用名，如金银花正名为"金银花"，释名为"花初开者，蕊瓣俱色白，经二三日，则色变黄，新旧相参，黄白相映，故呼金银花"，习用名有"双花、二花"。

（于 丹）

zhōngyàocái mìngmíng

中药材命名 (nomenclature of Chinese medicinal materials)

中药材名称的组成与命名方法。用于制定中药材正名，规范中药材名称，缓解与防止中药材品种混乱现象的发生，并且促进中药材对外贸易和国际交流。主要包括中文名与拉丁名的命名方法与原则。中药材中文名一般以中国多数地区习用的名称命名，如各地习用名称不一致或难以定出比较合适的名称时，可选用植物名命名；增加药用部位的中药材，其中文名要明确药用部位；中药材的人工方法制成品应与天然品的中文名有所区别。除少数中药材外，中药材拉丁名一般均需标明药用部位，由药名和药用部位组成。药名在前（用第一格），药用部位在后（用第二格），如有形容词则列于最后。药名为植物或动物的拉丁属名，或种名，或属、种名。若在同属中只有一个品种作药用（如白果 Ginkgo Semen）；或这个属有几个品种来源，但都作为一个中药材使用的（如麻黄 Ephedrae Herba），药名一般以属名命名。有些中药材的植（动）物来源虽然同属中有几个植物品种作不同的中药材使用，但习惯已采用属名作拉丁名的，一般不改动，应将来源为同属其他植物品种的中药材，加上种名，使之区分，如细辛 Asari Radix et Rhizoma。若同属中有几个品种来源，分别作为不同中药材使用的，以属种名命名，如当归 Angelicae Sinensis Radix。有些药材习惯上以种名命名，如红豆蔻 Galangae Fructus，但这种命名方法应少用。一种中药材包括两个不同药用部位时，把主要的或多数地区习用的药用部位列在前面，用"et"相连接，如大黄 Rhei Radix et Rhizoma。一种中药材的来源为不同科、属的两种植（动）物或同一植（动）物的不同药用部位，须列为并列的两个拉丁名，如小通草 Stachyuri Medulla；Helwingiae Medulla。若国际上已有通用名称作拉丁名的中药材，可不加药用部位，直接以属名、种名或俗名命名，如全蝎拉丁名为 Scorpio。矿物类药材一般采用矿物所含的化学成分的拉丁名或用原矿物的拉丁名，如炉甘石 Calamina。

（于 丹）

zhōngyào zhēnshíxìng jiàndìng

中药真实性鉴定 (authenticity of Chinese materia medica)

根据中药原植物（动物、矿物）的形态、药材性状、显微和理化等特性，鉴定其正确的学名和药用部位，并研究其是否符合药品标准相关规定的过程。是中药鉴定的核心任务。

中药真实性鉴定的基础是本草考证，即对中药的名称、产地、真伪、性味功用等方面的考证，它不是简单地堆砌资料，而是要从生产实际中发现问题，从古代本草资料中缕清其发展脉络，寻求其历史原因，并提出去伪存真的正确合理见解。通过本草考证确定中药正品名称。应用感官的、物理的或化学的方法进行中药材品种鉴定是中药真实性鉴定的经典途径，包括中药基源鉴定、中药性状鉴定、中药显微鉴定和中药理化鉴定。随着现代科学技术的发展，中药鉴定引入了数码成像技术、指纹图谱技术、DNA分子标记技术和植物代谢组学等技术，以更好地解决中药材品种问题。中药的真实性鉴定可明确中药材的基源植物、动物及矿物的学名，解决中药材的同名异物、同物异名、一药多基源及伪品等现象，辨别中药材的真伪、纯度和品质优劣，保证药材质量，杜绝伪劣中药材的使用和流通。

（于丹）

zhèngpǐn yàocái

正品药材（genuine medicinal materials）

国家药品标准所收载的法定允许用于防治疾病和医疗保健的中药材。国家中药标准包括国务院药品监督管理部门颁布的《中华人民共和国药典》和《中华人民共和国卫生部药品标准》。《中华人民共和国药典》（2015年版）由一部、二部、三部和四部构成。一部收载药材和饮片、植物油脂和提取物、成方制剂和单味制剂等，品种共计2 598种，其中药材和饮片618种。例如，何首乌的正品药材为蓼科植物何首乌 *Polygonum multi-florum* Thunb. 的干燥块根；绵马贯众的正品药材为鳞毛蕨科植物粗茎鳞毛蕨 *Dryopteris crassirhizoma* Nakai 的干燥根茎及叶柄残基；金钱白花蛇的正品药材为眼镜蛇科动物银环蛇 *Bungarus multicinctus* Blyth 的幼蛇或成蛇除去内脏的干燥体；等等。国家药品标准没有规定的药材品种，必须符合省、自治区、直辖市人民政府药品监督管理部门制定的地方中药标准。

（都晓伟）

wěipǐn yàocái

伪品药材（counterfeit medicinal materials）

不符合国家药品标准规定及以非药材或他种药材冒充正品药材的物质。伪品药材的来源可分为3种。①常见伪品：中药材的劣品、地方习惯称呼造成的同名异物及混淆品，如人参的正品品种包括生晒参、红参、参须、山参，伪品品种包括华山参、桔梗根、商陆、野豇豆根、栌兰根、紫茉莉根等，劣品品种包括提取过的人参、硫黄熏蒸过的人参、拼接人参和工艺人参等。②掺伪（杂）品：由于价格、重量等造成的掺伪（杂）品。例如，《中华人民共和国药典》规定，中药柴胡为伞形科植物柴胡和狭叶柴胡的干燥根，但市场上存在以其同属近缘植物的根掺假，或以其非药用部位茎掺假的情况；也有以低价药材冒充高价药材的现象，例如以鹿角冒充鹿茸销售。③伪制品：人为非法加工的某种中药材的仿制品。伪品药材的出现经常是由于某些人有意掺伪作假，以假充真，牟取不正当的利益。由于伪品药材不具有正品药材的药效作用，没有安全保证，国家法律不允许伪品药材代替正品药材使用。

（都晓伟）

xíyòngpǐn yàocái

习用品药材（custom medicinal materials）

有一定的使用历史，但未被纳入《中华人民共和国药典》，仅在部分地区习惯使用并被收入地方药品标准的药材。又称地区习惯用药。在一个或多个省级范围内有多年药用历史，或被省级药品（药材）标准收载，或经省级主管部门批准使用。有确切的疗效，只是使用范围带有地域性特色。有效的地区习用品药材，经过系统的药材研究和新药审查，可以转化为国家级的正品药材。

（都晓伟）

dàiyòngpǐn yàocái

代用品药材（substitute medicinal materials）

因成本低廉、原料丰富而被用来代替原用药物的性能相近或相同的药材。包括已被国家法定标准收载的中药材和未被国家法定标准收载的药用物质。其出现常常由于正品药材短缺，满足不了市场需求，用其他类似品种取而代之。例如，牛黄具有清心开窍、豁痰定惊、清热解毒之功效，内服可治高热神志昏迷、癫狂、小儿惊风、抽搐等症，外用可治咽喉肿痛、口舌生疮、痈肿疔毒，但天然牛黄很珍贵，价格昂贵，大部分使用的是其代用品人工牛黄、体外培育牛黄。熊胆来源于《濒危野生动植物种国际贸易公约》中规定的濒临灭绝品种，禁止国际间一切商业性贸易，因此以熊胆粉代替药材熊胆。

（都晓伟）

hùnxiáopǐn yàocái

混淆品药材（adulterant medicinal materials）

与正品药材同科、同属或化学成分相类似而科属不同及与正品是否有同等功效尚待研究或未经省级以上主管部门批准使用的药材。混淆品药材产生的原因：一是同科或同属的近缘品种，药材性状相似，难以分辨，从产地、流通到使用诸环节，存在误采误收、误运误用；二是改良品种，通过移栽、嫁接、引种、家养、杂交，所产生的新种与原种相混淆；三是同名异物，各地用药经验和历史情况不同，药名叫法不一，造成同名异物、同物异名的现象相当普遍。一些常见的一名多物药材，药典已分别定名收载，如板蓝根有板蓝根（十字花科植物菘蓝干燥根）和南板蓝根（爵床科植物马蓝干燥根茎及根）两种；葛根已分列为葛根（豆科植物野葛干燥根）和粉葛（豆科植物甘葛藤干燥根）两种。

（都晓伟）

zhōngyào yǒuxiàoxìng jiàndìng

中药有效性鉴定 （identification for efficacy of Chinese materia medica）

获得并测定中药有效成分、活性成分及相关成分以鉴定其有效性的过程。中药有效性的物质基础是其含有的化学成分，即有效成分、活性成分及相关成分。中药有效成分指能体现中药某一特定经典临床疗效的化学成分；中药活性成分指具有某种生物活性但该活性与中药传统的临床疗效无关或无相关性的化学成分；中药相关成分是与中药有效成分或中药活性成分伴存的能够影响其吸收、分布、代谢和排泄的化学成分。中药有效性鉴定包括中药有效成分的确定方法、建立可行的中药有效成分的定量分析方法、制定中药的质量标准及生物学评价中药有效性等内容。有效成分的确定是中药有效性鉴定的关键，确定有效成分的技术

与方法包括活性导向分离法、高通量筛选技术、中药血清药物化学方法、生物色谱法等。中药有效成分直接受方剂配伍的影响。同一化学成分，根据中药在不同组方中所表现的作用不同可以是有效成分，也可能是相关成分，甚至可能是无效成分。有效成分确定后，进而测定其含量以鉴定中药的有效性。中药成分的含量以限度和幅度两种方式表达，如《中华人民共和国卫生部药品标准》中对进口西洋参规定人参总皂苷为 5.0% ~ 10.0%。在保证药物成分对临床安全和疗效稳定的情况下，也可以用限度表示，《中华人民共和国药典》（2015 年版一部）规定人参皂苷 Rg_1 和人参皂苷 Re 的总量不得少于 0.30%，人参皂苷 Rb_1 不得少于 0.20%。

（孙慧峰）

zhōngyào yǒuxiào chéngfèn

中药有效成分 （effective constituent of Chinese materia medica）

具有明显与中药传统疗效相关的生理活性或药理作用且在临床上有治疗价值的成分。发汗解表药麻黄具有宣肺平喘的功效，有效成分为麻黄碱、伪麻黄碱、甲基麻黄碱，均对支气管平滑肌有松弛作用；清热燥湿药黄连的有效成分主要为生物碱类，其中小檗碱、黄连碱、巴马汀、药根碱对多种常见细菌及一些真菌具有明显的抑制作用，体现了黄连泻火解毒的功效；五味子能补肾宁心，其中有效成分五味子醇甲对中枢神经系统具有明显的镇静作用；常用中药甘草中甘草皂苷对某些药物中毒、食物中毒、体内代谢产物中毒均具有一定的解毒能力，体现了甘草清热解毒的作用；人参中原人参二醇组皂苷及皂苷元均具有抗肿瘤活性，其中

20（s）-原人参二醇活性最强，人参多糖有杀伤肿瘤细胞和抑制肿瘤增殖作用。有效成分对中药含量测定及质量控制具有重要的作用，如《中华人民共和国药典》（2015 年版一部）规定，麻黄按干燥品计算，含盐酸麻黄碱和盐酸伪麻黄碱的总量不得少于0.80%，这样才能保证麻黄宣肺平喘的功效。

（吴军凯）

zhōngyào zhǐbiāo chéngfèn

中药指标成分 （mark constituent of Chinese materia medica）

中药中具有明显生理活性或药理作用而被作为中药质量控制指标的成分。当中药有效成分明确时，可选择有效成分作为质量控制的指标成分，如麻黄发挥宣肺平喘功效的有效成分为麻黄碱、伪麻黄碱、甲基麻黄碱，而黄连泻火解毒的有效成分主要为小檗碱、黄连碱、巴马汀、药根碱等生物碱类成分；当有效成分不清楚时，质量控制指标应选用活性成分，即虽然不具有与传统功效相同的药效，但具有其他生物活性的化学成分，例如《中华人民共和国药典》（2015 年版一部）规定，大黄按干燥品计算，含芦荟大黄素、大黄酸、大黄素、大黄酚和大黄素甲醚的总量不得少于 1.5%；川芎药材含阿魏酸不得少于 0.10%。

（吴军凯）

zhōngyào yǒuxiào bùwèi

中药有效部位 （effective section of Chinese materia medica）

从单味中药或中药复方中提取的具有相近化学性质及结构，并产生相同生理活性或药理作用的一类或几类化学成分的混合物。例如，川贝母中含有的皂苷类成分具有明显的祛痰作用，可以增

加呼吸道分泌量，且随总皂苷剂量增加而效应增强；马钱子总生物碱（除去部分士的宁）部分能够明显抑制大鼠足肿胀，以及大鼠肉芽组织增生。在中药新药研发中，当从单味中药或复方提取物中得到的一类或几类化学成分的含量达到总提取物的50%以上，而且提取得到的化学成分被认为是中药有效成分，则该类或几类化学成分的混合物即被认为是中药有效部位群，而以此种提取物制成的中药新药即为中药有效部位新药。

（吴军凯）

zhōngyào yǒuxiào zǔfèn

中药有效组分（effective composition of Chinese materia medica）　从单味中药或中药复方中提取得到的多种具有相同生理活性或药理作用的化学成分组合。该类成分可能具有相近的化学结构。例如，川芎总生物碱、酚酸类成分阿魏酸及内酯类成分藁本内酯对平滑肌均有解痉作用；三七中的三七皂苷和挥发油中的β-榄香烯均具有抗癌活性。大多数有效组分来源于同一类成分，如防风中升麻素苷和亥茅酚苷属于色原酮类成分，均具有镇痛作用，秦皮中秦皮甲素、秦皮乙素和秦皮素均属于香豆素类成分，具有明显的抗炎镇痛作用。

（吴军凯）

zhōngyào yàoxiào wùzhì jīchǔ

中药药效物质基础（efficacy foundation of Chinese materia medica）　与中药疗效相关的化学成分或其前体物质，或本身并没有显著的生物活性或药理作用，但进入人体后代谢转化成有活性代谢产物的物质。例如，远志中的酚苷类化合物进入人体后代谢转化为3,4,5-三甲氧基桂皮酸，

具有显著的镇静安神、促进睡眠作用。在不同配伍环境下，中药药效物质基础也会发生变化，如关黄柏质量检测成分为小檗碱及巴马汀，而在知柏地黄丸等方剂配伍条件下，关黄柏体内成分以黄柏内酯、黄柏酮及木兰碱为主，其表达药效作为药效物质基础的可能性更大。因此，中药药效物质基础的确定要从常用有效方剂的有效成分入手。

（吴军凯）

zhōngyào ānquánxìng jiàndìng

中药安全性鉴定（identification for safety of Chinese materia medica）　利用毒理学、化学分析或仪器分析等手段对中药的毒性和有害物质进行检测以鉴定其在临床使用过程中是否安全的过程。中药安全性是药品属性中最基本的要素之一，与中药的真实性及有效性处于同等重要的地位。中药的安全性问题主要表现为药物的毒性和不良反应两方面。中药的毒性是传统中药学的重要组成部分，具有两面性，并且与其药效密切相关；不良反应是中药在规定剂量的应用中所出现的、有害而非所期望的、与药物的应用有明确因果关系的反应。中药是在中医理论的指导下配伍使用的，一般很少发生毒副反应，但这并不意味着中药无毒。马兜铃酸事件、鱼腥草注射液事件、刺五加注射液事件及小柴胡汤事件等一系列事件的发生，导致有毒中药和中药的不良反应成为关注的焦点，使中药的社会认可度急剧下降，从而严重地限制了中药现代化和国际化进程。因此，需建立完善中药研究的安全鉴定和评价机制，加强中药毒性成分分析，建立有效的安全性评价技术，借鉴国际认可并接受的毒理学研究

模式，对中药的原料和终端产品安全性进行有效评价。中药安全性鉴定工作可为中药质量标准中安全性检测指标的建立提供科学数据，是中药质量控制的基本内容之一。分为经典和现代两种技术与方法，经典方法主要包括毒性成分分析及毒理研究方法、中药毒代动力学研究方法；现代方法主要是代谢组学方法。由于中医药体系的特殊性，影响中药安全性的因素除剂量问题外，还涉及品种、炮制、配伍、煎煮及服用方法等诸多方面因素。例如，中药防己的品种包括粉防己和汉防己，其中汉防己因含有马兜铃酸具有肾毒性现已被禁用；生川乌、生草乌、附子具有毒性极强的双酯型乌头碱须长时间煎煮制成炮制品，使双酯型生物碱水解或分解，既可降低或消除不良反应，又可以增加临床疗效，增加服用的安全性。又如，苍耳子、蓖麻子、相思子等含有毒性蛋白的中药，经加热炮制后，其中所含毒性蛋白因受热变性而达到降低毒性、增加用药安全性的目的；半夏含刺激性苷及苷元，对咽喉具有刺激性作用可导致失音，与生姜配伍使用后可消除该不良反应，增加用药安全性。

（吴修红）

zhōngyào dúxìng chéngfèn

中药毒性成分（toxicity components of Chinese materia medica）　引起中药不良反应、影响药物安全性的物质。依据其来源可分为内源性毒性成分和外源性毒性成分两大类。

内源性毒性成分　中药自身所含有的毒性成分。多为生物体的次生代谢产物，包括生物碱类、苷类、萜类、挥发油类、醌类、酚类、内酯类等。主要分为肝毒

性成分与肾毒性成分两大类。中药中导致肝损伤的毒性物质主要为生物碱、苷、毒蛋白、萜、内酯及重金属等成分，如雷公藤含有的雷公藤碱、黄药子、薯蓣含有的薯蓣皂苷等。在毒性化合物中，吡咯里西啶是最重要的植物性肝毒性成分，其毒性源于体内的代谢产物——吡咯，能迅速与酶、蛋白等结合而引起毒性反应。停药后，多数肝损害是可逆的。引起肾损伤的主要是来源于马兜铃科植物的中药及含此类植物的中成药。常用的含肾毒性成分的中药有马兜铃、青木香、天仙藤、关木通、寻骨风、广防己和朱砂根等。马兜铃酸I为上述药材的主要毒性成分。临床和动物实验研究表明，马兜铃酸I主要引起急性肾小管上皮细胞损伤。此外，还有对心血管系统、中枢神经系统、呼吸系统、免疫系统的损伤，以及致畸、致突变及致癌等方面的毒性成分。

外源性毒性成分 主要来源于外界环境条件如土壤、大气、水、化肥及农药等因素的有毒成分。与中药材的栽培或养殖、采收加工、包装、运输和贮藏等环节密切相关，并与植物本身的遗传特性和对该类元素的富集能力等有关。包括重金属及对人体有害的砷、汞、铅等元素，以及有机氯类、有机磷类和拟除虫菊酯类等农药残留。此外，还有黄曲霉毒素及二氧化硫。黄曲霉毒素是由黄曲霉和寄生曲霉产生的一类代谢产物，分为黄曲霉毒素 B_1 与黄曲霉毒素 G_1 两大类，其基本结构都是二氢呋喃香豆素衍生物。二氧化硫是中药材加工过程中为了漂白药材及杀菌而用硫黄熏蒸造成的污染残留。

（吴修红）

zhōngyào dúxìng chéngfèn fēnxī

中药毒性成分分析（analysis of toxicity components in Chinese materia medica）

采用薄层色谱法、高效液相色谱法、气相色谱-质谱联用法等技术对中药材进行分析以检测其所含毒性成分及含量的过程。根据中药毒性成分的来源不同，分析方法也有所差别。对于内源性肝毒性成分与肾毒性成分的分析采用中药理化鉴定中中药成分鉴别及含量测定的方法，如高效液相色谱法、气相色谱法、高效毛细管电泳及其与质谱联用技术等方法；对于中药中外源性的重金属和有害元素的分析主要采用原子吸收分光光度法和电感耦合等离子体质谱法。农药残留量的分析包括中药有机氯农药残留量测定、中药有机磷农药残留量测定和拟除虫菊酯类农药残留量测定等，主要应用气相色谱分析法，可参照现行版《中华人民共和国药典》的方法。中药中其他有害成分的分析，中药黄曲霉毒素检查主要用酶联免疫吸附法、薄层色谱法、微柱筛选法和高效液相色谱法；中药二氧化硫残留量检查可采用蒸馏-碘量法和离子色谱法。

（吴修红）

zhōngyào yǒuhài wùzhì jiǎnchá

中药有害物质检查（examination of noxious substance in Chinese materia medica）

对中药在生产、加工及储藏过程中受到污染所产生的有机农药残留、黄曲霉毒素、重金属、砷盐等有害物质进行含量测定以保障中药安全性的过程。有机农药残留主要包括有机氯类、有机磷类和拟除虫菊酯类农药。黄曲霉毒素是由黄曲霉、寄生曲霉产生的一类代谢产物，已分离鉴定出十几种成

分。对于各类有害物质，可以使用相应的方法进行测定。例如，有机氯类农药可使用气相色谱法-电子捕获检测器测定；有机磷类农药残留量的检测使用薄层层析-酶抑制法；砷盐检查可使用古蔡氏法和二乙基二硫代氨基甲酸银法。《中华人民共和国药典》（2015 年版一部）对所收载的部分中药品种规定了有害物质的检查限量。中药的有害物质问题是中药国际化亟待解决的关键问题之一。

（吴军凯）

zhōngyào yǒujīlǜ nóngyào cánliúliàng cèdìng

中药有机氯农药残留量测定（determination of residual organochlorine pesticide in Chinese materia medica）

借助一定的检测手段对中药中微量的有机氯农药进行含量测定的过程。在防治植物病虫害的过程中，经常会使用含有机氯元素的农药，主要分为以苯为原料和以环戊二烯为原料的两大类。前者中使用最久、数量最多、应用最广的杀虫剂是滴滴涕（dichloro-diphenyl-trichloroethane，DDT）和六六六（benzene hexachloride，BHC）；后者主要包括氯丹、七氯、艾氏剂等杀虫剂。尽管有机氯农药已被禁用，但是由于其在土壤或生物体中能够长时间的残留和蓄积，不易为体内酶降解，对人体主要表现为神经衰弱综合征、多发性神经病及中毒性肝病，有机氯农药残留量仍是中药有害物质检查的必需内容。其含量按照《中华人民共和国药典》（2015 年版四部）中"有机氯类农药残留量测定法——色谱法"进行测定，限度除另有规定外，每 1kg 中药材或饮片中含总六六六（α-BHC、

β-BHC、γ-BHC、δ-BHC 之和）不得过 0.2mg；总滴滴涕（p,p'-DDE、p,p'-DDD、o,p'-DDT、p,p'-DDE 之和）不得过 0.2mg；五氯硝基苯不得过 0.1mg；六氯苯不得过 0.1mg；七氯、顺式环氧七氯和反式环氧七氯之和不得过 0.05mg；艾氏剂和狄氏剂之和不得过 0.05mg；异狄氏剂不得过 0.05mg；顺式氯丹、反式氯丹和氧化氯丹之和不得过 0.05mg；α-硫丹、β-硫丹和硫丹硫酸盐之和不得过 3mg。

（吴军凯）

zhōngyào yǒujīlín nóngyào cánliúliàng cèdìng

中药有机磷农药残留量测定

（determination of residual phosphate pesticide in Chinese materia medica） 借助一定的检测手段对中药中残留的微量有机磷农药进行含量测定的过程。在防治中药病虫害时常使用含有磷酸酯类或硫代磷酸酯类的有机磷农药，但其中不少种类对人、畜具有较强的急性毒性，需要应用一定的分析技术对其进行含量测定。过去生产和使用的有机磷农药绝大多数为杀虫剂，如常用的对硫磷、内吸磷、马拉硫磷、乐果、敌百虫及敌敌畏等。该类农药可引起恶心、呕吐、腹痛、腹泻、头晕、头痛、昏迷、抽搐等中毒症状。《中华人民共和国药典》要求对对硫磷、甲基对硫磷、乐果、氧化乐果、甲胺磷、久效磷、二嗪磷、乙硫磷、马拉硫磷、杀扑磷、敌敌畏、乙酰甲胺磷 12 种有机磷农药进行残留量检测，其含量按照《中华人民共和国药典》（2015 年版四部）中"有机磷类农药残留量测定法——色谱法"进行测定。此外，亦可使用薄层层析-酶抑制法检测该类成分，原理为敌百虫

等某些有机磷类农药对胆碱酯酶具有抑制作用，其酶的基质（乙酸-β-萘酯）水解产物可以与特定显色剂（固蓝 B 盐）结合呈紫色反应。

（吴军凯）

zhōngyào huángqūméi dúsù jiǎnchá

中药黄曲霉毒素检查

（determination of aflatoxins in Chinese materia medica） 借助一定的检测手段对中药贮藏不当所产生的黄曲霉毒素进行含量测定的过程。中药材在贮藏过程中，如果含水量超过一定限度，则易发霉变质，其中危害最大的是黄曲霉菌和寄生曲霉菌，两者均可以产生多种黄曲霉毒素，其中毒性最大的成分为黄曲霉毒素 B_1、黄曲霉毒素 B_2、黄曲霉毒素 G_1、黄曲霉毒素 G_2，具有强烈的肝损伤和致癌作用。《中华人民共和国药典》（2015 年版四部）收载的黄曲霉毒素测定法包括高效液相色谱法和高效液相色谱-串联质谱法。《中华人民共和国药典》（2015 年版一部）对部分中药材、饮片及制剂中黄曲霉毒素的限量作了规定，例如，每 1 000 g 酸枣仁含黄曲霉毒素 B_1 不得超过 5μg，含黄曲霉毒素 B_1、黄曲霉毒素 B_2、黄曲霉毒素 G_1、黄曲霉毒素 G_2 总量不得超过 10μg。

（吴军凯）

zhōngyào zhòngjīnshǔ jiǎnchá

中药重金属检查

（determination of heavy metals in Chinese materia medica） 对在规定的实验条件下中药中能与硫代乙酰胺或硫化钠作用而显色的金属杂质进行含量检测的过程。如铅、锡、铜、汞、镉、锌等。《中华人民共和国药典》（2015 年版一部）收载的需进行重金属检查的中药材主要是矿物类药材，其次是挥发

油类，少数为加工品。例如，规定石膏、薄荷油含重金属不得过 10mg/kg，阿胶含铅不得过 5mg/kg，镉不得过 0.3mg/kg，汞不得过 0.2mg/kg，铜不得过 20mg/kg。《中华人民共和国药典》（2015 年版）收载的重金属检查法分别为硫代乙酰胺法、炽灼后的硫代乙酰胺法和硫化钠法。硫代乙酰胺法是利用硫代乙酰胺在弱酸性（pH 3.5）条件下水解产生的硫化氢与重金属离子生成有色硫化物混悬液，再与一定量标准铅溶液经同法处理后进行颜色比较，进而判断供试品中重金属是否符合限量规定。炽灼后的硫代乙酰胺法是由于中药中的重金属常与有机物结合存在，需首先进行炽灼，使有机物分解、破坏完全，重金属游离后再按硫代乙酰胺法进行检查。硫化钠法是在碱性介质中，以硫化钠为显色剂，使铅离子（Pb^{2+}）生成硫化铅（PbS）的混悬液，再与一定量标准铅溶液经同法处理后进行颜色比较，进而判断供试品中重金属是否符合限量规定。

（吴军凯）

zhōngyào shēnyán jiǎnchá

中药砷盐检查

（determination of arsenic salt in Chinese materia medica） 对中药材因受除草剂、杀虫剂和化学肥料等影响带入的有毒杂质砷进行严格控制检查的过程。《中华人民共和国药典》（2015 年版四部）收载的砷盐检查法包括古蔡氏法或二乙基二硫代氨基甲酸银法。古蔡氏法是利用金属锌与盐酸作用所产生的氢与药物中的微量砷盐反应生成挥发性的砷化氢，遇溴化汞试纸生成黄色至棕色的砷斑，经与一定量标准砷溶液在相同条件下所产生的砷斑相比较，进而判定供试

品中砷盐是否符合限量规定。二乙基二硫代氨基甲酸银法与古蔡氏法的不同点在于生成的砷化氢使二乙基二硫代氨基甲酸银还原为红色胶态银，与标准砷溶液所得有色溶液进行比较，或照紫外-可见分光光度法在 510nm 波长处测定吸光度，以判断供试品中砷盐的限量或测定含量。《中华人民共和国药典》（2015 年版一部）对部分中药材进行了砷盐含量的限定，例如，规定西瓜霜含砷量不得过 10mg/kg，阿胶含砷盐不得过 2mg/kg。

（吴军凯）

zhōngyào èryǎnghuàliú cánliúliàng jiǎnchá

中药二氧化硫残留量检查

（determination of sulfur dioxide in Chinese materia medica） 借助一定的检测手段对中药加工过程中过量使用硫黄熏蒸药材造成的二氧化硫（SO_2）残留进行含量测定的过程。硫黄熏蒸是中药材传统的防腐、防虫、杀虫方法，长期以来被广泛应用于中药材的加工贮藏。但该加工方法过量使用硫黄熏蒸，造成中药材中大量的 SO_2 残留，可对肠胃、肝及免疫系统等造成损害，严重威胁人体健康。鉴于此，《中华人民共和国药典》（2010 年版一部）中首次收载了 SO_2 残留量测定法，可测定经硫黄熏蒸处理过的药材或饮片中亚硫酸盐（以 SO_2 计）的残留量。该法是利用药材或饮片细粉中残留的 SO_2 与碘试液反应显蓝色或蓝紫色，持续 30 秒不完全消褪，并将滴定结果用空白试验校正，以测定残留 SO_2 含量。对不同熏硫时间的金银花中所含 SO_2 和绿原酸含量的测定表明，利用硫熏法加工的金银花，90 分钟内为完整黄色花形，但随着硫熏

时间的延长，药材颜色逐渐变白，这是由于金银花与 SO_2 气体接触氧化、脱色漂白的结果。但是加工后药材中 SO_2 大量残留，严重超过食品卫生标准规定，使用硫黄熏蒸后的金银花为原料生产口服液、注射剂时可导致药品澄明度下降，工艺难度增加，且影响产品稳定性，故应对 SO_2 残留量严格检查。《中华人民共和国药典》（2015 年版四部）中将酸碱滴定法、离子色谱法、气相色谱法分别作为第一法、第二法、第三法测定经硫黄熏蒸处理过的药材或饮片中二氧化硫的残留量。对于具体品种，可根据情况选择适宜方法进行二氧化硫残留量测定。

（吴军凯）

zhōngyào mǎnchóng jiǎnchá

中药螨虫检查（determination of acari in Chinese materia medica）

借助一定的检测手段对中药中是否存在螨虫进行检查的过程。螨，属于节肢动物门蛛形纲蜱螨科，已发现螨虫 50 000 余种。螨虫可蛀蚀破坏药物，使药品变质失效，甚至直接危害人体健康或传播疾病。如中成药中发现的腐食酪螨等，可引起人体皮炎及消化系统、泌尿系统、呼吸系统的疾病，因此，中药材、中成药均须进行活螨检查，并不得检出。经常污染药品的螨虫包括革螨、恙螨、蒲螨、尘螨、粉螨等。检测方法主要包括直接检查法、漂浮法和分离法，最后均须在显微镜下观察是否有活动的螨。直接检查法是先用肉眼观察有无活螨白点或其他颜色的点状物，再借助于放大镜或显微镜观察。漂浮法是将供试品放在盛有饱和食盐水的容器中，搅拌均匀，直接置放大镜或显微镜下观察，或沾取液面上的

漂浮物检视。分离法又称烤螨法，是利用活螨避光、怕热的习性，借助于灯泡照射使其移动，收集并检测。一般在供试品中已检出活螨的，不再进行螨卵的检查。对可疑供试品，未检出活螨时，可以采用直接检查法或漂浮法等检查活螨卵，当发现可疑螨卵时，用发丝针小心挑取，置于甘油水中，如孵出幼螨，则判断为检出活螨卵。

（吴军凯）

zhōngyàocái zhìliàng

中药材质量（quality of Chinese medicinal materials）

中药材的优劣程度。中药材质量的好坏取决于其所含成分的种类与含量，优质的中药材应兼具有效成分含量高而有毒成分含量相对较低的特点。中药材质量受多种因素影响，如种质资源、环境因子、药用植物的生长发育、栽培、加工、贮藏等环节。针对药材质量变化规律，建立基于中药药效物质基础积累的质量调控方法，可控制与保证药材质量。

种质与药材质量 种质指决定生物遗传性状，并将其遗传信息从亲代传给后代的遗传物质的总体。遗传物质是决定植物或生物能否产生生物活性物质的前提。药材主要来源于植物或动物不同种属的生物体。所谓的种就是形态学上个别的、遗传上固定的生物类群。种群个体之间遗传物质的极大相似性，决定着其物种形态、生物学特性、体内的生理代谢行为等性状的相同或相似，使种群内个体间遗传物质的相似程度处于一种相对稳定的状态。但是，由于复杂的环境作用，其遗传物质也会不断地发生改变，产生变异，个体之间也会出现一定的差异，从而造成种

质的差异。因此，同一物种由于遗传物质的差异其活性成分积累可出现变化。

环境因子与药材质量　药材成分的含量是物种的遗传物质与其生长的环境共同作用的结果，即遗传学中所说的"表现型＝基因型＋环境"。药用植物的活性成分通常是植物的次生代谢物质，次生物质在协调植物与环境的关系上发挥重要角色。当环境对植物生长发育不利时，产生的次生代谢物质能提高植物自身保护和生存竞争能力。在物种生长发育需要的温度、光照、水分、养分等最适条件以外的次分布区，往往受某些或某个因子的限制所致，生物体生长发育不良，这种不利条件往往促进次生代谢物质的形成。植物生理生态学从环境与次生代谢的关系和机制认为任何限制生长的因素大于光合作用影响，都会促进次生代谢物质的形成。例如，刺五加随光照的增强茎中丁香苷的含量增加；风沙大的环境条件促使檀香和巴戟天活性成分的含量积累加速。可见，产地的不同环境直接影响药用植物的生长发育，影响药材的成分含量，导致药材质量的地域差异，随着时间的延续逐渐形成了"道地药材"。道地药材是人们传统公认且来源于特定产地的名优正品药材，如东北的人参、宁夏的枸杞、四川的黄连等。环境因子是道地药材形成的主要影响因素。中国的自然地理条件十分复杂，植物种类繁多，为了保证用药有效、安全、避免错用、误用药物，古代医家经过长期观察比较和临床实践，逐渐建立了道地药材这一概念。其中，"道"是古代中国相当于现代省区一级的行政区划单位，"地"是"道"以下的具体产地。

有一些药材，因为产地在同一"道"而被人们起了新的名字，例如，四大怀药是指古代怀庆府地区（今河南武陵、沁阳等地）出产的地黄、山药、牛膝、菊花这四味中药。类似的还有浙八味，指玄参、麦冬、白术、浙贝母、延胡索、白芍、郁金、杭白菊。

药用植物的生长发育与药材质量　药用植物的生长发育阶段不同，药用部位中有效成分的含量也有差异，应根据基源植物生长发育期药用部位中有效物质的含量或药效活性强度确定药材采收期。中国历代本草著作中都强调了采收时节对中药材质量的重要性，华佗在治疗黄疸时发现不同时期采集的茵陈存在着疗效有和无的差别，经过反复实践总结出："三月茵陈四月蒿，传于后人切忌牢。三月茵陈治黄疸，四月茵陈当柴烧"的谚语，强调了采收时节对药材质量的影响。现代研究也证明，药材活性成分的积累与生长发育密切相关，因此药材的适时采收是保证药材质量的关键环节。对于多年生药用植物或动物，还要考虑生长年限对药材质量的影响。大多数根类药材随着生产年限的增加，产量和有效成分也同时增加。例如，1~4年西洋参产量和总皂苷的含量随生长年限的增长而增加；有些药材有效成分的含量与药材产量的增长规律表现为互为相反。例如，柴胡一年生药材虽然产量较小，但柴胡皂苷的含量高于进入生殖生长的二年生或野生柴胡药材。

栽培技术与药材质量　随着药材市场需求量的不断增大，引种栽培已成为中药材的主要生产方式。栽培技术的实质是通过对生态环境某种或某些因素的进一步强化，或是利用现代生物技术

人为干扰植物的正常代谢，使植物产生更多的次生代谢物质，提高药用部位中有效成分的含量，从而改变药材质量。遗传育种、中耕、光照、水分、肥料、微量元素、激素、生物调节剂等栽培技术均可影响药材质量。

加工与药材质量　中药材加工的意义主要有：①纯净药材。新采收的植物药材要洗净泥土，去除毛须、叶残基等，常用的方法有拣、洗、漂等。②保证中药材的质量。道地药材为优质药材的代名词，其中加工方法是形成质量的一个重要因素，如安徽菊花由于不同的加工方法而生产出不同品种，产自亳州的亳菊采用阴干的方法，产自滁州的滁菊采用晒干方法，产自歙县的贡菊采用烘干方法，而产自浙江的杭菊采用蒸晒的方法。③防止霉烂变质，便于储存、保管和运输。刚刚采收的中药材含有较多的水分，不便于长期保存，同时体内仍然具有大量生物活性的酶类，不及时干燥也会引起体内活性成分分解，有些药材体积过大或形状不规则，不便于贮存和运输。常见的加工方法有蒸、煮、烫、切片、干燥等，对于一些易于霉烂药材，通常采取熏蒸等方法。④生产出标准化中药，形成一定的商品性状，便于贮存、运输和临床使用。生产出中药饮片，统一商品规格，便于调剂和有效成分煎出。⑤增强药物疗效，改变药物性能，降低毒副作用。有些药材的毒性较大，通过蒸、煮、漂洗等降低毒性，如附子等；有些药材的表面有附属物，如不去除可能会刺激咽喉黏膜，引起咳嗽，如琵琶叶、狗脊等。

贮藏与中药质量　中药材在贮存保管中，因受周围环境和自

然条件等因素的影响，常会发生霉烂、虫蛀、变色、泛油等现象，导致药材变质，影响或失去疗效。因此必须贮存和保管好中药材，以保证药材的质量和疗效。

中药材质量变化规律与质量调控及中药材质量密切相关。为了控制和保证药材质量，在确定种质资源及规范的栽培方法的基础上，根据药材有效成分积累规律，确定最适的药材采收期、加工方法及贮藏养护条件，同时严格执行中药材生产质量管理规范，以生产出优质、高产中药材。

（于 丹 孙慧峰）

zhōngyàocái cǎishōu
中药材采收 （harvesting of Chinese medicinal materials）

在药材采收期选择合适的采收工具及方法采摘收集中药材药用部位的过程。中药材采收要根据中药有效成分的动态变化规律，确定科学合理的采收时间和方法，以保证中药材质量。药用植物体内有效成分的形成和积累，是植物代谢过程的结果，并与其生长、发育有关。对多年生植物来说，生长发育期的长短、采收年份都很重要。因此，中药材采收年限、采收季节、采收方法，以及中药材产地加工，是影响中药材质量的重要环节。中药材采收时，尽量避免损坏药用部位，同一植物有不同的入药部位，要分别采集，物尽其用。结合具体药材，选择适合的采收工具及方法。中药材采收具有很强的时间性和技术性，时间性是指药用动植物的生长年限和采收季节；技术性是指药用部位、成熟度、采收方法及有效成分的积累情况等。将中药材采收的时间性和技术性结合起来，以"最大持续产量"为原则进行采收，不仅可以保护药材资源，

同时也是对物种及遗传多样性的保护。

（吴修红）

yàocái cǎishōuqī
药材采收期 （harvesting time of medicinal materials）

药用植物、动物、矿物的药用部分采收的年限及时期。根据药用植（动）物的生长发育状况和中药有效成分在体内的动态积累规律，以及自然条件因素，确定适宜的采收时期以保证药材的优质丰产。药材的采收与药用动植物的种类、药用部位、季节密切相关。药用植物在不同生长发育阶段，其有效成分含量不同，因此，在采收时既要考虑到产量，又要注意有效成分的含量，以获得优质高产的中药材。药用植物的最适采收期既要体现中药材的质量，又需体现药材的产量。当有效成分积累高峰与药用部位生物产量一致时，药材在产量最高和质量最佳时采收；当有效成分积累高峰与药用部位生物产量不一致时，以有效成分总量得率作为确定适宜采收期的判断指标，有效成分总量＝药材产量/单位面积×有效成分含量（％），有效成分总量值最大时即为适宜采收期。利用绘制含量与产量曲线图，由含量和产量曲线图的相交点也可直接找到适宜采收期。

药用植物类 依据植物的药用部位分类归纳总结出各类药材的适宜采收期。

根及根茎类 一般在秋、冬两季植物地上部分将枯萎、春初发芽前或刚露苗时采收。此时植物处于生长停止或休眠期，根或根茎中贮藏的营养物质最为丰富，有效成分含量也较高。如大黄、防风等。

茎木类 包括茎类和木类药

材。茎类药材指以木本植物的木质地上茎或茎的一部分，以及少数草本植物茎藤为药用部位的药材。这类药材一般在秋、冬季节植物落叶后或春初萌芽前采收，若与叶同用的药材，宜在植物的花前期或盛花期采收，如忍冬藤。木类药材指木本植物茎形成层以内部分作为药用的药材。这类药材全年皆可采收，如降香。

叶类 在开花前或果实未成熟前，植物光合作用旺盛时期采收。此时植物枝叶茂盛，养料丰富，分批采叶对植株影响不大，且可增加产量。个别经冬不凋的耐寒植物或药用部位特殊的药材，须在秋、冬二季采收，如桑叶。还有的需采集落叶，如银杏叶。

皮类 一般在春末夏初采收。此时树皮养分及液汁增多，形成层细胞分裂较快，皮部和木部容易剥离，伤口较易愈合，如黄柏、厚朴、秦皮等。少数于秋、冬二季采收，如川楝皮、肉桂等，此时有效成分含量较高。但根皮通常在挖根后剥取，或趁鲜抽去木心，如牡丹皮、五加皮等。

花类 一般不宜在花完全盛开后采收，开放过久几近衰败的花朵，不仅影响药材的颜色和气味，而且有效成分的含量也会显著减少。在花含苞待放时采收的如金银花、辛夷、丁香、槐米等；在花初开时采收的如洋金花等；在花盛开时采收的如菊花、西红花；红花则要求花冠由黄变红时采摘。花期较长，花朵陆续开放的植物，应分批采摘，以保证质量。有些中药如蒲黄、松花粉等不宜迟收，过期则花粉自然脱落，影响产量。

果实种子类 果实类药材多在自然成熟时采收，如瓜蒌、栀子、山楂等；有的在成熟经霜后

采摘为佳，如山茱萸经霜变红，川楝子经霜变黄；有的采收未成熟幼果，如枳实、青皮等。如果实成熟期不一致时，要随熟随采，过早肉薄产量低，过迟肉松泡，影响质量，如木瓜等。种子类药材须在果实成熟时采收，如牵牛子、决明子、芥子等。

全草类 多在植物充分生长，茎叶茂盛时采割，如青蒿、穿心莲、淡竹叶等；有的在开花时采收，如益母草、荆芥、香薷等。采收时大多割取地上部分，少数连根挖取全株药用，如紫花地丁、蒲公英等。

树脂类 除一部分为收集自然渗出的树脂外，大多数是将植物体某些部位经机械损伤，如用刀切割树皮，使树脂从刀切割口处流出，进而收集加工而成；或用植物含树脂部位经提取精制而成。因此，树脂类药材的采收期因树脂来源部位的不同而有所差异。一般以树皮为树脂来源的多在春末夏初采收，如乳香、阿魏；有的在冬末至第二年春季采收，如没药；果实渗出的树脂则在秋季果实成熟之后采收，如血竭。

药用动物类 因种类和药用部位不同，采收时间也不相同。大多数均可全年采收，如龟甲、鳖甲、五灵脂、穿山甲、海龙、海马等。昆虫类药材，必须掌握其孵化发育活动季节。以卵鞘入药的，如桑螵蛸，应在三月中旬前收集，过时虫卵孵化成虫影响药效。以成虫入药的，均应在活动期捕捉，如土鳖虫等。有翅昆虫，可在清晨露水未干时捕捉，以防逃飞，如红娘子、青娘子、斑蝥等。两栖动物如中国林蛙，则于秋末当其进入"冬眠期"时捕捉。鹿茸需在清明后45～60天（5月中旬至7月下旬）锯取，过

时则骨化为角。对于动物的生理病理产物，应在屠宰时注意采集，如麝香、牛黄、鸡内金等。

药用矿物类 全年可采挖，无季节限制。矿物类药材大多结合开矿采掘，如石膏、滑石、雄黄、自然铜等。有时可在开山掘地或水利工程中获得动物化石类中药，如龙骨、龙齿等；有些矿物类药材系经人工冶炼或升华方法制得，如密陀僧、轻粉等。

（吴修红）

zhōngyàocái chǎndì jiāgōng

中药材产地加工 （preliminary processing of Chinese medicinal materials in producing area） 在中药材产地将鲜药进行初步加工使其成为药材的过程。采收后的中药材除少数要求鲜用或保持原状外，大部分药材必须在产地进行初步加工。中药材采收后，绝大多数尚呈鲜品，药材内部含水量高，若不及时加工处理，很容易霉烂变质，其药用有效成分亦随之分解散失，严重影响中药材质量和疗效。药材经产地初加工后，剔除了杂质和质劣部分，保证了药材质量，同时可防止霉烂腐败，便于贮藏和运输，从而提高临床疗效。在初加工时可按药材的性状和应用的需要，进行分级和其他技术处理，以利于药材的进一步加工炮制和充分发挥其药效。不同药材需采用不同的加工工艺，在产地加工过程中主要受到加工环境、水、辅料、加工设备和技术等方面因素的影响。中药材需在宽敞并易于清洗的晒坝或凉席、避雨的房屋和凉棚堆放、挂晾，周围无污染；加工用水以清洁的河水、井水或自来水为好。药材加工技术涉及加工过程的每一环节，是影响药材产地加工质量的主要因素。主要加工方法有

拣、洗、去皮、去壳、切片、蒸、烫、煮、熏硫、发汗、干燥等。

（吴修红）

jiǎn

拣 （selecting） 将采收的新鲜药材中的杂物及非药用部分拣去或将药材精选出来的方法。可采用筛子筛除药材中的细小部分或杂物，或用竹匾或簸箕簸去杂物或分开轻重不同之物。例如，莱菔子、桑螵蛸、石膏等含有木屑、砂石等杂质；紫苏叶、广藿香、淡竹叶等常夹有枯枝、腐叶及杂草等；枸杞子、百合、薤白等亦常有霉变品混入，这些均需拣选出去。

（吴修红）

xǐ

洗 （washing） 将附着在所采集药材表面的泥沙洗净以供药用的方法。有些质地疏松或黏性大的软性药材，在水中洗的时间不宜长，否则不利切制，如瓜蒌皮等。有些种子类药材含有多量的黏液质，下水即结成团，不易散开，故不能水洗，如葶苈子、车前子等。这类药材可用簸、筛等方法除去附着的泥沙。此外，具有芳香气味的药材一般不用水淘洗，如薄荷、细辛等。

（吴修红）

qiēpiàn

切片 （cutting into slices） 将较大的根与根茎类、坚硬的藤木类和肉质的果实类药材趁鲜切成块、片的方法。如大黄、土茯苓、乌药、鸡血藤、木瓜、山楂等。药材切片后便于干燥。但对于某些含有挥发性成分或有效成分易于氧化的药材，不宜提早切成薄片干燥或长期贮存，以免降低药材质量。如当归、川芎等，因含有挥发油类成分，趁鲜切片过程中，使分泌细胞大量破坏，挥发油外

溢，切片后增大了药材表面积，干燥后容易造成挥发油随水分蒸发损失，因此应在准备使用前，进行露润或闷润之后切片干燥，以便最大限度地保证中药材发挥药用价值，提高中药饮片的质量。

(吴修红)

qùké

去壳（decladding） 将采集到的种子类药材除去果皮或种皮等部位的方法。去壳的作用和目的主要有便于切片，使用量准确，分开药用部位，除去非药用部位等。一般在果实采收后晒干去壳，取出种子，如车前子、菟丝子等以便除去非药用部位；或先去壳取出种子而后晒干，如白果、苦杏仁、桃仁等，其中白果趁鲜去除种皮较容易。有些特殊药材，为保持其有效成分不散失而不去壳，如豆蔻、草果等，由于含有挥发油，去壳后会导致药效成分散失而不宜趁鲜去壳。

(吴修红)

qùpí

去皮（decorticating） 对于干燥后难以去皮的药材，采收后趁鲜及时刮去外皮的方法。去皮后晒干，使药材颜色洁白，防止变色。如山药、芍药、桔梗、牡丹皮、半夏等。有的药材需蒸煮脱皮，先将药材洗净后入沸水中蒸煮几分钟，再捞出，刮去外皮，然后漂净晒干，如明党参等。

(吴修红)

zhēng

蒸（steaming） 将净选或切制后的药物加辅料或者不加辅料装入蒸制容器内隔水加热至一定程度的方法。又称蒸制。属于水火共制法。特点是药物与水不直接接触，利用水蒸气加热药物，故又称隔水蒸。蒸制的目的是改变药物的性能以扩大用药范围、增

强疗效、缓和药性、减少副作用、保存药效以利于贮存等，如酒蒸大黄和地黄、黑豆汁蒸何首乌、酒蒸女贞子、山茱萸和黄芩等。含黏液质、淀粉或糖分多的药材，用一般方法不易干燥，所含主要成分又遇水易流失，须先经蒸制处理，这样既可使药材易于干燥，又可杀灭药材中存在的一些酶，不致其分解药材的有效成分，保存药效，如天麻和红参。蒸法是中药传统炮制中常用方法之一，其中，药物直接接触流通蒸汽蒸制的称为直接蒸法，药物在密闭条件下隔水蒸制的称间接蒸法，又称炖法；依据是否加压分为常压蒸和加压蒸；根据是否加辅料分为清蒸和加辅料蒸等。蒸制的操作程序一般要求先将净药材大小分档，加辅料蒸或炖法还要加入辅料与药物拌匀，再隔水或用蒸汽蒸制（参见中药炮制学卷）。质地坚硬者可适当先用水浸润1~2小时以缩短蒸制时间，确保蒸制效果。蒸制时间一般视药物性质而定，短者1~2小时，长者数十小时，有的要求反复蒸制，如九蒸九晒法制熟地。须长时间蒸制的药物，注意及时添加沸水，以免蒸干。蒸时须用液体辅料拌蒸的药物应待辅料被药物吸尽后再蒸制；蒸制时一般先用武火加热，待"圆汽"后，改为文火，保持锅内有足够的蒸汽，但在非密闭容器中酒蒸时，从开始到结束要一直用文火蒸制，以防酒很快挥散达不到酒蒸的目的；蒸制时要注意火候，时间太短达不到蒸制的目的，蒸得过久则影响药效，有的药物可能"上水"致使水分过大，难以干燥；需长时间蒸制的药物应不断添加沸水以免蒸汽中断，勿将水煮干以免影响药物质量。此法适用于桑螵蛸、

人参、木瓜、黄芩、地黄、黄精、天麻、川乌等药材。

(吴修红)

zhǔ

煮（boiling） 药物净制后利用水、辅料或者药汁的温度加热的方法。目的是软化药材、消除或降低药物的不良反应、清洁药物、改变药性和增强疗效。含黏液质、淀粉或糖分多的药材，如所含主要成分遇水不易流失，可先经水煮处理，使药材易于干燥，同时使一些酶失去活力，如白芍。中药毒性成分或刺激性成分通过煮制可降低毒性或消除副作用，如川乌、附子等。因各药的性质、辅料种类及炮制要求不同，煮分为清水煮、药汁煮、醋煮、豆腐煮等，如清水煮黄芩、甘草水煮远志、醋煮莪术、豆腐煮珍珠。煮制时应将药物大小分档，分别炮制，掌握加水量，特别是加液体辅料煮制时，以药透汁尽为原则，以免加水过多，有损药效；掌握火力，先用武火煮沸，再改用文火，保持微沸，否则水迅速蒸发，不易向药物组织内部渗透（参见中药炮制学卷）。煮制过程中需加水时，应加沸水，加水量视要求而定，煮的时间长者加水量宜多，时间短者加水量宜少；需煮熟、煮透或弃汁、留汁的加水量宜多，如剧毒药川乌水煮时加水量宜大，要求药透汁不尽，煮后将药捞出，晒至六成干，切片，干燥，适用于黄芩、川乌、草乌等；煮好后应及时出锅，及时晒干或烘干，如需切片，则可闷润至内外湿度一致，先切成饮片，再干燥，如黄芩。

(吴修红)

tàng

烫（scalding） 将药物置于沸水中浸煮短暂时间，取出进行炮制

的方法。一些肉质、含水或黏液质、淀粉或糖分多的药材，采收后宜放入沸水中烫片刻，然后再捞出晒干。沸水烫可使细胞内蛋白质凝固，淀粉糊化，破坏酶的活性，促进水分蒸发，利于药材干燥，并可增加透明度。但要注意水温和时间，以烫至半生不熟为好，过熟则软烂。有的药材烫后便于刮皮，如明党参、北沙参等；有的能杀死虫卵，防止孵化，如桑螵蛸、五倍子等；有的药材烫后不易散瓣，如菊花。沸水烫可使一些药材中的酶类失去活力，不致分解药材的有效成分，如苦杏仁烫后便于去皮的同时又能杀死其中的苦杏仁酶，防止有效成分苦杏仁苷被分解生成有害物质氢氰酸。

（吴修红）

xūnliú

熏硫（sulfuring）　对于一些粉质程度较高而需久存保色的药材，为使色泽洁白，防止霉烂，在干燥前后用硫黄熏制的方法。如山药、白芷、天麻、川贝母、牛膝、天南星等。简易的硫黄熏蒸，可在室内、熏硫柜或大缸等密闭的容器内进行。

（吴修红）

fāhàn

发汗（watered）　部分内部含水分较大、刺激性较强的根类或皮类药材用微火烘至半干或微煮、蒸后，堆积放置，使其发热、回潮，内部水分向外挥散的加工方法。是中药材产地加工的常用传统方法。此法可促使药材变软、变色，气味增强或刺激性减弱，有利于干燥。发汗时，需注意场所、环境及发汗程度等的选择，如厚朴的干皮置沸水中微煮后，堆置阴湿处，发汗至内表面变紫褐色或棕褐色时蒸软、干燥，以便使其有效成分厚朴酚及和厚朴酚的含量增加，增强疗效。此外，杜仲需在净制后发汗至内皮呈紫褐色；续断需用微火烘至半干后堆至发汗至内部呈绿色。

（吴修红）

gānzào

干燥（drying）　中药材采收后利用自然晾晒或干燥机械及时除去其中大量水分的方法。目的是避免发霉、虫蛀及药效物质分解和破坏，利于贮藏，保证药材质量。常用晒干、阴干、烘干等方法。依据药材药用部位的不同，采用不同的干燥原则。①根与根茎类药材，一般于采挖后经过挑选，洗净泥土，除去毛须后进行干燥；有的需刮去外皮后干燥，使色泽洁白，如沙参等；有的质地坚硬需趁鲜切片或刨开后干燥，如天花粉等；有的须抽去木心后干燥，如远志；有的富含黏液质或淀粉粒，须开水稍烫或蒸后干燥，如天麻、百部等。②皮类药材，一般在采后修切成一定大小晒干，或加工成单卷筒或双卷筒后晒干，如厚朴；或先削去栓皮后晒干，如关黄柏、牡丹皮。③叶类药材及全草类药材，常含挥发油，采收后放通风处阴干。全草类一般先行捆扎，使成一定的重量或体积，而后干燥，如薄荷。④花类药材，一般宜直接晒干、阴干或烘干，干燥时须注意花的完整性及保持色泽鲜艳，如洋金花、金银花等。⑤果实类药材，一般采后直接干燥，有的药材须经烘烤、烟熏等加工过程，如乌梅；或经切割加工后干燥，如枳实、枳壳等。⑥种子类药材，通常采收果实后除去果皮或种皮取出种子，或直接采收种子后干燥，如牛蒡子、决明子、白果；也有将果实干燥贮存，使有效成分不致散失，用时取种子入药，如豆蔻、草果。

（吴修红）

shàigān

晒干（drying under sunshine）　将药材置于阳光直接照射下使其干燥的方法。又称阳干法。此法简便、经济，适用于多数药材，如漏芦、甘草、白头翁等。药材晒干后，要待凉透才可包装，以防止因内部温度高而发酵，或因部分水分未散尽造成局部湿度过高而发霉。对于含有挥发油、日光照射后易发生变色变质、烈日暴晒后易爆裂的药材，均不宜采用此法。

（吴修红）

hōnggān

烘干（drying by baking）　利用人工加温使药材干燥的方法。此法的优点是干燥过程可以不受天气的限制。一般温度以 50～60℃为宜，此温度对一般药材成分没有显著的影响，同时能抑制酶的作用而避免成分分解。对含维生素 C 的多汁果实类药材，可用 70～90℃ 的温度以利于迅速干燥，如山茱萸、吴茱萸、乌梅、枳实等。富含淀粉的药材，如欲保持粉性，烘干温度须缓缓升高，以防淀粉粒糊化，如山药、浙贝母、白术等。对含挥发油或须保留酶活性的药材，不宜采用此法，如苦杏仁、薄荷、芥子、川芎等。将药材置于瓦片、砂锅类等材质的器具中，用均匀的小火使药材去除潮气而不失去药效的烘干方法，又称焙干。尤其适用于干燥时不能接触金属容器的药材，如紫河车。

（吴修红）

yīngān

阴干（drying in the shade）　将药材放置或悬挂在通风、无阳光直射的室内或荫棚下，使水分在空气中自然蒸发的干燥方法。主要适用于含挥发性成分的花类药材、叶类药材及全草类药材，如紫苏、薄荷、荆芥、金银花等，以避免挥发性成分损失而影响药材的疗效。有的药材在干燥过程中易于皮肉分离或空枯，必须进行揉搓，如麦冬、党参等。有的药材在干燥过程中需进行打光，如山药等。

(吴修红)

yuǎnhóngwài gānzào

远红外干燥（drying by far-infrared）　利用波长 3～1 000 μm 的远红外线热辐射能使药材干燥的方法。其原理是当被干燥药材经分子的固有频率与射入的远红外线频率一致时，产生强烈的共振，引起分子、原子的振动和转动能级的跃迁，导致物体变热，通过热扩散、蒸发现象或化学变化，最终达到药材干燥。与日晒、火力热烘、电烘烤等法比较，此法具有干燥速度快、脱水率高、加热均匀、节约能源等优点，且有杀灭细菌、虫卵等作用，适用于含水量大、有效成分对热不稳定、易腐烂变质或贵重中药材及中药饮片的快速干燥，如牡丹皮、鹿茸等。

(吴修红)

wēibō gānzào

微波干燥（drying by microwave）　通过感应加热和介质加热，使药材中的水和脂肪等能不同程度地吸收微波能量，并把它转变成热能，从而将水分蒸发的药材干燥方法。其原理是药材处于振荡周期极短的微波高频（频率一般为 300MHz～300GHz）电场内，内部的水分子会发生极化、排列、转动、碰撞和摩擦，一部分微波能转化为分子运动能，并以热量的形式表现出来，使水的温度升高而离开药材，从而使物料得到干燥。该方法具有干燥速度快、

加热均匀，产品质量高，热效率高，且不受燃料废气污染的影响等优点。一般比晒干、烘干等常规干燥方法缩短时间在几倍至百倍以上，且能杀灭真菌及其他微生物，具消毒作用，可以防止发霉和虫蛀。对中药中所含的挥发性物质及芳香性成分损失较少，如首乌藤、生地黄、草乌等。

(吴修红)

lěngdòng gānzào

冷冻干燥（drying by refrigeration）　将药材快速冻结后，再在高真空状态下将已转化成冰的水分升华为水蒸气而除去的干燥方法。此法干燥过程都在低温下完成，因而具有保持药材成分稳定、干燥后状态好等优势，特别适用于含有热不稳定成分的药材。但由于干燥成本相对较高，多用于一些贵细、热不稳定药材的干燥，如熊胆粉等。

(吴修红)

zhōngyàocái bāozhuāng

中药材包装（packaging of Chinese medicinal materials）　为保护药材、方便储运及促进销售，根据中药材自身性质而采用相应的材料、容器或辅助物所进行的操作。包装可以保护中药材不受外界的空气、水分、光照、异物、微生物或昆虫影响和侵袭，有效避免中药材因发霉、虫蛀、变色、变味、粘连、挥发、泛油、风化、潮解等因素所致的损失，保证中药材的质量。包装也可以方便中药材的流通环节，有效防止药材间尤其与含毒性成分的药材的混杂；中药材包装规范化是中药材生产质量管理规范研究的主要内容之一。正确的包装方法和优质的包装材料，对于保障中药材质量起着非常重要的作用。每种中药的生产都要遵照国家对中药材

包装管理的各项法规、政策，因药而异，采取必要的包装措施。每批药材的包装应有品名、规格、产地、批号、重量、包装工号、包装日期等内容，为临床使用药材质量的稳定提供保证，实现药材质量的可追踪性。包装材料要清洁、无污染、干燥、无破损，避免药材二次污染，保证质量；毒性、麻醉性、贵细药材应使用特殊包装，并贴上相应的标记；药材运输时，不要与其他有毒、有害、易串味物质混装。

(吴修红)

zhōngyàocái cāngchǔ

中药材仓储（storage of Chinese medicinal materials）　药材商品在离开生产领域进入消费领域前，在流通过程中的存在状态。中药贮藏具有种类繁多、规格复杂、成分性质不同、分布区域广、气候环境不同等特点，在仓储过程中往往受到水分、空气、光照、虫害、鼠害等外界因素的影响，造成腐烂、虫害、发霉等现象，导致药材变质，影响疗效或失去作用。因此必须建立适宜的贮藏和保管条件，以保证药材的质量。按药材的性质不同可分类贮藏。如肉质、粉性大、甜香的药材易生虫，应放在熏库中贮藏；易发霉的药材应及时通风，日晒或石灰吸潮；含大量油质及芳香性药材应放在缸或坛子里密闭贮藏；对果实与种子类药材则要注意防鼠；对难以保存的药材及少数贵重药材，在设备条件允许下可置低温（-5℃以下）进行冷藏保管。

(吴修红)

zhōngyàocái yǎnghù

中药材养护（maintenance of Chinese medicinal materials）　为中药材仓储建立适宜的贮藏和保存条件，以保证药材质量和疗

效而采取的养护方法或技术。受环境和自然条件等因素的影响,药材贮存中常会发生霉烂、虫蛀、变色、泛油及酸败等现象,导致药材变质,影响或失去疗效。例如,质地轻薄松散的植物类药材(如红花、艾叶、甘松等)由于本身干燥不适度,或在包装码垛前吸潮,在紧实状态中细菌代谢产生的热量不能散发,当温度积聚到67℃以上时,热量便能从中心一下冲出垛外,轻者起烟,重者起火,药材的质量不复存在。含挥发油类的药材因受空气及微生物的影响已经贮存日久,使挥发油散失,失去油润,产生干枯或破裂的现象,如肉桂、沉香、薄荷等。某些药材可能因为自然分解,自身固有的颜色发生变化,或变为其他颜色,如红花、菊花、大青叶、黄芪等。某些含有结晶水的矿物类药材,经风吹日晒或过分干燥而逐渐失去结晶水成为粉末影响到中药材的质量,如芒硝极易风化失水,成为风化硝。故养护内容主要包括以下几方面。①防霉:霉菌的适宜繁殖条件为空气相对湿度在85%以上或药材含水量超过15%,温度在25℃左右。药材防霉主要是控制库房湿度65%~70%,保持药材含水量在15%以下。②防虫:药材害虫一般在环境温度8~15℃时停止活动,在-4~8℃时进入冬眠状态,温度低于-4℃,经过一段时间可使害虫致死;当环境温度在40~45℃时,害虫停止发育、繁殖,温度升到48~52℃时,害虫将在短时间内死亡。可调节库房温度,使害虫不易生存或死亡。③防变色:药材变色与所含成分、贮藏的温度、湿度、日光、氧气有关,防止变色的主要方法是干燥、冷藏和避光。④防泛油:泛油又称走油,指某些药材的油质泛出药材表面,或因药材受潮、变色、变质后表面泛出油样物质的现象。与贮藏温度过高或贮藏时间过长有关。保持低温、低湿环境,减少与空气接触,是防止药材泛油的基本措施。中药材仓储中还有自燃、挥发、自然分解、风化等变质现象,需根据情况采取不同的养护措施,以保持药材质量(参见中药炮制学卷贮藏养护)。养护方法主要包括密封养护法、对抗同贮养护法、气调养护法、气幕防潮养护技术、低温冷藏养护技术及防霉除虫养护技术等。

(吴修红)

mìfēng yǎnghùfǎ

密封养护法 (sealed maintenance)

利用严密的库房及缸、瓶、塑料袋等包装器材将中药材密封隔绝空气、湿气、光照、微生物、害虫,以防发霉与虫蛀的养护方法。密封后中药与外界空气隔绝,湿气侵入药材的机会减少,使中药材尽可能保持原有的干燥程度。密封同时加入石灰、硅胶等吸湿剂以吸潮,两者结合应用,更能增强干燥、防虫霉的效果。此法适用于贵细药材。密封与密闭贮存不同之处在于密闭贮存只是不让尘土和异物进入,并不能隔绝空气,只适用于不易发霉和泛油的药物。密封贮存的基本原则为"一严二活",即尽量保证严密不透气,但能关能开,关闭后又确不透气。中药的密封贮存视药物的品种、数量多少选择特定的密封方法,分为整库密封、货架(橱、柜)密封、堆垛密封和单独密封贮存。贵重中药材最宜单独密封贮存,可用塑料袋密封,最好采用无菌真空密封,如牛黄、熊胆、鹿茸、人参、猴枣、冰片。值得注意的是,在密封贮存药物前,要保证药物的含水量不能超过安全标准,并确认无虫蛀、发霉等迹象。

(吴修红)

lěngcáng yǎnghùfǎ

冷藏养护法 (cold storage)

采用低温(0~10℃)条件贮存药材以抑制微生物和仓虫的滋生和繁殖,从而防虫蛀、发霉、变色等现象发生的药材养护方法。药材害虫一般在环境温度8~15℃时停止活动;在-4~8℃时,进入冬眠状态;温度低于-4℃,经过一定时间,可使害虫死亡。主要适用于贵重、受热易变质、不宜烘晾、极易霉蛀及无其他较好保管方法的药材。冷藏养护时,应严格监控库房温度和湿度的变化、药材的含水量。外界环境温度较高时,如直接从低温库移出库外,药材表面容易凝结水珠,因此还需考虑入出库时是否需要对药材进行密封和包装。

(吴修红)

duìkàngtóngzhù yǎnghùfǎ

对抗同贮养护法 (antagonistic storage)

利用不同品种的药材所散发的特殊气味、吸潮性能或特有的驱虫去霉化学成分来防止其他药材发生虫蛀、发霉等变质现象的贮藏养护方法。例如,牡丹皮与泽泻、山药、白术、天花粉同贮,牡丹皮不易变色,且其他药材不易生虫;花椒与动物类药材如蕲蛇、蛇蜕、蛤蚧、海马、刺猬皮等同贮,动物类药材不易受虫害;丁香、荜澄茄等与人参、三七、党参等同贮,因前者含一定的挥发油,可驱除中药中的黄曲霉素及其他真菌,也可熏蒸杀虫;当归与麝香同贮,麝香既不变色也不走香气;鹿茸为贵重中药,易生虫难保管,用适当方法与细辛、花椒同贮可使鹿茸不生虫、不变色。此法简单、易行、成本低，但仅适用于有限的品种，如易生虫、发霉的动物类药材（如乌梢蛇、全蝎、地龙等），富含油脂的种子类（如柏子仁、郁李仁、酸枣仁等），易变色的花类药材（如菊花、金银花、红花等），含糖较多的药材（如吴茱萸、蜂蜜等），含淀粉较多的药材（如薏苡仁、芡实等），胶类药材（如阿胶、鹿角胶等），贵重药材（如冬虫夏草、藏红花等），具有抑菌、驱虫、防腐作用类型的药材（如花椒、细辛、白酒等）。

（吴修红）

qìtiáo yǎnghùfǎ

气调养护法（gas-regulating storage and maintenance）

通过降氧充氮或二氧化碳调节仓库内的气体成分，使氧气浓度降低从而杀灭霉菌、害虫等的药材养护方法。又称气调贮藏。氧气是微生物、霉菌及害虫生长繁殖的必需条件；而氮气是惰性气体，无臭，无毒；二氧化碳浓度的增高，不利于霉菌及害虫的生长。在短时间内，使库内充满98%以上的氮气或二氧化碳，而氧气留存不到2%，害虫会缺氧窒息而死，达到很好的杀虫灭菌效果。优点是可保持药材原有的品质，既杀虫又防霉、防虫，无化学杀虫剂的残留，不影响人体健康，成本低（参见中药炮制学卷气调养护）。

（吴修红）

qìmù fángcháo yǎnghù jìshù

气幕防潮养护技术（repeling moisture using gas curtain maintenance）

在药材仓库门上安装气幕，配合自动门以防止库内冷空气排出库外、库外热空气侵入库内而达到防潮目的的养护技术。气幕装置分为气幕和自动门两大部分。用机械鼓动的气流，通过风箱结构集中后，从一条狭长缝隙中吹出形成帘幕，即为气幕，又称气帘或气闸。气幕可以阻止库房外潮湿空气对库房内药材的影响，从而起到防潮作用。门开启时气幕开始工作，门关闭时气幕即停止工作（参见中药炮制学卷气幕防潮）。优点是可有效阻止库内外空气交换，防止湿气进入，而不阻止人和设备出入，还可以起到保持室内温度的隔热作用，即使在梅雨季节，库内相度湿度和温度也相当稳定。

（吴修红）

chúyǎngjì mìfēng yǎnghù jìshù

除氧剂密封养护技术（deaerator storage）

将除氧剂与中药材一同密封贮藏以防止药材变异的养护技术。因氧气（O_2）的作用而引起的化学变化是颇为复杂的，在自然条件下，某些药材中的挥发油、脂肪油、糖类等成分氧化、酸败、分解，药材表面呈现浸油状的变质现象，即泛油。泛油可使花类药材易变色，气味散失；也能氧化矿物类药材，使灵磁石变为呆磁石。除氧剂多制成颗粒状或片状，包装于一定规格透气的特制纸袋中，然后与药材封装在密封容器中。除氧剂与密封容器中的氧气发生化学反应，从而除去 O_2 达到防止药材变异的目的。此法效果可靠、操作简便、性能安全，适用于贵细药材的贮藏，如黄精、黑枸杞、金银花。使用时应注意，除氧剂应在规定时间内使用，且不可重复利用，暂不使用的除氧剂应保存于冷暗干燥的地方。

（吴修红）

dīwēn lěngcáng yǎnghù jìshù

低温冷藏养护技术（low temperature storage）

利用机械制冷设备产生冷气，使药材贮存在低温状态下以抑制虫蛀、发霉发生的养护技术。一般分为阴凉与冷贮两种条件，阴凉 < 20℃（10 ~ 20℃），冷贮 0 ~ 10℃（2~10℃）。一些贵重的、受热易变质的中药，如人参、菊花、哈蟆油，在 0~10℃ 贮藏不易产生泛油、变色、发霉、虫蛀、气味散失等现象，一般使用此法贮存（参见中药炮制学卷低温冷藏）。低温冷藏养护的中药，在夏季温度较高时，如直接从低温库移出库外，表面容易凝结水珠，因此，经低温冷藏的药材，在移出低温库前应预先进行适当的升温处理。

（吴修红）

fángméi chúchóng yǎnghù jìshù

防霉除虫养护技术（mildew and pest removal）

应用放射性钴-60产生的 γ 射线或加速产生的 β 射线辐照药材以杀灭附着在药材上的霉菌、害虫的养护技术。又称辐射防霉除虫养护技术。主要适用于一些易发霉的及含糖分高的药材，如地黄、大黄。药材经过射线辐照后，霉菌、害虫吸收放射能和电荷，产生自由基，体内的水、蛋白质、核酸、脂肪和碳水化合物等发生不可逆变化，导致生物酶失活，生理、生化反应延缓或停止，新陈代谢中断，最终被杀灭。是一种有效地保护药材品质的养护技术。具有效率高、效果显著、不影响药材疗效、保持药材形态、无残留等优点。

（吴修红）

zhōngyào zhìliàng biāozhǔn zhìdìng

中药质量标准制定（compilation of quality standard of Chinese medicinal materials）

建立评价及控制中药质量的标准，对

中药材、饮片及中成药的各方面作出严格限定以保证产品质量的过程。包括中药材的名称、来源、性状、鉴别、检查、浸出物、含量测定、炮制、性味与归经、功能与主治、用法与用量、规格、有效期、注意及贮藏等方面。质量标准的书写格式参照现行版《中华人民共和国药典》。①名称：中文名；汉语拼音；药材拉丁名，按中药材拉丁名的命名原则（见中药材命名）。②来源：植物类药材和动物类药材包括原植（动）物的科名、中文名、拉丁名、药用部位、采收季节和产地加工等。矿物类药材包括该矿物的类、族、矿石名或岩石名、主要成分及产地加工。③性状：药材的形态、大小、色泽、表面、质地、断面、气味等特征。④鉴定：经验鉴定、显微鉴定、理化鉴定、色谱鉴定和光谱鉴定等。选用方法要求专属、灵敏、快速、简便。⑤检查：水分、灰分、酸不溶性灰分及重金属等，按《中华人民共和国药典》方法进行检查。⑥浸出物含量测定：参照《中华人民共和国药典》中浸出物测定要求，结合用药习惯、药材质地及已知的化学成分类别等选定适宜的溶剂，测定其浸出物含量以控制质量。浸出物含量限（幅）度指标应根据实测数据制定，并以药材的干燥品计算。⑦含量测定：对已明确有效成分、毒性成分，或能反映内在质量指标成分的药材均应进行含量测定。⑧加工炮制：根据用药需要进行炮制的品种，制订合理的加工炮制工艺，明确辅料用量和炮制品的质量要求。⑨功能与主治，用法与用量，禁忌、注意事项及贮藏等。

中药制剂必须在处方固定和原料（净药材、饮片、提取物）质量、制备工艺稳定的前提下方可拟订质量标准草案，质量标准应确实反映和控制最终产品质量。中药质量标准制定是通过起草质量标准的说明来完成的。其目的在于说明制定质量标准中各个项目的理由，规定各项目指标的依据、技术条件和注意事项等，既要有理论解释，又要有实践工作的总结及试验数据。例如，性状部分就是说明性状描述的依据，该药材标本的来源及性状描述中其他需要说明的问题。药材由于来源、产地加工不同，其性状各有特点，药材的大小、色泽变化往往与质量有很大关系，因此，根据药材的性状特征可以初步鉴定其真伪或优劣，将其规定在质量标准中，可作为外观鉴定的依据。中药性状鉴定主要是运用感官来鉴别，如眼看、手摸、鼻闻、口尝等方法。对于油脂类药材，其溶解度、相对密度、折光率、酸值、皂化值、碘值、酯值均列于性状项下。

（孙慧峰）

zhōngyàocái xīnzīyuán

中药材新资源（new resource of Chinese medicinal materials）

通过发掘整理本草古籍、研究民间用药经验、利用同科属植物亲缘关系、寻找同类化学成分、扩大药用部位等途径寻找以满足临床需求的新的中药材资源。中药资源包括植物药资源、动物药资源和矿物药资源。又分为天然中药资源和人工栽培或饲养的药用植物、动物资源。中国幅员辽阔，地形错综复杂，气候条件多种多样，蕴藏着极为丰富的中药天然资源。21世纪以来，中国医药卫生事业发展迅速，中药生产虽然成倍增长，但仍然不能满足国内外的需求，因而需要不断努力寻找新的药源。

中药材新资源的发现途径和方法主要包括：①从古代本草中挖掘中药新资源。中国现存本草著作中记载的药物近3 000种，是中药科学继承和发展的基础。中药资源的发现和利用，须结合对本草著作的挖掘整理，从中寻找新的资源。如中药血竭一直以来依靠进口，而明·兰茂《滇南本草》中记载有"木血竭"，经考证发现木血竭为百合科植物剑叶龙血树 Dracaena cochinchinensis (Lour.) S. C. Chen 木质部所含有的树脂，即现今市场上的"龙血竭"。②从民间用药经验及民族药中寻找中药新资源。中国是多民族的国家，地域十分广阔，各民族千百年来积累的独特传统医药经验是发现中药新资源的源泉。越橘（Vaccinium vitisidaea L.）为大兴安岭的野生植物，当地民间用其泡水饮用，治疗气管炎等呼吸道疾病。经药效实验证明其确有良好的抗病毒、抗炎、止咳平喘作用，从而为急慢性呼吸系统感染的治疗提供了新资源。③根据生物的亲缘关系，在同科属植物中寻找中药新资源。④以化学成分为线索寻找中药新资源。例如，麝鼠（Ondatra zibethica L.）雄性腺内囊的分泌物中含有麝香酮，与天然麝香的化学成分、药理作用相似，可能成为麝香的代用品，称为麝鼠香。⑤扩大药用部位，增加新品种。在中医中药传统经验的应用中，药用植物往往仅某一个部位入药，但经研究发现，同一种药用植物的其他部位常常也含有类似的药用成分和相似的药理作用，如人参用其根部，但人参的茎、叶、花蕾、果实、种子均含有与根近似的皂苷类成分，可作为提取人参皂苷的原料药材。从 2000 年版《中华人民共和国药典》开始，人参叶已被列入国家药品标准。

（吴修红）

Zhōngyàocái Shēngchǎn Zhìliàng Guǎnlǐ Guīfàn

中药材生产质量管理规范

（Good Agriculture Practice for Chinese Crude Drugs） 为保证药材生产质量，中国于 2002 年 6 月 1 日正式颁布实施了《中药材生产质量管理规范》（简称中药材GAP）。是中药材生产实施规范化管理的基本准则。从保证中药材质量出发，控制影响药材质量的各种因子，包括基地选择、种质优选、栽种及饲养管理、病虫害防治、中药材采收、中药材产地加工、包装运输与贮藏、质量控制、人员管理等各个环节，以保证中药材"安全、优质、稳定、可控"。GAP 同《药物非临床研究质量管理规范》（Good Laboratory Practice of Drugs，GLP）、《药品临床试验管理规范》（Good Clinical Practice of Drugs，GCP）、《药品生产质量管理规范》（Good Manufacture Practice of Drugs，GMP）、《药品经营质量管理规范》（Good Supplying Practice of Drugs，GSP）共同组成了药品的 5 个配套规范。核心是对药材生产实施全过程进行质量管理，最大限度地保证药材质量的可靠性和稳定性，由此延伸到中药科研、生产、流通的各个领域。因此，可以说中药材 GAP 是国家实施GLP、GCP、GMP、GSP 的基础。推行中药材 GAP 可以解决现实存在的药材种质、栽培、加工、重金属、农药残留等诸多问题，改变落后、分散的药材种植和采收模式，建立中药材质量标准规范体系，逐步发展成为传统药物研究和开发的国际标准，加速中药现代化、国际化进程。

（吴修红）

zhōngyào zhìliàng biāozhǔn

中药质量标准

（quality standard of Chinese medicinal materials） 国家对中药质量及检验方法所制定的技术法规。是药品生产、经营、使用、检验和监督管理部门共同遵循的法定依据。中药质量标准主要包括中国的国家中药标准、地方中药标准和港台中药质量标准，另外还有国外植物药质量标准。国家中药标准主要依据为《中华人民共和国药典》和《中华人民共和国卫生部药品标准》，后者简称部颁药品标准，具有国内的先进水平和可控性，是对产品的最低要求。地方中药标准即各省、自治区、直辖市人民政府药品监督管理部门制定的药品标准。对新药而言，地方批准的标准从一类到五类。另外，各药品生产企业有自己制定的内控标准，即企业标准。其内控标准，方法尚不够成熟，但能达到某种质控作用；且高于法定标准要求，项目比国家标准多，限度比国家标准高。港台中药质量标准是由中国香港和台湾的卫生管理部门颁布执行的中药材质量标准。国外植物药质量标准是中国以外的国家和地区颁布的植物药质量标准。

（孙慧峰）

guójiā zhōngyào biāozhǔn

国家中药标准

（national standard of Chinese materia medica） 由中国国家卫生和计划生育委员会组织相关部门制定的法定药材标准。主要包括《中华人民共和国药典》和《中华人民共和国卫生部药品标准》。国家标准具有国内的先进水平和可控性，是对产品的最低要求，其所收载产品的生产都必须符合国家标准。唐·苏敬《新修本草》是中国历史上首部国家颁布的药材标准，明·李时珍《本草纲目》是中药标准规范的进一步深化。1930 年《中华药典》问世。中华人民共和国成立后，对中药的质量标准进行规范，编印了《中华人民共和国药典》和《中华人民共和国卫生部药品标准》。国务院药品监督管理部门组织药典委员会，负责国家药品标准的制定和修订。

《中华人民共和国药典》 简称《中国药典》。1953～2015 年中国共编印发布了 10 版药典。第 1 版药典是 1953 年出版；第 2 版（1963 年）将药典分为两部：一部收载中药材和中药成方制剂，二部收载化学药品；自 1985 年以后每 5 年再版一次。每再版一次，在品种和鉴定方法上都有新的增补，2005 年版（第 8 版）药典分为三部。2010 年版在上一版的基础上，进行了大幅度的标准修订和新增收品种标准制定的工作，注重质量可控性和药品安全性内容的增加和提高，重视基础性、系统性、规范性研究，尤其在薄弱的中药材和中药饮片标准的修订提高方面有所突破创新。2010 年版药典分为三部出版。一部根据传统的中医药理论和经验收载的均为中药，收载的内容包括名称、来源、性状、鉴别、检查、浸出物测定、含量测定、炮制、性味、功能、主治、用法与用量、注意及贮藏等项；二部为化学药；三部为生物制品。国家标准是对产品的最低要求，所收载产品的生产都必须符合国家标准，是中药鉴定的法定依据。2015 年版药典收载品种大幅增加，收载5 800个品种，比 2010 年版药典增加

1 200多个，修订品种 751 个。药典凡例、通则、总论全面增修订，完善了药典标准的技术规定，使药典标准更加系统化、规范化；健全了药品标准体系，在归纳、验证和规范的基础上实现了《中国药典》各部共性检测方法的协调统一；附录（通则）、辅料独立成卷，构成《中国药典》四部的主要内容；药用辅料品种收载数量显著增加；安全性控制项目大幅提升；进一步加强有效性控制；中药材加强了专属性鉴别和含量测定项设定；化学药适当增加了控制制剂有效性的指标；生物制品进一步提高效力测定检测方法的规范性，加强体外法替代体内法效力测定方法的研究与应用，保证效力测定方法的准确性和可操作性。

《中华人民共和国卫生部药品标准》　简称《部颁药品标准》。由中国国务院药品监督管理部门颁布，包括中药材部颁标准、中成药部颁标准和进口药材部颁标准。①中药材部颁标准：第一批收载药材 101 种，汇编为《中华人民共和国卫生部药品标准——中药材》（第一册），于 1991 年 12 月 10 日颁布执行。②中成药部颁标准：整理汇编为《中华人民共和国卫生部药品标准——中药成方制剂》，分 20 册，收载 4 052 种中成药。③进口药材部颁标准：中国应用的进口药材有 50 种左右，选择其中较成熟的 32 个品种，对其质量标准作进一步修订完善，作为《中华人民共和国卫生部进口药材部标准》，于 1986 年发布施行。以上 3 个标准实施后陆续进行了修订，与《中华人民共和国药典》共同作为中药鉴定工作的法定依据。

（孙慧峰）

dìfāng zhōngyào biāozhǔn

地方中药标准（standard of Chinese materia medica issued by provincial government）　由中国各省、自治区、直辖市自行制定的药品标准。在各自行政区域内适用。收载地区常用药材及习惯使用的尚无国家标准的药材。对新药而言，批准的标准从一类到五类。第一类：中药材的人工制成品；新发现的中药材；中药材新的药用部位。第二类：改变中药传统给药途径的新制剂；天然药物中提取的有效部位及其制剂。第三类：新的中药制剂（包括古方、秘方、验方和改变传统处方组成者）。第四类：改变剂型但不改变给药途径的中成药。第五类：增加适应证的中成药。

（孙慧峰）

gǎng-tái zhōngyào zhìliàng biāozhǔn

港台中药质量标准（standard of Chinese materia medica issued by the governments of Hong Kong and Taiwan）　由中国香港和台湾的卫生管理部门颁布执行的中药材质量标准。

香港中药质量标准　由香港特别行政区政府卫生署组织制定的《香港中药材标准》。简称港标。与现有《中华人民共和国药典》不同的是，港标对每味中药材都规定了重金属、农药残留、黄曲霉素等含量的限制。港标记述的内容包括中药材名称、来源、性状、鉴别、检查、浸出物和含量测定 7 大项目。药材来源主要收载现行流通于香港市面的品种，性状描述以干燥完整药材为主。对于多来源药材，如各品种在性状上没有显著区别，则统一描述；如有区别，则对每个品种分别描述。检查项目包括药材所含的重金属、农药残留、霉菌毒素（如黄曲霉毒素）、杂质、灰分、水分及其他需要控制的化学指标。港标的特色是每个专论均给出药材的横切面和粉末特征图，同时每个专论都有高效液相色谱指纹图谱鉴别，提供详细的色谱系统和操作程序，并考察系统适用性要求，给出指纹图谱，并指出特征峰的相对保留时间及可变范围。港标除了给出含量测定的限度外，也给出了详细的实验操作，包括对照品、供试品溶液的制备、色谱系统、系统适用性要求、标准曲线和操作程序。此外，港标还给出应用于薄层鉴别、指纹图谱和含量测定有关化学对照品的结构式。《香港中药材标准》内容简洁、详细，图文并茂，操作性强，并提供中英文版本，与国际植物药标准接轨，是国际化的中药材标准。

台湾中药质量标准　台湾地区主要承继了《中华药典》。2006 年第 6 版以前的《中华药典》同时收录西药和中药。但在 2004 年，台湾卫生署考虑到中、西药特性不同，决定采用中、西药分立的编纂模式，首次出版了《中华中药典》。正文收载 200 个中药品种，附录收载 200 个中药基准方。《中华中药典》对中药的记载内容包括药材名称、基源植物学名、药用部位、性状、鉴别、杂质检查及其他规定、含量测定、贮藏法、用途分类、用量及注意事项。性状包括一般性状，即药材外观性状及组织和粉末显微特征。鉴别主要为薄层鉴别，个别品种增加高效液相指纹图谱法，如小蓟、五味子等。除了测定单一化合物（活性或主要化学成分）的含量外，一般还需测定水提取物和稀乙醇提取物的含量。用途分类依中药材的中医临床施治功能划分，如补益药等；详尽的疗效及中医上的多种用途则不列举。注意事项中指出具有一些特殊药材的使用注意事项，如苏木：血虚无瘀滞者及孕妇慎服。

(孙慧峰)

guówài zhíwùyào zhìliàng biāozhǔn

国外植物药质量标准（overseas standards of plant medicines） 中国以外的国家和地区颁布的植物类药材（简称植物药）质量标准。植物药的广泛使用，促进了植物药的质量标准及相关专论的建立。国际上关于植物药的质量标准主要分为两类：药典和专论。药典主要是官方发布的标准，西方药典收载的植物药品种较少，如《美国药典》《英国药典》等；而具有传统医学应用历史的国家和地区收载的植物药品种较多，如印度、日本等。专论一般由植物药业界自发组织编撰，用于提升植物药与其产品的品质，促进其合理使用。有的专论还作为国家植物药法典，如《德国植物药专论》。随着植物药在全球的兴起，越来越多的国家重视植物药的质量控制，植物药已被收入多个国家的药典。植物药专论对植物药的治疗作用和安全性较为重视，而药典主要侧重于植物药的品种和质量控制。《世界卫生组织药用植物专论》与《美国草药典》几乎是在同一时期建立起来，内容全面，数据详实。但前者没有图片说明，而《美国草药典》则图文并茂，信息更为丰富。《德国植物药专论》主要偏向于植物药的临床使用及其安全性。《英国草药典》《韩国草药典》及《印度草药典》均着重对植物药的质量控制，但三者的质量标准相对偏低。《欧洲药典》《英国药典》《美国药典/国家处方集》和《日本药局方》均重视对植物药中的农药残留和重金属限量检查，而《印度阿育吠陀药典》和《越南药典》则大多缺乏对这两项的检查。《美国药典/国家处方集》还对植物药的微生物检查有明确规定。与《中华人民共和国药典》不同的是，《欧洲药典》《英国药典》《美国药典/国家处方集》《日本药局方》和《越南药典》所收载的传统植物药均未列类似于"功能与主治"的内容。从官方药典的收载品种来看，传统植物药包括中药已越来越被欧美国家所接受。

(孙慧峰)

zhōngyào jiàndìng chéngxù

中药鉴定程序（identification procesure of Chinese materia medica） 中药材品质评价的过程和步骤。其大体分为 3 个步骤：取样、鉴定和报告。取样应具有代表性和均匀性。样品鉴定既要鉴定中药品种，又要鉴定中药质量。鉴定时，应写明检品来源；鉴定过程中的一切数据、现象及结果均需详细记录，不得随意涂改；检验完毕后，应及时填写检验报告单。检验结束后，应将记录本、样品及检验报告书存根交其他人员审核，检验结果经复查无疑义后，抄送有关部门备案。

(于 丹)

yàngpǐn cǎijí

样品采集（sample collection） 选取具有代表性和均匀性的药材样品以供鉴定的过程。又称取样。鉴定后要留样保存。中药鉴定的取样原则：取样前应核对检品的品名、产地、规格、等级及包件式样，检查包装的完整性、清洁度及有无水迹、霉变或其他物质污染等。对于同批药材总包件数在 100 件以下的，取样 5 件；100 ~ 1 000 件按 5%取样；超过

1 000 件的，超过部分按 1%取样；不足 5 件的逐件取样；贵重药材均逐件取样。对大小在 1cm 以内或破碎的、粉末状的药材，可用采样器抽取样品，每包件至少在不同部位抽取 2 ~ 3 份样品，抽取总量应不少于实验用量的 3 倍。所取样品混合均匀即为总样品。中药鉴定的取样方法：对个体较小的药材，先摊成正方形，依对角线划"×"使其分成 4 等份，取对角 2 份，再如此操作，反复数次，得到平均样。其中 1/3 供实验室分析鉴定用，另 1/3 供复核用，其余 1/3 留样保存，保存期至少 1 年。

(都晓伟)

yàngpǐn jiàndìng

样品鉴定（sample identification） 对采集样品进行品种和质量鉴定以评价样品真伪优劣的过程。根据所取样品的特点与检测要求，选择不同的鉴定方法。样品鉴定既要鉴定中药品种，又要鉴定中药质量。中药材品种鉴定常包括原植（动）物鉴定、性状鉴定、显微鉴定和理化鉴定等项，用以判定药材的真伪。中药质量鉴定主要通过杂质限量检查、水分、灰分、浸出物和有效成分的含量来确定，用以判定药材的优劣。样品鉴定的依据为《中华人民共和国药典》和《中华人民共和国卫生部药品标准》等法定标准。

(于 丹)

zázhì xiànliàng jiǎnchá

杂质限量检查（limit inspection in impurity） 采用物理、化学或生物等手段测定中药材杂质含量是否超过限量的检查方法。药材中的杂质不仅无治疗疾病的作用，还会影响疗效，甚至对人体健康产生危害。在不影响疗效和不发生毒性的前提下，对于中药材中

可能存在的杂质，允许有一定的限量。药物中所含杂质的最大允许量，称为杂质限量。中药材杂质的检查，一般不要求测定杂质含量，而只检查其存在量是否超过限量。药材纯净程度、毒性成分、重金属及有害元素与农药残留等均需进行限量检查。无机杂质，如砂石、泥块与尘土等均影响药材纯净度。检查纯净度时应将各类杂质拣出，分别称重，计算其在供试品中的含量；难以从外观鉴别时，可称取适量，进行显微、化学或物理鉴别试验，证明其为杂质后，计入杂质重量中。毒性成分、重金属及有害元素与农药残留等限量检查应根据杂质类别与性质，采用相应物理、化学或生物方法测定。

（于 丹）

hánliàng cèdìng

含量测定（content determination） 用化学、物理或生物等方法对中药材含有的有效成分、指标成分或类别成分进行测定的过程。药物有效必定有其药效物质基础，以中医理论为指导，结合现代科学研究择其与临床疗效有关的主要化学成分，作为有效成分或指标成分之一，进行含量测定，鉴定评价中药质量。包括挥发油及主成分的含量、生物效价测定等。当有效成分不清楚或缺少有效的含量测定方法的情况下，可对中药材中的总成分如总黄酮、总生物碱或总皂苷等进行含量测定，含挥发油成分的中药材可测定挥发油含量。也可通过测定浸出物的含量评价中药材的内在质量。测定方法常用容量法、重量法、光谱法（见中药光谱鉴定技术）和色谱法（见中药色谱鉴定技术）等。容量法又称滴定法，是将一种已知准确

浓度的试剂溶液，即标准溶液，滴加到被测物质的溶液中，直到所加的试剂与被测物质按化学计量定量反应为止，然后根据试剂的浓度和用量，计算被测物质的含量。重量法是根据单质或化合物的重量，计算出在供试品中含量的定量方法。

（于 丹）

zhōngyào jiàndìng jìshù

中药鉴定技术（identification technology of Chinese materia medica） 根据传统经验方法和现代科学技术手段对中药材的真伪及中药材质量的优劣进行客观评价的实用技术。常用的技术手段包括中药经典鉴定技术和中药现代鉴定技术。中药经典鉴定技术主要通过眼看、手触、鼻闻及口尝等途径和方法开展真伪鉴定、辨状论质等评价中药真伪及优劣。中药现代鉴定技术主要通过现代科学技术手段，如数码成像、显微摄影、光谱、色谱等技术评价中药真伪及优劣。在中药鉴定过程中，一般先采用传统的经典鉴定技术，在传统经验鉴定的基础上，结合中药现代鉴定技术手段，以实现对中药质量的科学评价。

（杨书彬）

zhōngyào jīngdiǎn jiàndìng jìshù

中药经典鉴定技术（classical identification technology of Chinese materia medica） 通过观察中药的性状特征及采用性状鉴定方法，鉴定或评价中药真伪及质量优劣的传统技术。又称中药传统经验鉴定技术。中药品种传统经验鉴定的精髓是辨状论质，主要通过眼看、手触、鼻闻及口尝等途径和方法开展。熟练地掌握中药鉴定经典技术极其重要，是中药鉴定工作者必备的基本功。中药的性状特征包括药材的形状、

大小、颜色、表面特征、质地、断面、气、味等，辨形、辨色、辨味、辨气等传统鉴定技术在中药品种鉴定中具有重要作用。性状鉴定方法还有手试、水试、火试等。中药经典鉴定技术是中医药学经过长期的历史发展积累起来的宝贵经验，具有简便、易行、快速、不需要仪器设配的特点，但同时也存在着主观经验性的弊端。

（杨书彬）

biànzhuàng lùnzhì

辨状论质（quality discrimination by morphological observation of Chinese materia medica） 通过观察中药材固有的性状特征来评价中药材质量优劣的传统经验技术。中国著名中药学家谢宗万教授提出，"辨状论质"是中药品种传统经验鉴别的精髓。"辨状"包括辨别药材的形状、大小、颜色、质地、表面特征、断面特征及气味等，"论质"有两方面的结论，一是药材的真伪，二是药材优劣的评判。药材性状（形、色、味、气）鉴别，一般可直接利用眼看、手触、鼻闻及口尝等感官途径和方法，必要时可加以水试和火试。例如，通过观察人参的参形及芦、艼、纹、体、须等特征，以评价人参的质量优劣，生晒山参以主根与根茎等长或较短，呈"人"字形、表面灰黄色，具纵纹，上端有紧密而深陷的环状横纹，支根多为2条，须根细长，清晰不乱，有明显的疣状突起，根茎细长，上部具密集的茎痕，具圆芦者为佳。又如，茅苍术以呈不规则连珠状或结节状圆柱形，表面灰棕色，有皱纹、横曲纹及残留的须根，顶端具茎痕及残留的茎基。质坚实，断面黄白色或灰白色，散有多数橙黄色

或棕红色油室，暴露稍久，常可析出白色细针状结晶，气香特异，味辛、苦者为佳。

（杨书彬）

biànxíng

辨形（appearance discrimination of Chinese materia medica）

通过观察中药材的外观并分辨其形态特征，以鉴定中药真伪或评价中药质量优劣的传统经验技术。观察药材的外形特征是中药性状鉴定的重要内容，许多容易混淆的中药材可通过外形的比较而得到区分。例如，容易混淆者白前与白薇，前者根茎横走生长，断面中空，后者根茎直立生长，根丛生于根茎上，形如马尾，断面实心，据此特点可以将两者区别。又如，川贝母以粒小、质坚实、粉性足、光滑、怀中抱月特征明显者为佳，如粒大、松脆、无光滑者质次。该方法属于经验鉴定方法，具有简便、易行等优点，适于基层中药材鉴定使用。

（杨书彬）

biànsè

辨色（color discrimination of Chinese materia medica）

通过分辨中药的外在颜色以鉴定中药真伪或评价中药质量优劣的传统经验技术。根据药材的不同，颜色也有各自特殊的要求。药材颜色也是中药性状鉴定的一个重要特征，现代的实验研究证实，药材颜色与品质密切相关。例如，生地黄以表面灰黑色、断面棕黑色或乌黑色者为佳；丹参以表面色紫红色者为佳，浅红者质量较差；麻黄的"玫瑰心"特征就是指麻黄的近红色髓部，实验证明"玫瑰心"是麻黄生物碱含量较高之处；黄柏以色黄为佳，因小檗碱含量越高，药材颜色越黄；黄连以断面黄红色者为佳，其中小檗碱含量亦较高。此外，红花、丹参、茜草要求色红，紫草要求色紫都与质量有一定的相关性。

颜色除了可以判断中药材品质外，对于鉴定中药饮片亦十分有效。很多中药饮片经过炮制后，其颜色往往发生变化，如蜜炙后变黄，清蒸后颜色加深等。

（杨书彬）

biànwèi

辨味（taste discrimination of Chinese materia medica）

通过口尝中药分辨其特有的实际味道以鉴定中药真伪或评价中药质量优劣的传统经验技术。中药的味由其所含的化学成分决定。每种中药的味感比较固定，对某些中药特别有鉴别价值，是衡量中药品质的标准之一，如乌梅、木瓜、山楂均以味酸为佳；黄连、黄柏以味越苦越好；甘草、党参以味甜为佳。

中药的味与其内含化学成分的种类及含量密切相关，如黄连味苦与其所含的生物碱类成分有关，一般味越苦，生物碱含量越高；甘草味甜则与其所含甘草甜素有关，甘草甜素是甘草的甜味成分，也是有效成分，其本身的水溶液亦带甜味。一些中药因含有不同类型的化学成分而产生多种味道，如人参，味甘，微苦，这与其同时含人参多糖和人参皂苷有关。

（杨书彬）

biànqì

辨气（odour discrimination of Chinese materia medica）

通过鼻闻的方式辨别中药固有的特殊气味以鉴定中药真伪或评价中药质量优劣的传统经验技术。药材所具有的气通常是由于药材中含有挥发性物质的缘故，可作为鉴别这类药材的主要依据之一。

中药性状中的气是鼻闻后的感觉，如香、臭等，这一点与中医对"气"的认识不同，中医认为，"气"是构成人体及维持人体生命活动的基本物质。同时在中医理论中，中药的四气是指药物的效果所反映出来的寒、热、温、凉四种特性。每种药材都不同程度地具有其特有的气味，特别是一些含挥发油的药材，气香尤为明显，如苍术、川芎、当归、辛夷、薄荷等，传统经验认为，味浓者为佳，因为气味的浓淡反映了挥发油含量的多少。

（杨书彬）

shǒushì

手试（identification with hands）

通过体会手抓捻或手掰中药材的感觉及产生的现象，或观察指甲刻划中药材在表面留下的痕迹以鉴定中药材的真伪及质量优劣的技术。按操作方法可分为手抓、手捻、手掰、手捏、手握、手搓、手摸、甲划等多种，其鉴别内容是手的感觉和发生的现象，如光滑、滑润、顶手、涩滞、染手、破碎、粉尘飞扬、粉粒散出、成为丝状、变形复原、发出特异气味、油迹渗出和吸引小物品等。例如，质量较优的红花手抓后绵软如毛；蒲黄手捻粉细、滑腻感强者为佳；当归手掰柔润，断面色黄白者为佳，皮类药材厚朴内表面以指甲划之显油痕。手试如同水试和火试，对鉴别中药有着重要的价值，发展了中药性状鉴定中的"手摸"，丰富了性状鉴定的内容，优点是简单易行、快速。

（杨书彬）

shuǐshì

水试（identification with water）

利用观察药材在水中发生沉浮、溶解、颜色变化、有无荧光等特殊现象，或测定药材在水中或遇水后的透明度、膨胀性、旋转性、黏性、酸碱变化而进行药材鉴别的技术。中药材入水后会产生不同的特殊变化，如有些药材因质地不同，入水后沉浮有异，有些药材由于内在成分的析出，发生颜色改变、产生泡沫、黏性、滑腻等。根据入水后的变化，可以区别部分不同来源的药材，如红花与番红花的鉴别：红花用水浸泡后，水变成金黄色，花不褪色；番红花浸泡后先呈现一条黄色线状带，直接下垂，柱头膨胀呈长喇叭状，水渐渐变成黄色，不显红色。一些动物类药材经水试后也产生一些特有的变化，如蟾酥断面沾水即呈乳白色隆起；又如哈蟆油水中浸泡后，体积可膨胀10~15倍。

（杨书彬）

huǒshì
火试（identification with fire）
通过观察药材经火烧后产生的性状改变以鉴别中药真伪及质量优劣的技术。将中药火烧或烘焙后观察其产生的气味、颜色、烟雾、声响、膨胀、熔融及燃烧程度等现象，是鉴别中药真伪甚至质量优劣的手段之一。例如，乳香火烧后微有香气，熔化慢；而掺有枫香脂的乳香则燃之香气浓烈，熔化快。又如，海金沙撒在火上易燃烧发生爆鸣声且有闪光，无残留灰渣；硫黄燃烧易熔融，发出蓝色火焰，并有刺激性的二氧化硫臭气产生。

（杨书彬）

xìngzhuàng miáoshù
性状描述（characteristics description）
通过眼观、手摸、鼻闻、口尝、水试、火试等途径观察中药的性状特征，并将其用语言描述出来的过程。主要描述中药的形状、大小、颜色、表面特征、质地、断面及气味等特征，必要时记录水试或火试的现象特征。例如，哈蟆油呈不规则块状，弯曲而重叠，长1.5~2cm，厚1.5~5mm。表面黄白色，具脂肪样光泽，偶带灰白色薄膜状干皮，手摸有滑腻感。用温水浸泡体积可膨胀10~15倍。气腥，味微甘，嚼之有黏滑感。通过详细描述药材外部特征，突出药材的主要鉴别特征，便于识别药材的真伪优劣。在对中药材性状特征描述时，要注意描述的顺序、语言的规范性。

很多描述药材性状的经验术语，言简意赅，一语中的。例如，野山参"芦长、碗密、枣核艼、紧皮细纹、珍珠须"，道出了野生人参与栽培人参的主要鉴别点。再如，优质天麻的鉴别要点为："鹦哥嘴、圆盘底、扁圆体、有点环、断面角质一条线"。鹦哥嘴指质优的冬麻顶端残留的鹦嘴状芽苞而言；点环指表面的点状潜伏芽环纹。中药经验鉴别描述中尚有一些形象生动的形容术语，如"珍珠鳞"描述的是蛤蚧体表灰色圆形如珍珠状微凸小鳞片的特征；"罗盘纹"则形象地描述了商陆断面同心的环纹等。

（杨书彬）

zhōngyào xiàndài jiàndìng jìshù
中药现代鉴定技术（modern identification technology of Chinese materia medica）
利用现代技术手段对中药真伪及中药材质量优劣进行鉴定的技术。现代技术主要包括数码成像技术、显微成像技术、指纹图谱技术、代谢组学技术、DNA分子标记技术等。随着数码成像技术的发展，中药原植物及药材的原色鉴定实现了近于图像传真、拷贝和扫描的逼真和完美程度，能清晰地展现原植物和药材的固有形态或性状特征。显微成像技术将中药的内部结构和粉末显微特征真实地展现给检验者。DNA分子标记技术的发展使中药种质的鉴定和评价成为可能，可从遗传物质角度准确地鉴定药材的基源。色谱技术及色谱-质谱联用技术，如高效液相色谱、高效毛细管电泳、超高效液相色谱及液相色谱-质谱联用或高效液相色谱-串联质谱、超高效液相色谱-串联质谱法等技术，以及指纹图谱技术能全面反映中药的化学成分信息，有效控制样品的真实性和质量已成为中药鉴定领域的共性技术。系统生物学尤其代谢组学的引入，实现了从植物或动物的终端小分子代谢产物的组成及轨迹的变化角度研究中药的真实性、有效性和安全性。现代技术在中药鉴定学领域的应用，使中药的鉴定更为快速、精确和灵敏，促进了中药现代化的发展。

（孙慧峰）

zhōngyào xiǎnwēi shèyǐng jiàndìng jìshù
中药显微摄影鉴定技术（microscopic photography technology for identifying Chinese materia medica）
利用显微照相装置拍摄显微镜下被放大的中药细微结构以鉴定中药材品种及质量优劣的技术。将中药材制片置于摄影显微镜下，可观察到组织、细胞、后含物等细微结构，可以对特定的显微结构进行拍照，找出其具有鉴定意义的显微特征。其原理是将显微镜目镜中的影像投射出来，射在照相底片上，使底片感光而记录下视野中的图像。中药显微摄影鉴定技术能够真实地记录中药材及某些中成药显微制片上的影像，从而可以进行药材品种和质量的鉴定。例如，将补骨脂药材样品分别粉碎，过 60 目筛，取适量粉末水合氯醛透化稀甘油封片，置于显微镜下观察。补骨脂粉末具备以下显微特征：种皮栅状细胞侧面观长 45～75μm，光辉带 1 条位于上侧近边缘处，顶面观多角形，胞腔极小，孔沟细而清晰，底面观类多角形或类圆形，胞腔含红棕色物。支持细胞侧面观哑铃形，表面观类圆形，壁环状增厚。内生腺体完整者类圆形，多破碎，中心细胞小而呈多角形，周围细胞径向延长呈辐射状排列。草酸钙方晶小长方柱状，成片存在于中果皮细胞中。另外，还可以利用显微摄影照片来区分显微特征相似的药材，如补骨脂与沙苑子两种药材都来源于豆科，两者均具有种皮栅状细胞，较为相似。然而补骨脂的显微特征中有多破碎的内生腺体，以及菱形或棱柱形的草酸钙方晶；但在沙苑子药材的粉末中均不能察见这两种显微特征。

（孙慧峰）

zhōngyào shùmǎ chéngxiàng jiàndìng jìshù

中药数码成像鉴定技术（digital imaging identification technology of Chinese materia medica）

利用数码成像技术对中药材原植物、药材及药材组织构造、组织细胞的显微特征进行成像，实现药材相关鉴定特征图文传真，鉴定特征标记的鉴定技术。数码成像技术是指在成像平面上用电荷耦合器件（CCD）、互补金属氧化物半导体（CMOS）等光电面阵器件，接受图像信息而成为数码成像系统，每个 CCD、CMOS 芯片由数十万、数百万，甚至上千万的像素组成，数码相机将图像光强分布和色度分布转化为以空间像素单位传输图像、图像输出，形成数码成像技术。其技术系统包括：①拍摄系统，分为拍摄远距图像的望远数码相机和拍摄近距图像的显微镜用数码相机。②数码输出系统，包括底片扫描仪、打印输出及数码扩印系统等。数码成像技术已广泛应用于中药的鉴定和研究，如中药基源鉴定、中药性状鉴定、中药显微鉴定等。数码显微成像图片分为两类：在低倍镜下拍摄的图片，主要反映药材切面上各部分组织之间的比例和分布式样，对应于墨线图的简图，但远比传统的简图详细，称为组织概貌图；在高倍镜下拍摄的图片通过组合，主要反映药材组织中细胞的排列方式或局部、具有鉴别意义的特征，对应于墨线图的详图，称为组织特征图。例如，常用药材威灵仙基源植物为威灵仙、棉团铁线莲或东北铁线莲的干燥根及根茎，从性状上看，威灵仙与棉团铁线莲极为相似。利用显微摄影鉴定技术对这两种药材横切面进行鉴别，则表现出明显的区别：威灵仙皮层薄壁细胞扁椭圆形或不规则长方形，外皮层切向延长；韧皮部外侧常有纤维和石细胞；木质部宽阔，占直径 1/2 以上。而棉团铁线莲皮层薄壁细胞类圆形或椭圆形，外皮层细胞多径向延长；韧皮部外侧无纤维和石细胞，木质部占直径 1/2 以下。

（孙慧峰）

zhōngyào zhíwù dàixièzǔxué jiàndìng jìshù

中药植物代谢组学鉴定技术（plant metabolomics technology for identifying Chinese materia medica）

利用代谢组学方法，采用色谱与质谱联用技术对植物提取物中的代谢物进行高通量、无偏差全面分析的技术。可研究不同物种、不同基因类型或不同生态类型的植物在不同生长时期或受某种刺激干扰前后的所有小分子代谢产物，对其进行定性、定量分析，并找出代谢变化规律。

研究不同药用植物的代谢产物，可以对药材及其基源进行代谢指纹分析和鉴定。研究不同基因型植物的代谢物，可以发现与活性成分相关的新功能基因，促进转基因药用植物的研究。研究不同生态环境下药用植物的代谢产物，可了解植物的区域性分布特征，确定中药材的道地性标志物。研究植物在受到某种因素刺激之后特定的应激变化产生代谢产物的规律，可指导从植物中定向培养中药活性成分。

（孙慧峰）

zhōngyào guāngpǔ jiàndìng jìshù

中药光谱鉴定技术（spectrometric technology for identifying Chinese materia medica）

通过测定中药所含的物质在特定波长处对光的吸收度，对其进行定性、定量分析及中药真实性和有效性鉴定的技术。主要包括中药紫外-可见分光光度鉴定技术、中药红外分光光度鉴定技术、中药原子吸收分光光度鉴定技术、中药原子发射光谱鉴定技术、中药质谱鉴定技术、中药核磁共振波谱鉴定技术、中药中子活化分析鉴定技术、中药荧光光谱鉴定技术、中药 X 射线荧光光谱鉴定技术及中药 X 射线衍射鉴定技术等。

（吴军凯）

zhōngyào hóngwài fēnguāng guāngdù jiàndìng jìshù

中药红外分光光度鉴定技术（identification technology of Chinese materia medica with infrared spectrophotometry）

以连续

波长的红外线（波长 2.5~25μm）作为辐射源照射中药材的提取成分，记录样品吸收曲线从而对中药材进行鉴定的分析技术。又称中药红外吸收光谱法。红外分光光度法具有以下特点：①依据样品在红外区吸收谱带的特点，推测分子中某种官能团的存在与否，推测官能团的邻近基团，确定化合物结构。②不破坏样品，并且对任何状态样品都适用，测定方便，制样简单。③特征性高。由于红外光谱信息多，可以对不同结构的化合物给出特征性的谱图，从"指纹区"就可以确定化合物的异同。④分析时间短。一般红外光谱可在 10~30 分钟完成。⑤所需样品用量少，且可以回收。红外光谱一次用样量 1~5mg，有时甚至可以只用几十微克。

红外光谱对中药成分的定性鉴别可得到较准确的结论，由于光谱的专属性强，几乎没有两种单体的红外光谱完全一致。例如，进口药材乳香、没药等树脂类药材，单从外形和一般化学鉴别，有时很难确证其中是否掺假，此时可将检品少许蒸馏，得到的油状物涂膜进行红外光谱测定，并与正品药材或已知成分作红外光谱比较，则可断定是否伪品药材或掺杂品药材。红外光谱鉴别时，需要标准品或标准图谱进行对照。红外光谱主要是定性技术，但是随着比例记录电子装置的出现，也能迅速而准确地进行定量分析。

（杨书彬）

zhōngyào zǐwài-kějiàn fēnguāng guāngdù jiàndìng jìshù

中药紫外-可见分光光度鉴定技术（identification technology of Chinese materia medica with ultraviolet-visible light spectrophotometer）

利用紫外-可见分光光度法对中药所含化学成分进行定性和定量分析的鉴定技术。原理是根据中药中化学成分分子或其显色产物，对波长为 200~800nm 的电磁波具有吸收特性，从而对其进行定性和定量分析。按所吸收光的波长区域不同，分为紫外分光光度法（200~400nm）和可见分光光度法（400~800nm）。紫外分光光度法：对于中药中含有紫外吸收的成分，在一定浓度范围内，其溶液的吸收度符合朗伯－比尔定律（Beer-Lambert Law），均可使用该法进行定性、定量分析。可见分光光度法：通过比较药材提取物溶液颜色或溶液颜色深度进行定性、定量分析。主要用于物理常数的测定。在可见光区区域内对光有吸收的物质可以直接鉴别，对于本身没有吸收的物质，可以通过加入显色试剂或经过处理使其显色。该法主要针对总生物碱、多糖等大类成分的定量分析。

紫外-可见分光光度鉴定法不仅能测定有色物质，对有共轭双键等结构的无色物质也能精确测定，具有灵敏、简便、准确，既可作定性分析又可作含量测定等优点。

（杨书彬）

zhōngyào yuánzǐ xīshōu fēnguāng guāngdù jiàndìng jìshù

中药原子吸收分光光度鉴定技术（identification technology of Chinese materia medica with atomic absorption spectrophotometry）

利用原子吸收分光光度法对中药微量元素进行定性及定量分析的鉴定技术。原子吸收分光光度法的测量对象是呈原子状态的金属元素和部分非金属元素，原理是当从光源辐射出的待测元素特征光波通过中药供试品蒸气时，被蒸气中待测元素的基态原子所吸收，测定辐射光强度减弱的程度，将中药标准品和中药供试品的吸收度进行比较，即可求得中药供试品中待测元素的含量。此法专属性强，检测灵敏度高，测定快速，是用于测定中药和中药制剂中微量元素的最常用方法之一。

（杨书彬）

zhōngyào yuánzǐ fāshè guāngpǔ jiàndìng jìshù

中药原子发射光谱鉴定技术（identification technology of Chinese materia medica with atomic emission spectrotyping）

根据处于激发态的待测元素原子回到基态时发射的特征谱线对中药所含微量元素进行定性与定量分析的鉴定技术。原子发射光谱是 1860 年德国学者基希霍夫（Kirchhoff GR）和本（Bun RW）发现的。不同物质是由不同元素的原子所组成，而原子都包着一个结构紧密的原子核和外围绕着不停运动的电子，每个电子处在一定的能级上，具有一定的能量。在正常情况下原子处于稳定状态，这种状态称为基态。但当原子受到外界能量如热能、电能等作用时，原子由于与高速运动的气态粒子和电子相互碰撞而获得了能量，中外层的电子从基态跃迁到更高能级上，这种状态称为激发态。当电子从较高的能级跃迁到基态或其他较低的能级的过程中，将释放出多余的能量，这种能量是以一定波长的电磁波的形式辐射出去，形成特定波长的波谱。原子发射光谱法具有专属性强、检测灵敏度高、测定快速及试样消耗少等优点，是测定中药材及其制剂中铁、锌、铜、铬、钼、硒、钴、锰、镍等微量元素的最常用方法之一。但是，该方法也存在对非金属元素不能检测和检测灵敏度低的缺点。

（杨书彬）

zhōngyào zhìpǔ jiàndìng jìshù

中药质谱鉴定技术 （identification technology of Chinese materia medica with mass spectrometry）

利用质谱法对中药所含化学成分进行定性及定量分析的鉴定技术。中药中的化合物分子受到外界具有一定能量的电子流冲击后发生裂解，形成带正或负电荷的离子，这些离子按照其质量（m）和电荷（z）的比值（m/z，质荷比）大小依次排列成谱被记录下来，形成质谱。质谱分析法的特点：①应用范围广。分析样品可以是无机化合物，也可以是有机化合物；分析样品可以是气体、液体，也可以是固体。②灵敏度高，样品用量少。样品分析中，用微克级样品即可得到满意的分析结果。③分析速度快，可实现多组分同时检测。④与其他仪器相比，其结构复杂，价格昂贵，使用及维修比较困难。随着科学技术的发展，质谱分析仪器已实现了与其他分离仪器的联用，如气相色谱与质谱的联用、液相色谱与质谱的联用及质谱与质谱的联用等，成为用途广泛的中药化合物分离、结构测定及定性和定量分析的常规方法。

（杨书彬）

zhōngyào hécí gòngzhèn bōpǔ jiàndìng jìshù

中药核磁共振波谱鉴定技术 （identification technology of Chinese materia medica with nuclear magnetic resonance spectrum）

利用核磁共振波谱图对中药所含化学成分进行定性及定量分析的鉴定技术。在外磁场作用下，用波长 10~100m 的无线电频率区域的电磁波照射分子，可引起分子中某种原子核（自旋核）的自旋能级跃迁，吸收一定频率的射频，使原子核从低能态跃迁到高能态，产生核磁共振，将吸收信号的强度对照射频率作图即为核磁共振波谱图。其原理主要是：在强磁场中，某些元素的原子核和电子本身所具有的磁性，被分裂成两个或两个以上量子化的能级。吸收适当频率的电磁辐射，可在所产生的磁诱导能级之间发生跃迁。在磁场中，这种带核磁性的分子或原子核吸收从低能态向高能态跃迁的两个能级差的能量，会产生共振谱，可用于测定分子中某些原子的数目、类型和相对位置。利用核磁共振波谱进行化合物结构测定和定性的分析方法，称为核磁共振波谱法。在有机化合物中，经常研究的是氢核磁共振谱和碳核磁共振谱，该法是化合物结构分析的最强有力工具之一，在化学、医学、生物学等研究中得到了广泛的应用。同时，该法分析测定时样品不会受到破坏，属无损分析方法。

（杨书彬）

zhōngyào zhōngzǐ huóhuà fēnxī jiàndìng jìshù

中药中子活化分析鉴定技术 （neutron activation analysis of Chinese materia medica）

利用中子活化分析对中药所含微量元素进行定性及定量分析的光谱鉴定技术。中子活化分析指利用反应堆、加速器或同位素中子源产生的中子作为轰击粒子的活化分析，用以确定物质元素成分的定性和定量的分析方法。又称仪器中子活化分析。中子活化分析于1936 年由匈牙利化学家乔治·德·海韦西（George Hevesy）和希尔德·李维（Hilde Levi）发现应用，基本原理是以中子或质子照射试样，引起核反应，使之活化产生辐射能，用 γ 射线分光仪测定光谱，根据波峰分析确定试样成分，根据辐射能的强弱进行定量分析。该技术的优点包括：①灵敏度、准确度、精确度高，对元素周期表中 80% 以上元素的灵敏度都很高。②多元素分析，即可对一个样品同时给出几十种元素的含量，尤其是微量元素和痕量元素，能同时提供样品内部和表层的信息，突破了许多技术限于表面分析的缺点。③检测所需样量少，属于非破坏性分析，不易沾污和不受试剂空白的影响。④仪器结构简单，操作方便，分析速度快，适合同类标本的快速批量自动分析。但该技术不能用于检测不能被中子活化的元素及半衰期短的元素及其含量，检测仪器比较昂贵。中子活化分析主要用于定性或定量测定中药材中所含微量元素，此外还可用于测定中药材中某些有毒元素的含量。

（杨书彬）

zhōngyào yíngguāng guāngpǔ jiàndìng jìshù

中药荧光光谱鉴定技术 （fluorescence spectra identification of Chinese materia medica）

利用荧光光谱法对中药化学成分进行定性及定量分析的光谱鉴定技术。某些物体被一定波长的光照射时，会在一定时间内发射出比入射光波长更长的光，如果这个时间比较短，这种光就称为荧光。把荧光的能量-波长关系作出的这种关系图称为荧光光谱。从微观分子学得知，分子中具有不同的能级分布，而电子处于不同的能级中。通常情况下电子保持在最低的能级状态中，光照射到某些原子时，光的能量使原子核周围的一些电子由原来的轨道跃迁到了半径更大的轨道，即从基态变到了激发态。第一激发态是不稳定的，所以通过辐射和非辐射跃迁失去能量返回基态，当电子由第一激发单线态恢复到基态时，能量会以光的形式释放，产生荧光。荧光光谱包括激发谱和发射谱两种。激发谱是荧光物质在不同波长的激发光作用下测得的某一波长处的荧光强度的变化情况，即不同波长的激发光的相对效率；发射谱则是某一固定波长的激发光作用下荧光强度在不同波长处的分布情况，即荧光中不同波长的光成分的相对强度。荧光光谱具有灵敏度高、选择性强、试样量少及方法简便等优点，同时也存在一定的局限性。中药中很多化学成分具有荧光性质，可以通过荧光光谱法进行定性及定量分析，如关黄柏断面紫外灯下观察，显亮黄色荧光现象。

（杨书彬）

zhōngyào X shèxiàn yíngguāng guāngpǔ jiàndìng jìshù

中药 X 射线荧光光谱鉴定技术 （X-fluorescence spectra identification of Chinese materia medica）

利用 X 射线荧光光谱法对中药化学成分进行定性及定量分析的光谱鉴定技术。X 射线荧光光谱法指利用初级 X 射线光子或其他微观离子激发待测物质中的原子，使之产生荧光，从而进行物质成分分析和化学态研究的方法。其原理是照射原子核的 X 射线能量与原子核的内层电子的能量在同一数量级时，核的内层电子共振吸收射线的辐射能量后发生跃迁，而在内层电子轨道上留下一个空穴，处于高能态的外层电子跳回低能态的空穴，将

过剩的能量以 X 射线的形式放出，所产生的 X 射线即为代表各元素特征的 X 射线荧光谱线。X 射线荧光光谱法用于物质成分分析，具有检出限低、强度测量的再现性好、无损分析、分析速度快及应用范围广等优点，除用于物质成分分析外，还可用于原子的基本性质如氧化数、离子电荷、电负性和化学键等的研究。但 X 射线荧光光谱法对一些最轻元素（原子序数 $Z \leqslant 8$）的测定还不完全成熟，只能是属于初期应用的阶段。常规分析中某些元素的测定灵敏度不如原子发射光谱法高。X 射线荧光光谱法可用于冶金、地质、化工、机械、石油、建材等工业部门，以及物理、化学、生物、地学、环境科学、考古学等。对于测定中药中某些微量成分极为有利。

X 射线能量散射分析法为 X 射线荧光光谱法的一种，采用 X 射线管作为被分析样品的激发源，使用固体检测器如 Si（Li）或者 HPGe 谱仪检测整个荧光光谱，然后用多道分析器得到能量的信息，进而测定被测物质元素的组成及含量的一种分析方法。其基本原理为利用不同元素的 X 射线光子特征能量不同进行成分分析。该方法的优点包括：①探测 X 射线的效率高，在同一时间对分析点内所有元素 X 射线光子的能量进行测定和计数，在几分钟内可得到定性分析结果。②结构简单，稳定性和重现性都很好。③不必聚焦，对样品表面无特殊要求，适于粗糙表面分析。同时也存在以下缺点：①分辨率低。②一般只用于分析原子序数大于 11 的元素。③能谱仪的 Si（Li）探头必须保持在低温态，因此必须时刻使用液氮冷却。该方法适合于矿

物类药材的成分分析及鉴定研究使用。

（杨书彬）

zhōngyào X shèxiàn yǎnshè jiàndìng jìshù

中药 X 射线衍射鉴定技术 （X-ray diffraction identification of Chinese materia medica）

利用 X 射线衍射法对中药化学成分进行定性及定量分析的光谱鉴定技术。将具有一定波长的 X 射线照射到结晶性物质上时，X 射线因在结晶内遇到规则排列的原子或离子而发生散射，散射的 X 射线在某些方向上相位得到加强，从而显示与结晶结构相对应的特有的衍射现象。1895 年德国维茨堡大学物理学教授威廉·康拉德·伦琴（Wilhelm Konrad Röntgen）研究阴极射线管时发现了 X 射线，1912 年德国物理学家劳厄（Laue MV）以晶体为光栅发现了晶体的 X 射线的衍射现象。X 射线是一种电磁辐射，其波长介于紫外线与γ射线之间。其原理是当一束单色 X 射线入射到晶体时，由于晶体是由原子规则排列成的晶胞组成，这些规则排列的原子间距离与入射 X 射线波长有 X 射线衍射分析相同数量级，故由不同原子散射的 X 射线相互干涉，在某些特殊方向上产生强 X 射线衍射，衍射线在空间分布的方位和强度，与晶体结构密切相关，每种晶体所产生的衍射花样都反映出该晶体内部的原子分配规律。单色光波长 λ 可用已知的 X 射线衍射角测定，进而求得面间隔，即结晶内原子或离子的规则排列状态。将求出的衍射 X 射线强度和面间隔与已知的表对照，即可确定试样结晶的物质结构，此即定性分析。从衍射 X 射线强度的比较，可进行定量分析。本法的特点在

于可以获得元素存在的化合物状态、原子间相互结合的方式，从而可进行价态分析，可用于矿物类药材的鉴定。

(杨书彬)

zhōngyào sèpǔ jiàndìng jìshù

中药色谱鉴定技术 (chromato-graphic identification technology of Chinese materia medica)

利用色谱技术对中药所含化学成分分离分析以进行定性及定量鉴定的技术。色谱法又称层析法，是一种物理或物理化学的分离分析方法，也是中药化学成分分离和鉴别的重要方法之一。原理是利用化学成分在固定相与流动相中的分配系数差异而被分离，当两相相对运动时，各成分在两相中多次分配，分配系数大的组分迁移速度慢，分配系数小的组分迁移速度快而得到分离。色谱分析技术具有分离和分析两种功能，针对中药通常含有多种成分的特点，能够排除复杂组分间的相互干扰，将被测组分逐一分开后进行定性、定量分析。常用中药色谱鉴定技术包括中药薄层扫描色谱鉴定技术、中药气相色谱鉴定技术、中药液相色谱鉴定技术等。

此外，对于含有蛋白质、氨基酸等成分的中药，可以使用蛋白电泳色谱法进行定性及定量分析。灵敏度更高的中药高效毛细管电泳鉴定技术，既能分离中性物质又能分离带电组分的毛细管电泳色谱，在中药有效成分含量测定中扮演越来越重要的角色。

(吴军凯)

zhōngyào bócéng sǎomiáo sèpǔ jiàndìng jìshù

中药薄层扫描色谱鉴定技术 (thin layer chromatography scanning identification of Chinese materia medica)

利用薄层扫描色谱法对中药所含的化学成分进行定性及定量鉴定的技术。将样品点于薄层板上，在展开缸内用展开剂展开，使样品溶液所含化学成分分离后，用一定波长的光照射在展开后的薄层色谱板上，对薄层色谱中可吸收紫外光或可见光的斑点，或经激发后能发射出荧光的斑点进行扫描，将扫描得到的图谱及积分数据用于鉴别、检查及含量测定。不同薄层扫描仪的结构不同，要按照规定方式进行扫描测定，一般选择反射方式，采用吸收法或荧光法检测。该方法不必经洗脱等操作，因而方便、快速、灵敏度高。

薄层扫描色谱法：将固定相载体均匀涂布在具光洁表面的玻璃板、塑料或其他支持物上，用毛细管或适当点样器将中药样品液与相关的对照品溶液或对照药材提取液滴加在薄层的起始线上，待溶剂挥散后，置于展开槽内，用一定的溶剂展开，取出干燥，对比样品与对照品或对照药材的色谱图，用以进行中药鉴定。重现性好的薄层色谱可以作为药材鉴定的特征，其操作简便、分离速度快、对环境污染小，是色谱定性分析中药的重要手段之一。

薄层扫描色谱法在中药特别是中药复方的鉴定、含量测定中应用较为普遍。例如，《中华人民共和国药典》(2015年版一部)收载牛黄中指标成分胆酸的含量测定方法即采用薄层扫描色谱法，按干燥品计算，胆酸含量不得少于4.0%；枳实导滞丸中所含主药枳实也可用该法进行含量测定，每1g制剂中含枳实以橙皮苷计，不得少于20.0mg；复方扶芳藤合剂中黄芪甲苷经测定，每1ml不得少于50μg。

(吴军凯)

zhōngyào qìxiàng sèpǔ jiàndìng jìshù

中药气相色谱鉴定技术 (gas chromatographic identification of Chinese materia medica)

利用气相色谱法对中药所含的化学成分进行定性及定量鉴定的技术。气相色谱法是采用气体为流动相(载气)流经装有填充剂的色谱柱进行分离测定的色谱方法。利用被分离物质的沸点、极性及吸附性质的差异来实现不同组分分离。被分离组分在高温状态下气化，然后被流动相带入装有固定相的色谱柱，由于各组分理化性质的不同，组分在固定相与流动相间经过多次反复的吸附与解吸及分配后达到分离，然后进入检测器，检测到的信号转变成电信号，经放大而被记录。气相色谱法可以对气体及有一定挥发性的液体和固体样品进行定性分析，经方法学考察后，按标准曲线的回归方程即可计算出样品中待测成分的含量。此外，也可通过衍生化法或应用特殊色谱柱分析不易挥发的成分。

药材中含有的挥发油及其他挥发性组分，最适合使用此法进行分析。在使用气相色谱法定性分析时，常与质谱检测器、热导检测器、氢火焰离子化检测器、氮磷检测器、电子捕获检测器、火焰光度检测器等联用，可以对中药中的挥发性化学成分进行定性。如对辛夷、细辛、牡荆叶、土鳖虫等含挥发性成分的中药分析，均能分析出十至数十种单一成分；对9种辛夷的挥发油成分分析，共鉴定出69种化合物。

定量分析方法包括内标法、外标法及面积归一化法。气相色谱进样量小，不宜准确控制，故内标法是中药有效成分含量测定最常用的方法，适用于样品的所有组分不能全部流出色谱柱，或检测器不能对每个组分都产生信号或只需测定样品中某几个组分含量的情况。外标法分为工作曲线法及外标一点法，工作曲线法是用一系列浓度的对照品溶液确定工作曲线，在完全相同条件下，准确进样等体积的样品溶液，计算其含量。一般情况下，截距为零，若不等于零则说明存在系统误差，这时可采用外标一点法进行定量。当样品中所有组分在操作时间内都能流出色谱柱，且检测器对它们都产生信号，同时已知各组分的校正因子时，可使用校正面积归一化法测定各组分的含量。例如，《中华人民共和国药典》（2015 年版一部）中以外标法对冰片的含量测定进行了测定，规定含龙脑不得少于 55.0%。

（吴军凯）

zhōngyào yèxiàng sèpǔ jiàndìng jìshù

中药液相色谱鉴定技术（liquid chromatographic identification of Chinese materia medica）

利用液相色谱法对中药所含的化学成分进行定性及定量鉴定的技术。高效液相色谱法（high performance liquid chromatography，HPLC）是采用高压输液泵将规定的流动相泵入装有填充剂的色谱柱，对供试品进行分离测定的色谱方法。其原理是靠泵将单一或混合溶剂的流动相输送到装有填充剂的色谱柱，注入供试品，经流动相带入柱内，在色谱柱上分离后，各成分先后进入检测器，记录得到的色谱图。将对照品与样品在同一条件下进行分析，通过比较色谱峰的保留时间进行鉴别，记录峰面积，经方法学考察后，按对照品标准曲线的回归方程即可计算出样品中待测成分的含量。正相色谱柱指用硅胶填充剂，或键合极性基团的硅胶填充而成的色谱柱，填充剂常用硅胶；反相色谱柱指以键合非极性基团的载体为填充剂填充而成的色谱柱，最常见以十八烷基硅烷键合硅胶为填充剂。HPLC 不受样品挥发性的限制，只要求样品能制成溶液即可，对挥发性低、热稳定性差、分子量大的高分子化合物及离子型化合物尤为适用。对于未知成分的鉴定，为保证定性结果的可靠，应至少选用两种不同的固定相和分离条件进行比较。

液相色谱法因适用范围广，流动相种类多，流出组分容易收集，广泛用于中药材及中成药的定性鉴别。例如，进行中药大黄高效液相色谱分析时，选取芦荟大黄素、大黄酸、大黄素、大黄酚、大黄素甲醚等对照品，即可对大黄中所含的蒽醌衍生物进行定性鉴别。根据待测样品的特点，可选用内标法、外标法及面积归一化法对中药进行含量测定。此法具有分离效能高、分析速度快、重现性好、准确度和灵敏度高等优点，已成为中药有效成分含量测定的首选方法。例如，《中华人民共和国药典》（2015 年版一部）中规定，照高效液相色谱法测定，人参按干燥品计算，含人参皂苷 Rg_1 和人参皂苷 Re 的总量不得少于 0.30%，人参皂苷 Rb_1 不得少于 0.20%。

（吴军凯）

zhōngyào níngjiāo sèpǔ jiàndìng jìshù

中药凝胶色谱鉴定技术（identification of Chinese materia medica with gel chromatography scanning）

利用凝胶色谱法对中药所含的化学成分进行定性及定量鉴定的技术。凝胶色谱法又称分子排阻色谱法，是 20 世纪 60 年代初发展起来的快速、简单的分离分析技术。其设备简单、操作方便，不需要有机溶剂，对高分子物质有很好的分离效果。主要应用于高聚物的相对分子质量分级分析及相对分子质量分布测试。根据分离的对象是水溶性化合物还是脂溶性化合物，可分为凝胶过滤色谱法和凝胶渗透色谱法。凝胶过滤色谱法在中药研究中应用较多，主要用于分离水溶性大分子，如多糖类化合物。凝胶渗透色谱法不仅可用于小分子物质的分离和鉴定，而且可以用来分析化学性质相同分子体积不同的高分子同系物。凝胶的代表是葡萄糖系列，洗脱溶剂主要为水。凝胶色谱不但可以用于分离测定高聚物的相对分子质量和相对分子质量分布，同时根据所用凝胶填料不同，可分离脂溶性和水溶性物质，分离相对分子质量的范围从几百万到 100 以下。凝胶色谱法也广泛用于分离小分子化合物，但化学结构不同而相对分子质量相近的物质，不易通过凝胶色谱法达到完全分离纯化的目的。应用高效凝胶渗透色谱法对不同批次黄芪注射液样品测定，其中多糖的重均相对分子质量为 7 684 ~ 108 846。采用高效凝胶渗透色谱技术分析丹参多糖相对分子质量的分布情况，结果发现其明显分成两部分，重均相对分子质量分别为 $10^4 \sim 10^6$ 和 854。

（吴军凯）

zhōngyào gāoxiào máoxìguǎn diànyǒng jiàndìng jìshù

中药高效毛细管电泳鉴定技术（identification of Chinese materia medica with high performance capillary electrophoresis）

利用高效毛细管电泳技术对中药所含的化学成分进行定性及定量鉴定的

技术。其原理是以毛细管为分离通道，以高压直流电场作为驱动力，在毛细管中按所测成分的电泳淌度或分配系数的不同而进行高效、快速分离。作为一种强有力的分离分析手段，此技术使分析科学从微升水平进入纳升水平，并使单细胞分析乃至单分子分析成为可能，适合复杂样品的分离和分析。按毛细管内分离介质和分离原理的不同主要分为：毛细管区带电泳、毛细管等速电泳、毛细管胶束电动色谱、毛细管凝胶电泳和毛细管等电聚焦。运用毛细管电泳可以进行中药材品种鉴定及中药有效成分测定。如对半夏及其掺伪品水半夏的蛋白多肽进行毛细管电泳法鉴别，结果发现两者中性提取液的毛细管电泳图谱基本一致，而酸性提取液和碱性提取液的图谱有一定差异，能有效区分半夏及其混淆品药材。借助于毛细管电泳法可同时测定丹参饮片中迷迭香酸、原儿茶醛、丹参素、丹酚酸 B 及丹酚酸 A 5 种主要成分的含量。此法简单、准确、重复性较好，可用于中药中蛋白质、生物碱、黄酮、苷类、酚类等多种化学成分的分离和含量测定。

(吴军凯)

zhōngyào máoxìguǎn diànsèpǔ jiàndìng jìshù

中药毛细管电色谱鉴定技术

（identification of Chinese materia medica with capillary electro-chromatography） 利用毛细管电色谱技术对中药所含化学成分进行定性及定量鉴定的技术。毛细管电色谱是一种分离微柱液相色谱技术，综合了毛细管电泳和高效液相色谱的优势。一般采用熔融的石英毛细管柱，在柱内填充或内表面涂布、键合或交联液相色谱用固定相，用高压直流电源（或外加一定的电压）代替高压泵，产生电渗流代替压力驱动流动相，根据样品中各成分在固定相和流动相间分配系数的差异和自身电泳淌度的差异实现分离，既可分离中性物质又能分离带电组分。但单纯毛细管电色谱模式容易产生气泡、干柱等问题，而加压毛细管电色谱（pressurized capillary electrochromatography，pCEC）利用电渗流和压力联合驱动流动相，能很好地解决上述问题，且能实现定量阀进样和二元梯度洗脱。pCEC 具有高选择性、高柱效、高分辨率、快速分离等特点，其溶剂和样品的消耗量只有普通液相色谱的万分之一。作为微分离领域的前沿技术，pCEC 在中药分析领域得到了越来越多的应用。毛细管电色谱技术在中药化学成分分离、含量测定、指纹图谱等方面得到了应用。借助于 pCEC 技术，从白芷提取物中分离出了花椒毒酚、奥斯生诺、欧前胡素、水合氧化前胡素、白当归素 5 种具有临床疗效的香豆素类化合物，并对其进行了含量测定，与高效液相色谱法比较，pCEC 在柱效、分离度、分析时间等方面均表现出优越性。此外，依靠 pCEC 建立川芎的指纹图谱，可在更短的时间内分离并鉴定出更多的共有指纹峰，能建立可靠的指纹图谱，用于中药材的质量控制。

(吴军凯)

zhōngyào sèpǔ-guāngpǔ liányòng jiàndìng jìshù

中药色谱-光谱联用鉴定技术

（identification of Chinese materia medica with chromatography integrated with spectrun） 将色谱技术与光谱技术联合应用于中药化学成分定性及定量分析的技术。色谱技术与光谱技术均有其优势和不足，如色谱技术分离能力强、分析速度快，但在对未知物质定性方面很难给出可靠信息，而光谱技术虽然具有很强的鉴定未知物质结构的能力，却不具有分离功能，不利于对复杂混合物的分析。因此，色谱技术与光谱技术联合应用，不仅能获得更多的信息，而且可能产生单一分析技术无法达到的效果。在中药鉴定中常用的联用技术有中药气相色谱-质谱联用鉴定技术、中药气相色谱-红外光谱联用鉴定技术、中药高效液相色谱-质谱联用鉴定技术、中药超高效液相色谱-质谱联用鉴定技术及中药超高效液相色谱-核磁共振波谱联用鉴定技术等，尤其是气相色谱-质谱、高效液相色谱-质谱和超高效液相色谱-质谱联用技术，充分发挥了气相色谱和高效液相色谱的高分离效能和质谱的高鉴别能力，已得到广泛应用。在对细辛、辛夷、土鳖虫等含挥发性成分的中药分析中，可同时测定十至数十种单一成分的含量；对 9 种辛夷所含挥发油成分进行分析，共分离并鉴定出 69 种化合物，并分别测定了含量。

(吴军凯)

zhōngyào qìxiàng sèpǔ-zhìpǔ liányòng jiàndìng jìshù

中药气相色谱-质谱联用鉴定技术

（identification of Chinese materia medica with gas chromatography integrated with mass spectrometry） 将气相色谱技术与质谱技术联合应用于中药化学成分定性及定量分析的技术。气相色谱-质谱联用技术集气相色谱法的快速、高分离效能、高灵敏度（达 10^{-9} 级）和质谱的高选择性特点于一体，通过对总离子流谱图、质谱图进行分析并结合气相保留值法，可以对多组分混合物进行定性鉴定和分子结构的准确判断，通过峰匹配法、总离子流质量色谱法及选择离子检测法对待测物质进行化学成分的定量分析，已成为微量、痕量物质分析的重要手段之一。在气相色谱-质谱联用中，由于填充柱分离能力的限制，通常使用细内径的毛细管柱。

气相色谱-质谱联用技术凭借其高效的在线分离能力与高选择性、高灵敏度的检测能力，可以作为中药复杂体系分离分析的有效研究手段，成为分析挥发油的首选方法。借助于气相色谱-质谱联用技术对采用超临界 CO_2 流体萃取法与水蒸气蒸馏法提取的太子参提取物中挥发性化学成分进行分析，从太子参超临界 CO_2 流体萃取物中初步鉴定了 33 种成分，水蒸气蒸馏法提取挥发油初步鉴定了 17 种成分，并且发现两种方法提取的挥发油化学成分差异较大。采用气相色谱-质谱联用技术对不同采收期江香薷挥发油化学成分进行比较分析，在 5~9 月药材挥发油中分别分离鉴定了 13、22、26、27、25 个成分，其中百里香酚的百分含量 8 月份高于 7 月份和 6 月份，而 5 月份及 9 月份江香薷挥发油中并未检出百里香酚，为江香薷的合理开发利用及质量标准的制定提供了科学依据。

（吴军凯）

zhōngyào qìxiàng sèpǔ-hóngwài guāngpǔ liányòng jiàndìng jìshù

中药气相色谱-红外光谱联用鉴定技术（identification of Chinese materia medica with gas chromatography integrated with infrared spectroscopy） 气相色谱

技术与红外光谱技术联合应用于中药化学成分定性、定量分析的技术。气相色谱是测定中药中挥发油及其他挥发性组分含量的有效手段，但在定性方面始终存在着一定的困难，仅靠保留指数对未知物或未知组分进行定性不十分可靠。红外光谱法能够提供丰富的分子结构信息，是一种理想的定性鉴定工具，特别是傅里叶变换红外光谱，具有几何异构体鉴别能力强的特点。但是红外光谱法原则上只适用于纯化合物，对于组分较复杂的混合物，应用该方法进行定性分析常无能为力。气相色谱-红外光谱联用技术集气相色谱的高灵敏度、高选择性及定量检测能力与红外光谱独特的结构鉴定能力于一体，与中药气相色谱-质谱联用鉴定技术的结合，可以提高中药挥发性成分定性分析的准确性。气相色谱-红外光谱联用系统主要由气相色谱、接口、红外光谱及计算机数据系统 4 个单元组成，计算机数据系统主要用于采集、存储干涉图信息，经快速傅立叶变换后得到化学组分的气态红外谱图，进而可通过化合物谱库检索得到各组分的分子结构信息。

中药中的挥发油及其他挥发性组分一般都很复杂，常含有异构体，在对其进行结构鉴定时，气相色谱-质谱联用技术具有一定的局限性，而气相色谱-红外光谱联用技术则可以提供准确的结构信息。对标准桃金娘油化学成分进行分析和鉴定，经毛细管色谱共分离出 12 个峰，并且采用傅里叶变换红外光谱法确认了所含的化合物。此外，借助于气相色谱-质谱联用技术和气相色谱-红外光谱联用技术对水蒸气蒸馏法提取得到的温郁金挥发油进行分

析鉴定，各检测到 40 种和 17 种化合物，经计算机检索与分析相结合共确定了 23 个组分。

（吴军凯）

zhōngyào gāoxiào yèxiàng sèpǔ-zhìpǔ liányòng jiàndìng jìshù

中药高效液相色谱-质谱联用鉴定技术（identification of Chinese materia medica with high performance liquid chromatography integrated with mass spectrometry） 高效液相色谱技术与质谱技术联合应用于中药化学成分定性、定量分析的技术。高效液相色谱-质谱联用技术集高效液相色谱法对复杂样品的高分离效能、高重现性、高灵敏度、高准确度和质谱的高选择性及能够提供相对分子质量与结构信息的优点于一体，在中药分析领域得到了广泛的应用，已成为一种不可替代的分离分析工具。质谱仪的类型主要包括扇形磁场质谱仪、四级杆质谱仪、飞行时间质谱仪、傅立叶变换质谱仪、离子阱质谱仪、串联质谱仪和多级质谱仪等。最常用的质量分析器为四级杆质谱仪，其次为离子阱质谱仪、串联质谱仪和飞行时间质谱仪等。

中药中化学成分种类众多、结构复杂、含量低，部分化合物稳定性差，采用常规分析技术对其进行定性分析和含量测定难度较大。借助于高效液相色谱-质谱联用技术分析中药样品，具有分离效能高、分析速度快、重现性好、准确度和灵敏度高等优点，只需简单预处理样品或衍生化，尤其适用于含量低、不宜分离或在分离过程中容易发生变化或损失的化学成分。例如，运用超高效液相色谱-质谱联用技术分析乌头类制品制川乌、制草乌、白附

片、黑顺片中新乌头碱、乌头碱、次乌头碱3种双酯型生物碱，3种生物碱的线性范围均符合要求，检测限分别为 0.2pg、0.1pg、0.2pg。借助于微波辅助萃取–高效液相色谱-串联质谱法，对温郁金中姜黄素、去甲氧基姜黄素、双去甲氧基姜黄素3种化学成分进行了含量测定，该方法简便、准确、灵敏，可用于温郁金中3种姜黄素类化合物的分析。

(吴军凯)

zhōngyào gāoxiào yèxiàng sèpǔ-hécí gòngzhèn bōpǔ liányòng jiàndìng jìshù

中药高效液相色谱-核磁共振波谱联用鉴定技术（identification of Chinese materia medica with high performance liquid chromatography integrated with nuclear magnetic resonance spectrum）

高效液相色谱技术与核磁共振波谱技术联合应用于中药化学成分定性、定量分析的技术。高效液相色谱-核磁共振波谱联用技术将高效液相色谱的高效分离能力和核磁共振波谱精确的结构分析能力紧密结合在一起，为中药中复杂体系的分离和分析提供了有效手段。样品进入高效液相色谱系统后，在高压泵的推动下，各组分根据其在固定相和流动相中具有不同的分配系数得以分离，并依次经过常规的紫外检测器，流出液通过聚四氟乙烯导管直接或间接进入核磁共振仪内部，从而实现了高效液相色谱技术与核磁共振波谱技术的联用。此技术能一次性完成从样品的分离纯化到峰的检测、结构鉴定和定量分析，可以提供大量混合物组成及化学成分分子结构信息。已在中药化学成分结构鉴定、成分分析等方面得到了应用。借助于此技术，对分离得到的杜仲中环烯醚萜类化合物京尼平苷酸和京尼平苷2种化学成分进行鉴定。采用中药高效液相色谱-核磁共振波谱联用鉴定技术和中药高效液相色谱-质谱联用鉴定技术相结合的方法，分析了佛手柑类植物树皮二氯甲烷提取物中有细胞毒作用的成分，共鉴定出9种喹啉生物碱（其中7种新化合物）和6种呋喃香豆素类化合物。

(吴军凯)

zhōngyào zhǐwén túpǔ jiàndìng jìshù

中药指纹图谱鉴定技术（fingerprint technology for identification of Chinese materia medica）

利用指纹图谱技术对中药质量和品种进行鉴定的技术。中药经适当处理后，采用一定的分析方法和手段，得到的能够反映中药整体化学或生物信息的共有峰图谱。用于控制中药质量和中药材品种鉴定。

基本理论 中药指纹图谱借用法医学中指纹具有"绝对唯一性"的特点而得名，是在中药化学成分色谱指纹图谱的基础上发展而来的。是一种综合的、可量化的鉴定手段，建立在中药成分系统分析的基础上，通过指纹图谱的特征性表征，能有效地鉴别样品的真伪或产地，也可通过指纹图谱主要特征峰的面积及其相对比例的确定来控制样品的质量。具有"模糊性"和"整体性"的特征。按测定手段不同，中药指纹图谱分为化学（成分）指纹图谱和生物指纹图谱。化学指纹图谱多运用色谱、光谱技术测定，包括色谱指纹图及光谱指纹图；而中药生物指纹图谱则包括中药基因组学指纹图谱、中药蛋白质组学指纹图谱。中药薄层色谱指纹图谱鉴定技术、中药高效液相色谱指纹图谱鉴定技术、中药气相色谱指纹图谱鉴定技术、中药高速逆流色谱指纹图谱鉴定技术等色谱指纹图谱鉴定和中药DNA指纹图谱鉴定技术较为常用。

样品来源及数量 供试品的取样参照现行《中华人民共和国药典》规定的方法，以保证供试品的代表性和均一性；为了确保指纹图谱的系统性，必须进行具有广泛代表性的样品收集，尤其是不同产地、不同采收加工方式的样品收集。一般要求不少于10批样品的收集量，而且要有详实的记录，明确样品来源的详细信息。动物类药材、植物类药材须明确品种、药用部位、产地、采收期、产地加工和炮制方法；矿物类药材另须明确矿物的类、族、主要成分等。

共有指纹峰的标定 标定共有峰时，应选择10批次以上供试品中都出现的色谱峰作为共有峰，峰面积不能太小，以免由于仪器检测灵敏度的变化而使该峰丢失。

非共有峰的标定 非共有峰的标定应根据10批次供试品检测结果，标定不能在每批次供试品中都出现的色谱峰为非共有峰。采用色谱法制定的指纹图谱，必须根据参照物的保留时间，计算各指纹峰的相对保留时间。光谱法采用波长或波数标定指纹峰。

共有指纹峰面积的比值 以对照品作为参照物的指纹图谱，以参照物峰面积作为1，计算各共有峰面积与参照物峰面积的比值；以内标物作为参照物的指纹图谱，则以其中某一个峰面积相对较大且较稳定的共有峰的面积作为1，计算其他各指纹峰面积的比值。各共有峰的面积比值必须相对固定。中药材供试品图谱中各共有峰面积的比值与指纹图谱各共有峰面积的比值比较，单峰面积占总峰面积大于或等于 20% 的共有峰，其差值不得大于 20%；单峰面积占总峰面积大于或等于 10%；而小于 20% 的共有峰，其差值不得大于 25%；单峰面积占总峰面积小于 10% 的共有峰，峰面积比值不作要求，但必须标定相对保留时间。未达基线分离的共有峰，应计算该组峰的总峰面积作为峰面积，同时标定该组各峰的相对保留时间。

非共有峰面积 中药材供试品的图谱与指纹图谱进行比较，非共有峰面积不得大于总峰面积的 10%。

指纹图谱的辨识 将供试品的图谱与指纹图谱进行直观的比较，并经手工计算量化参数；求出样品之间的相似度，或经计算机处理比较指纹图谱的相关性。指纹图谱的相似性从两个方面考虑，一是色谱的整体"面貌"，即具指纹意义的峰的数目、峰的位置和顺序、各峰之间的大致比例等是否相似，以判断样品的真实性；二是样品与对照样品或"标准图谱"之间或不同批次样品指纹图谱之间总积分值作量化比较，应符合有关规定。指纹图谱相似度的判读也可通过计算机指纹图谱相似度评价软件进行。

应用 中药指纹图谱在中药鉴定中应用广泛，常用于鉴别中药材的真伪、易混淆品种，控制中成药的质量和研究中药稳定性。例如，比较进口棕榈科麒麟血竭和中国产百合科剑叶血竭的指纹图谱发现，进口血竭和中国产血竭的指纹图谱差异明显，而同一品种不同产地的中国产血竭指纹图谱极为相似，但主成分含量有一定差异。

(吴军凯)

zhōngyào gāoxiào yèxiàng sèpǔ zhǐwén túpǔ jiàndìng jìshù

中药高效液相色谱指纹图谱鉴定技术（identification of Chinese materia medica with high performance liquid chromatogram fingerprints）

采用高效液相色谱分析手段，得到能标示中药及其复方化学特征的一系列色谱图，对中药材或中成药的真伪和质量优劣进行鉴定的技术。高效液相色谱法不受样品挥发度和热稳定性的限制，几乎能够分析所有的有机、高分子及生物试样，并且具有高柱效、高选择性、分析速度快、灵敏度高、重复性好、样品量少、应用范围广、自动化

zhōngyào bócéng sèpǔ zhǐwén túpǔ jiàndìng jìshù

中药薄层色谱指纹图谱鉴定技术（identification of Chinese materia medica with thin-layer chromatography fingerprints）

中药材或中成药经适当处理后，采用薄层色谱法进行分析，得到能够标示其特性的薄层色谱图谱，薄层扫描后通过共有峰和特征峰的比对，对中药材或中成药的真伪和质量优劣进行鉴定的技术。因其分析速度快、操作简便、经济、结果直观形象、应用范围广等，而得到广泛应用，并作为主要的鉴别方法被多国植物药典收载。《中华人民共和国药典》（2015 年版一部）所收载的中药材 60% 以上采用薄层色谱法作鉴别。薄层色谱可同时鉴别多个样品，但其层析系统是一开放体系，要想得到稳定、重现性好的图谱，必须严格控制实验条件。因分辨率有限，薄层色谱法在成分复杂的中药及其复方制剂指纹图谱建立中的应用也受到了一定的限制。

(孙慧峰)

等优点，已广泛用于中药的定量分析。在中药的定性鉴别中亦能发挥很好的作用。还可应用于中药复方的研究。

对正品药材的多个样品进行高效液相色谱分析，将相对保留值和相对峰面积两者结合起来，建立样品的高效液相色谱相对保留值指纹图谱，以反映该中药的化学组成及其含量分布状况，其特征可作为鉴别中药的依据。可以通过测定不同种类、不同产地中药样品的高效液相色谱图谱，从所得多个色谱峰中选取有代表性的色谱峰，直接进行化学模式识别，鉴定中药样品。

(孙慧峰)

zhōngyào qìxiàng sèpǔ zhǐwén túpǔ jiàndìng jìshù

中药气相色谱指纹图谱鉴定技术（identification of Chinese materia medica with gas chromatogram fingerprints）

采用气相色谱峰的相对保留值和其相应的相对峰面积构成的各中药材或中成药的气相色谱相对保留指纹图谱，对中药材或中成药的真伪和质量优劣进行鉴定的技术。原理是在相同色谱条件下，不同品种，即使相同品种不同产地、不同采收期，其色谱图表现不一，即不同组分分离出峰时间不同。气相色谱法的分离是基于物质在流动气体和固定相两相分配的不同而导致分离。载气经减压阀减压后进入净化干燥器，通过汽化室进入色谱柱。试样由进样器进入汽化室，则液体试样立即汽化为气体并被载气带入色谱柱。因色谱柱中的固定相对试样中不同组分的吸附能力或溶解能力不同，从而使试样中各种组分彼此分离而先后流出色谱柱，并进入检测器，检测器得到不同组分的浓度（或

质量）变化转变为电信号，并经放大器放大，通过记录仪即可得到色谱图。由组分及其浓度即检测器输出的样品信号（电压或电流）随时间变化的曲线成为色谱图。如果分离完全则每个色谱峰代表一种组分，并且根据色谱峰的位置可进行定性分析；根据色谱峰的面积或高度可进行定量分析；根据色谱峰的峰宽和峰间距可评价色谱柱的分离效能和考察操作条件是否恰当等因素。

对数据进行聚类分析，运用典型指纹图谱选择法或共有模式生成法建立标准指纹图谱，然后对样品进行相似度的计算，即通过相似程度比较，鉴别中成药的真伪，判断中成药的质量。根据使用的测量参数（峰面积、峰高等）不同，形成利用色谱所有谱峰的面积值进行相互比较的指纹图谱相似性计算方法和利用色谱谱线上所有数据点进行相互比较的指纹图谱相似性计算方法。可用于对药材质量的控制，鉴别原料药材的真伪，判别药材质量的优劣，也可用于中成药制剂的质量控制。

（孙慧峰）

zhōngyào gāosù nìliú sèpǔ zhǐwén túpǔ jiàndìng jìshù

中药高速逆流色谱指纹图谱鉴定技术 (identification of Chinese materia medica with high speed countercurrent chromatography fingerprints)　利用高速逆流色谱制定的中药指纹图谱对中药材或中成药的真伪和质量优劣进行鉴定的技术。高速逆流色谱是一种基于液-液多级逆流萃取建立的色谱体系，没有固相载体，避免了待分离样品与固相载体表面产生化学反应而变化和不可逆吸附；高速逆流色谱可以直接纯化粗制样品；尤其适于分离极性较大的

组分；高速逆流色谱的仪器及试剂成本明显低于高效液相色谱，适用于制备高纯度、高附加值的化合物。

理论基础是以聚四氟乙烯螺旋管作分离柱，在行星式运动中连续地完成整个分配、传递、分离过程。主要基于2种力场：重力场和离心力场。在螺旋管内注满一相溶剂，再从一端将不互溶的另一相溶剂注入，若螺旋管静止，后相将推出前相。若螺旋管绕水平轴线自转，则在重力场作用下出现两相分段分布状态，这时使样品随后一流动相带入螺管，样品会逐圈分配传递。实际应用中，由于螺管内径较小，溶剂系统的界面张力较大，要求流动相流速较高，单靠重力场作用已不能保持管内两相分布的动态平衡，这就需要使螺管绕一平行于自转轴的外部轴线作公转运动，借以获得足够强的离心力场的作用。自转和公转取同一转速，既能形成离心力场与重力场的综合作用，又能使输入输出管互不打绞，实现连续的液液分配过程。将制备好的供试样品通过高速逆流色谱流动相分离，然后利用高效液相色谱分析、紫外-可见分光光度计分析、质谱分析。在中药研究领域可用于制备单体成分，包括黄酮类、生物碱类、皂苷类、多酚类、大环内酯类、多糖类、糖蛋白类等不同类别的物质。

（孙慧峰）

zhōngyào DNA zhǐwén túpǔ jiàndìng jìshù

中药DNA指纹图谱鉴定技术 (identification of Chinese materia medica with DNA fingerprints)　采用DNA指纹图谱技术对中药材或中成药的真伪和品种进行鉴定的技术。指纹图谱法是1985年

英国杰弗里斯（Jeffreys）命名的，是根据每个人不同的组成，在可见的条形码式的谱带中检测的方法。在中药鉴定中，特别是对植物类药材和动物类药材的分析鉴定时，成为中药基源鉴定和品种定源分析的有力工具。DNA指纹图谱技术主要有DNA片段分析技术、任意引物聚合酶链式反应、随机扩增多态性聚合酶链反应等，可用于中药DNA分子鉴别研究。

DNA指纹图谱多运用PCR技术从不同生物样品中人工合成DNA片段，这种DNA片段的大小、数目因不同生物而异，因而称为DNA指纹图谱。优点是其结果不受各种外界条件的影响，因此是中药材品种鉴别中极为可靠的手段。限制性内切酶片段长度多态性（RFLP）和随机扩增多态DNA（RAPD）标记是较常用的构建DNA指纹图谱的方法。尤其后者可以在特异DNA序列不清楚的情况下检测DNA的多态性，得到了广泛的应用。

（孙慧峰）

zhōngyào fēnzǐ shēngwùxué jiàndìng jìshù

中药分子生物学鉴定技术 (molecular biological identification of Chinese materia medica)　利用分子生物学技术对中药材或中成药的真伪和品种进行鉴定的技术。主要指DNA分子标记技术和mRNA差异显示技术等分子生物学方法在鉴定植物类药材和动物类药材方面的应用。DNA分子标记技术指通过直接分析遗传物质的多态性来诊断生物内在基因排布规律及其外在性状表现规律的技术，在中药材鉴定领域的应用逐步扩大（见中药DNA分子标记鉴定技术）。

mRNA差异显示技术方法旨

在找出不同组织或细胞在基因表达上的差异。它通过将总RNA反转录成单链cDNA，然后PCR扩增，最后分离不同分子大小的DNA，挑选出有差异表达的基因进行序列分析。这样既可以制备探针用于稳定灵敏的检测实验，亦可制备蛋白产物及其抗体进行免疫检测。此技术可以鉴别出种植与野生的植物药物、地道药材与普通药材之间的差异，成为中药材品种和质量鉴定的有力工具。

（孙慧峰）

zhōngyào DNA fēnzǐ biāojì jiàndìng jìshù

中药 DNA 分子标记鉴定技术

（identification of Chinese materia medica with DNA molecular markers） 应用DNA分子标记技术进行中药材品种鉴定及种质资源评价的技术。DNA分子标记技术指通过直接分析遗传物质的多态性来诊断生物内在基因排布规律及其外在性状表现规律的技术。又称DNA分子诊断技术。DNA分子标记技术在中药材鉴定领域的应用逐步扩大，方法也日趋完善。

生物体具有遗传稳定性、多样性和化学稳定性的特点，DNA分子的信息量大，且不受外界因素和生物体发育阶段及器官组织差异的影响，即每一个体的任一细胞都含有相同的遗传信息，这就使其在生物鉴定方面具备了准确性高、重现性好等特点。通过比较物种间DNA分子遗传多样性的差异，选择适当的DNA分子遗传标记，能在属、种、亚种、居群或个体水平上对研究对象进行准确的鉴别。

DNA分子标记技术分为3类：第一类是以电泳技术和分子杂交技术为核心的分子标记技术，其代表性技术为限制性内切酶片段长度多态性和DNA指纹技术。前者主要是以低拷贝序列为探针进行分子杂交，后者主要是以重复序列和散布重复序列为探针进行分子杂交。第二类是以电泳技术和PCR技术为核心的分子标记技术，其代表性技术为随机扩增多态性DNA、简单重复序列和扩增片段长度多态性。第三类是以DNA序列为核心的分子标记技术，其代表性技术有内转录间隔区测序分析技术。

药用植物和动物是中药材的主要来源，DNA分子标记技术可用于中药品种鉴定、种质资源评价及辨识药材的道地性。可以从分子水平刻画中药材主流品种及其种属的遗传背景差异，为中药材品种标准化提供先进可行的方法和稳定可靠的标准。

（孙慧峰）

zhōngyào DNA tiáoxíngmǎ jiàndìng jìshù

中药 DNA 条形码鉴定技术

（identification of Chinese materia medica with DNA barcode） 利用DNA条形码鉴定中药材物种的技术。DNA条形码指生物体内能代表该物种的标准、有足够变异的、易扩增且相对较短的DNA片段。由于其片段小且易于获得得到了广泛应用，对于发现新物种、辨别已描述物种及标本的物种鉴定等工作非常有用。DNA条形码具有所检对象无生活周期的特异性、所检对象无组织材料特异性、非专家鉴定、准确率高、大量、迅速和全球信息共享等优势。

（孙慧峰）

dànbáizhìzǔxué jiàndìng jìshù

蛋白质组学鉴定技术 （identification of Chinese materia medica with proteomic technology）

以生物细胞或组织不同时间、环境的所有蛋白质为研究对象，从整体上研究蛋白质的种类、相互作用及功能结构的技术。主要利用双向电泳进行蛋白质分离，再用计算机软件进行图像分析，通过质谱分析技术及蛋白质数据库信息对目的蛋白进行分析和鉴定。强调蛋白质类型与数量在不同种类、不同时间和条件下的动态本质，从而在细胞和生命有机体的整体水平上阐明生命现象的本质和活动规律。

中药有效成分往往含量甚微，通过功能基因组和蛋白质组研究，在越来越多地了解有效成分作用靶点、调控规律的基础上，可以对有效成分合成的关键基因进行调控，促进其表达，提高目标产物的含量，从而使药材明显提高有效成分含量，同时通过基因和蛋白质的调控，实现降低中药毒性成分和非有效成分含量，甚至实现单独生产有效成分等。基于此进行的品种改良和细胞培养工程将会为解决重要资源短缺问题提供帮助，同时提高中药的安全性。蛋白质组学技术的应用，能通过对用药前后组织或细胞的差异蛋白质组展示来评价中药的药效，而且可以针对其中特异表达或差异表达显著的蛋白点进行更深一步的后续质谱鉴定研究，确定药物作用的靶蛋白，同时这种全景式分析研究方法必将大大加速中药活性筛选过程。

运用中医的思维方式，结合蛋白质组学技术，开展中药毒性研究，揭示中药产生毒性作用的机制，找出其关键环节和作用靶点，予以干预以达到减轻其毒性作用的目的。通过建立中药安全性评价体系，系统地对中药安全性进行评价。

由于宏观上中药作用靶点和

作用机制的多样性及对基因作用的多样性，中药蛋白质组学指纹图谱可在分子水平上丰富整个中药指纹图谱研究体系。中药蛋白质组学指纹图谱除了能够较全面地提供中药材及中药制剂的复杂物质基础的大量信息，同时还能提供量效的相关信息，起到鉴定和研发的双重作用。

（孙慧峰）

zhōngyào shēngwù jiǎndìngjìshù

中药生物检定技术（biological identification of Chinese materia medica）

利用中药对生物体所起的作用，以相应对照品或对照药材（已知效价或人为规定效价）作为参照物，在生物体上比较测定供试中药生物活性（药效和毒性）的技术。生物检定技术的方法学研究包括：供试品和对照品溶液的制备、线性考察、稳定性试验、精密度试验、重现性试验和回收率试验等。

药效指标和试验方法是建立中药质量生物检定技术的关键，要选择具有代表性（与功能主治密切相关）、选择性较高、作用较强、灵敏度较好和方法简便、可操作性强的药效指标和检定方法。一般在合理的供试品溶液制备的情况下，选择体外的试验方法较为适宜。在现有质量控制方法和标准的基础上，采用生物检定方式和方法来评价和控制中药材质量，以保证中药的安全有效、稳定可控。

（孙慧峰）

zhōngyào yàoxiào chéngfèn quèdìng jìshù

中药药效成分确定技术（confirmation technology of effective constituents of Chinese materia medica）

获得中药药效成分及建立有效的含量控制的技术。主要用于中药有效性鉴定，包括中药药效成分的确定方法、建立可行的中药药效成分的定量分析方法、中药的质量标准及生物学评价中药有效性等。

常用的中药药效成分确定技术有高通量筛选技术、活性导向分离法、生物色谱法、中药血清药物化学方法等。高通量筛选技术是一种在同一时间内对数以千万计的样品进行检测的筛选有效成分的方法，可在短时间内分析大量的生物分子，从而快速、准确地获取样品中的生物信息，在活性成分的筛选中作用明显。活性导向分离法包括粗分离和精分离。粗分离是将中药的提取液例如水煎液，醇沉除去脂溶性杂质后，依次用极性不同的有机溶剂萃取而得到相应的萃取部位。精分离包括经典柱色谱方法和制备液相色谱分离。生物色谱法是将生命科学与色谱技术相结合的新分离技术，可利用被分析物与生物大分子间特异性相互作用，分离、纯化和测定化合物及其生化参数。中药血清药物化学方法通过分析中药血清中的移行成分，确定中药及中药复方口服给药后的体内直接作用物质的方法。

（孙慧峰）

gāotōngliàng shāixuǎn jìshù

高通量筛选技术（high throughput screening，HTS）

以分子水平和细胞水平的筛选模型为基础，以微板形式作为实验工具载体，用灵敏快速的检测仪器采集实验数据，用计算机对实验获得的数据进行分析处理，在同一时间内对数以千万计的样品进行检测的筛选有效成分的技术。

HTS 分析过程的基本操作包括：加样、稀释、转移、混合、洗板、温孵、检测。自动化工作站与一种或多种检测仪器连接，可以自动进行检测并采集储存数据，完成整个试验过程。在检测方法方面，除经典的放射性配体结合试验外，通常采用酶联免疫吸附法（enzyme linked immunosorbent assay，ELISA）、液烁近邻检测法（scintilation proximity assay）、时间分辨荧光分析法（time-resolved fluorescence）和荧光相关光谱学（fluorescence correlation spectroscopy）等。

常用的高通量药物筛选模型包括：细胞模型、受体模型及酶分子模型。此外，基因芯片技术是近年来发展起来的 HTS 方法之一。基因芯片（gene chip）又称 DNA 芯片、DNA 微阵列（DNA microarray），是采用原位合成或显微打印技术，将数以万计的 DNA 探针固化于支持物表面而形成的二维 DNA 探针阵列。

高通量筛选技术可在短时间内分析大量的生物分子，从而快速、准确地获取样品中的生物信息，在活性成分筛选中作用明显。

（孙慧峰）

huóxìng dǎoxiàng fēnlífǎ

活性导向分离法（bioassay-guided separation）

在活性测试体系的指导下分离化学成分的方法。活性测试体系指药物有效性在生物体上的表达方法。活性导向分离法将活性测试与中药化学成分分离方法有效结合，减少分离的盲目性和分离过程中活性成分的丢失，是寻找活性成分或先导化合物的经典方法。根据研究对象的药效作用，在建立适于指导目标活性物质追踪的生物活性筛选体系的基础上，根据原料药中所含化学成分的性质对其进行分离。包括粗分离和精分离。

粗分离：将中药的提取液例如水煎液，醇沉除去脂溶性杂质后，依次用极性不同的有机溶剂萃取而得到相应的萃取部位，如依次用石油醚、三氯甲烷、乙酸乙酯、正丁醇等。或用不同极性的有机溶剂直接提取而得到的部位，进行活性的筛选。也可以用大孔吸附树脂、离子交换树脂、葡聚糖凝胶分离，用活性测试体系进行测试，其中显示生物活性的粗分离部位称之为有效部位。

精分离：①经典柱色谱方法是将粗分离得到的有效部位装入分离柱中，再用洗脱剂来实现化合物的分离。反复的柱色谱分离最终可以得到单体的化合物。每次分离所得的组分均需经过活性测试。对追踪分离得到的单体化合物，根据理化性质和波谱数据确定化合物的结构，最后对结构明确的化合物进行活性测试，确定活性单体。②制备液相色谱分离是通过制备液相色谱从混合物中得到纯物质。制备色谱进样品量大，色谱柱的分离负荷加大，色谱柱直径和长度一般为 20cm×1cm，并使用较多的流动相。制备色谱柱处理的样品多，柱子易受污染，样品的处理是必需的环节。可利用萃取、过滤、结晶、固相萃取等简单的分离方法除掉杂质。利用液相制备色谱分离得到的化合物再进行活性测试。

(孙慧峰)

shēngwù sèpǔfǎ
生物色谱法（biochromatography）

将生物分子间相互作用原理与色谱过程相结合的色谱技术，根据具有生物功能的分子或细胞膜与中药有效成分特异性结合的原理，并以色谱的方式筛选和分析中药有效成分的方法。原理是将酶、受体和传输蛋白等生物大分子或靶体甚至细胞固着于色谱担体上，作为生物活性填料用于液相色谱，形成能够模拟药物与生物大分子、靶体或细胞相互作用的色谱系统，利用被分析物与生物大分子间特异性相互作用，分离、纯化和测定化合物及其生化参数。生物色谱法和以生物聚合体为基础的高效液相色谱法（high performance liquid chromatography，HPLC）固定相的使用，为研究小分子配体和生物大分子之间的相互作用提供了快速、简单、精确的方法。药物的色谱保留为这些相互作用，即与蛋白质的结合程度、结合部位提供了信息。把生物聚合体固定于 HPLC 的载体上，应用高效液相色谱技术，可准确反映药物——生物聚合体的相互作用。生物色谱法是20 世纪后期逐渐发展起来的生命科学与色谱技术相结合的新分离技术。根据不同药物成分与人血清白蛋白（human serum albumin，HSA）结合力的差异，应用 HSA 分子生物色谱分析中药活性成分。在相同的色谱条件下，用 HSA 柱分离单味中药，得到其水提取液，根据分离情况明确其明显的保留组分，找到靶向亲和成分，从而推断中药中的有效成分。仿生物膜色谱法（artificial biomembrane chromatography）也属生物色谱法的范畴，是以模拟生物膜的脂质双层结构的脂质体、蛋黄磷脂酰胆碱（卵磷脂）、大豆卵磷脂等为固定相，分离酶、蛋白质；研究药物透过生物膜的过程，预测药物的活性参数；或在仿生物膜中嵌入各种配基以实现特定的色谱分离。

(孙慧峰)

zhōngyào xuèqīng yàowù huàxué fāngfǎ
中药血清药物化学方法（serum pharmaco-chemistry of Chinese materia medica）

通过分析给药后中药血清中的移行成分，确定中药及中药复方的体内直接作用物质的方法。为快速、准确地研究确定中药及中药复方药效物质基础的方法之一。以经典的药物化学研究手段和方法为基础，多种现代技术综合运用，分析鉴定中药口服后血清中移行成分，研究其药效相关性，确定中药药效物质基础并研究其体内过程。用于指导质量标准中中药指标成分的选择、指纹图谱中共有峰的确定、中药有效组分的确定。①口服样品的成分分析及品质评价。建立给药样品的全成分指纹图谱，明确给药样品中所含原型成分，测定主要成分的含量，控制给药样品质量的稳定和均一。②实验动物的选择。依据样品中所含成分性质，从动物对药物作用的选择性角度，选择与人体对此类化合物代谢行为相同或相似的动物，最大限度模拟药物在人体的代谢过程。③给药方案的确定。两种给药方案相结合来进行给药。传统方式：给药剂量、次数、途径均按照原方药经典的记载和规定进行；现代方式：提高给药剂量，连续多次给药或以主要成分的"稳态浓度"为指导，确定给药剂量和给药时限。④采血时间及采血方式的确定。末次给药后 0.5~12 小时，分次由门静脉及下腔静脉采血，通过在线检测而确定。⑤含药血清样品的处理。依据药物成分的性质，选用固相萃取法、溶剂萃取法、热水浴法、沉淀蛋白法及超滤法等方法，使血清中的药物成分被富集，除去干扰成分，减少基质效应。⑥血清样品分析方法。依据药物成分的性质，选用中药液相色谱鉴定技术、中药高效液相色谱－质谱联用鉴定技术、中药气相色谱鉴定技术、中药气相色谱－质谱联用联用鉴定技术、中药毛细管电色谱鉴定技术等现代分析技术，建立血清色谱指纹图，通过标准药材、标准物质的相关色谱及光谱数据表征、鉴定血中移行成分及其代谢产物。⑦血中移行成分的制备。运用现代分析色谱结合制备色谱技术及膜分离技术等，富集并纯化血清中成分或其存在于药材中的前提化合物，为药效相关性分析及药动学研究提供原料。⑧血中移行成分与中药传统疗效相关性的研究。选择所研究方药的适应证动物模型、细胞模型，以及基因组或蛋白质组等靶点，进行药效相关性研究，确定药效物质基础。

(孙慧峰)

zhōngyào jiàndìng fāngfǎ

中药鉴定方法 (identification methodology of Chinese materia medica)

对中药真伪及质量优劣进行客观鉴定及评价的技术方法。采用植物学、化学及分子生物学等手段，观察分析中药的宏观与微观、外在与内在的性状特点，根据中药的形态、性状、组织细胞后含物、内部化学成分及分子等特征，评价中药的真伪与优劣。常用的鉴定方法有中药基源鉴定、中药性状鉴定、中药显微鉴定及中药理化鉴定。此外，还有光谱鉴定、色谱鉴定及分子鉴定等技术方法。各种方法有其特点和适用对象，有时需要几种方法配合使用，需根据中药的具体情况和要求灵活掌握。

(杨书彬)

zhōngyào jīyuán jiàndìng

中药基源鉴定 (origin identification of Chinese materia medica)

应用植物（动物、矿物）的分类学知识对中药来源进行鉴定的方法。又称中药来源鉴定。药材基源（origin of crude drugs）指中药入药的原物质和药用部位的统称。原物质指中药入药的原植物、原动物及原矿物；药用部位是国家法定药品标准规定的中药使用部位，如植物的根、茎、叶、花、果实等部位。例如，何首乌以蓼科植物何首乌 *Polygonum multiflorum* Thunb. 的干燥块根入药，其中蓼科植物何首乌 *Polygonum multiflorum* Thunb 为原物质，块根为药用部位。又如，人参以五加科植物人参 *Panax ginseng* C. A. Mey. 的干燥根入药，其中五加科植物人参 *Panax ginseng* C. A. Mey. 为原物质，根为药用部位。

基源鉴定可确定中药材正确的学名，以保证应用品种的准确无误。基源鉴定是中药鉴定的根本，也是中药生产、资源开发及新药研究工作的基础。基源鉴定包括4个步骤：观察植物形态、核对文献、核对标本及专家鉴定。可通过基源植物拉丁学名、原始文献、模式标本等确定药材基源。

基源植物拉丁学名（scientific Latin name）：用拉丁语形式记录中药原植物的名称。目前植物拉丁学名采用瑞典植物学家林奈于1753年所倡用的植物双名法，作为国际统一的植物命名法，最早主要应用于植物物种学名的记载。中药原植物拉丁学名组成的基本格式为：属名（名词）＋种加词（名词或形容词）＋命名人名（缩写形式）。属名和种名均为植物界分类单位。属名即是科级名称构成基础，也是植物学名的主体。属名使用拉丁名词的单数主格形式，首字母必须大写；种是植物分类的基本单位或基本等级，它是具有一定的自然分布区和一定的生理、形态特征的生物群。种加词用于区别同属不同种，是种的标志词，种加词多为形容词，也有名词，首字母小写。属名和种加词要用斜体书写。命名人是指发现该物种，并初次给予确定学名的工作者，命名人的引证，一般只用姓，如同姓研究同一门类植物，为便于区分，则加注名字的缩写词以便区分，命名人的姓名要用拉丁字母拼写，每个词的首字母大写。如白术的拉丁学名为 *Atractylodes macrocephala* Koidz，其中，*Atractylodes* 为属名，*macrocephala* 为种加词，Koidz 为命名人名字的缩写。任何一种植物，只有一个拉丁名。植物拉丁学名是世界通用的植物名称，中药基源植物采用拉丁学名命名不仅可以进一步统一中药的名称，防止混乱，而且有利于对外贸易和国际学术交流。

原始文献（original document）：又称一次文献，是作者本人以科研、生产中取得的成果或有关的新理论、新方法、新见解等为依据、创作撰写出来的文献。在中药基源鉴定中，特指第一次发现新种中药材的工作者，描述该种中药材的特征，予以初次定名的文献，原始文献包括对植物、动物及矿物描述的文献，多指对植物新种标本的描述。

模式标本（type specimen）：研究者发表植物新种时，用于特征描述的植物标本。模式标本通常存放于权威性的博物馆或标本馆中，如中国科学院植物研究所或高等学府的标本馆内收藏，以供品种鉴定时核对使用。

（杨书彬）

zhōngyào xìngzhuàng jiàndìng

中药性状鉴定（macroscopical identification of Chinese materia medica） 采用眼观、手摸、鼻闻、口尝、水试、火试等方法辨识药材外观性状特征以鉴定中药材的过程。包括药材形状、药材大小、药材颜色、药材表面特征、药材质地、药材折断面、气、味、水试、火试 10 个方面的内容。属于经验鉴定，具有简单、易行、迅速、便于开展工作等优点；同时也具有主观、凭经验等不足。在中药鉴定中占有重要地位，是中药鉴定工作者必备的基本技能之一。

（杨书彬）

yàocái xíngzhuàng

药材形状（shape of crude drugs） 干燥药材的外部形态。中药的形状与药用部位有关，每种中药材的形状一般是固定的。根类中药有圆柱形、圆锥形等，如甘草、防风及板蓝根等为圆柱形，白芷、川乌及黄芩等呈圆锥形。种子类药材多呈圆球形、类圆球形或扁圆球形，少数呈纺锤形、心形等，如枸杞子、女贞子及牛蒡子等纺锤形。皮类中药有卷筒状、板片状等，如肉桂、厚朴及牡丹皮等呈卷筒状，黄柏、桑白皮及苦楝皮等呈板片状。在观察药材形状时一般不需要预处理，但有些叶类和花类药材比较皱缩，如大青叶、罗布麻叶、洋金花、菊花等须先用热水浸湿软化后，再展平观察。

（杨书彬）

yàocái dàxiǎo

药材大小（size of crude drugs） 通过测量中药材的长度、宽度、厚度及直径等数值描述中药材形态大小。中药材的大小大致能反映该药材生长方式及生长年限，从而间接反映药材的质量。例如，野生党参生长年限越久，根条越粗壮、气味越浓，质量越好。一般用一定的幅度表示中药的大小，如枸杞子长 6~20mm，直径 3~10mm。这是通过观测较多的样品后，得出的药材大小数值。中药材大小的具体测定方法，按现行版《中华人民共和国药典》规定的要求进行测量。在中药材鉴定中，一般可允许有少量（约10%）稍高于或低于规定的数值。

（杨书彬）

yàocái yánsè

药材颜色（color of crude drugs） 干燥中药材在日光灯下或常光下观察所呈现的颜色和光泽度。中药材颜色的描述包括表面色泽和断面色泽的内容。药材表面色泽是指中药材外表面固有的颜色。如人参表面灰黄色，升麻表面黑褐色或棕褐色。药材断面色泽是指中药材折断后，断面所呈现的色泽。如黄连断面皮部橙红色或暗棕色，木部鲜黄色或橙黄色。中药材颜色与其成分有关，每种中药材常有自己特定的颜色，颜色是否符合要求，是衡量中药质量好坏的重要因素之一，如黄芩主要含有黄酮类成分，黄酮类成分大多呈黄色，因此黄芩表面及断面呈现黄色特征。通常大部分中药材的颜色不是单一而是复合的，当用两种颜色描述中药色泽时，应以后一种颜色为主，如甘草表面颜色主要是棕色，同时兼有灰色或红色特征，在表述其色泽特征时采用红棕色或灰棕色进行描述其表面色泽特征。

（杨书彬）

yàocái biǎomiàn tèzhēng

药材表面特征（surface cha-racter of crude drugs） 中药材表面是光滑还是粗糙，有无皱纹、皮孔、鳞片、毛茸或其他附属物以及有无结或节等特征。是中药性状鉴定的重要内容。双子叶植物的根类药材顶部有的带有根茎；单子叶植物根茎有的具膜质鳞叶；蕨类植物的根茎常带有叶柄残基和鳞片。白花前胡根的根头部有叶鞘残存的纤维毛状物，是区别紫花前胡根的重要特征。植物香圆未成熟果实或幼果果顶俗称"金钱环"，这一特征是鉴别该种的重要依据。

（杨书彬）

yàocái zhìdì

药材质地（texture of crude drugs） 中药材的轻重、软硬、坚韧、疏松、致密、黏性、粉性、油润、角质、绵性及柴性等特征。中药材质地除由本身性质决定外，有时因加工方法不同，质地也有变化。含淀粉多的药材经蒸煮加工干燥后，会因淀粉糊化而变得质地坚实。在经验鉴别中，用于形容药材质地的术语很多，如质轻而松、断面多裂隙，谓之"松泡"，如南沙参；药材富含淀粉，折断时有粉尘散落，谓之"粉性"，如山药；质地柔软，含油而润泽，谓之"油润"，如当归；质地坚硬，断面半透明状或有光泽，谓之"角质"，如郁金等。

（杨书彬）

yàocái zhéduànmiàn

药材折断面（fracture surface character of crude drugs） 中药材折断时断面的形态及折断时的特征。如易折断或不易折断，有无粉尘散落及折断时的断面特征等。如山豆根、黄芪及川芎等不易折断；羌活、防风及北沙参等易折断；甘草、黄芪及人参等断面略显粉性；中药材折断面的特征主要为是否平坦，或显纤维性、颗粒性或裂片状，断面有无胶丝，是否可以层层剥离等。如白芍、白芷及党参等断面平坦；柴胡、黄柏及黄芪等断面显明显的纤维性；大黄、泽泻及茯苓等断面显颗粒性；紫草、白鲜皮及苦楝皮等折断后，断面易分层；杜仲断面具有细密的弹性胶丝。

（杨书彬）

zhōngyào xiǎnwēi jiàndìng

中药显微鉴定 （microscopical identification of Chinese materia medica）

利用显微镜观察药材的组织构造、细胞形态和内含物特征以鉴定药材品种和质量的方法。鉴定范围包括中药材、饮片及以药材粉末入药的中成药。中药显微鉴定需应用动植物解剖学、矿物晶体光学等知识与技术，观察与测定中药的细胞组织、内含物特征及矿物的光学特性等。鉴定时，根据观察的对象和目的，选择具有代表性的药材，制备不同的中药显微制片，再在显微镜下进行鉴定，主要包括组织鉴定和粉末鉴定。中药组织鉴定指通过观察药材的切片或磨片鉴别其组织构造特征，适用于完整的药材或粉末特征相似的同属药材的鉴别；中药粉末鉴定是通过观察药材的粉末制片或解离片，鉴别其细胞分子及内含物特征，适用于破碎、粉末状药材或含药材粉末的中成药的鉴定。显微鉴定可用于中药定性及定量鉴定。定性鉴定主要通过观察组织细胞形态及内含物特征来完成，如中药组织形态鉴定、细胞壁性质鉴定等；定量鉴定主要是通过显微定量的方法，测定某些鉴定指标、特征性内含物或颗粒的相对含量来实现，如中药显微测量。中药鉴定时，对观察到的组织、细胞及细胞内含物等显微特征要描绘成图以便于日后查询和核对，即中药显微描绘。

（于丹）

zhōngyào xiǎnwēi zhìpiàn

中药显微制片 （micro-production of Chinese materia medica）

进行中药显微鉴定时，根据药用部位及需观察的组织结构特征，选择有代表性的样品制作成显微标本片用于显微镜下观察的过程。是中药鉴定的基本技术。根据制片方法和保存的需要，显微标本片分为半永久制片、永久制片和临时制片。半永久制片的封藏介质是半固体，可作暂时性保存；永久制片的封藏介质是固体，可作长期保存，但其制作费时，多用于特殊目的，如供显微摄影和核对标本等应用；临时制片的封藏介质是液体，容易损坏，不耐久藏，但制作简单、迅速，适用于一般观察及进行显微化学反应，在中药鉴定中应用较多。常见的制片有切片标本片、解离组织片、表面制片、粉末制片和磨片等。在中药鉴定中，因鉴定材料、药用种类与药用部位的不同，取相应的显微制片方法，然后鉴别。

切片标本片　包括横切片与纵切片。横切片选取药材横向部位，切成厚度为 $10 \sim 20\mu m$ 的薄片，用甘油醋酸试液、水合氯醛试液或其他试液处理后，装片，置显微镜下观察。多用于观察组织的排列特征。适用于根与根茎类、皮类、叶类、果实与种子类、茎木类等植物类药材的组织构造观察。纵切片选取药材纵向部位，切成厚度为 $10\sim20\mu m$ 的薄片，用甘油醋酸试液、水合氯醛试液或其他试液处理后，装片，置显微镜下观察。茎木类药材的射线等细胞组织需要观察三维切片，即横切片、切向纵切片和径向纵切片。果实与种子类药材也需观察纵切片。

解离组织片　将彼此不易分离的组织，如纤维、导管、管胞、石细胞等，利用化学试剂溶解组织中各细胞之间的细胞间质，使细胞分离，装片，置显微镜下观察。多用于观察细胞的完整形态。解离组织制片时，按照中药的性质选择不同的化学试剂，常用的化学试剂有氢氧化钾、硝铬酸、氯酸钾及浓硝酸。选取的中药组织中若薄壁组织多、木化组织少或木化组织为分散存在的，可采用氢氧化钾解离；若木化组织多或集成群束，可采用硝铬酸或氯酸钾解离。

表面制片　将供试品湿润软化后，若样品很薄直接剪取叶片、萼片、花冠、果皮、种皮等欲观察部位约 $4mm^2$，一正一反置载玻片上，加水合氯醛试液加热透化完全，盖上盖玻片，观察各部位的表皮特征。若样品为较厚的叶片、萼片、花瓣或浆果和茎，则需要把表皮撕离下来，加水合氯醛试液加热透化后，盖上盖玻片。多适用于叶类药材、花类药材、果实与种子类药材、全草类药材等的表面特征鉴定。

粉末制片　将中药材或中成药粉末用水、甘油醋酸试液、水合氯醛试液或其他适当试液处理后，制成显微观察片。常用的制片方法为水合氯醛加热透化装片，该法可溶解样品中的淀粉粒、蛋白质、叶绿体、树脂、挥发油等干扰物，使已收缩的细胞膨胀，清楚地观察细胞、组织的特征。若需观察的对象为淀粉粒，可采用甘油醋酸试液或蒸馏水装片；若观察菊糖可用70%乙醇或水合氯醛装片，不加热透化。主要用于粉末性中药或由粉末入药的中成药组织构造及细胞后含物的观察。

磨片 多用于矿物类药材的鉴定，有些坚硬的动物类药材也可磨成薄片观察，如珍珠、石决明等。选取厚度 1~2mm 的供试材料，置粗磨石（或磨砂玻璃板）上，加适量水，用示指、中指夹住或压住材料，在磨石上往返磨砺，待两面磨平，且厚度约数百微米时，将材料移置细磨石上，加水，用软木塞压在材料上，往返磨砺至透明，用水冲洗，再用乙醇处理和甘油乙醇试液装片。矿物类药材磨片的制备可采用磨片机先将样品一面磨平，用冷杉胶或加拿大树胶将磨平面粘在载玻片上，再磨另一面至 30μm 厚，并进行精磨和抛光，镜检，合格后封藏制片。

花粉粒与孢子制片 取花粉、花药、孢子囊群的鲜品或干品，经冰醋酸浸泡软化，用玻璃棒捣碎，过滤，离心，取沉淀加新鲜配制的醋酐与硫酸（9:1）混合液 1~3ml，水浴加热 2~3 分钟，离心，取沉淀，用水洗涤 2 次，加 50% 甘油与 1% 苯酚 3~4 滴，用品红甘油胶封藏。也可用水合氯醛试液临时装片观察。

（于 丹）

zhōngyào zǔzhī xíngtài jiàndìng

中药组织形态鉴定（histological structure identification of Chinese materia medica）

利用显微镜观察药材切片或磨片的组织构造特征进行中药鉴定的方法。组织由来源相同、形态结构相似、功能相同而又密切结合、互相联系的细胞群组成。不同植物中，同一类型组织的形态也存在差异，在中药鉴定中，组织的形态特征是显微观察及鉴定的重要依据。植物的组织分为分生组织、基本组织、保护组织、分泌组织、机械组织和输导组织。

分生组织 植物体内能够持续地保持细胞分裂、分化功能，不断产生新细胞，使植物体得以生长的细胞群。特征是细胞体积较小，排列紧密，无细胞间隙，细胞壁薄，不具纹孔，细胞核大，细胞质浓，无明显液泡和质体的分化。分生组织不断增生，一部分细胞继续保持高度的分裂能力，另一部分细胞则陆续分化并构成其他各种组织。分生组织按其来源和功能的不同可分为原生分生组织、初生分生组织和次生分生组织。

原生分生组织 来源于种子的胚，位于根、茎的最先端，是由胚遗留下的未经任何分化的、最幼嫩的、终生保持细胞分裂能力的胚性细胞组成。其分生功能可以使植物的根、茎不断地伸长和长高。

初生分生组织 由原生分生组织分化而来，仍具有分生能力的细胞组成。是原生分生组织转变到完全分化的成熟组织之间的过渡形式。包括原表皮层、原形成层和基本分生组织，这些组织细胞的活动可形成根、茎的初生构造。

次生分生组织 成熟组织中某些薄壁细胞（如皮层或表皮细胞）重新恢复分生功能，通过细胞分裂产生新细胞，形成的新组织。如木栓形成层、维管形成层。分生结果为产生次生构造，使根、茎不断加粗生长。

基本组织 在植物体中，占有体积最大，分布很广，根、茎、叶、花、果实中均含有这种组织，是组成植物体的基础。基本组织位于保护组织内，机械组织、输导组织等其他组织贯穿其中。由于基本组织具有吸收、同化、贮藏等营养功能，又称营养组织。基本组织细胞多数为薄壁细胞，故又称薄壁组织。按其细胞结构和生理功能不同，可分为一般薄壁组织、同化薄壁组织、储藏薄壁组织、吸收薄壁组织、输导薄壁组织与通气薄壁组织。

保护组织 覆盖于植物体表面，对植物内部组织起保护作用的细胞群。保护组织的细胞外壁或整个细胞壁多增厚，具有控制和进行气体交换，防止水分过度散失，防止病虫侵害及机械损伤等功能。根据其来源及形态结构的不同，可以分为初生保护组织和次生保护组织，即表皮和周皮两类。

表皮 幼嫩的根、茎、叶、花、果实和种子的表面覆盖着表皮组织，为初生保护组织。通常为一层生活细胞组成，有些植物器官表皮由 2~3 层细胞组成。细胞多为方形、长方形、长柱形、多边形或波状不规则形状，细胞间彼此嵌合，排列紧密，没有细胞间隙。通常不含叶绿体，但常有白色体和有色体存在，并贮藏有淀粉粒、晶体、单宁和色素等物质。表皮细胞的细胞壁各面厚薄不一，外壁最厚，内壁最薄，侧壁一般较薄，有的也有增厚。表皮细胞外壁常角质化，形成角质层，可减少植物体内水分的散失。有些植物表皮细胞外壁矿物质化，以增强细胞壁的坚固性。有的植物表皮细胞常分化成气孔或向外突出形成毛茸。

气孔存在于植物表皮上，由植物表皮细胞分化而成。两个半月形的保卫细胞以凹面相对而形成的中间孔隙，即为气孔。两个保卫细胞和中间孔隙合称为气孔器。保卫细胞比其周围表皮细胞小，形状与表皮细胞不同。植物体的气体交换和水分蒸发的调节均由气孔的张开与闭合来完成。有些植物的气孔，在保卫细胞周围存在二至多个副卫细胞，其形状与表皮细胞不同。副卫细胞常有一定的排列次序，构成气孔的保卫细胞与副卫细胞的排列关系称为气孔的轴式或类型，随植物的种类而定。双子叶植物常见的气孔类型有平轴式、直轴式、不定式、不等式与环式。毛茸是表皮细胞向外分化而形成的凸起物，起保护、减少水分蒸发或分泌物质的作用。按分泌功能的有无可分为腺毛与非腺毛。

周皮 属于次生保护组织，由木栓层、木栓形成层和栓内层构成，位于植物体的最外层，对植物具有保护功能。木栓层由木栓形成层向外分裂产生的细胞构成，排列成多层，在横切面上木栓层细胞呈长方形、排列紧密整齐、无胞间隙、细胞壁较厚，且强烈木栓化，具有高度的不透水性、抗压、隔热、绝缘、质轻、弹性、抗有机溶剂和多种化学药品的特性，对植物体起有效的保护作用。木栓形成层由表皮、皮层和韧皮部的薄壁细胞恢复分生功能转变而成，属于次生分生组织；木栓形成层的活动，可产生栓内层（位于其内侧），也可产生木栓层（位于其外侧）。栓内层由木栓形成层向内分裂产生的细胞构成，通常为一层细胞，有的由多层细胞组成，但细胞层数较木栓层较少；栓内层细胞为薄壁的生活细胞，排列疏松，有细胞间隙，细胞壁无木栓化，细胞中常含有叶绿体，故又称绿皮层。

分泌组织 植物体上常有些可分泌某些特殊物质（如乳汁、挥发油、树脂和黏液等）的细胞，称为分泌细胞。由分泌细胞所构成的组织称为分泌组织。许多常用药物均来自于植物的分泌物，如乳香、没药、血竭及各种芳香油等。分泌组织的种类较多，来源复杂，多存在于髓、皮层、木质部、韧皮部或其他部位。并非所有植物都存在分泌组织，同科属植物的分泌组织具有相似性，因此，分泌组织在植物的鉴别上具有一定的价值。

腺毛与腺鳞 具有分泌功能的表皮毛，可分泌挥发油、树脂、黏液等物质。由多细胞组成，分为腺头与腺柄两部分。腺头膨大，多呈圆球形，由一至数十个分泌细胞组成，位于顶端，具有分泌功能。腺柄有单细胞与多细胞之分。由于组成腺头与腺柄细胞的数目差异而存在多种不同类型的腺毛。腺鳞是无柄或短柄的特殊腺毛。腺毛与腺鳞多见于植物的茎、叶、芽鳞、子房等部位，花萼或花冠也可存在，如薄荷、金银花等。

蜜腺 由一层表皮细胞及其下面数层细胞特化而形成的能分泌蜜汁的腺体。其腺体细胞的细胞壁较薄，一般无角质层或角质层很薄，多存在于虫媒花植物的花瓣基部、花柄或花托上（如槐花、油菜花），有时也存在于植物的茎、叶或托叶等处（如桃叶的基部）。

分泌细胞 分布在植物体内部的具有分泌功能的细胞。通常较周围细胞大，一般为薄壁细胞，以单个细胞或细胞团（列）存在于各组织中。多呈椭圆形、圆球形、囊状或分枝状。由于分泌、储藏的分泌物不同，又可分为油细胞（储藏挥发油，如肉桂、菖蒲）、黏液细胞（储藏黏液质，如山药、半夏）、鞣质细胞（储藏鞣质）和芥子酶细胞等。

分泌腔 由多数分泌细胞所形成的腔室。分泌物大多为挥发油，并且储存在腔室内，故又称油室。主要有两种形式：一种为溶生式，即许多分泌细胞聚集，细胞中的分泌物积累增多，使细胞壁破裂溶解而形成腔室，此种形式分泌腔周围的分泌细胞壁常破碎不完整，如陈皮、丁香；另一种为裂生式，即由于分泌细胞彼此分离，胞间隙扩大而形成腔室，分泌物储存在腔室中，而周围的分泌细胞较完整，如当归。

分泌道 由分泌细胞彼此分离形成的长形胞间隙腔道，周围的分泌细胞称为上皮细胞。上皮细胞产生的分泌物贮存在腔道中。在松柏类裸子植物和部分被子植物中存在。根据分泌物性质的不同，又有不同的名称。如松树的分泌道贮藏油树脂，称为树脂道；小茴香果实的分泌道贮藏挥发油，称为油管；椴树的分泌道贮藏黏液，称为黏液道。

乳汁管 植物体中分泌乳汁的管状结构。由单个或多个细长管状的乳细胞构成，常具分枝，分布在器官的皮层、髓部及子房内壁等薄壁组织中。乳细胞是具有细胞质和细胞核的生活细胞，细胞壁为初生壁，非木质化，具有分泌功能，分泌的乳汁贮存在细胞中。乳汁具黏滞性，不同植物中乳汁的颜色与成分也不相同。多数乳汁为白色，如桔梗、党参等，但也有黄色和橙色，如白屈菜、博落回等。

机械组织 对植物起支持和巩固作用的组织。具有很强的抗压、抗张和抗曲挠的能力。组成机械组织的细胞通常为细长形，细胞壁增厚。由于机械组织的存在，植物具有一定的硬度，枝干可以挺立，枝叶可以伸展，并可以抵抗外力侵袭。根据细胞形态和细胞壁增厚的方式，机械组织又可分为厚角组织和厚壁组织。

厚角组织 细胞壁不均匀增厚，且增厚处通常在几个细胞相邻接的角隅上特别明显，故称为厚角组织。也有的在切向壁或临胞间隙处加厚。横切面上细胞呈多角形，不均匀增厚的细胞壁在角隅处更明显，非木质化。组成细胞为生活细胞，常含有叶绿素，可进行光合作用。厚角组织既有一定的韧性，又有可塑性和延伸性，既可以支持器官直立，又可以适应器官的迅速生长。主要分布于茎、叶柄、叶片、花柄等部分，多直接位于表皮下面，或离开表皮一层或几层细胞，成环或束分布。薄荷、益母草等植物茎的棱角处就有厚角组织集中分布。

厚壁组织 其细胞具有均匀增厚的次生壁，常有层纹与纹孔，多木质化，胞腔小，成熟时为死细胞。具有弹性，主要起支持、加强组织器官坚实度的作用。主要为纤维和石细胞。纤维多为两端尖的细长形厚壁细胞，长度一般比宽度大很多，有时具分枝。细胞壁明显次生增厚，常纤维素化或木质化而坚硬，具少数纹孔。细胞腔很小甚至没有，细胞质和细胞核消失，成熟后为死细胞。纤维通常成束存在，纤维细胞尖端彼此紧密嵌插，以支撑和坚固植物器官。不同种类的植物所含纤维类型也不相同，根据纤维在植物体内所处位置的不同，分为韧皮纤维和木纤维。韧皮纤维呈长纺锤形，两端尖、壁厚，细胞腔很小呈缝隙状；横切面上观察细胞常呈圆多角形、圆形或长圆形等，细胞壁常现同心纹层；分布在韧皮部或木质部中，常聚集成束。由韧皮纤维组成的厚壁组织既可起支持作用，又可以起到保护其内侧幼嫩形成层的作用，在草本植物中更为重要。木纤维常分布在被子植物的木质部中，长纺锤形，较韧皮纤维短，细胞腔小，细胞壁均为木质化增厚，增厚程度因植物的种类和生长时期而异，并有多种形状的退化具缘纹孔或裂隙状的单纹孔，在植物体中主要起抵抗重力和牵引力的作用。

石细胞通常由薄壁细胞通过细胞壁次生加厚发育而来，为植物体内特别硬化的厚壁细胞。种类很多，形状不一，通常呈球形、类圆形、椭圆形、分枝状、星状、柱状、骨状、毛状与不规则形状等。细胞壁极度增厚，均木质化，细胞腔极小。细胞壁上未增厚的地方呈吸管状，有的分枝，向四周发散，壁上有细小的壁孔，称为纹孔，同时也有细胞壁逐渐增厚而形成的层纹纹理。成熟后为死细胞，具有坚固的支持作用。广泛分布于植物的茎、叶、果实和种子中，常单个散生或数个集成群包埋于薄壁组织中，有时也可连续成片的分布，如核桃、桃等果实中坚硬的核便是由多层连续的石细胞组成。

输导组织 植物体内起运输水分和养料功能的组织。细胞一般呈管状，上下连接，形成贯穿于整个植物体的输导系统。根据输导组织构造和运输物质的不同，可分为两类。一类是位于木质部中的管胞和导管，主要起运输水分和溶解于其中的无机盐的功能；另一类是位于韧皮部中的筛管、伴胞和筛胞，主要起运输有机营养物质的功能。

管胞 绝大多数蕨类植物和裸子植物的输水组织，存在于木质部，兼有支持作用。被子植物的叶柄与叶脉中也有管胞，但数量较少，不起主要作用。每个管胞为一个细胞，狭长管状，两端斜尖，两端壁上无穿孔，细胞口径小。管胞的细胞壁木质化增厚，常形成环纹、螺纹、孔纹和梯纹等类型的纹孔，以梯纹或具缘纹孔较多见。管胞相互联结集合成群，水分通过相邻管胞间侧壁上的纹孔运输，运输效率较导管低，是一类较为原始的输导组织。

导管 被子植物中的主要输导组织，分布在木质部。少数裸子植物中也有导管，如麻黄。由一系列长管状或筒状的导管分子（死细胞）连接而成，导管分子的侧壁具有多种类型纹孔，且导管分子相连接处的横壁溶解形成穿孔，使导管分子的横壁贯通，成为一个连通的管子，运输水分和无机盐。有些植物中导管分子之间的横壁不完全消失而是形成单孔、梯状、网状等形式的穿孔。导管的长度由数厘米至数米，运输水分的效能显著高于管胞。导管细胞壁一般并非均匀木质化增厚，根据增厚时所形成的纹理或纹孔的不同，可分为环纹、螺纹、梯纹、网纹、单纹孔或具缘纹孔导管。

筛管 存在于被子植物的韧皮部中，为管状构造，具有运输有机养料的功能。由一系列筛管分子（活细胞）连接而成。筛管分子为长管状，细胞壁由纤维素构成，非木质化，上下两端的横壁上由于不均匀增厚而形成筛板，筛板上有许多穿孔，称为筛孔。有些植物的筛孔也见于筛管的侧壁上。筛板或筛管侧壁上筛孔集中的区域称为筛域。两个相邻筛管分子中的原生质，通过筛孔彼此连接，形成上下相通的通道。

伴胞 仅存在于被子植物中，蕨类及裸子植物中不存在。在筛管分子旁边，常伴存着一个或多个小型的薄壁细胞，这些细胞称为伴胞。伴胞内的细胞质浓，细胞核大，含有多种酶类物质，呼吸作用旺盛，生理上活跃。筛管的运输功能与伴胞密切相关。

筛胞　存在于蕨类及裸子植物中，具有运输有机养料的功能。为单个分子的狭长细胞，直径小，端壁倾斜，未特化成筛板，仅在侧壁或端壁上分布一些小孔，小孔集中形成筛域。

(于 丹)

zhōngyào xìbāo hòuhánwù jiàndìng

中药细胞后含物鉴定 （identification of cell contents of Chinese materia medica）　利用显微镜观察细胞后含物的种类、形态特征、性质从而鉴定中药材品种的过程。细胞后含物是细胞原生质体在代谢过程中产生的非生命物质。包括可能再被利用贮藏的营养物质，如淀粉、蛋白质、脂肪及脂肪油等；以及废弃物质，如草酸钙晶体。观察中药材组织切片或粉末中的后含物时，常用甘油醋酸试液或蒸馏水装片观察淀粉粒特征，包括脐点的形状、位置，层纹有无等，加碘试液后显蓝色或紫色；利用偏光显微镜观察未糊化淀粉粒显偏光现象，已糊化淀粉粒无偏光现象。用甘油装片观察糊粉粒，加碘试液，显棕色或黄棕色；加硝酸汞试液显砖红色。观察菊糖，可用70%乙醇或水合氯醛试液装片，不加热立即观察（形成扇形或类圆形结晶）；菊糖加10% α-萘酚乙醇溶液，再加硫酸，显紫红色并溶解。草酸钙结晶在装片时加入硫酸溶液逐渐溶解，并析出针状硫酸钙结晶，加稀盐酸溶解且无气泡产生；碳酸钙结晶（钟乳体）加入稀盐酸溶解，同时有气泡产生；硅质加

硫酸不溶解。黏液细胞遇钌红试液显红色。脂肪油、挥发油或树脂，加苏丹Ⅲ试液呈橘红色、红色或紫红色；加90%乙醇，脂肪油和树脂不溶解（蓖麻油及巴豆油例外）不溶解，挥发油则溶解。

(杨书彬)

xìbāobì xìngzhì jiàndìng

细胞壁性质鉴定 （nature identification of cell wall）　利用化学手段，通过向植物组织中滴加相应化学试剂，在显微镜下观察植物细胞细胞壁颜色变化，确定细胞壁性质的鉴定方法。植物的细胞壁主要由纤维素、半纤维素及果胶质组成。由于环境的影响和生理功能的不同，有些细胞的细胞壁组成成分会发生变化，增加某些特殊的物质，这种变化现象称为细胞壁特化。在中药材鉴定过程中，可利用细胞壁中某种特殊物质的理化性质鉴定中药材。常见的细胞壁特化有木质化、木栓化、角质化和矿质化等。木质化细胞壁加间苯三酚试液1~2滴，稍放置，加盐酸1滴，因木化程度不同，显红色或紫红色；木栓化或角质化细胞壁遇苏丹Ⅲ试液，稍放置或微热，呈橘红色至红色；纤维素细胞壁遇氯化锌碘试液或先加碘试液再加硫酸溶液显蓝色或紫色；硅质化细胞壁遇硫酸无变化。

(杨书彬)

zhōngyào xiǎnwēi cèliáng

中药显微测量 （microscopic measurement of Chinese materia medica）　在显微镜下用目镜测微尺测量细胞及细胞后含物等的体积大小的过程。可作为中药显微鉴定的依据。在观察显微标本片时，除了注意组织细胞及细胞后含物的形态、结构特征，其体积大小如长度、宽度（直径）等

也同等重要。显微测量必须要利用显微量尺。显微量尺分目镜显微量尺（目尺）和载台显微量尺（物尺），测量单位通常为微米（μm）。目镜显微量尺：放在目镜筒内的一种标尺，为一个直径18~20mm的圆形玻璃片，中央刻有精确等距离的平行线刻度，常为50格或100格。载台显微量尺：在特制的载玻片中央粘贴一刻有精细尺度的圆形玻片。通常将长1mm（或2mm）精确等分成100（或200）小格，每1小格长为10pm，用以标定目镜测微尺。目镜显微量尺需用载台显微量尺校正，计算出目镜显微量尺每个小格在显微镜的物镜和目镜组合条件下的实际长度，再用目镜显微量尺测量目的细胞及其后含物，经计算得出实际数值。其计算公式：目尺每小格代表长度=（物尺格数×物尺每格长度）/目尺格数。

(杨书彬)

zhōngyào xiǎnwēi miáohuì

中药显微描绘 （microscopic delineation of Chinese materia medica）　中药显微鉴定时对观察到的目的物（组织、细胞及后含物）显微特征描绘成图以便于日后查询和核对的过程。显微特征图主要分为组织图和粉末图两类。组织图分为组织详图和组织简图。组织详图是把组织中全部细胞的形状、构造、大小及相互排列等描绘出来，以便如实地反映动、植物组织构造的真实情况；组织简图是以点、线及其组成的特定符号来表示不同细胞及其后含物或组织的轮廓、部位、比例及疏密等。在实际鉴定工作中，常绘制简图来表示全部组织的各组成部位、比例等轮廓；对于有鉴别意义的部分组织，可以绘制详图来表示组织特征。粉末图是

将中药材研磨成一定粒度的（80目）细粉后，取少量粉末加入相应的试剂，制得装片，置显微镜下观察显微特征，并绘出被检测物图像的过程，此法多针对粉末状态的中药材鉴定。常用的显微绘图方法有徒手绘图法、显微描绘器绘图法、显微摄像绘图法等。徒手绘图法指不用简单的绘图工具，只使用绘图笔将显微镜视野中观察到的被检测物，按照一定的比例快速绘制图像的绘图方法，它具有简捷、快速的优点；显微描绘器绘图法指在显微镜上安装描绘器，将两个不同视场合并在一起，经调焦后，可在视场内同时看到被检测物、纸笔及手的形象，调节好光线后，沿着被检测物的轮廓进行图像绘制；显微摄像绘图法指在显微镜上安装摄像装置，直接拍摄被检测物图像的绘图方法。在显微鉴定过程中，除绘制显微特征图外，还应做好文字、照片、实物等记录。

（杨书彬）

zhōngyào lǐhuà jiàndìng

中药理化鉴定 （ physical and chemical identification of Chinese materia medica） 利用物理、化学或仪器分析等方法鉴定中药真伪、纯度和品质优劣的过程。包括中药物理常数测定、中药常规检查、中药化学定性分析、中药化学定量分析等常用方法。常规检查主要包括水分测定、灰分测定、中药膨胀度检查、中药酸败度测定、有机农药测定、中药黄曲霉毒素检查、中药重金属检查及中药砷盐检查等内容。化学定性分析主要包括中药显微化学反应、中药微量升华、中药荧光分析、光谱定性分析、色谱定性分析等内容。化学定量分析主要包括中药有效成分含量测定、中药

指标成分含量测定、中药浸出物含量测定等内容，可采用光谱定量分析、色谱定量分析、色谱-光谱联用分析等方法。借助于以上手段，可以对中药的真伪、优劣从宏观到微观进行确证。

（吴军凯）

zhōngyào wùlǐ chángshù cèdìng

中药物理常数测定 （ determi- nation of physical constants of Chinese materia medica） 对中药的相关物理常数加以测定以鉴定中药材真伪及品质优劣的过程。主要包括相对密度、旋光度、折光率、硬度、黏稠度、沸点、凝固点、熔点等物理常数的测定。测定对象一般为挥发油类、油脂类、树脂类、液体类及加工类药材。当药材中掺有其他物质时，其物理常数也会随之发生变化。例如，《中华人民共和国药典》（2015 年版一部）规定，广藿香油的相对密度为 $0.950 \sim 0.980$，折光率应为 $1.503 \sim 1.513$；薄荷素油的相对密度应为 $0.888 \sim 0.908$，旋光度应为 $-17° \sim -24°$，折光率应为 $1.456 \sim 1.466$。对于含有挥发油、脂肪油、树脂或蜡的药材，除需进行含量测定外，尚需测定其羟基值、酸值、皂化值、碘值等以确证品质优劣度。如松节油的酸值应不大于 0.5；茶油的酸值应不大于 3，皂化值应为 $185 \sim 196$，碘值应为 $80 \sim 88$。

（吴军凯）

zhōngyào chángguī jiǎnchá

中药常规检查 （ routine exami- nation of Chinese materia medica）

对中药质量的基本限定，包括水分测定、灰分测定、中药膨胀度检查、中药酸败度测定、有机农药测定、中药黄曲霉毒素检查、中药重金属检查、中药砷盐检查等。水分及灰分测定是中药常规

检查最基本的项目，几乎适用于所有中药。膨胀度检查主要适用于含黏液质、胶质和半纤维素类的药材，油脂或含油脂的种子类药材需要进行酸败度检查。其余 4 种检查适用于中药中所含的有机农药、黄曲霉毒素、重金属及砷盐等有害物质的测定，其中有机农药的检测可以使用气相色谱-电子捕获检测器法及薄层-酶抑制法，黄曲霉毒素检查则是利用该类成分具有蓝色或黄绿色荧光进行定量，重金属检查针对的是能与硫代乙酰胺或硫化钠作用显色的金属杂质，砷盐检查使用最多的是古蔡氏法或二乙基二硫代氨基甲酸银法。

（吴军凯）

zhōngyào sèdù jiǎnchá

中药色度检查 （ chromaticity examination of Chinese materia medica） 利用比色法检查中药中有色杂质限量的方法。比色法是通过比较或测量有色物质溶液颜色深度来确定待测组分含量的方法，通过此法还可了解和控制中药泛油、变质的程度。含挥发油类成分的中药，经常在贮藏过程中出现氧化、聚合而致变质的现象。此法可对含挥发油类药材的品质加以评价。例如，《中华人民共和国药典》（2015 年版一部）规定的中药白术色度检查方法：精密称定该品最粗粉 1g，置具塞锥形瓶中，加 55% 乙醇 200ml，用稀盐酸调节 pH 值 $2 \sim 3$，连续振摇 1 小时后滤过，取滤液 10ml 置比色管中，按照溶液颜色检查法试验，与黄色 9 号标准比色液比较，不得更深。

溶液颜色检查法是将药物溶液的颜色与规定的标准比色液比较，或在规定的波长处测定其吸光度。2015 年版《中华人民共和

国药典》中介绍了3种方法。第一法：除另有规定外，取各品种项下规定量的供试品，加水溶解，置于25ml的纳氏比色管中，加水稀释至10ml。另取规定色调和色号的标准比色液10ml，置于另一25ml纳氏比色管中，两管同置白色背景上，自上向下透视，或同置白色背景前，平视观察，供试品管呈现的颜色与对照管比较，不得更深。如供试品管呈现的颜色与对照管的颜色深浅非常接近或色调不完全一致时，使目视观察无法辨别两者的深浅时，应改用第三法测定，并将其测定结果作为判定依据。第二法：除另有规定外，取各供试品项下规定量的供试品，加水溶解使成10ml，必要时滤过，滤液照紫外-可见分光光度法于规定波长处测定，吸收度不得超过规定值。第三法：色差计法。

(吴军凯)

泡沫反应 pàomò fǎnyìng（foam reaction）

皂苷类成分具有降低水溶液表面张力的作用，振摇含该类成分的水溶液能产生持久性泡沫的现象。该反应可定性鉴别含皂苷类成分的中药。取中药粉末1g，加水10ml煮沸约10分钟，过滤后取滤液置于具塞试管中强烈振摇，如产生持久性泡沫（15分钟以上）为阳性反应。皂苷水溶液振摇后产生的持久性泡沫与溶液的pH值有关，中性皂苷的水溶液在碱性溶液中可形成较稳定的泡沫，在酸性条件下泡沫不稳定，酸性皂苷在碱性或酸性条件下，产生的泡沫持久性相同。在《中华人民共和国药典》（2015年版一部）中，使用泡沫反应对猪牙皂进行了鉴别。

(吴军凯)

溶血指数 róngxuè zhǐshù（haemolytic index）

在等渗、缓冲或恒温等条件下能使同一动物来源的血液中红细胞完全溶解的最低皂苷水溶液浓度。皂苷类成分与血液中红细胞接触，会引起红细胞破裂，血红蛋白溢出。可将中药加工成一定浓度的提取物溶液，并制备体积分数0.02的红细胞混悬液（每10ml混悬液含红细胞溶液2ml），将两者加入至洁净试管中，混匀后，立即置于（37±0.5）℃的恒温箱中进行温育，3小时后将试管中溶液离心，取上清，在分光光度计上读取光密度值。利用溶血指数可以对含皂苷类成分的中药进行定性鉴定；还可以测定皂苷的粗略含量，如甘草皂苷的溶血指数为1:4 000，薯蓣皂苷为1:400 000。但并非所有的皂苷都有溶血作用，例如，人参总皂苷没有溶血作用，但是从中分离得到的以人参三醇及齐墩果酸为苷元的人参皂苷却有显著的溶血作用，而以人参二醇为苷元的人参皂苷则有抗溶血作用，说明溶血作用与皂苷分子结构有关。

(吴军凯)

中药膨胀度检查 zhōngyào péngzhàngdù jiǎnchá（determination of swelling degree of Chinese materia medica）

通过测定药材膨胀度以鉴定中药品种或评价中药材质量优劣的方法。中药膨胀度是指单位重量的药材遇水后膨胀的体积。检查方法：将1g干燥药材，置膨胀度测定管（全长160mm，内径16mm，刻度部分长125mm，分度0.2ml）中，在20~25℃条件下，加水或规定的溶剂25ml，密塞，振摇，静置。除另有规定外，开始1小时内每10分钟振摇一次，然后静置4小时，读取药物膨胀后的体积（ml），再静置1小时，如上读数，至连续两次读数的差异不超过0.1ml为止。每一供试品同时测定3份，各取最后一次读取的数值按公式S（膨胀度）= [V₂（药材膨胀后的体积，ml）- V₁（药材膨胀前的体积，ml）] /W（供试品按干燥品计算的重量，g）计算，求其平均数，即得供试品的膨胀度（准确至0.1），该指标以常数表示。主要针对含有黏液质、胶质和半纤维素类的中药材。例如，中药葶苈子有南葶苈子和北葶苈子之分，两者外观性状不易区分，《中华人民共和国药典》（2015年版一部）中规定，南葶苈子膨胀度不得低于3，北葶苈子不得低于12，即可比较区分两者。

(吴军凯)

中药酸败度测定 zhōngyào suānbàidù cèdìng（determination of rancidity of Chinese materia medica）

通过测定酸值、羰基值和过氧化值，评价油脂或含油脂的药材（饮片）的酸败度以评价中药材的品质优劣的方法。油脂或含油脂的种子类药材，在贮藏过程中会发生复杂的化学变化，产生游离脂肪酸、过氧化物和低相对分子质量醛类、酮类等分解产物，出现异臭味，影响药材的感官性质及内在质量。酸败度是评价种子类药材产生游离脂肪酸、过氧化物和低相对分子质量醛类、酮类等分解产物的程度。通过测定酸值、羰基值或过氧化值，可对含油脂种子类药材的酸败程度加以控制。酸值指中和脂肪、脂肪油或其他类似物质1g中含有的游离脂肪酸所需氢氧化钾的重量（mg），在测定时可采用氢氧化钾滴定液（0.1mol/L）进行滴定。羰基值指每1kg供试品中所含羰基化合物的毫克当量数。除另有规定外，取供试品 0.025~0.5g，精密称定，置 25ml 量瓶中，加苯使溶解，稀释至刻度，摇匀。精密量取 5ml，置 25ml 具塞试管中，加 4.3% 三氯醋酸的苯溶液 3ml 及 0.05% 二硝基苯肼苯溶液 5ml，混匀，置 60℃ 水浴中加热 30 分钟，冷却后沿管壁慢慢加入 4% 氢氧化钾的乙醇溶液 10ml，密塞，剧烈振摇 1 分钟，放置 10 分钟，按分光光度法在 453nm 的波长处测定吸收度。过氧化值指供试品中的过氧化物与碘化钾作用，生成游离碘的百分数。除另有规定外，取供试品 2~3g，精密称定，置 250ml 的干燥碘瓶中，加氯仿 - 冰醋酸（1：1）混合液 30ml，使样品完全溶解。精密加入新制碘化钾的饱和溶液 1ml，密塞，轻轻振摇半分钟，在暗处放置 3 分钟，加水 100ml，用硫代硫酸钠滴定液（0.01mol/L）滴定至溶液呈浅黄色时，加淀粉指示液 1ml，继续滴定至蓝色消失；同时做空白试验，按照相应公式计算即得。一般情况下，贮存时间越长，温度越高，药材含水量越高，酸值、羰基值及过氧化值会越高。例如，《中华人民共和国药典》（2015 年版一部）规定，桃仁酸值不得超过 10.0，羰基值不得超过 11.0；柏子仁酸值不得超过 40.0，羰基值不得超过 30.0，过氧化值不得超过 0.26。

（吴军凯）

zhōngyào huàxué dìngxìng fēnxī

中药化学定性分析（chemical qualitative analysis of Chinese materia medica）

利用中药中所含有化学成分的结构特性、主要化学反应、光谱特性等进行中药真伪鉴别及质量控制的方法。常用方法包括试管反应、中药显微化学反应、中药微量升华、中药荧光分析及光谱定性分析等。试管反应是利用中药中所含化学成分在试管中与试剂产生颜色、沉淀等现象，以鉴别中药真伪的方法。根据研究对象的不同，显微化学反应可以对药材切片或粉末、浸出液、成分进行定性分析，在显微镜下观察化学反应现象或反应产物，从而鉴定药材品种。微量升华是对药材中所含升华性质的化学成分进行检定。荧光分析是利用中药中所含化学成分在紫外光或自然光下能产生一定颜色荧光，对药材饮片、粉末或浸出物直接观察，也可以用酸、碱或其他化学方法处理后观察，以鉴别中药的真伪。光谱定性分析是通过测定中药所含成分在特定波长处或一定波长范围内对光的吸收度，从而对中药进行定性分析的方法，主要包括紫外分光光度法、可见分光光度法、红外分光光度法、原子吸收分光光度法。测定中药中的微量元素可以借助原子发射光谱、中子活化分析、离子发射光谱、等离子体吸收、X 射线荧光光谱、X 射线能量色散分析、荧光光谱、X 射线衍射等方法。

（吴军凯）

zhōngyào xiǎnwēi huàxué fǎnyìng

中药显微化学反应（microchemical reaction of Chinese materia medica）

将中药粉末、切片或浸出液置于载玻片上，滴加某种试剂使产生沉淀、结晶或特殊颜色，通过显微镜下观察化学反应现象进行中药材品种鉴定的方法。例如，丁香的挥发油含丁香酚 11.0% 以上，可取丁香切片置载玻片上，滴加 3% 氢氧化钠溶液，加盖玻片，稍放置，在显微镜下观察，可见其油室内产生针状丁香油酚钠结晶。槟榔含槟榔碱等生物碱类成分，可取粉末 0.5g，加水 3~4ml 及稀硫酸 1 滴，微热数分钟，取滤液滴于载玻片上，加碘化铋钾试液 1 滴，即发生浑浊，置显微镜下观察可见石榴红色球晶或方晶。此外，还可利用显微组织化学反应确定化学成分在中药组织构造中的部位，称为显微化学定位试验。例如，北柴胡横切片加 1 滴无水乙醇-浓硫酸（1：1）溶液，在显微镜下可见其栓内层和皮层显黄绿色至蓝绿色，表明柴胡皂苷主要存在于以上显色部位。

（吴军凯）

zhōngyào wēiliàng shēnghuá

中药微量升华（microsublimation of Chinese materia medica）

利用中药中某些化学成分在一定温度下可以升华的性质获得升华物，并在显微镜下观察其结晶形状、颜色及特有化学反应的方法。取金属片或载玻片，置石棉网上，金属片或载玻片上放一高约 8mm 的金属圈，圈内放里适量供试品粉末，圈上覆盖载玻片，在石棉网下用酒精灯缓缓加热，至粉末开始变焦，去火待冷，载玻片上有升华物凝集。将载玻片反转后，置显微镜下观察结晶形状、色泽，或取升华物加试液观察反应。若药材中化学成分在不同温度下升华物特征不同，或者有两种以上化学成分具有升华性质，且升华温度不同，则可通过控制加热的温度分段收集升华物，分别进行鉴别。微量升华试验具有操作简便迅速的特点，适用于含升华性成分的中药鉴别。例如，大黄粉末升华物呈黄色针状（低温）、枝状和羽状（高温）结晶，加碱液溶解并显红色，证明其为蒽醌类成分。

（吴军凯）

zhōngyào yíngguāng fēnxī

中药荧光分析 （fluorescence analysis of Chinese materia medica） 利用中药中所含的某些化学成分在紫外光或自然光下能产生一定颜色荧光的性质以鉴定中药品种的方法。鉴别药材时须将样品置紫外光灯下约10cm处观察荧光现象，所需紫外光的波长为365nm，如用短波254~265nm时，应加以说明。有些药材的饮片、粉末或浸出物可直接置紫外光灯下观察荧光。例如，黄连饮片在紫外光灯下，显金黄色荧光，木质部尤为显著，表明小檗碱集中分布在木质部；浙贝母粉末在紫外光灯下显亮淡绿色荧光；秦皮的水浸出液较为特殊，可在自然光下直接观察，显碧蓝色荧光。有些药材本身不产生荧光，但经酸、碱或其他化学方法处理后，可使其所含的某些成分在紫外光灯下产生荧光。例如，芦荟水溶液加硼砂共热，因与所含芦荟素发生反应显黄绿色荧光；木瓜醇提液滴在滤纸上，干后喷1%的三氯化铝乙醇溶液，烘干观察，皱皮木瓜显黄色荧光，光皮木瓜显鲜黄色荧光。

（吴军凯）

zhōngyào huàxué dìngliàng fēnxī

中药化学定量分析 （chemical quantitative analysis of Chinese materia medica） 借助现代分析技术手段，对中药及其制剂中的有效成分、毒性成分或指标成分进行含量测定的方法。对有效成分不明确但化学成分种类清楚的中药，可以对总成分进行含量测定；含挥发油成分的中药，可测定其挥发油含量，以期对中药质量加以限定。用于中药含量测定的手段包括经典分析方法（容量法、重量法）、分光光度法（包括比色法）、薄层-分光光度法、薄层色谱扫描法、气相色谱法、高效液相色谱法、高效毛细管电泳、毛细管电色谱及色谱-光谱联用技术等。其中气相色谱法和高效液相色谱法最为常用，而色谱-光谱联用技术则得到越来越多的重视。此外，对于含有挥发油、脂肪油、树脂、蜡类成分的中药，除对其进行油、脂、蜡等成分的含量测定，还需对羟基值、酸值、皂化值、碘值等物理化学常数加以测定，以明确药材质量的优劣程度。中药成分的含量以限度和幅度两种方式表达，如《中华人民共和国卫生部药品标准》中对进口西洋参规定，人参总皂苷含量为5.0%~10.0%。《中华人民共和国药典》（2015年版一部）规定剧毒药马钱子含士的宁为1.20%~2.20%。在保证药物成分对临床安全和疗效稳定的情况下，含量测定常用限度表示，如《中华人民共和国药典》（2015年版一部）规定五味子含五味子醇甲不得少于0.40%。化学定量分析对于控制中药质量起着不可替代的重要作用，能够反映中药中有效成分及毒性成分等的含量高低，从而保证临床用药的安全、有效。

（吴军凯）

zhōngyào zhǐbiāo chéngfèn hánliàng cèdìng

中药指标成分含量测定 （quantitative determination of mark constituents of Chinese materia medica） 针对中药中具有明显生理活性或药理作用的化学成分，选取适宜的含量测定方法进行质量控制的过程。对中药指标成分进行含量测定，能够在一定程度上保证中药的安全性和有效性，但是对于有效成分不明确的中药，对质量控制的意义有限。《中华人民共和国药典》（2015年版一部）对大部分中药的有效成分、活性成分等规定了含量测定的要求，采用的测定方法包括高效液相色谱法（如骨碎补所含柚皮苷、细辛所含细辛脂素等的测定）、气相色谱法（如千年健所含芳樟醇等的测定）、紫外-可见分光光度法（如川贝母含总生物碱、玉竹含玉竹多糖等的测定）等。挥发油、鞣质、桉油精分别采用挥发油测定法、鞣质含量测定法、桉油精含量测定法。测定方法的具体操作按照《中华人民共和国药典》（2015年版）规定实施。

挥发油测定法：①取供试品适量（相当于含挥发油0.5~1.0ml），称定重量（准确至0.01g），置烧瓶中，加水适量与玻璃珠数粒，振摇混合后，连接挥发油测定器与回流冷凝管。自冷凝管上端加水使充满挥发油测定器的刻度部分，并溢流入烧瓶时为止。置电热套中或其他适宜方法缓缓加热至沸，并保持微沸5小时，至测定器中油量不再增加，停止加热，放置片刻，开启测定器下端的活塞，将水缓缓放出，至油层上端到达刻度0线上面5mm处为止。放置1小时以上，再开启活塞使油层下降至其上端恰与刻度0线平齐，读取挥发油量，并计算供试品中挥发油的含量（%）。此法适用于测定相对密度在1.0以下的挥发油。②取水约300ml与玻璃珠数粒，置烧瓶中，连接挥发油测定器。自测定器上端加水使充满刻度部分，并溢流入烧瓶时为止，再加入二甲苯1ml，然后连接回流冷凝管。将烧瓶内容物加热至沸腾，并继续蒸馏，其速度以保持冷凝管的中部呈冷却状态为度。30分钟后，停止加热，放置15分钟以上，读取二甲苯的容积。自"取供试品适量"起，依①法测定，自油层量中减去二甲苯量，即为挥发油量，再计算供试品中挥发油的含量（%）。此法适用于测定相对密度在 1.0 以上的挥发油。

鞣质含量测定法：测定中药中所含鞣质含量时应避光操作，步骤包括：①对照品溶液（每 1ml 水中含没食子酸 0.05mg）的制备。②标准曲线的制备。精密量取对照品溶液 0.5ml、1.0ml、2.0ml、3.0ml、4.0ml、5.0ml，分别置 25ml 棕色量瓶中，各加入磷钼钨酸试液 1ml，再分别加水 11.5ml、11ml、10ml、9ml、8ml、7ml，用 29%碳酸钠溶液稀释至刻度，摇匀，放置 30 分钟以相应的试剂为空白，照紫外-可见光光度法在 760nm 的波长处测定吸光度，以吸光度为纵坐标，浓度为横坐标，绘制标准曲线。③供试品溶液的制备。取药材粉末适量，精密称定，置 250ml 棕色量瓶中，加水 150ml，放置过夜，超声处理 10 分钟，放冷，用水稀释至刻度，摇匀，静置（使固体物沉淀），滤过，弃去初滤液 50ml，精密量取滤液 20ml，置 100ml 棕色量瓶中，用水稀释至刻度，摇匀，即得。④测定法。总酚：精密量取供试品溶液 2ml，置 25ml 棕色量瓶中，照"标准曲线的制备"的方法，自"加入磷钼钨酸试液 1ml"起，加水 10ml，依法测定吸光度，从标准曲线中读出供试品溶液中没食子酸的量（mg），计算，即得。不被吸附的多酚：精密量取供试品溶液 25ml，加至已盛有酪素 0.6g 的 100ml 具塞锥形瓶中，密塞，置 30℃ 水浴中 1 小时，时时振摇，取出，放冷，摇匀，滤过，弃去初滤液，精密量取续滤液 2ml，置 25ml 棕色量瓶中，照"标准曲线的制备"的方法，自"加入磷钨酸试液 1ml"起，加水 10ml，依法测定吸光度，从标准曲线中读出供试品溶液中没食子酸的量（mg），计算，即得。鞣质含量 = 总酚量-不被吸附的多酚量。

桉油精含量测定法：按气相色谱法测定。①色谱条件与系统适用性试验。以聚乙二醇（PEG）-20M 和硅酮（OV-17）为固定液，涂布浓度分别为 10% 和 2%；涂布后的载体以 7∶3 的比例（重量比）装入同一柱内（PEG 在进样口端）；柱温为（110±5）℃；理论板数按桉油精峰计算，应不低于 2 500；桉油精与相邻杂质峰的分离度应符合要求。②校正因子测定。取环己酮适量，精密称定，加正己烷溶解并稀释成每 1ml 含 50mg 的溶液，作为内标溶液。另取桉油精对照品约 100mg，精密称定，置 10ml 量瓶中，精密加入内标溶液 2ml，用正己烷稀释至刻度，摇匀，取 1μl 注入气相色谱仪，连续注样 3~5 次，按平均峰面积计算校正因子。③测定法。取供试品约 100mg，精密称定，置 10ml 量瓶中，精密加入内标溶液 2ml，用正己烷溶解并稀释至刻度，摇匀，作为供试品溶液。取 1μl 注入气相色谱仪，测定，即得。

（吴军凯）

zhōngyào yǒuxiào chéngfèn hánliàng cèdìng

中药有效成分含量测定（quantitative determination of effective constituents of Chinese materia medica）

选取相应的含量测定方法对中药有效成分进行化学定量的方法。常用方法包括液相色谱法、气相色谱法及色谱-光谱联用技术，有效成分含量测定已成为中药质量控制的重要手段。《中华人民共和国药典》（2015 年版一部）对部分中药已知有效成分的含量规定了相应的测定方法，如五味子中有效成分五味子醇甲按高效液相色谱法测定，不得少于 0.40%；对清热燥湿药黄连中多个有效成分的含量测定进行了规定，按高效液相色谱法测定，以盐酸小檗碱计，含小檗碱不得少于 5.5%，表小檗碱不得少于 0.80%，黄连碱不得少于 1.6%，巴马汀不得少于 1.5%；发汗解表药麻黄具有宣肺平喘的功效，有效成分为麻黄碱、伪麻黄碱等，按高效液相色谱法测定，含盐酸麻黄碱和盐酸伪麻黄碱的总量不得少于 0.80%。

（吴军凯）

zhōngyào jìnchūwù hánliàng cèdìng

中药浸出物含量测定（quantitative determination of extractives of Chinese materia medica）

当某些药材确实无法建立成分含量测定项目，但试验证明其浸出物的指标能明显区别质量优劣时，则可根据用药习惯、药材质地及已知化合物类别等，选定适宜的溶剂，测定其浸出物量，但须具有针对性和控制质量的意义。常用的方法有水溶性浸出物测定法、醇溶性浸出物测定法及挥发性醚浸出物测定法。

水溶性浸出物测定法包括冷浸法和热浸法。①冷浸法：取供试品约 4g，精密称定，置锥形瓶中，精密加水 100ml，密塞，冷浸，前 6 小时内时时振摇，再静置 18 小时，用干燥滤器迅速滤过，精密量取续滤液 20ml，置已干燥至恒重的蒸发皿中，在水浴上蒸干后，于 105℃ 干燥 3 小时，置干燥器中冷却 30 分钟，迅速精密称定重量。除另有规定外，以干燥品计算供试品中水溶性浸出物的含量（%）。②热浸法：取供试品 2~4g，精密称定，置锥形瓶中，精密加水 50~100ml，密塞，称定重量，静置 1 小时后，连接回流冷凝管，加热至沸腾，并保持微沸 1 小时。放冷后，取下锥形瓶，密塞，再称定重量，用水补足减失的重量，摇匀，用干燥滤器滤过，精密量取滤液 25ml，置已干燥至恒重的蒸发皿中，在水浴上蒸干后，于 105℃干燥 3 小时，置干燥器中冷却 30 分钟，迅速精密称定重量。除另有规定外，以干燥品计算供试品中水溶性浸出物的含量（%）。醇溶性浸出物测定法照水溶性浸出物测定法测定，除另有规定外，以《中华人民共和国药典》（2015 年版）规定浓度的乙醇代替水为溶剂。挥发性醚浸出物测定，取供试品（过四号筛）2~5g，精密称定，置五氧化二磷干燥器中干燥 12 小时，置索氏提取器中，加乙醚适量，除另有规定外，加热回流 8 小时，取乙醚液，置干燥至恒重的蒸发皿中，放置，挥去乙醚，残渣置五氧化二磷干燥器中干燥 18 小时，精密称定，缓缓加热至 105℃，并于 105℃干燥至恒重。其减失重量即为挥发性醚浸出物的重量。一般情况下，根据药材中含水溶性及脂溶性有效成分，选用水、乙醇或乙醚等不同溶剂测试，比较浸出物量。对于水溶性成分含量较高的药材，可根据其成分溶出的难易程度，选择冷浸法或热浸法测定浸出物含量；当药材所含成分以脂溶性为主时，可选择乙醚为浸出溶剂，测定浸出物含量；如药材含有的成分极性差异较大时，则可选择溶出效果较好的乙醇浓度。例如，天花粉的水溶性浸出物，经冷浸法提

取，不得少于 15.0%。

（吴军凯）

zhōngyàocái pǐnzhǒng jiàndìng

中药材品种鉴定 （variety identification of Chinese medicinal materials）

以国家药品标准为依据，通过原植（动）物鉴定、性状鉴定、显微鉴定和理化鉴定等鉴别项目鉴定中药材的真伪的过程。品种鉴定又称真伪鉴定。"真"即正品药材，凡是国家药品标准所收载的且符合国家药品标准规定的品种均为正品药材；"伪"即伪品药材，凡是不符合国家药品标准规定的品种，以及以非药品或他种药品冒充正品的均为伪品药材。中药材市场品种混杂，原因包括：药材栽培、生产、采收、采购、经营等部门无专业知识，导致误种、误收、误售、误用；有意掺伪作假，以假充真；正品短缺，满足不了市场需求，其他类似品种取而代之等。因此，中药材品种鉴定十分重要。

中药材根据其来源可分为植物类药材、动物类药材和矿物类药材。品种鉴定是中药真实性鉴定的经典途径。主要鉴定方法包括中药基源鉴定、中药性状鉴定、中药显微鉴定、中药理化鉴定。此外，还可以利用中药数码成像鉴定技术、中药指纹图谱鉴定技术、中药 DNA 分子标记鉴定技术、中药植物代谢组学鉴定技术等现代鉴定技术。基源鉴定是通过观察植物形态、核对文献、核对标本，以鉴定中药材品种；性状鉴定是采用眼观、手摸、鼻闻、口尝、水试、火试等方法，通过药材外观性状观察来鉴别药材的真伪；显微鉴定是利用显微镜通过观察药材的组织构造、细胞形状以及内含物的特征，进行药材品种鉴定的方法；理化鉴定是利

用物理的、化学的或仪器分析方法，鉴定中药的真实性、纯度和品质优劣程度。数码成像技术的发展使中药原植物及药材的原色鉴定实现了近于图像传真、拷贝和扫描的逼真和完美程度，能清晰地展现原植物和药材的固有形态或性状特征；显微成像技术将中药的内部结构和粉末特征以近于 100% 的真实度展现给检验者；DNA 分子遗传标记技术的发展使中药种质的鉴定和评价成为可能，能从遗传物质角度准确地鉴定药材的基源；色谱技术及色谱和波谱联用技术，如高效液相色谱法（high performance liquid chromatography，HPLC）、高效毛细管电泳（high performance capillary electrophoresis，HPCE）、超高效液相色谱（ultra performance liquid chromatography，UPLC）及高效液相色谱-质谱联用技术（high performance liquid chromatography-mass spectrometr，HPLC-MS）或 HPLC-MS/MS、UPLC-MS/MS 等通过指纹图谱鉴定的方式，能够较为全面地反映中药中的化学成分信息，有效控制样品的真实性和质量，已成为中药鉴定领域的共性技术；系统生物学尤其代谢组学的引入，可从植物或动物的终端小分子代谢产物的组成及轨迹的变化角度研究评价药材的品种及鉴定。

（孙慧峰）

zhíwùlèi yàocái

植物类药材 （plant medicinal materials）

以植物整体、植物体的某一部位、植物体分泌物或植物加工品为药用部位的药材。简称植物药。占中药的绝大部分。按照药用部位的不同，可分为根与根茎类药材、茎木类药材、皮类药材、叶类药材、花类药材、

果实与种子类药材、全草类药材、藻类药材、菌类药材、地衣类药材、树脂类药材及其他类药材。

（孙慧峰）

gēn yǔ gēnjīnglèi yàocái

根与根茎类药材（plant roots and rhizomes as medicinal materials）

以植物的根或根茎为药用部位的药材。根与根茎为植物体不同器官，但均属地下部分，且许多药材同时具有根与根茎两部分，在商品药材中归为一类。根与根茎类药材所共有的性状鉴定特征、显微鉴定特征及鉴定方法，可适用于所有根与根茎类药材类别的辨识与鉴定。

根类药材 药用部位为根或以根为主带有部分根茎的药材。

性状鉴定 根无节和节间之分，一般无芽和叶。①药材形状：多为圆柱形、长圆锥形或纺锤形等。双子叶植物根一般为直根系，主根发达，侧根较小，主根常为圆柱形、圆锥形或纺锤形。如甘草呈圆柱形，白芷呈圆锥形，何首乌呈纺锤形；少数双子叶植物的主根不发达，为须根系，多数细长的须根簇生于根茎上，如龙胆等。单子叶植物根一般为须根系，须根常膨大成块根，呈纺锤形，如麦冬等。②药材表面特征：常有纹理，横纹或纵纹。双子叶植物根常有栓皮及皮孔，较粗糙。单子叶植物根无栓皮、皮孔，较光滑。根顶端有时带有根茎或茎基，根茎俗称"芦头"，茎痕俗称"芦碗"，如人参等。③药材质地和折断面：质重坚实或体轻松泡；折断面呈粉性或纤维性、角质状等。双子叶植物根横折断面具形成层环纹，环内的木质部较发达，中央无髓部，自中心向外有放射状纹理，木部尤为明显。单子叶植物根横断面具内皮层环纹，皮

部宽广，中柱较小；中央有髓部，无放射状纹理。观察时注意根的断面有无分泌组织的斑点散布，如伞形科当归等含有黄棕色油点；并注意双子叶植物根断面是否具异型构造，如商陆的罗盘纹、何首乌的云锦状花纹等。

显微鉴定 观察根横切面的组织构造，根据形成层有无、维管束类型及排列方式，区分双子叶或单子叶植物根。观察时注意分泌组织、厚壁组织以及细胞内含物的类型、分布。有的具分泌组织，如党参等有乳管；人参等有树脂道；木香、当归等有油室；青木香等有油细胞。有的含草酸钙或碳酸钙结晶，如大黄等含簇晶；麦冬等含针晶；牛膝等含砂晶；甘草等含方晶，并形成晶纤维。有的含众多淀粉粒，如葛根（甘葛藤）；有的含菊糖，不含淀粉粒，如桔梗等。有的具厚壁组织，如石细胞、韧皮纤维或木纤维等。

双子叶植物根 一般均具次生构造。最外层多为周皮，由木栓层、木栓形成层及栓内层组成。木栓形成层多发生于中柱鞘部位，形成周皮后原有的表皮及皮层细胞均已死亡脱落；栓内层通常为数列薄壁细胞，排列较疏松。有的栓内层比较发达，又称"次生皮层"。少数次生构造不发达的根，无周皮而有表皮，如龙胆等；或表皮死亡脱落后，外皮层细胞的细胞壁增厚并栓化，起保护作用，称为"后生表皮"，如细辛等；或由皮层的外部细胞木栓化起保护作用，称为"后生皮层"，如川乌等。次生构造不发达者，其内皮层比较明显。

维管束一般为无限外韧型，由初生韧皮部、次生韧皮部、形成层、次生木质部和初生木质部

组成。初生韧皮部细胞大多颓废，次生韧皮部包括筛管、伴胞、韧皮薄壁细胞、韧皮纤维等，并有韧皮射线；形成层连续成环，或束间形成层不明显；次生木质部占根的大部分，由导管、管胞、木薄壁细胞或木纤维组成，木射线较明显；初生木质部位于中央，分为几束，呈星角状，其束的数目多为 2~6 束，又称二至六原型，如牛膝二原型。双子叶植物根一般无髓，少数次生构造不发达的根，初生木质部未分化到中心，中央为薄壁组织区域，形成明显的髓部，如龙胆等。

双子叶植物根大多为正常构造，少数为异常构造，主要有下列几种类型异常构造。①多环性同心环维管束（concentral polycyclic vascular stands）：在正常维管组织外围形成若干同心环状排列的异常维管束。是在正常维管束形成后，由中柱鞘细胞分裂产生薄壁组织，从中发生新的形成层环，并形成第一轮同心环维管束，以后随着外方薄壁细胞继续分裂，又相继形成第二轮、第三轮等同心环维管束，如此构成多环性同心环维管束的异常构造，如牛膝、商陆等。②皮层维管束（cortical vascular bundles）：正常维管组织外围的薄壁组织中产生新的附加维管柱（auxiliary stele），形成的异常构造。这是在正常维管束形成后，在韧皮部外侧由中柱鞘衍生的薄壁组织细胞分裂产生异常形成层，形成异常的复合维管束或单个外韧型维管束，如何首乌。③内涵韧皮部（included phloem）：在次生木质部中包埋有次生韧皮部。又称木间韧皮部。是形成层活动不规则的结果，在次生生长的某阶段，形成层异常地向外向内均产生韧皮部，其后

活动又恢复正常，于是异常产生的韧皮部就被包埋在次生木质部中，如茄科华山参等。有的内涵韧皮部连接成环层而成环状木间韧皮部，如秦艽。④木间木栓：在次生木质部内形成木栓带。又称内涵周皮。通常由次生木质部的薄壁组织细胞栓化形成。如黄芩老根中央的木栓环。有的木间木栓环包围部分韧皮部和木质部，把维管柱分隔成几个束，如甘松根。此外，还有木质部中心具异型复合维管束，即木质部中心部位有异型复合维管束，三生形成层环外方为木质部，内方为韧皮部，如广防己等；分离维管束，即在形成层内外侧产生异常的复合维管束或单个外韧型维管束，如川乌等。

单子叶植物根 一般均具初生构造。最外层通常为一列表皮细胞，无木栓层，有的细胞分化为根毛，细胞外壁一般无角质层。少数根的表皮细胞分裂为多层细胞，细胞壁木栓化，形成根被，如麦冬等。皮层宽广，占根的大部分，通常可分为外皮层、皮层薄壁组织和内皮层。外皮层为一层排列紧密整齐的细胞；皮层细胞排列疏松；内皮层为一层排列紧密整齐的细胞，有的可见凯氏点或凯氏带。有的内皮层细胞壁全部增厚木化，少数不增厚的内皮层细胞称"通道细胞"。有的内皮层细胞外切向壁及两侧壁均增厚，呈马蹄形。中柱较小，最外为中柱鞘，维管束为辐射型，韧皮部与木质部相间排列，呈辐射状，无形成层，髓部明显。

根茎类药材 药用部位为地下茎或以带有少许根部的地下茎的药材。包括根状茎、块茎、球茎及鳞茎等。

性状鉴定 ①药材形状和表面特征：根状茎多呈结节状圆柱形，常具分枝，纺锤形或不规则团块状或拳形团块。表面节和节间明显，单子叶植物尤为明显，节上常有退化的鳞片状或膜质状小叶或叶痕，有顶芽和腋芽或芽痕；顶端常残存茎基或茎痕，侧面和下面有细长的不定根或根痕。蕨类植物根茎常有鳞片或密生棕黄色鳞毛。块茎呈不规则块状或类球形，肉质肥大。表面具短的节间，节上具芽及退化的鳞片状叶或已脱落，如天麻等。球茎呈球形或扁球形，肉质肥大。表面具明显的节和缩短的节间，节上有较大的膜质鳞叶，顶芽发达，如荸荠等。鳞茎呈球形或扁球形，地下茎缩短呈扁平皿状，称鳞茎盘，上面有肉质肥厚的鳞叶和顶芽，基部有不定根或不定根痕，如川贝母等。有的兰科植物茎的下部膨大，称假鳞茎。②药材横断面：观察时注意区分双子叶植物和单子叶植物根茎。一般双子叶植物根茎横断面可见形成层环，木部有明显的放射状纹理，中央有明显的髓部。单子叶植物根茎通常可见内皮层环纹，无形成层环，皮层及中柱均有维管束小点散布，髓部不明显。还要注意根茎断面有无分泌组织的油点散布。同时注意少数双子叶植物根茎横断面有异常构造，如大黄的星点。

显微鉴定 观察根茎横切面的组织构造，根据维管束类型和排列形式，区分蕨类植物、双子叶植物或单子叶植物的根茎。观察时注意分泌组织、厚壁组织以及细胞内含物的类型、分布。常有分泌组织存在，如川芎、苍术等有油室；石菖蒲、干姜等有油细胞；半夏、白及等有内含针晶束的黏液细胞。厚壁组织是一重要鉴定特征，如苍术木栓层中有石细胞带，黄连（味连）皮层及中柱鞘部位有石细胞。常含淀粉粒，特别是块茎、鳞茎含众多淀粉粒；有的含菊糖而无淀粉粒，如苍术等。

双子叶植物根茎 一般均具次生构造。外表常有木栓层，少数有表皮或鳞叶，如木栓形成层发生在皮层外方，则初生皮层仍然存在，如黄连等；有些根茎仅有栓内层细胞构成次生皮层。皮层中有根迹维管束或叶迹维管束斜向通过，皮层内侧有时具纤维或石细胞，内皮层多不明显。维管束多为外韧型，成环状排列，束间被髓射线分隔。韧皮部外方有的具厚壁组织，如初生韧皮纤维（或称中柱鞘纤维）和石细胞群，常排成不连续的环。中央有髓部。

双子叶植物根茎大多为正常构造，少数为异常构造，主要有下列几种类型异常构造。①髓部维管束（medullary bundles）：位于根茎髓部的维管束，其韧皮部和木质部的位置与外部正常维管束倒置，即木质部在外方，韧皮部在内侧，如大黄的髓部有许多星点状的异型维管束。②内生韧皮部（internal phloem）：位于初生木质部里端的初生韧皮部。又称木内韧皮部。有的与木质部里端密切接触，构成正常的双韧型维管束，如茄科、葫芦科植物等；有的在髓部的周围形成各个分离的韧皮部束，如白薇、白前等。内生韧皮部存在的位置和形成均与内涵韧皮部不同。③木内木栓（introxylary cork）：在次生木质部内形成木栓环带，如甘松根茎中的木内木栓环包围一部分韧皮部和木质部，把维管柱分隔成数个束。此外，还有皮层维管束，如落新妇根茎皮层有单个外韧型维管束，其形成不同于根迹或叶迹维管束；内生维管束，即当内生韧皮部形成后，在其外方产生新的形成层，向外产生次生木质部，向内产生次生韧皮部，形成环髓周围的具初生韧皮部、次生韧皮部、异常形成层、初生木质部、次生木质部的维管束，如蓼科植物等。

单子叶植物根茎　一般均具初生构造。外表通常为一列表皮细胞，少数根茎皮层外部细胞木栓化，形成后生皮层，代替表皮起保护作用，如藜芦等；有的皮层外侧细胞形成木栓组织，如生姜。皮层宽广，常有叶迹维管束散在；内皮层大多明显，具凯氏带。中柱中有多数维管束散布，维管束大多为有限外韧型或周木型，如石菖蒲；有的中柱不明显，即内皮层不明显，有限外韧型维管束散在，如天麻等。无明显髓部。鳞茎的肉质鳞叶组织构造类似于单子叶植物叶，表皮有气孔，无毛茸。

蕨类植物根茎　外表通常为一列表皮，下为数列厚壁细胞构成的下皮层（hypodermis），其内为基本薄壁组织。一般具网状中柱（dictyostele），由断续环状排列的周韧型维管束组成，每一维管束外围有内皮层，网状中柱的一个维管束又称分体中柱（meristele），如绵马贯众等。分体中柱的形状、数目和排列方式是鉴定品种的重要依据。有的根茎具双韧管状中柱，即木质部排成环圈，其内外两侧均有韧皮部及内皮层环，中央有髓部，如狗脊等。有的根茎具外韧管状中柱，即木质部排成环圈，其外侧有韧皮部及内皮层环，中央有髓部。有的根茎具原生中柱，即木质部居中，韧皮部环绕，形成周韧型维管束，

外侧有内皮层环，如紫萁贯众等。蕨类植物根茎的木质部一般无导管而有管胞，管胞大多为梯纹。在基本组织的细胞间隙中，有的具间隙腺毛，如绵马贯众。

（刘训红）

zǐqíguànzhòng
紫萁贯众（Osmundae Rhizoma）　紫萁科（Osmundaceae）植物紫萁 Osmunda japonica Thunb. 的干燥根茎和叶柄残基。又称大贯众。为较常用中药。主产于甘肃、青海等地。春、秋二季采挖，洗净，除去须根，晒干。

性状：略呈圆锥形或圆柱形，稍弯曲。表面棕色或棕黑色，密被斜生的叶柄残基及黑色而硬的细根（图）。叶柄基部呈扁圆柱形，两边具易脱的耳状翅，切断面有"U"形筋脉，常与皮部分开。质硬，不易折断。气微，味甘、微涩。

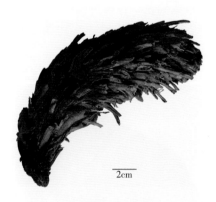

2cm

图　紫萁贯众药材

主要成分及分析：含甾体类化合物如松甾酮 A（ponasterone A）、蜕皮酮（ecdysone）等；并含东北贯众素（dryocrassin）及紫萁内酯［(4R, 5S)-osmundalactone］等多种内酯成分。热浸法测定，用稀乙醇作溶剂，醇溶性浸出物不得少于 10.0%。

鉴定试验：①叶柄残基横切

面镜检可见：最外为表皮；基本组织中有一条厚壁组织环带；分体中柱"U"形，木质部半环形，周围的韧皮部内散在红棕色分泌细胞，"U"形凹入处有厚壁组织；耳状翅中央各有一条厚壁组织带。②粉末的1%盐酸乙醇提取液蒸干，加水溶解，乙酸乙酯萃取，萃取液用水洗涤至中性，蒸干，加乙酸乙酯溶解，加于硅胶柱用乙酸乙酯洗脱，洗脱液蒸干，加甲醇溶解，作为供试品溶液。以紫萁酮对照品作对照。照薄层色谱法，点于同一硅胶 GF$_{254}$ 薄层板上，用石油醚（60~90℃）-乙酸乙酯-甲酸（6：4：0.1）展开，取出，晾干，置紫外光灯（254nm）下检视。供试品色谱中，在与对照品色谱相应的位置上，显相同颜色的斑点。

功效及应用：清热解毒，止血，杀虫。用于疫毒感冒，热毒痢疾，痈疮肿毒，吐血，衄血，便血，崩漏，虫积腹痛。现代研究证实，紫萁贯众具有驱虫、抗病毒作用。

（刘训红）

gǒujǐ
狗脊（Cibotii Rhizoma）　蚌壳蕨科（Dicksoniaceae）植物金毛狗脊 Cibotium barometz（L.）J. Sm. 的干燥根茎。为较常用中药。主产于福建、四川等地。秋、冬二季采挖，除去泥沙，干燥；或去硬根、叶柄及金黄色绒毛，切厚片，干燥，为"生狗脊片"；蒸后晒至六、七成干，切厚片，干燥，为"熟狗脊片"。

性状：呈不规则长块状。表面深棕色，残留金黄色绒毛；上面有数个红棕色的木质叶柄，下面残存黑色细根。质坚硬，不易折断。味淡、微涩。生狗脊片呈不规则长条形或圆形；切面浅棕

色，较平滑，近边缘处有一条棕黄色隆起的木部环纹或条纹，边缘不整齐，偶有金黄色绒毛残留（图）；质脆，易折断，有粉性。熟狗脊片呈黑棕色，质坚硬。

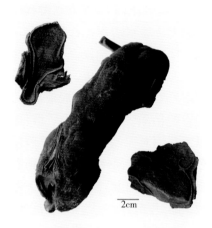

图　狗脊（生狗脊片）药材

主要成分及分析：主含蕨素 R（pterosin R）、金粉蕨素（onychin）及其苷类等萜类化合物；尚含绵马酚（aspidinol）等。热浸法测定，用稀乙醇作溶剂，醇溶性浸出物不得少于 20.0%。

鉴定试验：①根茎横切面镜检可见：表皮细胞 1 列，残存金黄色非腺毛；下皮为 10 余列棕黄色厚壁细胞，壁孔明显；木质部排列成环，由管胞组成，其内外均有韧皮部及内皮层；薄壁细胞中充满淀粉粒。②生狗脊片断面在紫外光灯（254nm）下显淡紫色荧光，凸起的木质部环显黄色荧光。③粉末甲醇提取液作为供试品溶液，以狗脊对照药材作对照。照薄层色谱法，点于同一硅胶 G 薄层板上，用甲苯-三氯甲烷-乙酸乙酯-甲酸（3∶5∶6∶1）展开，取出，晾干，喷以 2%三氯化铁溶液-1%铁氰化钾溶液（1∶1）（临用配制）显色。供试品色谱中，在与对照药材色谱相应的位置上，显相同颜色的斑点。

功效及应用：祛风湿，补肝肾，强腰膝。用于风湿痹痛，腰膝酸软，下肢无力。现代研究证实，狗脊具有止血作用。常用方药为狗脊丸，独活寄生汤。

（刘训红）

miánmǎguànzhòng

绵马贯众 （Dryopteris Crassirhizomae Rhizoma）

鳞毛蕨科（Dryopteridaceae）植物粗茎鳞毛蕨 Dryopteris crassirhizoma Nakai 的干燥根茎及叶柄残基。为常用中药。主产于黑龙江、吉林、辽宁。秋季采挖，削去叶柄，须根，除去泥沙，晒干。

性状：呈长倒卵形，略弯曲，上端钝圆或截形，下端较尖。表面黄棕色至黑褐色，密被排列整齐的叶柄残基及鳞片。叶柄残基呈扁圆形；表面有纵棱线；每个叶柄残基的外侧常有 3 条须根，鳞片条状披针形，全缘，常脱落（图）。质坚硬，断面略平坦，深绿色至棕色，有黄白色小点 5~13 个，环列。气特异，味初淡而微涩，后渐苦、辛。

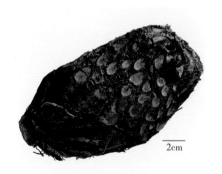

图　绵马贯众药材

主要成分及分析：主含间苯三酚衍生物，如绵马贯众素（东北贯众素，dryocrassin）、绵马精（filmarone），其性质不稳定，能缓慢分解产生绵马酸类（filicic acids）、黄绵马酸类（flavaspidic acids）等。还含里白烯（diploptene）等羊齿三萜类成分。尚含鞣质、挥发油等。热浸法测定，用稀乙醇作溶剂，醇溶性浸出物不得少于 25.0%。

鉴定试验：①叶柄基部横切面镜检可见：基本组织细胞间隙中有单细胞间隙腺毛，头部呈球形或梨形；分体中柱 5~13 个，环列，维管束周韧型。②粉末黄棕色。镜检可见：细胞间隙腺毛；梯纹管胞；下皮纤维；内皮层细胞；淀粉粒。③粉末环己烷提取液作供试品溶液，以绵马贯众对照药材作对照。照薄层色谱法，点于同一硅胶 G 薄层板上，用正己烷-三氯甲烷-甲醇（30∶15∶1）展开，取出，晾干，以 0.3%坚牢蓝 BB 盐的稀乙醇溶液显色。供试品色谱中，在与对照药材色谱相应的位置上，显相同颜色的斑点。

功效及应用：清热解毒，止血，杀虫。用于时疫感冒，风热头痛，温毒发斑，疮疡肿毒，崩漏下血，虫积腹痛。现代研究证实，绵马贯众具有抗病原微生物、驱虫等作用。常用方药为贯众汤，贯众丸，贯众感冒颗粒等。

（刘训红）

gǔsuìbǔ

骨碎补 （Drynariae Rhizoma）

水龙骨科（Polypodiaceae）植物槲蕨 Drynaria fornunei（Kuntze）J. Sm. 的干燥根茎。为较常用中药。主产于湖南、浙江、江西。全年均可采挖，除去泥沙，干燥，或再燎去茸毛（鳞片）。

性状：呈扁平长条状。表面密被深棕色至暗棕色细小鳞片，柔软如毛，经火燎者呈棕褐色或暗褐色，两侧及上表面均具突起或凹下的圆形叶痕，少数有叶柄残基及须根残留（图）。体轻，质脆，易折断，断面红棕色，有多数黄色小点，排成长扁圆形环状。气微，味淡、微涩。

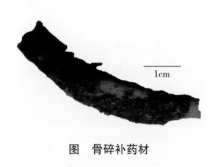

图 骨碎补药材

主要成分及分析：主含柚皮苷（naringin，$C_{27}H_{32}O_{14}$）及橙皮苷（hesperidin）。热浸法测定，用稀乙醇作溶剂，醇溶性浸出物不得少于 16.0%。高效液相色谱法测定，干燥品含柚皮苷不得少于 0.50%。

鉴定试验：①根茎横切面镜检可见：鳞片基着生于表皮层凹陷处，由 3 ~ 4 列厚壁细胞组成；表皮细胞一列，外壁稍厚；基本薄壁组织细胞类圆形或不规则波状弯曲；分体中柱 17 ~ 25 个，排列成扁圆环形，维管束周韧型，外周有内皮层，具凯氏点，中央木质部管胞多角形。②粉末棕褐色。镜检可见：鳞片碎片；皮层细胞；内皮层细胞；梯纹管胞；纤维梭形，成束。③粉末甲醇提取液作为供试品溶液，以柚皮苷对照品作对照。照薄层色谱法，点于同一硅胶 G 薄层板上，用甲苯-乙酸乙酯-甲酸-水（1 : 12 : 2.5 : 3）的上层溶液展开，取出，晾干，喷以三氯化铝试液，置紫外光灯（365nm）下检视。供试品色谱中，在与对照品色谱相应的位置上，显相同颜色的荧光斑点。

功效及应用：疗伤止痛，补肾强骨；外用消风祛斑。用于跌扑闪挫，筋骨折伤，肾虚腰痛，耳鸣耳聋，牙齿松动；外治斑秃，

白癜风。现代研究证实，骨碎补具有促进骨骼生长发育等作用。常用方药为骨碎补散。

（刘训红）

xìxīn

细辛（Asari Radix et Rhizoma）

马兜铃科（Aristolochiaceae）植物北细辛 *Asarum heterotropoides* Fr. Schmidt var. *mandshuricum*（Maxim.）Kitag、汉城细辛 *Asarum sieboldii* Miq. var. *seoulense* Nakai 或华细辛 *Asarum sieboldii* Miq. 的干燥根及根茎。为常用中药。前二种主产于东北，习称"辽细辛"；后一种主产于陕西、河南、山东等地。夏季果熟期或初秋采挖，除净地上部分和泥沙，阴干。

性状：①北细辛常卷曲成团。根茎横生呈不规则圆柱状，具短分枝，长 1 ~ 10cm，直径 0.2 ~ 0.4cm；表面灰棕色，粗糙，有环形的节，节间长 0.2 ~ 0.3cm，分枝顶端有碗状的茎痕。根细长，密生节上，长 10 ~ 20cm，直径 0.1cm；表面灰黄色，平滑或具纵皱纹；有须根及须根痕（图）；质脆，易折断，断面平坦，黄白色或白色。气辛香，味辛辣、麻舌。②汉城细辛根茎直径 0.1 ~ 0.5cm，节间长 0.1 ~ 1cm。③华细辛根茎长 5 ~ 20cm，直径 0.1 ~ 0.2cm，节间长 0.2 ~ 1cm。气味较弱。

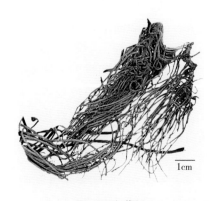

图 细辛药材

主要成分及分析：主含挥发油，油中主要成分为甲基丁香酚（methyleugenol）、榄香脂素（elemicin）、黄樟醚（safrole）、细辛醚（asaricin）等。还含木脂素类化合物，如细辛脂素（asarinin，$C_{20}H_{18}O_6$）等。热浸法测定，用乙醇作溶剂，醇溶性浸出物不得少于 9.0%。含挥发油不得少于 2.0%（ml/g）。高效液相色谱法测定，干燥品含细辛脂素不得少于 0.050%。

鉴定试验：①北细辛根横切面镜检可见：后生表皮为一列类方形细胞；皮层宽广，油细胞散在，内皮层可见凯氏点；中柱鞘部位为一列薄壁细胞；维管束次生组织不发达，初生木质部通常三原型，形成层隐约可见，其外侧有韧皮部细胞；薄壁细胞充满淀粉粒。②粉末甲醇提取液作为供试品溶液，以细辛对照药材和细辛脂素对照品作对照。照薄层色谱法，点于同一硅胶 G 薄层板上，用石油醚（60 ~ 90℃）-乙酸乙酯（3 : 1）展开，喷以 1% 香草醛硫酸溶液，热风吹至斑点显色清晰。供试品色谱中，在与对照药材和对照品色谱相应的位置上，显相同颜色的斑点。

功效及应用：祛风散寒，祛风止痛，通窍，温肺化饮。用于风寒感冒，头痛，牙痛，鼻塞流涕，鼻鼽，鼻渊，风湿痹痛，痰饮喘咳。有小毒，主要毒性成分为挥发油中黄樟醚。现代研究证实，细辛具解热镇痛、抗炎等作用。常用方药为细辛汤。

（刘训红）

héshǒuwū

何首乌（Polygoni Multiflori Radix）蓼科（Polygonaceae）植物何首乌 *Polygonum multiflorum* Thunb. 的干燥块根。为常用中

药。主产于河南、湖北、广西、广东等地。秋、冬二季叶枯萎时采挖，削去两端，洗净，个大的切成块，干燥。

性状：呈团块状或不规则纺锤形。表面红棕色或红褐色，皱缩不平，有浅沟，并有横长皮孔样突起及细根痕。体重，质坚实，不易折断，断面浅黄棕色或浅红棕色，粉性，皮部形成云锦状花纹，中央木部较大（图）。气微，味微苦而甘涩。

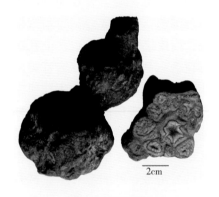

图　何首乌药材

主要成分及分析：主含蒽醌类化合物如大黄酚（chrysophanol）、大黄素（emodin，$C_{15}H_{10}O_5$）等。又含芪类化合物如白藜芦醇（resveratrol），2,3,5,4'-四羟基二苯乙烯-2-O-β-D-葡萄糖苷（2,3,5,4'-tetrahydroxystilbene-2-O-β-D-glucopyranoside，$C_{20}H_{22}O_9$）等。还含卵磷脂（lecithin）等。高效液相色谱法测定，干燥品含2,3,5,4'-四羟基二苯乙烯-2-O-β-D-葡萄糖苷不得少于1.0%；含结合蒽醌以大黄素和大黄素甲醚（$C_{16}H_{12}O_5$）的总量不得少于0.10%。

鉴定试验：①根横切面镜检可见：木栓层为数列细胞，充满棕色物；韧皮部外侧组织中散有类圆形异型复合维管束或单个维管束4~11个，均为外韧型；形成层成环；木质部导管较少，周围有管胞及少数木纤维；薄壁细胞含草酸钙簇晶及淀粉粒。②粉末黄棕色。镜检可见：草酸钙簇晶；具缘纹孔导管；棕色细胞及棕色块；淀粉粒。③粉末乙醇提取液作为供试品溶液，以何首乌对照药材作对照。照薄层色谱法，点于同一硅胶H薄层板上，用三氯甲烷-甲醇（7：3）展开，展至约3.5cm，再用三氯甲烷-甲醇（20：1）展开，展至约7cm，取出，晾干，置紫外光灯（365nm）下检视。供试品色谱中，在与对照药材色谱相应的位置上，显相同颜色的荧光斑点。

功效及应用：解毒，消痈，截疟，润肠通便。用于疮痈，瘰疬，风疹瘙痒，久疟体虚，肠燥便秘。现代研究证实，何首乌具抗衰老、保肝等作用。常用方药为七宝美髯丹，何首乌散等。

（刘训红）

quánshēn

拳参（Bistortae Rhizoma）　蓼科（Polygonaceae）植物拳参 *Polygonum bistorta* L. 的干燥根茎。又称山虾子、虾参。为常用中药。主产于华北、西北及山东、江苏、湖北等地。春初发芽时或秋季茎叶将枯萎时采挖，除去泥沙，晒干，去须根。

性状：呈扁长条形或扁圆柱形，弯曲，有的对卷弯曲，两端略尖，或一端渐细。表面紫褐色或紫黑色，粗糙，一面隆起，一面稍平坦或略具凹槽，全体密具粗环纹，有残留须根或根痕。质硬，断面浅棕红色或棕红色，有黄白色小点，排列成环（图）。气微，味苦、涩。

主要成分及分析：主含鞣质，包括可水解鞣质和缩合鞣质；尚含没食子酸（gallic acid）、并没食子酸（ellagic acid）、D-儿茶酚（D-catechol）等。又含羟甲基蒽醌、酚酸类化合物如绿原酸（chlorogenic acid）、咖啡酸（caffeic acid）、原儿茶酸（protocatechuic acid）等。冷浸法测定，用乙醇作溶剂，醇溶性浸出物不得少于15.0%。

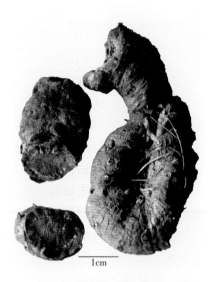

图　拳参药材

鉴定试验：①粉末淡棕红色。镜检可见：木栓细胞多角形，含棕红色物；草酸钙簇晶；具缘纹孔导管；纤维长梭形，壁厚，木化，孔沟明显；淀粉粒。②薄片加乙醇与1%三氯化铁乙醇溶液显蓝黑色。③粉末甲醇提取液作为供试品溶液，以拳参对照药材、没食子酸对照品和绿原酸对照品作对照。照薄层色谱法，点于同一硅胶G薄层板上，用二氯甲烷-乙酸乙酯-甲酸（5：4：1）展开，取出，晾干，置氨蒸气中熏至斑点显色清晰。供试品色谱中，在与对照药材和对照品色谱相应位置上，显相同颜色的斑点。

功效及应用：清热解毒，消肿，止血。用于赤痢热泻，肺热咳嗽，痈肿瘰疬，口舌生疮，血热吐衄,痔疮出血,蛇虫咬伤。现代研究证实,拳参具抗病原微生物、止血等作用。常用方药为八味檀香散,复方拳参片。

(刘训红)

hǔzhàng

虎杖(Polygoni Cuspidati Rhizoma et Radix) 蓼科(Polygonaceae)植物虎杖 Polygonum cuspidatum Sieb. et Zucc. 的干燥根茎及根。又称酸汤杆、山大黄。为常用中药。主产于江苏、浙江、安徽、广东等地。春、秋二季采挖,除去须根,洗净,趁鲜切短段或厚片,晒干。

性状:多为圆柱形短段或不规则厚片。外皮棕褐色,有纵皱纹及须根痕,切面皮部较薄,木部宽广,棕黄色,有放射状线纹,皮部与木部较易分离。根茎髓中有隔或呈空洞状(图)。质坚硬。气微,味微苦、涩。

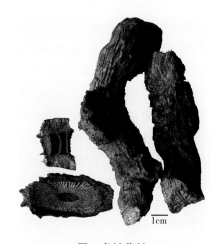

图 虎杖药材

主要成分及分析:含蒽醌类成分,主为大黄素(emodin)、大黄素甲醚(physcion)等。还含芪类化合物,如白藜芦醇(resveratrol)、虎杖苷(polydatin)等。尚含原儿茶酸、黄酮及酚性化合物等。冷浸法测定,用乙醇作为溶剂,醇溶性浸出物不得少于9.0%。高效液相色谱法测定,干燥品含大黄素($C_{15}H_{10}O_5$)不得少于0.60%,含虎杖苷($C_{20}H_{22}O_8$)不得少于0.15%。

鉴定试验:①粉末棕红色。镜检可见:木射线细胞壁成念珠状,纹孔明显;孔纹导管;草酸钙簇晶形大;淀粉粒众多,单粒并有4个分粒聚成复粒;韧皮纤维较平直,两端尖,具纹孔。②粉末甲醇提取液挥干,残渣用2.5mol/L硫酸水解,三氯甲烷萃取,萃取液作为供试品溶液。以虎杖对照药材、大黄素对照品和大黄素甲醚对照品作对照。照薄层色谱法,点于同一硅胶G薄层板上,用石油醚(30~60℃)-甲酸乙酯-甲酸(15:5:1)的上层溶液展开,取出,晾干,置紫外光灯(365nm)下检视。供试品色谱中,在与对照药材和对照品色谱相应的位置上,显相同颜色的荧光斑点;置氨蒸气中熏后,斑点变为红色。

功效及应用:利湿退黄,清热解毒,散瘀止痛,止咳化痰。用于湿热黄疸,淋浊,带下,风湿痹痛,痈肿疮毒,水火烫伤,经闭,癥瘕,跌打损伤,肺热咳嗽。现代研究证实,虎杖具有保肝、抗病原微生物等作用。常用方药为虎杖散。

(刘训红)

dàhuáng

大黄(Rhei Radix et Rhizoma) 蓼科(Polygonaceae)植物掌叶大黄 Rheum palmatum L.、唐古特大黄 Rheum tanguticum Maxim. ex Balf. 或药用大黄 Rheum officinale Baill. 的干燥根及根茎。为常用中药。掌叶大黄及唐古特大黄主产于甘肃、青海等地;药用大黄主产于四川、贵州等地。秋末茎叶枯萎或次春发芽前采挖,除去细根,刮去外皮,切瓣或段,绳穿成串干燥或直接干燥。

性状:呈类圆柱形、圆锥形、不规则瓣块状或段状,长3~17cm,直径3~10cm。除尽外皮者表面黄棕色至红棕色,有的可见类白色网状纹理,习称"锦纹",或有部分棕褐色栓皮残留,多具绳孔及粗皱纹(图)。质坚实,有的中心稍松,断面淡红棕色或黄棕色,显颗粒性;根茎髓部宽广,有星点环列或散在;根木部发达,具放射状纹理,环纹明显,无星点。气清香,味苦而微涩,嚼之粘牙,有沙粒感,唾液染成黄色。

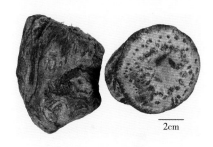

图 大黄药材

主要成分及分析:主含蒽醌类衍生物,游离蒽醌有大黄酸(rhein)、大黄素(emodin)等;结合蒽醌为游离蒽醌的葡萄糖苷或双蒽酮苷,主要有番泻苷(sennoside)A、B、C、D、E、F等。尚含鞣质、挥发油等。高效液相色谱法测定,干燥品含芦荟大黄素($C_{15}H_{10}O_5$)、大黄酸($C_{15}H_8O_6$)、大黄素($C_{15}H_{10}O_5$)、大黄酚($C_{15}H_{10}O_4$)和大黄素甲醚($C_{16}H_{12}O_5$)的总量不得少于1.5%。

鉴定试验:①根茎横切面镜检可见:木栓层及皮层大多已除去;韧皮部筛管群明显,有黏液腔；形成层成环；木质部射线较密，内含棕色物，导管非木化；髓部宽广，有异常维管束排列成环状或散在，异常形成层成环，外侧为木质部，内侧为韧皮部，射线呈星状射出，韧皮部中有黏液腔，内含红棕色物质；薄壁细胞含草酸钙簇晶及多数淀粉粒。根横切面无髓，余同根茎。②粉末黄棕色。镜检可见：大型草酸钙簇晶；非木化的网纹导管或具缘纹孔、螺纹及环纹导管；类球形单、复粒的淀粉粒。③取粉末少量，进行微量升华，可见菱状针晶或羽状结晶。④粉末甲醇浸提液蒸干，加水溶解，盐酸酸化，乙醚萃取，蒸干，加三氯甲烷溶解，作为供试品溶液。以大黄对照药材和大黄酸对照品作对照。照薄层色谱法，点于同一硅胶 H 薄层板上，用石油醚（30～60℃）-甲酸乙酯-甲酸（15：5：1）的上层液展开，置紫外光灯（365nm）下检视。供试品色谱中，在与对照药材色谱相应的位置上，显相同的 5 个橙黄色荧光主斑点；在与对照品色谱相应的位置上，显相同的橙黄色荧光斑点，置氨蒸气中熏后，斑点变为红色。

功效及应用：泻热通肠，凉血解毒，逐瘀通经。用于实热便秘，积滞腹痛，泻痢不爽，湿热黄疸，血热吐衄，目赤，咽肿，肠痈腹痛，痈肿疔疮，瘀血经闭，跌扑损伤；外治水火烫伤，上消化道出血。酒大黄善清上焦血分热毒，用于目赤咽肿，牙龈肿痛。熟大黄泻下力缓，泻火解毒，用于火毒疮疡。大黄炭凉血化瘀止血，用于血热有瘀出血症。现代研究证实，大黄具有抗病原微生物、泻下、利胆保肝、止血等作用。常用方药为大承气汤，大黄汤，泻心汤等。

（刘训红）

chuānniúxī

川牛膝（Cyathulae Radix） 苋科（Amaranthaceae）植物川牛膝 Cyathula officinalis Kuan 的干燥根。为常用中药。主产于四川、云南、贵州等地。秋、冬二季采挖，除去芦头、须根及泥沙，烘或晒至半干，堆放回润，再烘干或晒干。

性状：根近似圆柱形，微扭曲，向下略细或有少数分枝，长 30～60cm，直径 0.5～3cm。表面黄棕色或灰褐色，具纵皱纹、支根痕和多数皮孔样突起。质坚韧，不易折断，断面浅黄色或棕黄色，有多数筋脉点，排列成数轮同心环（图）。气微，味甜。

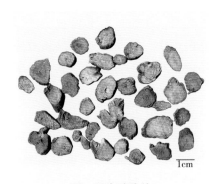

图 川牛膝饮片

主要成分及分析：含甾类化合物，主要为杯苋甾酮（cyasterone）、异杯苋甾酮（isocyasterone）等；另含甜菜碱（betaine）。高效液相色谱法测定，干燥品含杯苋甾酮（$C_{29}H_{44}O_8$）不得少于 0.030%。

鉴定试验：①根横切面镜检可见：异常维管束断续排列成 4～11 轮，外韧型；内侧维管束的束内形成层可见；木质部导管多单个，径向排列，木纤维较发达；中央初生构造维管束系统常分成 2～9 股；薄壁细胞中含草酸钙砂晶、方晶。②粉末棕色。镜检可见：草酸钙砂晶、方晶；具缘纹孔导管；纤维。③粉末甲醇提取液加于中性氧化铝柱上，用甲醇-乙酸乙酯（1：1）洗脱，洗脱液蒸干后，残渣用甲醇溶解，作为供试品溶液。以川牛膝对照药材和杯苋甾酮对照品作对照。照薄层色谱法，用三氯甲烷-甲醇（10：1）展开，取出，晾干，喷 10%硫酸乙醇溶液，105℃加热显色，置紫外光灯（365nm）下检视。供试品色谱中，在与对照药材和对照品色谱相应的位置上，显相同颜色的荧光斑点。

功效及应用：逐瘀通经，通关利节，利尿通淋。用于经闭癥瘕，跌打损伤，风湿痹痛，足痿筋挛，尿血血淋。现代研究表明，川牛膝有抗炎、镇痛、增强免疫、抗肿瘤作用。常用方药为三妙丸。

（乐巍）

niúxī

牛膝（Achyranthis Bidentatae Radix） 苋科（Amaranthaceae）植物牛膝 Achyranthes bidentata Bl. 的干燥根。又称怀牛膝。为常用中药。主产于河南武陟、沁阳，河北、山西、山东、江苏等地亦产。冬季茎叶枯萎时采挖，除去须根和泥沙，捆成小把，晒至干皱后，将顶端切齐，晒干。

性状：呈细长圆柱形，长 15～70cm，直径 0.4～1cm。表面灰黄色或淡棕色，有细纵皱纹、稀疏的侧根痕和细小横长皮孔样突起。质硬脆，易折断，受潮后变柔软，断面平坦，淡棕色，略呈角质样，中心有细小黄色木心，周围散有黄白色小点，断续排列成 2～4 轮（图）。气微，味微甜而稍苦涩。

主要成分及分析：含三萜皂苷，主要为牛膝皂苷（achyranthoside）。牛膝皂苷水解得齐墩果酸（oleanolic acid）。另含β-蜕皮甾酮（β-ecdysterone，$C_{27}H_{44}O_7$）、牛膝甾酮（inokosterone）、红苋甾醇（rubrosterone）及多糖等。高效液相色谱法测定，干燥品含β-蜕皮甾酮不得少于0.030%。

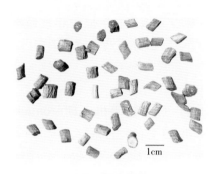

图　牛膝饮片

鉴定试验：①根横切面镜检可见：异常维管束断续排列成2～4轮，外韧型；薄壁细胞含草酸钙砂晶。②粉末土黄色。镜检可见：木纤维；网纹、单纹孔或具缘纹孔导管；草酸钙砂晶；木栓细胞。③粉末甲醇提取液加在D101型大孔吸附树脂柱上，分别用水、20%乙醇和80%乙醇洗脱，洗脱液蒸干后，残渣用80%甲醇溶解后作为供试品溶液。以牛膝对照药材和β-蜕皮甾酮对照品作对照。照薄层色谱法，用三氯甲烷-甲醇-水-甲酸（7：3：0.5：0.05）展开，取出，晾干，喷5%香草醛硫酸溶液，105℃加热至斑点显色清晰。供试品色谱中，在与对照药材和对照品色谱相应的位置上，显相同颜色的斑点。

功效及应用：逐瘀通经，利尿通淋，引血下行。用于腰膝酸痛，筋骨无力，经闭癥瘕，肝阳眩晕。现代研究表明，牛膝具有免疫调节、抗衰老、抗病毒、抗肿瘤等作用。常用方药为镇肝熄风汤，牛膝散，牛膝汤。

（乐 毳）

shānglù

商陆（Phytolaccae Radix）　商陆科（Phytolaccaceae）植物商陆 *Phytolacca acinosa* Roxb. 或垂序商陆 *Phytolacca americana* L. 的干燥根。又称山萝卜。为常用中药。商陆主产于河南、湖北、安徽等省；垂序商陆主产于山东、浙江、江西等地。秋季至次春采挖，除去须根和泥沙，切成块或片，晒干或阴干。

性状：为不规则块片，厚薄不等。外皮灰黄色或灰棕色。横切片弯曲不平，边缘皱缩，直径2～8cm（图1）；切面浅黄棕色或黄白色，木部隆起，形成数个突起的同心性环轮，俗称"罗盘纹"（图2）。纵切片弯曲或卷曲，长5～8cm，宽1～2cm，木部呈平行条状突起。质硬。气微，味甘淡，久嚼麻舌。

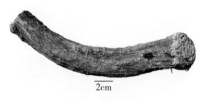

图1　商陆药材

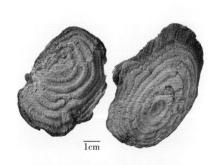

图2　商陆药材切面（罗盘纹）

主要成分及分析：含三萜皂苷元及三萜皂苷，主要为商陆皂苷元（phytolaccagenin），商陆皂苷甲、乙、丙、丁、戊、己、辛等；含加利果酸（jaligonic acid）、去羟基加利果酸（esculentic acid）。垂序商陆根含商陆皂苷B、E、G、F、D_2。高效液相色谱法测定，干燥品含商陆皂苷甲（$C_{42}H_{66}O_{16}$）不得少于0.15%。

鉴定试验：①商陆根横切面镜检可见：异常维管束断续排列成数环，形成层连续成环，每环有几个维管束；维管束外韧型，木纤维较多；薄壁细胞含草酸钙针晶束、少数草酸钙方晶或簇晶。②商陆粉末灰白色。镜检可见：草酸钙针晶、草酸钙方晶或簇晶；木纤维；淀粉粒。③垂序商陆显微鉴定无草酸钙方晶和簇晶，余同商陆。④粉末乙醇提取液作为供试品溶液，以商陆皂苷甲对照品作对照。照薄层色谱法，用三氯甲烷-甲醇-水（7：3：1）的下层溶液展开，取出，晾干，喷10%硫酸乙醇溶液加热显色。供试品色谱中，在与对照品色谱相应的位置上，显相同颜色的斑点。

功效及应用：逐水消肿，通利二便，解毒散结。用于水肿胀满，二便不通；外治痈肿疮毒。有毒，经炮制后毒性显著下降。现代研究表明，商陆有利尿、祛痰、镇咳、抗炎、抗肿瘤等作用。常用方药为疏凿饮子，商陆散。

（乐 毳）

yíncháihú

银柴胡（Stellariae Radix）　石竹科（Caryophyllaceae）植物银柴胡 *Stellaria dichotoma* L. var. *lanceolata* Bge. 的干燥根。为常用中药。主产于宁夏、甘肃、陕西、内蒙古等地。春、夏间植株萌发或秋后莲叶枯萎时采挖；栽培品于种植后第三年9月中旬或第四年4月中旬采挖，除去残茎、须根及泥沙，晒干。

性状：呈类圆柱形，一般长15～40cm，直径0.5～2.5cm。表面浅棕黄色至浅棕色，有扭曲的纵皱纹及支根痕，多具孔穴状或盘状凹坑，习称"砂眼"。根头部有密集的疣状突起的芽苞、茎或根茎残基，习称"珍珠盘"（图）。质硬而脆，易折断，断面不平坦，较稀疏，有裂隙，皮部甚薄，木部有黄白相间的放射状纹理。气微，味甘。

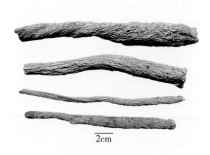

图　银柴胡药材

主要成分及分析：含呋喃酸（furan acid）、汉黄芩素（wogonin）、6-C-半乳糖基异野黄芩素（6-C-galactopyranosyl-isoscutellarein）及挥发性皂苷、银柴胡环肽（stellaria cyclopeptide）、豆固醇类等。冷浸法测定，用甲醇作溶剂，醇溶性浸出物不得少于20.0%。

鉴定试验：根横切面镜检可见：韧皮部筛管群明显；射线较宽，达10余列细胞，薄壁细胞含草酸钙砂晶。

功效及应用：清虚热，除疳热。用于阴虚发热，骨蒸潮热，小儿疳热。现代研究表明，银柴胡醇提物对吞噬细胞吞噬功能有促进作用。常用方药为清骨散。

（乐 巍）

tàizǐshēn

太子参（Pseudostellariae Radix） 石竹科（Caryophyllaceae）

植物孩儿参 *Pseudostellaria heterophylla* (Miq.) Pax ex Pax et Hoffm. 的干燥块根。又称孩儿参。为常用中药。主产于福建、安徽、贵州、江苏、山东等地。夏季茎叶大部分枯萎时采挖，洗净，除去须根，置沸水中略烫后晒干或直接晒干。

性状：呈细长纺锤形或细长条形，稍弯曲，长3～10cm，直径0.2～0.6cm。表面黄白色，微有纵皱纹，凹陷处有须根痕。顶端有茎痕（图）。质硬而脆，断面平坦，淡黄色，角质样；或类白色，有粉性。气微，味微甘。

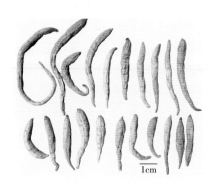

图　太子参药材

主要成分及分析：含多种皂苷、固醇类化合物及太子参环肽（heterophyllin）A、B等。高效液相色谱法测定，干燥品含太子参环肽 B（$C_{40}H_{58}O_8N_8$）不得少于0.020%。

鉴定试验：①块根横切面镜检可见：木栓层为2～4列类方形细胞；栓内层薄；韧皮部狭窄，射线宽广；形成层成环；木质部导管稀疏，初生木质部3～4原型；薄壁细胞中可见淀粉粒及草酸钙簇晶。②粉末甲醇温浸液作为供试品溶液，以太子参对照药材作对照。照薄层色谱法，用正丁醇-冰醋酸-水（4:1:1）展开，取出，晾干，喷0.2%茚三酮

乙醇溶液，在105℃加热至斑点显色清晰。供试品色谱中，在与对照药材色谱相应的位置上，显相同颜色的斑点。

功效及应用：益气健脾，生津润肺。用于脾虚体倦，食欲不振，病后虚弱，气阴不足，自汗口渴，肺燥干咳。现代研究证实，太子参具有抗疲劳、抗应激、增强免疫力、镇咳、抗菌和抗病毒等作用。常用方药为清中消痞汤。

（乐 巍）

ǒujié

藕节（Nelumbinis Rhizomatis Nodus） 睡莲科（Nymphaeaceae）植物莲 *Nelumbo nucifera* Gaerin. 的干燥根茎节部。又称藕节疤、老藕节、雪藕节。为较常用中药。中国各地均产。秋、冬二季采挖根茎（藕），切取节部，洗净，晒干，除去须根。

性状：呈短圆柱形，中部稍膨大，长2～4cm，直径约2cm。表面灰黄色至灰棕色，有残存的须根及须根痕，偶见暗红棕色的鳞叶残基。两端有残留的藕，表面皱缩有纵纹。质硬，断面有多数类圆形的孔（图）。气微，味微甘、涩。

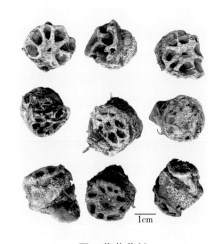

图　藕节药材

主要成分及分析：主要含鞣

质、天门冬酰胺（aspraginate）等。还含大量淀粉，另含棉籽糖（raffinose）、水苏糖（stachyose）及多酚化合物。热浸法测定，水溶性浸出物不得少于 15.0%。

鉴定试验：粉末乙醇提取液作为供试品溶液，以藕节对照药材和丙氨酸对照品作对照。照薄层色谱法，用正丁醇–冰醋酸–水（4∶1∶1）展开，取出，晾干，喷茚三酮试液，在 105℃ 加热至斑点显色清晰。供试品色谱中，在与对照药材和对照品色谱相应的位置上，显相同颜色的斑点。

功效及应用：收敛止血，化瘀。用于吐血，咯血，衄血，尿血，崩漏。现代研究证实，藕节制炭后鞣质、钙含量相对增加，止血作用加强。

（乐 巍）

báisháo
白芍（Paeoniae Radix Alba）

毛茛科（Ranunculaceae）植物芍药 *Paeonia lactiflora* Pall. 的干燥根。为常用中药。主产于浙江、安徽、四川等地，分别习称"杭白芍""亳白芍"和"川白芍"。夏、秋二季采挖，洗净，除去头尾和细根，置沸水中煮后除去外皮或去皮后再煮，晒干。

性状：呈圆柱形，平直或稍弯曲，两端平截，粗细均匀，长 5~18cm，直径 1~2.5cm。表面类白色或淡红棕色，光滑，隐约可见横长皮孔样突起及细根痕，偶有残存的棕褐色外皮（图）。质坚实，不易折断。断面较平坦，角质样，类白色或微带棕红色，形成层环明显，射线放射状。气微，味微苦、酸。

主要成分及分析：主含单萜类及其苷，主要有芍药苷（paeoniflorin）；并含少量苯甲酰芍药苷（benzoylpaeoniflorin）、芍药内酯苷（albiflorin）及挥发油等。高效液相色谱法测定，干燥品含芍药苷（$C_{23}H_{28}O_{11}$）不得少于 1.6%。

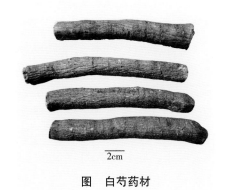

图　白芍药材

鉴定试验：① 粉末黄白色。镜检可见：糊化淀粉粒；草酸钙簇晶，常排列成行，或一个细胞中含数个簇晶；具缘纹孔导管和网纹导管；纤维。② 粉末乙醇提取液作为供试品溶液，以芍药苷对照品作对照。照薄层色谱法，用三氯甲烷–乙酸乙酯–甲醇–甲酸（40∶5∶10∶0.2）展开，取出，晾干，喷 5% 香草醛硫酸溶液加热显色。供试品色谱中，在与对照品色谱相应的位置上，显相同的蓝紫色斑点。

功效及应用：养血调经，敛阴止汗，柔肝止痛，平抑肝阳。用于血虚萎黄，月经不调，自汗，盗汗，胁痛，腹痛，四肢挛痛，头痛眩晕。现代研究表明，白芍能抑制副交感神经的兴奋性而有解痉作用；有抗病原微生物，解热，镇静催眠等作用。常用方药为当归芍药散，芍药甘草汤。

（乐 巍）

chìsháo
赤芍（Paeoniae Radix Rubra）

毛茛科（Ranunculaceae）植物芍药 *Paeonia lactiflora* Pall. 或川赤芍 *Paeonia veitchii* Lynch 的干燥根。为常用中药。芍药主产于内蒙古和东北等地，河北、陕西、山西、甘肃等地亦产。川赤芍主产于四川，甘肃、陕西等地亦产。春、秋二季采挖，除去根茎、须根及泥沙，晒干。

性状：呈圆柱形，稍弯曲，长 5~40cm，直径 0.5~3cm。表面棕褐色，粗糙，有纵沟及皱纹，并有须根痕及横长的皮孔样突起，有的外皮易脱落或皮部与木部脱离（图）。质硬而脆，断面粉白色或粉红色，皮部窄，木部放射状纹理明显，有的有裂隙。气微香，味微苦、酸涩。

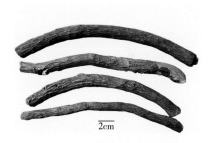

图　赤芍药材

主要成分及分析：含芍药苷（paeoniflorin）以及微量芍药内酯苷（albiflorin）、羟基芍药苷（oxypaeoniflorin）及苯甲酰芍药苷（benzoylpaeoniflorin）、赤芍精、赤芍甲素、赤芍乙素等。高效液相色谱法测定，干燥品含芍药苷（$C_{23}H_{28}O_{11}$）不得少于 1.8%。

鉴定试验：① 根横切面镜检可见：木栓层；栓内层；韧皮部较窄；形成层成环；木质部射线较宽；薄壁细胞中含草酸钙簇晶及淀粉粒。② 薄层色谱法鉴定同白芍。

功效及应用：清热凉血，散瘀止痛。用于经闭痛经，月经不调，冠心病心绞痛，疮痈肿毒，血热引起的斑疹、吐血、衄血等。现代研究表明，赤芍有扩张血管、增加冠脉流量、增加机体的耐缺氧能力及抗血小板聚集和血栓形成的作用。常用方药为芍药丸，芍药柏皮丸，妇康宁片。

（乐 巍）

shēngmá

升麻（Cimicifugae Rhizoma）

毛茛科（Ranunculaceae）植物大三叶升麻 Cimicifuga heracleifolia Kom.、兴安升麻 Cimicifuga dahurica (Turcz.) Maxim. 或升麻 Cimicifuga foetida L. 的干燥根茎。为常用中药。大三叶升麻主产于辽宁、吉林和黑龙江，称"关升麻"；兴安升麻主产于河北、山西、内蒙古，称"北升麻"；升麻主产于四川、青海、陕西，称"西升麻"。秋季采挖，除去泥沙，晒至须根干时，燎去或除去须根，晒干。

性状：呈不规则的长形块状，多分枝，呈结节状，长 10~20cm，直径 2~4cm。表面黑褐色或棕褐色，粗糙不平，有坚硬的细须根残留，上面有数个圆形空洞的茎基痕，洞内壁显网状沟纹；下面凹凸不平，具须根痕（图）。体轻，质坚硬，不易折断，断面不平坦，有裂隙，纤维性，黄绿色或淡黄白色。气微，味微苦而涩。

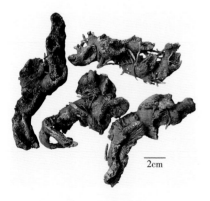

图 升麻药材

主要成分及分析：含多种甾萜类成分：β-谷固醇、升麻醇（cimigenol）、升麻醇木糖苷（cimigenol xyloside）等。还含异阿魏酸（isoferulic acid）、咖啡酸以及呋喃香豆素类成分齿阿米素（visnagin）等。高效液相色谱法测定，干燥品含异阿魏酸（$C_{10}H_{10}O_4$）不得少于 0.10%。

鉴定试验：粉末乙醇提取液作为供试品溶液，以阿魏酸、异阿魏酸对照品作对照。照薄层色谱法，以苯－三氯甲烷－冰醋酸（6：1：0.5）为展开剂展开，取出，晾干，在紫外光灯（365nm）下检视。供试品色谱中，在与对照品色谱相应的位置上，显相同颜色的荧光斑点。

功效及应用：发表透疹，清热解毒，升举阳气。用于风热头痛，牙痛，口疮，咽喉肿痛，麻疹不透，阳毒发斑，脱肛，子宫脱垂。现代研究表明，升麻有抗菌、镇痛、抗炎、抗骨质疏松、抗溃疡等作用。常用方药为升麻葛根汤，补中益气汤。

（乐 巍）

chuānwū

川乌（Aconiti Radix）

毛茛科（Ranunculaceae）植物乌头 Aconitum carmichaelii Debx. 的干燥母根。又称川乌头。为常用中药。主产于四川、陕西、湖南、湖北、云南等地。6月下旬至8月上旬采挖，除去子根、须根及泥沙，晒干。

性状：呈不规则圆锥形，稍弯曲，顶端常有残茎，中部多向一侧膨大，长 2~7.5cm，直径 1.2~2.5cm。表面棕褐色或灰棕色，皱缩，有小瘤状侧根及子根脱离后的痕迹（图）。质坚实，断面类白色或浅灰黄色，粉性，形成层环纹多角形。气微，味辛辣，麻舌。

主要成分及分析：根含生物碱，主要为剧毒的双酯类生物碱，如乌头碱（aconitine）、新乌头碱（mesaconitine）、次乌头碱（hypaconitine）等。高效液相色谱法测定，干燥品含乌头碱、次乌头碱和新乌头碱总量应为 0.05%~0.17%。

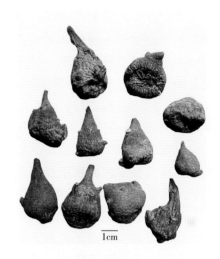

图 川乌药材

鉴定试验：①根横切面镜检可见：后生皮层为棕色木栓化细胞；韧皮部内侧偶见纤维束；内形成层类多角形，其内外侧偶有一至数个异型维管束；木质部导管多列，呈径向或略呈"V"形排列。②粉末加氨试液润湿，加乙醚提取，滤液挥干，加二氯甲烷溶解，作为供试品溶液。以乌头碱、次乌头碱及新乌头碱对照品作对照。照薄层色谱法，用正己烷－乙酸乙酯－甲醇（6.4：3.6：1）展开，置氨蒸气饱和20分钟的展开缸内展开，取出，晾干，喷稀碘化铋钾试液显色。供试品色谱中，在与对照品色谱相应位置上，显相同颜色的斑点。

功效及应用：祛风除湿，温经止痛。用于风寒湿痹，关节疼痛，心腹疼痛，寒疝作痛及麻醉止痛。现代研究表明，川乌具有抗炎、降压、镇痛、局麻及强心作用，但其毒性很强，使用过量造成中毒时常表现为呼吸兴奋、流涎、运动麻痹。因此，一般须炮制后使用，生品内服须谨慎。常用方药为乌头汤，小活络丸。

（乐 巍）

fùzǐ

附子（Aconiti Lateralis Radix Preparata） 毛茛科（Ranunculaceae）植物乌头 *Aconitum carmichaeli* Debx. 子根的加工品。为常用中药。主产于四川、陕西。6月下旬至8月上旬采挖，除去母根、须根及泥沙，习称"泥附子"。因泥附子毒性较大，在产地常加工成盐附子、黑顺片或白附片（参见中药炮制学卷附子）。

性状：①盐附子呈圆锥形，长4～7cm，直径3～5cm。表面灰黑色，被盐霜。顶端宽大，中央有凹陷的芽痕，周围有瘤状突起的支根或支根痕。质重而坚硬，难以折断，受潮易变软。横切面灰褐色，可见充满盐霜的小空隙和多角形成层环纹。气微，味咸而麻、刺舌。②黑顺片为纵切片，上宽下窄，长为1.7～5cm，宽为0.9～3cm，厚为0.2～0.5cm。外皮黑褐色，切面暗黄色，油润具光泽，半透明状，并有纵向导管束脉纹（图）。质硬而脆，断面角质样。气微，味淡。③白附片的形状、气味与"黑顺片"相同但无外皮，黄白色，半透明，厚约0.3cm。

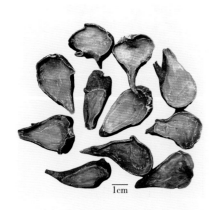

图　黑顺片

主要成分与分析：泥附子含剧毒的双酯类生物碱，主要有乌头碱（aconitine）、新乌头碱（mesaconitine）、次乌头碱（hypaconitine）等。加工过程中双酯类生物碱易水解，生成毒性较小的单酯类生物碱苯甲酰乌头原碱（benzoylaconine）、苯甲酰新乌头原碱（benzoylmesaconine）和苯甲酰次乌头原碱（benzoylhypaconine）。如继续水解，能生成毒性更小的不带酯键的胺醇类生物碱。因此，炮制品较生品毒性小，应用更安全。高效液相色谱法测定，药材含双酯类生物碱以新乌头碱（$C_{33}H_{45}NO_{11}$）、次乌头碱（$C_{33}H_{45}NO_{10}$）和乌头碱（$C_{34}H_{47}NO_{11}$）的总量计，不得过0.020%；含苯甲酰新乌头原碱（$C_{31}H_{43}NO_{10}$）、苯甲酰乌头原碱（$C_{32}H_{45}NO_{10}$）和苯甲酰次乌头原碱（$C_{31}H_{43}NO_{9}$）的总量不得少于0.010%。滴定法测定，含生物碱以乌头碱（$C_{34}H_{47}NO_{11}$）计，不得少于1.0%。

鉴定试验：粉末加氨试液湿润后，加乙醚提取，滤液挥干，残渣加二氯甲烷溶解，作为供试品溶液。以苯甲酰新乌头原碱、苯甲酰乌头原碱、苯甲酰次乌头原碱和新乌头碱、次乌头碱、乌头碱对照品作对照。照薄层色谱法，用正己烷-乙酸乙酯-甲醇（6.4：3.6：1）展开，置氨蒸气饱和20分钟的展开缸内展开，喷稀碘化铋钾显色。供试品色谱中，盐附子在与新乌头碱、次乌头碱和乌头碱对照品色谱相应的位置上，显相同颜色的斑点；黑顺片或白附片在与苯甲酰新乌头原碱、苯甲酰乌头原碱和苯甲酰次乌头原碱对照品色谱相应的位置上，显相同颜色的斑点。

功效及应用：回阳救逆，补火助阳，散寒止痛。用于亡阳虚脱，心阳不足，虚寒吐泻，肾阳虚衰，寒湿痹痛。此药上助心阳、中温脾阳、下补肾阳，为"回阳救逆第一品"。现代研究证实，附子具有强心、抗炎镇痛、抗衰老和抗肿瘤等作用。常用方药为四逆汤，参附汤，附子理中丸。

（乐 巍）

cǎowū

草乌（Aconiti Kusnezoffii Radix） 毛茛科（Ranunculaceae）植物北乌头 *Aconitum kusnezoffii* Reichb. 的干燥块根。为常用中药。主产于东北、内蒙古、河北、山西。秋季茎叶枯萎时采挖，除去须根和泥沙，干燥。

性状：呈不规则长圆锥形，略弯曲，长2～7cm，直径0.6～1.8cm。顶端常有残茎和少数不定根残基。表面灰褐色或黑棕色，皱缩，有纵皱纹、点状须根痕和数个瘤状侧根（图）。质硬，断面灰白色或暗灰色，有裂隙，形成层环纹多角形或类圆形，髓部较大或中空。气微，味辛辣、麻舌。

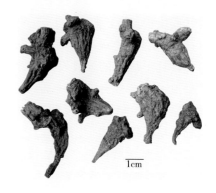

图　草乌药材

主要成分及分析：含剧毒的双酯类生物碱，如乌头碱（aconitine）、新乌头碱（mesaconitine）、次乌头碱（hypaconitine）、杰斯乌头碱（jaesconitine）、异乌头碱（isoaconitine）及北草乌碱等。高效液相色谱法测定，干燥品含乌头碱（$C_{34}H_{47}NO_{11}$）、次乌头碱（$C_{33}H_{45}NO_{10}$）和新乌头碱（$C_{33}H_{45}NO_{11}$）的总量应为0.10%～0.50%。

鉴定试验：①块根横切面镜检可见：后生皮层为7～8列棕黄色栓化细胞；皮层石细胞，单个或成群，胞腔大；内皮层明显；韧皮部宽广，常有不规则裂隙；形成层环呈不规则多角形或类圆形；木质部导管1～4列或数个相聚，位于形成层角隅的内侧；髓部较大。②薄层色谱法鉴定方法同川乌。

功效及应用：与川乌功效类同。有大毒，一般炮制后使用。

（乐 巍）

tiānkuízǐ

天葵子（Semiaquilegiae Radix）

毛茛科（Ranunculaceae）植物天葵 Semiaquilegia adoxoides (DC.) Makino 的干燥块根。又称千年老鼠屎。为少常用中药。主产于湖南、湖北等地。夏初采挖，洗净，干燥，除去须根。

性状：呈不规则短柱状、纺锤状或块状，略弯曲，长1～3cm，直径0.5～1cm。表面暗褐色至灰黑色，具不规则的皱纹及须根或须根痕。顶端常有茎叶残基，外被数层黄褐色鞘状鳞片（图）。质较软，易折断，断面皮部类白色，木部黄白色或黄棕色，略呈放射状。气微，味甘、微苦辛。

主要成分及分析：含生物碱、内酯、香豆素、酚性成分及氨基酸等，主要为格列风内酯（griffonilide）、紫草氰苷（lithtospermoside）。热浸法测定，用乙醇作溶剂，醇溶性浸出物不得少于13.0%。

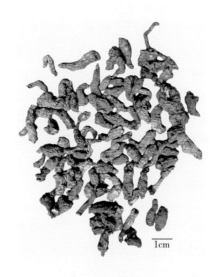

图 天葵子药材

鉴定试验：①块根横切面镜检可见：木栓层为多列细胞，含棕色物；栓内层较窄；韧皮部宽广；形成层成环；木质部射线宽，导管放射状排列；有的可见细小髓部。②粉末甲醇提取液作为供试品溶液，以格列风内酯、紫草氰苷对照品作对照。照薄层色谱法，以三氯甲烷－甲醇－水（6∶4∶1）为展开剂，展开，取出，晾干，置紫外光灯（254nm）下检视。供试品色谱中，在与对照品色谱相应的位置上，显相同颜色的斑点。

功效及应用：清热解毒，消肿散结。用于痈肿疔疮，乳痈，瘰疬，蛇虫咬伤。现代研究证实，天葵子具有抑菌、抗炎、抗肿瘤、抗氧化损伤和降血糖等作用。常用方药为五味消毒饮。

（乐 巍）

huánglián

黄连（Coptidis Rhizoma）

毛茛科（Ranunculaceae）植物黄连 *Coptis chinensis* Franch.、三角叶黄连 *Coptis deltoidea* C. Y. Cheng et Hsiao 或云连 *Coptis teeta* Wall. 的干燥根茎。分别习称"味连""雅连""云连"。为常用中药。

味连主产于四川石柱、湖北、陕西，甘肃亦产，主要为栽培品，是商品黄连的主要来源。雅连主产于四川峨眉、洪雅。云连主产于云南西北部的德钦、腾冲等地。秋季采挖，除去须根和泥沙，干燥，撞去残留须根。

性状：味连多有簇状分枝，常弯曲互抱，形如鸡爪，习称"鸡爪黄连"。单枝根茎长3～6cm，直径0.3～0.8cm。表面灰黄色或黄褐色，粗糙，有不规则结节状隆起、须根及须根残基，有的节间表面平滑如茎杆，习称"过桥"。上部多残留褐色鳞叶，顶端有残余的茎或叶柄（图）。质坚硬，断面不整齐，皮部橙红色或暗棕色，木部鲜黄色或橙黄色，髓部红棕色，有的中空。气微，味极苦。雅连多为单枝，呈圆柱形，微弯曲，"过桥"较长。顶端有少许残茎。云连弯曲呈钩状，多为单枝，较细小。黄连饮片（味连）外表皮灰黄色或黄褐色，粗糙，有细小的须根。切面或碎断面鲜黄色或红黄色，具放射状纹理。气微，味极苦。

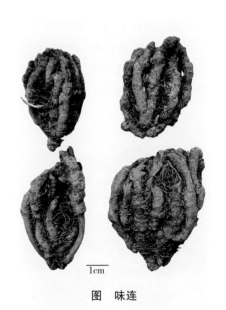

图 味连

主要成分及分析：根茎含多

种异喹啉类生物碱，主要为小檗碱（berberine），呈盐酸盐存在；其次为黄连碱（coptisine），为黄连的特征性成分；另含巴马汀（palmatine）、药根碱（jatrorrhizine）等。酸性成分主要有阿魏酸、绿原酸等。高效液相色谱法测定，以盐酸小檗碱计，干燥品含小檗碱（$C_{20}H_{17}NO_4$）不得少于 5.5%，含表小檗碱（$C_{20}H_{17}NO_4$）不得少于 0.80%，含黄连碱（$C_{19}H_{13}NO_4$）不得少于 1.6%，含巴马汀（$C_{21}H_{21}NO_4$）不得少于 1.5%。

鉴定试验：①味连根茎横切面镜检可见：木栓层数列细胞；皮层较宽，可见石细胞和根迹维管束；中柱鞘纤维成束或伴有少数石细胞，均显黄色；维管束外韧型，环列，束间形成层，木纤维较发达；髓部无石细胞。雅连根茎横切面镜检可见：髓部有石细胞。云连根茎横切面镜检可见：皮层、中柱鞘及髓部均无石细胞。雅连和云连其余均同味连。②粉末甲醇提取液作为供试品溶液，以黄连对照药材和盐酸小檗碱对照品作对照。照薄层色谱法，以环己烷-乙酸乙酯-异丙醇-甲醇-水-三乙胺（3：3.5：1：1.5：0.5：1）为展开剂，在浓氨试液预饱和的展开缸内展开，取出，晾干，置紫外光灯（365nm）下检视。供试品色谱中，在与对照药材色谱相应的位置上，显 4 个以上相同颜色的荧光斑点；在与对照品色谱相应的位置上，显相同颜色的荧光斑点。

功效及应用：清热燥湿，泻火解毒。用于胃热呕吐，心烦不寐，口舌生疮，目赤肿痛，痈肿疔疮。现代研究表明，黄连有抑菌、抗炎、抗溃疡和降血压作用。临床上可用于细菌性及阿米巴性痢疾，急性胃肠炎。常用方药为黄连上清丸，葛根芩连汤。

（乐 巍）

báitóuwēng
白头翁（Pulsatillae Radix）

毛茛科（Ranunculaceae）植物白头翁 *Pulsatilla chinensis*（Bge.）Regel 的干燥根。又称白头老翁、老白毛。为常用中药。主产于吉林、黑龙江、辽宁、河北、山东、山西、陕西、江苏、河南、安徽等地。春、秋二季采挖，除去泥沙，干燥。

性状：呈类圆柱形或圆锥形，长 6~20cm，直径 0.5~2cm。表面黄棕色或棕褐色，有不规则皱纹或纵沟，皮部易脱落，露出黄色的木部，有的有网状裂纹或裂隙，近根头处常有朽状凹洞。根头部有白色绒毛，有的可见鞘状叶柄残基（图）。质硬而脆，断面皮部黄白色或淡黄棕色，木部淡黄色。气微，味微苦涩。

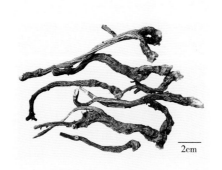

图 白头翁药材

主要成分及分析：根含三萜皂苷，主要为白头翁皂苷（pulsatoside）A、B、C、B₄；另含原白头翁素（protoanemonin）、聚合白头翁素（anemonin）等。高效液相色谱法测定，干燥品含白头翁皂苷 B₄（$C_{59}H_{96}O_{26}$）不得少于 4.6%。

鉴定试验：①粉末灰棕色。镜检可见：韧皮纤维梭形或纺锤形；非腺毛单细胞；具缘纹孔导管、网纹导管及螺纹导管；木栓化细胞；类圆形单、复粒淀粉。②粉末甲醇提取液作供试品溶液，以白头翁对照药材作对照。用正丁醇-醋酸-水（4：1：2）的上层溶液展开，取出，晾干，喷 10%硫酸乙醇溶液，在 105℃加热显色。供试品色谱中，在与对照药材色谱相应的位置上，显相同颜色的斑点。

功效及应用：清热解毒，凉血止痢。用于热毒血痢，阴痒带下，血热出血及瘟疟发热烦躁。现代研究表明，白头翁对阿米巴痢疾、细菌性痢疾有疗效。常用方药为白头翁汤。

（乐 巍）

wēilíngxiān
威灵仙（Clematidis Radix et Rhizoma）

毛茛科（Ranunculaceae）植物威灵仙 *Clematis chinensis* Osbeck、棉团铁线莲 *Clematis hexapetala* Pall. 或东北铁线莲 *Clematis manshurica* Rupr. 的干燥根和根茎。又称铁扫帚、老虎须、九十九条根。为常用中药。威灵仙主产于江苏、浙江、江西、湖南、湖北、四川；棉团铁线莲主产于辽宁、吉林、黑龙江和山东等地；东北铁线莲主产于东北。秋季采挖，除去泥沙，晒干。

性状：威灵仙根茎呈柱状，长 1.5~10cm，直径 0.3~1.5cm，表面淡棕黄色；顶端有残留茎基；下侧着生多数细根（图）。根呈细长圆柱形，稍弯曲，长 7~15cm，直径 0.1~0.3cm，表面黑褐色，有细纵纹，有的皮部脱落，露出黄白色木部；质硬脆，易折断，断面皮部较广，木部淡黄色，略呈方形，皮部与木部常有裂隙。气微，味淡。棉团铁线莲根茎呈短柱状，长 1~4cm，直径 0.5~1cm。根长 4~20cm，直径 0.1~0.2cm；表面棕褐色至棕黑色，断面木部圆形，味咸。东北铁线莲根茎呈柱状，长 1~11cm，直径 0.5~2.5cm。根较密集，长 5~23cm，直径 0.1~0.4cm；表面棕黑色；断面木部近圆形。味辛辣。

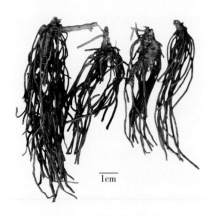

图 威灵仙药材

主要成分及分析：含多种三萜皂苷，主要为齐墩果酸或常青藤皂苷元（chederagenin）的衍生物；另含原白头翁素（protoanemonin），遇热或放置久易聚合为白头翁素（anemonin）。高效液相色谱法测定，干燥品含齐墩果酸（$C_{30}H_{48}O_2$）和常春藤皂苷元（$C_{20}H_{48}O_4$）各不得少于 0.30%。

鉴定试验：①威灵仙根横切面镜检可见：表皮细胞外壁增厚，棕黑色；皮层宽，外皮层细胞切向延长，内皮层明显；韧皮部外侧常有纤维束和石细胞，形成层明显，木质部全部木化；薄壁细胞含淀粉粒。棉团铁线莲横切面镜检可见：外皮层细胞多径向延长，紧接外皮层的 1~2 列细胞壁稍增厚；韧皮部外侧无纤维束和石细胞。以上特征可与威灵仙根区别。东北铁线莲横切面镜检可见：外皮层细胞径向延长，老根

略切向延长；韧皮部外侧偶有纤维和石细胞。②粉末甲醇提取液浓缩，加盐酸加热回流，加水放冷，加石油醚振摇提取，石油醚蒸干后，残渣用无水乙醇溶解，作为供试品溶液。以齐墩果酸对照品作对照。照薄层色谱法，用甲苯－乙酸乙酯－甲酸（20∶3∶0.2）展开，喷 10%硫酸乙醇溶液加热显色。供试品色谱中，在与对照品色谱相应的位置上显相同颜色的斑点。

功效及应用：祛风湿，通经络。用于风湿痹痛，肢体麻木，筋脉拘挛，屈伸不利。现代研究表明，威灵仙有解热、抗痛风及抗组胺作用；对金黄色葡萄球菌、志贺痢疾杆菌有抑制作用；能增加尿酸盐排泄。常用方药为威灵仙散。

（乐 巍）

sānkēzhēn

三颗针（Berberidis Radix） 小檗科（Berberidaceae）植物拟豪猪刺 *Berberis soulieana* Schneid.、小黄连刺 *Berberis wilsonae* Hemsl.、细叶小檗 *Berberis poiretii* Schneid. 或匙叶小檗 *Berberis vernae* Schneid. 等同属数种植物的干燥根。为常用中药。拟豪猪刺分布于陕西、甘肃、湖北、四川等地；小黄连刺分布于中国的湖北及西南各地；细叶小檗分布于中国的东北及河北、内蒙古等地；匙叶小檗产于甘肃、青海、四川等地。春、秋二季采挖，除去泥沙和须根，晒干或切片晒干。

性状：呈类圆柱形，有少数分枝，长为 10~15cm，直径为 1~3cm。根头粗大，向下渐细。外皮灰棕色，有细皱纹，易剥落。质坚硬，不易折断，切面不平坦，鲜黄色，髓部棕黄色（图）。气微，味苦。

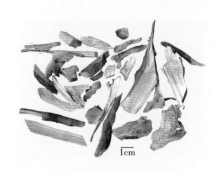

图 三颗针药材

主要成分及分析：含多种生物碱，主要为小檗碱（berberine）、巴马汀（palmatine）、药根碱（jatrorrhizine）等。高效液相色谱法测定，干燥品含盐酸小檗碱（$C_{20}H_{17}NO_4 \cdot HCl$）不得少于 0.60%。

鉴定试验：粉末甲醇提取液作为供试品溶液，以盐酸小檗碱对照品为对照。照薄层色谱法，用正丁醇－醋酸－水（2∶0.5∶1）的上层液展开，取出，晾干，置紫外光灯（365nm）下检视。供试品色谱中，在与对照品色谱相应的位置上显相同颜色的荧光斑点。

功效及应用：清热燥湿，泻火解毒。用于湿热泻痢，黄疸，湿疹，咽痛目赤，聤耳流脓，痈肿疮毒。现代研究表明，三颗针对多种细菌有抑制或杀灭作用。常用方药为三棵针注射液。

（乐 巍）

běidòugēn

北豆根（Menispermi Rhizoma） 防己科（Menispermaceae）植物蝙蝠葛 *Menispermum dauricum* DC. 的干燥根茎。又称蝙蝠葛根、狗葡萄根。为常用中药。主产于吉林、辽宁、河北、河南、陕西、甘肃、山东等地。春、秋二季采挖，除去须根和泥沙，干燥。

性状：呈细长圆柱形，弯曲，有分枝，长可达 50cm，直径

0.3~0.8cm。表面黄棕色至暗棕色，多有弯曲的细根，并可见突起的根痕和纵皱纹，外皮易剥落（图）。质韧，不易折断，断面不整齐，纤维性，木质部淡黄色，呈放射状排列，中心有髓。气微，味苦。

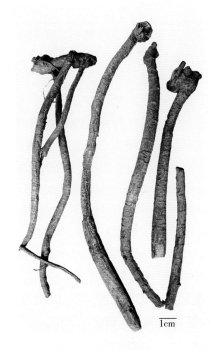

图 北豆根药材

主要成分：含多种生物碱，包括蝙蝠葛碱（menisperine）、北豆根碱（dauricine）、去甲北豆根碱（daurinoline）、异去甲北豆根碱（dauricinoline）、北豆根酚碱（dauricoline）等。

鉴定试验：①根茎横切面镜检可见：皮层较宽，老的根茎有石细胞散在；中柱鞘纤维排成新月形。②粉末淡棕黄色。镜检可见：石细胞；纤维多成束；具缘纹孔导管；草酸钙结晶。③粉末乙酸乙酯及浓氨溶液回流提取，滤液蒸干，残渣加乙酸乙酯溶解，作为供试品溶液。以北豆根对照药材作对照。照薄层色谱法，用三氯甲烷－甲醇－浓氨溶液（9：1：1）展开，取出，晾干，喷碘化铋钾试液显色。供试品色谱中，在与对照药材色谱相应位置上，显相同颜色的斑点。

功效及应用：清热解毒，祛风止痛。用于咽喉肿痛，热毒泻痢，风湿痹痛。现代研究表明，北豆根具有抗肿瘤、抗心律失常、降血脂、保护脑损伤以及抗炎、镇痛、抗菌作用。临床上可用于咽喉炎，慢性支气管炎，心动过速及早期肺癌、喉癌。常用方药为北豆根片。

（乐 巍）

fángjǐ

防己（Stephaniae Tetrandrae Radix）

防己科（Menispermaceae）植物粉防己 Stephania tetrandra S. Moore 的干燥根。为常用中药。主产于安徽、浙江、江西、福建、台湾、湖北、湖南、广东、广西等地。秋季采挖，洗净，除去粗皮，晒至半干，切段，个大者再纵切，干燥。

性状：呈不规则圆柱形、半圆柱形或块状，多弯曲，长 5~10cm，直径 1~5cm。表面淡灰黄色，在弯曲处常有深陷横沟而成结节状的瘤块状。体重，质结实，断面平坦，灰白色，富粉性，有排列较稀疏的放射状纹理习称"车轮纹"（图）。气微，味苦。

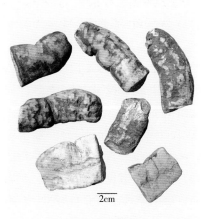

图 防己药材

主要成分及分析：根含多种异喹啉生物碱，主要有粉防己碱（tetrandrine）、去甲基粉防己碱（demethyl-tetrandrine）、轮环藤酚碱（cyclanoline）、防己诺林碱（fangchinoline）等。高效液相色谱法测定，干燥品含粉防己碱（$C_{38}H_{42}N_2O_6$）和防己诺林碱（$C_{37}H_{40}N_2O_6$）的总量不得少于1.6%。

鉴定试验：①根横切面镜检可见：木栓层有时残存；栓内层散有石细胞群，常切向排列；韧皮部较宽；形成层成环；木质部占大部分，射线较宽，导管稀少，呈放射状排列；薄壁细胞中，可见细小杆状草酸钙结晶。②粉末乙醇提取液作供试品溶液，以粉防己碱、防己诺林碱对照品作对照。照薄层色谱法，用三氯甲烷－丙酮－甲醇－5%浓氨试液（6：1：1：0.1）展开，喷稀碘化铋钾试液。供试品色谱中，在与对照品色谱相应的位置上，显相同颜色的斑点。

功效及应用：祛风止痛，利水消肿。用于风湿痹痛，水肿脚气，小便不利，湿疹疮毒。现代研究表明，防己有抗炎、镇痛、改善和保护损伤的心肌细胞和脑组织作用，还具有抗肿瘤和保肝等作用。常用方药为宣痹汤，防己黄芪汤。

（乐 巍）

wūyào

乌药（Linderae Radix）

樟科（Lauraceae）植物乌药 Lindera aggregata（Sims）Kosterm. 的干燥块根。为常用中药。主产于浙江、安徽、湖南等地。以浙江产量大，品质较好。全年均可采挖，除去细根，洗净，趁鲜切片，晒干，或直接晒干。

性状：药材多呈纺锤状，略

弯曲，有的中部收缩成连珠状，长 6～15cm，直径 1～3cm。表面黄棕色或黄褐色，有纵皱纹及稀疏的细根痕（图）。质坚硬，切片厚 0.2～2mm，切面黄白色或淡黄棕色，射线放射状，可见年轮环纹，中心颜色较深。气香，味微苦、辛，有清凉感。

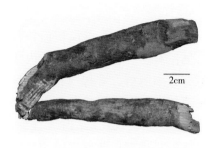

图　乌药药材

主要成分及分析：含挥发油，油中主要为倍半萜类成分，如乌药烷衍生物：乌药醇（lindenenol）、乌药醚（linderoxide）、异乌药醚（isolinderoxide）等，尚含生物碱类化合物如去甲异波尔定（norisoboldine）和倍半萜类化合物如乌药醚内酯（linderane）等。高效液相色谱法测定，含乌药醚内酯（$C_{15}H_{16}O_4$）不得少于 0.030%，含去甲异波尔定（$C_{18}H_{19}NO_4$）不得少于 0.40%。

鉴定试验：①粉末黄白色。镜检可见：淀粉粒；木纤维淡黄色；具缘纹孔导管；油细胞长圆形。②粉末乙酸乙酯提取液作供试品溶液，以乌药对照药材和乌药醚内酯对照品作对照。照薄层色谱法，用甲苯-乙酸乙酯（15：1）展开，取出，晾干，喷以 1%香草醛硫酸溶液。供试品色谱中，在与对照药材和对照品色谱相应的位置上，显相同颜色的斑点。

功效及应用：行气止痛，温肾散寒。用于寒凝气滞，胸腹胀痛，气逆喘急，膀胱虚冷，遗尿尿频，疝气疼痛，经寒腹痛。现代研究表明，乌药具有镇痛、抗炎、抗病原微生物、改善学习记忆作用。常用方药为乌药散，乌金丸。

（乐巍）

yánhúsuǒ
延胡索（Corydalis Rhizoma）

罂粟科（Papaveraceae）植物延胡索 Corydalis yanhusuo W. T. Wang 的干燥块茎。又称玄胡、元胡。为常用中药。主产于浙江、湖北、湖南、江苏等地，多为栽培。夏初茎叶枯萎时采挖，除去须根，洗净，置沸水中煮至恰无白心时，取出，晒干。

性状：呈不规则扁球形，直径 0.5～1.5cm。表面黄色或黄褐色，有不规则网状皱纹，顶端有略凹陷的茎痕，底部常有疙瘩状凸起，或稍凹陷呈脐状（图）。质硬而脆，断面黄色，角质样，有蜡样光泽。气微，味苦。

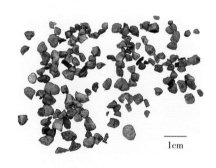

图　延胡索药材

主要成分及分析：含多种异喹啉类生物碱。主要为延胡索乙素（tetrahydropalmatine）、紫堇碱（corydaline）、黄连碱（coptisine）等。高效液相色谱法测定，干燥品含延胡索乙素（$C_{21}H_{25}NO_4$）不得少于 0.050%。

鉴定试验：①粉末绿黄色。镜检可见：石细胞；下皮厚壁细胞壁稍弯曲，有的成连珠状增厚，纹孔细密；螺纹导管及少数网纹导管；糊化淀粉团块。②粉末甲醇提取液作供试品溶液，以延胡索乙素对照品作对照。照薄层色谱法，用甲苯-丙酮（9：2）展开，取出，晾干，置紫外光灯（365nm）下检视。供试品色谱中，在与对照品色谱相应的位置上，显相同颜色的荧光斑点。

功效及应用：活血，行气，止痛。用于胸胁、脘腹疼痛，胸痹心痛，跌扑肿痛。现代临床主要用于各种疼痛、心血管疾病及痛经等。是止痛良药，单用有效，也可配伍其他药物。常用方药为金铃子散，手拈散，延胡索散，金玲子散，沉香降气散，三神丸。

（周建理）

xiàtiānwú
夏天无（Corydalis Decumbentis Rhizoma）

罂粟科（Papaveraceae）植物伏生紫堇 Corydalis decumbens（Thunb.）Pers. 的干燥块茎。为少常用中药。主产于湖南、福建、台湾、浙江等地。春季或初夏出苗后采挖，除去茎、叶及须根，洗净，干燥。

性状：呈类球形、长圆形或不规则块状，长 0.5～3cm，直径 0.5～2.5cm。表面灰黄至黑褐色，有瘤状突起和不明显的细皱纹，顶端钝圆，可见茎痕，周围有淡黄色点状叶痕及须根痕（图）。质硬，断面黄白色，颗粒状略带粉性或角质样。气微，味苦。

主要成分及分析：主要含原阿片碱（protopine）、夏无碱（decumbenine）、掌叶防己碱（palmatine）、夏无新碱（decumbensine）等多种生物碱。高效液相色谱法测定，干燥品含原阿片碱（$C_{20}H_{19}NO_5$）不得少于 0.30%，含盐酸巴马汀

（$C_{21}H_{21}NO_4 \cdot HCl$）不得少于 0.080%。

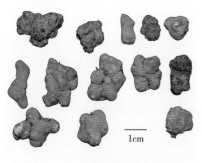

图 夏天无药材

鉴定试验：①粉末浅黄棕色。镜检可见：下表皮厚壁细胞壁稍厚，呈断续的连珠状，常具壁孔；薄壁细胞呈类方形或类圆形；螺纹导管或网纹导管细小。②粉末用三氯甲烷-甲醇-浓氨试液（5:1:0.1）提取，作为供试品溶液。以原阿片碱对照品作对照。照薄层色谱法，用环己烷-乙酸乙酯-二乙胺（16:3:1）展开，取出，晾干，以稀碘化铋钾试液显色。供试品色谱中，在与对照品色谱相应的位置上，显相同颜色的斑点。

功效及应用：降压镇痉，行气止痛，活血去瘀。用于中风偏瘫，头痛，跌扑损伤，风湿痹痛，腰腿疼痛。现代研究证实，夏天无有抗心律失常、扩张外周血管、增加冠状动脉血流量和降低血压等作用。临床上可用于治疗各种高血压、脑瘤或脑栓塞所致偏瘫，风湿性关节炎，腰肌劳损，小儿麻痹后遗症。常用方药为夏天无胶囊，夏天无片。

（周建理）

bǎnlángēn

板蓝根（Isatidis Radix） 十字花科（Cruciferae）植物菘蓝 *Isatis indigotica* Fort. 的干燥根。为常用中药。主产于河北、河南、安徽等地，多为栽培。秋季采挖，除去泥沙，晒干。

性状：呈圆柱形，稍扭曲，长 10~20cm，直径 0.5~1cm。表面淡灰黄色或淡棕黄色，有纵皱纹、支根痕及横长皮孔（图）；根头部略膨大，有时可见暗绿色或暗棕色的叶柄残基和密集的疣状突起。体实，质略软，易折断，断面呈粉性，皮部黄白色，木部黄色，习称"金井玉栏"。气微，味微甜而后苦涩。

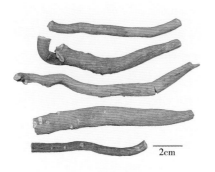

图 板蓝根药材

主要成分及分析：含芥子苷（sinigrin）、(R,S)-告依春 [(R,S)-epigoitrin]、靛蓝（indigo）、靛玉红（indirubin）等。高效液相色谱法测定，干燥品含 (R,S)-告依春（C_5H_7NOS）不得少于 0.020%。

鉴定试验：①根横切面镜检可见：木栓层为数列细胞；栓内层窄；韧皮部宽广，射线明显；形成层成环；木质部导管黄色，周围有木纤维束；薄壁细胞含淀粉粒。②粉末甲醇提取液作为供试品溶液，以板蓝根对照药材和 (R,S)-告依春对照品作对照。照薄层色谱法，分别点于同一硅胶 GF$_{254}$薄层板上，用石油醚-乙酸乙酯（1:1）展开，取出，晾干，置紫外光灯（254nm）下检视。供试品色谱中，在与对照药材和对照品色谱相应的位置上，显相同颜色的斑点。

功效及应用：清热解毒，凉血利咽。用于温疫时毒，发热咽痛，温毒发斑，痄腮，烂喉丹痧，大头瘟疫，丹毒，痈肿。现代研究证实，板蓝根有抗菌、抗病毒作用。临床上可用于治疗感冒、传染性肝炎和腮腺炎。常用方药为普济消毒饮，板蓝根冲剂，板蓝根注射液。

（周建理）

hóngjǐngtiān

红景天（Rhodiolae Crenulatae Radix et Rhizoma） 景天科（Crassulaceae）植物大花红景天 *Rhodiola crenulata*（Hook. f. et. Thoms.）H. Ohba 的干燥根和根茎。为藏民族用药。主产于西藏、青海、四川、云南等地。秋季花茎凋枯后采挖，除去粗皮，洗净，晒干。

性状：根茎呈圆柱形，粗短，略弯曲，少数有分枝，一般长 5~20cm，直径 2.9~4.5cm；表面棕色或褐色，粗糙有褶皱（图）。剥开外表皮有一层膜质黄色表皮且具粉红色花纹；宿存部分老花茎，花茎基部被三角形或卵形膜质鳞片；节间不规则，断面粉红色至紫红色，有一环纹，质轻，疏松。主根呈圆柱形，粗短，长约20cm，上部直径约1.5cm，侧根长 10~30cm；断面橙红色或紫红色，有时具裂隙。气芳香，味微苦涩、后甜。

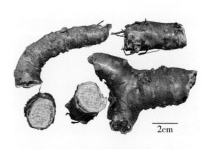

图 红景天药材

主要成分及分析：含红景天苷（salidroside）、肉桂醇苷（rosavin）等。高效液相色谱法测定，干燥品含红景天苷（$C_{14}H_{20}O_7$）不得少于 0.50%。

鉴定试验：①根茎横切面镜检可见：老根茎有 2~3 条木栓层带；维管束中内侧和外侧的维管组织发达呈对列状，中间为薄壁组织，韧皮部和木质部近等长，被次生射线分隔成细长条形，形成层明显；薄壁细胞含有棕色分泌物。②粉末甲醇提取液作为供试品溶液，以红景天对照药材作对照。照薄层色谱法，用三氯甲烷-甲醇-丙酮-水（6:3:1:1）的下层溶液展开，取出，晾干，置碘蒸气中熏。供试品色谱中，在与对照药材色谱相应的位置上，显相同颜色的斑点。

功效及应用：活血，养血，散瘀消肿。用于气虚体弱，病后畏寒，气短乏力，肺热咳嗽，咯血，白带腹泻，跌打损伤，烫火伤，高原反应。现代研究证实，红景天有强心、抗病毒、抗肿瘤、抗炎等作用。常用方药为心脑欣丸和莲花清瘟胶囊。

（周建理）

chángshān

常山（Dichroae Radix）

虎耳草科（Saxifragaceae）植物常山 *Dichroa febrifuga* Lour. 的干燥根。又称鸡骨常山、鸡骨风、风骨木。为较常用中药。主产于重庆、四川、贵州等地。秋季采挖，除去须根，洗净，晒干。

性状：呈圆柱形，常弯曲扭转，或有分枝，长 9~15cm，直径 0.5~2cm，表面棕黄色，具细纵纹，外皮易剥落，剥落处露出淡黄色木部。根上端有根茎（图）。质坚硬，横切面黄白色，有放射状纹理。根茎中心有白色髓部或成空洞。无臭，味苦。

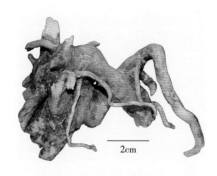

图　常山药材

主要成分：含多种生物碱，包括常山碱（常山碱乙，β-dichroine）、异常山碱（常山碱甲，α-dichroine），以及常山碱丙（γ-dichroine）等。

鉴定试验：①根横切面镜检可见：木栓细胞数列，内含树脂块或草酸钙针晶束；韧皮部较窄，草酸钙针晶束较多；形成层显不规则波状环；木质部均木化，射线宽窄不一；导管多角形，单个散在或数个相聚，有的含黄色侵填体。②粉末淡棕黄色。镜检可见：梯状具缘纹孔导管；木纤维；淀粉粒；草酸钙针晶束；木薄壁细胞壁略呈连珠状。③粉末用 2% 盐酸溶液提取，滤液调节 pH 值至 10，用三氯甲烷萃取，残渣加甲醇溶解，作为供试品溶液。以常山对照药材作对照。照薄层色谱法，用三氯甲烷-甲醇-浓氨试液（9:1:0.1）展开，取出，晾干，置紫外光灯（254nm）下检视。供试品色谱中，在与对照药材色谱相应的位置上，显相同颜色的主斑点。

功效及应用：涌吐痰涎，截疟。用于痰饮停聚，胸膈痞塞，疟疾。现代研究证实，常山具有抗疟、抗阿米巴原虫、抗甲型流感病毒等作用。常用方药为截疟七宝饮，常山饮。

（周建理）

dìyú

地榆（Sanguisorbae Radix）

蔷薇科（Rosaceae）植物地榆 *Sanguisorba officinalis* L. 或长叶地榆 *Sanguisorba officinalis* L. var. *longifolia*（Bertol.）Yü et Li 的干燥根。前者主产于东北、内蒙古等地；后者主产于安徽、浙江等地，习称"绵地榆"。为较常用中药。春季将发芽时或秋季植株枯萎后采挖，除去须根，洗净，干燥，或趁鲜切片，干燥。

性状：地榆呈不规则纺锤形或圆柱形，稍弯曲，长 5~25cm，直径 0.5~2cm。表面灰褐色至暗棕色，粗糙，有纵纹。质硬，断面较平坦，粉红色或淡黄色，木部略呈放射状排列。气微，味微苦涩。绵地榆呈长圆柱形，稍弯曲，着生于短粗的根茎上。表面红棕色或棕紫色，有细纵纹。质坚韧，断面黄棕色或红棕色，皮部有多数黄白色至黄棕色绵状纤维。气微，味微苦涩。地榆药材见图 1，地榆饮片见图 2。

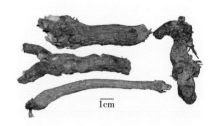

图 1　地榆药材

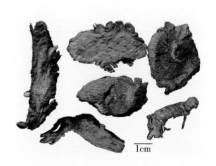

图 2　地榆断面

主要成分及分析：含鞣质及二萜苷类成分。鞣质主要为地榆素（sanguiin）H-1～H-6、没食子酸、儿茶素等；二萜苷类主要为地榆苷（ziyu-glycoside）Ⅰ、Ⅱ以及地榆皂苷等。鞣质含量测定法测定，鞣质含量不得少于8.0%；高效液相色谱法测定，干燥品含没食子酸（$C_7H_6O_5$）不得少于1.0%。

鉴定试验：粉末10%盐酸的50%甲醇提取液，用盐酸饱和的乙醚振摇提取，乙醚液挥干，残渣加甲醇溶解，作为供试品溶液。以没食子酸对照品作对照。照薄层色谱法，点于同一硅胶G薄层板上，用甲苯（用水饱和）-乙酸乙酯-甲酸（6：3：1）展开，喷以1%三氯化铁乙醇溶液显色。供试品色谱中，在与对照品色谱相应的位置上，显相同颜色的斑点。

功效及应用：凉血止血，解毒敛疮。用于便血，痔血，血痢，崩漏，水火烫伤，痈肿疮毒。现代研究证实，地榆有止血、抗炎、抗菌、促进伤口愈合等作用。常用方药为地榆汤，地榆甘草汤。

（周建理）

kǔshēn

苦参（Sophorae Flavescentis Radix）

豆科（Leguminosae）植物苦参 Sophora flavescens Ait. 的干燥根。为常用中药。主产于山西、河南等地。春、秋二季采挖，除去根头和小支根，洗净，干燥，或趁鲜切片，干燥。

性状：呈长圆柱形，下部常有分枝，一般长10～30cm，直径1～6.5cm。表面灰棕色或棕黄色，有纵皱纹及横长皮孔样突起，栓皮易破裂反卷，剥落处显黄色，光滑（图1）。质硬，不易折断，断面纤维性，黄白色。气微，味极苦。饮片呈圆柱形或不规则形

厚片，切面黄白色，纤维性，具放射状纹理及裂隙（图2）。

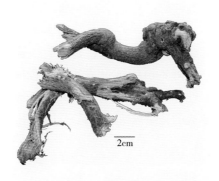

图1 苦参药材

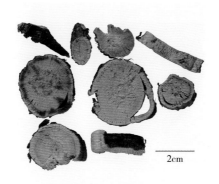

图2 苦参饮片

主要成分及分析：主含生物碱、黄酮类等。生物碱主要为苦参碱（matrine）、氧化苦参碱（oxymatrine）、槐定碱（sophoridine）等；黄酮类主要为苦参酮（kurarinone）等。高效液相色谱法测定，含苦参碱（$C_{15}H_{24}N_2O$）和氧化苦参碱（$C_{15}H_{24}N_2O_2$）的总量，药材不得少于1.2%，饮片不得少于1.0%。

鉴定试验：①粉末淡黄色。镜检可见：晶鞘纤维，纤维壁甚厚，胞腔线形；具缘纹孔导管；木栓细胞淡棕色，垂周壁有纹孔呈断续状；薄壁细胞类圆形或类长方形，壁稍厚，有的呈不均匀连珠状；石细胞类长方形，淡黄绿色。②粉末浓氨试液、三氯甲烷提取液作为供试品溶液，以苦

参碱、槐定碱对照品作对照。照薄层色谱法，点于同一用2%氢氧化钠溶液制备的硅胶G薄层板上，用甲苯-丙酮-甲醇（8：3：0.5）展开，再用甲苯-乙酸乙酯-甲醇-水（2：4：2：1）10℃以下放置的上层溶液展开，以碘化铋钾试液和亚硝酸钠乙醇为显色剂显色。供试品色谱中，在与对照品色谱相应的位置上，显相同的橙色斑点。供试品溶液以氧化苦参碱对照品作对照，用三氯甲烷-甲醇-浓氨试液（5：0.6：0.3）10℃以下放置的下层溶液展开，在与上法相同的条件下，与对照品色谱相应的位置上，显相同的橙色斑点。

功效及应用：清热燥湿，杀虫，利尿。用于热痢，便血，黄疸尿闭，赤白带下，阴肿阴痒，湿疹，湿疮，皮肤瘙痒。现代研究证实，苦参有抗病原微生物、抗炎、抗过敏、抗肿瘤及抗心律失常等作用。常用方药为苦参地黄丸，绿白散，神功至宝丹。

（周建理）

gégēn

葛根（Puerariae Lobatae Radix）

豆科（Leguminosae）植物野葛 Pueraria lobata （Willd.）Ohwi 的干燥根。习称"野葛"。为常用中药。主产于湖南、河南、广东等地。秋、冬二季采挖，趁鲜切成厚片或小块，干燥。

性状：纵切的长方形厚片，长5～35cm，厚0.5～1cm。外皮淡棕色，有纵皱纹，粗糙。切面黄白色，质韧，纤维性强（图）。气微，味微甜。

主要成分及分析：含黄酮类物质，包括葛根素（puerarin）、葛根素-7-木糖苷（puerarin-7-xyloside）、黄豆素（daidzein）、黄豆苷（daidzin）等；另含氨基酸

等成分。高效液相色谱法测定，干燥品含葛根素（$C_{21}H_{20}O_9$）不得少于 2.4%。

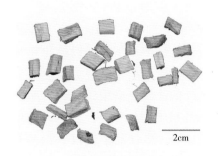

图 葛根药材

鉴定试验：①粉末淡棕色。镜检可见：晶鞘纤维；石细胞；具缘纹孔导管；淀粉粒。②粉末甲醇提取物作为供试品溶液，以葛根素对照品作对照。照薄层色谱法，用三氯甲烷–甲醇–水试液（7:2.5:0.25）展开，取出，晾干，置紫外光灯下（365nm）检视。供试品色谱中，在与对照品色谱相应的位置上，显相同颜色的荧光斑点。

功效及应用：解肌退热，生津止渴，透疹，升阳止泻。用于外感发热头痛，高血压；项背强痛，消渴，麻疹不透，热痢，泄泻，中风偏瘫，胸痹心痛，酒毒伤中等。现代研究证实，葛根有扩张冠状血管、改善心肌代谢、抗心律失常、增强心脏功能、降血压、改善微循环等作用。常用方药为葛根汤，葛根黄芩黄连汤，七味白术散。

（周建理）

fěngé

粉葛（Pueraria Thomsonii Radix） 豆科（Leguminosae）植物甘葛藤 *Pueraria thomsonii* Benth. 的干燥根。为少用常用中药。主产于广西、广东等地，多为栽培。秋、冬二季采挖，除去外皮，稍干，截段或再纵切两半或斜切成厚片，干燥。

性状：呈圆柱形、类纺锤形或半圆柱形；有的为纵切或斜切的厚片，大小不一。表面黄白色或淡棕色。体重，质硬，富粉性。横切面可见由纤维形成的浅棕色同心性环纹（图），纵切面可见纤维形成的数条纵纹。气微，味微甜。

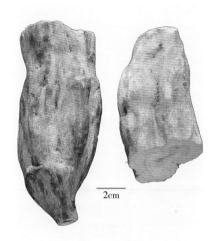

图 粉葛药材

主要成分及分析：含黄酮类成分，如葛根素（puerarin）、葛根素–7–木糖苷（puerarin-7-xyloside）、黄豆素（daidzein）、黄豆苷（daidzin）等。高效液相色谱法测定，干燥品含葛根素（$C_{21}H_{20}O_9$）不得少于 0.3%。对葛根素含量的要求低于葛根。

鉴定试验、功效及应用：与葛根相同。

（周建理）

huángqí

黄芪（Astragali Radix） 豆科（Leguminosae）植物蒙古黄芪 *Astragalus membranaceus*（Fisch.）Bge. var. *mongholicus*（Bge.）Hsiao 或膜荚黄芪 *Astragalus membranaceus*（Fisch.）Bge. 的干燥根。又称黄耆。为常用中药。主产于山西、内蒙古等地。春、秋二季采挖，除去须根和根头，晒干。

性状：呈圆柱形，偶有分枝，上粗下细，长 30~90cm，直径 1~3.5cm。表面淡棕黄色或淡棕褐色，有不规则纵皱纹或纵沟（图 1）。质硬而韧，不易折断，断面纤维性强，有粉性，皮部黄白色，木部淡黄色，有放射状纹理及裂隙（图 2）；老根中心偶呈枯朽状，黑褐色或呈空洞。气微，味微甜，嚼之有豆腥味。

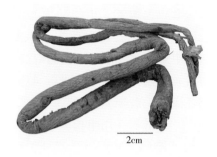

图1 黄芪药材

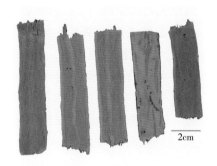

图2 黄芪断面

主要成分及分析：含三萜皂苷、黄酮、多糖等成分。三萜皂苷主要为黄芪皂苷（astragaloside）Ⅰ~Ⅷ，其中黄芪甲苷（astragaloside Ⅳ）为主要成分；还含毛蕊异黄酮苷（calycosin）等。高效液相色谱法测定，干燥品含黄芪甲苷（$C_{41}H_{68}O_{14}$）不得少于 0.040%，含毛蕊异黄酮苷（$C_{22}H_{22}O_{10}$）不得少于 0.020%。

鉴定试验：①粉末黄白色。镜检可见：纤维成束或散离，壁厚，表面有纵裂纹，初生壁常与次生壁分离，孔沟不明显；具缘纹孔导管，纹孔排列紧密；石细胞；木栓细胞；淀粉粒。②粉末甲醇提取物用中性氧化铝柱处理，收集40%甲醇洗脱液，蒸干，残渣用水溶解，再用水饱和正丁醇萃取，萃取液作为供试品溶液。以黄芪甲苷对照品作对照。照薄层色谱法，点于同一用0.3%氢氧化钠溶液制备的硅胶G薄层板上，用三氯甲烷-甲醇-水（13：7：2）展开，取出，晾干，喷以10%硫酸乙醇溶液加热显色。供试品色谱中，在与对照品色谱相应的位置上，日光下显相同的棕褐色斑点；紫外光灯（365nm）下显相同的橙黄色荧光斑点。③粉末乙醇提取物用0.3%氢氧化钠溶液溶解，滤液用稀盐酸调节pH值至5~6，用乙酸乙酯15ml振摇提取，乙酸乙酯液用铺有无水硫酸钠的滤纸滤过，滤液蒸干，残渣加乙酸乙酯溶解，作为供试品溶液。以黄芪对照药材作对照。照薄层色谱法，分别点于同一用0.3%氢氧化钠溶液制备的硅胶G薄层板上，用三氯甲烷-甲醇（10：1）展开，取出，晾干，置氨蒸气中熏后，置紫外光灯下（365nm）检视。供试品色谱中，在与对照药材色谱相应的位置上，显相同颜色的荧光斑点。

功效及应用：补气升阳，固表止汗，利水消肿，生津养血，行滞通痹，托毒排脓，敛疮生肌。用于气虚乏力，食少便溏，中气下陷，久泻脱肛，便血崩漏，表虚自汗，气虚水肿，内热消渴，血虚萎黄，半身不遂，痹痛麻木，痈疽难溃，久溃不敛。现代研究表明，黄芪对高血压、缺血性心脏病、脑血管意外、脑梗死、脑动脉硬化症、急性肾小球肾炎、慢性肾病、心律失常、银屑病等均有一定疗效。常用方药为玉屏风散，补中益气汤，防己黄芪汤。

（周建理）

gāncǎo

甘草（Glycyrrhizae Radix et Rhizoma）

豆科（Leguminosae）植物甘草 *Glycyrrhiza uralensis* Fisch.、胀果甘草 *Glycyrrhiza inflata* Bat. 或光果甘草 *Glycyrrhiza glabra* L. 的干燥根及根茎。为常用中药。产于内蒙古西部、陕西、甘肃、新疆等地者称"西草"，产于内蒙古东部、东北、河北等地者称"东草"，两者通称"内蒙古甘草"；胀果甘草主产于新疆、陕西、甘肃等地，习称"新疆甘草"或"西北甘草"；光果甘草主产于新疆、甘肃等地，习称"欧甘草"或"洋甘草"。春、秋二季采挖，除去须根，晒干。

性状：甘草呈圆柱形，长25~100cm，直径0.6~3.5cm。外皮松紧不一，红棕色或灰棕色，有明显的纵皱纹、沟纹及稀疏的细根痕，皮孔横长，两端切面中央稍下陷（图）；根茎表面有芽痕。质坚实，断面略显纤维性，黄白色，粉性，具明显的形成层环纹及放射状纹理，有裂隙；根茎断面中央有髓。气微，味甜而特殊。胀果甘草的根及根茎木质粗壮，有的分枝，表面灰棕色或灰褐色，外皮粗糙。质坚硬，木纤维多，粉性小。根茎不定芽多而粗大。光果甘草的根及根茎质地较坚实，有的分枝，表面灰棕色，外皮不粗糙。皮孔细小而不明显。

主要成分及分析：主含三萜皂苷类、黄酮类及生物碱类成分。三萜皂苷类主要有甘草甜素（glycyrrhizin），主要系甘草酸（glycyrrhizic acid）的钾、钙盐；黄酮类主要有甘草苷（liquiritin）、甘草苷元（liquiritigenin）等多种成分。生物碱类主要有5,6,7,8-四氢-2,4-二甲基喹啉（5,6,7,8-tetrahydro-2,4-methylquinoline）等。高效液相色谱法测定，干燥品含甘草酸（$C_{42}H_{62}O_{16}$）不得少于2.0%；含甘草苷（$C_{21}H_{22}O_9$）不得少于0.50%。

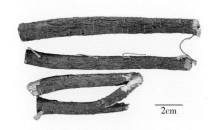

图 甘草药材

鉴定试验：①根横切面镜检可见：韧皮部射线宽广，多弯曲，常现裂隙；纤维多成束，周围薄壁细胞常含草酸钙方晶；束中形成层明显，木质部射线宽3~5列细胞；导管较多，木纤维成束，周围薄壁细胞亦含草酸钙方晶。②粉末淡棕黄色。镜检可见：晶纤维；草酸钙方晶多见；具缘纹孔导管较大；木栓细胞红棕色，微木化；淀粉粒多为单粒；棕色块状物形状不一。③粉末乙醚提取物作为供试品溶液，以甘草对照药材作对照。照薄层色谱法，分别点于同一用1%氢氧化钠溶液制备的硅胶G薄层板上，用乙酸乙酯-甲酸-冰醋酸-水（15：1：1：2）展开，置紫外光灯下（365nm）检视。供试品色谱中，在与对照药材色谱相应的位置上，显相同的斑点。

功效及应用：补脾益气，清热解毒，祛痰止咳，缓急止痛，调和诸药。用于脾胃虚弱，倦怠乏力，心悸气短，咳嗽痰多，痈肿疮毒，缓解药物毒性。不宜与海藻、京大戟、红大戟、甘遂、芫花同用。现代研究证实，甘草具有肾上腺皮质激素样作用；有抗病毒、抗炎、抗溃疡、保肝、调节机体免疫等作用；对多种药物中毒、代谢产物中毒、细菌毒素中毒、农药及食物中毒都有一定的解毒效果。此外，还具有降血脂、镇咳祛痰、抗肿瘤、抗氧化作用。常用方药为四君子汤，炙甘草汤。

(周建理)

shāndòugēn

山豆根（Sophorae Tonkinensis Radix et Rhizoma） 豆科（Leguminosae）植物越南槐 *Sophora tonkinensis* Gagnep. 的干燥根及根茎。又称广豆根。为较常用中药。主产于广西、广东。秋季采挖，除去杂质，洗净，干燥。

性状：根茎呈不规则结节状，顶端常残留茎基，其下生根数条。根呈长圆柱形，略弯曲，常有分枝，直径 0.7~1.5cm。表面棕色至棕褐色，有纵皱纹及横长皮孔样突起（图）。质坚硬，难折断，断面皮部浅棕色，木部淡黄色。有豆腥气，味极苦。

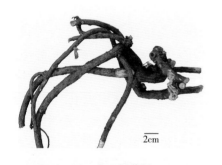

图 山豆根药材

主要成分及分析：主要含生物碱及黄酮类成分。生物碱主要为苦参碱（matrine）、氧化苦参碱（oxymatrine）、金雀花碱（methylcytisne）、氧化槐果碱（oxysophocarpine）等。薄层色谱扫描法测定，干燥品含苦参碱（$C_{15}H_{24}N_2O$）和氧化苦参碱（$C_{15}H_{24}N_2O_2$）的总量不得少于 0.70%。

鉴定试验：①根横切面镜检可见：木栓层为数列至十数列细胞；栓内层外侧薄壁细胞多含草酸钙方晶，断续排列成含晶细胞环；栓内层及韧皮部散有纤维束；形成层成环；木质部发达，导管单个或两至数个成群，有的含黄棕色物，木纤维成束散在；薄壁细胞含淀粉粒，少数含草酸钙方晶。②粉末加三氯甲烷和浓氨试液提取，提取液蒸干，残渣加三氯甲烷溶解作为供试品溶液。以苦参碱、氧化苦参碱对照品作对照。照薄层色谱法，点于同一用 2%氢氧化钠溶液制备的硅胶 G 薄层板上，用三氯甲烷-甲醇-浓氨试液（4:1:0.1）展开，以碘化铋钾试液为显色剂显色。供试品色谱中，在与对照品色谱相应的位置上，应显相同的橙黄色斑点。

功效及应用：清热解毒，消肿利咽。用于火毒蕴结，乳蛾喉痹，咽喉肿痛，牙龈肿痛，口舌生疮。现代研究表明，山豆根对多种细菌有抑制作用，对结核分枝杆菌有高效抗菌作用，对恶性肿瘤有显著效果。常用方药为山豆根丸，山豆根汤。

(周建理)

yuǎnzhì

远志（Polygalae Radix） 远志科（Polygalaceae）植物远志 *Polygala tenuifolia* Willd. 或卵叶远志 *Polygala sibirica* L. 的干燥根。为常用中药。主产于山西、陕西、吉林、河南等地。春、秋二季采挖，除去须根和泥沙，晒干。

性状：呈圆柱形，略弯曲，长 3~15cm，直径 0.3~0.8cm。表面灰黄色至灰棕色，有密而深陷的横皱纹、细纵纹及裂纹；老根的横皱纹较密更深陷，略呈结节状（图）。质硬而脆，易折断，断面皮部棕黄色，木部黄白色，皮部易与木部剥离，部分药材抽去木心，传统上称"远志肉"或"远志筒"。气微，味苦、微辛，嚼之有刺喉感。

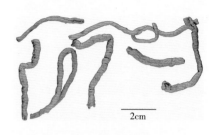

图 远志药材

主要成分及分析：含三萜皂苷、𫫇酮、寡糖酯类成分。三萜皂苷主要有远志皂苷（onjisaponin）A~G，以皮部含量最多；𫫇酮主要有远志𫫇酮Ⅲ（polygalaxanthoen Ⅲ）；寡糖酯类主要有 3,6'-二芥子酰基蔗糖（3,6'-disinapoylsucrose）。高效液相色谱法测定，干燥品含皂苷以细叶远志皂苷计，不得少于 2.0%，含远志𫫇酮Ⅲ不得少于 0.15%，含 3,6'-二芥子酰基蔗糖不得少于 0.50%。

鉴定试验：①根横切面镜检可见：木栓层为 10 余列细胞；栓内层为 20 余列薄壁细胞，有切向裂隙；韧皮部较宽广，有径向裂隙；木质部发达，均木化，射线宽 1~3 列细胞；薄壁细胞多含脂肪油滴、草酸钙簇晶及方晶。②粉末 70%甲醇提取液作为供试品溶液，以远志𫫇酮Ⅲ对照品作对照。照薄层色谱法，以三氯甲烷-甲醇-水（7:3:1）的下层溶液展开，取出，晾干，置紫外光灯（365nm）下检视。供试品色谱中，在与对照品色谱相应的位置上，显相同的荧光斑点。

功效及应用：安神益智，祛痰，消肿。用于心肾不交引起的失眠多梦，健忘惊悸，神志恍惚，咳痰不爽，疮疡肿毒。现代研究证实，远志有镇静、祛痰、利尿、抗氧化、抗衰老和促进动物体力、智力作用。常用方药为远志丸，开心散。

（周建理）

jīngdàjǐ

京大戟（Euphorbiae Pekinensis Radix）

大戟科（Euphorbiacea）植物大戟 *Euphorbia pekinensis* Rupr. 的干燥根。为少常用中药。主产于江苏，四川、江西、广西等地亦产。秋、冬二季采挖，洗净，晒干。

性状：呈不整齐的长圆锥形，略弯曲，常有分枝，长 10~20cm，直径 1.5~4cm。表面灰棕色或棕褐色，粗糙，有纵皱纹、横向皮孔样突起及支根痕。顶端略膨大，有多数茎基及芽痕（图）。质坚硬，不易折断，断面类白色或淡黄色，纤维性。气微，味微苦涩。

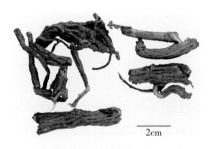

图 京大戟药材

主要成分：主要含三萜类化合物，主要为大戟二烯醇（euphadienol）大戟苷（euphorbon）；尚含二萜类、黄酮类、生物碱及大戟色素（euphorbia）A、B、C 等成分。冷浸法测定，用乙醇作溶剂，醇溶性浸出物不得少于 8.0%。高效液相色谱法测定，干燥品含大戟二烯醇（$C_{30}H_{50}O$）不得少于 0.60%。

鉴定试验：①粉末淡黄色。镜检可见：纤维单个或成束，壁较厚，非木化；草酸钙簇晶；具缘纹孔导管和网纹导管较多；无节乳管多碎断；淀粉粒。②取手切薄片 2 片，一片加冰醋酸与硫酸各 1 滴，置显微镜下观察，在韧皮部乳管群处呈现红色，5 分钟后渐褪去；另一片加氢氧化钾试液，呈棕黄色。③取粉末石油醚提取液作为供试品溶液，以京大戟对照药材、大戟二烯醇对照品作对照。照薄层色谱法，以石油醚（30~60℃）-丙酮（5:1）为展开剂，展开，取出，晾干，喷以 10% 硫酸乙醇溶液，在 105℃加热至斑点显色清晰。分别置日光及紫外光灯（365nm）下检视。供试品色谱中，在与对照药材和对照品色谱相应的位置上，显相同颜色的斑点或荧光斑点。

功效及应用：泻水逐饮，消肿散结。用于水肿胀满，胸腹积水，痰饮积聚，气逆咳喘，二便不利，痈肿疮毒，瘰疬痰核，急慢性肾炎水肿及肝硬化腹水等症。有毒。不宜与甘草同用。现代研究表明，京大戟有泻下、利尿作用，可扩张末梢血管，对抗肾上腺素的升压作用。常用方药为十枣汤，大戟散，控涎丹。

（周建理）

gānsuì

甘遂（Kansui Radix）

大戟科（Euphorbiaceae）植物甘遂 *Euphorbia kansui* T. N. Liou ex T. P. Wang 的干燥块根。为常用中药。主产于陕西、河南等地。春季开花前或秋末茎叶枯萎后采挖，撞去外皮，晒干。

性状：药材呈椭圆形、长圆柱形或连珠形，长 1~5cm，直径 0.5~2.5cm。表面类白色或黄白色，凹陷处常有未去净的棕色栓皮残留（图）。质脆，易折断，断面白色，粉性，木部微显放射状纹理；长圆柱状者纤维性较强。气微，味微甘而辣。

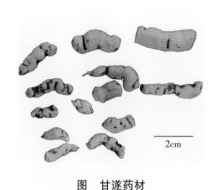

图 甘遂药材

主要成分及分析：主要含三萜类化合物，包括大戟酮（euphorbon）、大戟二烯醇（euphadienol）等。高效液相色谱法测定，干燥品含大戟二烯醇（$C_{30}H_{50}O$）不得少于 0.12%。

鉴定试验：①粉末类白色。镜检可见：无节乳管含淡黄色细颗粒物；厚壁细胞类方形，细胞壁微木化或非木化；具缘纹孔导管；纤维束；淀粉粒。②粉末乙醇提取液作为供试品溶液，以甘遂对照药材和大戟二烯醇对照品作对照。照薄层色谱法，用石油醚-丙酮（5:1）展开，取出，晾干，置日光和紫外光灯（365nm）下检视。供试品色谱中，在与对照药材和对照品色谱相应的位置上，显相同颜色的斑点或荧光斑点。

功效及应用：泻水逐饮，消肿散结。用于水肿胀满，胸腹积水，痰饮积聚，气逆咳喘，痈肿疮毒。有明显的毒性，尤以生者强烈，炮制后减弱。不宜与甘草同用。现代研究证实，甘遂有较强的泻下作用，还有一定的利尿、引产和抗早孕作用。常用方药为甘遂半夏汤，甘遂牵牛子丸。

（周建理）

lángdú

狼毒（Euphorbiae Ebracteolatae Radix）

大戟科（Euphorbiaceae）植物月腺大戟 *Euphorbia ebracteolata* Hayata 或狼毒大戟 *Euphorbia fischeriana* Steud. 的干燥根。为少常用中药。狼毒大戟主产于辽宁、吉林、黑龙江、内蒙古、河北等地；月腺大戟主产于河南、山东、江苏、安徽等地。春、秋二季采挖，洗净，切片，晒干。

性状：①月腺大戟呈类圆形或长圆形块片，直径 1.5～8cm，厚 0.3～4cm。外皮薄，黄棕色或灰棕色，易剥落而露出黄色皮部。切面黄白色，有黄色不规则大理石样纹理或环纹（图）。体轻，质脆，易折断，断面有粉性。气微，味辛，有刺激性辣味。②狼毒大戟外皮棕黄色，切面纹理或环纹显黑褐色。水浸后有黏性，撕开可见黏丝。

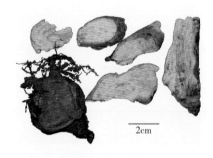

图　月腺大戟药材

主要成分：主要含月腺大戟苷（ebractelatinoside），月腺大戟甲素（ebracteolatanolide A）、乙素（ebracteolatanolide B），大戟素等成分。

鉴定试验：①粉末黄白色。镜检可见：淀粉粒甚多；网状具缘纹孔导管；无节乳管多碎断。

②粉末用乙醇加热回流，滤液蒸干，残渣加甲醇溶解，作为供试品溶液。以狼毒对照药材作对照。照薄层色谱法，用环己烷-乙酸乙酯（8.5∶1.5）展开，用 10%硫酸乙醇溶液加热显色，置紫外光灯（365nm）下检视。供试品色谱中，在与对照药材色谱相应的位置上，显相同颜色的荧光斑点。

功效及应用：逐水祛痰，破积，杀虫。用于咳逆上气，痰饮积聚；外用于淋巴结结核，皮癣。有毒。现代研究证实，狼毒有抗菌和抗肿瘤的作用。常用方药为狼毒丸。

（周建理）

báiliǎn

白蔹（Ampelopsis Radix）

葡萄科（Vitaceae）植物白蔹 *Ampelopsis japonica*（Thunb.）Makino 的干燥块根。又称山地瓜、野红薯。为少常用中药。主产于中国华北、东北、华东、中南地区，以及陕西、宁夏、四川等地。春、秋二季采挖，除去泥沙和细根，切成纵瓣或斜片，晒干。

性状：药材呈纺锤形、长圆形或球形，多纵切成两瓣或斜切厚片。完整者长 5～12cm，直径 1.5～3.5cm。表面具红棕色或红褐色栓皮，易层层脱落，脱落处显淡红棕色。有纵皱纹、细横纹及横长皮孔。纵剖面类白色或淡红棕色，皱缩不平，切面周边常向内卷曲，中部有 1 突起的棱线。斜片呈卵圆形，长 2.5～5cm，宽 2～3cm，切面可见放射状纹理，周边较厚，微翘起或略弯曲（图）。体轻，质硬脆，粉性。气微，味微甜。

主要成分：含有延胡索酸（fumaric acid）、卫矛醇（dulcitol）、羽扇豆醇（lupeol）、没食子酸（gallic acid）等。

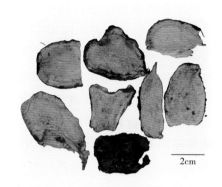

图　白蔹切面

鉴定试验：①粉末淡红棕色，镜检可见：淀粉粒；黏液细胞和草酸钙针晶束；草酸钙簇晶；具缘纹孔导管；木薄壁细胞长方形壁稍厚，连珠状。②粉末乙醇提取液作为供试品溶液，以白蔹对照药材作对照。照薄层色谱法，用三氯甲烷-甲醇（6∶1）展开，取出，晾干，用 10%硫酸乙醇溶液加热显色。供试品色谱中，在与对照药材色谱相应的位置上，显相同颜色的斑点。

功效及应用：清热解毒，消痈散结，敛疮生肌。用于痈疽发背，疔疮，瘰疬，烧烫伤。现代研究证实，白蔹具有抗菌、抗癌等作用。常用方药为薯蓣丸，白蔹散。

（周建理）

cìwǔjiā

刺五加（Acanthopancis Senticosi Radix et Rhizoma Seu Caulis）

五加科（Araliaceae）植物刺五加 *Acanthopanax senticosus*（Rupr. et Maxim.）Harms 的干燥根、根茎或茎。又称刺拐棒、一百针。为民间习用草药。主产于中国的东北、河北、北京、山西等地。春、秋二季采收，洗净，干燥。

性状：根茎呈结节状不规则圆柱形。根呈圆柱形，多扭曲；表面灰褐色或黑褐色，粗糙，有细纵沟及皱纹，皮较薄，有的剥落，剥落处呈灰黄色。质硬，断面黄白色，纤维性。有特异香气，味微辛、稍苦、涩。茎呈长圆柱形，多分枝，长短不一。表面浅灰色，老枝灰褐色，具纵裂沟，无刺；幼枝黄褐色，密生细刺。质坚硬，不易折断，断面皮部薄，黄白色，木部宽广，淡黄色，中心有髓。气微，味微辛。刺五加药材见图。

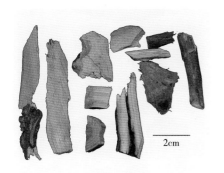

图　刺五加药材

主要成分及分析：含有刺五加苷（eleutheroside）A、B₁、C、D、E、F、G，刺五加苷B（紫丁香苷，syringin）。还含异松柏苷（coniferin）、鹅掌楸苷（liriodemdrin）等。高液相色谱法测定，干燥品含紫丁香苷（$C_{17}H_{24}O_9$）不得少于0.050%。

鉴定试验：①根横切面镜检可见：木栓细胞数10列，栓内层菲薄，散有分泌道；薄壁细胞含草酸钙簇晶；韧皮部外侧散有较多纤维束，向内渐稀少；分泌道类圆形或椭圆形。②粉末以乙醇回流提取，蒸干后残渣加水溶解，用三氯甲烷萃取，蒸干后残渣加甲醇溶解，作为供试品溶液。以刺五加对照药材和异嗪皮啶对照品作对照。照薄层色谱法，用三氯甲烷-甲醇（19∶1）展开，置紫外光灯（365nm）下检视。供试品色谱中，在与对照药材色谱相应的位置上，显相同颜色的荧光斑点；在与对照品色谱相应的位置上，显相同的蓝色荧光斑点。

功效及应用：益气健脾，补肾安神。用于脾肺气虚，体虚乏力，食欲不振，肺肾两虚，久咳虚喘，肾虚腰膝酸痛，心脾不足，失眠多梦。现代研究证实，刺五加具有明显的抗疲劳、抗辐射、抗应激、耐缺氧、提高机体对温度变化的适应力、解毒等作用；能增加特异性和非特异性免疫功能；减轻抗癌药物的毒性；还有抗心律失常、改善大脑供血量、止咳、祛痰、扩张支气管、调节内分泌功能紊乱、抗炎、抗菌和抗病毒等作用。常用方药为刺五加片，刺五加注射液。

（周建理）

rénshēn

人参（Ginseng Radix et Rhizoma）

五加科（Araliaceae）植物人参 Panax ginseng C. A. Mey. 的干燥根及根茎。为常用中药。主产于中国东北地区。多于秋季采挖，洗净，晒干或烘干。栽培的俗称"园参"；播种在山林野生状态下自然生长的称"野山参""林下山参"，习称"籽海"。园参多经晒干或烘干，加工成"生晒参"，如不除去支根晒干，则称"全须生晒参"。鲜园参置沸水中浸烫，用针将参体扎刺小孔，再于浓糖液中浸泡后，取出干燥，称"白参"或"糖参"。用真空冷冻干燥法加工人参，称"活性参"。野山参多保持完整，晒干，加工成"全须生晒参"，或加工成"白参"。

性状　园参主根呈纺锤形或圆柱形，长3～15cm，直径1～2cm。表面灰黄色，上部或全体有疏浅断续的粗横纹及明显的纵皱，下部有支根2～3条，全须者并着生多数细长的须根，须根上常有不明显的细小疣状突起。根茎长1～4cm，直径0.3～1.5cm，多拘挛而弯曲，具不定根和稀疏的凹窝状茎痕。质较硬，断面淡黄白色，显粉性，形成层环纹棕黄色，皮部有黄棕色的点状树脂道及放射状裂隙。香气特异，味微苦、甘。白参主根长3～15cm，直径0.7～3cm。表面淡黄白色，上端有较多断续的环纹，下部有2～3条支根，全体可见加工时的点状针刺痕。味较甜。生晒参主根与根茎等长或较短，呈人字形、菱形或圆柱形，长2～10cm。表面灰黄色，具纵纹，上端有紧密而深陷的环状横纹，习称"铁线纹"。支根多为2条，须根细长，清晰不乱，有明显的疣状突起，习称"珍珠疙瘩"。根茎细长，习称"雁脖芦"，上部具密集的茎痕，有的靠近主根的一段根茎较光滑而无茎痕，习称"圆芦"。不定根较粗，形似枣核，习称"枣核艼"。人参药材见图1，人参切片见图2。

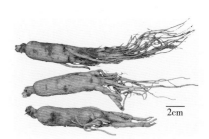

图1　人参药材

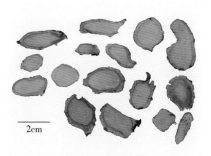

图2　人参切片

主要成分及分析 主含三萜皂苷。根据苷元的不同，分为原人参二醇型、原人参三醇型及齐墩果烷型。原人参二醇型皂苷有人参皂苷（ginsenoside）-Ra$_1$、Rb$_1$等；原人参三醇型皂苷有人参皂苷 Re、Rg$_1$等；齐墩果烷型皂苷有人参皂苷 R$_0$。尚含挥发油及人参多糖等，挥发油主要为 β-榄香烯（β-elemene）、人参炔醇（panaxynol）等。高效液相色谱法测定，干燥品含人参皂苷 Rg$_1$（C$_{42}$H$_{72}$O$_{14}$）和人参皂苷 Re（C$_{48}$H$_{82}$O$_{18}$）的总量不得少于 0.30%，含人参皂苷 Rb$_1$（C$_{54}$H$_{92}$O$_{23}$）不得少于 0.20%。

鉴定试验 ①主根横切面镜检可见：木栓层为数列细胞；韧皮部外侧有裂隙，有树脂道散在，内含黄色分泌物；形成层环明显；木质部射线宽广；导管单个散在或数个相聚，断续排列成放射状；薄壁细胞含草酸钙簇晶。②粉末淡黄白色。镜检可见：内含黄色块状分泌物的树脂道碎片；棱角锐尖的草酸钙簇晶；网纹或梯纹导管；木栓细胞类方形或多角形；淀粉粒众多。③粉末用三氯甲烷处理后的药渣，加水饱和正丁醇提取，提取液加 3 倍量氨试液，摇匀，放置分层，取上层液蒸干，残渣加甲醇溶解，作为供试品溶液。以人参对照药材和人参皂苷 Rb$_1$、Re、Rf 及 Rg$_1$ 对照品作对照。照薄层色谱法，用三氯甲烷-乙酸乙酯-甲醇-水（15：40：22：10）10℃以下放置的下层溶液展开，喷以硫酸乙醇溶液显色，分别置日光及紫外光灯（365nm）下检视。供试品色谱中，在与对照药材和对照品色谱相应位置上，分别显相同颜色的斑点或荧光斑点。

功效及应用 大补元气，复脉固脱，补脾益肺，生津养血，安神益智。用于体虚欲脱，肢冷脉微，脾虚食少，肺虚喘咳，津伤口渴，内热消渴，气血亏虚，久病虚羸，惊悸失眠，阳痿宫冷。现代研究表明，人参有适应原样作用，能增强机体对各种有害因素的非特异性抵抗力；对中枢神经系统有调整作用；对糖代谢也有双向调节作用，并能促进胆固醇的排泄，防止高胆固醇血症和动脉粥样硬化的形成；可加强多种动物心脏的收缩力，减慢心率。人参提取物能促进骨髓造血功能，对机体各种组织的 RNA 和蛋白质合成均有促进作用。不宜与藜芦、五灵脂同用。常用方药为四君子汤，人参养荣汤，参附汤，独参汤，温胃煮散，人参蛤蚧散，定志丸。

（周建理）

hóngshēn

红参（Ginseng Radix et Rhizoma Rubra） 五加科（Araliaceae）植物人参 Panax ginseng C. A. Mey 的栽培品经蒸制后的根及根茎。为常用中药。秋季采挖，洗净，蒸制后，干燥。

性状：主根呈纺锤形、圆柱形或扁方柱形。表面半透明，红棕色，偶有不透明的暗黄褐色斑块，具纵沟、皱纹及细根痕；上部有时具断续的不明显环纹；下部有 2~3 条扭曲交叉的支根，并带弯曲的须根或仅具须根残迹（图1）。根茎（芦头）长 1~2cm，上有数个凹窝状茎痕（芦碗），有的带有 1~2 条完整或折断的不定根（芋）。质硬而脆，断面平坦，角质样（图2）。气微香而特异，味甘、微苦。

主要成分及分析：主要成分同人参。高效液相色谱法测定，干燥品含人参皂苷 Rg$_1$（C$_{42}$H$_{72}$O$_{14}$）和人参皂苷 Re（C$_{48}$H$_{82}$O$_{18}$）的总量不得少于 0.25%，含人参皂苷 Rb$_1$（C$_{54}$H$_{92}$O$_{23}$）不得少于 0.20%。

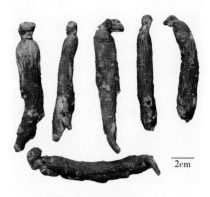

图1 红参药材

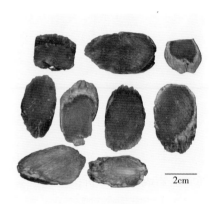

图2 红参断面

鉴定试验：与人参相同。粉末镜检，除淀粉粒糊化轮廓模糊外，其他特征与人参相同。

功效及应用：大补元气，复脉固脱，益气摄血。用于体虚欲脱，肢冷脉微，气不摄血，崩漏下血。余与人参相同。

（周建理）

xīyángshēn

西洋参（Panacis Quinquefolii Radix） 五加科（Araliaceae）植物西洋参 Panax quinquefolium L. 的干燥根。又称花旗参。为常用中药。多为栽培品，原产于北美的加拿大和美国，中国东北、华北、西北等地有引种。秋季采挖，洗净，晒干或低温干燥。

性状：主根呈纺锤形、圆柱

形或圆锥形，长 3～12cm，直径 0.8～2cm。表面浅黄褐色或黄白色，可见横向环纹、线状皮孔、细密浅纵皱纹及须根痕；主根中下部有一至数条侧根，多已折断（图）。体重，质坚实，不易折断，断面平坦，浅黄白色，略显粉性，皮部有黄棕色点状树脂道，形成层环纹棕黄色，木部略呈放射状纹理。气香而特异，味微苦、甘。

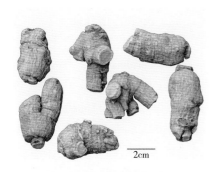

图　西洋参药材

主要成分及分析：含三萜皂苷类，主要有人参皂苷（ginsenoside）Ro、Rb_1、Rb_2、Rb_3、Rc、Rd、Re、Rf、Rg_1、Rg_2、Rg_3、Rh_1、Rh_2、Ra_0，西洋参皂苷（quinquenoside）L_1、R_1，以及拟人参皂苷 F_{11}、F_3、X_1 等。高效液相色谱法测定，干燥品含人参皂苷 Rg_1（$C_{42}H_{72}O_{14}$）、人参皂苷 Re（$C_{48}H_{82}O_{18}$）和人参皂苷 Rb_1（$C_{54}H_{92}O_{23}$）的总量不得少于 2.0%。

鉴定试验：粉末甲醇提取液作为供试品溶液，以西洋参对照药材及拟人参皂苷 F_{11}、人参皂苷 Rb_1、人参皂苷 Re、人参皂苷 Rg_1 对照品作对照。照薄层色谱法，点于同一硅胶 G 薄层板上，用三氯甲烷－乙酸乙酯－甲醇－水（15∶40∶22∶10）展开，取出，晾干，喷以硫酸乙醇溶液并加热显色，置紫外光灯下（365nm）下检视。供试品色谱中，在与对照药材和对照品色谱相应的位置上，显相同颜色的斑点。

功效及应用：补气养阴，清热生津。用于气虚阴亏，虚热烦倦，咳喘痰血，内热消渴，口燥咽干。现代研究证实，西洋参有类似人参的作用。其皂苷类成分具有提高机体免疫力，增强中枢神经系统功能，耐缺氧和抗疲劳、抗应激、保护心血管系统、抗病毒、抗癌、降血糖和保肝等作用。不宜与藜芦同用。

（周建理）

sānqī

三七（Notoginseng Radix et Rhizoma）

五加科（Araliaceae）植物三七 *Panax notoginseng* (Burk.) F. H. Chen 的干燥根及根茎。为常用中药。主产于云南、广西等地。秋季花开之前采挖，洗净，分开主根、支根及根茎，干燥。

性状：主根呈类圆锥形或圆柱形，顶端有茎痕，周围有瘤状突起，形似"猴头"，习称"猴头三七"；长为 1～6cm，直径为 1～4cm。表面灰褐色或灰黄色，有断续的纵皱纹、支根痕及少数皮孔（图）。体重，质坚实，击碎后皮部与木部常分离，断面灰绿色、黄绿色或灰白色，皮部散有棕色树脂道小点，木部微呈放射状排列。气微，味苦回甜。根茎加工时剪下的根茎习称"剪口"，呈不规则的皱缩块状或条状，表面有环纹及数个明显的茎痕，断面中心灰绿色或白色，边缘深绿色或灰色。支根加工时减下的支根习称"筋条"，呈圆柱形或圆锥形，上端直径约 0.8cm，下端直径约 0.3cm。

主要成分及分析：主要含三萜皂苷类。与人参所含皂苷类似，但主为达玛脂烷系皂苷，主要为人参皂苷（ginsenoside）Rb_1、Rb_2、Rc、Rd、Re、Rg_1、Rg_2、Rh_1 及三七皂苷（notoginsenoside）R_1、R_2、R_3、R_4、R_6。另含三七素（dencichine）。尚含挥发油、氨基酸、无机元素及少量黄酮类成分。高效液相色谱法测定，干燥品含人参皂苷 Rg_1（$C_{42}H_{72}O_{14}$）、人参皂苷 Rb_1（$C_{54}H_{92}O_{23}$）和三七皂苷 R_1（$C_{47}H_{80}O_{18}$）的总量不得少于 5.0%。

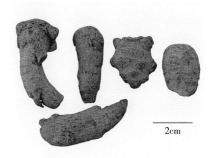

图　三七（主根）药材

鉴定试验：①粉末灰黄色。镜检可见：树脂道碎片内含黄色分泌物；草酸钙簇晶；网纹、梯纹或螺纹导管。②粉末加水湿润，加以水饱和的正丁醇振摇提取，上清液加 3 倍量以正丁醇饱和的水，摇匀，放置使分层，取正丁醇层，置蒸发皿中，蒸干，残渣加甲醇使溶解，作为供试品溶液。以人参皂苷 Rb_1、Re、Rg_1 及三七皂苷 R_1 对照品作对照。照薄层色谱法，用硅胶 G 板，以三氯甲烷－乙酸乙酯－甲醇－水（15∶40∶22∶10）10℃以下放置的下层溶液为展开剂，10% 硫酸乙醇溶液显色，分别置日光及紫外光灯（365nm）下检视。供试品色谱中，在与对照品色谱相应的位置上，分别显相同颜色的斑点或荧光斑点。

功效及应用：散瘀止血，消肿定痛。用于咯血，吐血，衄血，便血，崩漏，外伤出血，胸腹刺痛，跌扑肿痛。现代研究表明，三七具有良好的止血补血功效，以及扩张冠脉血管、减低冠脉阻力、增加冠脉流量的作用。可用于治疗心肌缺血、心绞痛及休克。常用方药为云南白药。

（周建理）

zhújiéshēn

竹节参（Panacis Japonici Rhizoma）

五加科（Araliaceae）植物竹节参 Panax japonicus C. A. Mey. 的干燥根茎。又称人参芦。为少常用中药。主产于云南、四川、贵州等地。秋季采挖，除去主根和外皮，干燥。

性状：略呈圆柱形，稍弯曲，有的具肉质侧根。长 5~22cm，直径 0.8~2.5cm。表面黄色或黄褐色，粗糙，有致密的纵皱纹及根痕。节明显，节间长 0.8~2cm，每节有一个凹陷的茎痕（图）。质硬，断面黄白色至淡黄棕色，黄色点状维管束排列成环。气微，味苦、后微甜。

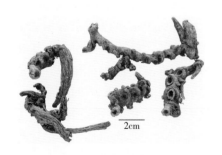

图　竹节参药材

主要成分：含竹节参皂苷（chikusetsu saponin）Ⅰa，Ⅰb，Ⅱ，Ⅲ，Ⅳ，Ⅳa，Ⅴ。另含少量人参二醇和人参三醇型皂苷。

鉴定试验：①粉末黄白色或黄棕色。镜检可见：木纤维束；草酸钙簇晶；导管为梯纹、网纹或具缘纹孔；树脂道碎片；淀粉

粒。②粉末用水饱和的正丁醇提取，蒸干，残渣用硫酸乙醇混合溶液回流，用三氯甲烷萃取，萃取液蒸干，残渣加甲醇溶解，作为供试品溶液。以齐墩果酸、人参二醇、人参三醇对照品作对照。照薄层色谱法，点于同一硅胶 G 薄层板上，用环己烷－二氯甲烷－乙酸乙酯－冰醋酸（20：5：8：0.5）展开，以硫酸乙醇溶液加热显色。供试品色谱中，在与对照品色谱相应的位置上，显相同颜色的斑点。

功效及应用：散瘀止血，消肿止痛，祛痰止咳，补虚强壮。用于痨嗽咯血，跌扑损伤，咳嗽痰多，病后虚弱。现代研究表明，竹节参有抗炎、延缓衰老和降血糖等作用。

（周建理）

zhūzǐshēn

珠子参（Panacis Majoris Rhizoma）

五加科（Araliaceae）植物珠子参 Panax japonicus C. A. Mey. var. major（Burk.）C. Y. Wu et K. M. Feng 或羽叶三七 Panax japonicus C. A. Mey. var. bipinnatidus（Seem.）C. Y. Wu et K. M. Feng 的根茎。为少常用中药。主产于云南。秋季采挖，除去粗皮和须根，干燥；或蒸（煮）透后干燥。

性状：呈不规则的扁球形、圆锥形或菱角形，有时数个相连呈连珠状，直径 0.5~2.8cm。表面棕黄色或黄褐色，具粗皱纹及明显的疣状突起，偶有圆形凹陷的茎痕，有的一侧或两侧残存细的根状茎（图）。质坚硬，断面不平坦，淡黄白色，粉性。气微，味苦、微甘，嚼之刺喉。经过蒸煮加工后，断面黄白色或黄棕色，略呈角质样，味微苦、微甘，嚼之不刺喉。

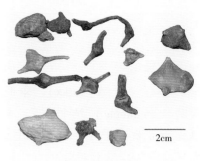

图　珠子参药材

主要成分及分析：含珠子人参皂苷（chikusetsu-saponin）Ⅲ、Ⅳ、Ⅴ，人参皂苷（ginsenoside）Rd、Re、Rg_1、Rg_2，三七皂苷（notoginsenoside）R_2，伪人参皂苷（pseudo-ginsenoside）F_{11}，竹节参皂苷Ⅴ甲酯（methylesterofchikusetsu-saponin Ⅴ）及齐墩果酸、β-谷固醇。高效液相色谱法测定，含竹节参皂苷Ⅳa（$C_{42}H_{66}O_{14}$）不得少于 3.0%。

鉴定试验：①根横切面镜检可见：皮层稍窄，有分泌道，呈圆形或长圆形；韧皮部分泌道较小；木质部导管呈放射状或“V”形排列；导管类多角形。②粉末甲醇提取液作为供试品溶液，以竹节参皂苷Ⅳa对照品、人参皂苷 Ro 对照品作对照。照薄层色谱法，以正丁醇－乙酸乙酯－甲醇－甲酸－水（5：10：0.5：0.3：3.5）上层溶液为展开剂，展开，取出，晾干，以 10% 硫酸乙醇溶液加热显色，置紫外光灯（365nm）下检视。供试品色谱中，在与对照品色谱相应的位置上，显相同颜色的荧光斑点。

功效及应用：补肺养阴，祛瘀止痛，止血。用于气阴两虚，烦热口渴，虚劳咳嗽，跌扑损伤，关节痹痛，咯血，吐血，衄血，崩漏，外伤出血。现代研究证实，珠子参有降血压、调节免疫、镇痛、镇静、抗炎、止血作

用，对心肌缺血再灌注损伤有保护作用。

（周建理）

míngdǎngshēn

明党参（Changii Radix）

伞形科（Umbelliferae）植物明党参 *Changium smyrnioides* Wolff. 的干燥根。为常用中药。主产于四川、安徽、江苏、浙江等地。4～5月采挖，除去须根，洗净，置沸水中煮至无白心，取出，刮去外皮，漂洗，干燥。

性状：呈细长圆柱形、长纺锤形或不规则条块，长 6～20cm，直径 0.5～2cm。表面黄白色或淡棕色，光滑或有纵沟纹及须根痕，有的具红棕色斑点（图）。质硬而脆，断面角质样，皮部较薄，黄白色，有的易与木部剥离，木部类白色。气微，味淡。

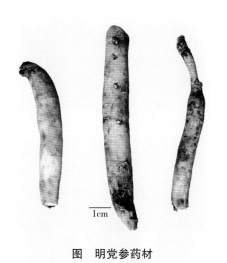

图　明党参药材

主要成分及分析：含香豆素类化合物，主要有 5-羟基-8-甲氧基补骨脂素等；并含挥发油和有机酸。冷浸法测定，水溶性浸出物不得少于 20.0%。

鉴定试验：①根横切面镜检可见：皮层有少数分泌道；韧皮部筛管群呈放射状排列，分泌道多数；木质部导管单个或 2～4 个成群，放射状排列，初生木质部为二原型。②粉末黄白色。镜检可见：圆球形单、复粒淀粉粒；网纹导管；含黄棕色分泌物的分泌道及其碎片；糊化淀粉块、木栓细胞及棕色块状物。③粉末稀乙醇提取液蒸干，残渣加酸性稀乙醇溶解作为供试品溶液。以明党参对照药材作对照。照薄层色谱法，用正丁醇－冰醋酸－水（19：5：5）展开，喷茚三酮试液加热显色。供试品色谱中，在与对照药材色谱相应的位置上，显相同颜色的斑点。

功效及应用：润肺化痰，养阴和胃，平肝，解毒。用于肺热咳嗽，呕吐反胃，食少口干，贫血，眩晕，妇女白带，疔毒疮疡，气虚下陷，精关不固。孕妇慎服。现代研究证实，明党参有止咳平喘和增强免疫的作用。常用方药为八珍汤。

（秦路平）

qiānghuó

羌活（Notopterygii Rhizoma et Radix）

伞形科（Umbelliferae）植物羌活 *Notopterygium incisum* Ting ex H. T. Chang 或宽叶羌活 *Notopterygium forbesii* Boiss. 的干燥根茎及根。为常用中药。羌活主产于四川、云南、青海、甘肃等地；宽叶羌活主产于四川、青海、陕西、河南等地。春、秋二季采挖，除去须根及泥沙，晒干。

性状：呈圆柱状，略弯曲，长 4～13cm，直径 0.6～2.5cm。顶端具茎痕。表面棕褐色至黑褐色，外皮脱落处呈黄色。节间缩短，呈紧密隆起的环状，形似蚕，习称"蚕羌"；节间延长，形如竹节状，习称"竹节羌"。节上有多数点状或瘤状突起的根痕及棕色破碎鳞片。体轻，质脆，易折断，断面不平整，有多数裂隙，皮部黄棕色至暗棕色，油润，有棕色油点，木部黄白色，射线明显，髓部黄色至黄棕色（图）。气香，味微苦而辛。

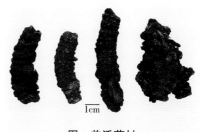

图　羌活药材

主要成分及分析：含香豆素衍生物，主要有羌活醇（notopterol）、异欧前胡素（isoimperatori）和紫花前胡苷（nodakeni）；并含有挥发油。含挥发油不得少于 1.4%（ml/g）。高效液相法测定，干燥品含羌活醇（$C_{21}H_{22}O_5$）和异欧前胡素（$C_{16}H_{14}O_4$）的总量不得少于 0.40%。

鉴定试验：①根茎横切面镜检可见：木栓层为 10 余列细胞，皮层菲薄；韧皮部多裂隙；韧皮部、髓和射线中有多数分泌道，内含黄棕色油状物。②粉末棕黄色。镜检可见：含淡黄色分泌物的分泌道和油细胞；网纹、具缘纹孔导管；含黄棕色或棕色物的木栓细胞。③粉末甲醇提取液作为供试品溶液，以紫花前胡苷对照品作对照。照薄层色谱法，用三氯甲烷－甲醇（8：2）展开，取出，晾干，置紫外光灯（365nm）下检视。供试品色谱中，在与对照品色谱相应的位置上，显相同颜色的荧光斑点。

功效及应用：解表散寒，祛风除湿，止痛。用于风寒感冒，头痛项强，风湿痹痛，肩背酸痛。用量过多，容易导致呕吐，脾胃虚弱者不宜多服；血虚痹痛者忌服。现代研究证实，羌活有抗炎、镇痛、抗缺血、抗心律失常、促进脑循环、抗血栓形成作用。常用方药为九味羌活汤，羌活胜湿汤，蠲痹汤。

（秦路平）

cháihú

柴胡（Bupleuri Radix） 伞形科（Umbelliferae）植物柴胡 *Bupleurum chinense* DC. 或狭叶柴胡 *Bupleurum scorzonerifolium* Willd. 的干燥根。为常用中药。柴胡主产于辽宁、甘肃、河北、河南等地；狭叶柴胡主产于湖北、江苏、安徽、四川等地。按性状不同，分别习称"北柴胡"及"南柴胡"。春、秋二季采挖，除去茎叶和泥沙，干燥。

性状：①北柴胡根呈长圆柱形或长圆锥形。根头膨大，呈疙瘩状，顶端残留 3～15 个茎基或短纤维状的叶基，主根顺直或稍弯曲，下部分枝。表面黑褐色或浅棕色，具纵皱纹、支根痕及皮孔。质硬而韧，不易折断，断面显纤维性，皮部浅棕色，木部黄白色。气微香，味微苦辛。②南柴胡根较细，呈圆锥形，顶部无疙瘩头，但有多数细毛状枯叶纤维，下部多不分枝或稍分枝。表面红棕色或黑棕色，近根头处多具细密环纹。质脆，易折断，断面略平坦，不显纤维性，呈淡棕色。具败油气。柴胡药材见图。

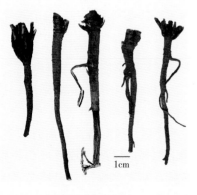

图 柴胡药材

主要成分及分析：含三萜皂苷和黄酮。三萜皂苷有柴胡皂苷（saikosaponin）a、c、d 等，黄酮有山柰酚（kaempferol）、槲皮素（quercetin）和异鼠李素（isorhamnetin）及其糖苷，并含挥发油及多糖等。高效液相色谱法测定，干燥品含柴胡皂苷 a（$C_{42}H_{68}O_{13}$）和柴胡皂苷 d（$C_{42}H_{68}O_{13}$）的总量不得少于 0.30%。

鉴定试验：①根横切面镜检可见：皮层散有油管及裂隙；韧皮部散有油管，射线宽，筛管不明显；木质部木纤维和木薄壁细胞成环排列。南柴胡木质部纤维少或无纤维。②粉末甲醇提取液作为供试品溶液，以柴胡对照药材和柴胡皂苷 a 对照品、柴胡皂苷 d 对照品作对照。照薄层色谱法，用乙酸乙酯－乙醇－水（8：2：1）展开，取出，晾干，喷以 2% 对二甲氨基苯甲醛的 40% 硫酸溶液，60℃加热至斑点显色清晰，分别置日光及紫外光灯（365nm）下检视。供试品色谱中，在与对照药材和对照品色谱相应的位置上，显相同颜色的斑点或黄色荧光斑点。

功效及应用：疏散退热，疏肝解郁，升举阳气。用于感冒发热，寒热往来，胸胁胀痛，口苦耳聋，头痛目眩，疟疾，下痢脱肛，月经不调，子宫下垂。现代研究证实，柴胡有解热、镇静、抗炎、免疫调节、抗病毒、抗肝纤维化的作用。常用方药为小柴胡汤，柴胡散，柴胡疏肝饮，逍遥散。

（秦路平）

chuānxiōng

川芎（Chuanxiong Rhizoma） 伞形科（Umbelliferae）植物川芎 *Ligusticum chuanxiong* Hort. 的干燥根茎。又称芎藭、贯芎、西芎。为常用中药。主产于四川。夏季当茎上的节盘显著突出，并略带紫色时采挖，除去泥沙，晒后烘干，再去须根。

性状：呈不规则结节状拳形团块，直径 2～7cm。表面黄褐色，粗糙皱缩，有多数平行隆起的轮节，顶端有凹陷的类圆形茎痕，下侧及轮节上有多数小瘤状根痕（图 1）。质坚实，不易折断，断面黄白色或灰黄色，散有黄棕色的油室，形成层环呈波状（图 2）。气浓香，味苦、辛，微回甜，有麻舌感。

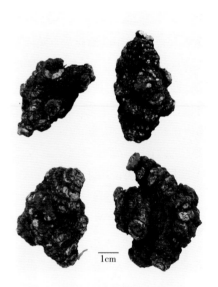

图 1　川芎药材

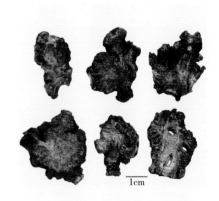

图 2　川芎断面

主要成分及分析：含挥发油、生物碱、酚类和有机酸等。挥发油主要为藁本内酯（ligustilide）

等；生物碱主要有川芎嗪（tetra-methylpyrazine）等；酚类及有机酸有阿魏酸（ferulic acid）等。还含欧当归内酯A。高效液相色谱法测定，干燥品含阿魏酸（$C_{10}H_{10}O_4$）不得少于0.10%。

鉴定试验：①根茎横切面镜检可见：木栓层为10余列细胞；皮层散有根迹维管束；形成层环波状或不规则多角形；韧皮部筛管群散列；木质部导管单列或排成"V"形；薄壁组织中散有多数油室，薄壁细胞中含淀粉粒或草酸钙晶体。②粉末淡黄棕色或灰棕色。镜检可见：深黄棕色的木栓细胞；类圆形或簇晶状草酸钙晶体；长梭形木纤维；油室碎片及分泌细胞。③粉末乙醇提取液挥干，残渣加乙酸乙酯溶解，作为供试品溶液。以川芎对照药材和欧当归内酯A对照品作对照。照薄层色谱法，用正己烷-乙酸乙酯（3∶1）展开，置紫外光灯（254nm）下检视。供试品色谱中，在与对照药材和对照品色谱相应的位置上，显相同颜色的荧光斑点。

功效及应用：活血行气，祛风止痛。用于胸痹心痛，胸胁刺痛，跌扑肿痛，月经不调，经闭痛经，癥瘕腹痛，头痛，风湿痹痛。性温燥，阴虚火旺者慎用，孕妇忌用。现代研究证实，川芎具有清除氧自由基、钙拮抗、扩血管、抗血小板聚集和抗血栓形成作用。常用方药为柴胡疏肝散，桃红四物汤，温经汤，生化汤。

（秦路平）

gǎoběn

藁本（Ligustici Rhizoma et Radix）

伞形科（Umbelliferae）植物藁本 *Ligusticum sinense* Oliv. 或辽藁本 *Ligusticum jeholense* Nakai et Kitag. 的干燥根茎及根。为较常用中药。藁本主产于四川、湖北、湖南等地；辽藁本主产于辽宁、河北。秋季茎叶枯萎或次春出苗时采挖，除去泥沙，晒干或烘干。

性状：根茎呈不规则结节状圆柱形，稍扭曲，有分枝，一般长3~10cm，直径1~2cm。表面棕褐色或暗棕色，粗糙，有纵皱纹，上侧残留数个凹陷的圆形茎基，下侧有多数点状突起的根痕及残根（图）。体轻，质较硬，易折断，断面黄色或黄白色，纤维状。气浓香，味辛、苦、微麻。

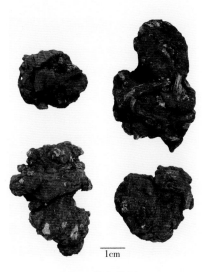

1cm

图 藁本药材

主要成分及分析：含挥发油，主要包括3-正丁基酞内酯（3-butylphthalide）、藁本内酯（ligustilide）；并含有阿魏酸（ferulic acid）及黄酮类化合物。高效液相色谱法测定，干燥品含阿魏酸（$C_{10}H_{10}O_4$）不得少于0.050%。

鉴定试验：①根茎横切面镜检可见：木栓层棕色，有8~10余列细胞；韧皮部散有根迹维管束和油室；木质部中部的纤维束连接成环状。②粉末灰棕色。镜检可见：分泌道碎片；扁平形与类方形相间的木栓细胞；石细胞；木纤维；薄壁细胞表面有斜向交错纹理；网纹、梯纹及具缘纹孔导管。③粉末乙醚提取液作供试品溶液，以藁本对照药材作对照。照薄层色谱法，用石油醚（60~90℃）-丙酮（95∶5）展开，置紫外光灯（365nm）下检视。供试品色谱中，在与对照药材色谱相应的位置上，显相同颜色的荧光斑点。

功效及应用：祛风，散寒，除湿，止痛。用于风寒头痛，巅顶头痛，风寒湿痹，关节疼痛。该药辛温香燥，阴血亏虚、肝阳上亢、火热内盛引起的头痛者忌服。现代研究证实，藁本有抗炎、解热、镇痛、中枢抑制、利胆和抗溃疡作用。常用方药为羌活胜湿汤。

（秦路平）

zǐhuāqiánhú

紫花前胡（Peucedani Decursivi Radix）

伞形科（Umbelliferae）植物紫花前胡 *Peucedanum decursivum* (Miq.) Maxim. 的干燥根。为常用中药。主产于江西、安徽等地。秋、冬二季地上部分枯萎时采挖，除去须根，晒干。

性状：呈不规则圆柱形、圆锥形或纺锤形，主根较细，有少数支根，长一般为3~15cm，直径0.8~1.7cm。表面棕色至黑棕色，根头部偶有残留茎基和膜状叶鞘残基，有浅直细纵皱纹，并有灰白色横向皮孔及点状须根痕。质硬，断面类白色，皮部与木部易分离，皮部较狭，散有少数黄色油点。气芳香，味微苦、辛。

主要成分及分析：含香豆素类化合物，主要包括紫花前胡苷（nodakenin）、紫花前胡素（decursin）等；并含挥发油。高效液相色谱法测定，干燥品含紫花前胡苷（$C_{20}H_{24}O_9$）不得少于0.90%。

鉴定试验：①根横切面镜检可见：木栓层外有落皮层，栓内层极窄，有油管散在；韧皮部有类圆形的油管，韧皮射线近皮层处多弯曲且形成大小不等的裂隙；木质部导管径向排列呈放射状，木射线较宽。②粉末甲醇提取液作供试品溶液，以紫花前胡苷对照品作对照。照薄层色谱法，用乙酸乙酯-乙醇-水（8:1:1）展开，置紫外光灯（365nm）下检视。供试品色谱中，在与对照品色谱相应的位置上，显相同颜色的荧光斑点。

功效及应用：降气化痰，散风清热。用于痰热喘满，咳痰黄稠，风热咳嗽痰多。现代研究证实，紫花前胡有止咳平喘、抗心力衰竭、抗心脑缺血、抗肿瘤作用。常用方药为百合前胡汤，枇杷叶前胡散。

（秦路平）

báizhǐ

白芷（Angelica Dahuricae Radix）

伞形科（Umbelliferae）植物白芷 Angelica dahurica (Fisch. ex Hoffm.) Benth. et Hook. f. 或杭白芷 Angelica dahurica (Fisch. ex Hoffm.) Benth. et Hook. f. var. formosana (Boiss.) Shan et Yuan 的干燥根。又称白茝。为常用中药。白芷主产于河南、河北等地；杭白芷主产于浙江、福建、四川等地。夏、秋间叶黄时采挖，除去须根和泥沙，晒干或低温干燥。

性状：呈长圆锥形，一般长10~25cm，直径1.5~2.5cm。表面灰棕色或黄棕色，根头部钝四棱形或近圆形，具纵皱纹、支根痕及皮孔样的横向突起，习称"疙瘩丁"，排列成四纵行（图）。顶端有凹陷的茎痕。质坚实，断面白色或灰白色，粉性，形成层环近圆形，近方形或近圆形，皮部散有多数棕色油点。气芳香，味辛、微苦。

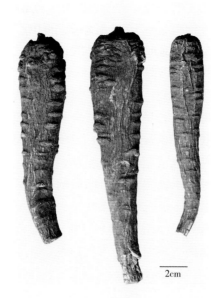

图 白芷药材

主要成分及分析：含有香豆素衍生物，包括氧化前胡素（oxypeucedanin）、欧前胡素（imperatorin）等，尚含挥发油。高效液相色谱法测定，干燥品含欧前胡素（$C_{16}H_{14}O_4$）不得少于0.080%。

鉴定试验：①白芷根横切面镜检可见：木栓层为多列木栓细胞；皮层和韧皮部散有分泌腔，薄壁细胞内含有淀粉粒，射线明显；木质部略呈圆形，导管放射状排列。杭白芷横切面与白芷相似，但木质部略呈方形，射线较多，导管稀疏排列。②粉末黄白色。镜检可见：单粒或复粒型淀粉粒；网纹导管；含黄棕色分泌物的油室碎片；棕黄色木栓细胞；含簇状结晶的薄壁细胞。③粉末乙醚浸提液挥干，残渣加乙酸乙酯溶解，作为供试品溶液。以白芷对照药材、欧前胡素和异欧前胡素对照品作对照。照薄层色谱法，用石油醚（30~60℃）-乙醚（3:2）展开，置紫外光灯（365nm）下检视。供试品色谱中，在与对照药材色谱和对照品色谱相应的位置上，显相同颜色

的荧光斑点。

功效及应用：解表散寒，祛风止痛，宣通鼻窍，燥湿止带，消肿排脓。用于感冒头痛，眉棱骨痛，鼻塞流涕，鼻鼽鼻渊，牙痛，带下，疮疡肿痛。药性辛香温燥，阴虚热者忌服。现代研究证实，白芷有解热、抗炎、镇痛、扩血管、抗血小板凝集、降血压和光敏作用。常用方药为九味羌活汤，川芎茶调散。

（秦路平）

dāngguī

当归（Angelicae Sinensis Radix）

伞形科（Umbelliferae）植物当归 Angelica sinensis (Oliv.) Diels 的干燥根。又称干归、云归。为常用中药。主产于甘肃等地。秋末采挖，除去须根和泥沙，待水分稍蒸发后，捆成小把，上棚，用烟火慢慢熏干。

性状：略呈圆柱形，下部有支根，长15~25cm。表面黄棕色至棕褐色，具纵皱纹及横长皮孔样突起。根头（归头）直径1.5~4cm，具环纹，上端圆钝，有紫色或黄绿色的茎及叶鞘的残基；主根（归身）表面凹凸不平；支根（归尾）直径0.3~1cm，上粗下细，多扭曲，有少数须根痕（图1）。质柔韧，断面黄白色或淡黄棕色，皮部厚，有裂隙及多数棕色点状分泌腔，木部色较淡，形成层环黄棕色（图2）。有浓郁的香气，味甘、辛、微苦。

主要成分及分析：含挥发油，主要有藁本内酯（ligustilide）、正丁烯酰内酯（n-butylidene phthalide）等；并含阿魏酸（ferulic acid）、丁二酸及多糖。含挥发油不得少于0.4%（ml/g）。高效液相色谱法测定，干燥品含阿魏酸（$C_{10}H_{10}O_4$）不得少于0.050%。

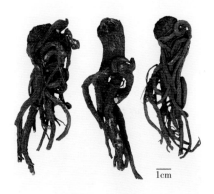

图1　当归药材

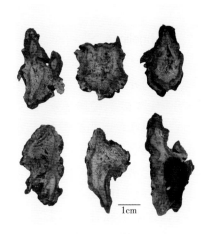

图2　当归断面

鉴定试验：①根横切面镜检可见：木栓层由4～7层细胞组成；皮层窄、韧皮部散在多数类圆形油室；形成层呈环状；木质部导管单个或2～3个相聚；薄壁细胞中含淀粉粒。②粉末淡黄棕色。镜检可见：纺锤形具斜格状纹理的韧皮薄壁细胞；含黄棕色分泌物及油滴的油室及油室碎片；梯纹及网纹导管。③粉末乙醚超声提取后，滤液蒸干，残渣加乙醇1ml使溶解，作为供试品溶液。以当归对照药材作对照。照薄层色谱法，点于同一硅胶G薄层板上，用正己烷-乙酸乙酯（4∶1）展开，置紫外光灯（365nm）下检视。供试品色谱中，在与对照药材色谱相应的位置上，显相同颜色的荧光斑点。④粉末加1%碳

酸氢钠溶液超声处理，取上清液用稀盐酸调节pH至2～3，再用乙醚振摇提取，醚提液挥干，残渣加甲醇溶解，作为供试品溶液。以阿魏酸、藁本内酯对照品作对照。照薄层色谱法，用环己烷-二氯甲烷-乙酸乙酯-甲酸（4∶1∶1∶0.1）展开，置紫外光灯（365nm）下检视。供试品色谱中，在与对照品色谱相应的位置上，显相同颜色的荧光斑点。

功效及应用：补血活血，调经止痛，润肠通便。用于血虚萎黄，眩晕心悸，月经不调，经闭痛经，虚寒腹痛，风湿痹痛，跌扑损伤，痈疽疮疡，肠燥便秘。此药有润燥滑肠作用，湿阻中满及大便溏泻者慎用。现代研究证实，当归有镇痛、抗炎、抗辐射损伤、增强免疫、抑制血小板聚集、抗血栓和促进造血作用。常用方药为当归补血汤，四物汤，桃红四物汤。

（秦路平）

běishāshēn

北沙参（Glehniae Radix）

伞形科（Umbelliferae）植物珊瑚菜 *Glehnia littoralis* Fr. Schmidt ex Miq. 的干燥根。为常用中药。又称莱阳参、海沙参、辽沙参、银条参。主产于辽宁、河北、山东、江苏等地，野生或栽培。夏、秋二季采挖，除去须根，洗净，稍晾，置沸水中烫后，除去外皮，干燥；或洗净直接干燥。

性状：呈细长圆柱形，偶有分枝，一般长15～45cm，直径0.4～1.2cm。表面淡黄白色，略粗糙，偶有残存外皮，不去外皮的表面黄棕色。全体有细纵皱纹及纵沟，并有棕黄色点状细根痕；顶端常留有黄棕色根茎残基；上端稍细，中部略粗，下部渐细（图）。质脆，易折断，断面皮部

浅黄白色，木部黄色。气特异，味微甘。

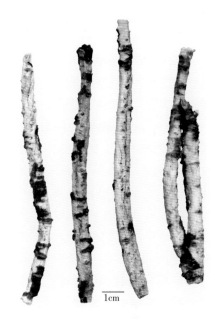

图　北沙参药材

主要成分：含香豆素类化合物，主要有欧前胡素（imperatorin）、花椒毒素（xanthotoxin）、异欧前胡素（isoimperatorin）等；并含生物碱、多糖、磷脂及挥发油等。

鉴定试验：①根横切面镜检可见：栓内层有分泌道散在；韧皮部射线明显，外侧筛管群颓废作条状，分泌道散在；木质部导管大多成"V"形排列，薄壁细胞含糊化淀粉粒。②粉末黄白色。镜检可见：网纹导管；含黄色分泌物的分泌道及碎片；呈不规则块状糊化淀粉粒；有木栓细胞及射线细胞。

功效及应用：养阴清肺，益胃生津。用于肺热燥咳，劳嗽痰血，胃阴不足，热病津伤，咽干口渴。现代研究证实，北沙参有镇咳祛痰、抗菌、抗癌和增强免疫等作用。常用方药为竹叶石膏汤等。

（秦路平）

qiánhú

前胡 （Peucedani Radix） 伞形科 （Umbelliferae） 植物白花前胡 *Peucedanum praeruptorum* Dunn. 的干燥根。为常用中药。主产于浙江、江西、四川等地。冬季至次春茎叶枯萎或未抽花茎时采挖，除去须根，洗净，晒干或者低温干燥。

性状：呈不规则的圆柱形、圆锥形或纺锤形，稍扭曲，下部常有分枝，长 3~15cm，直径 1~2cm。表面黑褐色或灰黄色，根头部多有茎痕及纤维状叶鞘残基，上端有密集的细环纹，下部有纵沟、纵皱纹及横向皮孔（图）。质较柔软，干者硬，可折断，断面不整齐，淡黄白色，皮部散有多数棕黄色油点，形成层环纹棕色，射线放射状。气芳香，味微苦、辛。

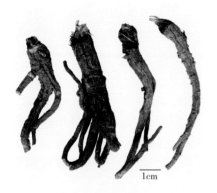

图 前胡药材

主要成分及分析：含香豆素类化合物，主要有白花前胡甲、乙、丙、丁素［（±）-praeruptorin A，B，C，D］。尚含挥发油、色原酮和木脂素等。高效液相色谱法测定，干燥品含白花前胡甲素（$C_{21}H_{22}O_7$）不得少于 0.90%，含白花前胡乙素（$C_{24}H_{26}O_7$）不得少于 0.24%。

鉴定试验：①根横切面镜检可见：木栓细胞 10 余层；韧皮部散在多数油管；韧皮射线稍弯曲；木质部有油管零星散在。②粉末淡黄棕色。镜检可见：石细胞；木栓细胞；油管碎片；具缘纹孔、网纹导管；木纤维；淀粉粒。③粉末三氯甲烷提取液蒸干，残渣加甲醇 5ml 溶解，作为供试品溶液。以白花前胡甲素、白花前胡乙素对照品作对照。照薄层色谱法，用石油醚（60~90℃）-乙酸乙酯（3：1）展开，取出，晾干，置紫外光灯（365nm）下检视。供试品色谱中，在与对照品色谱相应的位置上，显相同颜色的斑点。

功效及应用：散风清热，降气化痰。用于风热咳嗽痰多，痰热喘满，咳痰黄稠。不可用于气虚血少之病。现代研究证实，前胡有止咳平喘、降低血压、抗心力衰竭、抗心脑缺血和抗肿瘤的作用。常用方药为前胡散。

（秦路平）

dúhuó

独活 （Angelica Pubescens Radix） 伞形科 （Umbelliferae） 植物重齿毛当归 *Angelica pubescens* Maxim. f. *biserrata* Shan et Yuan 的干燥根。又称大活、玉活。为常用中药。主产于湖北、四川等地。春初苗刚发芽或秋末茎叶枯萎时采挖，除去须根和泥沙，烘至半干，堆置 2~3 天，发软后再烘至全干。

性状：略呈圆柱形，下部有 2~3 分枝或更多，长 10~30cm。根头部膨大，圆锥状，多横皱纹，直径 1.5~3cm，顶端有茎、叶的残基或凹陷。表面灰褐色或棕褐色，具纵皱纹，有横长皮孔样突起及稍突起的细根痕（图）。质较硬，受潮则变软，断面皮部灰白色，有多数散在的棕色油室，木部灰黄色至黄棕色，形成层环棕色。有特异香气，味苦、辛、微麻舌。

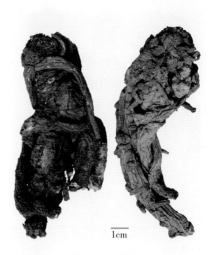

图 独活药材

主要成分及分析：含香豆素类化合物，主要有蛇床子素（osthole）、二氢欧芹醇当归酸酯（columbia-nadin）等，并含挥发油。高效液相色谱法测定，干燥品含蛇床子素（$C_{15}H_{16}O_3$）不得少于 0.50%，含二氢欧芹醇当归酸酯（$C_{19}H_{20}O_5$）不得少于 0.080%。

鉴定试验：①根横切面镜检可见：木栓层为数层木栓细胞，皮层窄，有少数油室；韧皮部较宽，油室较多；木质部导管稀少，单个或 2~3 个径向排列。②粉末淡黄色或淡棕色。镜检可见：单粒或复粒型淀粉粒；含淡黄棕色分泌物及油滴的油室及碎片；网纹、螺纹导管；木栓细胞。③粉末甲醇提取液作为供试品溶液，以独活对照药材、二氢欧芹醇当归酸酯对照品和蛇床子素对照品作对照。照薄层色谱法，用石油醚（60~90℃）-乙酸乙酯（7：3）展开，置紫外光灯（365nm）下检视。供试品色谱中，在与对照药材和对照品色谱相应的位置上，显相同颜色的荧光斑点。

功效及应用：祛风除湿，通痹止痛。用于风寒湿痹，腰膝疼痛，少阴伏风头痛，风寒夹湿头痛。药性温燥，易耗伤阴液，故阴虚血亏者慎用。现代研究证实，独活有抗炎、镇痛、调节免疫、抑制血小板聚集和血栓形成作用。常用方药为独活寄生汤，羌活胜湿汤。

（秦路平）

fángfēng
防风（Saposhnikoviae Radix）

伞形科（Umbelliferae）植物防风 *Saposhnikovia divaricata* (Turcz.) Schischk. 的干燥根。为常用中药。主产于中国东北地区及内蒙古东部，习称"关防风"。春、秋二季采挖未抽花茎植株的根，除去须根和泥沙，晒干。

性状： 呈长圆锥形或长圆柱形，下部渐细，有的略弯曲，长15～30cm，直径0.5～2cm。表面灰棕色，粗糙，有纵皱纹、多数横长皮孔样突起及点状突起的细根痕。根头部有明显密集的环纹，有的环纹上残存棕褐色毛状叶基（图）。体轻，质松，易折断，断面不平坦，皮部浅棕色，有裂隙，木部浅黄色。气特异，味微甘。

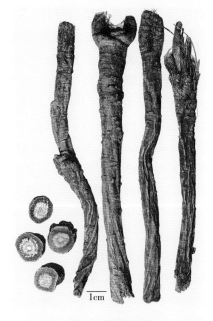

图1 防风药材

主要成分及分析： 含色原酮和香豆素类成分。色原酮有升麻素（cimifugin）、升麻素苷（prim-*O*-glucosylcimifugin）、5-*O*-甲基维斯阿米醇（5-*O*-methyl-risanrminol）的葡萄糖苷等；香豆素有补骨脂素（psoralen）等，另含有挥发油和多糖。高效液相色谱法测定，干燥品含升麻素苷（$C_{22}H_{28}O_{11}$）和5-*O*-甲基维斯阿米醇苷（$C_{22}H_{28}O_{10}$）的总量不得少于0.24%。

鉴定试验： ①根横切面镜检可见：木栓层多列细胞，栓内层窄；皮层散有椭圆形油管；韧皮部有类圆形油管，射线外侧常呈裂隙状；木质部导管呈放射状排列；薄壁组织中散有少数石细胞。②粉末淡棕色。镜检可见：含金黄色分泌物的油管；叶基维管束常伴有纤维束；网纹导管；木栓细胞壁微波状弯曲，有的呈短条状增厚；石细胞黄绿色，长圆形或类长方形，壁较厚。③粉末丙酮提取液蒸干，残渣加乙醇溶解，作为供试品溶液。以防风对照药材、升麻素苷和5-*O*-甲基维斯阿米醇苷对照品作对照。照薄层色谱法，用三氯甲烷–甲醇（4:1）展开，置紫外光灯（254nm）下检视。供试品色谱中，在与对照药材和对照品色谱相应的位置上，显相同颜色的斑点。

功效及应用： 解表祛风，胜湿止痛，止痉。用于感冒头痛，风湿痹痛，风疹瘙痒，破伤风。药性偏温，阴血亏虚、热病动风者不宜使用。现代研究证实，防风有解热、镇痛、镇静、抗炎、抗菌、抗肿瘤、提高机体免疫功能、抗过敏、抗凝血作用。常用方药为荆防败毒散，防风通圣丸，玉屏风散。

（秦路平）

qínjiāo
秦艽（Gentianae Macrophyllae Radix）

龙胆科（Gentianaceae）植物秦艽 *Gentiana macrophylla* Pall.、麻花秦艽 *Gentiana straminea* Maxim.、粗茎秦艽 *Gentiana crassicaulis* Duthie ex Burk. 或小秦艽 *Gentiana dahurica* Fisch. 的干燥根。前三种按性状不同分别习称"秦艽"和"麻花艽"，后一种习称"小秦艽"。又称秦胶、大艽。为常用中药。秦艽主产于甘肃、陕西、内蒙古、山西等地；麻花秦艽主产于四川、青海、甘肃等地；粗茎秦艽主产于四川、云南、西藏等地；小秦艽主产于河北、山西、内蒙古、陕西等地。春、秋二季采挖，除去泥沙；秦艽和麻花艽晒软，堆置"发汗"至表面呈红黄色或灰黄色时，摊开晒干，或不经"发汗"直接晒干；小秦艽趁鲜时，搓去黑皮，晒干。

性状： 秦艽呈类圆柱形，上粗下细，扭曲不直，长10～30cm，直径1～3cm。表面黄棕色或灰黄色，有纵向或扭曲的纵皱纹，顶端有残存茎基及纤维状叶鞘。质硬而脆，易折断，断面略显油性，皮部黄色或棕黄色，木部黄色。气特异，味苦、微涩。麻花艽呈类圆锥形，多由数个小根纠聚而膨大，直径可达7cm。表面棕褐色，粗糙，有裂隙呈网状孔纹。质松脆，易折断，断面多呈枯朽状。小秦艽呈类圆锥形或类圆柱形，长8～15cm，直径0.2～1cm。表面棕黄色。主根通常为1个，残存的茎基有纤维状叶鞘，下部多分枝。断面黄白色。秦艽药材见图。

主要成分及分析： 含环烯醚萜和生物碱类化合物，环烯醚萜有龙胆苦苷（gentiopicroside）、马钱甘酸（loganic acid）等；生物碱有秦艽甲素（gentianine）、秦艽乙素（gentianidine）和秦艽丙素（gentianol）等；并含有栎樱酸（roburic acid）、三萜、黄酮和挥发油类等成分。高效液相色谱法测定，干燥品含龙胆苦苷（$C_{16}H_{20}O_9$）和马钱甘酸（$C_{16}H_{24}O_{10}$）的总量不得少于2.5%。

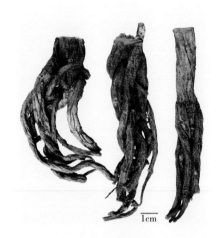

图　秦艽药材

鉴定试验：①秦艽粉末黄棕色。镜检可见：栓化细胞；草酸钙针晶；大型内皮层细胞，侧壁细波状弯曲，平周壁现纤细的横向线状纹理；螺纹及网纹导管。麻花艽粉末棕褐色。镜检可见：梭形、类三角形或长条形的厚壁网纹细胞；草酸钙针晶；薄壁的栓化细胞；长条形内皮层细胞，两端平截或稍倾斜。小秦艽粉末黄棕色。镜检可见：厚壁网纹细胞数个毗连或单个散在；草酸钙结晶微小；栓化细胞类梭形或长方形，壁薄，略弯曲；长条形内皮层细胞，两端平截或稍倾斜。②粉末甲醇提取液作为供试品溶液，以龙胆苦苷对照品作对照。照薄层色谱法，点于同一硅胶GF_{254}薄层板上，用乙酸乙酯-乙醇-水（10：2：1）展开，置紫外光灯（254nm）下检视。供试

品色谱中，在与对照品色谱相应的位置上，显相同颜色的斑点。以栎樱酸对照品作对照。照薄层色谱法，用三氯甲烷-甲醇-甲酸（50：1：0.5）展开，喷以10%硫酸乙醇溶液，置105℃加热至斑点显色清晰。供试品色谱中，在与对照品色谱相应的位置上，显相同颜色的斑点。

功效及应用：祛风湿，清湿热，止痹痛，退虚热。用于风湿痹痛，筋脉拘挛，骨节酸痛，骨蒸潮热，小儿疳积发热。现代研究证实，秦艽有抗炎、镇痛、保肝、健胃和抗溃疡作用。常用方药为秦艽升麻汤，秦艽天麻汤，秦艽汤。

（秦路平）

lóngdǎn

龙胆（Gentianae Radix et Rhizoma）　龙胆科（Gentianaceae）植物条叶龙胆 Gentiana manshurica Kitag.、龙胆 Gentiana scabra Bge、三花龙胆 Gentiana triflora Pall. 或坚龙胆 Gentiana rigescens Franch. 的干燥根及根茎。前三种习称"龙胆"，后一种习称"坚龙胆"。又称草龙胆、地胆草。为常用中药。条叶龙胆主产于东北地区，龙胆、三花龙胆主产于黑龙江、辽宁、吉林及内蒙古等地；坚龙胆主产于云南、四川、贵州等地。春、秋二季采挖，洗净，干燥。

性状：龙胆根茎呈不规则的块状，一般长1～3cm，直径0.3～1cm；表面暗灰棕色或深棕色，上端有茎痕或残留茎基，周围和下端着生多数细长的根。根圆柱形，略扭曲，长10～20cm，直径0.2～0.5cm；表面淡黄色或黄棕色，上部多有显著的横皱纹，下部较细，有纵皱纹及支根痕（图）。质脆，易折断，断面略平坦，皮部黄白色或淡黄棕色，木

部色较浅，呈点状环列。气微，味甚苦。坚龙胆表面无横皱纹，外皮膜质，易脱落，木部黄白色，易与皮部分离。

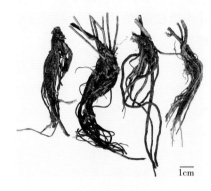

图　龙胆药材

主要成分及分析：含环烯醚萜和生物碱类化合物。环烯醚萜有龙胆苦苷（gentiopicroside）和獐牙菜苷（sweroside）等；生物碱有龙胆碱（gentianine）等；尚含黄酮和内酯类化合物。高效液相色谱法测定，龙胆含龙胆苦苷（$C_{16}H_{20}O_9$）不得少于3.0%；坚龙胆含龙胆苦苷（$C_{16}H_{20}O_9$）不得少于1.5%。

鉴定试验：①龙胆根横切面镜检可见：表皮细胞有时残存，外壁较厚；皮层窄，外皮层细胞类方形，壁稍厚，木栓化；内皮层细胞切向延长，每一细胞由纵向壁分隔成数个类方形小细胞；韧皮部宽广，有裂隙；形成层不明显；木质部导管3～10个成群；髓部明显，薄壁细胞含细小草酸钙针晶。粉末淡黄棕色。镜检可见：外皮层细胞类纺锤形，由横壁分隔成数个扁方形的小细胞；内皮层细胞类长方形，平周壁有纤细的横向纹理，由纵隔壁分隔成数个栅状小细胞；薄壁细胞含草酸钙针晶。坚龙胆根横切面镜检可见：内皮层以外组织多已脱

落；木质部导管发达，均匀密布；无髓部。粉末镜检可见：无外皮层细胞；内皮层细胞平周壁的横向纹理较粗而密，每一细胞分隔成多数栅状小细胞，隔壁稍增厚或呈连珠状。②粉末甲醇提取液作为供试品溶液。以龙胆苦苷对照品作对照。照薄层色谱法，用乙酸乙酯-甲醇-水（10∶2∶1）展开，取出，晾干，置紫外光灯（254nm）下检视。供试品色谱中，在与对照品色谱相应的位置上，显相同颜色的斑点。

功效及应用：清热燥湿，泻肝胆火。用于湿热黄疸，阴肿阴痒，带下，湿疹瘙痒，肝火目赤，耳鸣耳聋，胁痛口苦，惊风抽搐。现代研究证实，龙胆有保肝、利胆、抗炎和抗病毒作用。常用方药为龙胆泻肝汤。

（秦路平）

báiqián

白前 （Cynanchi Stauntonii Rhizoma et Radix） 萝藦科（Asclepiadaceae）植物柳叶白前 *Cynanchum stauntonii*（Decne.）Schltr. ex Lévl. 或芫花叶白前 *Cynanchum glaucescens*（Decne.）Hand.-Mazz. 的干燥根茎及根。又称石蓝。为较常用中药。主产于浙江、安徽等地。秋季采挖，洗净，晒干。

性状：①柳叶白前根茎呈细长圆柱形，有分枝，稍弯曲，长4~15cm，直径1.5~4mm。表面黄白色或黄棕色，节明显，节间长1.5~4.5cm，顶端有残茎。质脆，断面中空。节处簇生纤细弯曲的根，长可达10cm，直径不及1mm，有多次分枝呈毛须状，常盘曲成团（图）。气微，味微甜。②芫花叶白前根茎较短小或略呈块状；表面灰绿色或灰黄色，节间长1~2cm。质较硬。根稍弯曲，直径约1mm，分枝少。

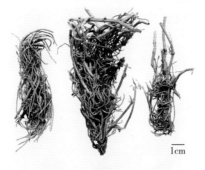

图 柳叶白前药材

主要成分及分析：含C_{21}甾体苷类化合物，主要有芫花叶白前苷元（glaucogenin）A、B，芫花叶白前苷A（glaucoside A）及芫花叶白前苷元C-黄花夹竹桃单糖苷等；尚含苯乙酮类衍生物。

鉴定试验：①根茎横切面镜检可见：表皮细胞径向延长，外侧壁显著增厚；下皮细胞较小；皮层散在乳汁管和石细胞，中柱鞘纤维断续排列成环；维管束双韧型，外韧皮部呈窄带状，内韧皮部在木质部内侧，呈束状，外韧皮部与木质部间形成层成环；木质部导管、木纤维及木薄壁细胞均木化；髓多成空腔。芫花叶白前根茎皮层无乳汁管。②根横切面镜检可见：表皮细胞类多角形，外壁增厚；皮层薄壁细胞含有淀粉粒和草酸钙簇晶；内皮层细胞扁小，凯氏点明显，中柱鞘为一列薄壁细胞；韧皮部狭窄，木质部二原型。

功效及应用：降气，消痰，止咳。用于肺气壅实，咳嗽痰多，胸满喘急。现代研究证实，白前有镇咳、祛痰、抗炎、镇痛作用。常用方药为白前汤，白前丸。

（秦路平）

báiwēi

白薇 （Cynanchi Atrati Radix et Rhizoma） 萝藦科（Asclepiadaceae）植物白薇 *Cynanchum at-*

ratum Bge. 或蔓生白薇 *Cynanchum versicolor* Bge. 的干燥根及根茎。又称白微。少常用中药。主产于山东、辽宁、安徽等地。春、秋二季采挖，洗净，干燥。

性状：根茎粗短，有结节，多弯曲。上面有圆形的茎痕，下面及两侧簇生多数细长的根，根长10~25cm，直径0.1~0.2cm（图）。表面棕黄色，质脆，易折断，断面皮部黄白色，木部黄色。气微，味微苦。

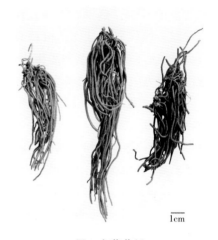

图 白薇药材

主要成分：含C_{21}甾体苷类化合物，主要有直立白薇苷（cynatratoside）A、B、C、D、E、F，芫花叶白前苷（glaucoside）C、H，白薇苷（atratoside）A、B、C、D；并含挥发油（白薇素）和苯乙酮类化合物。

鉴定试验：①根横切面镜检可见：表皮细胞1列，常部分残留；下皮细胞1列，分泌细胞长方形或略弯曲，内含黄色分泌物；皮层宽广，内皮层明显；木质部细胞均木化，导管大多位于两侧，木纤维位于中央；薄壁细胞含草酸钙簇晶及大量淀粉粒。②粉末灰棕色。镜检可见：草酸钙簇晶；长方形的分泌细胞；木纤维；石细胞；网纹、具缘纹孔导管；单粒或复粒型淀粉粒。③粉末甲醇提取液蒸干，残渣加甲醇溶解，作为供试品溶液。以白薇对照药材作对照。照薄层色谱法，用正丁醇-乙酸乙酯-水（4：1：5）的上层溶液展开，喷以硫酸乙醇溶液（1→10），在105℃加热至斑点显色清晰。供试品色谱中，在与对照药材色谱相应的位置上，显相同颜色的斑点。

功效及应用：清热凉血，利尿通淋，解毒疗疮。用于温邪伤营发热，阴虚发热，骨蒸劳热，产后血虚发热，热淋，血淋，痈疽肿毒。现代研究证实，白薇有抗炎、镇痛、退热和抗肿瘤作用。常用方药为白薇汤，竹皮大丸。

（秦路平）

xúchángqīng

徐长卿（Cynanchi Paniculati Radix et Rhizoma）

萝藦科（Asclepiadaceae）植物徐长卿 *Cynanchum paniculatum*（Bge.）Kitag. 的干燥根及根茎。为少常用中药。主产于江苏、河北、湖南、安徽等地。秋季采挖，除去杂质，阴干。

性状：根茎呈不规则柱状，有盘节，一般长0.5~3.5cm，直径2~4mm。有的顶端带有残茎，细圆柱形，长约2cm，直径1~2mm，断面中空；根茎节处周围着生多数根。根呈细长圆柱形，弯曲，一般长10~16cm，直径1~1.5mm。表面淡黄白色至淡棕黄色，或棕色；具微细的纵皱纹，并有纤细的须根（图）。质脆，易折断，断面粉性，皮部类白色或黄白色，形成层环淡棕色，木部细小。气香，味微辛凉。

主要成分及分析：含酚类和C_{21}甾体苷类化合物，酚类主要为丹皮酚（paeonol）、桂皮酸（cinnamic acid）等，C_{21}甾体苷类主要

为芫花叶白前苷元（glaucogenin）A、C、D等，并含有挥发油和多糖。高效液相色谱法测定，干燥品含丹皮酚（$C_9H_{10}O_3$）不得少于1.3%。

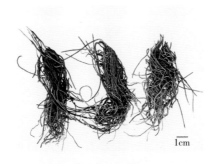

图 徐长卿药材

鉴定试验：①根横切面镜检可见：表皮细胞外侧壁增厚；皮层薄壁细胞含淀粉粒或草酸钙簇晶；内皮层凯氏点明显；形成层不明显；木质部细胞均木化。②粉末浅灰棕色。镜检可见：外皮层细胞垂周壁细波状弯曲；草酸钙簇晶；分泌细胞类圆形，内含淡黄棕色分泌物；内皮层细胞类长方形，垂周壁细波状弯曲。③粉末乙醚提取液挥干，残渣加丙酮溶解作为供试品溶液。以徐长卿对照药材作对照。照薄层色谱法，以环己烷-三氯甲烷-乙酸乙酯（10：2：0.8）为展开剂，展开，取出，晾干，喷以10%的硫酸乙醇溶液显色，在105℃加热至斑点显色清晰，分别置日光和紫外光灯（365nm）下检视。供试品色谱中，在与对照药材色谱相应的位置上，显相同的斑点或荧光斑点。

功效及应用：祛风化湿，止痛止痒。用于风湿痹痛，胃痛胀满，牙痛，腰痛，跌扑损伤，风疹、湿疹。现代研究证实，徐长卿有镇痛、抗炎、抗变态反应、抗氧化、缓解心肌缺血和抗动脉

粥样硬化作用。常用方药为徐长卿汤和徐长卿散。

（秦路平）

zǐcǎo

紫草（Arnebiae Radix）

紫草科（Boraginaceae）植物新疆紫草 *Arnebia euchroma*（Royle）Johnst. 或内蒙紫草 *Arnebia guttata* Bunge 的干燥根。为常用中药。新疆紫草主产于新疆；内蒙紫草主产于内蒙古、甘肃等地。春、秋二季采挖，除去泥沙，干燥。

性状：新疆紫草呈不规则的长圆柱形，多扭曲，长7~20cm，直径1~2.5cm。表面紫红色或紫褐色，皮部疏松，呈条形片状，常10余层重叠，易剥落。顶端有的可见分歧的茎残基（图）。体轻，质松软，易折断，断面不整齐，木部较小，黄白色或黄色。气特异，味微苦、涩。内蒙紫草呈圆锥形或圆柱形，扭曲，长6~20cm，直径0.5~4cm。根头部略粗大，顶端有残茎一或多个，被短硬毛。表面紫红色或暗紫色，皮部略薄，常数层相叠，易剥离。质硬而脆，易折断，断面较整齐，皮部紫红色，木部较小，黄白色。气特异，味涩。

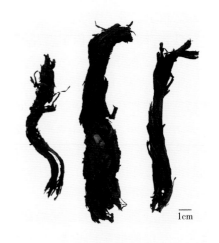

图 新疆紫草药材

主要成分及分析：含多种萘

醌类色素成分，主要为β，β′-二甲基丙烯酰阿卡宁（β，β′-dimethylacrylalkannin）、紫草素（shikonin）、乙酰紫草素（acetylshikonin）等；并含酚类化合物及挥发油。紫外-可见分光光度法测定，干燥品含羟基萘醌总色素以左旋紫草素（$C_{16}H_{16}O_5$）计，不得少于0.80%。高效液相色谱法测定，干燥品含β，β′-二甲基丙烯酰阿卡宁（$C_{21}H_{22}O_6$）不得少于0.30%。

鉴定试验：①新疆紫草根横切面镜检可见：木栓层将韧皮部、木质部层层分隔；残留的韧皮部较薄；木栓细胞及薄壁细胞均含紫色素。②粉末深紫红色。镜检可见：非腺毛单细胞，基部膨大呈喇叭状，壁具纵细条纹，胞腔内含紫红色色素；木栓细胞和薄壁细胞含紫红色色素；网纹及具缘纹孔导管。③粉末石油醚（60~90℃）提取液作为供试品溶液。以紫草对照药材作对照。照薄层色谱法，用环己烷-甲苯-乙酸乙酯-甲酸（5：5：0.5：0.1）展开。供试品色谱中，在与对照药材色谱相应的位置上，显相同的紫红色斑点；再喷以10%氢氧化钾甲醇溶液，斑点变为蓝色。

功效及应用：清热凉血，活血解毒，透疹消斑。用于血热毒盛，斑疹紫黑，麻疹不透，疮疡，湿疹，水火烫伤。现代研究证实，紫草有抗炎、抗病原微生物、抗生育、抗癌和保肝作用。常用方药为紫草散，紫草如圣汤，紫草润肌膏。

（秦路平）

huángqín
黄芩（Scutellariae Radix）唇形科（Labiatae）植物黄芩 Scutellaria baicalensis Georgi 的干燥根。为常用中药。主产于河北、山西

等地。春、秋二季采挖，除去须根和泥沙，晒后撞去粗皮，晒干。

性状：呈圆锥形，扭曲，长8~25cm，直径1~3cm。表面棕黄色或深黄色，有稀疏的疣状细根痕，上部较粗糙，有扭曲的纵皱或不规则的网纹，下部有顺纹和细皱纹（图）。质硬而脆，易折断，断面黄色，中间红棕色；老根中心暗棕色或棕黑色，呈枯朽状或中空者称"枯芩"。新根色鲜黄、内部充实者称"子芩"。气微，味苦。栽培品较细长，多分枝。表面浅黄棕色，外皮紧贴，纵皱纹较细腻。断面黄色或浅黄色，略呈角质样。味微苦。

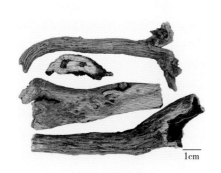

图 黄芩药材

主要成分及分析：含黄酮类化合物，主要为黄芩苷（baicalin），黄芩素（baicalein），汉黄芩苷（wosonoside）等；并含β-谷固醇，豆固醇等。高效液相色谱法测定，干燥品含黄芩苷（$C_{21}H_{18}O_{11}$）不得少于9.0%。

鉴定试验：①根横切面镜检可见：木栓层中散在石细胞；皮层窄，散在纤维及石细胞；韧皮部较宽广，有多数纤维与石细胞；木质部导管单个散在或数个成群，周围有木纤维束，木射线较宽；老根中央有一至多个同心状的木栓组织环。②粉末黄色。镜检可见：韧皮纤维；石细胞；木栓细

胞；网纹导管；木纤维；淀粉粒。③粉末乙酸乙酯-甲醇（3：1）提取液作为供试品溶液，以黄芩对照药材和黄芩苷、黄芩素、汉黄芩素对照品作对照。照薄层色谱法，用甲苯-乙酸乙酯-甲醇-甲酸（10：3：1：2）展开，取出，晾干，置紫外光灯（365nm）下检视。供试品色谱中，在与对照药材色谱相应的位置上，显相同颜色的斑点；在与对照品色谱相应的位置上，显3个相同颜色的暗色斑点。

功效及应用：清热燥湿，泻火解毒，止血，安胎。用于湿温、暑湿，胸闷呕恶，湿热痞满，泻痢，黄疸，肺热咳嗽，高热烦渴，血热吐衄，痈肿疮毒，胎动不安。现代研究证实，黄芩有抗炎、抗变态反应、抗微生物及解热镇静作用。常用方药为安胎散，子芩丸，黄芩散。

（石晋丽）

dānshēn
丹参（Salviae Miltiorrhizae Radix et Rhizoma）唇形科（Labiatae）植物丹参 Salvia miltiorrhiza Bge. 的干燥根及根茎。又称赤参。为常用中药。主产于安徽、江苏、山东等地。春、秋二季采挖，除去泥沙，干燥。

性状：根茎短粗，顶端有时残留茎基。根数条，长圆柱形，略弯曲，有的分枝并具须状细根，长10~20cm，直径0.3~1cm。表面棕红色或暗棕红色，粗糙，具纵皱纹。老根外皮疏松，常显紫棕色，多呈鳞片状剥落（图）。质硬而脆，断面疏松，有裂隙或略平整，皮部棕红色，木部灰黄色或紫褐色，可见黄白色放射状纹理。气微，味微苦涩。栽培品较粗壮，直径0.5~1.5cm。表面红棕色，具纵皱，外皮紧贴不易剥

落。质坚实，断面较平整，略呈角质样。

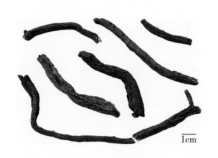

图 丹参药材

主要成分及分析：含脂溶性二萜醌类化合物，主要为丹参酮（tanshinone）Ⅰ、ⅡA、ⅡB，隐丹参酮（cryptotanshinone）；并含水溶性酚酸类化合物丹酚酸 B（salvianic acid B），以及黄酮类、三萜类、固醇等成分。高效液相色谱法测定，含丹参酮ⅡA（$C_{19}H_{18}O_3$）不得少于 0.20%；丹酚酸 B（$C_{36}H_{30}O_{16}$）不得少于 3.0%。

鉴定试验：①粉末红棕色。镜检可见：石细胞；木纤维；网纹导管和具缘纹孔导管；木栓细胞。②粉末乙醚提取液作为供试品溶液，以丹参酮ⅡA对照品作对照。照薄层色谱法，用石油醚（60~90℃）-乙酸乙酯（4：1）展开，置自然光下检视。供试品色谱中，在与对照品色谱相应的位置上，显相同颜色的斑点。③粉末甲醇提取液作为供试品溶液，以丹酚酸 B 对照品作对照。照薄层色谱法，用甲苯-三氯甲烷-乙酸乙酯-甲醇-甲酸（2：3：4：0.5：2）展开，置紫外光灯（254nm）下检视。供试品色谱中，在与对照品色谱相应的位置上，显相同颜色的荧光斑点。

功效及应用：活血祛瘀，通经止痛，清心除烦，凉血消痈肿。用于胸痹心痛，脘腹胁痛，癥瘕积聚，热痹疼痛，心烦不眠，月经不调，经闭痛经，疮疡肿痛；心绞痛，心肌梗死。现代研究证实，丹参具有抗心肌缺血、抗血栓、改善微循环及镇静镇痛作用。常用方药为丹参散，丹参饮。

（石晋丽）

xuánshēn

玄参（Scrophulariae Radix）

玄参科（Scrophulariaceae）植物玄参 *Scrophularia ningpoensis* Hemsl. 的干燥根。又称元参、浙玄参、黑参。为常用中药。主产于浙江。冬季茎叶枯萎时采挖，除去根茎、幼芽、须根及泥沙，晒或者烘至半干，堆放 3~6 天，反复数次至干燥。

性状：呈类圆柱形，中间略粗或上粗下细，有的微弯曲，长 6~20cm，直径 1~3cm。表面灰黄色或灰褐色，有不规则的纵沟、横长皮孔样突起及稀疏的横裂纹和须根痕（图）。质坚实，不易折断，断面黑色，微有光泽。气特异似焦糖，味甘、微苦。

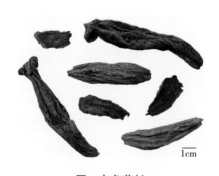

图 玄参药材

主要成分及分析：含环烯醚萜类成分，主要为哈巴苷（harpagide）、哈巴俄苷（即玄参苷）；并含苯丙素苷类成分安格洛苷 C；以及天门冬酰胺、生物碱、糖类、脂肪油等。高效液相色谱法测定，含哈巴苷（$C_{15}H_{24}O_{10}$）和哈巴俄苷（$C_{24}H_{30}O_{11}$）的总量不得少于 0.45%。

鉴定试验：①粉末灰棕色。镜检可见：石细胞；含核状物的薄壁细胞；细长的木纤维；网纹与孔纹导管。②粉末甲醇浸泡后，用水饱和的正丁醇提取，提取液作为供试品溶液。以玄参对照药材和哈巴俄苷对照品作对照。照薄层色谱法，用三氯甲烷-甲醇-水（12：4：1）的下层溶液展开，喷 5%香草醛硫酸溶液后置自然光下检视。供试品色谱中，在与对照药材和对照品色谱相应的位置上，显相同颜色的斑点。

功效及应用：清热凉血，滋阴降火，解毒散结。用于热入营血，温毒发斑，热病伤阴，舌绛烦渴，津伤便秘，骨蒸劳嗽，目赤，咽痛，白喉，瘰疬，痈肿疮毒。现代研究证实，玄参有抗血小板聚集、解热镇痛、抑菌消炎作用。常用方药为玄参升麻汤，清宫汤，百合固金汤。

（石晋丽）

dìhuáng

地黄（Rehmanniae Radix）

玄参科（Scrophulariaceae）植物地黄 *Rehmannia glutinosa* Libosch. 的新鲜或干燥块根。为常用中药。主产于河南。秋季采挖，除去芦头、须根及泥沙，鲜用；或将地黄缓缓烘焙至约八成干。前者习称"鲜地黄"，后者习称"生地黄"。生地黄加黄酒炖至酒吸尽，晾晒，切厚片，干燥加工成"熟地黄"。

性状：鲜地黄呈纺锤形或条状，长 8~24cm，直径 2~9cm。外皮薄，表面浅红黄色，具弯曲的横曲纹、横长皮孔及不规则瘢痕。肉质，易断，断面皮部淡黄白色，可见橘红色油点，中部有放射状纹理。气微，味微甜、微苦。生地黄呈不规则的团块状或长圆形，中间膨大，两端稍细，长 6~12cm，直径 2~6cm；有的长条状，稍扁而扭曲。表面棕黑色或棕灰色，极皱缩，具不规则的皱纹（图）。体重，质较软而韧，不易折断，断面棕黑色或乌黑色，有光泽，具黏性。气微，味微甜。熟地黄呈不规则的块片、碎块，大小、厚薄不一。表面乌黑色，有光泽，黏性大。质柔软而带韧性，不易折断，断面乌黑色，有光泽。气微，味甜。

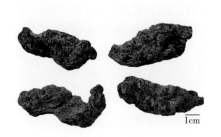

图 生地黄药材

主要成分及分析：含环烯醚萜苷类，主要为梓醇（catalpol），地黄苷（rehmannioside）A、B、C、D；并含苯乙醇苷、毛蕊花糖苷（acteoside），以及糖类、多种氨基酸和固醇。高效液相色谱法测定，干燥品含梓醇（$C_{15}H_{22}O_{10}$）不得少于 0.20%；毛蕊花糖苷（$C_{29}H_{36}O_{15}$）不得少于 0.020%。

鉴定试验：①块根横切面镜检可见：皮层散有较多分泌细胞，含橘黄色油滴；偶有石细胞；韧皮部较宽，分泌细胞较少。②粉末深棕色。镜检可见：木栓细胞；内含圆形核状物的薄壁细胞；内含橙黄色或橙红色油滴状物的分泌细胞；具缘纹孔导管和网纹导管。③粉末甲醇提取液作为供试品溶液，以梓醇对照品作对照。照薄层色谱法，用三氯甲烷－甲醇－水（14：6：1）展开，喷茴香醛试液，105℃加热至斑点显色清晰。供试品色谱中，在与对照

品色谱相应的位置上，显相同颜色的斑点。④粉末 80% 甲醇提取，再用饱和的正丁醇提取，提取液作为供试品溶液。以毛蕊花糖苷对照品作对照。照薄层色谱法，用乙酸乙酯－甲醇－甲酸（16：0.5：2）展开，用 0.1% 的 2,2-二苯基－1－苦肼基无水乙醇浸板，置自然光下检视。供试品色谱中，在与对照品色谱相应的位置上，显相同颜色的斑点。

功效及应用：鲜地黄清热生津，凉血，止血。用于热病伤阴，舌绛烦渴，温毒发斑，吐血，衄血，咽喉肿痛。生地黄清热凉血，养阴生津。用于热入营血，温毒发斑，热病伤阴，舌绛烦渴，津伤便秘，阴虚发热，骨蒸劳热，内热消渴。熟地黄补血滋阴，益精填髓。用于血虚萎黄，心悸怔忡，月经不调，崩漏下血，肝肾阴虚，腰膝酸软，骨蒸潮热，盗汗遗精，内热消渴，眩晕，耳鸣，须发早白。现代研究证实，地黄有止血和促进血细胞增殖、提高机体免疫力及降血糖作用。常用方药为清营汤，六味地黄丸，地黄膏，益胃汤。

（石晋丽）

húhuánglián
胡黄连（Picrorhizae Rhizoma）

玄参科（Scrophulariaceae）植物胡黄连 *Picrorhiza scrophulariiflora* Pennell 的干燥根茎。又称胡连、藏胡连。为少常用中药。主产于西藏南部、云南西北部及四川等地。秋季采挖，除去须根和泥沙，晒干。

性状：呈圆柱形，略弯曲，偶有分枝，长 3~12cm，直径 0.3~1cm。表面灰棕色至暗棕色，粗糙，有较密的环状节，具稍隆起的芽痕或根痕，上端密被暗棕色鳞片状的叶柄残基（图）。体

轻，质硬而脆，易折断，断面略平坦，淡棕色至暗棕色，中间有 4~10 个类白色点环状排列，中央灰黑色。气微，味极苦。

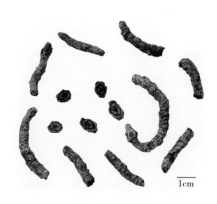

图 胡黄连药材

主要成分及分析：含环烯醚萜苷，主要为胡黄连苷（picroside）Ⅰ、Ⅱ、Ⅲ，胡黄连素（kutkin）；并含香草酸（vanillic acid）、肉桂酸（cinnavnic acid）、葫芦素类、酚苷类、芳香酸、固醇。高效液相色谱法测定，干燥品含胡黄连苷 Ⅰ（$C_{24}H_{28}O_{11}$）与胡黄连苷 Ⅱ（$C_{23}H_{28}O_{13}$）的总量不得少于 9.0%。

鉴定试验：粉末升华物加三氯乙烷溶解后的溶液作为供试品溶液，以香草酸对照品、肉桂酸对照品作对照。照薄层色谱法，用正己烷－乙醚－冰醋酸（5：5：0.1）展开，取出，晾干，置紫外光灯（254nm）下检视。供试品色谱中，在与对照品色谱相应的位置上，显相同颜色的斑点。

功效及应用：退虚热，除疳热，清湿热。用于骨蒸潮热，小儿疳热，湿热泻痢，黄疸尿赤，痔疮肿痛。现代研究证实，胡黄连有保肝、利胆和抗真菌作用。常用方药为胡黄连散，清骨散，胡连追毒丸。

（石晋丽）

nánbǎnlángēn

南板蓝根 （Baphicacanthis Cusiae Rhizoma et Radix） 爵床科 （Acanthaceae） 植物马蓝 Baphicacanthus cusia （Nees） Bremek. 的干燥根茎和根。为少常用中药。主产于福建、四川、浙江、湖南等地。夏、秋二季采挖，除去地上茎，洗净，晒干。

性状：根茎呈类圆形，多弯曲，有分枝，长 10～30cm，直径 0.2～1cm；表面灰棕色，具细纵纹；节膨大，节上长有细根或茎残基；外皮易剥落，呈蓝灰色。质硬而脆，易折断，断面不平坦，皮部蓝灰色，木部灰蓝色至淡黄褐色，中央有髓。根粗细不一，弯曲有分枝，细根细长而柔韧。气微，味淡。南板蓝根药材见图。

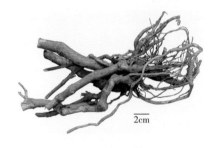

2cm

图 南板蓝根药材

主要成分：含靛玉红（indirubin）及靛蓝（indigo）等。

鉴定试验：①根茎横切面镜检可见：木栓细胞含棕色物；皮层外侧为数列厚角细胞；髓部偶见石细胞；薄壁细胞中含钟乳体。②粉末用三氯甲烷提取液作为供试品溶液，以靛蓝、靛玉红对照品作对照。照薄层色谱法，用石油醚（60～90℃）-三氯甲烷-乙酸乙酯（1：8：1）展开，取出，晾干。供试品色谱中，在与对照品色谱相应的位置上，显相同的蓝色和紫红色斑点。

功效及应用：清热解毒，凉血消斑。用于温疫时毒，发热咽痛，温毒发斑，丹毒。现代研究证实，南板蓝根有抗菌、抗肿瘤、抗病毒、抗炎等作用。临床上可用于治疗流行性感冒、脑炎、腮腺炎。

（周建理）

hóngdàjǐ

红大戟 （Knoxiae Radix） 茜草科 （Rubiaceae） 植物红大戟 Knoxia valerianoides Thorel et Pitard 的干燥块根。又称红芽大戟、紫大戟、广大戟、南大戟。为较常用中药。主产于福建、台湾、广东及西藏等地。秋、冬二季采挖，除去须根，洗净，置沸水中略烫，干燥。

性状：略呈纺锤形，偶有分枝，稍弯曲，长 3～10cm，直径 0.6～1.2cm。表面红褐色或红棕色，粗糙，有扭曲的纵皱纹。上端常有细小的茎痕（图）。质坚实，断面皮部红褐色，木部棕黄色。无臭，味甘、微辛。

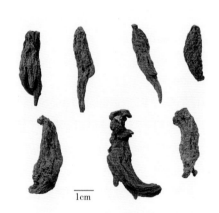

1cm

图 红大戟药材

主要成分：含蒽醌类化合物，主要有红大戟素（knoxiadin），1,3,6-三羟基-5-乙氧甲基蒽醌，甲基异茜草素（rubiadin）；并含丁香酸（syringic acid）。

鉴定试验：粉末甲醇提取，

盐酸回流后，再用三氯甲烷提取，提取液作为供试品溶液。以红大戟对照药材作对照。照薄层色谱法，用石油醚（30～60℃）-甲酸乙酯-甲酸（15：5：1）的上层溶液展开，置氨蒸气中熏后，置日光下检视。供试品色谱中，在与对照药材色谱相应的位置上，显相同颜色的主斑点。

功效及应用：泻水逐饮，消肿散结。用于水肿胀满，胸腹积水，痰饮积聚，气逆咳喘，二便不利，痈肿疮毒，瘰疬痰核。现代研究证实，红大戟有抑菌、利尿、泻下作用。常用方药为玉枢丹，控涎丸，紫金锭。

（石晋丽）

bājǐtiān

巴戟天 （Morindae Officinalis Radix） 茜草科 （Rubiaceae） 植物巴戟天 Morinda officinalis How 的干燥根。又称鸡肠风。为较常用中药。主产于广东、广西、福建等地。全年均可采挖，洗净，除去须根，晒至六七成干，轻轻捶扁，晒干。

性状：呈扁圆柱形，略弯曲，长短不等，直径 0.5～2cm。表面灰黄色或暗灰色，具纵纹和横裂纹，有的皮部横向断离露出木部，形似连珠（图）。质韧，断面不平坦，皮部厚，易与木部剥离，紫色或淡紫色；木部坚硬，黄棕色或黄白色，直径 1～5mm。气微，味甘而微涩。

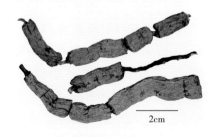

2cm

图 巴戟天药材

主要成分及分析：含蒽醌类化合物，主要为甲基异茜草素（rubiadin）、大黄素甲醚；并含糖类，主要为耐斯糖（nystose）；还含植物氨基酸、挥发油、环烯醚萜苷和固醇。高效液相色谱法测定，干燥品含耐斯糖（$C_{24}H_{42}O_{21}$）不得少于2.0%。

鉴定试验：①粉末淡紫色或紫褐色。镜检可见：淡黄色石细胞；草酸钙针晶；淡黄色具缘纹孔导管；纤维管胞。②粉末乙醇提取液作为供试品溶液，以巴戟天对照药材作对照。按薄层色谱法，用甲苯–乙酸乙酯–甲酸（8:2:0.1）展开，取出，晾干，置紫外光灯（254nm）下检视。供试品色谱中，在与对照药材色谱相应的位置上，显相同颜色的斑点。

功效及应用：补肾阳，强筋骨，祛风湿。用于阳痿遗精，宫冷不孕，月经不调；少腹冷痛，风湿痹痛，筋骨痿软。现代研究证实，巴戟天具有促进骨生长、提高机体免疫力及抗抑郁作用。常用方药为赞育丸，巴戟丸，金刚丸。

（石晋丽）

qiàncǎo

茜草（Rubiae Radix et Rhizoma）

茜草科（Rubiaceae）植物茜草 *Rubia cordifolia* L. 的干燥根及根茎。为常用中药。主产于陕西、江苏、安徽、河南等地。春、秋二季采挖，除去泥沙，干燥。

性状：根茎呈结节状，丛生粗细不等的根。根呈圆柱形，略弯曲，一般长10～25cm，直径0.2～1cm；表面红棕色或暗棕色，具细纵皱纹及少数细根痕；皮部脱落处呈黄红色（图）。质脆，易折断，断面平坦。皮部狭，紫红色，木部宽广，浅黄红色，可见多数小孔。气微，味微苦，久嚼刺舌。

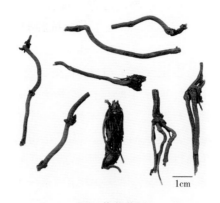

图　茜草药材

主要成分及分析：含蒽醌类成分，主要为羟基茜草素（purpurin）、伪羟基茜草素（pseudopurpurin）；并含萘醌类成分，主要为大叶茜草素（mollugin，rubimaillin），以及三萜类、环己肽、多糖和微量元素。高效液相色谱法测定，干燥品含大叶茜草素（$C_{17}H_{15}O_4$）不得少于0.40%，含羟基茜草素（$C_{14}H_8O_5$）不得少于0.10%。

鉴定试验：粉末甲醇提取液作为供试品溶液，以茜草对照药材和大叶茜草素对照品作对照。照薄层色谱法，用石油醚（60～90℃）–丙酮（4:1）为展开剂，置紫外光灯（365nm）下检视。供试品色谱中，在对照药材与对照品色谱相应的位置上，显相同颜色的荧光斑点。

功效及应用：凉血，祛瘀，止血，通经。用于吐血，衄血，崩漏，外伤出血，瘀阻经闭，关节痹痛，跌扑肿痛。现代研究证实，茜草有促进血液凝固、抗肿瘤作用。常用方药为固冲汤，茜梅丸。

（石晋丽）

xùduàn

续断（Dispsaci Radix）

川续断科（Dipsacaceae）植物川续断 *Dipsacus asper* Wall. ex Henry 的干燥根。又称川断。为常用中药。主产于湖北、四川、云南等地。秋季采挖，除去根头和须根，用微火烘至半干，堆置"发汗"至内部变绿色时，再烘干。

性状：呈圆柱形，略扁，有的微弯曲，长5～15cm，直径0.5～2cm。表面灰褐色或黄褐色，有稍扭曲或明显扭曲的纵皱及沟纹、横裂的皮孔及少数须根痕（图）。质软，久置后变硬，易折断，断面不平坦，皮部外缘褐色或淡褐色，内侧墨绿色或棕色，木部黄褐色具放射状花纹。气微香，味苦、微甜而后涩。

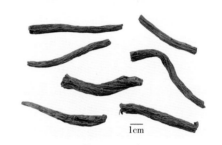

图　续断药材

主要成分及分析：含三萜皂苷，主要为川续断皂苷Ⅵ（dipsacoside Ⅵ）；并含环烯醚萜、生物碱、挥发油。高效液相色谱法测定，干燥品含川续断皂苷Ⅵ（$C_{47}H_{76}O_{18}$）不得少于2.0%。

鉴定试验：①粉末黄棕色。镜检可见：草酸钙簇晶；纺锤形薄壁细胞；具缘纹孔导管和网纹导管；木栓细胞。②粉末三氯甲烷提取液作为供试品溶液，以续断对照药材作对照。照薄层色谱法，用乙醚–丙酮（1:1）展开，喷改良碘化铋钾试液后，置自然光下检视。供试品色谱中，在与对照药材色谱相应的位置上，显相同颜色的斑点。③粉末甲醇提取液作为供试品溶液,以川续断皂苷Ⅵ对照品作对照。照薄层色谱法,用正丁醇－乙酸－水(4∶1∶5)的上层溶液展开,取出,晾干,喷10%硫酸乙醇溶液,加热后置自然光下检视。供试品色谱中,在与对照品色谱相应的位置上,显相同颜色的斑点。

功效及应用:补肝肾,强筋骨,续折伤,止崩漏。用于肝肾不足,腰膝酸软,腰背酸痛,风湿痹痛,跌扑损伤,筋伤骨折,崩漏,胎漏。现代研究证实,续断有促骨形成和免疫调节作用。常用方药为续断丸,续断散。

(石晋丽)

tiānhuāfěn
天花粉 (Trichosanthis Radix)

葫芦科(Cucurbitaceae)植物栝楼 Trichosanthes kirilowii Maxim.或双边栝楼 Trichosanthes rosthornii Harms 的干燥根。又称瓜蒌根、栝楼根。为常用中药。主产于河南、山东、江苏等地。秋、冬二季采挖,洗净,除去外皮,切段或纵剖成瓣,干燥。

性状:呈不规则圆柱形、纺锤形或瓣块状,长8~16cm,直径1.5~5.5cm。表面黄白色或淡棕黄色,有纵皱纹、细根痕及略凹陷的横长皮孔,有的有黄棕色外皮残留(图)。质坚实,断面白色或淡黄色,富粉性,横切面可见黄色小孔略呈放射状排列,纵切面可见黄色条纹。气微,味微苦。

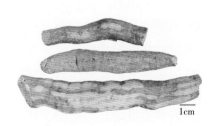

图 天花粉药材

主要成分:含蛋白质,主要为天花粉蛋白(trichosanthin);并含并含植物凝集素以及瓜蒌酸(trichosanic acid)、多糖、三萜皂苷、氨基酸、固醇类和淀粉。

鉴定试验:①粉末类白色。镜检可见:淀粉粒;具缘纹孔导管;石细胞。②粉末稀乙醇提取液作为供试品溶液,以天花粉对照药材和瓜氨酸对照品溶液作对照。照薄层色谱法,用正丁醇－无水乙醇－冰醋酸－水(8∶2∶2∶3)展开,取出,晾干,喷茚三酮试液,加热后置自然光下检视。供试品色谱中,在与对照药材色谱和对照品色谱相应的位置上,显相同颜色的斑点。

功效及应用:清热泻火,生津止渴,消肿排脓。用于热病烦渴,肺热燥咳,内热消渴,疮疡肿毒。现代研究证实,天花粉具有终止妊娠、抗病毒和抗真菌作用。常用方药为天花散,滋燥饮,玉壶丸。

(石晋丽)

dǎngshēn
党参 (Codonopsis Radix)

桔梗科(Campanulaceae)植物党参 Codonopsis pilosula (Franch.) Nannf.、素花党参 Codonopsis pilosula Nannf. var. modesta (Nannf.) L. T. Shen 或川党参 Codonopsis tangshen Oliv. 的干燥根。为常用中药。主产于山西、甘肃、四川等地。秋季采挖,洗净,晒干。

性状:党参呈长圆柱形,稍弯曲,一般长 10~35cm,直径 0.4~2cm。表面黄棕色至灰棕色,根头部有多数疣状突起的茎痕及芽,每个茎痕的顶端呈凹下的圆点状,习称"狮子盘头";根头下有致密的环状横纹,向下渐稀疏,有的达全长的一半,栽培品环纹少或无;全体有纵皱纹及散在的横长皮孔样突起,支根断落处常有黑褐色胶状物,俗称"油点"。质稍硬或略带韧性,断面稍平坦,有裂隙或放射状纹理,皮部淡黄白色至淡棕色,木部淡黄色(图)。有特殊香气,味微甜。素花党参(西党参)一般长 10~35cm,直径 0.2~2.5cm。表面黄白色至灰黄色,根头下致密的环状横纹常达全长的一半以上。断面裂隙较多,皮部灰白色至淡棕色。川党参一般长 10~45cm,直径 0.5~2cm。表面灰黄色至黄棕色,有明显不规则的纵沟。质较软而结实,断面裂隙较少,皮部黄白色。

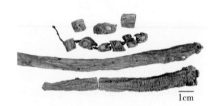

图 党参药材

主要成分及分析:含多糖,主要为党参苷(tangshenoside)Ⅰ、Ⅱ、Ⅲ、Ⅳ,党参炔苷(lobetyolin),正己基-β-D-葡萄糖苷;并含倍半萜内酯类如苍术内酯Ⅱ(atractylnoside Ⅱ);以及三萜类如蒲公英萜醇(taraxerol);还含有固醇类、生物碱、酚酸类、氨基酸和多种无机元素。

鉴定试验:①根横切面镜检可见:木栓细胞外侧有石细胞;韧皮部宽广,散有乳管群,并常与筛管交互排列;木质部导管单个散在或数个相聚,成放射状排列;薄壁细胞含菊糖和稀少淀粉粒。②粉末淡黄色。镜检可见:淀粉粒;石细胞;节状乳汁管;网纹导管;木栓细胞;菊糖。③粉末甲醇提取液作为供试溶液，以党参炔苷对照品作对照。照薄层色谱法，以正丁醇-冰醋酸-水（7：1：0.5）为展开剂，展开，取出，晾干，喷10%硫酸乙醇溶液，加热后分别置日光和紫外光灯（365nm）下检视。供试品色谱中，在与对照品色谱相应的位置上，显相同颜色的斑点或荧光斑点。

功效及应用：健脾益肺，养血生津。用于脾肺气虚，食少倦怠，咳嗽虚喘，气血不足，面色萎黄，心悸气短，津伤口渴，内热消渴。现代研究证实，党参有调节胃肠收缩、抗溃疡、增强机体免疫功能、增强造血功能及调节血糖作用。常用方药为五味异功散，党参膏，参芪白术汤。

（石晋丽）

jiégěng

桔梗（Platycodonis Radix）

桔梗科（Campanulaceae）植物桔梗 Platycodon grandiflorum（Jacq.）A. DC. 的干燥根。又称僧冠帽、梗草。为常用中药。主产于东北、华北、华东等地。春、秋二季采挖，洗净，除去须根，趁鲜剥去外皮或不去外皮，干燥。

性状：呈圆柱形或略呈纺锤形，下部渐细，有的有分枝，略扭曲，一般长7~20cm，直径0.7~2cm。表面白色或淡黄白色，不去外皮者表面黄棕色至灰棕色，具纵扭皱沟，并有横长的皮孔样斑痕及支根痕，上部有横纹。有的顶端有较短的根茎或不明显，其上有数个半月形茎痕（图）。质脆，断面不平坦，可见放射状裂隙，皮部类白色，形成层环棕色，木部淡黄白色。气微，味微甜而后苦。

主要成分及分析：含三萜皂苷，主要为桔梗皂苷 D（platycodin D）；并含酚类及酚酸类、聚

炔类、固醇、多糖和氨基酸。高效液相色谱法测定，干燥品含桔梗皂苷 D（$C_{57}H_{92}O_{28}$）不得少于0.10%。

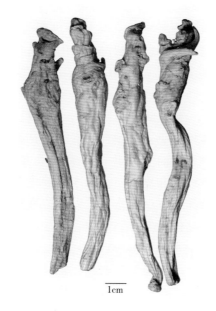

图　桔梗药材

鉴定试验：①根横切面镜检可见：韧皮部散在乳管群，内含微细颗粒状黄棕色物；薄壁细胞含菊糖，呈扇形或类圆形的结晶。②粉末黄白色。镜检可见：众多扇形或类圆形菊糖；含黄色油滴样颗粒状物的乳汁管；梯纹导管和网纹导管。③粉末加硫酸乙醇-水（1：3）混合溶液加热回流，回流液用三氯甲烷提取，提取液作为供试品溶液。以桔梗对照药材作对照。照薄层色谱法，用三氯甲烷-乙醚（2：1）展开，取出，晾干，喷10%硫酸乙醇溶液，在105℃加热至斑点显色清晰。供试品色谱中，在与对照药材色谱相应的位置上，显相同颜色的斑点。

功效及应用：宣肺，利咽，祛痰，排脓。用于咳嗽痰多，胸闷不畅，咽痛喑哑，肺痈吐脓。现代研究证实，桔梗有抗炎、祛

痰、镇咳作用。常用方药为桔梗汤，桔梗半夏汤。

（石晋丽）

nánshāshēn

南沙参（Adenophorae Radix）

桔梗科（Campanulaceae）植物轮叶沙参 Adenophora tetraphylla（Thunb.）Fisch. 或沙参 Adenophora stricta Miq. 的干燥根。为较常用中药。主产于安徽、江苏、浙江等地。春、秋二季采挖，除去须根，洗后趁鲜刮去粗皮，洗净，干燥。

性状：呈圆柱形或圆锥形，略弯曲，一般长7~27cm，直径0.8~3cm。表面黄白色或浅棕黄色，凹陷处常有残留粗皮，上部多有深陷横纹，呈断续的环状，下部有纵沟及纵纹。顶端具1~2个根茎。体轻，质松泡，易折断，断面不平坦，黄白色，多裂隙（图）。气微，味微甘。

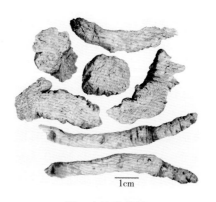

图　南沙参药材

主要成分：含三萜类化合物，主要为环阿屯醇乙酸酯（cycloartenol acetate）、羽扇豆烯酮（lupenone）、蒲公英萜酮（taraxerone）；并含香豆素类、β-谷固醇及其苷、多糖、磷脂、微量元素和氨基酸。

鉴定试验：①粉末灰黄色。镜检可见：木栓细胞；连接成网

状的有节乳管；菊糖结晶。②粉末甲醇提取液作为供试品溶液，以南沙参对照药材作对照。照薄层色谱法，用三氯甲烷-甲醇-甲酸（9∶1∶2）展开，取出，晾干，喷磷钼酸试液，加热后置自然光下检视。供试品色谱中，在与对照药材色谱相应的位置上，显相同颜色的斑点。

功效及应用：养阴清肺，益胃生津，化痰，益气。用于肺热燥，阴虚劳嗽，干咳痰黏，胃阴不足，食少呕吐，气阴不足，烦热口干。现代研究证实，南沙参有祛痰和免疫调节作用。常用方药为益胃汤，沙参麦冬汤。

(石晋丽)

zǐwǎn

紫菀（Asteris Radix et Rhizoma） 菊科（Compositae）植物紫菀 Aster tataricus L. f. 的干燥根和根茎。又称青菀、返魂草。为常用中药。主产于甘肃、四川、云南等地。春、秋二季采挖，除去有节的根茎（习称"母根"）和泥沙，编成辫状晒干，或者直接晒干。

性状：根茎呈不规则块状，大小不一，顶端有茎、叶的残基；质稍硬。根茎上簇生多数细根，长 3～15cm，直径 0.1～0.3cm，多编成辫状。表面紫红色或灰红色，有纵皱纹（图）。质较柔韧。气微香，味甜、微苦。

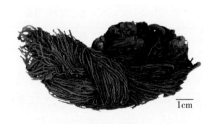

图　紫菀药材

主要成分及分析：含三萜及其皂苷类化合物，主要为紫菀酮（shionone），紫菀皂苷（astersaponin）A、B、C、D、E、F，木栓酮（friedelin），β-香树脂（β-amyrin）以及 Ψ-蒲公英醇（psi-taraxasterol）；并含肽类、香豆素、黄酮、蒽醌、固醇及有机酸等。高效液相色谱法测定，干燥品含紫菀酮（$C_{30}H_{50}O$）不得少于 0.15%。

鉴定试验：①粉末红棕色。镜检可见：菊糖；下皮细胞；石细胞；油管碎片；草酸钙簇晶；木纤维和导管。②粉末甲醇提取液作为供试品溶液，以紫菀酮对照品作对照。照薄层色谱法，用石油醚（60～90℃）-乙酸乙酯（9∶1）展开，取出，晾干，喷10%硫酸乙醇溶液，加热后置紫外光灯（365nm）下检视。供试品色谱中，在与对照品色谱相应的位置上，显相同颜色的斑点。

功效及应用：润肺下气，消痰止咳。用于痰多喘咳，新久咳嗽，劳嗽咯血。现代研究证实，紫菀有止咳祛痰、抗菌抗炎及抗肿瘤作用。常用方药为止嗽散，紫菀散，紫菀汤。

(石晋丽)

tǔmùxiāng

土木香（Inulae Radix） 菊科（Compositae）植物土木香 Inula helenium L. 的干燥根。又称青木香、祁木香、藏木香。为常用中药。主产于河北、新疆、甘肃等地。秋季采挖，除去泥沙，晒干。

性状：呈圆锥形，略弯曲，长 5～20cm。表面黄棕色或暗棕色，有纵皱纹及须根痕。根头粗大，顶端有凹陷的茎痕及叶鞘残基，周围有圆柱形支根。质坚硬，不易折断，断面略平坦，黄白色至浅灰黄色，可见凹陷的油点（图）。气微香，味苦、辛。

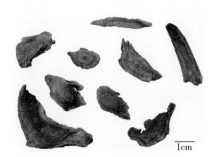

图　土木香片

主要成分及分析：含挥发油，油中主要成分为倍半萜内酯，如土木香内酯（alantolactone）、异土木香内酯（isoalantolactone）；尚含菊糖、多种氨基酸、固醇类化合物等。气相色谱法测定，含土木香内酯（$C_{15}H_{20}O_2$）和异土木香内酯（$C_{15}H_{20}O_2$）的总量不得少于 2.2%。

鉴定试验：①粉末淡黄棕色。镜检可见：不规则碎块状菊糖；网纹导管；多角形黄棕色木栓细胞；长梭形木纤维。②粉末甲醇提取液作为供试品溶液，以土木香对照药材、土木香内酯与异土木香内酯对照品作对照。照薄层色谱法，用石油醚（60～90℃）-甲苯-乙酸乙酯（10∶1∶1）展开，取出，晾干，喷5%茴香醛硫酸溶液，加热后置自然光下检视。供试品色谱中，在与对照药材色谱和对照品色谱相应的位置上，显相同颜色的斑点。

功效及应用：健脾和胃，行气止痛，安胎。用于胸胁、脘腹胀痛，呕吐泻痢，胸胁挫伤，岔气作痛，胎动不安。现代研究证实，土木香具有解痉、抗菌和镇痛作用。常用方药为四味土木香散，土木香十味汤散。

(石晋丽)

báizhú

白术（Atractylodis Macrocephalae Rhizoma） 菊科（Compositae）植物白术 *Atractylodes macro-cephala* Koidz. 的干燥根茎。又称冬白术。为常用中药。主产于浙江、湖南、江西等地。冬季下部叶枯黄、上部叶变脆时采挖，除去泥沙，烘干或晒干，然后除去须根。

性状：呈不规则肥厚团块或拳状团块，一般长 3~13cm，直径 1.5~7cm。表面灰黄色或灰棕色，有瘤状突起及断续的纵皱和沟纹，并有须根痕，顶端有残留茎基和芽痕（图）。质坚硬，不易折断，断面不平坦，黄白色至淡棕色，散有棕黄色的油点；烘干者断面角质样，色较深，中央有裂隙。气清香，味甘、微辛，嚼之略带黏性。

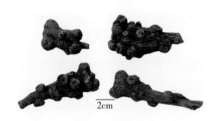

图 白术药材

主要成分及分析：含挥发油 1.4%左右，油中主要成分为苍术酮（atractylon），白术内酯（butenolide）Ⅰ、Ⅱ、Ⅲ、Ⅳ，苍术醇（atractylol），杜松脑；另外还含多糖、氨基酸、尿苷、树脂、维生素A、β-谷固醇、γ-菠菜固醇。

鉴定试验：①根茎横切面镜检可见：木栓层内侧常有断续的石细胞环；皮层、韧皮部及木射线中有大型油室散在；木质部呈放射状排列，木质部束附近有较多的纤维束；髓部较大；薄壁细胞中含菊糖及草酸钙针晶。②粉末淡黄棕色。镜检可见：细小的草酸钙针晶；黄色纤维；石细胞；菊糖；网纹导管及具缘纹孔导管。③粉末正己烷提取液作为供试品溶液，以白术对照药材作对照。照薄层色谱法，用石油醚（60~90℃）-乙酸乙酯（50：1）展开，取出，晾干，喷 5%香草醛硫酸溶液，加热后置自然光下检视。供试品色谱中，在与对照药材色谱相应的位置上，显相同颜色的斑点，并应显有一桃红色主斑点（苍术酮）。

功效及应用：健脾益气，燥湿利水，止汗，安胎。用于脾虚食少，腹胀泄泻，痰饮眩悸，水肿，自汗，胎动不安。现代研究证实，白术有调节胃肠运动、抗溃疡、增强机体免疫力、利尿及抑制子宫收缩作用。常用方药为参苓白术散，白术膏，香术丸。

（石晋丽）

cāngzhú

苍术（Atractylodis Rhizoma）

菊科植物（Compositae）茅苍术 *Atractylodes Lancea*（Thunb.）DC. 或北苍术 *Atractylodes chinensis*（DC.）Koidz. 的干燥根茎。为常用中药。茅苍术主产于江苏，湖北，河南等地；北苍术主产于华北及西北等地。春、秋二季采挖，除去泥沙，晒干，撞去须根。

性状：①茅苍术呈不规则连珠状或结节状圆柱形，略弯曲，偶有分枝，一般长 3~10cm，直径 1~2cm。表面灰棕色，有皱纹、横曲纹及残留须根，顶端具茎痕或残留茎基。质坚实，断面黄白色或灰白色，散有多数橙黄色或棕红色油点，习称"朱砂点"，暴露稍久，可析出白色细针状结晶，习称"起霜"。气香特异，味微甘、辛、苦。②北苍术呈疙瘩块状或结节状圆柱形，长 4~9cm，直径 1~4cm。表面黑棕色，除去外皮者黄棕色，质较疏松，断面散有黄棕色油点。香气较淡，味辛、苦。苍术药材见图。

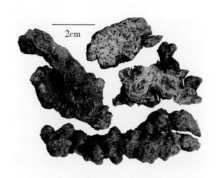

图 苍术药材

主要成分及分析：茅苍术根茎含挥发油 5%~9%，北苍术根茎中含挥发油 3%~5%。油中主要为聚乙烯炔类成分苍术素（atractylodin）；并含糖苷、多聚糖及少量的黄酮类成分。高效液相色谱法测定，干燥品含苍术素（$C_{13}H_{10}O$）不得少于 0.30%。

鉴定试验：①根茎横切面镜检可见：木栓层中夹有石细胞环带 3~8 条，每环带由 2~3 层石细胞组成；皮层散有大型油室；木质部内侧有木纤维束，或导管群相间排列，射线和髓部散有油室；薄壁细胞中含有菊糖，并充塞有细小草酸钙针晶。②粉末棕色。镜检可见：细小草酸钙针晶；木纤维；石细胞；菊糖；网纹导管；油室碎片。③粉末甲醇提取液作为供试品溶液，以苍术对照药材和苍术素对照品作对照。照薄层色谱法，用石油醚（60~90℃）-丙酮（9：2）展开，取出，晾干，喷以 10%硫酸乙醇，加热后置自然光下检视。供试品色谱中，在对照药材与对照品色谱相应的位置上，显相同颜色的斑点。

功效及应用：燥湿健脾，祛

风散寒，明目。用于湿阻中焦，脘腹胀满，泄泻，水肿，脚气痿躄，风湿痹痛，风寒感冒，夜盲，眼目昏涩。现代研究证实，苍术具有调整胃肠运动、抗炎、抗菌、抗病毒等作用。常用方药为平胃散。

（石晋丽）

mùxiāng

木香（Aucklandiae Radix）

菊科（Compositae）植物木香 *Aucklandia lappa* Decne. 的干燥根。为常用中药。主产于云南、四川、西藏等地。秋、冬二季采挖，除去泥沙和须根，切段，大的再纵剖成瓣，干燥后撞去粗皮。

性状：呈圆柱形、半圆柱形或枯骨形，一般长 5~10cm，直径 0.5~5cm。表面黄棕色至灰褐色，有明显的皱纹、纵沟及侧根痕（图）。质坚，难折断，断面略平坦，灰褐色至暗褐色，可见一棕色环及散在的褐色油点。气香特异，味微苦。

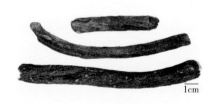

图　木香药材

主要成分及分析：含挥发油 0.3%~3.0%，油中主要成分为倍半萜内酯类，如木香烃内酯（costunolide）、去氢木香内酯（dehydrocostus lactone）；并含木香烯类化合物、木香碱、菊糖、氨基酸。高效液相色谱法测定，干燥品含木香烃内酯（$C_{15}H_{20}O_2$）和去氢木香内酯（$C_{15}H_{18}O_2$）的总量不得少于 1.8%。

鉴定试验：①根横切面镜检可见：木栓层为多列木栓细胞，皮层狭窄；韧皮部射线明显，有纤维束散在；形成层成环；木质部由导管、木纤维及木薄壁细胞组成，导管单行径排列；中心为四原型初生木质部；薄壁组织中有大型油室散在，常含黄色分泌物；薄壁组织中含菊糖。②粉末黄绿色。镜检可见：菊糖；木纤维；网纹导管和具缘纹孔导管；油室碎片。③粉末甲醇提取液作为供试品溶液，以去氢木香内酯和木香烃内酯对照品作对照。照薄层色谱法，用环己烷-甲酸乙酯-甲酸（15：5：1）展开，取出，晾干，喷 1% 香草醛硫酸溶液，加热后置自然光下检视。供试品色谱中，在与对照品色谱相应的位置上，显相同颜色的斑点。

功效及应用：行气止痛，健脾消食。用于胸胁、脘腹胀痛，泻痢后重，食积不消，不思饮食。现代研究证实，木香有调节胃肠运动、抗消化道溃疡及抗菌消炎作用。常用方药为木香顺气散，香砂养胃丸，木香槟榔丸。

（石晋丽）

chuānmùxiāng

川木香（Vladimiriae Radix）

菊科（Compositae）植物川木香 *Vladimiria souliei*（Franch.）Ling 或灰毛川木香 *Vladimiria souliei*（Franch.）Ling var. *cinerea* Ling 的干燥根。又称铁杆木香、槽子木香。为常用中药。主产于四川、西藏等地。秋季采挖，除去须根、泥沙及根头上的胶状物，干燥。

性状：呈圆柱形或有纵槽的半圆柱形，稍弯曲，长 10~30cm，直径 1~3cm。表面黄褐色或棕褐色，具纵皱纹，外皮脱落处可见丝瓜络状细筋脉；根头偶有黑色发黏的胶状物，习称“油头”。体轻，质硬脆，易折断，断面黄白色或黄色，有深黄色稀疏油点及裂隙，木部宽广，有放射状纹理；有的中心呈枯朽状（图）。气微香，味苦，嚼之粘牙。

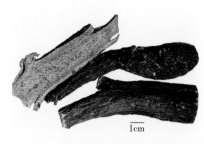

图　川木香药材

主要成分：含挥发油，油中主要成分为倍半萜内酯类，如川木香内酯（mokko lactone）等。

鉴定试验：①粉末黄色或黄棕色。镜检可见：菊糖；木纤维；网纹导管和具缘纹孔导管；木栓细胞；石细胞及油室碎片。②粉末乙醚提取液作为供试品溶液，以川木香对照药材作对照。照薄层色谱法，用甲苯-乙酸乙酯（19：1）展开，取出，晾干，喷 5% 香草醛硫酸溶液，加热后在自然条件下检视。供试品色谱中，在与对照药材色谱相应的位置上，显相同颜色的斑点。

功效及应用：行气止痛。用于胸胁、脘腹胀痛，肠鸣腹泻，里急后重。现代研究证实，川木香具有解痉、抑制胃溃疡及利胆作用。常用方药为六味木香散，十三味狮鬣散。

（石晋丽）

lòulú

漏芦（Rhapontici Radix）

菊科（Compositae）植物祁州漏芦 *Rhaponticum uniflorum*（L.）DC. 的干燥根。为较常用中药。主产于河北、辽宁、山西等地。春、秋二季采挖，除去须根和泥沙，晒干。

性状：呈圆锥形或扁片块状，多扭曲，直径 1~2.5cm。表面暗棕色、灰褐色或黑褐色，粗糙，具纵沟及菱形的网状裂隙。外层易剥落，根头部膨大，有残茎和鳞片状叶基，顶端有灰白色绒毛（图）。体轻，质脆，易折断，断面不整齐，灰黄色，有裂隙，中心有的呈星状裂隙，灰黑色或棕黑色。气特异，味微苦。

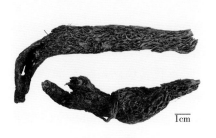

图　漏芦药材

主要成分及分析：含甾体化合物，主要为蜕皮甾酮（ecdysterone）、漏芦甾酮（rhapontisterone）等；并含挥发油。高效液相色谱法测定，干燥品含 β-蜕皮甾酮（$C_{27}H_{44}O_7$）不得少于 0.040%。

鉴定试验：①药材横切面镜检可见：后生皮层为数层至 20 余层棕色细胞，壁稍厚，木化及木栓化；韧皮部较宽广，射线宽；木质部大型导管群常与小型导管群相间排列；木射线常有径向裂隙，中央有时呈星状裂隙；薄壁组织中散有分泌管，内含红棕色分泌物。②粉末棕色。镜检可见：网纹导管和具缘纹孔导管；分泌管；非腺毛细胞；后生皮层细胞。③粉末甲醇提取液作为供试品溶液，以漏芦对照药材作对照。照薄层色谱法，以环己烷-丁酮（4∶1）为展开剂，展开，取出，晾干，置紫外光灯（365nm）下检视。供试品色谱中，在与对照药材色谱相应的位置上，显相同颜色的荧光斑点。

功效及应用：清热解毒，消痈，下乳，舒筋通脉。用于乳痈肿痛，痈疽发背，瘰疬疮毒，乳汁不通，湿痹拘挛。现代研究证实，漏芦有抗氧化、降血脂、抗动脉粥样硬化等作用。常用方药为漏芦汤，漏芦散，古圣散。

（李　敏）

sānléng

三棱（Sparganii Rhizoma）黑三棱科（Sparganiaceae）植物黑三棱 *Sparganium stoloniferum* Buch.-Ham. 的干燥块茎。又称京三棱、光三棱。为常用中药。主产于江苏、山东、河南、安徽等地。冬季至次年春采挖，洗净，削去外皮，晒干。

性状：呈圆锥形，略扁，长 2~6cm，直径 2~4cm。表面黄白色或灰黄色，有刀削痕，须根痕小点状，略呈横向环状排列（图）。体重，质坚实。气微，味淡，嚼之有麻辣感。

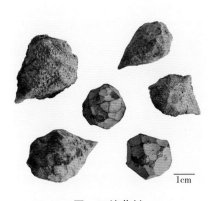

图　三棱药材

主要成分：含挥发油，主要为苯乙醇（phenethyl alcohol）、对苯二酚（hydroquinone）；并含淀粉、有机酸及其衍生物，尚含黄酮、皂苷、苯丙素等。

鉴定试验：①药材横切面镜检可见：皮层为通气组织，薄壁细胞分枝状，枝端彼此相连，形成大的腔隙；内皮层细胞排列紧密；中柱薄壁细胞类圆形，壁略厚，内含淀粉粒；维管束外韧型及周木型，散在，导管非木化；皮层及中柱均散有分泌细胞，内含棕红色分泌物。②粉末黄白色。镜检可见：淀粉粒；纤维束；木化薄壁细胞。③粉末乙醇提取液作为供试品溶液，以三棱对照药材作对照。照薄层色谱法，以石油醚（60~90℃）-乙酸乙酯（4∶1）为展开剂，展开，取出，晾干，在紫外光灯（365nm）下检视。供试品色谱中，在与对照药材色谱相应的位置上，显相同颜色的荧光斑点。

功效及应用：破血行气，消积止痛。用于癥瘕痞块，痛经，瘀血经闭，胸痹心痛，食积胀痛。现代研究证实，三棱具有镇痛、抗血栓、抗肿瘤的作用。常用方药为麝香三棱丸，六味三棱丸，三棱丸。

（李　敏）

zéxiè

泽泻（Alismatis Rhizoma）泽泻科（Alismataceae）植物泽泻 *Alisma orientalis* (Sam.) Juzep. 的干燥块茎。又称水泻、芒芋、禹孙。为常用中药。主产于福建浦城、建阳、四川、江西等地。冬季茎叶开始枯萎时采挖，洗净，干燥，除去须根和粗皮。

性状：呈类球形、椭圆形或卵圆形，一般长 2~7cm，直径 2~6cm。表面黄白色或淡黄棕色，有不规则的横向环状浅沟纹及多数细小突起的须根痕，底部有的有瘤状芽痕（图）。质坚实，断面黄白色，粉性，有多数细孔。气微，味微苦。

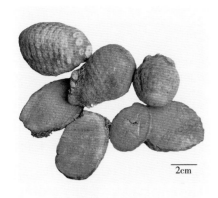

图 泽泻药材

主要成分及分析：含多种四环三萜酮醇类衍生物，主要为泽泻醇（alisol）A、B、C，23-乙酰泽泻醇 B（alisol B 23-acetate）等；并含胆碱、糖类、脂类以及钾、钙、镁等元素。高效液相色谱法测定，干燥品含 23-乙酰泽泻醇 B（$C_{32}H_{50}O_5$）不得少于 0.050%。

鉴定试验：①块茎横切面镜检可见：外侧有残留的皮层通气组织，内侧有一列内皮层细胞，壁增厚，木化，有纹孔；中柱通气组织中散有周木型维管束和淡黄色油室；薄壁细胞中充满淀粉粒。②粉末淡黄棕色。镜检可见：淀粉粒；薄壁细胞；内皮层细胞；油室。③粉末乙酸乙酯提取液作为供试品溶液，以 23-乙酰泽泻醇 B 对照品作对照。照薄层色谱法，以环己烷-乙酸乙酯（1∶1）为展开剂，展开，取出，晾干，喷以 5% 硅钨酸乙醇溶液，在 105℃ 加热至斑点显色清晰。供试品色谱中，在与对照品色谱相应的位置上，显相同颜色的斑点。

功效及应用：利水渗湿，泻热，化浊降脂。用于小便不利，水肿胀满，泄泻尿少，痰饮眩晕，热淋涩痛，高脂血症。现代研究证实，泽泻有利尿、降血糖、降血脂、免疫调节等作用；其含有

的泽泻醇 A 和 23-乙酰泽泻醇-B 是利尿成分。常用方药为五苓散、六味地黄丸、泽泻汤。

（李 敏）

lúgēn
芦根（Phragmitis Rhizoma）禾本科（Gramineae）植物芦苇 *Phragmites communis* Trin. 的新鲜或干燥根茎。又称苇根。为常用中药。主产于安徽、江苏、浙江、湖北等地。全年均可采挖，除去芽、须根及膜状叶，鲜用或晒干。

性状：鲜芦根呈长圆柱形，有的略扁，直径 1~2cm；表面黄白色，有光泽，外皮疏松可剥离，节呈环状，有残根和芽痕；体轻，质韧，不易折断；切断面黄白色，中空，壁厚 1~2mm，有小孔排列成环；气微，味甘。芦根呈扁圆柱形，节处较硬，节间有纵皱纹（图）。

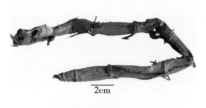

图 芦根药材

主要成分：主含维生素、碳水化合物以及天冬酰胺（aspara-mide）；并含薏苡素（coixol）、苜蓿素，以及蛋白质、脂肪、氨基酸、脂肪酸、固醇等。

鉴定试验：①粉末浅灰棕色。镜检可见：表皮细胞表面观可见栓质细胞、硅质细胞；纤维束；石细胞；厚壁细胞。②粉末三氯甲烷提取液作为供试品溶液，以芦根对照药材作对照。照薄层色谱法，以石油醚（30~60℃）-甲酸乙酯-甲酸（15∶5∶1）的上层溶液为展开剂，喷以磷钼酸试液溶液，在 110℃ 加热至斑点清

晰。供试品色谱中，在与对照药材色谱相应的位置上，显相同颜色的荧光斑点。

功效及应用：清热泻火，生津止渴，除烦，止呕，利尿。用于热病烦渴，肺热咳嗽，肺痈吐脓，胃热呕哕，热淋涩痛。现代研究证实，芦根有解热、镇痛、镇静、抗氧化、降血压、降血糖等作用；其含有的苜蓿素对肠管有松弛作用，薏苡素对骨骼肌有抑制作用。常用方药为芦根汤，芦根饮子。

（李 敏）

báimáogēn
白茅根（Imperatae Rhizoma）禾本科（Gramineae）植物白茅 *Imperata cylindrica* Beauv. Var. major（Nees）C. E. Hubb. 的干燥根茎。又称丝茅、丝茅草根。为常用中药。中国大部分地区有分布，以华北地区产量较高。春、秋二季采挖，洗净，晒干，除去须根和膜质叶鞘，捆成小把。

性状：呈长圆柱形，一般长 30~60cm，直径 0.2~0.4cm。表面黄白色或淡黄色，微有光泽，具纵皱纹，节明显，稍突起，节间长短不等（图）。体轻，质略脆，断面皮部白色，多有裂隙，放射状排列，中柱淡黄色，易与皮部剥离。气微，味微甜。

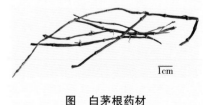

图 白茅根药材

主要成分：含三萜类化合物，主要为芦竹素（arundoin）、白茅素（cylindrin）等；并含绿原酸、棕榈酸等多种有机酸；以及糖类，

钾、钙等成分。

鉴定试验：①根茎横切面镜检可见：表皮细胞1列，内含硅质块；下皮纤维1~3列，壁厚，木化；皮层有10余个叶迹维管束，有限外韧型；内皮层细胞内壁增厚，有的含硅质块；中柱内散有多数有限外韧型维管束，维管束鞘纤维环列，木化，外侧的维管束与纤维连接成环，中央长成空洞。②粉末黄白色。镜检可见：表皮细胞；内皮层细胞长方形，一侧壁增厚，层纹和壁孔明显，内含硅质块；下皮纤维壁厚，木化，常具横隔。③粉末乙醚提取液作为供试品溶液，以白茅根对照药材作对照。照薄层色谱法，以二氯甲烷为展开剂，喷以10%硫酸乙醇溶液，在105℃加热至斑点清晰。在供试品色谱中，在与对照药材色谱相应的位置上，显相同颜色的斑点。

功效及应用：凉血止血，清热利尿。用于血热吐血，衄血，尿血，热病烦渴，湿热黄疸，水肿尿少，热淋涩痛。现代研究证实，白茅根有缩短出血、凝血时间，以及利尿、抗菌、抗炎、抗病毒、镇痛等作用。常用方药为茅根引子，二鲜饮。

（李　敏）

xiāngfù

香附 （Cyperi Rhizoma） 莎草科（Cyperaceae）植物莎草 *Cyperus rotundus* L. 的干燥根茎。又称香附子、雷公头、莎草根。为常用中药。主产于山东、湖南、浙江、四川等地。秋季采挖，燎去毛须，置沸水中略煮或蒸透后晒干，或燎后直接晒干。

性状：呈纺锤形，有的略弯曲，一般长2~3.5cm，直径0.5~1cm。表面棕褐色或黑褐色，有纵皱纹，并有6~10个略隆起的环节，节上有未除尽的棕色毛须和须根断痕；去净毛须者较光滑，环节不明显（图）。质硬，经蒸煮者断面黄棕色或红棕色，角质样；生晒者断面色白而显粉性，内皮层环纹明显，中柱色较深，点状维管束散在。气香，味微苦。

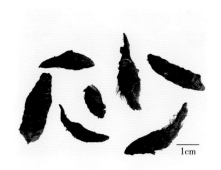

图　香附药材

主要成分：含挥发油，油中主要成分为香附烯（cyperene）、香附醇（cyperol）、β-芹子烯（β-selinene）、α-香附酮（α-cyperone）及β-香附酮（β-cyperone）、柠檬烯、樟烯等，并含糖类、生物碱等。

鉴定试验：①粉末浅棕色。镜检可见：分泌细胞；表皮细胞；下皮纤维；厚壁细胞；石细胞。②粉末乙醚提取液作为供试品溶液，以α-香附酮对照品作对照。照薄层色谱法，以二氯甲烷-乙酸乙酯-冰醋酸（80：1：1）为展开剂，置紫外光灯（254nm）下检视。供试品色谱中，在与对照品色谱相应的位置上，显相同的深蓝色斑点；喷以二硝基苯肼试剂，斑点渐变为橙红色。

功效及应用：疏肝解郁，理气宽中，调经止痛。用于肝郁气滞，胸胁胀痛，疝气疼痛，乳房胀痛，脾胃气滞，脘腹痞闷，胀满疼痛，月经不调，经闭痛经。现代研究证实，香附有抗炎、镇痛等作用。常用方药为越鞠丸，柴胡疏肝散，膈下逐瘀汤。

（李　敏）

shíchāngpú

石菖蒲 （Acori Tatarinowii Rhizoma） 天南星科（Araceae）植物石菖蒲 *Acorus tatarinowii* Schott 的干燥根茎。又称菖蒲。为常用中药。主产于四川、浙江、江苏、江西等地。秋、冬二季采挖，除去须根和泥沙，晒干。

性状：呈扁圆柱形，多弯曲，常有分枝，一般长3~20cm，宽0.3~1cm。表面棕褐色或棕灰色，粗糙，有疏密不均的环节，节间长0.2~0.8cm，具细纵纹，一面残留须根或圆点状根痕；叶痕呈三角形，左右交互排列，有的其上有毛鳞状的叶基残余（图）。质硬，断面纤维性，类白色或微红色，内皮层环明显，可见多数维管束小点及棕色油细胞。气芳香，味苦、微辛。

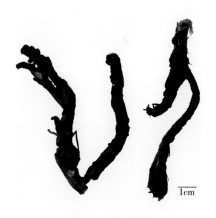

图　石菖蒲药材

主要成分及分析：含挥发油，且不得少于1.0%（ml/g），油中主要成分为蒿脑（methyl chavicol），α-、β-及γ-细辛脑（asarone），欧细辛脑（euasarone），顺式甲基异丁香油酚，细辛醛等；并含糖类，有机酸，氨基酸等。

鉴定试验：①药材横切面镜

检可见：表皮细胞外壁增厚，有的含红棕色物；皮层宽广；内皮层明显；中柱维管束周木型及外韧型；纤维束和维管束鞘纤维周围细胞中含草酸钙方晶，形成晶纤维；薄壁组织中散有油细胞，并含淀粉粒。②粉末灰棕色。镜检可见：淀粉粒；草酸钙方晶；晶纤维；分泌细胞。③粉末石油醚（60~90℃）提取液作为供试品溶液，以石菖蒲对照药材作对照。照薄层色谱法，以石油醚（60~90℃）-乙酸乙酯（4:1）为展开剂，在紫外光灯（365nm）下检视。供试品色谱中，在与对照药材色谱相应的位置上，显相同颜色的荧光斑点；再以碘蒸气熏至斑点显色清晰，供试品色谱中，在与对照药材色谱相应的位置上，显相同颜色的斑点。

功效及应用：开窍豁痰，醒神益智，化湿开胃。用于神昏癫痫，健忘失眠，耳鸣耳聋，脘痞不饥，噤口下痢。现代研究证实，石菖蒲具有镇静、抗惊厥、抗抑郁作用。常用方药为涤痰汤，神仙解语丹，定痫丸。

（李　敏）

qiānniánjiàn

千年健（Homalomenae Rhizoma）
天南星科（Araceae）植物千年健 Homalomena occulta (Lour.) Schott 的干燥根茎。又称一包针、千年见、千颗针。为少常用中药。主产于云南、广西等地。春、秋二季采挖，洗净，除去外皮，晒干。

性状：呈圆柱形，稍弯曲，有的略扁，长 15~40cm，直径 0.8~1.5cm。表面黄棕色或红棕色，粗糙，可见多数扭曲的纵沟纹、圆形根痕及黄色针状纤维束。质硬而脆，断面红褐色，黄色针状纤维束多而明显，相对另一断面多呈多数针眼状小孔及有少数黄色针状纤维束，可见深褐色具光泽的油点（图）。气香，味辛、微苦。

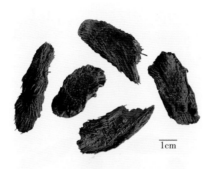

图　千年健药材

主要成分及分析：挥发油，主要为芳樟醇（linalool）、α-蒎烯（α-pinene）、β-蒎烯（β-pinene）、柠檬烯（limonene）、橙花醇、香叶醇、香叶醛、广藿香醇等。气相色谱法测定，干燥品含芳樟醇（$C_{10}H_{18}O$）不得少于 0.20%。

鉴定试验：①根茎横切面镜检可见：木栓细胞有的残存，棕色；基本组织中散有大型油室，内含黄色至棕色分泌物，分泌细胞木栓化；黏液细胞内含草酸钙针晶束；草酸钙簇晶散在；维管束外韧型及周木型，散列，外韧型维管束外侧常伴有纤维束，纤维壁较厚，木化。②粉末石油醚（60~90℃）提取液，蒸干加甲醇溶解作为供试品溶液，以千年健对照药材作对照。照薄层色谱法，以环己烷-乙酸乙酯（8:2）为展开剂，展开，取出，晾干，喷以硫酸乙醇溶液（1→10），在105℃加热至斑点清晰。在供试品色谱中，在与对照药材相应的位置上，显相同颜色的斑点。

功效及应用：祛风湿，壮筋骨。用于风寒湿痹，腰膝冷痛，拘挛麻木，筋骨痿软。现代研究证实，千年健具有镇痛、抗炎等作用，其含有的挥发油对 I 型单纯疱疹病毒、布鲁菌有抑制作用。常用方药为疏风定痛丸。

（李　敏）

báifùzǐ

白附子（Typhonii Rhizoma）
天南星科（Araceae）植物独角莲 Typhonium giganteum Engl. 的干燥块茎。又称禹白附。为常用中药。主产于河南、甘肃、湖北、山东等地。秋季采挖，除去须根和外皮，晒干。

性状：呈椭圆形或卵圆形，长 2~5cm，直径 1~3cm。表面白色至黄白色，略粗糙，有环纹及须根痕，顶端有茎痕或芽痕（图）。质坚硬，断面白色，粉性。气微，味淡、麻辣刺舌。

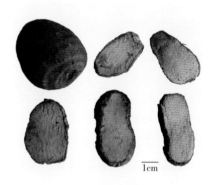

图　白附子药材

主要成分及分析：含甾体类化合物，主要包括 β-谷固醇（β-sitosterol）、β-谷固醇-D-葡萄糖苷；并含白附子凝集素，以及胆碱、有机酸等。

鉴定试验：①根茎横切面镜检可见：木栓细胞有时残存；内皮层不明显；薄壁组织中散有大型黏液腔，外侧较大，常环状排列；黏液细胞随处可见，内含草酸钙针晶束；维管束散列，外韧型及周木型；薄壁细胞含众多淀粉粒。②粉末黄白色。镜检可见：淀粉粒；草酸钙针晶；导管螺纹及环纹。③粉末经三氯甲烷-甲醇（3∶1）溶液提取后的丙酮溶液作为供试品溶液，以白附子对照药材、β-谷固醇对照品作对照。照薄层色谱法，以三氯甲烷-丙酮（25∶1）为展开剂，展开，取出，晾干，喷以10%硫酸乙醇溶液，在105℃加热至斑点清晰，置日光和紫外光灯（365nm）下检视。供试品色谱中，在与对照药材色谱和对照品色谱相应的位置上，显相同颜色的斑点或荧光斑点。

功效及应用：祛风痰，定惊搐，解毒散结，止痛。用于中风痰壅，口眼㖞斜，语言謇涩，惊风癫痫，破伤风，痰厥头痛，偏正头痛，瘰疬痰核，毒蛇咬伤。现代研究证实，白附子有祛痰、镇静、抗惊厥、止痛、抗恶性肿瘤等作用。常用方药为玉真散，牵正散。

（李　敏）

tiānnánxīng

天南星（Arisaematis Rhizoma）

天南星科（Araceae）植物天南星 *Arisaema erubescens*（Wall.）Schott、异叶天南星 *Arisaema heterophyllum* Bl. 或东北天南星 *Arisaema amurense* Maxim. 的干燥块茎。又称南星、蛇芋。为常用中药。天南星和异叶天南星产于中国大部分地区；东北天南星主产于东北、内蒙古、河北等地。秋、冬二季茎叶枯萎时采挖，除去须根及外皮，干燥。

性状：呈扁球形，高1~2cm，直径1.5~6.5cm。表面类白色或淡棕色，较光滑，顶端有凹陷的茎痕，周围有麻点状根痕，有的块茎周边有小扁球状侧芽（图）。质坚硬，不易破碎，断面不平坦，色白，粉性。气微辛，味麻辣。

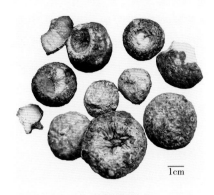

图　天南星药材

主要成分及分析：含黄酮，主要为芹菜素（apigenin）、芹菜素-6-*C*-阿拉伯糖-8-*C*-半乳糖苷、夏佛托苷、异夏佛托苷等；并含氨基酸、生物碱、苷类、脂肪酸和固醇等。紫外-可见分光光度法测定，干燥品含总黄酮以芹菜素（$C_{15}H_{10}O_5$）计，不得少于0.050%。

鉴定试验：①粉末类白色。镜检可见：淀粉粒；草酸钙针晶、方晶；导管螺纹及环纹。②粉末60%乙醇提取液作为供试品溶液，以天南星对照药材作对照。照薄层色谱法，以乙醇-吡啶-浓氨试液-水（8∶3∶3∶2）为展开剂，喷以5%氢氧化钾甲醇溶液，在自然光和紫外光灯（365nm）下检视。供试品色谱中，在与对照药材色谱相应的位置上，显相同颜色的斑点。

功效及应用：散结消肿。用于顽痰咳嗽，风痰眩晕，中风痰壅，口眼㖞斜，半身不遂，癫痫，惊风，破伤风；生用外治痈肿，蛇虫咬伤。现代研究证实，天南星具有镇静、镇痛、抗惊厥、抗炎、抗心律失常等作用，其含有的D-甘露醇具有抑瘤活性。常用方药为大活络丸，天南星散，三生饮等。

（李　敏）

dǎnnánxīng

胆南星（Arisaema Cum Bile）

制天南星的细粉与牛、羊或猪胆汁经加工而成，或者生天南星细粉与牛、羊或猪胆汁经发酵加工而成的制品。为常用中药。

性状：呈方块状或圆柱状。棕黄色、灰棕色或棕黑色（图）。质硬。气微腥，味苦。

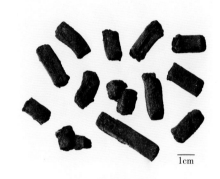

图　胆南星药材

主要成分及分析：含胆汁酸，主要包括猪去氧胆酸（hyodeoxycholic acid）、鹅去氧胆酸（chenodeoxycholic acid）等。

鉴定试验：①粉末淡黄棕色。镜检可见：薄壁细胞及糊化淀粉粒；草酸钙针晶束；导管螺纹及环纹。②粉末水溶液中滴加糠醛溶液、硫酸试液后，两液接界处显棕红色环。

功效及应用：清热化痰，息风定惊。用于痰热咳嗽，咳痰黄稠，中风痰迷，癫狂惊痫。现代研究证实，胆南星有镇痛等作用。常用方药为清气化痰丸，小活络丹，导痰汤。

（李　敏）

bànxià

半夏（Pinelliae Rhizoma）

天南星科（Araceae）植物半夏 *Pinellia ternata*（Thunb.）Breit. 的干燥块茎。又称水玉、地文、狗芋头。为常用中药。主产于四川、湖北、贵州、河南等地。夏、秋二季采挖，洗净，除去外皮和须根，晒干。

性状：呈类球形，有的稍偏斜，直径1~1.5cm。表面白色或浅黄色，顶端有凹陷茎痕，周围密布麻点状根痕；下面钝圆，较光滑（图）。质坚实，断面洁白，富粉性。气微，味辛辣、麻舌而刺喉。

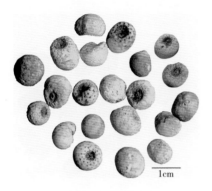

图 半夏药材

主要成分及分析：含多种氨基酸，如精氨酸（arginine）、丙氨酸、缬氨酸、亮氨酸等；生物碱类如盐酸麻黄素（ephedrine hydrochlorid）；固醇类如β-谷固醇（β-sitosterol）；尚含脂肪酸、半夏蛋白、微量挥发油、多糖类等成分。电位滴定法测定，含总酸以琥珀酸（$C_4H_6O_4$）计，不得少于0.25%。

鉴定试验：①粉末类白色。镜检可见：淀粉粒；草酸钙针晶束；螺纹导管。②粉末甲醇提取液作为供试品溶液，以精氨酸、丙氨酸、缬氨酸、亮氨酸对照品作对照。照薄层色谱法，以正丁醇-冰醋酸-水（8:3:1）为展开剂，喷以茚三酮试液，在105℃加热至斑点显色清晰。供试品色谱中，在与对照品色谱相应的位置上，显相同颜色的斑点。③粉末乙醇提取液作为供试品溶液，以半夏对照药材作对照。照薄层

色谱法，用石油醚（60~90℃）-乙酸乙酯-丙酮-甲酸（30:6:4:0.5）为展开剂，展开，取出，晾干，喷以10%硫酸乙醇溶液，在105℃加热至斑点显色清晰。供试品色谱中，在与对照药材色谱相应的位置上，显相同颜色的斑点。

功效及应用：燥湿化痰，降逆止呕，消痞散结。用于痰多咳喘，痰饮眩悸，风痰眩晕，痰厥头痛，呕吐反胃，胸脘痞闷，梅核气；外治痈肿痰核。现代研究证实，半夏有镇咳、祛痰、抗肿瘤等作用。常用方药为半夏白术天麻汤，小半夏汤，二陈汤。

(李 敏)

bǎibù

百部（Stemonae Radix） 百部科（Stemonaceae）植物直立百部 *Stemona sessilifolia*（Miq.）Miq.、蔓生百部 *Stemona japonica*（Bl.）Miq. 或对叶百部 *Stemona tuberosa* Lour. 的干燥块根。为常用中药。直立百部和蔓生百部主产于安徽、江苏、浙江、湖北等地，对叶百部主产于湖北、湖南、广东、福建、四川等地。春、秋二季采挖，除去须根，洗净，置沸水中略烫或蒸至无白心，取出，晒干。

性状：①直立百部呈纺锤形，上端较细长，皱缩弯曲，一般长5~12cm，直径0.5~1cm。表面黄白色或淡棕黄色，有不规则深纵沟，间或有横皱纹。质脆，易折断，断面平坦，角质样，淡黄棕色或黄白色。皮部较宽，中柱扁缩。气微，味甘、苦。②蔓生百部两端稍狭细，表面多有不规则皱褶和横皱纹。③对叶百部呈长纺锤形或长条形。表面浅黄棕色至灰棕色，具浅纵皱纹或不规则纵槽（图）。质坚实，断面黄白色至暗棕色，中柱较大，髓部类白色。

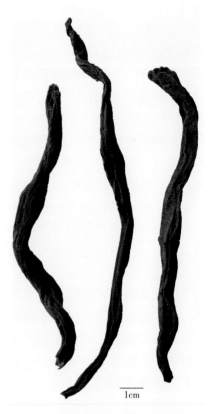

图 对叶百部药材

主要成分及分析：含生物碱，直立百部块根含百部碱（stemonine）、直立百部碱（sessilistemonine）、霍多林碱（hordonine）；蔓生百部含百部碱、次百部碱（stemonidine）、原百部碱等；对叶百部含对叶百部碱（tuberostemonine）、百部次碱等。另含糖类、脂类、蛋白类、有机酸类及固醇类等成分。水溶性浸出物不得少于50.0%。

鉴定试验：根茎横切面镜检可见：根被为多列细胞，壁木栓化及木化，具致密的细条纹；皮层较宽；中柱韧皮部束与木质部束交互排列，韧皮部束内侧有纤维束；木质部束导管有的深入至髓部，或与外侧导管束作2~3轮排列，并有木纤维和管胞；髓部散有少数细小纤维。

功效及应用：润肺下气止咳，杀虫灭虱。用于新久咳嗽，肺痨咳嗽，顿咳；外用于头虱，体虱，

蛲虫病，阴痒。现代研究证实，百部有抗菌、杀虫、镇咳祛痰及松弛平滑肌、中枢镇静、镇痛作用。常用方药为止嗽散，百部汤，百部丸。

（李　敏）

zhīmǔ

知母（Anemarrhenae Rhizoma）　百合科（Liliaceae）植物知母 *Anemarrhena asphodeloides* Bge. 的干燥根茎。又称连母、昌支。为常用中药。主产于河北、山西、内蒙古等地。春、秋二季采挖，除去须根和泥沙，晒干，习称"毛知母"；或除去外皮，晒干。

性状：呈长条状，微弯曲，略扁，偶有分枝，长 3~15cm，直径 0.8~1.5cm，一端有浅黄色的茎叶残痕。表面黄棕色至棕色，上面有一凹沟，具紧密排列的环状节，节上密生黄棕色的残存叶基，由两侧向根茎上方生长；下面隆起而略皱缩，并有凹陷或突起的点状根痕（图）。质硬，易折断，断面黄白色。气微，味微甜、略苦，嚼之带黏性。

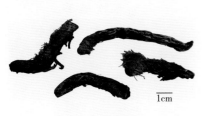

图　知母药材

主要成分及分析：含甾体皂苷，主要为知母皂苷（timosaponin）A I、A II、A III、A IV、B I、B II；并含芒果苷（mangiferin）、异芒果苷等黄酮成分以及知母多糖、胆碱、有机酸等。高效液相色谱法测定，干燥品含芒果苷（$C_{19}H_{18}O_{11}$）不得少于

0.70%，含知母皂苷 B II（$C_{45}H_{76}O_{19}$）不得少于 3.0%。

鉴定试验：①粉末稀乙醇提取液作为供试品溶液，以芒果苷对照品作对照。照薄层色谱法，以乙醇-水（1 : 1）为展开剂，置紫外光灯（365nm）下检视。供试品色谱中，在与对照品色谱相应的位置上，显相同颜色的荧光斑点。②粉末丙酮提取液作为供试品溶液，以知母皂苷 B II 对照品作对照。照薄层色谱法，以正丁醇-冰醋酸-水（4 : 1 : 5）为展开剂，喷以香草醛硫酸溶液，在 105℃加热至斑点清晰。供试品色谱中，在与对照品色谱相应的位置上，显相同颜色的斑点。

功效及应用：清热泻火，滋阴润燥。用于外感热病，高热烦渴，肺热燥咳，骨蒸潮热，内热消渴，肠燥便秘。现代研究表明，知母总酚有降血糖作用，知母皂苷及其苷元有抗衰老作用，知母多糖有抗氧化作用。常用方药为玉女煎，百合知母汤。

（李　敏）

yībèimǔ

伊贝母（Fritillariae Pallidiflorae Bulbus）　百合科（Liliaceae）植物新疆贝母 *Fritillaria walujewii* Regel 或伊犁贝母 *Fritillaria pallidiflora* Schrenk 的干燥鳞茎。为少常用中药。主产于新疆。5~7 月间采挖，除去泥沙，晒干，再去须根和外皮。

性状：①新疆贝母呈扁球形，高 0.5~1.5cm。表面类白色，光滑。外层鳞叶 2 瓣，月牙形，肥厚，大小相近而紧靠（图）。顶端平展而开裂，基部圆钝，内有较大的鳞片和残茎、心芽各 1 枚。质硬而脆，断面白色，富粉性。气微，味微苦。②伊犁贝母呈圆锥形。表面稍粗糙，淡黄白色。

外层鳞叶 2 瓣，心脏形，肥大，一片较大或近等大，抱合。顶端稍尖，少有开裂，基部微凹陷。

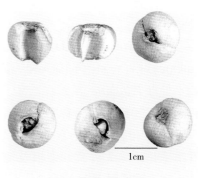

图　新疆贝母药材

主要成分及分析：含甾体类生物碱。伊贝母主含西贝母碱（imperialine）、伊贝碱苷 B（yibeinoside B）等；新疆贝母主含西贝母碱（imperialine）、新贝甲素 A（singpeinine A）等。高效液相色谱法测定，干燥品含西贝母碱苷（$C_{33}H_{53}NO_8$）和西贝母碱（$C_{27}H_{43}NO_3$）的总量不得少于 0.070%。

鉴定试验：①粉末类白色。新疆贝母镜检可见：淀粉粒；表皮细胞；草酸钙方晶；导管螺纹及环纹。伊犁贝母镜检可见：淀粉粒；导管。②粉末三氯甲烷提取液作为供试品溶液，以伊贝母对照药材和西贝母碱对照品作对照。照薄层色谱法，以三氯甲烷-乙酸乙酯-甲醇-水（8 : 8 : 3 : 2）10℃以下放置的下层液为展开剂，展开，取出，晾干，依次喷以稀碘化铋钾试液和亚硝酸钠试液显色。供试品色谱中，在与对照药材色谱相应的位置上显相同颜色的斑点；在与对照品色谱相应的位置上，显相同颜色的棕色斑点。

功效及应用：清热润肺，化痰止咳。用于肺热燥咳、干咳少痰，阴虚劳嗽，咳痰带血。现代研究证实，伊贝母有镇咳祛痰、降压、解痉等作用。常用方药为贝母瓜蒌散，二母散，定痫丸。

（李 敏）

píngbèimǔ

平贝母（Fritillariae Ussuriensis Bulbus） 百合科（Liliaceae）植物平贝母 *Fritillaria ussuriensis* Maxim. 的干燥鳞茎。又称平贝。为少常用中药。主产于东北地区。春季采挖，除去外皮、须根及泥沙，晒干或低温干燥。

性状：药材呈扁球形，一般高 0.5~1cm，直径 0.6~2cm。表面乳白色或淡黄白色，外层鳞叶 2 瓣，肥厚，大小相近或一片稍大抱合，顶端略平或微凹入，常稍开裂；中央鳞片小（图）。质坚实而脆，断面粉性。气微，味苦。

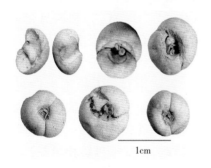

图 平贝母药材

主要成分及分析：含生物碱，主要为平贝碱甲（pingbeimine A）、贝母素乙（verticinone）等；并含胸苷、腺苷，以及生物碱苷类。高效液相色谱法测定，干燥品含总生物碱以贝母素乙（$C_{27}H_{43}NO_3$）计，不得少于 0.050%。

鉴定试验：①粉末类白色。镜检可见：淀粉粒；气孔。②粉末浓氨水-三氯甲烷提取液作为供试品溶液，以平贝母对照药材作对照。照薄层色谱法，以乙酸乙酯-甲醇-浓氨试液-水（10：1：0.5：0.05）为展开剂，展开，取出，晾干，依次喷以稀碘化铋钾试液和亚硝酸钠乙醇试液显色。供试品色谱中，在与对照药材色谱相应的位置上，显相同颜色的斑点。

功效及应用：清热润肺，化痰止咳。用于肺热燥咳，干咳少痰，阴虚劳嗽，咳痰带血。现代研究证实，平贝母有平喘、镇静、镇痛、抗溃疡等作用，平贝碱甲有明显的祛痰、降压作用。常用方药为乌贝散，复方贝母片，复方平贝口服液。

（李 敏）

chuānbèimǔ

川贝母（Fritillariae Cirrhosae Bulbus） 百合科（Liliaceae）植物川贝母 *Fritillaria cirrhosa* D. Don、暗紫贝母 *Fritillaria unibracteata* Hsiao et K. C. Hsia、甘肃贝母 *Fritillaria przewalskii* Maxim.、梭砂贝母 *Fritillaria delavayi* Franch.、太白贝母 *Fritillaria taipaiensis* P. Y. Li、瓦布贝母 *Fritillaria unibracteata* Hsiao et K. C. Hsia var. Wabuensis（S. Y. Tang et S. C. Yue）Z. D. Liu, S. Wang et S. C. Chen 的干燥鳞茎。为常用中药。川贝母主产于四川、西藏、云南等地；暗紫贝母主产于四川阿坝州、青海等地；甘肃贝母主产于甘肃、青海、四川等地；梭砂贝母主产于云南、四川、青海、西藏等地；太白贝母主产于陕西、湖北、重庆、甘肃、四川等地；瓦布贝母主要栽培于四川省阿坝州茂县和松潘县等地。夏、秋二季或积雪融化后采挖，除去须根、粗皮及泥沙，晒干或低温干燥。

性状：按性状不同，分别习称"松贝""青贝""炉贝"和"栽培品"。松贝呈类圆锥形或近球形，一般高 0.3~0.8cm，直径 0.3~0.9cm。表面类白色。外层鳞叶 2 瓣，大小悬殊，大瓣紧抱小瓣，未抱部分呈新月形，习称"怀中抱月"，顶部闭合；先端钝圆或稍尖，底部平，微凹入，中心有一灰褐色的鳞茎盘，偶有残存须根（图1）。质硬而脆，断面白色，富粉性。气微，味微苦。青贝呈类扁球形，高 0.4~1.4cm，直径 0.4~1.6cm。外层鳞叶 2 瓣，大小相近，相对抱合，顶部多开裂，内有心芽和小鳞叶 2~3 枚及细圆柱形的残茎（图2）。炉贝呈长圆锥形，高 0.7~2.5cm，直径 0.5~2.5cm。表面黄白色，稍粗糙，有的具棕色斑点，习称"虎皮斑"。外层鳞叶 2 瓣，大小相近，顶部开裂而略尖，基部稍尖或较钝（图3）。栽培品呈类扁球形或短圆柱形，高 0.5~2cm，直径 1~2.5cm。表面类白色或浅棕黄色，稍粗糙，有的具浅黄色斑点。外层鳞叶 2 瓣，大小相近，顶部多开裂而较平。

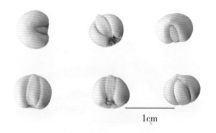

图 1 松贝药材

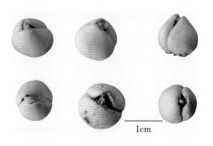

图 2 青贝药材

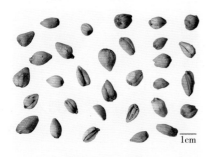

图 3 炉贝药材

主要成分及分析：含生物碱类化合物，主要为贝母辛（peimisine）、贝母素乙（verticinone）、西贝母碱（imperialine）。川贝母尚含青贝碱（chinpeimine）、松贝碱（sonpeimine）；暗紫贝母含松贝辛（songbeisine）、松贝甲素（songbeinine）；甘肃贝母还含岷贝碱甲（minpeimine）、岷贝碱乙（minpeiminine）；梭砂贝母还含梭砂贝母碱（delavine）；瓦布贝母还含鄂贝乙素（ebeinone）、异浙贝甲素（isoverticine）等；还含钙、镁、钴、镍等多种微量元素。紫外-可见分光光度法测定，干燥品含总生物碱以西贝母碱（$C_{27}H_{43}NO_3$）计，不得少于0.050%。

鉴定试验：①粉末类白色或浅黄色。镜检可见：松贝、青贝及栽培品：淀粉粒、表皮细胞、螺纹导管；炉贝：淀粉粒、螺纹导管及网纹导管。②粉末经二氯甲烷提取后的甲醇溶液为供试品溶液，以贝母辛、贝母素乙对照品作对照。照薄层色谱法，以乙酸乙酯-甲醇-浓氨试液-水（18:2:1:0.1）为展开剂，展开，取出，晾干，依次喷以稀碘化铋钾试液和亚硝酸钠乙醇试液显色。供试品色谱中，在与对照品色谱相应的位置上，显相同颜色的斑点。

功效及应用：清热润肺，化痰止咳，散结消痈。用于肺热燥咳，干咳少痰，阴虚劳嗽，痰中带血，瘰疬，乳痈，肺痈。现代研究证实，川贝母有镇咳、祛痰作用。常用方药为复方川贝止咳糖浆，养阴清肺汤，贝母瓜蒌汤。

（李 敏）

húběibèimǔ
湖北贝母（Fritillariae Hupehensis Bulbus） 百合科（Liliaceae）植物湖北贝母 *Fritillaria Hupehensis* Hsiao et K. C. Hsia 的干燥鳞茎。又称板贝、窑贝。为少常用中药。主产于湖北、湖南、四川等地。夏初植株枯萎后采挖，用石灰水或清水浸泡，干燥。

性状：呈扁圆球形，一般高0.8~2.2cm，直径0.8~3.5cm。表面类白色至淡棕色。外层鳞叶2瓣，肥厚，略呈肾形，或大小悬殊，大瓣紧抱小瓣，顶端闭合或开裂。内有鳞叶2~6枚及干缩的残茎。内表面淡黄色至类白色，基部凹陷呈窝状，残留有淡棕色表皮及少数须根。单瓣鳞叶呈元宝状，一般长2.5~3.2cm，直径1.8~2cm（图）。质脆，断面类白色，富粉性。气微，味苦。

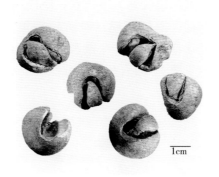

图 湖北贝母药材

主要成分及分析：含甾体类生物碱，如浙贝甲素（peimine）、浙贝乙素（peiminine）、贝母素乙（verticinone）、湖贝甲素（hupehenine）、湖贝甲素苷（hupeheninoside）等；并含β-谷固醇、腺苷等。高效液相色谱法测定，干燥品含贝母素乙（$C_{27}H_{43}NO_3$）不得少于0.16%。

鉴定试验：①粉末淡棕黄色。镜检可见：淀粉粒；表皮细胞；草酸钙结晶；螺纹及环纹导管。②粉末乙醇提取液作为供试品溶液，以湖北贝母对照药材和湖贝甲素对照品作对照。照薄层色谱法，以甲苯-乙酸乙酯-二乙胺（30:20:3.8）为展开剂，展开，取出，晾干，喷以稀碘化铋钾试液显色。供试品色谱中，在与对照药材色谱和对照品色谱相应的位置上，显相同颜色的斑点。

功效及应用：清肺化痰，止咳，散结。用于热痰咳嗽，瘰疬痰核，痈肿疮毒。现代研究证实，湖北贝母有镇咳、祛痰、平喘的作用，其含有的湖北贝母总碱能镇咳、祛痰、降压，β-谷固醇有止咳的作用，腺苷有松弛支气管平滑肌及抗炎等作用。常用方药为内消散，消瘰丸，仙方活命饮。

（李 敏）

zhèbèimǔ
浙贝母（Fritillariae Thunbergii Bulbus） 百合科（Liliaceae）植物浙贝母 *Fritillaria thunbergii* Miq. 的干燥鳞茎。为常用中药。主产于浙江。初夏植株枯萎时采挖，洗净。大小分开，大者除去芯芽，习称"大贝"；小者不去芯芽，习称"珠贝"。分别撞擦，除去外皮，拌以煅过的贝壳粉，吸去擦出的浆汁，干燥；或取鳞茎，大小分开，洗净，除去芯芽，趁鲜切成厚片，洗净，干燥，习称"浙贝片"。

性状：①大贝为鳞茎外层的单瓣鳞叶，略呈新月形，一般高

1~2cm，直径 2~3.5cm。外表面类白色至淡黄色，内表面白色或淡棕色，被有白色粉末（图）。质硬而脆，易折断，断面白色至黄白色，富粉性。气微，味微苦。②珠贝为完整的鳞茎，呈扁圆形，高 1~1.5cm，直径 1~2.5cm。表面类白色，外层鳞叶 2 瓣，肥厚，略似肾形，互相抱合，内有小鳞叶 2~3 枚及干缩的残茎。③浙贝片为鳞茎外层的单瓣鳞叶切成的片。椭圆形或类圆形，直径 1~2cm，边缘表面淡黄色，切面平坦，粉白色。质脆，易折断，断面粉白色，富粉性。

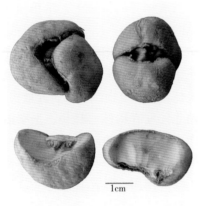

图 大贝药材

主要成分及分析：含固醇类生物碱，主要为贝母素甲（verticine）、贝母素乙（verticinone）、浙贝宁（zhebeinine）等；还含浙贝母素甲苷（peiminoside）等。热浸法测定，用稀乙醇作溶剂，醇溶性浸出物不得少于 8.0%。高效液相色谱法测定，干燥品含贝母素甲（$C_{27}H_{45}NO_3$）和贝母素乙（$C_{27}H_{43}NO_3$）的总量不得少于 0.080%。

鉴定试验：①粉末淡黄白色。镜检可见：淀粉粒；表皮细胞；草酸钙结晶；螺纹导管。②粉末三氯甲烷提取液为供试品溶液，以贝母素甲、贝母素乙对照品作

对照。照薄层色谱法，以乙酸乙酯-甲醇-浓氨试液（17：2：1）为展开剂，展开，取出，晾干，喷以稀碘化铋钾试液显色，在与对照品色谱相应的位置上，显相同颜色的斑点。

功效及应用：清热化痰止咳，解毒散结消痈。用于风热咳嗽，痰火咳嗽，肺痈，乳痈，瘰疬，疮毒。现代研究证实，浙贝母碱及去氢浙贝母碱有明显镇咳作用，还有中枢抑制作用。常用方药为消瘰丸、吹喉散。

（李 敏）

bǎihé

百合（Lilii Bulbus） 百合科（Liliaceae）植物卷丹 *Lilium lancifolium* Thunb.、百合 *Lilium brownii* F. E. Brown var. *viridulum* Baker 或细叶百合 *Lilium Pumilum* DC. 的干燥肉质鳞叶。为常用中药。主产于湖南、浙江等地。秋季采挖，洗净，剥取鳞叶，置沸水中略烫，干燥。

性状：呈长椭圆形，一般长 2~5cm，宽 1~2cm，中部厚 1.3~4mm。表面类白色、淡棕黄色或微带紫色，有数条纵直平行的白色维管束。顶端稍尖，基部较宽，边缘薄，微波状，略向内弯曲。质硬而脆，断面较平坦，角质样。气微，味微苦。卷丹药材见图 1，百合药材见图 2。

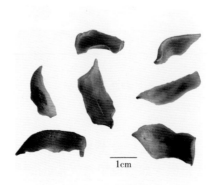

图 1 卷丹药材

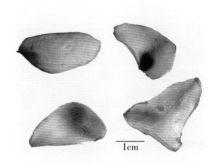

图 2 百合药材

主要成分及分析：卷丹、百合及细叶百合鳞叶均含甾体皂苷，其中卷丹含卷丹皂苷 A（lililancifoloside A）、麦冬皂苷 D（ophiopogonin D）；百合含岷江百合苷（regaloside）、β-谷固醇、胡萝卜苷等。另含甘露糖、阿拉伯糖、半乳糖醛酸等多种百合多糖，以及酚酸甘油酯、秋水仙碱、磷脂、氨基酸等。冷浸法测定，水溶性浸出物不得少于 18.0%。

鉴定试验：粉末甲醇提取液作为供试品溶液，以百合对照药材作对照。照薄层色谱法，以石油醚（60~90℃）-乙酸乙酯-甲酸（15：5：1）的上层液为展开剂，展开，取出，晾干，喷以 10% 磷钼酸乙醇溶液，加热至斑点显色清晰。供试品色谱中，在与对照药材色谱相应的位置上，显相同颜色的斑点。

功效及应用：养阴润肺，清心安神。用于阴虚燥咳，劳嗽咯血，虚烦惊悸，失眠多梦，精神恍惚。现代研究证实，百合有镇咳祛痰、降压等作用；其含有的百合多糖有抗肿瘤、降血糖、抗氧化及免疫促进等作用。常用方药为百合固金汤，百合知母汤，百合地黄汤。

（李 敏）

xièbái

薤白（Allii Macrostemonis Bulbus） 百合科（Liliaceae）植物

小根蒜 *Allium macrostemon* Bge. 或薤 *Allium chinense* G. Don 的干燥鳞茎。又称薤白头。为较常用中药。中国各地均有分布，主产于江苏、浙江、东北等地。夏、秋二季采挖，洗净，除去须根，蒸透或置沸水中烫透，晒干。

性状：①小根蒜呈不规则卵圆形，一般高 0.5~1.5cm，直径 0.5~1.8cm。表面黄白色或淡黄棕色，皱缩，半透明，有类白色膜质鳞片包被，底部有突起的鳞茎盘（图）。质硬，角质样。有蒜臭，味微辣。②薤呈略扁的长卵形，一般高 1~3cm，直径 0.3~1.2cm。表面淡黄棕色或棕褐色，具浅纵皱纹。质较软，断面可见鳞叶 2~3 层。嚼之粘牙。

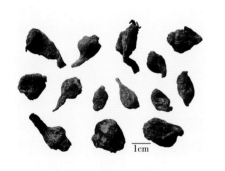

图　小根蒜药材

主要成分及分析：含挥发油，主要为含硫化合物，包括二甲基三硫化物、甲基丙基三硫化物；并含薤白苷（macrostemonoside）、前列腺素（prostaglandin）等。热浸法测定，用 75% 乙醇作溶剂，醇溶性浸出物含量不得少于 30.0%。

鉴定试验：粉末正己烷提取液作为供试品溶液，以薤白对照药材作对照。按薄层色谱法，以正己烷-乙酸乙酯（10∶1）为展开剂，展开，取出，晾干，喷以 10%硫酸乙醇溶液，在 105℃加热至斑点清晰。供试品色谱中，在与对照药材色谱相应的位置上，显相同颜色的荧光斑点。

功效及应用：通阳散结，行气导滞。用于胸痹心痛，脘腹痞满胀痛，泻痢后重。现代研究证实，薤白具有解痉平喘、抗动脉粥样硬化、抗肿瘤、抑菌杀虫等作用。常用方药为瓜蒌薤白半夏汤，枳实薤白桂枝汤，瓜蒌薤白白酒汤。

（李　敏）

dàsuàn

大蒜（Allii Sativi Bulbus）　百合科（Liliaceae）植物大蒜 *Allium sativum* L. 的鳞茎。又称胡蒜、独头蒜。为少常用中药。中国各地均产。夏季叶枯时采挖，除去须根和泥沙，通风晾晒至外皮干燥。

性状：呈类球形，直径一般为 3~6cm。表面被白色、淡紫色或紫红色的膜质鳞皮。顶端略尖，中间有残留花葶，基部有多数须根痕。剥去外皮，可见独头或 6~16 个瓣状小鳞茎，着生于残留花茎基周围。鳞茎瓣略呈卵圆形，外皮膜质，先端略尖，一面弓状隆起，剥去皮膜，白色，肉质（图）。气特异，味辛辣，具刺激性。

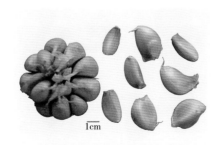

图　大蒜药材

主要成分及分析：含挥发油（大蒜油），主要为挥发性含硫化合物大蒜素（allitridin）等；并含 S-烷（烯）-L-半胱氨酸衍生物、γ-L-谷氨酸多肽、多糖、脂类、

苷类及多种酶等。高效液相色谱法测定，含大蒜素（$C_6H_{10}S_3$）不得少于 0.15%。

鉴定试验：粉末无水乙醇提取液作为供试品溶液，以大蒜素对照品作对照。照薄层色谱法，以正己烷为展开剂，展开，取出，晾干，以碘蒸气熏至斑点显色清晰。供试品色谱中，在与对照品色谱相应的位置上，显相同颜色的斑点。

功效及应用：解毒消肿，杀虫，止痢。用于痈肿疮疡，疥癣，肺痨，顿咳，泄泻，痢疾。现代研究证实，大蒜具有降血脂、免疫调节、抗菌抗病毒、抗肿瘤等作用。常作为药食两用之材，为家庭常用品。

（李　敏）

yùzhú

玉竹（Polygonati Odorati Rhizoma）　百合科（Liliaceae）植物玉竹 *Polygonatum odoratum* (Mill.) Druce 的干燥根茎。又称女萎、山尾参、葳蕤。为常用中药。主产于湖南、河南、江苏、浙江、广东等地。秋季采挖，除去须根，洗净，晒至柔软后，反复揉搓、晾晒至无硬心，晒干，或蒸透后，揉至半透明，晒干。

性状：呈长圆柱形，略扁，少有分枝，一般长 4~18cm，直径 0.3~1.6cm。表面黄白色或淡黄棕色，半透明，具纵皱纹及微隆起的环节，有白色圆点状的须根痕和圆盘状茎痕（图）。质硬而脆或稍软，易折断，断面角质样或显颗粒性。气微，味甘，嚼之发黏。

主要成分及分析：含黏多糖，主要为 D-果糖（D-fructose）、D-甘露糖（D-mannose）等；并含有玉竹果聚糖（polygonatum-fructan）A、B、C、D，甾体皂苷；

黄酮及其糖苷等。紫外-可见分光光度法测定，干燥品含玉竹多糖以葡萄糖（$C_6H_{12}O_6$）计，不得少于6.0%。

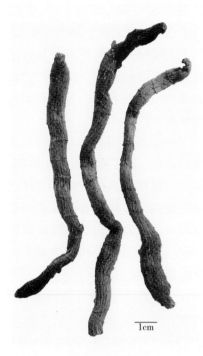

图 玉竹药材

鉴定试验：药材横切面镜检可见：表皮细胞扁圆形或扁长方形；黏液细胞，内含草酸钙针晶束；维管束外韧型，稀有周木型，散列。

功效及应用：养阴润燥，生津止渴。用于肺胃阴伤，燥热咳嗽，咽干口渴，内热消渴。现代研究证实，玉竹有降血糖、降血脂、抗肿瘤等作用。常用方药为葳蕤汤，加减葳蕤汤，益胃汤。

（李 敏）

huángjīng

黄精（Polygonati Rhizoma）

百合科（Liliaceae）植物滇黄精 *Polygonatum kingianum* Coll. et Hemsl.、黄精 *Polygonatum sibiricum* Red. 或多花黄精 *Polygonatum cyrtonema* Hua 的干燥根茎。为常用中药。滇黄精主产于贵州、云南、广西等地；黄精主产于河北、内蒙古、陕西等地；多花黄精主产于贵州、湖南、云南等地。春、秋二季采挖，除去须根，洗净，置沸水中略烫或蒸至透心，干燥。

性状：根据形状不同，习称"大黄精""鸡头黄精""姜形黄精"。①大黄精呈肥厚肉质的结节块状，结节长可达10cm以上，宽3~6cm，厚2~3cm。表面淡黄色至黄棕色，具环节，有皱纹及须根痕，结节上侧茎痕呈圆盘状，圆周凹入，中部突出。质硬而韧，不易折断，断面角质，淡黄色至黄棕色。气微，味甜，嚼之有黏性。②鸡头黄精呈结节状弯柱形，长3~10cm，直径0.5~1.5cm。结节长2~4cm，略呈圆锥形，常有分枝；表面黄白色或灰黄色，半透明，有纵皱纹，茎痕圆形，直径5~8mm。③姜形黄精呈长条结节块状，长短不等，常数个块状结节相连。表面灰黄色或黄褐色，粗糙，结节上侧有突出的圆盘状茎痕，直径0.8~1.5cm。黄精药材见图。

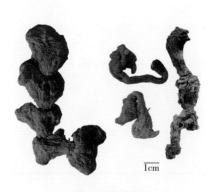

图 黄精药材

主要成分及分析：含糖类化合物；并含甾体皂苷，如黄精皂苷（sibiricoside）A、B；以及黄酮、氨基酸等。紫外-可见分光光度法测定，干燥品含黄精多糖以无水葡萄糖（$C_6H_{12}O_6$）计，不得少于7.0%。

鉴定试验：①根茎横切面镜检可见：表皮细胞；黏液细胞；草酸钙针晶束；维管束。②粉末正丁醇提取液作为供试品溶液，以黄精对照药材作对照。照薄层色谱法，以石油醚（60~90℃）-乙酸乙酯-甲酸（5:2:0.1）为展开剂，展开，取出，晾干，喷以5%香草醛硫酸溶液，在105℃加热至斑点清晰。供试品色谱中，在与对照药材色谱相应的位置上，显相同颜色的斑点。

功效及应用：补气养阴，健脾，润肺，益肾。用于脾胃虚弱，体倦乏力，口干食少，肺虚燥咳，精血不足，内热消渴。现代研究证实，黄精有增强免疫功能、抗衰老、降血糖的作用。常用方药为二精丸，黄精酒，蔓菁子散。

（李 敏）

chónglóu

重楼（Paridis Rhizoma）

百合科（Liliaceae）植物云南重楼 *Paris polyphylla* Smith var. Yunnanensis（Franch.）Hand. -Mazz. 或七叶一枝花 *Paris polyphylla* Smith var. chinensis（Franch.）Hara 的干燥根茎。又称草河车。为少常用中药。主产于四川、云南、广西、陕西等地。秋季采挖，除去须根，洗净，晒干。

性状：呈结节状扁圆柱形，略弯曲，一般长5~12cm，直径1~4.5cm。表面黄棕色或灰棕色；密具层状突起的粗环纹，一面结节明显，结节上具椭圆形凹陷茎痕，另一面有疏生的须根或疣状须根痕。顶端具鳞叶和茎的残基（图）。质坚实，断面平坦，白色至浅棕色，粉性或角质。气微，味微苦、麻。

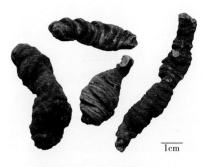

图　重楼药材

主要成分及分析：含甾体类皂苷，主要为重楼皂苷（polyphyllin）Ⅰ、Ⅱ、Ⅵ、Ⅶ，以及薯蓣皂苷（dioscin）和偏诺皂苷元等多种甾体皂苷；并含 β-蜕皮激素、甾酮、氨基酸等。高效液相色谱法测定，含重楼皂苷Ⅰ（$C_{44}H_{70}O_{16}$）、重楼皂苷Ⅱ（$C_{51}H_{82}O_{20}$）、重楼皂苷Ⅵ（$C_{39}H_{62}O_{13}$）、重楼皂苷Ⅶ（$C_{51}H_{82}O_{21}$）的总量不得少于0.60%。

鉴定试验：①粉末白色。镜检可见：淀粉粒；草酸钙针晶；梯纹及网纹导管。②粉末乙醇提取液作为供试品溶液，以重楼对照药材作对照。照薄层色谱法，以三氯甲烷－甲醇－水（15：5：1）的下层溶液为展开剂，展开，取出，晾干，喷以10%硫酸乙醇溶液，分别置日光和紫外光灯（365nm）下检视。供试品色谱中，在与对照药材色谱相应的位置上，显相同颜色的斑点或荧光斑点。

功效及应用：清热解毒，消肿止痛，凉肝定惊。用于疔疮痈肿，蛇虫咬伤，跌扑伤痛，惊风抽搐。现代研究证实，重楼有抗肿瘤、抗菌抗炎、抗病毒、镇痛镇静等作用。常用方药为蚤休散，夺命汤。

（李　敏）

tiāndōng

天冬（Asparagi Radix）　百合科（Liliaceae）植物天冬 *Asparagus cochinchinensis*（Lour.）Merr. 的干燥块根。又称天门冬、明天冬。为常用中药。主产于贵州、四川、广西等地。秋、冬二季采挖，洗净，除去茎基和须根，置沸水中煮或蒸至透心，趁热除去外皮，洗净，干燥。

性状：呈长纺锤形，两端渐细，略弯曲，长 5～18cm，直径 0.5～2cm。表面黄白色至淡黄棕色，半透明，光滑或具深浅不等的纵皱纹，偶有残存的灰棕色外皮。质硬或柔润，有黏性，断面角质样，小木心黄白色（图）。气微，味甜、微苦。

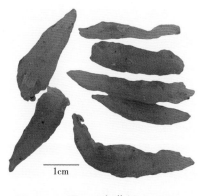

图　天冬药材

主要成分及分析：主要含甾体皂苷和多糖类成分，如天冬苷A（asparaside A）；以及氨基酸等。热浸法测定，用稀乙醇作溶剂，醇溶性浸出物含量不得少于80.0%。

鉴定试验：块根横切面镜检可见：根被有时残存；皮层宽广，外侧有石细胞散在或断续排列成环；黏液细胞散在，内含草酸钙针晶束；内皮层明显；中柱韧皮部束和木质部束相互间隔排列，少数导管深入至髓部，髓细胞亦含草酸钙针晶束。

功效及应用：养阴润燥，清肺生津。用于肺燥干咳，顿咳痰黏，腰膝酸痛，骨蒸潮热，内热消渴，热病津伤，咽干口渴，肠燥便秘。现代研究表明，天冬具有抗菌、抗肿瘤、抗衰老、增强免疫力等作用。常用方药为天门冬膏，二冬膏，三才汤。

（李宝国）

shānmàidōng

山麦冬（Liriopes Radix）　百合科（Liliaceae）植物湖北麦冬 *Liriope spicata*（Thunb.）Lour. var. *prolifera* Y. T. Ma 或短葶山麦冬 *Liriope muscari*（Decne.）Baily 的干燥块根。为常用中药。主产于湖北、福建等地。夏初采挖，洗净，反复暴晒、堆置，至近干，除去须根，干燥。

性状：①湖北麦冬呈纺锤形，两端略尖，长 1.2～3cm，直径 0.4～0.7cm。表面淡黄色至棕黄色，具不规则纵皱纹（图）。质柔韧，干后质硬脆，易折断，断面淡黄色至棕黄色，角质样，中柱细小。气微，味甜，嚼之发黏。②短葶山麦冬稍扁，长 2～5cm，直径 0.3～0.8cm，具粗纵纹。味甘、微苦。

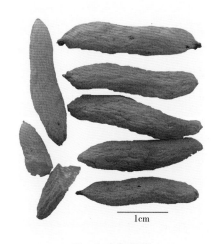

图　山麦冬药材

主要成分及分析：含甾体皂苷类化合物，主要为山麦冬皂苷B、短葶山麦冬皂苷C；以及多糖等成分。冷浸法测定，水溶性浸出物不得少于75.0%。

鉴定试验：①块根横切面镜检，湖北麦冬：皮层薄壁细胞含草酸钙针晶束；内皮层细胞壁增厚，木化，有通道细胞，外侧为1~2列石细胞，其内壁及侧壁增厚，纹孔细密；中柱甚小，韧皮部束位于木质部束的星角间，木质部束内侧的木化细胞连结成环层。短葶山麦冬：根被为木化细胞；内皮层外侧为1列石细胞。②粉末甲醇提取液作为供试品溶液，以山麦冬皂苷B和短葶山麦冬皂苷C对照品作对照。照薄层色谱法，用三氯甲烷-甲醇-水（13：7：2）的下层溶液展开，用10%硫酸乙醇溶液显色。供试品色谱中，湖北麦冬在与山麦冬皂苷B对照品色谱相应的位置上，显相同的墨绿色斑点；短葶山麦冬在与短葶山麦冬皂苷C对照品色谱相应的位置上，显相同的墨绿色斑点。

功效及应用：养阴生津，润肺清心。用于肺燥干咳，阴虚痨嗽，喉痹咽痛，津伤口渴，内热消渴，心烦失眠，肠燥便秘。现代研究表明，山麦冬具有保护神经系统、抗炎、增强免疫、抗心肌缺血、抗心律失常、抗脑缺血损伤、抗肿瘤和降血糖等作用。常用方药为龙牡壮骨颗粒。

（李宝国）

màidōng

麦冬 （Ophiopogonis Radix）

百合科（Liliaceae）植物麦冬 *Ophiopogon japonicus* （L. f） Ker-Gawl. 的干燥块根。又称麦门冬、寸冬、杭麦冬、川麦冬。为常用中药。主产于浙江、四川、江苏等地。夏季采挖，洗净，反复暴晒、堆置，至七八成干，除去须根，干燥。

性状：呈纺锤形，两端略尖，一般长1.5~3cm，中部直径0.3~0.6cm。表面黄白色或淡黄色，有细纵纹（图）。质柔韧，断面黄白色，半透明，有小木心。气微香，味甘、微苦，嚼之发黏。

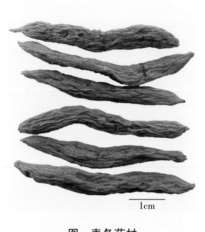

1cm

图 麦冬药材

主要成分及分析：主要含甾体皂苷类化合物，包括麦冬皂苷（ophiopogonin）A、B、C、D、B'、C'、D等。还有黄酮类化合物，如麦冬黄烷酮甲、乙（ophiopogpnanone A，B），挥发油，麦冬多糖等。紫外-可见分光光度法测定，干燥品含麦冬总皂苷以鲁斯可皂苷元（$C_{27}H_{42}O_4$）计，不得少于0.12%。

鉴定试验：①块根横切面镜检可见：皮层散有含草酸钙针晶束的黏液细胞；内皮层细胞壁均匀增厚，木化，有通道细胞，外侧为1列石细胞；中柱较小；维管束辐射型，韧皮部束16~22个，均位于2个木质部束的弧角处，木质部由导管、管胞、木纤维以及内侧的木化细胞连结成环层。②粉末白色或黄白色。镜检可见：石细胞内壁及侧壁增厚，纹孔细密；草酸钙针晶散在或成束存在于黏液细胞中；内皮层细胞；木纤维；管胞。③粉末三氯甲烷-甲醇（7：3）提取液作为供试品溶液，以麦冬对照药材作对照。照薄层色谱法，用甲苯-甲醇-冰醋酸（80：5：0.1）展开，取出，晾干，置紫外光灯（254nm）下检视。供试品色谱中，在与对照药材色谱相应的位置上，显相同颜色的斑点。

功效及应用：养阴生津，润肺清心。用于肺燥干咳，阴虚痨嗽，喉痹咽痛，津伤口渴，内热消渴，心烦失眠，肠燥便秘。现代研究证实，麦冬有提高免疫、延缓衰老、耐缺氧等作用。常用方药为二冬膏，清营汤，生脉散。

（李宝国）

tǔfúlíng

土茯苓 （Smilacis Glabrae Rhizoma）

百合科（Liliaceae）植物光叶菝葜 *Smilax glabra* Roxb. 的干燥根茎。为常用中药。主产于广东、湖南、湖北等地。夏、秋二季采挖，除去须根，洗净，干燥；或趁鲜切成薄片，干燥。

性状：略呈圆柱形，稍扁或呈不规则条块，有结节状隆起，具短分枝，一般长5~22cm，直径2~5cm。表面黄棕色或灰褐色，凹凸不平，有坚硬的须根残基，分枝顶端有圆形芽痕，有的外皮现不规则裂纹，并有残留的鳞叶。质坚硬。切片呈长圆形或不规则，厚1~5mm，边缘不整齐；切面类白色至淡红棕色，粉性，可见点状物及多数小亮点（图）；质略韧，折断时有粉尘飞扬，以水湿润后有黏滑感。气微，味微甘、涩。

主要成分及分析：含落新妇苷（astilbin）、黄杞苷（engeletin）、土茯苓苷（tufulingoside）等。高效液相色谱法测定，干燥品含落新妇苷（$C_{21}H_{22}O_{11}$）不得少于0.45%。

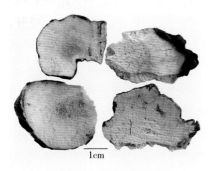

图　土茯苓切片

鉴定试验：①粉末淡棕色。镜检可见：淀粉粒单粒、复粒；草酸钙针晶束；石细胞；纤维成束或散在；具缘纹孔导管及管胞。②粉末甲醇提取液作为供试品溶液，以落新妇苷对照品作对照。照薄层色谱法，用甲苯-乙酸乙酯-甲酸（13:32:9）展开，取出，晾干，用三氯化铝试液显色，置紫外光灯（365nm）下检视。供试品色谱中，在与对照品色谱相应的位置上，显相同颜色的荧光斑点。

功效及应用：解毒，除湿，通利关节。用于梅毒及汞中毒所致的肢体拘挛，筋骨疼痛；湿热淋浊，带下，痈肿，瘰疬，疥癣。现代研究证实，土茯苓具有抗肿瘤作用。常用方药为土茯苓酒，土茯苓汤。

（李宝国）

xiānmáo

仙茅（Curculiginis Rhizoma）

石蒜科（Amaryllidaceae）植物仙茅 *Curculigo orchioides* Gaertn. 的干燥根茎。又称独脚丝茅。为少常用中药。主产于四川。秋、冬二季采挖，除去根头和须根，洗净，干燥。

性状：药材呈圆柱形，略弯曲，一般长3～10cm，直径0.4～1.2cm。表面棕色至褐色，粗糙，有细孔状的须根痕和横皱纹（图1）。质硬而脆，易折断，断面不平坦，灰白色至棕褐色，近中心处色较深（图2）。气微香，味微苦、辛。

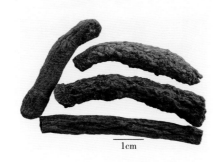

图1　仙茅药材

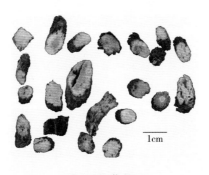

图2　仙茅断面

主要成分及分析：含仙茅苷（curculigoside）、仙茅皂苷（curculigosaponin）、仙茅素（curculigine）等成分。高效液相色谱法测定，干燥品含仙茅苷（$C_{22}H_{26}O_{11}$）不得少于0.10%。

鉴定试验：①根茎横切面镜检可见：木栓细胞3～10列；皮层宽广，偶见根迹维管束，皮层外缘有的细胞含草酸钙方晶，内皮层明显；中柱维管束周木型及外韧型，散列；薄壁组织中散有黏液细胞，内含草酸钙针晶束；薄壁细胞充满淀粉粒。②粉末乙醇提取液作为供试品溶液，以仙茅苷对照品作对照。照薄层色谱法，用乙酸乙酯-甲醇-甲酸（10:1:0.1）展开，取出，晾干，以2%铁氰化钾溶液-2%三氯化铁溶液（1:1）的混合溶液为显色剂。供试品色谱中，在与对照品色谱相应的位置上，显相同的蓝色斑点。

功效及应用：补肾阳，强筋骨，祛寒湿。用于阳痿精冷，筋骨痿软，腰膝冷痛，阳虚冷泻。现代研究表明，仙茅有雄性激素样作用。常用方药为仙茅酒，仙茅丸。

（李宝国）

chuānshānlóng

穿山龙（Dioscoreae Nipponicae Rhizoma）

薯蓣科（Dioscoreaceae）植物穿龙薯蓣 *Dioscorea nipponica* Makino 的干燥根茎。又称穿地龙。为较常用中药。主产于辽宁、黑龙江、吉林等地。春、秋二季采挖，洗净，除去须根和外皮，晒干。

性状：呈类圆柱形，稍弯曲，长15～20cm，直径1.0～1.5cm。表面黄白色或棕黄色，有不规则纵沟、刺状残根及偏于一侧的突起茎痕（图1）。质坚硬，断面平坦，白色或黄白色，散有淡棕色小点（图2）。气微，味苦涩。

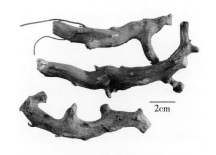

图1　穿山龙药材

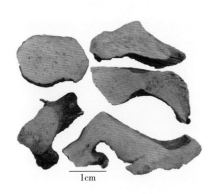

图2 穿山龙断面

主要成分及分析：含薯蓣皂苷（dioscin）、纤细薯蓣皂苷（gracillin）等成分。高效液相色谱法测定，含薯蓣皂苷（$C_{45}H_{72}O_{16}$）不得少于 1.3%。

鉴定试验：①粉末淡黄色。镜检可见：淀粉粒；草酸钙针晶；木化薄壁细胞；具缘纹孔导管。②粉末甲醇提取，盐酸水解，作为供试品溶液。以薯蓣皂苷元对照品作对照。照薄层色谱法，用三氯甲烷－甲醇（20：0.2）展开，取出，晾干，以 10%磷钼酸乙醇溶液为显色剂。供试品色谱中，在与对照品色谱相应的位置上，显相同颜色的斑点。

功效及应用：祛风除湿，舒筋通络，活血止痛，止咳平喘。用于风湿痹病，关节肿胀，疼痛麻木，跌扑损伤，闪腰岔气，咳嗽气喘。现代研究表明，穿山龙有抗炎镇痛、镇咳平喘作用。常用方药为穿山龙药酒，风湿关节炎片，穿龙冠心宁片。

(李宝国)

huángshānyao

黄山药（Dioscorea Panthaicae Rhizoma）薯蓣科（Dioscoreaceae）植物黄山药 *Dioscorea panthaica* Prain et Burk. 的干燥根茎。又称老虎姜。为少常用中药。主产于云南。秋季采挖，除去须根，

洗净，切片，晒干。

性状：长圆形或不规则厚片，边缘不整齐，厚 1～5mm。外表皮黄棕色，有纵皱纹，可见稀疏的须根残基。质硬。切面白色或黄白色，有黄色小点散在，断面纤维状（图）。气微，味微苦。

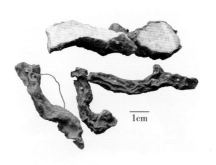

图 黄山药药材

主要成分及分析：含薯蓣皂苷（dioscin）、伪原薯蓣皂苷（pseudoprotodioscin）、纤细薯蓣皂苷（gracillin）等成分。高效液相色谱法测定，干燥品含伪原薯蓣皂苷（$C_{51}H_{82}O_{21}$）不得少于 0.050%。

鉴定试验：①粉末淡黄白色。镜检可见：木栓细胞；淀粉粒；草酸钙针晶成束存在于黏液细胞中或散在；具缘纹孔导管；石细胞。②粉末甲醇提取液作为供试品溶液，以伪原薯蓣皂苷对照品作对照。照薄层色谱法，用三氯甲烷－甲醇－水（75：35：4）展开，以 10%硫酸乙醇溶液为显色剂。供试品色谱中，在与对照品色谱相应的位置上，显相同颜色的斑点。

功效及应用：理气止痛，解毒消肿。用于胃痛，吐泻腹痛，跌打损伤；外治疮痈肿毒，瘰疬痰核。现代研究证实，黄山药有抗心肌缺血、降血脂、抗血小板聚集、抗氧自由基、抗肿瘤等作用。常用方药为地奥心血康。

(李宝国)

fěnbìxiè

粉萆薢（Dioscoreae Hypoglaucae Rhizoma）薯蓣科（Dioscoreaceae）植物粉背薯蓣 *Dioscorea hypoglauca* Palibin 的干燥根茎。又称萆薢、土薯蓣。为常用中药。主产于浙江、安徽、江西等地。秋、冬二季采挖，除去须根，洗净，切片，晒干。

性状：不规则的薄片，边缘不整齐，大小不一，厚约 0.5mm。有棕黑色或灰棕色的外皮残留。切面黄白色或淡灰棕色，有小点状物散在。质松，略有弹性，易折断，折断面近外皮处显淡黄色（图）。气微，味辛、微苦。

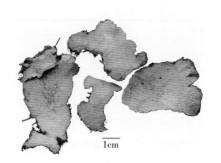

图 粉萆薢药材

主要成分及分析：含粉背薯蓣皂苷（hypoglaucine）、原粉背薯蓣皂苷（protohypoglaucine）等成分。热浸法测定，用稀乙醇作溶剂，醇溶性浸出物含量不得少于 20.0%。

鉴定试验：①根茎横切面镜检可见：外层为多列木栓化细胞；皮层较窄，细胞壁略木化增厚，纹孔明显；黏液细胞内含草酸钙针晶束；中柱散生外韧型维管束和周木型维管束。②粉末黄白色。镜检可见：淀粉粒；厚壁细胞；草酸钙针晶束。③粉末甲醇提取液作为供试品溶液，以粉萆薢对照药材作对照。照薄层色谱法，用三氯甲烷－甲醇－水（13：7：2）10℃以下放置的下层溶液

展开，以10%硫酸乙醇溶液为显色剂。供试品色谱中，在与对照药材色谱相应的位置上，显相同颜色的斑点或荧光斑点。

功效及应用：利湿去浊，祛风除痹。用于膏淋，白浊，白带过多，风湿痹痛，关节不利，腰膝疼痛。现代研究证实，粉萆薢有预防动脉粥样硬化、增强免疫等作用。常用方药为遗尿散，萆薢酒。

（李宝国）

miánbìxiè

绵萆薢（Dioscoreae Spongiosae Rhizoma）　薯蓣科（Dioscoreaceae）植物绵萆薢 *Dioscorea spongiosa* J. Q. Xi, M. Mizuno et W. L. Zhao 或福州薯蓣 *Dioscorea futschauensis* Uline ex R. Kunth 的干燥根茎。又称大萆薢、山薯。为少常用中药。主产于浙江、江西、福建等地。秋、冬二季采挖，除去须根，洗净，切片，晒干。

性状：不规则的斜切片，边缘不整齐，大小不一，一般厚2~5mm。外皮黄棕色至黄褐色，有稀疏的须根残基，呈圆锥状突起。质疏松，略呈海绵状，切面灰白色至浅灰棕色，有黄棕色小点散在（图）。气微，味微苦。

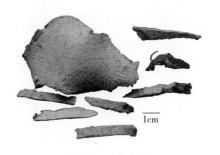

图　绵萆薢药材

主要成分及分析：含薯蓣皂苷（dioscin）、纤细薯蓣皂苷（gracillin）等成分。热浸法测定，用稀乙醇作溶剂，醇溶性浸出物含量不得少于15.0%。

鉴定试验：①粉末淡黄棕色。镜检可见：淀粉粒；草酸钙针晶多成束；具缘纹孔导管；木栓细胞。②粉末甲醇提取液，作为供试品溶液，以绵萆薢对照药材作对照。照薄层色谱法，用三氯甲烷-丙酮（9∶1）展开，以磷钼酸试液为显色剂。供试品色谱中，在与对照药材色谱相应的位置上，显相同颜色的斑点。

功效及应用：利湿去浊，祛风除痹。用于膏淋，白浊，白带过多，风湿痹痛，关节不利，腰膝疼痛。现代研究表明，绵萆薢有抗骨质疏松作用。常用方药为复方青黛丸。

（李宝国）

shānyào

山药（Dioscoreae Rhizoma）薯蓣科（Dioscoreaceae）植物薯蓣 *Dioscorea opposita* Thunb. 的干燥根茎。又称薯蓣、山薯蓣、怀山药、白山药。为常用中药。主产于河南。冬季采挖，切去芦头，用竹刀刮去外皮，晒干，即为"毛山药"；将毛山药置清水中浸至无干心，闷透，用木板搓成圆柱形，切齐两端，晒干，打光，称为"光山药"。

性状：毛山药略呈圆柱形，弯曲而稍扁，长15~30cm，直径1.5~6cm；表面黄白色或淡黄色，有纵沟、纵皱纹及须根痕，偶有浅棕色外皮残留（图）；体重，质坚实，不易折断，断面白色，粉性。气微，味淡、微酸，嚼之发黏。光山药呈圆柱形，两端平齐，长9~18cm，直径1.5~3cm。表面光滑，白色或黄白色。

主要成分及分析：含薯蓣皂苷元（diosgenin）、甘露多糖（mannan）、固醇等成分。冷浸法测定，水溶性浸出物含量不得少于7.0%。

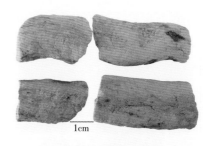

图　毛山药药材

鉴定试验：①粉末类白色。镜检可见：淀粉粒；草酸钙针晶束；具缘纹孔导管、网纹导管、螺纹导管及环纹导管。②粉末二氯甲烷提取液作为供试品溶液，以山药对照药材作对照。照薄层色谱法，用乙酸乙酯-甲醇-浓氨试液（9∶1∶0.5）展开，取出，晾干，以10%磷钼酸乙醇溶液为显色剂。供试品色谱中，在与对照药材色谱相应的位置上，显相同颜色的斑点。

功效及应用：补脾养胃，生津益肺，补肾涩精。用于脾虚食少，久泻不止，肺虚喘咳，肾虚遗精，带下，尿频，虚热消渴。现代研究表明，山药具有降血糖、提高免疫、延缓衰老等作用。常用方药为薯蓣丸，六味地黄丸，完带汤，缩泉丸。

（李宝国）

shègàn

射干（Belamcandae Rhizoma）　鸢尾科（Iridaceae）植物射干 *Belamcanda chinensis* (L.) DC. 的干燥根茎。又称扁竹、剪刀草、野萱花、蝴蝶花。为较常用中药。主产于河南、湖北、江苏等地。春初刚发芽或秋末茎叶枯萎时采挖，除去须根和泥沙，干燥。

性状：不规则结节状，一般长

3~10cm，直径1~2cm。表面黄褐色、棕褐色或黑褐色，皱缩，有较密的环纹。上面有数个圆盘状凹陷的茎痕，偶有茎基残存；下面有残留细根及根痕（图1）。质硬，断面黄色，颗粒性（图2）。气微，味苦、微辛。

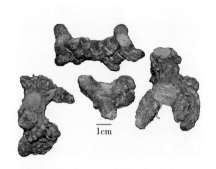

图1 射干药材

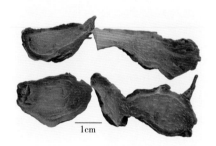

图2 射干断面

主要成分及分析：含鸢尾苷（tectoridin）、鸢尾黄素（tectorigenin）、野鸢尾苷（iridin）、次野鸢尾黄素（irisflorentin）等异黄酮。高效液相色谱法测定，干燥品含次野鸢尾黄素（$C_{20}H_{18}O_8$）不得少于0.10%。

鉴定试验：①根茎横切面镜检可见：表皮内外壁均增厚，角质化；木栓细胞多列；皮层稀有叶迹维管束；内皮层不明显；中柱维管束为周木型和外韧型；薄壁组织中含有草酸钙柱晶、淀粉粒及油滴。②粉末橙黄色。镜检可见：草酸钙柱晶；淀粉粒；木栓细胞。③粉末甲醇提取液作为供试品溶液，以射干对照药材作

对照。照薄层色谱法，用三氯甲烷-丁酮-甲醇（3：1：1）展开，以三氯化铝试液为显色剂。供试品色谱中，在与对照药材色谱相应的位置上，显相同颜色的荧光斑点。

功效及应用：清热解毒，消痰，利咽。用于热毒痰火郁结，咽喉肿痛，痰涎壅盛，咳嗽气喘。现代研究表明，射干有抗病原微生物、抗炎、抗过敏、祛痰等作用。常用方药为射干汤，射干连翘汤，射干麻黄汤。

（李宝国）

shānnài
山柰（Kaempferiae Rhizoma）
姜科（Zingiberaceae）植物山柰 *Kaempferia galanga* L. 的干燥根茎。又称三藾、山辣、沙姜。为少常用中药。主产于广西。冬季采挖，洗净，除去须根，切片，晒干。

性状：多为圆形或近圆形的横切片，一般直径1~2cm，厚0.3~0.5cm。外皮浅褐色或黄褐色，皱缩，有的有根痕或残存须根；切面类白色，粉性，常鼓凸（图）。质脆，易折断。气香特异，味辛辣。

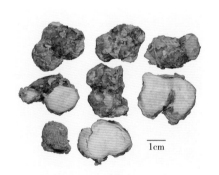

图 山柰药材

主要成分及分析：含挥发油类，主要包括肉桂酸乙酯（ethyl cinnamate）、龙脑（borneol）；另含黄酮类成分，主要为山柰酚（kaempferol）、山柰素（kaemp-

feride）等。含挥发油不得少于4.5%（ml/g）。

鉴定试验：①粉末类黄白色。镜检可见：淀粉粒；油细胞；螺纹导管；色素块。②粉末甲醇提取液作为供试品溶液，以对甲氧基肉桂酸乙酯对照品作对照。照薄层色谱法，用正己烷-乙酸乙酯（18：1）展开，置紫外光灯（254nm）下检视。供试品色谱中，在与对照品色谱相应的位置上，显相同颜色的斑点。

功效及应用：行气温中，消食，止痛。用于胸膈胀满，脘腹冷痛，饮食不消。现代研究表明，山柰低浓度时对肠道平滑肌有兴奋作用，高浓度时有抑制作用。常用方药为六味安消胶囊、四味土木香散、伤痛宁片。

（李宝国）

yùjīn
郁金（Curcumae Radix）
姜科（Zingiberaceae）植物温郁金 *Curcuma wenyujin* Y. H. Chen et C. Ling、姜黄 *Curcuma longa* L.、广西莪术 *Curcuma kwangsiensis* S. G. Lee et C. F. Liang 或蓬莪术 *Curcuma phaeocaulis* Val. 的干燥块根。前两者分别习称"温郁金"和"黄丝郁金"，其余按性状不同习称"桂郁金"或"绿丝郁金"。为常用中药。温郁金主产于浙江，姜黄主产于四川，广西莪术主产于广西，蓬莪术主产于四川。冬季茎叶枯萎后采挖，除去泥沙和细根，蒸或煮至透心，干燥。

性状：①温郁金呈长圆形或卵圆形，稍扁，有的微弯曲，两端渐尖，一般长3.5~7cm，直径1.2~2.5cm。表面灰褐色或灰棕色，具不规则的纵皱纹，纵纹隆起处色较浅（图1）。质坚实，断面灰棕色，角质样；内皮层环纹明显（图2）。气微香，味微苦

②黄丝郁金呈纺锤形，有的一端细长，一般长2.5~4.5cm，直径1~1.5cm。表面棕灰色或灰黄色，具细皱纹。断面橙黄色，外周棕黄色至棕红色。气芳香，味辛辣。③桂郁金呈长圆锥形或长圆形，长2~6.5cm，直径1~1.8cm。表面具疏浅纵纹或较粗糙网状皱纹。气微，味微辛、苦。④绿丝郁金呈长椭圆形，较粗壮，长1.5~3.5cm，直径1~1.2cm。气微，味淡。

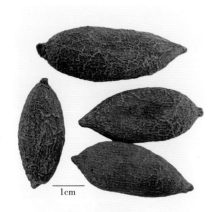

图1　温郁金药材

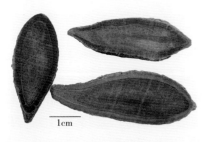

图2　温郁金断面

主要成分：含姜黄素（curcumin）、去甲氧基姜黄素（demethoxycurcumin）等姜黄素衍生物，以及挥发油等。

鉴定试验：粉末无水乙醇提取液作为供试品溶液，以郁金对照药材作对照。照薄层色谱法，用正己烷-乙酸乙酯（17∶3）展开，取出，晾干，以10%硫酸乙醇溶液为显色剂。供试品色谱中，在与对照药材色谱相应的

位置上，显相同颜色的主斑点或荧光斑点。

功效及应用：活血止痛，行气解郁，清心凉血，利胆退黄。用于胸胁刺痛，胸痹心痛，经闭痛经，乳房胀痛，热病神昏，癫痫发狂，血热吐衄，黄疸尿赤。现代研究表明，郁金有改善血液流变性的作用。常用方药为郁金散，菖蒲郁金汤，宣郁通经汤。

（李宝国）

piànjiānghuáng

片姜黄 （Wenyujin Rhizoma Concisum）

姜科（Zingiberaceae）植物温郁金 *Curcuma wenyujin* Y. H. Chen et C. Ling 的干燥根茎。又称温郁金。为常用中药。主产于浙江。冬季茎叶枯萎后采挖，洗净，除去须根，趁鲜纵切厚片，晒干。

性状：呈长圆形或不规则的片状，大小不一，长3~6cm，宽1~3cm，厚0.1~0.4cm。外皮灰黄色，粗糙皱缩，有时可见环节及须根痕（图）。切面黄白色至棕黄色，有一圈环纹及多数筋脉小点。质脆而坚实。断面灰白色至棕黄色，略粉质。气香特异，味微苦而辛凉。

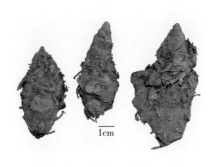

图　片姜黄药材

主要成分及分析：含姜黄素（curcumin）、去甲氧基姜黄素（demethoxycurcumin）等姜黄素衍生物，以及挥发油等。含挥发油不得少于1.0%（ml/g）。

鉴定试验：①根茎横切面镜检可见：表皮细胞外壁稍厚；木栓细胞多列；皮层散有叶迹维管束；内皮层明显；中柱大，维管束外韧型；皮层及中柱薄壁组织中散有油细胞，薄壁细胞含淀粉粒。②粉末石油醚（30~60℃）提取液，作为供试品溶液，以片姜黄对照药材作对照。照薄层色谱法，用石油醚（30~60℃）-乙酸乙酯（17∶3）展开，取出，晾干，以1%香草醛硫酸溶液为显色剂。供试品色谱中，在与对照药材色谱相应的位置上，显相同颜色的斑点。

功效及应用：破血行气，通经止痛。用于胸胁刺痛，胸痹心痛，痛经经闭，癥瘕，风湿肩臂疼痛，跌扑肿痛。现代研究表明，片姜黄具有改善血液流变性的作用。常用方药为人参再造丸、丹桂香颗粒、舒肝丸。

（李宝国）

ézhú

莪术 （Curcumae Rhizoma）

姜科（Zingiberaceae）植物蓬莪术 *Curcuma phaeocaulis* Val.、广西莪术 *Curcuma kwangsiensis* S. G. Lee et C. F. Liang 或温郁金（习称"温莪术"）*Curcuma wenyujin* Y. H. Chen et C. Ling 的干燥根茎。为常用中药。蓬莪术主产于四川，广西莪术主产于广西，温郁金主产于浙江。冬季茎叶枯萎后采挖，洗净，蒸或煮至透心，晒干或低温干燥后除去须根和杂质。

性状：①蓬莪术呈卵圆形、长卵形、圆锥形或长纺锤形，顶端多钝尖，基部钝圆，长2~8cm，直径1.5~4.0cm。表面灰黄色至灰棕色，上部环节突起，有圆形微凹的须根痕或残留的须根，有的两侧各有1列下陷的芽痕和类圆形的侧生根茎痕，有的可见刀

削痕（图1）。体重，质坚实，断面灰褐色至蓝褐色，蜡样，常附有灰棕色粉末，皮层与中柱易分离，内皮层环纹棕褐色（图2）。气微香，味微苦而辛。②广西莪术环节稍突起，断面黄棕色至棕色，常附有淡黄色粉末，内皮层环纹黄白色。③温莪术断面黄棕色至棕褐色，常附有淡黄色至黄棕色粉末。气香或微香。

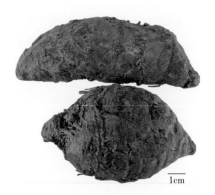

图1 莪术药材

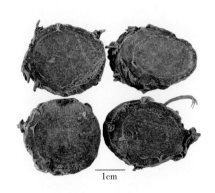

图2 莪术饮片

主要成分及分析：含莪术呋喃烯酮（curzerenone）、莪术醇（curcumol）、吉马酮（germacrone）、莪术二酮（curdione）等挥发油及其他成分。含挥发油不得少于1.5%（ml/g）。

鉴定试验：①根茎横切面镜检可见：木栓细胞数列或已除去；皮层散有叶迹维管束；内皮层明显；中柱较宽，维管束外韧型，散在；薄壁细胞充满糊化的淀粉粒团块，薄壁组织中散在含金黄色油状物的细胞。②粉末黄色或棕黄色。镜检可见：含黄色油状物的油细胞；导管；纤维；糊化淀粉粒。③粉末石油醚（30~60℃）提取液作为供试品溶液，以吉马酮对照品作对照。照薄层色谱法，用石油醚（30~60℃）-丙酮-乙酸乙酯（94：5：1）展开，以1%香草醛硫酸溶液为显色剂。供试品色谱中，在与对照品色谱相应的位置上，显相同颜色的斑点。

功效及应用：行气破血，消积止痛。用于癥瘕痞块，瘀血经闭，胸痹心痛，食积胀痛。现代研究表明，莪术有活血化瘀、抗肿瘤、抗早孕的作用。常用方药为蓬莪术散，蓬莪散，玄胡索散。

（李宝国）

jiānghuáng

姜黄（Curcumae Longae Rhizoma）

姜科（Zingiberaceae）植物姜黄 Curcuma longa L. 的干燥根茎。又称黄姜、毛姜黄。为常用中药。主产于四川、福建、江西等地。冬季茎叶枯萎时采挖，洗净，煮或蒸至透心，晒干，除去须根。

性状：呈不规则卵圆形、圆柱形或纺锤形，常弯曲，有的具短叉状分枝，长2~5cm，直径1~3cm。表面深黄色，粗糙，有皱缩纹理和明显环节，并有圆形分枝痕及须根痕（图1）。质坚实，不易折断，断面棕黄色至金黄色，角质样，有蜡样光泽，环纹明显，筋脉点散在（图2）。气香特异，味苦、辛。

主要成分及分析：含姜黄素（curcumin）、去甲氧基姜黄素（demethoxycurcumin）等姜黄素衍生物，以及姜黄稀（curcumene）、莪术醇（curcumol）、莪术二酮（curdione）等挥发油类物质。含挥发油不得少于7.0%（ml/g）。高效液相色谱法测定，干燥品含姜黄素（$C_{21}H_{20}O_6$）不得少于1.0%。

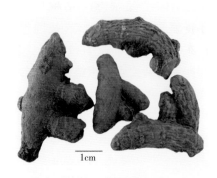

图1 姜黄药材

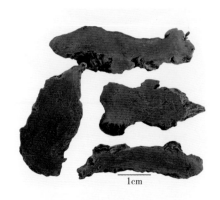

图2 姜黄饮片

鉴定试验：粉末无水乙醇提取液作为供试品溶液，以姜黄对照药材和姜黄素对照品作对照。照薄层色谱法，用三氯甲烷-甲醇-甲酸（96：4：0.7）展开，分别置日光及紫外光灯（365nm）下检视。供试品色谱中，在与对照药材及对照品色谱相应的位置上，分别显相同颜色的斑点或荧光斑点。

功效及应用：破血行气，通经止痛。用于胸胁刺痛，胸痹心痛，痛经经闭，癥瘕，风湿肩臂疼痛，跌扑肿痛。现代研究表明，姜黄有活血化瘀、抗炎、抗肿瘤、抗生育等作用。常用方药为姜黄散，姜桂散，推气散。

（李宝国）

gāoliángjiāng

高良姜（Alpiniae Officinarum Rhizoma）

姜科（Zingiberaceae）植物高良姜 *Alpinia officinarum* Hance 的干燥根茎。又称风姜、小良姜。为较常用中药。主产于广东、海南、广西等地。夏末秋初采挖，除去须根和残留的鳞片，洗净，切段，晒干。

性状：呈圆柱形，多弯曲，有分枝，长 5～9cm，直径 1～1.5cm。表面棕红色至暗褐色，有细密的纵皱纹和灰棕色的波状环节，节间长 0.2～1cm，一面有圆形的根痕（图1）。质坚韧，不易折断，断面灰棕色或红棕色（图2），纤维性，中柱约占 1/3。气香，味辛辣。

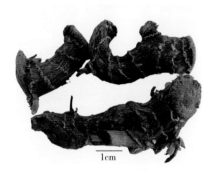

图1　高良姜药材

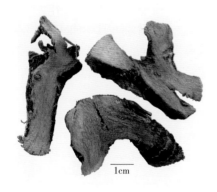

图2　高良姜断面

主要成分及分析：含多种二苯基庚烷类化合物，主要为姜黄素（curcumin）、二氢姜黄素（dihydrocurcumin）等；以及黄酮类成分，主要为高良姜素（galan-gin）、槲皮素（quercetin）、山奈酚（kaempferol）等；尚含挥发油等其他成分。高效液相色谱法测定，干燥品含高良姜素（$C_{15}H_{10}O_5$）不得少于 0.70%。

鉴定试验：①根茎横切面镜检可见：表皮细胞外壁增厚，有的含红棕色非晶形物；皮层叶迹维管束较多；内皮层明显；中柱外韧型维管束甚多，束鞘纤维成环，木化；皮层及中柱薄壁组织中散有多数分泌细胞，内含黄色或红棕色树脂状物。②粉末正己烷提取液作为供试品溶液，以高良姜对照药材作对照。照薄层色谱法，用甲苯-乙酸乙酯（19：1）展开，取出，晾干，以 5% 香草醛硫酸溶液为显色剂。供试品色谱中，在与对照药材色谱相应的位置上，显相同颜色的斑点。

功效及应用：温胃止呕，散寒止痛。用于脘腹冷痛，胃寒呕吐，嗳气吞酸。现代研究表明，高良姜有镇痛、止呕等作用。常用方药为高良姜汤，二姜丸，良附丸。

（李宝国）

gānjiāng

干姜（Zingiberis Rhizoma）

姜科（Zingiberaceae）植物姜 *Zingiber officinale* Rosc. 的干燥根茎。为常用中药。中国大部分地区有产，主产于四川、贵州等地。冬季采挖，除去须根和泥沙，晒干或低温干燥。趁鲜切片晒干或低温干燥者称为"干姜片"。

性状：①干姜呈扁平不规则块状，具指状分枝，长 3～7cm，厚 1～2cm。表面灰黄色或浅灰棕色，粗糙，具纵皱纹和明显的环节。分枝处常有鳞叶残存，分枝顶端有茎痕或芽（图1）。质坚实，断面黄白色或灰白色，显粉性或颗粒性，有一明显环纹和筋脉点散在，可见黄色油点。气香、特异，味辛辣。②干姜片呈不规则纵切片或斜切片，具指状分枝，长 1～6cm，宽 1～2cm，厚 2～4mm。外皮灰黄色或浅黄棕色，粗糙，具纵皱纹及明显的环节。切面灰黄色或灰白色，略显粉性，可见较多的纵向纤维，有的呈毛状（图2）。质坚实，断面纤维性。气香、特异，味辛辣。

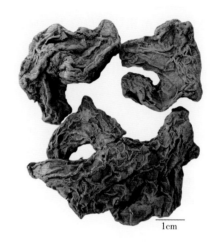

图1　干姜药材

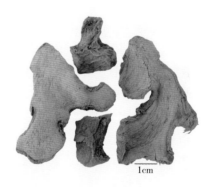

图2　干姜片

主要成分及分析：含挥发油，主要为 α-姜烯（α-zingiberene）、1,8-桉叶素（1,8-cineole）、姜醇（zingiberol）等，另外还含 6-姜辣素（6-gingerol）、4-姜辣素（4-gingerol）等辛辣成分。含挥发油不得少于 0.8%（ml/g）。高效液相色谱法测定，干燥品含 6-姜辣素（$C_{17}H_{26}O_4$）不得少于 0.60%。

鉴定试验：①粉末淡黄棕色。镜检可见：含淡黄色油滴或暗红棕色物质的油细胞及树脂细胞；非木化的纤维；梯纹导管、螺纹导管及网纹导管；淀粉粒。②粉末乙酸乙酯提取液作为供试品溶液，以干姜对照药材和6-姜辣素对照品作对照。照薄层色谱法，用石油醚（60～90℃）-三氯甲烷-乙酸乙酯（2:1:1）展开，以香草醛硫酸试液为显色剂显色。供试品色谱中，在与对照药材和对照品色谱相应的位置上，显相同颜色的斑点。

功效及应用：温中散寒，回阳通脉，温肺化饮。用于脘腹冷痛，呕吐泄泻，肢冷脉微，寒饮喘咳。现代研究表明，干姜具有镇痛、抗炎、抗凝血、止呕等作用。常用方药为小青龙汤，通脉四逆汤，理中丸。

(李宝国)

shēngjiāng

生姜 （Zingiberis Rhizoma Recens） 姜科（Zingiberaceae）植物姜 *Zingiber officinale* Rosc. 的新鲜根茎。为常用中药。中国大部分地区均产。秋、冬二季采挖，除去须根和泥沙。

性状：呈不规则块状，略扁，具指状分枝，长 4～18cm，厚 1～3cm。表面黄褐色或灰棕色，有环节，分枝顶端有茎痕或芽（图）。质脆，易折断，断面浅黄色，有一明显环纹（内皮层）和筋脉点（维管束）散在。气香特异，味辛辣。

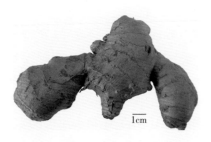

图　生姜药材

主要成分及分析：含挥发油，主要为 α-姜烯（α-zingiberene）、β-甜没药烯（β-bisabolene）、姜醇（zingiberol）等，以及 6-姜辣素（6-gingerol）、4-姜辣素（4-gingerol）等辛辣成分。高效液相色谱法测定，干燥品含 6-姜辣素（$C_{17}H_{26}O_4$）不得少于 0.050%。

鉴定试验：粉末乙酸乙酯提取液作为供试品溶液，以 6-姜辣素对照品作对照。照薄层色谱法，用石油醚（60～90℃）-三氯甲烷-乙酸乙酯（2:1:1）展开，以香草醛硫酸试液为显色剂。供试品色谱中，在与对照品色谱相应的位置上，显相同颜色的斑点。

功效及应用：解表散寒，温中止呕，化痰止咳，解鱼蟹毒。用于风寒感冒，胃寒呕吐，寒痰咳嗽，鱼蟹中毒。现代研究表明，生姜有镇痛、解热、抗炎、抗凝血、止呕、止咳等作用。常用方药为桂枝汤，小半夏汤，生姜丸。

(李宝国)

tiānmá

天麻 （Gastrodiae Rhizoma） 兰科（Orchidaceae）植物天麻 *Gastrodia elata* Bl. 的干燥块茎。又称赤箭、明天麻。为常用中药。主产于贵州、四川、云南等地。立冬后至次年清明前采挖，立即洗净，蒸透，敞开低温干燥。

性状：呈椭圆形或长条形，略扁，皱缩而稍弯曲，长 3～15cm，宽 1.5～6cm，厚 0.5～2cm。表面黄白色至淡黄棕色，有纵皱纹及由潜伏芽排列而成的横环纹多轮，有时可见棕褐色菌索。顶端有红棕色至深棕色干枯芽苞，习称"鹦哥嘴"或"红小辫"；或为残留茎基。另端有自母麻脱落后的圆脐形瘢痕，称为"肚脐眼"（图 1）。质坚硬，不易折断。断面较平坦，黄白色至淡棕色，半透明，角质样（图 2）。气微，味甘。

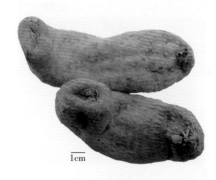

图1　天麻药材

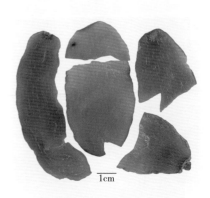

图2　天麻断面

主要成分及分析：含天麻素（gastrodin）、天麻醚苷（gastrodioside）、对羟基苯甲醇（即天麻苷元，p-hydroxybenzylalcohol），以及天麻多糖等。高效液相色谱法测定，干燥品含天麻素（$C_{13}H_{18}O_7$）不得少于 0.20%。

鉴定试验：①粉末黄白色至黄棕色。镜检可见：纹孔明显的椭圆形或类多角形厚壁细胞；草酸钙针晶成束或散在；螺纹导管、网纹导管及环纹导管；含多糖类物质的薄壁细胞。②粉末 70% 甲醇提取液作为供试品溶液，以天麻对照药材和天麻素对照品作对照。照薄层色谱法，用乙酸乙酯-甲醇-水（9:1:0.2）展开，取出，晾干，以 10%磷钼酸乙醇溶液为显色剂。供试品色谱中，在与对照药材和对照品色谱相应的位置上，显相同颜色的斑点。

功效及应用：息风止痉，平抑肝阳，祛风通络。用于小儿惊风，癫痫抽搐，破伤风，头痛眩晕，手足不遂，肢体麻木，风湿痹痛。现代研究表明，天麻具有镇静、镇痛、抗惊厥、扩张血管、降低血压、增强免疫、延缓衰老等作用。常用方药为天麻钩藤饮，玉真散，天麻丸。

（李宝国）

báijí

白及 （Bletillae Rhizoma）

兰科（Orchidaceae）植物白及 *Bletilla striata*（Thunb.）Reichb. f. 的干燥块茎。又称白根、地螺丝、白鸡儿、白鸡娃。为常用中药。主产于贵州、四川、湖南、湖北等地。夏、秋二季采挖，除去须根，洗净，置沸水中煮或者蒸至无白心，晒至半干，除去外皮，晒干。

性状：呈不规则扁圆形或菱形，多有 2~3 个爪状分枝，一般长 1.5~5.0cm，厚 0.5~15.0cm。表面灰白色或黄白色，有数圈同心环节和棕色点状须根痕。上面有突起的茎痕，下面有连接另一块茎的痕迹（图1）。质坚硬，不易折断，断面类白色，半透明，角质样，有小点状物散在（图2）。气微，味苦，嚼之有黏性。

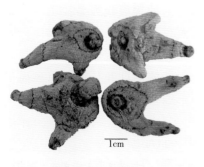

图 1　白及药材

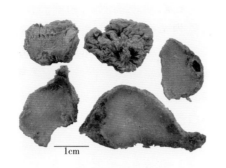

图 2　白及断面

主要成分：含 2,4,7-3-甲氧基菲、白及甘露聚糖（bletilla-mannan）等成分。

鉴定试验：①粉末淡黄白色。镜检可见：垂周壁波状弯曲的表皮细胞；草酸钙针晶成束或散在；纤维；梯纹导管、具缘纹孔导管及螺纹导管；无色的糊化淀粉粒团块。②粉末 70%甲醇提取液作为供试品溶液，以白及对照药材作对照。照薄层色谱法，用环己烷-乙酸乙酯-甲醇（6:2.5:1）展开，取出，晾干，以 10%硫酸乙醇为显色剂。供试品色谱中，在与对照药材色谱相应的位置上，显相同颜色的斑点。

功效及应用：收敛止血，消肿生肌。用于咯血，吐血，外伤出血，疮疡肿毒，皮肤皲裂。现代研究表明，白及有止血、保护黏膜、抗菌、抗肿瘤等作用。常用方药为白及枇杷丸，乌及散，内消散。

（李宝国）

shāncígū

山慈菇 （Cremastrae Pseudobulbus；Pleiones Pseudobulbus）

兰科（Orchidaceae）植物杜鹃兰 *Cremastra appendiculata*（D. Don）Makino、独蒜兰 *Pleione bulbocodioides*（Franch.）Rolfe 或云南独蒜兰 *Pleione yunnanensis* Rolfe 的干燥假鳞茎。前者习称"毛慈菇"，后两者习称"冰球子"。为少常用中药。主产于贵州、四川、

云南等地。夏、秋二季采挖，除去地上部分及泥沙，分开大小置沸水锅中蒸煮至透心，干燥。

性状：①毛慈菇呈不规则扁球形或圆锥形，顶端渐突起，基部有须根痕。长 1.8~3cm，膨大部直径 1~2cm。表面黄棕色或棕褐色，有纵皱纹或纵沟，中部有 2~3 条微突起的环节，节上有鳞片叶干枯腐烂后留下的丝状纤维（图）。质坚硬，难折断，断面灰白或黄白色，略呈角质。气微，味淡，带黏性。②冰球子呈圆锥形，瓶颈状或不规则团块，直径 1~2cm，高 1.5~2.5cm。顶端渐尖，尖端断头处呈盘状，基部膨大且圆平，中央凹入，有 1~2 条环节，多偏向一侧。撞去外皮者表面黄白色，带表皮者浅棕色，光滑，有不规则皱纹。断面浅黄色，角质半透明。

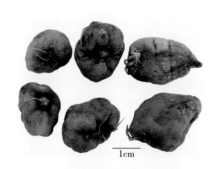

图　毛慈菇药材

主要成分及分析：杜鹃兰含杜鹃兰素（cremastosine）Ⅰ、Ⅱ等成分；独蒜兰含独蒜兰素（bulbocodin）C、D，独蒜兰醇（bulbocol）等成分。

鉴定试验：假鳞茎横切面镜检可见：①毛慈菇最外层为一层扁平的表皮细胞，其内有 2~3 列厚壁细胞，浅黄色，再向内为大的类圆形薄壁细胞，含黏液质，并含淀粉粒；近表皮处的薄壁细胞中含有草酸钙针晶束；维管束

外韧型，散在。②冰球子表皮细胞切向延长，淀粉粒存在于较小的薄壁细胞中；维管束鞘纤维半月形，偶有两半月形。

功效及应用：清热解毒，化痰散结。用于痈肿疔毒，瘰疬痰核，蛇虫咬伤，癥瘕痞块。现代研究表明，山慈菇具有降低血压等作用。常用方药为紫金锭，玉枢丹，秘传解毒丸。

(李宝国)

jīngmùlèi yàocái

茎木类药材（plant stems and woods as medicinal materials）茎类药材和木类药材的总称。茎木类药材所共有的性状鉴定特征、显微鉴定特征及鉴定方法，可适用于所有茎木类药材基本特征的辨识与鉴定。

茎类药材 以木本植物的木质地上茎或茎的一部分，以及少数草本植物茎藤为药用部位的一类药材。

性状鉴定 注意药材的形状、大小、粗细、表面特征、颜色、质地、断面及气、味等，如果药材是带叶茎枝，其叶按照鉴定叶类药材的要求进行观察。①药材形状：木质藤本和茎枝多为圆柱形或扁圆柱形，部分呈扭曲状，粗细大小不一，以黄棕色为主，少数具有特殊颜色；草质藤本植物一般较细长，呈圆柱形或干缩时因维管束和机械组织的存在，而形成数条纵向的隆起棱线，少数呈类方柱形。②药材表面特征：木质藤本和茎枝表面粗糙，有深浅不一的裂纹或栓皮剥落的痕迹，节膨大，具叶痕和枝痕；草质藤本表面多为枯绿色，也有呈紫红褐色，节、节间、枝痕、叶痕均较明显。③药材质地和断面：木质藤本和茎枝的质地坚实，断面纤维性或裂片状，茎的断面有放射状的木质部与射线相间排列，习称"车轮纹" "菊花心"等，另有如青风藤导管孔清晰可见，鸡血藤特殊环纹等；草质藤本质脆，易折断，断面可见明显髓部，类白色疏松样，有的呈现空洞状。

显微鉴定 注意周皮或表皮、皮层、韧皮部、形成层、木质部、髓部各类组织的排列，各种细胞的分布，特别是石细胞、纤维、结晶及淀粉粒的有无及形状。①周皮或表皮：木质藤本茎最外方为周皮，注意木栓细胞的形状、层数、增厚情况等；幼茎和草质茎常可见表皮，注意角质层厚度、毛茸和气孔等。②皮层：注意其存在与否及在横切面所占比例，观察纤维、石细胞、分泌组织和细胞内含物的特点。③中柱部分：注意韧皮部、形成层、木质部和射线的形态，观察维管束类型、大小、数目及排列等，髓周围常有厚壁细胞，散在或形成环髓细胞或环髓石细胞。木质藤本导管孔径较大，形成层一般环状，髓部较小；草质藤本髓部较为发达。双子叶植物木质藤茎，有的为异常构造，如鸡血藤，其韧皮部和木质部排列成数轮；海风藤的皮层、髓部具数个维管束；络石藤具有内生韧皮部。

木类药材 以木本植物茎形成层以内的木质部部分为药用部位的药材。通称木材。分为边材和心材，心材形成较早，蓄积了较多的次生代谢产物，颜色较深。入药以心材部分为主，如沉香、降香、苏木等。木类药材包含药材数目较少，且包含一定数量的贵重药。

性状鉴定 注意药材的形状、表面特征、纹理、分泌物有无、质地轻重及气味特征等，必要时采取水试和火试方法。①药材形状：多数呈不规则的块状、长条状、块片状等。②药材表面特征：颜色特异，如降香为紫红色，苏木为棕红色，沉香为黄白色，很多木类药材表面具有棕褐色树脂状条纹或斑块。③药材质地和气味：质地和气味不一，如沉香质重，有香气；白木香质轻，淡香气。④水试和火试：降香入水即下沉，沉香多不沉于水；沉香点燃时冒有浓烟并弥漫强烈香气，伴有黑色油状物渗出。

显微鉴定 做三个方向的切面（横切面、径向纵切面、切向纵切面）进行观察，重点观察药材射线的特征。①导管：注意导管的宽度、长度、导管壁类型、纹孔排列方式、端壁和穿孔、有无侵填体等。松柏科植物的木材没有导管而为管胞，无穿孔而只有纹孔，且纹孔膜完整，管胞侧壁上的纹孔通常为具缘纹孔。②木纤维：数量众多，一般在径向纵切面上观察木纤维的大小，横切面上观察木纤维的形状、直径。木纤维细胞纵切面观为狭长的厚壁细胞，横切面观多呈类三角形，具胞腔。③木薄壁细胞：有时内含淀粉粒或草酸钙结晶，细胞壁有时增厚或具单纹孔，大多木质化。④木射线：细胞性状与木薄壁细胞相似，但在切面上的排列形式不同，且不同切面上表现形式不一。横切面观显示射线的宽度和长度，为从中间向四周发射的辐射状线条；切向纵切面观显示射线的宽度和高度，为略纺锤形轮廓；径向纵切面观显示射线的高度和长度，为多列长方形细胞。

(黄璐琦)

hǎifēngténg

海风藤（Piperis Kadsurae Caulis）胡椒科（Piperaceae）植物风藤

Piper kadsura (Choisy) Ohwi 的干燥藤茎。为较常用中药。在中国主产于福建莆田、福安，浙江平阳、乐清、永嘉，以及台湾等地。夏、秋二季采割，除去根、叶，晒干。

性状：呈扁圆柱形，微弯曲，长 15~16cm，直径 0.3~2cm。表面灰褐色或褐色，有纵向棱状纹理及明显的节，节部膨大，上生不定根（图）。体轻，质脆，易折断，断面不整齐，灰黄色，导管孔多数，射线灰白色，皮部与木部交界处有裂隙，中心髓灰褐色。气香，味微苦、辛。

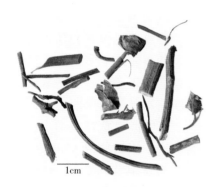

图　海风藤药材

主要成分及分析：含细叶青萎藤醌醇（futoxide）、细叶青萎藤藤烯酮（futocnone）、细叶青萎藤醌醇（futoquinol）、细叶青萎藤酰胺（futoamide）、β-谷固醇（β-sitosterol）、豆固醇（stigmastero）及挥发油。热浸法测定，用稀乙醇作溶剂，醇溶性浸出物不得少于 10.0%。

鉴定试验：粉末灰褐色。镜检可见：石细胞；草酸钙砂晶；木纤维多成束；皮层具有纤维。取供试品粉末甲醇提取物，加于硅胶 G 柱上，以环己烷-乙酸乙酯（1:1）洗脱物的乙醇溶液作为供试品溶液，以海风藤对照药材作对照。按薄层色谱法，以三氯甲烷-丙酮-甲醇（7:1:0.5）为展开剂，展开，取出，晾干，置紫外光灯（365nm）下检视。供试品色谱中，在与对照药材色谱相应的位置上，显相同颜色的荧光斑点。

功效及应用：祛风湿，通经络，理气，止痹痛。用于风寒湿痹，肢节疼痛，筋脉拘挛，屈伸不利。现代研究证实，海风藤提取物可抗血小板聚集及提高心肌对缺氧的耐受性。常用方药为蠲痹汤，产后经风方。

（黄　真）

sāngzhī

桑枝（Mori Ramulus）

桑科（Moraceae）植物桑 Morus alba L. 的干燥嫩枝。又称桑条。为常用中药。主产于江苏、浙江、安徽、湖南、河北、四川等地，多自产自销。春末夏初采收，去叶，晒干，或趁新鲜切片，晒干。

性状：呈长圆柱形，少有分枝，长短不一，直径 0.5~3cm。表面灰黄色或黄褐色，有灰白色略呈半圆形的叶痕和黄棕色的腋芽。质坚韧，不易折断，断面纤维性。切片厚 2~5mm，皮部较薄，木部黄白色，放射状射线，髓部白色或黄白色（图）。气微，味淡。

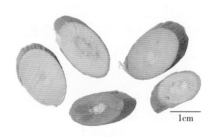

图　桑枝切片

主要成分及分析：含黄酮类化合物，包括异槲皮苷（isoquercitrin）、桑酮（maclurin）、桑素（mulberrin）、桑色素（morin）等；另含生物碱、多糖和香豆精类化合物等。热浸法测定，用乙醇作溶剂，醇溶性浸出物不得少于 3.0%。

鉴定试验：粉末灰黄色。镜检可见：纤维较多；淡黄色石细胞；含晶厚壁细胞；草酸钙方晶；木栓细胞。

功效及应用：祛风湿，利关节。用于风湿痹病，肩臂、关节酸痛麻木。现代研究证实，桑枝可明显提高淋巴细胞转化率。常用方药为桑枝煎，桑枝茅根汤，双桑降压汤。

（黄　真）

shǒuwūténg

首乌藤（Polygoni Multiflori Caulis）

蓼科（Polugonaceae）植物何首乌 Polygonum multiflorum Thunb. 的干燥藤茎或带叶的干燥藤茎。又称夜交藤。为较常用中药。主产于浙江、湖北、江苏、河南等地，夏、秋采割带叶的藤茎，或秋、冬采割藤茎，除去残叶，捆成把，晒干或烘干。

性状：呈长圆柱形，直径一般为 3~7mm。表面棕红色或棕褐色，有明显扭曲的纵皱纹及细小圆形皮孔。节部略膨大，有分枝痕（图）。外皮菲薄，可剥离。质脆，易折断，断面皮部棕红色，木部淡黄色，导管孔明显，中央为白色疏松的髓部。气微，味微苦、涩。

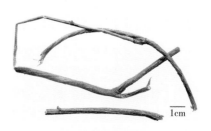

图　首乌藤药材

主要成分及分析：含大黄素（emodin）、大黄素甲醚（physcion）、2,3,5,4′-四羟基二苯乙烯-2-O-β-D-葡萄糖苷（2,3,5,4′-tetrahydroxystilbene-2-O-β-D-glucopyranoside）、β-谷固醇（β-sitosterol）；还含夜交藤乙酰苯苷（polygoacetophenoside）等。热浸法测定，用乙醇作溶剂，醇溶性浸出物不得少于12.0%。高效液相色谱法测定，干燥品含2,3,5,4′-四羟基二苯乙烯-2-O-β-D-葡萄糖苷（C_{20}H_{22}O_{9}）不得少于0.20%。

鉴定试验：取粉末乙醇提取液作为供试品溶液，以首乌藤对照药材和大黄素对照品作对照。按薄层色谱法，以石油醚（30～60℃）-甲酸乙酸-甲酸（15：5：1）的上层溶液作为展开剂，展开，取出，晾干，置紫外光灯（365nm）下检视。供试品色谱中，在与对照药材和对照品色谱相应的位置上，显相同颜色的荧光斑点；置氨蒸气中熏后，斑点变为红色。

功效及应用：养心安神，祛风，通络。用于失眠，多梦，血虚身痛，肌肤麻木，风湿痹痛，风疹瘙痒。现代研究证实，首乌藤提取物对脂肪酸合酶具有很强的抑制作用。常用方药为祛湿健发汤，加味养血生发汤。

（黄 真）

chuānmùtōng

川木通（Clematidis Armandii Caulis）
毛茛科（Ranunculaceae）植物小木通 Clematis armandii Franch. 或绣球藤 Clematis montana Buch.-Ham. 的干燥藤茎。为常用中药。主产于四川、贵州、湖南、陕西、湖北等地。春、秋二季采收，除去粗皮，晒干，或趁鲜切薄片，晒干。

性状：呈长圆柱形，略弯曲，长50～100cm，直径2～3.5cm。表面黄棕色或黄褐色，有纵向凹沟及棱线；节处多膨大，有叶痕及侧枝痕（图）。切片边缘不整齐，残存皮部黄棕色，木部浅黄棕色或浅黄色，有黄白色放射性纹理及裂隙，其间布满导管孔，髓部较小，类白色或黄棕色，偶有空隙。气微，味淡。

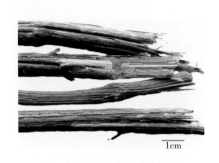

图　川木通药材

主要成分及分析：含皂苷、植物固醇、内酯香豆素类及糖类等成分。热浸法测定，用75%乙醇作溶剂，醇溶性浸出物不得少于4.0%。

鉴定试验：①粉末黄白色至黄褐色。镜检可见：韧皮纤维；木纤维；石细胞；导管。②粉末乙醇提取液滤过蒸干，残渣加甲醇溶解作为供试品溶液，以川木通对照药材作对照。按薄层色谱法，以石油醚（60～90℃）-甲酸乙酯-甲酸（6：2：0.1）为展开剂，展开，取出，晾干，分别置日光和紫外光灯（365nm）下检视。供试品色谱中，在与对照药材色谱相应的位置上，显相同颜色的斑点或荧光斑点。

功效及应用：利尿通淋，清心除烦，通经下乳。用于淋证，水肿，心烦尿赤，口舌生疮，经闭乳少，湿热痹痛。现代研究证实，川木通具有利尿和抗菌等作用。常用方药为川木通汤，木香黄连汤。

（黄 真）

mùtōng

木通（Akebiae Caulis）
木通科（Lardizabalaceae）植物木通 Akebia quinata (Thunb.) Decne.、三叶木通 Akebia trifoliata (Thunb.) Koidz. 或白木通 Akebia trifoliata (Thunb.) Koidz. var. australis (Diels) Rehd. 的干燥藤茎。又称山通草。为常用中药。主产于四川等地。秋季采收，截取茎部，除去细枝，阴干。

性状：呈圆柱状，常稍弯曲，长30～70cm，直径0.5～2cm。表面灰棕色至灰褐色，外有许多不规则的裂纹或纵沟纹，具突起的皮孔。节部膨大或不明显，具侧枝断痕。体轻，质坚实，不易折断，断面不整齐，皮部较厚，黄棕色，可见淡黄色颗粒小点，木部黄白色，射线呈放射状排列，髓小或有时中空，黄白色或黄棕色（图）。气微，味微苦而涩。

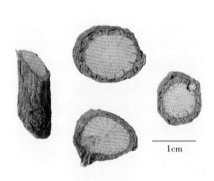

图　木通切片

主要成分及分析：含三萜皂苷类，主要为齐墩果酸（oleanolic acid）、常春藤皂苷元（hederagenin）、木通苯乙醇苷（calceolarioside）等。高效液相色谱法测定，干燥品含木通苯乙醇苷B（C_{23}H_{26}O_{11}）不得少于0.15%。

鉴定试验：①粉末浅棕色或

棕色。镜检可见：含晶石细胞；中柱鞘纤维棱形，内含密集的较小棱晶；木纤维棱形。②取粉末经甲醇超声提取，提取液乙酸乙酯振摇提取后，蒸干，残渣加甲醇溶解，作为供试品溶液。以木通苯乙醇苷B对照品作对照。按薄层色谱法试验，以三氯甲烷-甲醇-水（30：10：1）为展开剂，展开，取出，晾干，喷以2%香草醛硫酸溶液，在105℃加热至斑点显色清晰。供试品色谱中，在与对照品色谱相应的位置上，显相同颜色的斑点。

功效及应用：利尿通淋，清心除烦，通经下乳。用于淋证，水肿，心烦尿赤，口舌生疮，经闭乳少，湿热痹痛。现代研究证实，木通水煎液对毛癣菌有不同程度的抑制作用，其醇提液对变形杆菌、大肠杆菌和铜绿假单胞菌均有杀菌作用。常用方药为木通散，木通枳壳汤。

（黄　真）

dàxuèténg

大血藤（Sargentodoxae Caulis）

木通科（Lardizabalaceae）植物大血藤 *Sargentodoxa cuneata* (Oliv.) Rehd. et Wils. 的干燥藤茎。又称血藤、红皮藤、红藤等。为常用中药。主产于湖北、四川、江西、河南、江苏、湖南等地，安徽、浙江、贵州等地亦产。秋、冬二季采收，除去侧枝，截段，干燥。

性状：呈圆柱形，略弯曲，一般长30~60cm，直径1~3cm。表面灰棕色，粗糙，外皮常呈鳞片状剥落，剥落处显暗红棕色，有的可见膨大的节和略凹陷的枝痕或叶痕。质硬，断面皮部红棕色，有数处向内嵌入木部，木部黄白色，有多数细孔状导管，射线呈放射状排列（图）。气微，味

微涩。

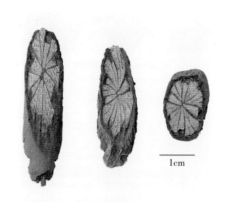

图　大血藤切片

主要成分及分析：含蒽醌、苷类及鞣质类化合物，主要包括大黄素（emodin）、大黄素甲醚（physcion）、β-谷固醇（β-sitosterol）、胡萝卜苷（daucosterol）等。热浸法测定，用乙醇作溶剂，醇溶性浸出物不得少于8.0%。

鉴定试验：①粉末浅黄棕色。镜检可见：石细胞内含一至数个草酸钙方晶；分泌细胞长圆形；薄壁细胞内含草酸钙方晶；木纤维窄长。②取粉末甲醇提取液蒸干，残渣加2%氢氧化钠溶液溶解，用盐酸调节pH值至2，再用乙醚振摇提取，提取液蒸干，残渣加甲醇溶解，作为供试品溶液。以大血藤对照药材作对照，按薄层色谱法，以三氯甲烷-丙酮-甲酸（8：1：0.8）为展开剂，展开，取出，晾干，喷以2%三氯化铁乙醇溶液，分别置日光和紫外光灯（365nm）下检视。供试品色谱中，在与对照品色谱相应的位置上，日光下显相同颜色的斑点，紫外光灯下显相同颜色的荧光斑点。

功效及应用：清热解毒，活血，祛风止痛。用于肠痈腹痛，热毒疮疡，闭经，痛经，跌扑肿痛，风湿痹痛。现代研究证实，大血藤具有抗辐射、抗菌、抗炎、

抗癌及心血管系统活性等作用。常用方药为红藤煎，复方红藤灌肠剂。

（黄　真）

gōngláomù

功劳木（Mahoniae Caulis）

小檗科（Berberidaceae）植物阔叶十大功劳 *Mahonia bealei* (Fort.) Carr. 或细叶十大功劳 *Mahonia fortunei* (Lindl.) Fedde 的干燥茎。为较常用中药。主产于陕西、安徽、浙江、江西、福建、湖南、广东等地。全年均可采收，切块片，干燥。

性状：呈不规则块片，大小不等。外表面灰黄色至棕褐色，有明显的纵沟纹和横向细裂纹，有的外皮较光滑，有光泽，或有叶柄残基。质硬，切面皮部薄，棕褐色，木部黄色，可见数个同心性环纹及排列紧密的放射性纹理，髓部颜色较深（图）。气微，味苦。

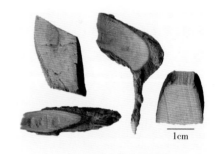

图　功劳木药材切面

主要成分及分析：含生物碱类化合物，主要为尖刺碱（oxyancanthinc）、药根碱（jatrorhizinc）、小檗碱（berberine）、小檗胺（berbamine）、巴马汀（palmatine）、非洲防己碱（columbamine）及木兰花碱（magnoflonne）。热浸法测定，用乙醇作溶剂，醇溶性浸出物不得少于3.0%。高效液相色谱法测定，干燥品含非洲防己碱（$C_{20}H_{20}NO_4$）、药根碱（$C_{20}H_{20}NO_4$）、

巴马汀（$C_{21}H_{21}NO_4$）、小檗碱（$C_{20}H_{17}NO_4$）的总量不得少于1.5%。

鉴定试验：①粉末黄色。镜检可见：淡黄色韧皮纤维；淡黄色石细胞；网纹导管和具缘纹孔导管。②取粉末甲醇提取液作为供试品溶液，以盐酸小檗碱、盐酸巴马汀、盐酸药根碱对照品为对照。按薄层色谱法，以甲苯-乙酸乙酯-甲醇-异丙醇-浓氨试液（6∶3∶1.5∶1.5∶0.5）为展开剂，展开，取出，晾干，置紫外光灯（365nm）下检视。供试品色谱中，在与对照品色谱相应的位置上，显相同的黄色荧光斑点。

功效及应用：清热燥湿，泻火解毒。用于湿热泻痢，黄疸尿赤，目赤肿痛，胃火牙痛，疮疖痈肿。现代研究证实，功劳木对P-糖蛋白介导的人乳腺癌细胞耐药性有逆转作用。常用方药为胃肠宁冲剂，复方虎杖片。

（黄 真）

qīngfēngténg

青风藤（Sinomenii Caulis） 防己科（Menispermaceae）植物青藤 *Sinomenium acutum*（Thunb.）Rehd. et Wils. 和毛青藤 *Sinomenium acutum*（Thunb.）Rehd. et Wils. var. cinereum Rehd. et Wils. 的干燥藤茎。为较常用中药。主产于中国的西南、中南和华东地区。秋末冬初采割，扎把或切长段，晒干。

性状：呈长圆柱形，常微弯曲，长 20～70cm，直径 0.5～2cm。表面绿褐色至棕褐色，有的灰褐色，有细纵皱纹和皮孔。节部稍膨大，有分枝。体轻，质硬而脆，易折断，断面灰黄色或淡灰棕色，皮部窄，木部射线呈放射状排列，髓部淡黄白色或黄棕色（图）。气微，微苦。

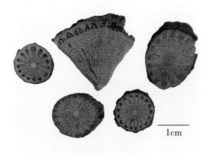

图 青风藤药材

主要成分及分析：含生物碱类化合物，主要为青藤碱（sinoacutine）、尖防己碱（acutumine）、*N*-去甲尖防己碱（*N*-acutumidine）、白兰花碱（michelabine）、光千金藤碱（stepharine）、消旋丁香树脂酚（syringaresinol）及十六烷酸甲酯（methyl palmitate）。高效液相色谱法测定，干燥品含青藤碱（$C_{19}H_{23}NO_4$）不得少于 0.50%。

鉴定试验：①粉末黄褐色或灰褐色。镜检可见：壁较厚的石细胞；壁极厚的皮层纤维；细小草酸钙针晶。②取粉末乙醇提取液为供试品溶液，以青藤碱对照品作对照。按薄层色谱法，以甲苯-乙酸乙酯-甲醇-水（2∶4∶2∶1）10℃以下放置的上层溶液为展开剂，展开，取出，晾干，依次喷以碘化铋钾试液和亚硝酸钠乙醇试液。供试品色谱中，在与对照品色谱相应的位置上，显相同颜色的斑点。

功效及应用：祛风湿，通经络，利小便。用于风湿痹痛，关节肿胀，麻痹瘙痒。现代研究证实，青风藤具有镇痛、镇静、抗炎、降压作用。常用方药为清热除痹汤，风藤散。

（黄 真）

guìzhī

桂枝（Cinnamomi Ramulus） 樟科（Lauraceae）植物肉桂 *Cinnamomum cassia* Presl 的干燥嫩枝。为常用中药。主产于广东、广西及云南等地。春、夏二季采收，除去叶，晒干或切片晒干。

性状：呈长柱形，有分枝，最细的略呈四棱形，直径 2～9mm。表面棕红色或紫棕色，微有光泽，有纵皱纹，并可见断枝残迹、叶痕、芽痕及细点状皮孔，较粗枝条皮部作环状横裂，细枝皮部易剥落而露出红棕色木部。质硬而脆，易折断。切片厚 2～4mm，切面皮部薄，红棕色，木部黄白色或灰黄色，髓部略呈方形（图）。有清香气，味甜微辛，皮部味较浓。

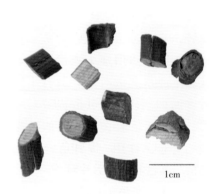

图 桂枝切片

主要成分及分析：含挥发油，主要成分为桂皮醛（cinnamaldehyde）等。另含酚类（phenols）、有机酸（organic acid）、多糖（polysaccharide）、糖苷（glycoside）、香豆素（coumarin）及鞣质（tannin）等。热浸法测定，用乙醇作溶剂，醇溶性浸出物不得少于 6.0%。高效液相色谱法测定，干燥品含桂皮醛（C_9H_8O）不得少于 1.0%。

鉴定试验：①粉末红棕色。镜检可见：壁厚的石细胞，有的一面菲薄；韧皮纤维；油细胞；木纤维众多；木栓细胞。②取粉末乙醇提取液作为供试品溶液，以桂皮醛对照品作对照。按薄层色谱法，以石油醚（60～

90℃)-乙酸乙酯（17∶3）为展开剂，展开，取出，晾干，喷以二硝基苯肼乙醇试液，在105℃加热至斑点显色清晰。供试品色谱中，在与对照品色谱相应的位置上，显相同的橙红色斑点。

功效及应用：发汗解肌，温通经脉，助阳化气，平冲降气。用于风寒感冒，脘腹冷痛，血寒经闭，关节痹痛，痰饮，水肿，心悸。现代研究证实，桂枝具有抗过敏和抗氧化作用。常用方药为桂枝汤，桂枝苓泽汤。

（黄　真）

zàojiǎocì
皂角刺（Gleditsiae Spina）

豆科（Fabaceae）植物皂荚 *Gleditsia sinensis* Lam. 的干燥棘刺。为较常用中药。主产于河北、山西、山东、河南、江苏、湖北、广西等地。全年均可采收，以9月至翌年3月采收为宜。将皂角刺割下晒干，或趁鲜时切纵片晒干。

性状：完整的棘刺为主刺及1~2次分枝，全体紫棕色，光滑或有细皱纹，有时带有灰白色地衣斑块，全刺扁圆柱状，长5~18cm，基部粗8~12mm，末端尖锐；分枝刺螺旋形排列，与主刺成60°~80°角，向周围伸出，一般长1~7cm；于次分枝上又常有更小的刺，分枝刺基部内侧常呈小阜状隆起。体轻，质坚硬，不易折断。气微，味淡。皂角刺药材见图。

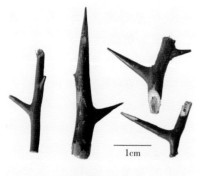

图　皂角刺药材

主要成分：含黄酮类、三萜类和甾体化合物，主要为刺囊酸（echinocystic acid）及皂荚皂苷C（gleditsia saponin C）。

鉴定试验：①粉末红棕色。镜检可见：表皮细胞内含棕色物及小晶体；壁厚纤维微黄色，形成晶鞘纤维；大型髓细胞。②粉末甲醇提取液，蒸干，残渣加水溶解，乙酸乙酯振摇提取，取乙酸乙酯液，蒸干，残渣加甲醇溶解，作为供试品溶液。以皂角刺对照药材作对照。按薄层色谱法，以二氯甲烷-甲醇-浓氨试液（9∶1∶0.2）为展开剂，展开，取出，晾干，置紫外光灯（365nm）下检视。供试品色谱中，在与对照药材色谱相应的位置上，显相同颜色的荧光斑点。

功效及应用：消肿托毒，排脓，杀虫。用于痈疽初起或脓成不溃；外治疥癣麻风。现代研究证实，皂角刺具有抗炎、抗菌、免疫调节、抗过敏、抗肿瘤和抗凝血等作用。常用方药为皂角刺散，托毒饮。

（黄　真）

jīxuèténg
鸡血藤（Spatholobi Caulis）

豆科（Fabaceae）植物密花豆 *Spatholobus suberectus* Dunn 的干燥藤茎。为常用中药。主产于广西、福建等地。秋、冬二季采收，割取藤茎，除去枝叶，切段或切片，晒干。

性状：呈扁圆柱形，稍弯曲，直径2~7cm，表面灰棕色，有时可见灰白色斑，栓皮脱落处显红棕色，有明显的纵沟及小形点状皮孔。质坚硬，难折断。血藤片呈椭圆形、长矩圆形或不规则的斜切片，一般厚3~10mm。切面木部红棕色或棕色，导管孔多数，不规则排列，皮部有树脂状分泌

物，呈红棕色至黑棕色，并与木部相间排列成3~10个偏心性半圆形或圆形环，髓小，偏于一侧（图）。气微，味涩。

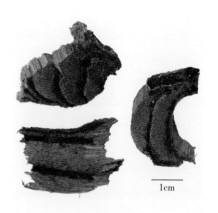

图　鸡血藤切面

主要成分及分析：含黄酮类化合物，主要为芒柄花素（formononetin）、芒柄花苷（ononin）、樱黄素（prunetin）、异甘草素（isoliquiritigenin）等，以及拟雌内酯类、香豆素类及蒽醌类成分。热浸法测定，用乙醇作溶剂，醇溶性浸出物不得少于8.0%。

鉴定试验：①粉末棕黄色。镜检可见：棕红色块散在；具缘纹孔导管；石细胞层纹明显；晶鞘纤维。②取粉末乙醇提取物置硅胶柱上，依次用石油醚（60~90℃）、甲醇-三氯甲烷（1∶9）洗脱液洗脱，收集甲醇-三氯甲烷洗脱液，蒸干，残渣加三氯甲烷溶解，作为供试品溶液。以芒柄花素对照品作对照。照薄层色谱法，以三氯甲烷-甲醇（20∶1）为展开剂，展开，取出，晾干，置紫外光灯（254nm）下检视。供试品色谱中，在与对照品色谱相应的位置，显相同颜色的荧光斑点。

功效及应用：活血补血，调经止痛，舒筋活络。用于月经不调，痛经，闭经，风湿痹痛，麻

木瘫痪，血虚萎黄。现代研究证明，鸡血藤具有改善造血系统的作用。常用方药为鸡血藤膏，当归鸡血藤汤。

（黄 真）

xiǎotōngcǎo

小通草 （Stachyuri Medulla; Helwingiae Medulla）

旌节花科（Stachyuraceae）植物喜马山旌节花 *Stachyurus himalaicus* Hook. f. et Thoms.、中国旌节花 *Stachyurus chinensis* Franch. 或山茱萸科植物青荚叶 *Helwingia japonica* (Thunb.) Dietr. 的干燥茎髓。又称小通花。为较常用中药。喜马山旌节花主产于中国西南地区及陕西、甘肃、湖南、福建、广西等地；中国旌节花主产于陕西、甘肃、安徽、浙江、江西、福建、湖北、湖南、广西、广东、四川、贵州、云南等地；青荚叶主产于湖北、湖南、云南等地。秋季割取茎，截成段，趁鲜取出髓部，理直，晒干。

性状：①旌节花茎髓呈细圆柱形，长 30～50cm，直径 0.5～1cm。表面白色或淡黄色，平滑，附有胶样发亮物质。体轻，质松软，捏之能变形，稍有弹性，易折断。断面平坦，实心，显银白色光泽。水浸后有滑腻感。无臭，无味。②青荚叶茎髓亦呈细圆柱形，直径 5～7mm。表面淡黄色，有浅纵条纹。质较硬，捏之不变形。水浸后无滑腻感。小通草药材见图。

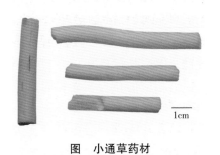

图 小通草药材

鉴定试验：①横切面镜检可见：旌节花均为薄壁细胞，纹孔稀疏，有黏液细胞散在；中国旌节花有少数草酸钙簇晶，喜马山旌节花无簇晶；青荚叶薄壁细胞纹孔较明显，有少数草酸钙簇晶，无黏液细胞。②小通草粉末的甲醇溶液，按薄层色谱法，以三氯甲烷－甲醇（4：1）为展开剂，展开，取出，晾干，喷以 10% 磷钼酸乙醇溶液，在 100℃加热至斑点显色清晰，在此色谱条件下，出现 3 个斑点。

功效及应用：清热，利尿，下乳。用于小便不利，淋证，乳汁不下，热病烦渴，小便黄赤，急性膀胱炎，肾炎，水肿。现代研究证实，小通草具有利尿、抗炎、解热、调节免疫和抗氧化作用。常用方药为小通草汤。

（黄 真）

tōngcǎo

通草 （Tetrapanacis Medulla）

五加科（Araliaceae）植物通脱木 *Tetrapanax papyrifer* (Hook.) K. Koch 的干燥茎髓。为常用中药。主产于贵州、云南、四川、湖北等地。秋季割取茎，截成段，趁鲜取出髓部，理直，晒干。

性状：呈圆柱形，长 20～40cm，直径 1～2.5cm。表面白色或淡黄色，有浅纵沟纹。体轻，质松软，稍有弹性，易折断，断面平坦，显银白色光泽，中部有直径 0.3～1.5cm 的空心或半透明的薄膜，纵剖面呈梯状排列，实心者少见（图）。气微，味淡。

主要成分：含肌醇（inositol），并含多聚戊糖、多聚甲基戊糖，以及阿拉伯糖、果糖、乳糖、果胶、半乳糖醛酸等。

鉴定试验：横切面镜检可见：薄壁细胞，纹孔明显，有的细胞含草酸钙簇晶。

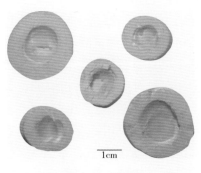

图 通草断面

功效及应用：清热利尿，通气下乳。用于湿热淋证，水肿尿少，乳汁不下。现代研究表明，通草具有利尿、抗炎、解热、调节免疫和抗氧化作用。常用方药为通草散，通草饮子，千金方。

（黄 真）

luòshíténg

络石藤 （Trachelospermi Caulis et Folium）

夹竹桃科（Apocynaceae）植物络石 *Trachelospermum jasminoides* (Lindl.) Lem. 的干燥带叶藤茎。又称红对叶肾、白花藤。为较常用中药。主产于中国华东、华北、华南等地。冬季至次春采割，除去杂质，晒干。

性状：茎呈圆柱形，弯曲，多分枝，长短不一，直径 1～5mm。表面红褐色，有点状皮孔和不定根。质硬，断面淡黄白色，常中空。叶对生，有短柄；展平后叶片呈椭圆形或卵状披针形，长 1～8cm，宽 0.7～3.5cm；全缘，略反卷，上表面暗绿色或棕绿色，下表面色较淡（图）；革质。气微，味微苦。

主要成分及分析：含牛蒡苷（arctiin）、络石苷（tracheloside）、去甲络石苷（nortracheloside）、穗罗汉松树脂酚苷（matairesinoside）。高效液相色谱法测定，干燥品含络石苷（$C_{27}H_{34}O_{12}$）不得少于 0.40%。

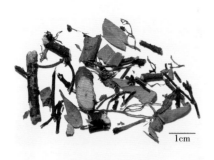

图 络石藤药材

鉴定试验：①茎横切面镜检可见：表面有单细胞非腺毛；木栓层内侧为石细胞环带，木栓层与石细胞环带之间有草酸钙方晶分布；皮层狭窄；韧皮部外层有非木化的纤维束，断续排列成环；木质部内方有形成层和内生韧皮部；髓部木化纤维成束，周围薄壁细胞内含草酸钙方晶。②取粉末甲醇提取液作为供试品溶液，以络石藤对照药材及络石苷对照品作对照。按薄层色谱法，以三氯甲烷-甲醇-醋酸（8：1：0.2）为展开剂，展开，取出，晾干，置于碘蒸气中熏至斑点显色清晰。供试品色谱中，在与对照药材色谱和对照品色谱相应的位置上，显相同颜色的斑点。

功效及应用：祛风通络，凉血消肿。用于风湿热痹，筋脉拘挛，腰膝酸痛，喉痹，跌扑损伤。现代研究表明，络石藤具有抗癌活性、抗雌激素样作用及抗氧化作用。常用方药为秦艽桂苓酒，槐枝酒。

（黄 真）

dīnggōngténg

丁公藤（Erycibes Caulis） 旋花科（Convolvulaceae）植物丁公藤 *Erycibe obtusifolia* Benth. 或光叶丁公藤 *Erycibe schmidtii* Craib 的干燥藤茎。为较常用中药。主产于广东、广西、云南等地。全年均可采收，切段或片，晒干。

性状：①丁公藤藤茎呈圆柱形，直径 1~3cm。药材多为斜切片或短段，直径 2~5cm，斜片厚 1~2.5cm，短段长 3~5cm。粗茎外表面灰黄色、灰褐色或棕褐色，粗糙，并有不规则细密的纵裂纹，皮孔多数，黄白色，点状或呈疣状突起。小枝外表面黄绿色或深黄色，具明显的断续纵棱，皮孔细点状，类白色。粗茎切面灰黄色或淡黄色，皮部菲薄，木部宽广，有异型维管束排列成数个环轮或形成不规则花纹，各维管束的木质部黄白色，微突起，导管孔密集，髓小（图）。质坚硬，不易折断。气微，味淡。②光叶丁公藤藤茎圆柱形，直径达 5.5cm，外表面灰色，稍光滑，有明显的纵向纹理及稀疏的龟裂纹，皮孔细点状，黄白色；细枝外皮深褐色。切面黄白色，皮部较薄，髓射线棕色，将木质部隔成数束，呈花瓣状；较粗的茎可见异型维管束，呈不规则纹理，木部类白色，导管呈多数小孔洞，髓明显。直径在 2cm 以上的茎，髓小或不明显。质坚硬，不易折断。气清香，味淡。

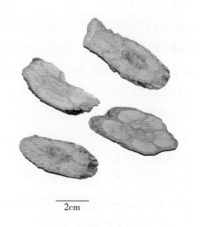

图 丁公藤切面

主要成分：含包公藤甲素（baogongteng A）、包公藤乙素（baogongteng B）、包公藤丙素（baogongteng C）、东莨菪苷（scopolin），以及微量的咖啡酸（caffeic acid）及绿原酸（chlorogenic acid）；还含东莨菪内酯（Scopoletin）。热浸法测定，用乙醇作溶剂，醇溶性浸出物不得少于 3.0%。高效液相色谱法测定，干燥品含东莨菪内酯（$C_{10}H_8O_4$）不得少于 0.050%。

鉴定试验：①粉末黄绿色。镜检可见：木栓细胞多角形，壁增厚；纤维成束或单个散在；石细胞壁厚，层纹及沟孔明显，髓部石细胞长柱形，两段平截或一端斜尖；导管网纹或具缘纹孔；草酸钙簇晶、方晶和淀粉粒。光叶丁公藤和丁公藤主要区别为木栓细胞多角形，壁厚，呈石细胞状；无髓部石细胞。②取粉末乙醇提取液，滤液加盐酸回流，蒸干，残渣加乙醇溶解，作为供试品溶液。以东莨菪内酯对照品作对照。照薄层色谱法，以环己烷-三氯甲烷-乙酸乙酯-甲酸（6：10：7：1.2）为展开剂，展开，取出，晾干，置紫外光灯（365nm）下检视。供试品色谱中，在与对照品色谱相应的位置上，显相同颜色的荧光斑点。

功效及应用：祛风除湿，消肿止痛。主治风湿痹痛，半身不遂，跌打肿痛。有毒。有强烈发汗作用，虚弱者慎用。现代研究表明，丁公藤具有抗炎、缩瞳、增强免疫功能、降低眼内压，以及治疗青光眼、风湿骨痛及神经痛的作用等。常用方药为丁公藤风湿药酒。

（黄 真）

zǐsūgěng

紫苏梗（Perillae Caulis） 唇形科（Lamiaceae）植物紫苏 *Perilla frutescens*（L.）Britt. 的干燥茎。

又称苏梗。为常用中药。主产于江苏、湖北、河南、浙江、山东、四川等地。秋季果实成熟后采割，除去杂质，晒干，或趁鲜切片，晒干。

性状：呈方柱形，四棱钝圆，长短不一，直径 0.5～1.5cm。表面紫棕色或暗紫色，四面有纵沟及细纵纹，节部稍膨大，有对生的枝痕和叶痕。体轻，质硬，断面裂片状。切片厚 2～5mm，常呈斜长方形，木部黄白色，射线细密，呈放射状，髓部白色，疏松或脱落（图）。气微香，味淡。

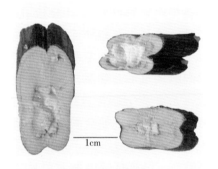

图　紫苏梗药材

主要成分及分析：含紫苏酮（perilla ketone）、异白苏烯酮（isoegomaketone）、白苏烯酮（egomaketone）、紫苏烯（perillene）、迷迭香酸（rosmarinic acid）、亚麻酸乙酯（ethyl linolenate）、亚麻酸（linolenic acid）及 β-谷固醇（β-sitosterol）。高效液相色谱法测定，干燥品含迷迭香酸（$C_{18}H_{16}O_8$）不得少于 0.10%。

鉴定试验：①横切面镜检可见：表皮细胞外壁被角质层；幼茎有较多的非腺毛、腺毛和腺鳞；皮层较薄，外侧有厚角细胞；中柱鞘纤维束断续排列成环。②取粉末甲醇提取液作为供试品溶液，以迷迭香酸对照品作对照。按薄层色谱法，以正己烷-乙酸乙酯-甲酸（3∶3∶0.2）为展开剂，展开，取出，晾干，置紫外光灯（365nm）下检视。供试品色谱中，在与对照品色谱相应的位置上，显相同颜色的荧光斑点。

功效及应用：理气宽中，止痛，安胎。用于胸膈痞闷，胃脘疼痛，嗳气呕吐，胎动不安。现代研究表明，紫苏梗具有镇咳、祛痰、平喘、抗菌、抗过敏、改善血液流变、降低血脂、延缓衰老、兴奋胃肠平滑肌、收缩肠系膜血管等作用。常用方药为苏橘汤，和气安胎汤，舒气散。

（黄　真）

shíhú

石斛（Dendrobii Caulis）　兰科（Orchidaceae）植物金钗石斛 *Dendrobium nobile* Lindl.、鼓槌石斛 *Dendrobium chrysotoxum* Lindl. 或流苏石斛 *Dendrobium fimbriatum* Hook. 的栽培品及其同属植物近似种的新鲜或干燥茎。为常用中药。主产于四川、广东、广西、云南、贵州、云南等地。全年均可采收，鲜石斛以春末、夏初和秋季采者为佳，除去根、叶和泥沙；干用者采收后，除去杂质，用开水略微烫或烘软，再边搓边烘晒，至叶鞘搓净，干燥。

性状：鲜石斛呈圆柱形或扁圆柱形，长 30～50cm，直径 0.3～1.2cm。表面黄绿色，光滑或有纵纹。气微，味微苦而回甜，嚼之有黏性。金钗石斛呈扁圆柱形，长 20～60cm，直径 0.3～0.6cm，节间长 2～3cm。表面金黄色或黄中带绿色。气微，味苦。鼓槌石斛呈粗纺锤形，中部直径 1～3.5cm。表面光滑，金黄色或棕黄色。气微，味淡，嚼之有黏性。流苏石斛呈长圆柱形，长 30～150cm，直径 0.2～1.2cm，节明显，节间长 2～5cm。表面黄色至暗黄色。味淡或微苦，嚼之有黏性。干石斛药材见图。

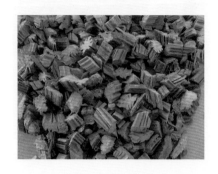

图　干石斛药材

主要成分及分析：金钗石斛含生物碱，有石斛碱（dendrobine）、石斛次碱（nobilonine）、6-羟基石斛碱（6-hydroxydendrobine）、石斛醚碱（dendroxine）、6-羟基石斛醚碱、4-羟基石斛醚碱、石斛酯碱（dendrine）及次甲基石斛碱（nobilmethylene）等；尚含有黏液质及多糖等。气相色谱法测定，干燥品含石斛碱（$C_{16}H_{25}NO_2$）不得少于 0.40%。鼓槌石斛含毛兰素。高效液相色谱法测定，干燥品含毛兰素（$C_{18}H_{22}O_5$）不得少于 0.030%。流苏石斛含石斛酚等。

鉴定试验：①横切面镜检可见：金钗石斛表皮细胞 1 列，扁平，外被鲜黄色角质层。基本组织细胞大小较悬殊，有壁孔，散列多数外韧型维管束。维管束外侧纤维束新月形或半圆形，其外侧薄壁细胞有的含类圆形硅质块，木质部有 1～3 个导管直径较大。含草酸钙针晶细胞。鼓槌石斛表皮细胞扁平，外壁及侧壁增厚，胞腔狭长形；角质层淡黄色。基本组织细胞大小差异较显著。散列多数外韧型维管束。木质部导管大小近似。可见含草酸钙针晶束细胞。流苏石斛表皮细胞扁圆形或类方形，壁增厚或不增厚。基本组织细胞大小相近或有差异，散列多数外韧型维管束。维管束外侧纤维束新月形或呈帽状，其外缘小细胞有的含硅质块；内侧纤维束无或有，有的内外侧纤维束连接成鞘。有的薄壁细胞中含草酸钙针晶束和淀粉粒。粉末灰绿色或灰黄色。角质层碎片黄色；表皮细胞表面观呈长多角形或类多角形，垂周壁连珠状增厚。束鞘纤维成束或离散，长梭形或细长，壁较厚，纹孔稀少，周围具排成纵行的含硅质块的小细胞。木纤维细长，末端尖或钝圆，壁稍厚。网纹导管、梯纹导管或具缘纹孔导管。草酸钙针晶成束或散在。②金钗石斛：粉末甲醇提取液作为供试品溶液，以石斛碱对照品作对照。按薄层色谱法，以石油醚（60～90℃）－丙酮（7∶3）为展开剂。供试品色谱中，在与对照品色谱相应的位置上，显相同颜色的斑点。鼓槌石斛：粉末甲醇提取液作为供试品溶液，以取毛兰素对照品作对照。按薄层色谱法，以石油醚（60～90℃）－乙酸乙酯（3∶2）为展开剂。供试品色谱中，在与对照品色谱相应的位置上，显相同颜色的斑点。流苏石斛：粉末甲醇提取液作为供试品溶液，以石斛酚对照品作对照。按薄层色谱法，以石油醚（60～90℃）－乙酸乙酯（3∶2）为展开剂，展开，取出，晾干。供试品色谱中，在与对照品色谱相应的位置上，显相同颜色的斑点。

功效及应用：滋阴清热，益胃生津。用于热病津伤，胃阴不足，病后虚热不退，阴虚火旺，目暗不明，筋骨痿软。现代研究证明，石斛具有解热、免疫促进作用，对消化系统有双向调节作用。常用方药为石斛散，祛烦养胃汤，石斛汤。

（陈随清）

tiěpíshíhú

铁皮石斛（Dendrobii Officinalis Caulis）

兰科（Orchidaceae）植物铁皮石斛 *Dendrobium officinale* Kimura et Migo 的干燥茎。为常用中药。11月至翌年3月采收，除去杂质及部分须根，边加热边扭成螺旋形或弹簧状，烘干；或切成段，干燥或低温烘干。前者习称"铁皮枫斗"（耳环石斛）；后者习称"铁皮石斛"。

性状：①铁皮枫斗呈螺旋形或弹簧状，通常为2～4个旋纹，茎拉直后长3～8cm，直径0.2～0.5cm。表面黄绿色或略带金黄色（图1）。质坚实，易折断，断面较平坦。气微，味淡，嚼之有黏性。②铁皮石斛呈圆柱形的段，长短不等（图2）。

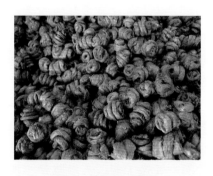

图1　铁皮枫斗药材

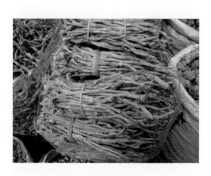

图2　铁皮石斛药材

主要成分及分析：含多糖、甘露糖等。热浸法测定，用乙醇作溶剂，醇溶性浸出物不得少于6.5%。干燥品含铁皮石斛多糖以无水葡萄糖（$C_6H_{12}O_6$）计，不得少于25.0%；高效液相色谱法测定，干燥品含甘露糖（$C_6H_{12}O_6$）应为13.0%～38.0%。

鉴定试验：①横切面镜检可见：表皮细胞1列，扁平，外壁及侧壁稍增厚、微木化，外被黄色角质层，有的外层可见无色的薄壁细胞组成的叶鞘层。基本薄壁组织细胞多角形，大小相似，其间散在多数维管束，维管束外韧型，外围排列有厚壁的纤维束，有的外侧小型薄壁细胞中含有硅质块。可见含草酸钙针晶束的黏液细胞。②粉末的三氯甲烷－甲醇（9∶1）提取液作为供试品溶液，以铁皮石斛对照药材作对照。按薄层色谱法，用甲苯－甲酸乙酯－甲酸（6∶3∶1）为展开剂，喷以10%硫酸乙醇溶液，在95℃加热约3分钟，置紫外光灯（365nm）下检视。供试品色谱中，在与对照药材色谱相应的位置上，显相同颜色的荧光斑点。

功效及应用：益胃生津，清热滋阴，强筋除痹。用于热病津伤，口干烦渴，胃阴不足，目暗不明，筋骨痿软。现代研究证实，铁皮石斛具有抗衰老、抗肿瘤、降低血糖和提高免疫功能等作用。常用方药为石斛散，祛烦养胃汤，石斛汤。

（陈随清）

gōuténg

钩藤（Uncariae Ramulus Cum Uncis）

茜草科（Rubiaceae）植物钩藤 *Uncaria rhynchophylla* (Miq.) Miq. ex Havil.、大叶钩藤 *Uncaria macrophylla* Wall.、毛钩藤 *Uncaria hirsuta* Havil.、华钩藤 *Uncaria sinensis* (Oliv.) Havil. 或无

柄果钩藤 Uncaria sessilifructus Roxb. 的干燥带钩茎枝。又称大钩丁、双钩藤。为常用中药。钩藤主产于广西、江西、湖南、浙江、福建以及安徽、广东等地；华钩藤主产于四川，贵州、云南、湖北等地亦产；大叶钩藤主产于云南、广西、海南等地。秋、冬二季采收，去叶，切段，晒干。

性状：①钩藤茎枝呈圆柱形或类方柱形，直径2~6mm。表面红棕色至紫红色，或棕褐色，上有细纹，无毛。茎上具略突起的环节，对生两个向下弯曲的钩或仅一侧有钩，钩长1~2cm，形如船锚，先端渐尖，基部稍圆（图）。钩基部的枝上可见叶柄脱落后的凹点及环状的托叶痕。体轻，质硬。横切面外层棕红色，髓部淡棕色或淡黄色。气微，味淡。②华钩藤茎枝方柱形，四角有棱，直径2~5mm。表面黄绿色或黄棕色。钩长1.3~2.8cm，弯曲成长钩状。钩基部枝上常留有半圆形反转或不反转的托叶，基部扁阔。体轻，质松。断面髓部白色。③大叶钩藤茎枝方柱形，两侧有较深的纵沟，直径2~5mm。表面灰棕色至浅棕色，被褐色毛，尤以节部及钩端明显。钩长1.7~3.5cm，向内深弯而成半圆形，末端膨大成小球。断面髓部通常中空，偶有髓。

主要成分及分析：含异去氢钩藤碱（isocorynoxeine）、钩藤碱（rhynchophylline）、去氢钩藤碱（corynoxeine）、异钩藤碱（isorhynchophylline）等。热浸法测定，用乙醇作溶剂，醇溶性浸出物不得少于6.0%。

鉴定试验：①钩藤横切面镜检可见：类圆形；皮层、韧皮部及木部之比约为1：1：3；表皮细胞外被略弯曲的角质层；皮层薄壁细胞含棕色内含物；中柱鞘纤维排列成断续环带；韧皮部纤维单个或成群散在，较中柱鞘纤维小；木质部导管常数个径向相连；皮层及韧皮薄壁细胞含草酸钙砂晶及少数簇晶。②粉末加入浓氨试液浸泡后，加入三氯甲烷回流提取，提取液蒸干，残渣加甲醇溶解，作为供试品溶液。以异钩藤碱对照品作对照。照薄层色谱法，以石油醚（60~90℃）-丙酮（6：4）为展开剂，展开，取出，晾干，喷以改良碘化铋钾试液显色。供试品色谱中，在与对照品色谱相应的位置上，显相同颜色的斑点。

功效及应用：息风定惊，清热平肝。用于肝风内动，惊痫抽搐，高热惊厥，感冒夹惊，小儿惊啼，妊娠子痫，头痛眩晕。现代研究表明，钩藤具有降压、抗心律失常、抗血栓、镇惊和抗惊厥等作用。常用方药为延龄散，钩藤散，钩藤汤。

（黄　真）

zhúrú

竹茹 （Bambusae Caulis in Taenias） 禾本科（Gramineae）植物青秆竹 *Bambusa tuldoides* Munro、大头典竹 *Sinocalamus beecheyanus* （Munro） McClure var. pubescens P. F. Li 或淡竹 *Phyllostachys nigra* （Lodd.） Munro var.

henonis （Mitf.） Stapf ex Rendle 茎秆的干燥中间层。又称竹皮、青竹茹、淡竹皮茹。为少常用中药。主产于山东、江苏、安徽、浙江、江西、河南、湖南、湖北、陕西等地。全年均可采制，取新鲜茎，除去外皮，将稍带绿色的中间层刮成丝条，或削成薄片，捆扎成束，阴干。前者称"散竹茹"，后者称"齐竹茹"。

性状：为卷曲成团的不规则丝条或呈长条形薄片状，宽窄厚薄不等，浅绿色、黄绿色或黄白色（图）。纤维性，体轻，质柔韧，有弹性。气微，味淡。

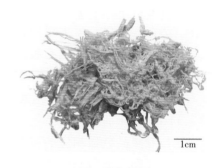

图　竹茹药材

主要成分及分析：含2,5-二甲氧基对苯醌（2,5-dimethoxy-*p*-benzoquinone）、对羟基苯甲醛（*p*-hydroxybenzaldehyde）、丁香醛（syringaldehyde）、松柏醛（coniferylaldehyde）。热浸法测定，水溶性浸出物不得少于4.0%。

鉴定试验：横切面镜检可见：表皮细胞，由长形细胞、栓皮细胞、硅质细胞、气孔所组成；皮下层细胞壁稍厚；皮层细胞壁薄，内含叶绿素；与皮层相接处，主要是纤维束和石细胞；中央髓部为大髓腔。

功效及应用：清热化痰，除烦，止呕。用于痰热咳嗽，胆火夹痰，惊悸不宁，心烦失眠，中风痰迷，舌强不语，胃热呕吐，

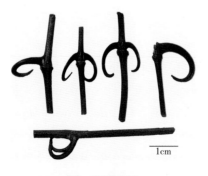

图　钩藤药材

妊娠恶阻，胎动不安。现代研究表明，竹茹煎剂具有治疗妊娠呕吐、胆汁反流性胃炎等作用。常用方药为甘竹茹汤，黄连竹茹橘皮半夏汤，竹茹饮。

（黄　真）

dēngxīncǎo

灯心草（Junci Medulla）

灯心草科（Juncaceae）植物灯心草 *Juncus effusus* L. 的干燥茎髓。又称灯芯草。为少常用中药。主产于江苏、四川、贵州及福建等地。夏末至秋季割取茎，晒干，取出茎髓，理直，扎成小把。

性状： 呈细圆柱形，长可达90cm，直径 0.1~0.3cm。表面白色或淡黄白色，有细纵纹（图）。用放大镜观察，可见表面有许多丝状物，相互交织成网，最外层呈短毛状。体轻，质软，略有弹性，易拉断，断面白色。气微，味淡。

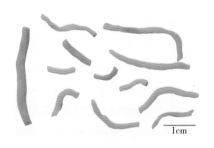

图　灯心草药材

主要成分： 茎髓含阿拉伯聚糖和木聚糖。热浸法测定，用稀乙醇作溶剂，醇溶性浸出物不得少于5.0%。

鉴定试验： ①粉末类白色。镜检可见：全部为星状薄壁细胞。②取粉末甲醇提取液蒸干，残渣用乙醚洗涤后，用甲醇溶解，作为供试品溶液。以灯心草对照药材作对照。按薄层色谱法，以环己烷-乙酸乙酯（10：7）为展开

剂，展开，取出，晾干，喷以10%磷钼酸乙醇溶液，在105℃加热至斑点显色清晰。供试品色谱中，在与对照药材色谱相应的位置上，显相同颜色的斑点。

功效及应用： 清心火，利小便。用于心烦失眠，尿少涩痛，口舌生疮。现代研究表明，灯心草具有镇静、抗氧化、抗肿瘤、抗菌活性和抗微生物作用。常用方药为天一丸，灯心散。

（黄　真）

tánxiāng

檀香（Santali Albi Lignum）

檀香科（Santalaceae）植物檀香 *Santalum album* L. 树干的干燥心材。又称白檀。为较常用中药。主产于印度孟买、澳大利亚悉尼及印度尼西亚等地。以印度所产老山檀香质量最佳。

性状： 为长短不一的圆柱形木段，有的略弯曲，一般长约1m，直径 10~30cm。外表面灰黄色或黄褐色，光滑细腻，有的具疤节或纵裂，横截面呈棕黄色，显油迹；有棕色年轮，纵向劈开纹理顺直（图）。质坚实，不易折断。气清香，燃烧时香气浓烈；味淡，嚼之微有辛辣感。

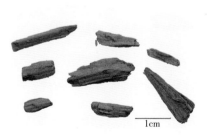

图　檀香药材

主要成分及分析： 含挥发油，且含量不得少于3.0%（ml/g）。油中主要成分为 α-和 β-檀香醇（santalol）占 90% 以上，还有檀烯（santene）、檀香二环酮（san-

tenone）等。

鉴定试验： ①横切面镜检可见：导管单个散在；木射线由1~2列细胞组成；木薄壁细胞有的含草酸钙方晶；导管、射线细胞、木薄壁细胞内均可见油滴。②取药材挥发油的乙醚溶液作为供试品溶液，以檀香醇对照品作对照。按薄层色谱法，以石油醚（60~90℃）-乙酸乙酯（17：3）为展开剂，展开，取出，晾干，喷以对二甲氨基苯甲醛溶液，在80~90℃加热至斑点显色清晰。供试品色谱中，在与对照品色谱相应的位置上，显相同的紫蓝色斑点。

功效及应用： 行气温中，开胃止痛。用于寒凝气滞，胸膈不舒，胸痹心痛，脘腹疼痛，呕吐食少。常用方药为檀香丸，檀香汤等。

（黄　真）

sūmù

苏木（Sappan Lignum）

豆科（Leguminosae）植物苏木 *Caesalpinia sappan* L. 的干燥心材。又称苏枋、苏方、苏方木、赤木、红苏木。为较常用中药。主产于巴西、印度尼西亚、马来半岛及泰国等地。中国广东、广西、云南等地亦有分布。多于秋季采伐，除去白色边材，干燥。

性状： 中国产药材呈圆柱形或对剖半圆柱形，常弯曲不直，有的连接根部则成不规则稍弯曲的长条状或疙瘩状，长 10~100cm，直径 3~12cm。表面黄红色至棕红色，具刀削痕及细小的凹入的油孔，常见纵向裂缝（图）。干材色较红，枝材色较浅，存放时间长时，色可逐渐转深而暗。质坚硬沉重，致密，不易折断。断面红色，强纤维性，略具光泽，年轮明显，有的可见暗棕

色、质松、带亮星的髓部。纵切面具细纵条纹，并略有横格线，新切片在常光下纹理略显闪烁样光泽。无臭，味微涩。其他国家产药材（进口品）条较粗大，常截成长 1cm 以上的段，直径 5～15cm，大多为心材，深红色，很少残留边材。质坚体重，断面色深红。

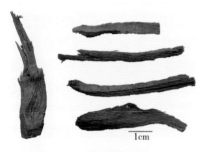

图　中国产苏木药材

主要成分及分析：含巴西苏木素（brazilin），（±）原苏木素（protosappanin）B。此外尚含挥发油及鞣质等。热浸法测定，用乙醇作溶剂，醇溶性浸出物不得少于 7.0%。高效液相色谱法测定，干燥品含巴西苏木素（$C_{16}H_{14}O_5$）不得少于 0.50%，（±）原苏木素 B（$C_{16}H_{16}O_5$）不得少于 0.50%。

鉴定试验：①横切面镜检可见：射线宽 1～2 列细胞；导管常含黄棕色或红棕色物；木纤维壁极厚；木薄壁细胞壁厚；髓部薄壁细胞不规则多角形。②取粉末甲醇提取液作为供试品溶液，以苏木对照药材及巴西苏木素对照品作对照。按薄层色谱法，于硅胶 GF_{254} 薄层板上，以三氯甲烷-丙酮-甲酸（8∶4∶1）为展开剂，展开，取出，晾干，立即置干燥器内放置 12 小时后置紫外光灯（254nm）下检视。供试品色谱中，在与对照药材和对照品色谱相应的位置上，显相同颜色的斑点。

功效及应用：活血祛瘀，消肿止痛。用于跌打损伤，骨折筋伤，瘀滞肿痛，经闭痛经，产后瘀阻，胸腹刺痛，痈疽肿痛。现代研究表明，苏木具有增加冠脉血流量、降低血液黏度、抑菌及抗癌的作用。常用方药为苏木汤，接指方，独圣散。

（黄　真）

jiàngxiāng

降香（Dalbergiae Odoriferae Lignum）

豆科（Leguminosae）植物降香檀 Dalbergia odorifera T. Chen 树干和根的干燥心材。又称降真香、紫藤香。为较常用中药。主产于中国海南。东南亚、伊朗等地亦产。全年均可采收，除去边材，阴干。

性状：呈类圆柱形或不规则块状。表面紫红色或红褐色，切面有致密的纹理（图）。质硬，有油性。气微香，味微苦。

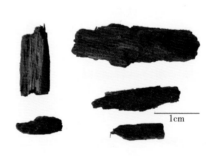

图　降香药材

主要成分及分析：含挥发油及黄酮类成分。热浸法测定，用乙醇作溶剂，醇溶性浸出物不得少于 8.0%。含挥发油不得少于 1.0%（ml/g）。

鉴定试验：①粉末棕紫色或黄棕色。镜检可见：具缘纹孔导管巨大；纤维成束，形成晶纤维；木射线高至 15 个细胞；色素块。②取粉末甲醇提取液作为供试品溶液，以降香对照药材作对照。照薄层色谱法，以甲苯-乙醚-三氯甲烷（7∶2∶1）为展开剂，展开，取出，晾干，喷以 1% 香草醛硫酸溶液与无水乙醇（1∶9）的混合溶液，在 105℃ 加热至斑点显色清晰。供试品色谱中，在与对照药材色谱相应的位置上，显相同颜色的斑点。

功效及应用：化瘀止血，理气止痛。用于吐血，衄血，外伤出血，肝郁胁痛，胸痹刺痛，跌扑伤痛，呕吐腹痛。现代研究表明，降香有降低血液黏度、降血脂、镇静、抗惊厥及镇痛作用。常用方药为降香桃花散，宁胃汤。

（黄　真）

chénxiāng

沉香（Aquilariae Lignum Resinatum）

瑞香科（Thymelaeaceae）植物白木香 Aquilaria sinensis（Lour.）Gilg 含有树脂的木材。又称蜜香、栈香、沉水香。为较常用中药。进口沉香主产于印度尼西亚、马来西亚、柬埔寨、越南、泰国、新加坡等国。中国产沉香主产于广东、海南及广西陆川等地，现已大面积栽培。全年均可采收，割取含树脂的木材，除去不含树脂的部分，阴干。

性状：①中国产沉香多呈不规则块状或条块状，长短不一。表面凹凸不平，有刀削痕，可见黑褐色与黄白色相间的斑纹，微有光泽，有的呈黄褐色朽木状（图）。质较坚实，断面刺状。有特异香气，味苦。燃烧时发出浓烟，香气浓烈，并有黑色油状物渗出。以色黑褐、油润、体重、燃之有油渗出、香气浓烈者为佳。②进口沉香多呈不规则条状或片块状，大小不一，两端及表面有刀劈痕。表面黄棕色至黑褐色，密布断续的棕黑色细纵纹（含树脂部分），有时见黑棕色树脂斑痕，横切面可见细密棕黑色斑点。全体光润，质坚实，沉重，可沉于水或半沉于水，折断面刺状，黑褐色。有特异香气，味苦。燃烧时烟不浓，有油渗出，香气浓烈。以质坚、体重、含树脂多、香气浓、味苦、无朽木者为佳。

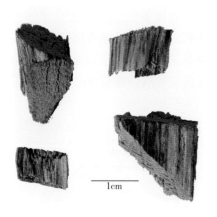

图 中国产沉香药材

主要成分及分析：含挥发油及树脂，主要为沉香螺萜醇（agarospirol）、沉香醇（agarol）、α-及 β-沉香呋喃（agarofuran）、二氢沉香呋喃（dihydroagarofuran）等。热浸法测定，用乙醇作溶剂，醇溶性浸出物不得少于 10.0%。高效液相色谱法测定，干燥品含沉香四醇（$C_{17}H_{18}O_6$）不得少于 0.10%。

鉴定试验：①横切面镜检可见：射线宽 1～2 列细胞，充满棕色树脂。导管圆多角形，有的含棕色树脂。木纤维多角形，壁稍厚，木化。木间韧皮部扁长椭圆状或条带状，常与射线相交，细胞壁薄，非木化，内含棕色树脂；其间散有少数纤维，有的薄壁细胞含草酸钙柱晶。②将粉末醇溶性浸出物进行微量升华，得黄褐色油状物，香气浓郁；于油状物上加盐酸 1 滴与香草醛少量，再

滴加乙醇 1～2 滴，渐显樱红色，放置后颜色加深。③取粉末乙醚提取液蒸干，残渣加三氯甲烷溶解作为供试品溶液。以沉香对照药材作对照。照薄层色谱法，分别点于同一硅胶 G 薄层板上，以三氯甲烷-乙醚（10∶1）为展开剂，展开，取出，晾干，置紫外光灯（365nm）下检视。供试品色谱中，在与对照药材色谱相应的位置上，显相同颜色的荧光斑点。

功效及应用：行气止痛，温中止呕，纳气平喘。用于胸腹胀闷疼痛，胃寒呕吐呃逆，肾虚气逆喘急。常用方药为沉香汤，沉香降气汤，沉香四磨汤。

（黄 真）

pílèi yàocái

皮类药材（plant corks as medicinal materials）

药用部位为裸子植物和被子植物中双子叶植物为主的茎干、枝和根形成层以外部分的药材。大多为木本植物茎干的皮、枝皮或根皮，少数为除去栓皮的内皮。性状鉴定和显微鉴定在皮类药材鉴定中有重要作用。

性状鉴定 主要观察形状、外表面、内表面、断面、气味等。

形状 一般干皮大多粗大而厚，长条状或板片状；枝皮多呈细条状或卷筒状；根皮多呈短片状或短小筒状。分为平坦和弯曲两类，又因弯曲程度不同，分为槽状或半管状、管状或筒状、反曲、单卷状、双卷筒状、复卷筒状等。

外表面 一般较粗糙，颜色多为灰黑色、灰褐色、棕褐色或棕黄色等，有的树干皮外表面附着地衣、苔藓等植物而呈现灰白色斑块。多数皮类药材尚可见皮孔，根据皮孔的形状、颜色、分

布密度可鉴定皮类药材。另有少数皮类药材外表面有刺毛或钉刺状物，如红毛五加皮、海桐皮等；也有少数已除去或部分除去木栓层而显得较光滑，如桑白皮、黄柏等。

内表面 一般较外表面光滑或具粗细不等的纵向皱纹，少数呈现网状纹理。颜色特异。有些含挥发油的皮类药材，内表面划刻可出现油痕并散发特异性气味，可用于品质的判断，如肉桂、厚朴等。

断面 皮类药材的重要鉴定特征。根据横向断面的特征和皮的各组织的组成和排列方式进行鉴定。有的断面外层较平坦或颗粒状，内层纤维状，如厚朴；有的折断有胶质丝状物相连，如杜仲；有的折断有粉尘出现，如白鲜皮。

气味 有些皮类药材外形很相似，但其气味截然不同。如肉桂与桂皮，肉桂味甜而微辛，桂皮味辛辣而凉。气味与所含成分密切相关。

显微鉴定 皮类药材由内向外包括韧皮部、皮层和周皮，先把握各部分组织的界限和比例，再细致观察。

韧皮部 包括韧皮部束和射线两部分。韧皮部束外方为初生韧皮部，其筛管群常呈颓废状而皱缩，最外方常有厚壁组织如纤维束、石细胞群，或纤维束和石细胞群形成的环带或续断环（又称中柱鞘纤维）。次生韧皮部占大部分，常有厚壁组织、分泌组织等，薄壁细胞内常可见各种结晶体和淀粉粒。射线分为髓射线和韧皮射线两种，髓射线较长，弯曲状，外侧渐宽成喇叭口状；韧皮射线较短，不木化。

皮层 细胞大多薄壁性，有

细胞间隙，靠近周皮部分常分化成厚角组织。常可见纤维、石细胞和各种分泌组织，细胞内含物一般可见淀粉粒和草酸钙结晶。

周皮　包括木栓层、木栓形成层和栓内层三部分。木栓层细胞多呈整齐径向排列，扁平形切向延长，壁薄、栓化或木化，黄棕色或含红棕色物质。木栓层的厚薄随植物种类有较大区别。木栓形成层细胞常为扁平而薄壁的细胞。栓内层细胞壁不栓化，也不含红棕色物质，少数因含叶绿体而呈现绿色，又称绿皮层。

（黄璐琦）

tǔjīngpí

土荆皮 （Pseudolaricis Cortex）

松科（Pinaceae）植物金钱松 *Pseudolarix amabilis*（Nelson）Rehd. 的干燥根皮或近根树皮。又称土槿皮、荆树皮、金钱松皮。为较常用中药。主产于江苏、浙江、福建、安徽、江西、湖北。夏季剥取，晒干。

性状：根皮呈不规则的长条状，扭曲而稍卷，大小不一，厚 2~5mm。外表面灰黄色，粗糙，有皱纹及灰白色横向皮孔，粗皮常呈鳞片状剥落，剥落处红棕色。内表面黄棕色至红棕色，平坦，有细致的纵向纹理。质韧，折断面呈裂片状，可层层剥离。气微，味苦而涩。树皮呈板片状，厚约至 8mm，粗皮较厚。外表面龟裂状，内表面较粗糙。土荆皮药材见图。

主要成分及分析：根皮含土荆皮酸（pseudolaric acid）A、B、C、D、E，土荆皮酸 B 为土荆皮乙酸（$C_{23}H_{28}O_8$），土荆皮酸 C_2 是去甲基土荆皮酸（demethylpseudolaric acid）B，土荆皮酸 A-β-D-葡萄糖苷（pseudolaric acid A-β-D-glucoside），土荆皮酸 B-β-D-葡萄糖苷（pseudolaric acid B-β-D-glucoside），金钱松呋喃酸（pseudolarifuroic），白桦脂酸，β-谷固醇，β-谷固醇-β-D-葡萄糖苷。热浸法测定，用 75% 乙醇作溶剂，醇溶性浸出物不得少于 15.0%。高效液相色谱法测定，干燥品含土荆皮乙酸不得少于 0.25%。

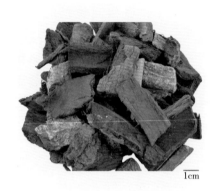

图　土荆皮药材

鉴定试验：①粉末淡棕红色。镜检可见：石细胞；筛胞、黏液细胞；树脂细胞；木栓细胞。②取粉末甲醇提取液作为供试品溶液，以土荆皮对照药材和土荆皮乙酸对照品作对照。按薄层色谱法，以甲苯-乙酸乙酯-甲酸（14：4：0.5）为展开剂，展开，取出，晾干，喷以 10% 硫酸乙醇溶液，105℃ 加热至斑点显色清晰，置紫外光灯（365nm）下检视。供试品色谱中，在与对照药材和对照品色谱相应的位置上，分别显相同颜色的荧光斑点。

功效及应用：杀虫，止痒。用于疥癣瘙痒。现代研究证实，土荆皮具有抗真菌、抗生育等作用。常用方药为土荆皮散。

（胡本祥）

sāngbáipí

桑白皮 （Mori Cortex）

桑科（Moraceae）植物桑 *Morus alba* L. 的干燥根皮。又称桑根白皮。为常用中药。主产于河南、安徽、浙江、江苏、湖南、四川。秋末叶落时至次春发芽前采挖根部，刮去黄棕色粗皮，纵向剖开，剥取根皮，晒干。

性状：呈扭曲的卷筒状、槽状或板片状，长短宽狭不一，厚 1~4mm。外表面白色或淡黄白色，平坦，偶有残留未除净的橙黄色或棕黄色鳞片状粗皮；内表面黄白色或淡黄色，有细纵纹（图）。体轻，质韧，纤维性强，难折断。易纵向撕裂，撕裂时有白色粉尘飞扬。气微，味微甘。

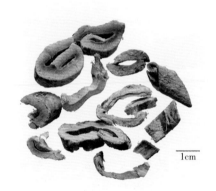

图　桑白皮药材

主要成分：含黄酮类衍生物及桦皮酸（betulinic acid）。黄酮类衍生物为桑皮素（mulberin）、桑皮色烯素（mulberrochromene）、环桑皮素（cyclomulberrin）、环桑皮色烯素（cyclomulberrochromene）4 种。尚含 α- 及 β-香树精（amyrin）、挥发油、谷固醇，以及桑酮（kuwanon）A、B 和桑根酮（sanggenon）C、D。另含香豆精类化合物东莨菪素（scopoletin）及伞形花内酯（umbelliferone）。

鉴定试验：①粉末淡黄白色。镜检可见：纤维；草酸钙方晶和棱晶；淀粉粒；石细胞；乳汁管偶见，另有含晶厚壁细胞。②取药材粉末饱和碳酸钠提取液，加稀盐酸调节 pH 值至 1~2，过滤，滤液用乙酸乙酯提取 2 次，蒸干，残渣加甲醇使溶解，作为供试品溶液。以桑白皮对照药材作对照。按薄层色谱法，分别点于同一聚酰胺薄膜上，以醋酸为展开剂，展开，取出，晾干，置紫外光灯（365nm）下检视。供试品色谱中，在与对照药材色谱相应的位置上，显相同的两个荧光主斑点。

功效及应用：泻肺平喘，利水消肿。用于肺热咳喘，面目水肿，小便不利。现代研究证实，桑白皮有降血糖、利尿、抗人类免疫缺陷病毒、降血压及抗菌等作用。常用方药为大枣饮合桑白皮汤，桑白皮汤。

（胡本祥）

mǔdānpí

牡丹皮（Moutan Cortex） 毛茛科（Ranunculaceae）植物牡丹 *Paeonia suffruticosa* Andr. 的干燥根皮。又称牡丹根皮、丹皮。为常用中药。主产于安徽、四川、河南、山东等地。秋季挖取根部，除去细根和泥沙，剥取根皮晒干；或刮去粗皮，除去木心，晒干。前者习称"连丹皮"，后者习称"刮丹皮"。

性状：①连丹皮呈筒状或半筒状，有纵剖开的裂缝，向内卷曲或略外翻，长短不一，通常长 5~25cm，直径 0.5~1.2cm，皮厚 2~4mm。外表面灰褐色，有多数横长略凹陷的皮孔及细根痕。内表面淡灰黄色或浅棕色，有明显的细纵纹理，常见发亮的结晶（丹皮酚）。质硬脆，折断面较平坦，粉性，灰白色至粉红色。有特殊香气，味微苦而涩。②刮丹皮外表面红棕色或淡灰黄色，有刮刀削痕，有时可见灰褐色斑点状残存外皮。牡丹皮洗净，润后切薄片，晒干，即为牡丹皮饮片，呈圆形或卷曲形（图）。

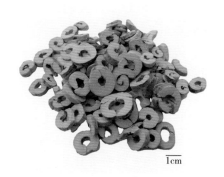

1cm

图　牡丹皮饮片

主要成分及分析：牡丹皮中含丹皮酚原苷（paeonolide），但易被本身存在的酶水解成丹皮酚苷（paeonoside）及 1 分子 L-阿拉伯糖；根皮含丹皮酚（paeonol）、芍药苷（paeoniflorin）、挥发油，以及苯甲酸、植物固醇、苯甲酰芍药苷（benzoylpaeoniflorin）和苯甲酰氧化芍药苷。热浸法测定，用乙醇作溶剂，醇溶性浸出物不得少于 15.0%。高效液相色谱法测定，干燥品含丹皮酚（$C_9H_{10}O_3$）不得少于 1.2%。

鉴定试验：①粉末淡红棕色。镜检可见：淀粉粒；草酸钙簇晶；木栓细胞。②粉末升华物在显微镜下呈长柱形、针状、羽状结晶，于结晶上加三氯化铁溶液，则结晶溶解而显暗紫色。③取粉末乙醚提取液挥干，残渣加丙酮溶解作为供试品溶液，以丹皮酚对照品作对照。按薄层色谱法，以环己烷-乙酸乙酯（3：1）为展开剂，展开，取出，晾干，喷以盐酸酸性 5%三氯化铁乙醇溶液，热风吹至斑点显色清晰。供试品色谱中，在与对照品色谱相应的位置上，显相同的蓝褐色斑点。

功效及应用：清热凉血，活血散瘀。用于温毒发斑，温病伤阴，阴虚发热，血滞经闭，痈肿疮毒。现代研究证实，牡丹皮具有抗菌、抗炎、抗过敏及免疫作用，并对中枢神经系统、心脑血管系统等具有一定作用。常用方药为大黄牡丹汤，青蒿鳖甲汤，十灰散。

（胡本祥）

hòupò

厚朴（Magnoliae Officinalis Cortex） 木兰科（Magnoliaceae）植物厚朴 *Magnolia officinalis* Rehd. et Wils. 及凹叶厚朴 *Magnolia officinalis* Rehd. et Wils. var. *biloba* Rehd. et Wils. 的干燥干皮、根皮和枝皮。为常用中药。主产于四川、湖北、浙江、江西等地。陕西、甘肃、贵州、云南等地亦产，多为栽培。4~6 月剥取，根皮和枝皮直接阴干；干皮置沸水中微煮后，堆置阴湿处，"发汗"至内表面变紫褐色或棕褐色时，蒸软，取出，卷成筒状，干燥。

性状：筒朴（干皮）呈卷筒状或双卷筒状，长 30~35cm，厚 2~7mm；近根部干皮一端展开如喇叭口，长 13~25cm，厚 3~8mm，习称"靴筒朴"。外表面灰棕色或灰褐色，粗糙，有时呈鳞片状，易剥落，有明显的椭圆形皮孔和纵皱纹；刮去粗皮者显黄棕色。内表面紫棕色或深紫褐色，具细密纵纹，划之显油痕。质坚硬，不易折断。断面外部灰棕色，颗粒性；内部紫褐色或棕色，纤维性，富油性，有时可见多数发亮的细小结晶（厚朴酚、和厚朴酚）。气香，味辛辣、微苦。根朴（根皮）呈单筒状或不规则块片，有的弯曲似"鸡肠"，习称"鸡肠朴"，长 8~32cm，厚 1~3mm。表面灰棕色，有横纹及纵皱纹，劈破处呈纤维状。质硬，较易折断。嚼之残渣较多。余同干皮。枝朴（枝皮）皮薄呈单筒状，长 10~20cm，厚 1~2mm。表面灰棕色，具皱纹。质脆，易折断，断面纤维性。嚼后残渣亦较多。余同干皮。厚朴药材见图。

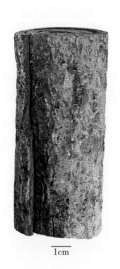

$\overline{1cm}$

图　厚朴药材

主要成分及分析：含挥发油。油中主要含 α-和 β-桉油醇（α-，β-cineol），占挥发油 94%～98%，有镇静作用。另含具抗菌作用的厚朴酚（magnolol）及其异构体和厚朴酚（honokiol）。此外，尚含木兰箭毒碱（magnocurarine）等生物碱及鞣质。高效液相色谱法测定，干燥品含厚朴酚（$C_{18}H_{18}O_2$）与和厚朴酚（$C_{18}H_{18}O_2$）的总量不得少于 2.0%。

鉴定试验：①粉末棕色。镜检可见：石细胞；纤维；油细胞；木栓细胞；筛管分子；草酸钙方晶及棱晶少见。凹叶厚朴粉末与厚朴粉末的区别为：纤维一边呈齿状凹凸，油细胞直径一般为 27～75μm，木栓细胞壁菲薄而平直，常多层重叠。②取粉末甲醇提取液作为供试品溶液，以厚朴酚对照品与和厚朴酚对照品作对照。按薄层色谱法，以甲苯-甲醇（17：1）为展开剂，展开，取出，晾干，喷以 1% 香草醛的硫酸溶液，在 100℃ 烘至斑点显色清晰。供试品色谱中，在与对照品色谱相应的位置上，显相同颜色的斑点。

功效及应用：行气燥湿，降逆除满。用于湿阻中焦，食积气滞，痰饮喘咳。现代研究证实，厚朴有调整胃肠运动、促进消化液分泌、抗溃疡、保肝、抗菌、抗病毒、抗炎镇痛等作用。常用方药为大承气汤，苏子降气汤，半夏厚朴汤。

（胡本祥）

ròuguì

肉桂（Cinnamomi Cortex）　樟科（Lauraceae）植物肉桂 *Cinnamomum cassia* Presl 的干燥树皮。又称玉桂。为常用中药。主产于广东、广西等地，云南、福建等地亦产。多为栽培。多于秋季剥取，阴干。

性状：呈槽状或卷筒状，长 30～40cm，宽或直径为 3～10cm，厚 2～8mm。外表面灰棕色，有不规则的细皱纹及横向突起的皮孔，有时可见灰白色的地衣斑；内表面红棕色，较平滑，有细纵纹，用指甲刻划可见油痕（图）。质硬而脆，易折断。断面不平坦，外侧呈棕色而较粗糙，内侧红棕色而油润，中间有一条黄棕色的线纹。有浓烈的香气，味甜、辣。

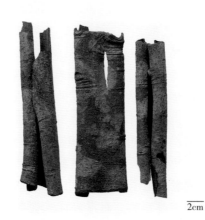

$\overline{2cm}$

图　肉桂药材

主要成分及分析：含挥发油，主要为桂皮醛（cinnamic aldehyde）及乙酸桂皮酯（cinnamyl acetate）；并含鞣质、黏液质、碳水化合物等。含挥发油不得少于 1.2%（ml/g）。高效液相色谱法测定，干燥品含桂皮醛（C_9H_8O）不得少于 1.5%。

鉴定试验：①粉末红棕色。镜检可见：纤维；石细胞；油细胞；草酸钙针晶或柱晶；木栓细胞；淀粉粒。②取粉末乙醇提取液作为供试品溶液，以桂皮醛对照品作对照，按薄层色谱法，用石油醚（60～90℃）-乙酸乙酯（17：3）展开，取出，晾干，喷以二硝基苯肼乙醇试液。供试品色谱中，在与对照品色谱相应的位置上，显相同颜色的斑点。

功效及应用：补火助阳，散寒止痛，温经通脉，引火归原。用于阳痿，宫冷，腹痛，腰痛，痛经，虚阳上浮。现代研究证实，肉桂对心血管系统、消化系统、内分泌系统均有影响，能抗血小板凝集、抗凝血、抗炎、镇痛等。常用方药为肾气丸，少腹逐瘀汤，阳和汤。

（胡本祥）

dùzhòng

杜仲（Eucommiae Cortex）　杜仲科（Eucommiaceae）植物杜仲 *Eucommia ulmoides* Oliv. 的干燥树皮。又称丝楝树皮、丝棉皮、棉树皮。为常用中药。主产于湖北、四川、贵州、云南等地。多为栽培。以 4～6 月剥取为宜，刮去粗皮，堆置"发汗"至内皮呈紫褐色，晒干。

性状：呈扁平的板片状或两边稍向内卷的块片，厚 2～7mm。外表面淡灰棕色或灰褐色，未刮净粗皮者可见纵沟或裂纹，具斜方形皮孔，有的可见地衣斑；刮去粗皮者淡棕色而平滑。内表面红紫色或紫褐色，光滑（图）。质脆，易折断。断面有细密银白色富弹性的胶丝相连，一般拉至1cm以上才断。气微，味稍苦，嚼之有胶状感。

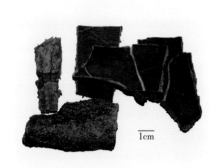

图 杜仲药材

主要成分及分析：含杜仲胶（gutta-percha），为一种硬质橡胶。另含桃叶珊瑚苷（aucubin）、松酯醇二葡萄糖苷（pinoresinol diglucoside）、β-谷固醇、白桦脂醇（betulin）等。此外，尚含树脂、鞣质、还原糖等。热浸法测定，用75%乙醇作溶剂，醇溶性浸出物不得少于11.0%。高效液相色谱法测定，含松脂醇二葡萄糖苷（$C_{32}H_{42}O_{16}$）不得少于0.10%。

鉴定试验：①粉末棕色。镜检可见：石细胞；橡胶丝成条或扭曲成团；木栓细胞成群或单个；淀粉粒类圆形。②取粉末1g，加三氯甲烷10ml，浸渍2小时，滤过。滤液挥干，加乙醇1ml，产生具弹性的胶膜。

功效及应用：补肝肾，强筋骨，安胎。用于肾虚腰痛及各种腰痛，胎动不安，习惯性堕胎。现代研究证实，杜仲具有降血压、利尿等作用。常用方药为杜仲散，独活寄生汤。

（胡本祥）

héhuānpí

合欢皮（Albiziae Cortex）

豆科（Leguminosae）植物合欢 *Albizia julibrissin* Durazz. 的干燥树皮。又称合欢木皮。为较常用中药。主产于湖北、江苏、安徽、浙江等地。夏、秋二季剥取，晒干。

性状：呈卷曲筒状或半筒状，长40~80cm，厚1~3mm。外表面灰棕色至灰褐色，稍有纵皱纹，有的成浅裂纹，密生明显的椭圆形横向皮孔，棕色或棕红色，偶有突起的横棱或较大的圆形枝痕，常附有地衣斑；内表面淡黄棕色或黄白色，平滑，有细密纵纹。质硬而脆，易折断，断面呈纤维性片状，淡黄棕色或黄白色（图）。气微香，味淡、微涩、稍刺舌，而后喉头有不适感。

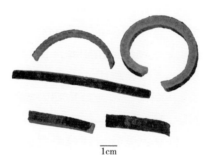

图 合欢皮药材

主要成分及分析：含皂苷，主要为金合欢皂苷元B（julibrogenin B）、美基豆酸内酯（machaerinic acid lactone）；另含（－）-丁香树脂酚-4-*O*-β-D-呋喃芹糖基（1→2)-β-D-吡喃葡萄糖苷［（－)-syringaresinol-4-*O*-β-D-apiofuranosyl-（1→2)-β-D-glucopyranoside］等木脂素及鞣质。热浸法测定，用稀乙醇作溶剂，醇溶性浸出物不得少于12.0%。高效液相色谱法测定，干燥品含（－)-丁香树脂酚-4-*O*-β-D-呋喃芹糖基（1→2)-β-D-吡喃葡萄糖苷

（$C_{33}H_{44}O_{17}$）不得少于0.030%。

鉴定试验：①粉末灰黄色。镜检可见：石细胞类长圆形、类圆形、长方形、长条形或不规则形，有的分枝；纤维细长；草酸钙方晶直径5~26μm；韧皮薄壁细胞较小。②取粉末50%甲醇提取液蒸干，加水溶解，用正丁醇提取2次，蒸干，残渣加甲醇溶解，作为供试品溶液。以合欢皮对照药材作对照。按薄层色谱法，用三氯甲烷－甲醇－水（13：5：2）的下层溶液（每10ml加甲酸0.1ml）展开，取出，晾干，喷以5%磷钼酸乙醇试液，90℃加热至斑点显色清晰。供试品色谱中，在与对照品色谱相应的位置上，显相同颜色的斑点。

功效及应用：解郁安神，活血消肿。用于心神不宁，烦躁失眠，跌打骨折，血瘀肿痛，肺痈，疮痈肿毒。现代研究证实，合欢皮具有抗生育、抗过敏、抗肿瘤等作用。常用方药为黄昏汤。

（胡本祥）

kǔliànpí

苦楝皮（Meliae Cortex）

楝科（Meliaceae）植物川楝 *Melia toosendan* Sieb. et Zucc. 或楝 *Melia azedarach* L. 的干燥树皮和根皮。为较常用中药。川楝主产于四川、云南、贵州、甘肃等地；楝主产于山西、甘肃、山东、江苏等地。野生或栽培。春、秋二季剥取，晒干，或除去粗皮，晒干。

性状：干皮呈不规则块片或槽状卷片，厚3~7mm。未除去粗皮的老皮、外表面粗糙，灰棕色至棕褐色，有宽纵裂纹及细横裂纹，并有灰棕色椭圆形横长皮孔，栓皮常呈鳞片状剥离；已除去外皮者，表面淡黄色；幼皮表面紫棕色，平滑，有蜡质层（图）。内表面黄白色。质韧，难

折断，断面纤维性。用手折叠揉搓，可分成多层薄片，层层黄白相间，剥下的薄片有极细的网纹。无臭，味苦。根皮呈不规则片状或卷片，厚1~5mm。外表面灰棕色或棕紫色，微有光泽，粗糙，多裂纹。

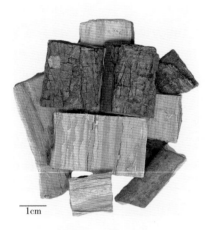

图 苦楝皮药材

主要成分及分析：川楝皮中含川楝素（toosendanin），为驱虫的有效成分。根皮中含量最高，干皮次之，树枝含量最低；干皮含量以冬季较高。此外，尚含(+)-儿茶素［(+)-catechin］、苦楝萜酮内酯（kulactone）、苦楝萜醇内酯（kulolactone）、苦楝皮萜酮（kulinone）、苦楝子三醇（meliantriol）及正三十烷、β-谷固醇等。高效液相色谱法测定，干燥品含川楝素（$C_{30}H_{38}O_{11}$）应为0.010%~0.20%。

鉴定试验：①取一段苦楝皮药材，用手折叠揉搓，可分为多层薄片，层层黄白相间，每层薄片有极细的网纹。②粉末红棕色。镜检可见：纤维束；木化韧皮薄壁细胞；草酸钙方晶。③取粉末水提取液，用乙酸乙酯振摇提取3次，蒸干，残渣加甲醇使溶解，作为供试品溶液。以苦楝皮对照药材和儿茶素对照品作对照。按

薄层色谱法，分别点于同一硅胶GF$_{254}$薄层板上，以二氯甲烷-甲醇-甲酸（4:1:1）为展开剂，展开，取出，晾干，置紫外光灯（254nm）下检视，供试品色谱中，在与对照药材和对照品色谱相应的位置上，显相同颜色的斑点；喷以10%硫酸乙醇溶液，在105℃加热至斑点显色清晰，供试品色谱中，在与对照药材和对照品色谱相应的位置上，显相同颜色的斑点。

功效及应用：杀虫，疗癣。用于蛔虫病，蛲虫病，钩虫病，疥癣。现代研究证实，苦楝皮有镇痛、抗炎等作用。常用方药为化虫丸，楝榴二皮饮。

（胡本祥）

jiùbìyìng

救必应（Ilicis Rotundae Cortex）

冬青科（Aquifoliaceae）植物铁冬青 *Ilex rotunda* Thunb. 的干燥树皮。为少常用中药。主产于江苏、安徽、浙江、江西、福建、台湾、湖南、广东、广西、云南等地。夏、秋二季剥取，晒干。

性状：呈卷筒状或略卷曲的板片状，长短不一，厚1~15mm。外表面黄色或灰褐色，粗糙，常有横皱纹或略横向突起；内表面淡褐色或棕褐色，有浅纵向条纹（图）。质硬而脆，断面略平坦，稍呈颗粒性，黄白色或淡黄褐色。气微，味苦、微涩。

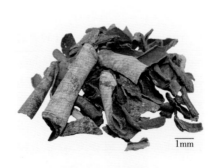

图 救必应药材

主要成分及分析：树皮含黄酮苷、酚类、鞣质、三萜苷，以及救必应酸（rotundic acid）、3-O-23-O-异亚丙基救必应酸（3-O-23-O-isopropylidenerotundic acid）、3-乙酸齐墩果酸、硬脂酸、芥子醛、丁香醛、芥子醛葡萄糖苷、紫丁香苷（syringin）、长梗冬青苷（pedunculoside）、β-香树脂醇、β-谷固醇等。热浸法测定，用乙醇作溶剂，醇溶性浸出物不得少于25.0%。高效液相色谱法测定，干燥品含紫丁香苷（$C_{17}H_{24}O_9$）不得少于1.0%，含长梗冬青苷（$C_{36}H_{58}O_{10}$）不得少于4.5%。

鉴定试验：①粉末淡棕红色。镜检可见：石细胞；薄壁细胞。②取粉末甲醇提取液，蒸干，残渣加水溶解，用水饱和的正丁醇振摇提取2次，用氨试液洗涤，取正丁醇液，蒸干，残渣加甲醇使溶解，作为供试品溶液。分别以救必应对照药材及紫丁香苷对照品作对照。按薄层色谱法，以三氯甲烷-甲醇-无水甲酸（16:4:1）为展开剂，展开，取出，晾干，喷以10%硫酸乙醇溶液，在105℃加热至斑点显色清晰，分别置日光和紫外光灯（365nm）下检视。供试品色谱中，在与对照药材和对照品色谱相应的位置上，显相同颜色的斑点或荧光斑点。

功效及应用：清热解毒，利湿，止痛。用于感冒发热，风湿痹痛。现代研究证实，救必应具有抗菌、止血等作用。常用方药为救必应汤。

（胡本祥）

báixiānpí

白鲜皮（Dictamni Cortex）

芸香科（Rutaceae）植物白鲜 *Dictamnus dasycarpus* Turcz. 的干燥根皮。又称白藓皮、八股牛。为较

常用中药。主产于辽宁、河北、山东等地。春、秋二季采挖根部，除去泥沙和粗皮，取根皮，干燥。

性状：呈卷筒状，一般长5~15cm，直径1~2cm，厚2~5mm。外表面灰白色或淡灰黄色，具细皱纹及细根痕，常有突起的颗粒状小点。内表面类白色，有细纵纹。质脆，折断时有白粉飞扬。断面不平坦，略带层片状，剥去外皮，迎光检视有闪烁的小亮点。有羊膻气，味微苦。

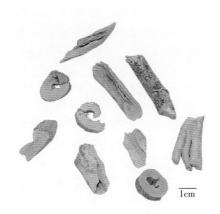

图　白鲜皮药材

主要成分及分析：含白鲜碱（dictamnine）、茵芋碱（skimmianine）、崖椒碱（γ-fagarine）、前茵芋碱（preskimmianine）、柠檬苦素（limonin）、黄柏酮（obakunone）、梣酮（fraxinellone），以及谷固醇、酸性物质和皂苷等。冷浸法测定，水溶性浸出物不得少于20.0%。高效液相色谱法测定，干燥品含梣酮（$C_{14}H_{16}O_3$）不得少于0.050%，黄柏酮（$C_{26}H_{34}O_7$）不得少于0.15%。

鉴定试验：①粉末灰白色，镜检可见：淀粉粒；草酸钙簇晶。②取粉末甲醇提取液作为供试品溶液，以黄柏酮对照品和梣酮对照品作对照，按薄层色谱法，以甲苯－环己烷－乙酸乙酯（3∶3∶3）为展开剂，展开，取出，

晾干，喷以5%香草醛硫酸试液，105℃加热至斑点显色清晰。供试品色谱中，在与对照品色谱相应的位置上，显相同颜色的斑点。

功效及应用：清热燥湿，祛风解毒。用于湿热疮毒，湿疹，湿热黄疸，风湿热痹。现代研究证实，白鲜皮具有抗菌、抗癌等作用。常用方药为白鲜皮汤。

（胡本祥）

huángbò

黄柏（Phellodendri Chinensis Cortex）

芸香科（Rutaceae）植物黄皮树 *Phellodendron chinense* Schneid. 的干燥树皮。习称"川黄柏"。为常用中药。主产于四川、贵州、湖北、云南等地。剥取树皮后，除去粗皮，晒干。

性状：呈板片状或浅槽状，长宽不一，厚1~6mm。外表面黄褐色或黄棕色，平坦或具有纵沟纹，有的可见皮孔痕及残存的灰褐色粗皮。内表面暗黄色或淡棕色，具有细密的纵棱纹（图）。体轻，质硬。断面纤维性，呈裂片状分层，深黄色。气微，味极苦，嚼之有黏性。

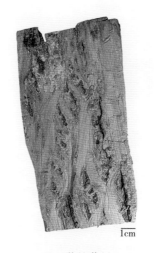

图　黄柏药材

主要成分及分析：含多种生物碱，主要为小檗碱（berbe-

rine），并含少量黄柏碱（phellodendrine）、木兰碱（magnoflorine）、掌叶防己碱（palmatine）、药根碱（jateorhizine）、蝙蝠葛碱（dauricine）等；另含苦味素黄柏酮（obacunone）、黄柏内酯（即柠檬苦素，limonin）等。高效液相色谱法测定，干燥品含小檗碱以盐酸小檗碱（$C_{20}H_{17}NO_4 \cdot HCl$）计不得少于3.0%，含黄柏碱以盐酸黄柏碱（$C_{20}H_{23}NO_4 \cdot HCl$）计不得少于0.34%。

鉴定试验：①粉末鲜黄色。镜检可见：纤维鲜黄色；石细胞众多；草酸钙方晶极多；淀粉粒呈球形；黏液细胞。②断面置紫外光灯下观察，显亮黄色荧光。③取粉末1%醋酸甲醇提取液作为供试品溶液，以黄柏对照药材及盐酸小檗碱对照品作对照。按薄层色谱法，以三氯甲烷－甲醇－水（30∶15∶4）的下层溶液为展开剂，展开，取出，晾干，置氨蒸气饱和的展开缸中，喷以稀碘化铋钾试液。供试品色谱中，在与对照药材色谱和对照品色谱相应的位置上，显相同颜色的斑点。

功效及应用：清热燥湿，泻火除蒸，解毒疗疮。用于湿热带下，热淋涩痛，湿热泻痢，湿热脚气，骨蒸劳热，疮疡肿毒。现代研究证实，关黄柏有抗菌、降压、抗炎等作用。常用方药为白头翁汤，知柏地黄丸，大补阴丸。

（胡本祥）

guānhuángbò

关黄柏（Phellodendri Amurensis Cortex）

芸香科（Rutaceae）植物黄檗 *Phellodendron amurense* Rupr. 的干燥树皮。为常用中药。主产于辽宁、吉林、河北等地。剥取树皮，除去粗皮，晒干。

性状：呈板片状或浅槽状，

长宽不一，厚2~4mm。外表面黄绿色或浅棕黄色，较平坦，有不规则的纵裂纹，皮孔痕小而少见，偶有灰白色的粗皮残留。内表面黄色或黄棕色，具有细密的纵棱纹（图）。体轻，质较硬。断面鲜黄色或黄绿色，纤维性，有的呈裂片状分层。气微，味苦，嚼之有黏性，可将唾液染成黄色。

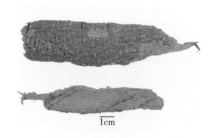

图　关黄柏药材

主要成分及分析：含多种生物碱，主要为小檗碱（berberine），并含少量巴马汀（palmatine）、黄柏碱（phellodendrine）、木兰碱（magnoflorine）、药根碱（jateorhizine）、蝙蝠葛碱（dauricine）等。另含苦味素黄柏酮（obacunone）、黄柏内酯（即柠檬苦素，limonin）等。热浸法测定，用60%乙醇作溶剂，醇溶性浸出物不得少于17.0%。高效液相色谱法测定，干燥品含盐酸小檗碱（$C_{20}H_{17}NO_4 \cdot HCl$）不得少于0.60%，盐酸巴马汀（$C_{21}H_{21}NO_4 \cdot HCl$）不得少于0.30%。

鉴定试验：①粉末绿黄色或黄色。镜检可见：纤维鲜黄色；石细胞众多；草酸钙方晶极多；淀粉粒呈球形；黏液细胞。②紫外光灯下观察，关黄柏断面显亮黄色荧光。③取关黄柏粉末乙酸乙酯提取液作为供试品溶液，以黄柏对照药材及黄柏酮对照品作对照。按薄层色谱法，以石油醚（60~90℃）-乙酸乙酯（1：1）

为展开剂，展开，取出，晾干，喷以10%硫酸乙醇试液，105℃加热至斑点显色清晰。供试品色谱中，在与对照药材和对照品色谱相应的位置上，显相同的颜色斑点。

功效及应用：与黄柏相同。

（胡本祥）

chūnpí

椿皮（Ailanthi Cortex）

苦木科（Simarubaceae）植物臭椿 *Ailanthus altissima*（Mill.）Swingle 的干燥根皮或干皮。又称椿根皮、樗白皮、樗根皮。为少常用中药。主产于浙江、江苏、湖北、河北等地。全年均可剥取，晒干，或刮去粗皮晒干。

性状：根皮呈不整齐的片状或卷片状，长宽不一，一般厚0.3~1cm。外表面灰黄色或黄褐色，粗糙，有多数突起的纵向皮孔及不规则纵、横裂纹，除去粗皮者显黄白色；内表面淡黄色，较平坦，密布梭形小孔或小点（图）。质硬而脆，断面外层颗粒性，内层纤维性。气微，味苦。干皮呈不规则板片状，大小不一，厚0.5~2cm。外表面灰黑色，极粗糙，有深裂。

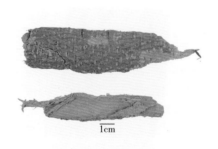

图　椿皮（根皮）药材

主要成分及分析：含脂肪油，脂肪油中含软脂酸、硬脂酸及油酸的甘油酯。此外，尚含有蜡醇（cerylalcohol）、植物固醇、转化糖、结晶性苦味质、鞣质、皂苷

及一种羟基香豆素苷类，以及臭椿苦酮（ailanthone）、臭椿苦内酯（amarolide）、11-乙酰臭椿苦内酯（amarolide-11-acetate）和苦木素（quassin）及新苦木素等。热浸法测定，用稀乙醇作溶剂，醇溶性浸出物不得少于5.0%。

鉴定试验：①根皮粉末浅黄色。镜检可见：石细胞；纤维；草酸钙簇晶；淀粉粒。干皮粉末灰黄色。木栓细胞碎片较多，草酸钙簇晶偶见，无淀粉粒。②取椿皮粉末乙醚提取液，蒸干，残渣加乙醇使溶解，作为供试品溶液，以椿皮对照药材作对照。按薄层色谱法，以石油醚（60~90℃）-乙酸乙酯（4：1）为展开剂，展开，取出，晾干，置紫外光灯（365nm）下检视。供试品色谱中，在与对照药材色谱相应的位置上，显相同颜色的荧光斑点。

功效及应用：清热燥湿，收涩止带，止泻，止血。用于赤白带下，湿热泻痢，久泻久痢，便血，崩漏。现代研究证实，椿皮具有抗菌、抗肿瘤等作用。常用方药为椿皮散。

（胡本祥）

wǔjiāpí

五加皮（Acanthopanacis Cortex）

五加科（Araliaceae）植物细柱五加 *Acanthopanax gracilistylus* W. W. Smith 的干燥根皮。为较常用中药。主产于湖北、河南、四川、湖南等地。夏、秋二季采挖根部，洗净，剥取根皮，晒干。

性状：呈不规则卷筒状，一般长5~15cm，直径0.4~14cm，厚2mm左右。外表面灰褐色，有稍扭曲的纵皱纹及横长皮孔；内表面淡黄色或灰黄色，有细纵纹（图）。体轻，质脆，易折断。断面不整齐，灰白色。气微香，味微辣而苦。

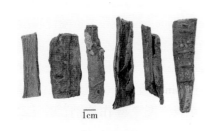

图 五加皮药材

主要成分及分析：含挥发油、树脂及紫丁香苷（syringin）。热浸法测定，用乙醇作溶剂，醇溶性浸出物不得少于10.5%。

鉴定试验：①横切面镜检可见木栓层为数列细胞。栓内层窄，有少数分泌道散在。韧皮部宽广，外侧有裂隙，射线宽1～5列细胞；分泌道较多，周围分泌细胞4～11个。薄壁细胞含草酸钙簇晶及细小淀粉粒。②粉末灰白色。镜检可见：树脂道；草酸钙簇晶；木栓细胞。③取粉末加二氯甲烷，超声处理，滤过，滤液蒸干，残渣加二氯甲烷使溶解，作为供试品溶液。另取五加皮对照药材和异贝壳杉烯酸对照品作对照。照薄层色谱法，吸取上述三种溶液，分别点于同一硅胶G薄层板上，以石油醚（60～90℃）-丙酮-异丙醇-甲酸（12∶2∶0.5∶0.1）为展开剂，展开，取出，晾干，喷以10%硫酸乙醇溶液，在105℃加热至斑点显色清晰，分别在日光和紫外光灯（365nm）下检视。供试品色谱中，在与对照药材和对照品色谱相应的位置上，日光下显相同颜色的斑点，紫外光灯下显相同颜色的荧光斑点。

功效及应用：祛风湿，补肝肾，强筋骨，利水。用于风湿痹病，筋骨痿软，小儿行迟，体虚乏力，水肿，脚气等。现代研究证实，五加皮具有抗炎、镇静、镇痛等作用。常用方药为五加皮散。

（胡本祥）

qínpí

秦皮（Fraxini Cortex） 木犀科（Oleaceae）植物苦枥白蜡树 *Fraxinus rhynchophylla* Hance、白蜡树 *Fraxinus chinensis* Roxb.、尖叶白蜡树 *Fraxinus szaboana* Lingelsh. 或宿柱白蜡树 *Fraxinus stylosa* Lingelsh. 的干燥枝皮或干皮。又称岑皮。为常用中药。苦枥白蜡树主产于黑龙江、吉林、辽宁等地；白蜡树主产于四川；尖叶白蜡树主产于陕西；宿柱白蜡树主产于甘肃、四川、河南、陕西等地。春、秋二季剥取，晒干。

性状：枝皮呈卷筒状或槽状，厚1.5～3mm。外表面灰白色、灰棕色至黑棕色或相间呈斑状，平坦或稍粗糙，密布圆点状灰白色的皮孔，并可见马蹄形或新月形叶痕；内表面较平滑，黄白色或黄棕色。质硬而脆，断面纤维性。气微，味苦。干皮为长条状块片，厚3～6mm。外表面灰棕色，具龟裂状沟纹及红棕色圆形或横长的皮孔。质坚硬，断面纤维性较强，易成层剥离呈裂片状。秦皮药材见图。

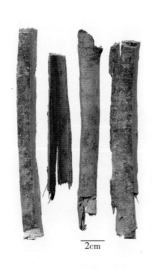

图 秦皮药材

主要成分及分析：含有秦皮乙素（aesculetin）、秦皮甲素（aesculin）及秦皮素（fraxetin）等香豆精类成分；另外尚含鞣质、甘露醇及生物碱。热浸法测定，用乙醇作溶剂，醇溶性浸出物不得少于8.0%。高效液相色谱法测定，干燥品含秦皮甲素（$C_{15}H_{16}O_9$）和秦皮乙素（$C_9H_6O_4$）的总量不得少于1.0%。

鉴定试验：①取秦皮药材加热水浸泡，浸出液在日光下可见碧蓝色荧光。②粉末淡黄白色，镜检可见：淀粉粒；草酸钙砂晶；木栓细胞；石细胞。③取粉末甲醇提取液作为供试品溶液，以秦皮甲素、秦皮乙素及秦皮素对照品作对照。按薄层色谱法，以三氯甲烷-甲醇-甲酸（6∶1∶0.5）为展开剂，展开，取出，晾干，硅胶 GF₂₅₄ 板置紫外光灯（254nm）下检视；硅胶G板置紫外光灯（365nm）下检视。供试品色谱中，在与对照品色谱相应的位置上，显相同颜色的斑点或荧光斑点；硅胶GF₂₅₄板喷以三氯化铁试液-铁氰化钾试液（1∶1）的混合液，斑点变为蓝色。

功效及应用：清热燥湿，收涩止痢，止带，明目。用于湿热泻痢，带下阴痒，肝热目赤肿痛，目生翳膜。现代研究证实，秦皮有抗炎、镇痛、利尿等作用。常用方药为白头翁汤，秦皮汤。

（胡本祥）

xiāngjiāpí

香加皮（Periplocae Cortex）萝藦科（Asclepiadaceae）植物杠柳 *Periploca sepium* Bge. 的干燥根皮。为较常用中药。主产于山西、河南、河北、山东等地，辽宁、吉林、内蒙古等地亦产。江苏、四川等地有栽培。春、秋二季采挖，剥取根皮，晒干。

性状：一般呈卷筒状或槽状，少数呈不规则片状，长 3～l0cm，直径1～2cm，厚 2～4mm。外表面灰棕色或黄棕色，栓皮易成鳞片状脱落；内表面黄白色或淡红棕色，有细纵纹。质地疏松而脆，易折断（图）。断面黄白色，不整齐。有浓郁的香气，味苦，稍有麻舌感。

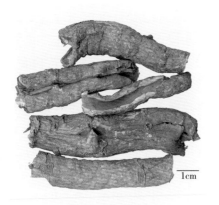

图　香加皮药材

主要成分及分析：含北五加皮苷（periplocoside）A、B、C、D、E、F、G、H、I、J、K 等。其中北五加皮苷 G 为杠柳毒苷（periplocin）；北五加皮苷 K、H₁、E 为 C_{21} 甾苷类，是孕甾烯醇酮的还原衍生物。香气成分为 4-甲氧基水杨醛（4-methoxysalicylaldehyde）。尚含 α、β-香树精及其乙酸酯，β-谷固醇及其葡萄糖苷等。热浸法测定，用稀乙醇作溶剂，醇溶性浸出物不得少于 20.0%。高效液相色谱法测定，药材于 60℃干燥 4 小时，含 4-甲氧基水杨醛（$C_8H_8O_3$）不得少于 0.20%。

鉴定试验：①粉末淡棕色。镜检可见：石细胞长方形或类多角形；乳汁管碎片含无色油滴状物质；草酸钙结晶；木栓细胞；淀粉粒甚多。②取粉末甲醇提取液作为供试品溶液，以 4-甲氧基水杨醛对照品作对照。按薄层色谱法，以石油醚（60～90℃）-乙酸乙酯-冰醋酸（20：3：0.5）为展开剂，展开，取出，晾干，喷以二硝基苯肼试液。供试品色谱中，在与对照品色谱相应的位置上，显相同颜色的斑点。

功效及应用：利水消肿，祛风湿，强筋骨。用于水肿，小便不利，风湿痹病。现代研究证实，香加皮具有强心、镇静等作用。常用方药为五皮饮。

（胡本祥）

dìgǔpí
地骨皮（Lycii Cortex）

茄科（Solanaceae）植物枸杞 *Lycium chinense* Mill. 或宁夏枸杞 *Lycium barbarum* L. 的干燥根皮。又称枸杞皮。为常用中药。主产于河北、河南、山西、陕西等地，多为野生，以河南、山西产量较大，江苏、浙江品质较好；宁夏枸杞主产于宁夏、甘肃等地区。春初或秋后采挖根部，洗净，剥取根皮，晒干。

性状：呈筒状、槽状或不规则卷片，一般长 3～10cm，直径 0.5～1.5cm，厚 1～3mm。外表面灰黄色至棕黄色，粗糙，具纵皱纹或裂纹，易成鳞片状剥落。内表面黄白色或灰黄色，有细纵纹（图）。体轻，质脆，易折断。断面不平坦，外层黄棕色，内层灰白色。气微，味微甘而后苦。

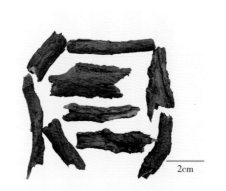

图　地骨皮药材

主要成分：根皮含桂皮酸（cinnamic acid）和多量酚性物质；尚含 β-谷固醇、亚油酸、亚麻酸、三十一酸、蜂花酸、枸杞酰胺（lyciumamide）、苦柯胺 A、东莨菪内酯、甜菜碱、维生素 B 等。

鉴定试验：①粉末米黄色。镜检可见：草酸钙砂晶；纤维；石细胞；淀粉粒；木栓细胞；落皮层薄壁细胞。②粉末甲醇提取液作为供试品溶液，以地骨皮对照药材作对照。按薄层色谱法，以甲苯-丙酮-甲酸（10：1：0.1）为展开剂，展开，取出，晾干，置紫外光灯（365nm）下检视。供试品色谱中，在与对照药材色谱相应的位置上，显相同颜色的斑点。

功效及应用：凉血除蒸，清肺降火。用于阴虚发热，盗汗骨蒸，肺热咳嗽，血热出血。现代研究证实，地骨皮具有降血糖、退热等作用。常用方药为秦艽鳖甲汤，泻白散。

（胡本祥）

yèlèi yàocái
叶类药材（plant leaves as medicinal materials）

以单叶、复叶的小叶片，带叶的枝梢、叶柄为药用部位的药材。多数为成熟的叶，少数是嫩叶。鉴定内容主要包括性状鉴定和显微鉴定，可适用于所有叶类药材基本特征的辨识与鉴定。

性状鉴定　一般叶类药材由于采制、包装、运输等过程易皱缩或破碎，常需将其浸泡在水中使其湿润展开后予以鉴定。鉴定时要注意观察叶的类型、形状、大小、表面特征等方面。①药材类型：观察是单叶还是复叶。如大青叶为单叶；番泻叶为复叶的小叶片。②药材形状：观察叶片外形，叶缘，叶尖，叶基，叶脉，叶柄的有无、长短及叶鞘的情况。③药材大小：观察所选择的不同大小叶片，并测量长度、宽度。④药材表面特征：观察叶片上下表面的颜色、光泽、质地、光滑程度、毛茸、腺点等，对光观察有无油点和斑点等。

显微鉴定 主要观察叶的表皮、叶肉及叶脉。①表皮：分为上表皮和下表皮，通常为一层扁平的长方形或方形细胞，少数为多层细胞，如夹竹桃叶。表皮细胞的外壁常较厚，其外有角质层，时见毛茸及气孔点。表皮细胞一般不含叶绿体。下表皮细胞中的气孔一般较上表皮多。单子叶禾本科植物的叶上表皮细胞中有特殊的大型"运动细胞"。表皮细胞中后含物的有无和种类以及表皮上气孔类型、分布状况均是叶类药材的鉴定特征。②叶肉：含有叶绿体的薄壁组织，位于上下表皮之间，分栅栏组织和海绵组织。栅栏组织由一至数列紧密排列的长柱型细胞构成；海绵组织位于栅栏组织下方，占叶肉组织的大部分，有时有侧脉维管束分布。上、下表皮细胞内方均有栅栏组织的称为等面叶，只有一层栅栏组织和海绵组织的称为异面叶或两面叶。单子叶植物叶肉没有栅栏组织和海绵组织的分化。③叶脉：叶片中的维管束，木质部在上方（向茎面），略成半月形；韧皮部在木质部的下方（背茎面），为外韧型维管束，与茎中维管束类型相似。

（黄璐琦）

shíwéi

石韦（Pyrrosiae Folium） 水龙骨科（Polypodiaceae）植物庐山石韦 *Pyrrosia sheareri*（Bak.）Ching、石韦 *Pyrrosia lingua*（Thunb.）Farwell 或有柄石韦 *Pyrrosia petiolo-* *sa*（Christ）Ching 的干燥叶。又称飞刀剑。为较常用中药。主产于中国华东、中南、西南等地。全年均可采收，除去根茎和根，晒干或阴干。

性状：①庐山石韦叶片略皱缩，展开后呈披针形，一般长10~25cm，宽3~5cm。先端渐尖，基部耳状偏斜，全缘，边缘常向内卷曲；上表面黄绿色或灰绿色，散布有黑色圆形小凹点；下表面密生红棕色星状毛，有的侧脉间布满棕色圆点状的孢子囊群。叶柄具四棱，有纵槽。厚革质，坚硬而脆。气微，味微涩、苦。②石韦叶片呈披针形或长圆披针形，长8~12cm，宽1~3cm。基部楔形，对称。孢子囊群在侧脉间，排列紧密而整齐。叶柄长5~10cm，直径约1.5mm。③有柄石韦叶片多卷曲呈筒状，展开后呈长圆形或卵状长圆形，一般长3~8cm，宽1~2.5cm。基部楔形，对称；下表面侧脉不明显，布满孢子囊群。叶柄长3~12cm，直径约1mm。石韦药材见图。

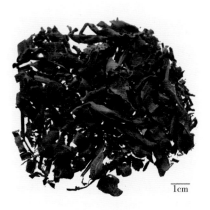

图 石韦药材

主要成分及分析：含绵马三萜（diploptene）、皂苷、蒽醌、黄酮、β-谷固醇及绿原酸（chlorogenic acid）。热浸法测定，用稀乙醇作溶剂，醇溶性浸出物不得少于18.0%。高效液相色谱法测定，干燥品含绿原酸（$C_{16}H_{18}O_9$）不得少于0.20%。

鉴定试验：粉末黄棕色。镜检可见：星状毛；孢子；孢子囊环带细胞；叶下表皮细胞；纤维。

功效及应用：利尿通淋，清肺止咳，凉血止血。用于淋证，肺热咳喘，血热出血。现代研究证明，石韦有抗病毒、镇咳及祛痰等作用。常用方药为石韦散。

（胡本祥）

cèbǎiyè

侧柏叶（Platycladi Cacumen）
柏科（Cupressaceae）植物侧柏 *Platycladus orientalis*（L.）Franco 的干燥枝梢和叶。又称柏叶、丛柏叶。为较常用中药。中国特产，除新疆、青海外，几乎遍及全国。多为栽培。多在夏、秋二季采收，阴干。

性状：茎枝呈类圆柱形，红棕色；小枝扁平，直径1~2mm。叶细小鳞片状，交互对生，贴伏于枝上，深绿色或黄绿色（图）。质脆。气清香，味苦涩、微辛。

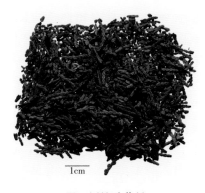

图 侧柏叶药材

主要成分及分析：含挥发油，油中主要为 α-侧柏酮（α-thujone）、茴香酮（fenchone）、樟脑、乙酸龙脑酯、萜醇；并含黄酮类成分，主要为桧酸（juniperic acid）、槲皮苷（quercitrin）、槲皮素（quercetin）、杨梅树素（myricetin）、山奈素、扁柏双黄酮（hinokiflavone）等。热浸法测定，用乙醇作溶剂，醇溶性浸出物不得少于 15.0%。高效液相色谱法测定，干燥品含槲皮苷（$C_{21}H_{20}O_{11}$）不得少于 0.10%。

鉴定试验：①粉末黄绿色。镜检可见：薄壁细胞；油滴；砂晶；具缘纹孔管胞；纤维。②经乙醚提取过的粉末药渣，加 70% 乙醇回流，滤液蒸干，残渣加水溶解，加盐酸加热水解，用乙酸乙酯振摇提取 2 次，合并乙酸乙酯液，用水洗涤 3 次，水浴蒸干，残渣加甲醇溶解，作为供试品溶液。以槲皮素对照品作对照。按薄层色谱法，用甲苯－乙酸乙酯－甲酸（5∶2∶1）的上层溶液展开，取出，晾干，喷以 1% 三氯化铝乙醇溶液，置紫外光灯（365nm）下检视。供试品色谱中，在与对照品色谱相应的位置上，显相同颜色的荧光斑点。

功效及应用：凉血止血，生发乌发。用于血热出血，肺热咳嗽，脱发，须发早白。现代研究证实，侧柏叶具有镇咳、祛痰、扩张血管等作用。常用方药为十灰散，柏叶汤。

（胡本祥）

yínxìngyè

银杏叶（Ginkgo Folium）

银杏科（Ginkgoaceae）银杏 *Ginkgo biloba* L. 的干燥叶。又称白果叶。为较常用中药。中国特产，全国大部分地区均有人工栽培。秋季叶尚绿时采收，及时干燥。

性状：多皱褶，完整者呈扇形，上缘呈不规则的波状弯曲，有的中间凹入，深者可达叶长的 4/5（图）。其二叉状平行叶脉，细而密，光滑无毛，易纵向撕裂。

味甘、苦、涩，平。

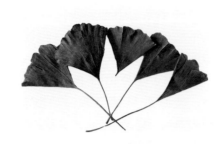

图　银杏叶药材

主要成分及分析：叶含黄酮类成分银杏双黄酮（ginkgetin）、异银杏双黄酮（isoginkgetin）、去甲银杏双黄酮（bilobetin）、芸香苷、山奈素-3-鼠李糖葡萄糖苷、山奈素、槲皮素、异鼠李素等；另含苦味成分银杏内酯 A（ginkgolide A）、B、C 及白果内酯（bilobalide）；酸类成分毒八角酸、D-糖质酸、白果酸。尚含白果醇（ginnol）、白果酮（ginnone）、二十九烷、二十八醇、α-己烯醛、β-谷固醇、豆固醇及维生素等，并含儿茶素和表儿茶素。热浸法测定，用稀乙醇作溶剂，醇溶性浸出物不得少于 25.0%。高效液相色谱法测定，干燥品含总黄酮醇苷不得少于 0.40%；含萜类内酯以银杏内酯（$C_{20}H_{24}O_9$）、银杏内酯 B（$C_{20}H_{24}O_{10}$）、银杏内酯 C（$C_{20}H_{24}O_{11}$）和白果内酯（$C_{15}H_{18}O_8$）的总量计，不得少于 0.25%。

鉴定试验：①粉末黄绿色。镜检可见：表皮细胞及气孔；分泌道；草酸钙簇晶；纤维；管胞；石细胞。②粉末 40% 乙醇提取液作为供试品溶液，以银杏叶对照药材作对照。按薄层色谱法，分别点于同一含 4% 醋酸钠的羧甲基纤维素钠溶液为黏合剂制备的硅胶 G 薄层板上，以乙酸乙酯-丁酮-甲酸-水（5∶3∶1∶1）为展开剂，展开，取出，晾干，喷以

3% 三氯化铝乙醇溶液，热风吹干，置紫外光灯（365nm）下检视。供试品色谱中，在与对照药材色谱相应的位置上，显相同颜色的荧光主斑点。

功效及应用：敛肺平喘，活血化瘀，通络止痛。用于瘀血阻络，胸痹心痛，中风偏瘫，肺虚咳喘，高脂血症。现代研究证实，银杏叶对高血压、高脂血症、冠心病、心绞痛、脑血管痉挛等有作用。常用方药为白果叶散。

（胡本祥）

sāngyè

桑叶（Mori Folium）

桑科（Moraceae）植物桑 *Morus alba* L. 的干燥叶。为较常用中药。中国各地均有分布。初霜后采收，除去杂质，晒干。

性状：多皱缩，破碎。完整者有柄，叶片上表面黄绿色或浅黄棕色，有的有小疣状突起；下表面色较浅，叶脉突起，小脉网状，脉上被疏毛，脉基具簇毛（图）。质脆。气微，味淡、微苦涩，性寒。

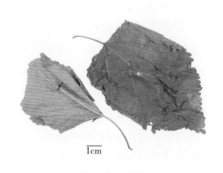

图　桑叶药材

主要成分及分析：含牛膝甾酮（inokosterone）、脱皮甾酮（ecdysterone）、β-谷固醇、芸香苷（rutin）、桑苷（moracetin）、异槲皮苷（isoquercitrin）、伞形花内酯（umbelliferone）、东莨菪苷（scopolin）、α-和β-己烯醛、葫芦巴碱、胆碱、腺嘌呤、天冬氨酸、绿原酸等。热浸法测定，用无水乙醇作溶剂，醇溶性浸出物不得少于5.0%。高效液相色谱法测定，干燥品含芦丁（$C_{27}H_{30}O_{16}$）不得少于0.10%。

鉴定试验：①粉末黄绿色或黄棕色。镜检可见：钟乳体晶细胞；草酸钙簇晶；草酸钙方晶；非腺毛；腺毛；乳汁管。②粉末加石油醚（60~90℃）加热回流，取药渣加乙醇超声处理，滤液蒸干，残渣加热水，置60℃水浴上搅拌使溶解，滤液蒸干，残渣加甲醇溶解，作为供试品溶液。以桑叶对照药材作对照。按薄层色谱法，以甲苯-乙酸乙酯-甲酸（5:2:1）的上层溶液为展开剂，展开，取出，晾干，置紫外光灯（365nm）下检视。供试品色谱中，在与对照药材色谱相应的位置上，显相同颜色的荧光斑点。

功效及应用：疏散风热，清肺润燥，平抑肝阳，清肝明目。用于风热感冒，肺热咳嗽等。现代研究证实，桑叶有治疗糖尿病和抑制血栓形成等作用。常用方药为桑菊饮，桑杏汤。

（胡本祥）

liǎodàqīngyè

蓼大青叶（Polygoni Tinctorii Folium）　蓼科（Polygonaceae）植物蓼蓝 *Polygonum tinctorium* Ait. 的茎叶。又称染青草、蓝叶、靛青叶、蓝靛叶。为常用中药。主产于辽宁、河北、陕西、山东等地。夏、秋二季枝叶茂盛时采收两次，除去茎枝和杂质，干燥。

性状：多皱缩、破碎，完整者展平后呈椭圆形，长3~8cm，宽2~5cm。蓝绿色或黑蓝色，先端钝，基部渐狭，全缘。叶脉浅黄棕色，于下表面略突起。叶柄扁平，偶带膜质托叶鞘（图）。质脆。气微，味微涩而稍苦，性寒。

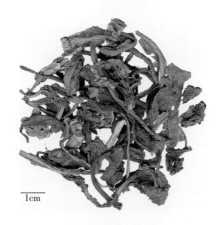

1cm

图　蓼大青叶药材

主要成分及分析：含靛玉红（indirubin），靛蓝（indigo），N-苯基-2-萘胺，β-谷固醇，虫漆蜡醇，山奈酚-3-β-吡喃葡萄糖苷，3,5,4′-三羟基-6,7-亚甲二氧基黄酮-3-O-β-D-吡喃葡萄糖苷。高效液相色谱法测定，干燥品含靛蓝（$C_{16}H_{10}N_2O_2$）不得少于0.55%。

鉴定试验：①叶的表面观镜检可见：表皮细胞多角形；气孔平轴式，少数不等式；腺毛和非腺毛；叶组织含色素颗粒；草酸钙簇晶。叶横切面镜检可见：上、下表皮细胞各1列。中脉向上微突出，向下凸出，表皮内侧均有厚角组织；维管束6~8个，环状排列，维管束外围纤维束壁厚，木化。栅栏组织细胞2~3列不通过中脉。叶肉细胞含草酸钙簇晶及蓝色至蓝黑色色素颗粒。②粉末加2%水合氯醛的三氯甲烷溶液超声处理，取出，放冷，加2%水合氯醛的三氯甲烷补足至刻度，摇匀，滤过，取续滤液浓缩，作为供试品溶液。以靛蓝对照品作对照。按薄层色谱法，以苯-三氯甲烷-丙酮（5:4:1）为展开剂，展开，取出，晾干。供试品色谱中，在与对照品色谱相应的位置上，显相同的蓝色斑点。

功效及应用：清热解毒，凉血消斑。用于温病发热，发斑发疹，肺热喘咳，吐血衄血，喉痹，热痢，黄疸，痄腮，丹毒，口疮，痈肿。现代研究证实，蓼大青叶具有抗病原微生物、解热、抗炎等作用。

（胡本祥）

héyè

荷叶（Nelumbinis Folium）　睡莲科（Nymphaeaceae）植物莲 *Nelumbo nucifera* Gaertn. 的干燥叶。为少常用中药。中国大部地区均产。夏、秋二季采收，晒至七八成干时，除去叶柄，折成半圆形或折扇形，干燥。

性状：呈半圆形或折扇形，展开后呈类圆形，全缘或稍呈波状，直径20~50cm。上表面深绿色或黄绿色，较粗糙；下表面淡灰棕色，较光滑，有粗脉21~22条，自中心向四周射出；中心有突起的叶柄残基。质脆，易破碎。稍有清香气，味微苦。

主要成分及分析：含莲碱（roemerine）、荷叶碱（nuciferine）、原荷叶碱（nornuciferine）、O-去甲基荷叶碱（O-nornuciferine）、牛心果碱（anonaine）、斑点亚洲罂粟碱（罗默碱）、亚美尼亚罂粟碱、N-甲基衡州乌药碱（N-methglco-claurine）、N-甲基异衡州乌药碱、前荷叶碱（pronuciferine）及去氢荷叶碱（dehydeonuciferine）多种生物碱，以及槲皮素、异槲皮苷等黄酮类化合物。热浸法测定，用70%乙醇作溶剂，醇溶性浸出物不得少于10.0%。高效液相色谱法测定，干燥品含荷叶碱（$C_{19}H_{21}NO_2$）不得少于0.10%，荷叶饮片含荷叶碱不得少于0.070%。

鉴定试验：粉末灰绿色。镜检可见：上表皮细胞多角形，外壁乳头状或短绒毛状突起；气孔不定式。下表皮细胞垂周壁略波状弯曲。草酸钙簇晶多见。

功效及应用：清热解暑，升发清阳，凉血止血。用于暑热烦渴，暑湿泄泻，脾虚泄泻，血热吐衄，便血崩漏。现代研究证实，荷叶有降血脂、降血压、减肥等功效。常用方药为四生丸，荷叶藁本汤。

（胡本祥）

yínyánghuò
淫羊藿（Epimedii Folium）

小檗科（Berberidaceae）植物淫羊藿 Epimedium brevicornu Maxim.、箭叶淫羊藿 Epimedium sagittatum (Sieb. et Zucc.) Maxim.、柔毛淫羊藿 Epimedium pubescens Maxim. 或朝鲜淫羊藿 Epimedium koreanum Nakai 的干燥叶。为常用中药。主产于陕西、湖北、浙江、安徽等地。夏、秋季茎叶茂盛时采收，晒干或阴干。

性状：①淫羊藿茎细圆柱形，茎表面黄绿色或淡黄色，长约20cm。茎生叶对生，叶上表面黄绿色，下表面灰绿色，三出复叶；小叶片卵圆形，长 3～8cm，宽 2～6cm，先端微尖；顶生小叶基部心形，两侧小叶较小，偏心形，外侧较大，呈耳状，边缘具黄色刺毛状细锯齿，叶主脉 7～9 条，基部有稀疏细长毛，细脉两面突起，网脉明显。气微，味微苦。②箭叶淫羊藿三出复叶，小叶片长卵形至卵状披针形，长 4～12cm，宽 2.5～5cm；先端渐尖，两侧小叶基部明显偏斜，外侧呈箭形。下表面疏被粗短伏毛或近无毛。叶片革质。③柔毛淫羊藿叶下表面及叶柄密被绒毛状柔毛。④朝鲜淫羊藿小叶较大，长 4～10cm，宽 3.5～7cm，先端长尖。

叶片较薄。淫羊藿药材见图。

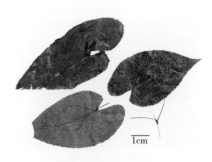

图 淫羊藿药材

主要成分及分析：含淫羊藿苷（icariin），淫羊藿次苷（icariside）Ⅰ、Ⅱ，以及淫羊藿新苷 A（epimedoside A）。此外，尚含挥发油、蜡醇、三十一烷、植物固醇等。冷浸法测定，用稀乙醇作溶剂，醇溶性浸出物不得少于15.0%。紫外-可见分光光度法测定，干燥品含总黄酮以淫羊藿苷（$C_{33}H_{40}O_{15}$）计，不得少于5.0%；高效液相色谱法测定，干燥品含淫羊藿苷不得少于0.50%。淫羊藿饮片含淫羊藿苷不得少于0.40%。

鉴定试验：①淫羊藿叶镜检可见：上、下表皮细胞垂周壁深波状弯曲，沿叶脉均有异细胞纵向排列，内含一至多个草酸钙柱晶；下表皮气孔众多，不定式，有时可见非腺毛。箭叶淫羊藿叶下表皮气孔较密，具有多数非腺毛脱落形成的疣状突起，有时可见非腺毛。柔毛淫羊藿叶下表皮气孔较疏，具有多数细长非腺毛。朝鲜淫羊藿叶下表皮气孔和非腺毛均易见。②取粉末乙醇提取液作为供试品溶液，以淫羊藿苷对照品作对照。按薄层色谱法，用乙酸乙酯－丁酮－甲酸－水（10∶1∶1∶1）溶液展开，取出，晾干，置紫外光灯（365nm）下检视。供试品色谱中，在与对照品色谱相应的位置上，显相同的

暗红色斑点。

功效及应用：补肾阳，强筋骨，祛风湿。用于肾阳虚衰，阳痿遗精，筋骨痿软，风湿痹痛，麻木拘挛。现代研究证实，淫羊藿具有抗衰老、镇咳、祛痰、平喘、抗炎、抗病原微生物等功效，对性功能、心血管系统、血液系统有作用。常用方药为再造生血片、壮骨关节丸等。

（李成义）

dàqīngyè
大青叶（Isatidis Folium）

十字花科（Cruciferae）植物菘蓝 Isatis indigotica Fort. 的干燥叶。为常用中药。主产于河北、陕西、江苏、安徽等地。大多为栽培品。夏、秋二季分 2～3 次采收，除去杂质，晒干。

性状：叶片多皱缩卷曲，有的破碎。完整叶片展平后呈长椭圆形至长圆状倒披针形，一般长 5～20cm，宽 2～6cm；上表面暗灰绿色，有的可见色较深稍突起的小点；先端钝，全缘或微波状，基部狭窄下延至叶柄呈翼状；叶柄长 4～10cm，淡棕黄色（图）。气微，味微酸、苦涩。

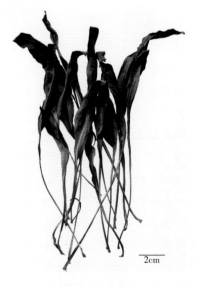

图 大青叶药材

主要成分及分析：叶含靛苷（indican），靛苷先水解为吲哚醇，再经空气氧化成靛蓝（indigo）；还含靛玉红（indirubin）。热浸法测定，用乙醇作溶剂，醇溶性浸出物不得少于 16.0%。干燥品含靛玉红（$C_{16}H_{10}N_2O_2$）不得少于 0.020%。

鉴定试验：①粉末绿褐色。镜检可见：靛蓝结晶；橙皮苷样结晶；上表皮细胞多角形，外壁连珠状增厚，表面隐约可见微细角质纹理，下表皮细胞垂周壁连珠状增厚明显；厚角细胞；网纹或螺纹导管。②取粉末三氯甲烷提取液作为供试品溶液，以靛玉红与靛蓝对照品作为对照。按薄层色谱法，以环己烷-三氯甲烷-丙酮（5:4:2）为展开剂，展开，取出，晾干。供试品色谱中，在与对照品色谱相应的位置上，显相同颜色的斑点。

功效及应用：清热，解毒，凉血，止血。用于温病热盛烦渴，丹毒、吐血、衄血、黄疸、痢疾、喉痹、口疮、痈疽肿毒。现代研究证实，大青叶有抗病原微生物、抗内毒素等作用。常用方药为大青汤。

（胡本祥）

dùzhòngyè

杜仲叶（Eucommiae Folium）

杜仲科植物杜仲 *Eucommia ulmoides* Oliv. 的干燥叶。为少常用中药。主产于湖南、陕西、甘肃、浙江、河南、湖北、四川、贵州、云南等地。现中国各地广泛栽种。夏、秋二季枝叶茂盛时采收，晒干或低温烘干。

性状：叶片呈椭圆形或卵形，长 7～15cm，宽 3.5～7cm。表面黄绿色或黄褐色，微有光泽。先端渐尖，基部圆形或广楔形，边缘有锯齿，具短叶柄（图）。质脆，搓之易碎，折断面有少量银白色橡胶丝相连。气微，味微苦。

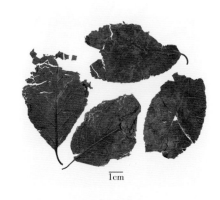

图 杜仲叶药材

主要成分及分析：包括松脂醇二葡萄糖苷（pinoresinol diglucoside）、丁香树脂酚二葡萄糖苷（syringaresinol diglucoside）、杜仲醇（eucommiol）、儿茶酚、二氢咖啡酸、绿原酸（chlorogenic acid）等。热浸法测定，用稀乙醇作溶剂，醇溶性浸出物不得少于 16.0%。高效液相色谱法，干燥品含绿原酸（$C_{16}H_{18}O_9$）不得少于 0.080%。

鉴定试验：①粉末棕褐色。镜检可见：非腺毛单细胞；橡胶丝较多；气孔为不定式，角质纹理明显。②取粉末 50%甲醇提取液作为供试品溶液。另取杜仲叶对照药材和绿原酸对照品作对照。按薄层色谱法，以乙酸丁酯-甲酸-水（7:2.5:2.5）的上层溶液为展开剂，展开，取出，晾干，置紫外光灯（365nm）下检视。供试品色谱中，在与对照药材和对照品色谱相应的位置上，显相同颜色的荧光斑点。

功效及应用：补肝肾，强筋骨。用于肝肾不足，头晕目眩，腰膝酸痛，筋骨痿软。现代研究证实，杜仲叶有镇痛、镇静、降压等作用。

（胡本祥）

shānzhāyè

山楂叶（Crataegi Folium）

蔷薇科植物山里红 *Crataegus pinnatifida* Bge. var. major N. E. Br. 或山楂 *Grataegus pinnatifida* Bge. 的干燥叶。为少常用中药。山里红主产于中国华北部及山东、江苏、安徽、河南等地；野山楂主产于中国东北部及内蒙古、河北、山西、陕西、山东、江苏、浙江等地。夏、秋二季采收，晾干。

性状：奇数羽状复叶多不完整，叶柄及叶轴较粗，淡黄棕色。小叶片多皱缩破碎，完整者宽披针形，不等边，略呈镰状弯曲。长 6～12cm，宽 5～8cm，绿色至棕黄色，边缘有重锯齿，薄革质。气微清香，味淡。以叶多、色绿、气清香者为佳。

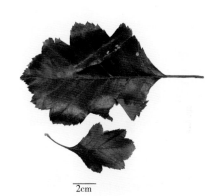

图 山楂叶药材

主要成分及分析：山里红叶含槲皮素（quercetin）、金丝桃苷（hyperoside）、牡荆素（vitexin）、牡荆素鼠李糖苷（rhamnosylvitexin）、2-对羟苯甲基苹果酸、盐酸二乙胺、山梨醇。冷浸法测定，用稀乙醇作溶剂，醇溶性浸出物不得少于 20.0%。干燥品含总黄酮以无水芦丁（$C_{27}H_{30}O_{16}$）计，不得少于 7.0%；高效液相色谱法测定，干燥品含金丝桃苷（$C_{21}H_{20}O_{12}$）不得少于 0.050%。

鉴定试验：①粉末绿色至棕黄色。镜下可见：草酸钙簇晶；草酸钙方晶；螺纹导管；非腺毛为单细胞，长圆锥形；纤维成束，壁增厚。②取粉末乙醇提取液作为供试品溶液。以芦丁与金丝桃苷对照品作对照。按薄层色谱法，分别点于同一聚酰胺薄膜上，用乙醇-丙酮-水（7∶5∶6）试剂展开，取出，晾干，喷以三氯化铝试液，置紫外光灯（365nm）下检视，供试品色谱在与对照品色谱相应的位置上，显相同颜色的荧光斑点。

功效及应用：活血化瘀，理气通脉，化浊降脂。用于气滞血瘀，胸痹心痛，胸闷憋气，心悸健忘，眩晕耳鸣，高脂血症。现代研究证实，山楂叶有降压、增加冠脉血流量、降低血脂、改善肝微循等作用。

（胡本祥）

pípayè
枇杷叶（Eriobotryae Folium）

双子叶植物蔷薇科（Rosaceae）枇杷 Eriobotrya japonica（Thunb.）Lindl. 的干燥叶。又称杷叶、芦桔叶、巴叶。为常用中药。主产于中国中南部及陕西、甘肃、江苏、安徽、浙江、江西、福建、台湾、四川、贵州、云南等地。全年均可采收。晒至七、八成干时，扎成小把，再晒干。

性状：叶片呈长椭圆形，一般长 12~30cm，宽 4~9cm。上表面淡棕绿色、黄绿色或红棕色，有光泽。下表面灰绿色或棕黄色，密布灰棕色绒毛。叶脉呈羽毛状两侧斜生，中间主脉呈棕黄或棕红色，显著突起。叶先端渐尖，周边有疏锯齿。叶柄极短，被黄棕色或棕黑色绒毛（图）。叶厚革质，质脆易碎。微有清香气，味微苦。

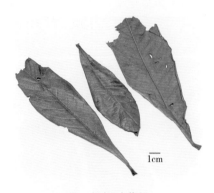

图　枇杷叶药材

主要成分及分析：含挥发油，油中主要成分为橙花叔醇和金合欢醇等；还含齐墩果酸（oleanolic acid）和熊果酸（ursolic acid）。热浸法测定，用75%乙醇作溶剂，醇溶性浸出物不得少于 18.0%。高效液相色谱法测定，干燥品含齐墩果酸（$C_{30}H_{48}O_3$）和熊果酸（$C_{30}H_{48}O_3$）的总量不得少于 0.70%。

鉴定试验：①粉末红棕色。镜检可见：单细胞非腺毛；晶纤维；草酸钙方晶、簇晶；上表皮细胞表面观垂周壁略呈连珠状增厚；下表皮细胞表面观呈不规则形。②取粉末甲醇提取液作为供试品溶液。以枇杷叶对照药材及熊果酸对照品作对照。按薄层色谱法，以甲苯-丙酮（5∶1）为展开剂，展开，取出，晾干，喷以 10% 硫酸乙醇溶液，在 105℃加热至斑点显色清晰。供试品色谱中，在与对照药材色谱和对照品色谱相应的位置上，显相同颜色的斑点。

功效及应用：清肺止咳，降逆止呕。用于肺热咳嗽，气逆喘急，胃热呕逆，烦热口渴。现代研究证实，枇杷叶有镇咳、祛痰、平喘和抗菌等作用。常用方药为枇杷叶散，枇杷叶膏。

（胡本祥）

fānxièyè
番泻叶（Sennae Folium）

豆科（Leguminosae）植物狭叶番泻 Cassia angustifolia Vahl 或尖叶番泻 Cassia acutifolia Delile 的干燥小叶。又称泻叶。为常用中药。狭叶番泻主产于非洲东部的近海及岛屿上，阿拉伯地区南部及印度西北部、南部均有。尖叶番泻主产于热带非洲尼罗河流域。中国的海南、云南已从国外引种栽培。

性状：①狭叶番泻呈长卵形或卵状披针形，长 1.5~5cm，宽 0.4~2cm，叶端急尖，叶基稍不对称，全缘。上表面黄绿色，下表面浅黄绿色，无毛或近无毛，叶脉稍隆起（图）。革质。气微弱而特异，味微苦，稍有黏性。②尖叶番泻呈披针形或长卵形，略卷曲，叶端短尖或微凸，叶基不对称，两面均有细短毛茸。

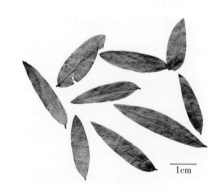

图　番泻叶药材

主要成分及分析：狭叶番泻含番泻苷（sennoside）A、B、C、D，大黄酚，大黄素，大黄素甲醚，3-甲基-8-甲氧基-2-乙酰基-1,6-萘二酚-6-O-β-D-葡萄糖苷，嫩叶中含山柰酚。尖叶番泻含番泻苷 A、B、C、D，大黄素，大黄素甲醚，大黄酚。嫩叶中含山柰酚。高效液相色谱法测定，干燥品含番泻苷 A（$C_{42}H_{38}O_{20}$）和番泻苷 B（$C_{42}H_{38}O_{20}$）的总量不得少于 1.1%。

鉴定试验：①粉末淡绿色或黄绿色。镜检可见：晶纤维多，草酸钙方晶；非腺毛；草酸钙簇晶存在于叶肉薄壁细胞中；上下表皮细胞表面观呈多角形，垂周壁平直，均有气孔，主为平轴式。②取粉末稀乙醇提取液作为供试品溶液。以番泻叶对照药材作对照。按薄层色谱法，以乙酸乙酯-正丙醇-水（4：4：3）为展开剂，展开，取出，晾干，置紫外光灯（365nm）下检视。供试品色谱中，在与对照药材色谱相应的位置上，显相同颜色的荧光斑点；喷以 20% 硝酸溶液，在120℃加热约 10 分钟，放冷，再喷以 5% 氢氧化钾的稀乙醇溶液，供试品色谱中，在与对照药材色谱相应的位置上，显相同颜色的斑点。

功效及应用：泻热行滞，通便，利水。用于热结积滞，便秘腹痛，水肿胀满。现代研究证实，番泻叶有抗真菌、止血等功效。常用方药为番泻叶散。

（胡本祥）

gōuguǔyè
枸骨叶（Ilicis Cornutae Folium）
冬青科（Aquifoliaceae）植物枸骨 *Ilex cornuta* Lindl. ex Paxt. 的干燥叶。又称功劳叶、苦丁茶、八角刺。为较常用中药。主产于河南、湖北、安徽、江苏等地。秋季采收，除去杂质，晒干。

性状：呈类长方形或矩圆状长方形，偶有长卵圆形，一般长3～8cm，宽 1.5～4cm。先端具 3 枚较大的硬刺齿，顶端 1 枚常反曲，基部平截或宽楔形，两侧有时各具刺齿 1～3 枚，边缘稍反卷；长卵圆形叶常无刺齿。上表面黄绿色或绿褐色，有光泽，下表面灰黄色或灰绿色。叶脉羽状，叶柄较短（图）。革质，硬而厚。无臭，味微苦。

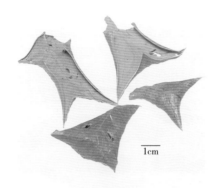

图　枸骨叶药材

主要成分：含 6,7-二甲氧基香豆素（6,7-dimethoxycoumarin）、三萜烯、咖啡碱、皂苷、鞣质、苦味素。

鉴定试验：①叶片近基部横切面镜检可见：上表皮细胞类方形，壁厚，外被厚的角质层，主脉处有单细胞非腺毛；下表皮细胞略小，可见气孔。栅栏组织为2～4 列细胞，海绵组织疏松；主脉处上、下表皮内为一至数列厚角细胞。主脉维管束外韧型，其上、下方均具木化纤维群。叶缘表皮内常依次为厚角细胞和石细胞半环带，再内为木化纤维群；叶缘近叶柄处仅有数列厚角细胞，近基部以上渐无厚角组织。叶缘表皮内和主脉处下表皮内厚角组织中偶有石细胞，韧皮部下方的纤维群外亦偶见。薄壁组织和下表皮细胞常含草酸钙簇晶。②取粉末 70% 乙醇提取液作为供试品溶液，以枸骨叶对照药材作对照。按薄层色谱法，以三氯甲烷-乙酸乙酯-甲醇-水（1：3：1：0.3）为展开剂，展开，取出，晾干，喷以 10% 硫酸乙醇溶液，在105℃加热至斑点显色清晰。供试品色谱中，在与对照药材色谱相应的位置上，显相同颜色的斑点。

功效及应用：清热养阴，平肝，益肾。用于肺痨咯血，骨蒸潮热，头晕目眩；高血压等。现代研究证实，枸骨叶有增强心肌收缩力和避孕等作用。

（胡本祥）

mǎnshānhóng
满山红（Rhododendri Daurici Folium）
杜鹃花科（Ericaceae）植物兴安杜鹃 *Rhododendron dauricum* L. 的干燥叶。又称映山红、山石榴。为少常用中药。主产于黑龙江、吉林、内蒙古等地。夏、秋二季采收，阴干。

性状：多反卷成筒状，有的皱缩破碎（图）。完整叶片展平后呈椭圆形或长倒卵形，长 2～7.5cm，宽 1～3cm；先端钝，基部近圆形或宽楔形，全缘；上表面暗绿色至褐绿色，散生浅黄色腺鳞；下表面灰绿色，腺鳞甚多。叶柄长 3～10mm。近革质。气芳香特异，味较苦、微辛。

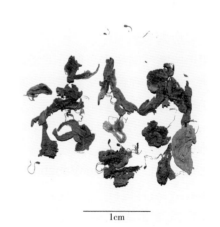

图　满山红药材

主要成分及分析：含多种黄酮类，主要有杜鹃素（farrerol）、杜鹃乙素（4',5,7-三羟基-6-甲基双氢黄酮）、金丝桃苷、扁蓄苷、杜鹃黄素、棉花皮素、杨梅树皮素和二氢槲皮素。含挥发油，其中止咳祛痰的有效成分为大牻牛儿酮。高效液相色谱法测定，干燥品含杜鹃素（$C_{17}H_{16}O_5$）不得少于 0.080%。

鉴定试验：①叶横切面镜检可见：上表皮细胞长方形，外被角质层，凹陷处有盾状毛；下表皮细胞近圆形，壁波状，有气孔和盾状毛。栅栏细胞 2~3 列，海绵细胞类圆形。主脉维管束双韧型，外围有束鞘纤维不连续排列成环，上、下表皮内方有厚角细胞多列，叶脉上表面有单细胞非腺毛。薄壁细胞和海绵细胞含草酸钙簇晶。②取粉末乙醇提取液作为供试品溶液，以满山红对照药材及杜鹃素对照品作对照。按薄层色谱法，以甲苯-乙酸乙酯-甲酸（7：2：0.5）的上层溶液为展开剂，展开，取出，晾干，喷以三氯化铝试液，在 105℃加热至斑点显色清晰，置紫外光灯（365nm）下检视。供试品色谱中，在与对照药材及对照品色谱相应的位置上，显相同颜色的荧光斑点。

功效及应用：止咳，祛痰。用于咳嗽气喘痰多。现代研究证实，满山红有镇咳祛痰作用，并呈现平喘及降血压作用。

（胡本祥）

luóbùmáyè

罗布麻叶 （Apocyni Veneti Folium） 夹竹桃科（Apocynaceae）植物罗布麻 Apocynum venetum L. 的干燥叶。又称泽漆麻、红根草。为较常用中药。主产于中国西北、华北及东北各地的河岸、海滨盐碱、低湿地区或干旱、沙漠内陆盆地。夏季采收，除去杂质，干燥。

性状：多皱缩卷曲，有的破碎，完整叶片展平后呈椭圆状披针形或卵圆状披针形，长 2~5cm，宽 0.5~2cm，淡绿色或灰绿色，先端钝，有小芒尖，基部钝圆或楔形，边缘具细齿，常反卷，两面无毛，叶脉于下表面突起；叶柄细，长约 4mm（图）。质脆。气微，味淡。

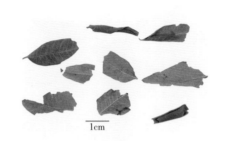

图 罗布麻叶药材

主要成分及分析：含黄酮类化合物，主含异槲皮苷（isoquercitrin）和槲皮素（quercetin）及金丝桃苷（hyperin）。另含儿茶素、蒽醌、谷氨酸、丙氨酸、缬氨酸、氯化钾等。热浸法测定，用 75%乙醇作溶剂，醇溶性浸出物不得少于 20.0%。高效液相色谱法测定，干燥品含金丝桃苷（$C_{21}H_{20}O_{12}$）不得少于 0.30%。

鉴定试验：①表面观镜检可见：上、下表皮细胞多角形，垂周壁平直，表面有颗粒状角质纹理；气孔平轴式。横切面镜检可见：表皮细胞扁平，外壁突起。叶两面均具栅栏组织，上表皮内栅栏细胞多为 2 列，下表皮内多为 1 列，细胞极短，海绵组织细胞 2~4 列，含棕色物。主脉维管束双韧型，维管束周围和韧皮部散有乳汁管。②取粉末甲醇提取液作为供试品溶液。以罗布麻叶对照药材作对照。按薄层色谱法，以三氯甲烷-甲醇-水（13：7：2）10℃以下放置过夜的下层溶液为展开剂，展开，取出，晾干，喷以 3%三氯化铝乙醇溶液，在 105℃加热至斑点显色清晰，置紫外光灯（365nm）下检视。供试品色谱中，在与对照药材色谱相应的位置上，显相同颜色的荧光斑点。

功效及应用：平肝安神，清热利水。用于肝阳眩晕，心悸失眠，水肿尿少。现代研究证实，罗布麻叶有降压、强心等作用。临床上用于治疗高血压、神经衰弱、肾炎水肿等。

（胡本祥）

mǔjīngyè

牡荆叶 （Viticis Negundo Folium） 马鞭草科（Verbenaceae）植物牡荆 Vitex negundo L. var. cannabifolia （Sieb. Et Zucc.） Hand. -Mazz. 的新鲜叶。又称黄荆柴、黄荆条、荆条棵、五指柑。为少常用中药。主产于中国华东部及河北、湖南、湖北、广东、广西、四川、贵州。夏、秋二季叶茂盛时采收，除去茎枝。

性状：掌状复叶，小叶 5 片或 3 片，披针形或椭圆状披针形，中间小叶长 5~10cm，宽 2~4cm，两侧小叶依次渐小，先端渐尖，基部楔形，边缘具粗锯齿；上表面绿色，下表面淡绿色，两面沿叶脉有短茸毛，嫩叶下表面毛较密；总叶柄长 2~6cm，有一浅沟槽，密被灰白色茸毛（图）。气芳香，味辛、微苦。

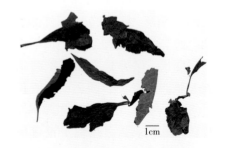

图 牡荆叶药材

主要成分：含挥发油，其中

主成分为 β-丁香烯，其次为香桧烯。还含 α-侧柏烯、α-、β-蒎烯，樟烯，月桂烯，α-水芹烯等。

鉴定试验：①横切面镜检可见：上表皮细胞排列较整齐，上、下表面均有毛茸。主脉维管束呈月牙形或"U"形，"U"形的凹部有 1~5 个较小的维管束。②表面观镜检可见：上表皮非腺毛 1~4 个细胞；腺鳞头部 4 个细胞，柄 1~3 个细胞；小腺毛少见。下表皮气孔不定式；非腺毛、腺鳞和小腺毛较多。

功效及应用：祛痰，止咳，平喘。用于咳嗽痰多。现代研究证实，牡荆叶有降血压、抗菌等作用。临床用于治疗咳喘、慢性支气管炎等。

（胡本祥）

zǐsūyè

紫苏叶（Perillae Folium） 唇形科（Lamiaceae）植物紫苏 *Perilla frutescens*（L.）Britt. 的干燥叶（或带嫩枝）。又称苏叶。为常用中药。主产于江苏、湖北、广东、广西、河南、河北、山东、山西、浙江、四川等地。夏季枝叶茂盛时采收，除去杂质，晒干。

性状：干燥完整的叶呈卵形或圆卵形，多数皱缩卷曲或已破碎，两面均棕紫色，或上表面灰绿色，下表面棕紫色，两面均有稀毛；先端尖，边缘有锯齿，基部近圆形，有柄，质薄而脆（图）。切碎品多混有细小茎枝。茎四方形，有槽，外皮黄紫色，有时剥落，木质部黄白色，中央有白色疏松的髓。气芳香，味微辛。

主要成分及分析：茎含挥发油，油中主要成分为 l-紫苏醛（l-perillaldehyde），具有特殊香气。其次含左旋柠檬烯、α-蒎烯等，另含精氨酸。叶中的红色色素为花青素-3-（6-对香豆酰-β-D-葡萄糖）-5-β-D-葡萄糖苷。含挥发油不得少于 0.40%（ml/g）。

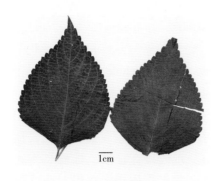

图 紫苏叶药材

鉴定试验：①叶横切面镜检可见：上表皮细胞；下表皮细胞；两面均有腺鳞和腺毛；气孔直轴式，下表皮较多。②叶表面制片镜检可见：表皮细胞中某些细胞内含有紫色素，滴加 10% 盐酸溶液，立即显红色；或滴加 5% 氢氧化钾溶液，即显鲜绿色，后变为黄绿色。③取粉末甲醇提取液作为供试品溶液，以紫苏叶对照药材作对照。按薄层色谱法，以乙酸乙酯-甲醇-甲酸-水（9：0.5：1：0.5）为展开剂，展开，取出，晾干，喷以 10% 硫酸乙醇试液，在 105℃ 加热至斑点显色清晰，置紫外光灯（365nm）下检视。供试品色谱中，与对照药材色谱相应的位置上，显相同颜色的荧光斑点。

功效及应用：解表散寒、行气和胃。用于外感风寒，恶寒发热，头痛无汗，咳嗽气喘，脘腹胀闷，呕恶腹泻，咽中梗阻，妊娠恶阻，胎动不安，食鱼蟹中毒，痈疮蛇毒。现代研究证实，紫苏叶具有止血、抑菌、镇静和抗肿瘤等作用。常用方药为苏叶汤，紫苏饮。

（胡本祥）

àiyè

艾叶（Artemisiae Argyi Folium）

菊科（Asteraceae）植物艾 *Artemisia argyi* Lévl. et Vant. 的干燥叶。为常用中药。中国大部分地区均有分布。夏季花未开时采摘，除去杂质，晒干。

性状：多皱缩、破碎，有短柄。完整叶片展平后呈卵状椭圆形，羽状深裂，裂片椭圆状披针形，边缘有不规则的粗锯齿，上表面灰绿色或深黄绿色，有稀疏的柔毛及腺点，下表面密生灰白色绒毛（图）。质柔软。气清香，味苦。

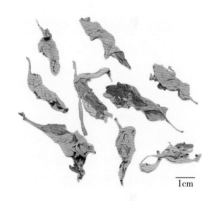

图 艾叶药材

主要成分及分析：含挥发油，油中主要为桉油精、α-侧柏酮、α-水芹烯、β-丁香烯、莰烯、樟脑等。气相色谱法测定，干燥品含桉油精（$C_{10}H_8O$）不得少于 0.050%。

鉴定试验：①粉末绿褐色。镜检可见："T"形非腺毛和单列性非腺毛；腺毛表面观鞋底形，由 4、6 个细胞相对叠合而成，无柄；草酸钙簇晶。②取粉末石油醚回流提取液，滤液挥干，残渣加正己烷溶解作为供试品溶液，以艾叶对照药材作对照。按薄层色谱法，以石油醚（60~90℃）-甲苯-丙酮（10：8：0.5）为展开剂，展开，取出，晾干，喷以三氯化铝试液，置紫外光灯（365nm）下检视，供试品色谱在与对照药材相应的位置上，显相同颜色的荧光斑点。

功效及应用：散寒止痛、温经止血；外用祛湿止痒。用于吐血，衄血，崩漏，月经过多，胎漏下血，少腹冷痛，经寒不调，宫冷不孕；外治皮肤瘙痒。有小毒。现代研究证实，艾叶有抗病原微生物、镇静等作用。常用方药为胶艾汤，香艾丸，艾姜汤，四生丸。

(胡本祥)

zōnglǘ

棕榈（Trachycarpi Petiolus）棕榈科植物棕榈 *Trachycarpus fortunei*（Hook. f.）H. Wendl. 的干燥叶柄。为少常用中药。主产于中国，除西藏外，秦岭以南地区均有分布。北起陕西南部，南到广东、广西和云南，西达西藏边界，东至上海、浙江。从长江出海口，沿长江上游两岸 500km 地带广为分布。采棕时割取旧叶柄下延部分和鞘片，除去纤维状的棕毛，晒干。

性状：呈长条板状，一端较窄而厚，另端较宽而稍薄，大小不等。表面红棕色，粗糙，有纵直皱纹；一面有明显的凸出纤维，纤维的两侧着生多数棕色茸毛（图）。质硬而韧，不易折断，断面纤维性。无臭，味淡。

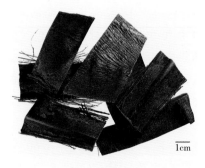

1cm

图 棕榈药材

主要成分：叶含葡萄糖木犀草素（glucoluteolin）、木犀草素-7-O-芸香糖苷（luteolin-7-O-rutinoside）和甲基原棕榈皂苷 B（methyl proto-Pb）。叶柄含对羟基苯甲酸（p-hydroxybenzoic acid）、右旋儿茶素（catechin）、原儿茶酸（protocatechuic acid）、没食子酸（gallic acid）。

功效及应用：收涩止血。用于吐血，衄血，尿血，便血，崩漏。现代研究证实，棕榈具有止血、降血压作用。常用方药为棕榈散，棕灰散。

(胡本祥)

huālèi yàocái

花类药材（plant flowers as medicinal materials）以植物的花入药的药材。药用部位主要为干燥的单花、花序和花的一部分。鉴定内容主要包括性状鉴定和显微鉴定。

性状鉴定 常因干燥、破碎等而改变原有的形状，一般以水浸后展开即可恢复原有的形态，具有明显的颜色和香气。鉴定时注意明确药用部位后再对药材的形状、大小、表面特征、质地进行鉴定。以单花入药者，观察花托、萼片、花冠、雄蕊群、雌蕊群的特征，被毛与否，气味、形状、颜色等。以花序入药者，观察花序类别、形状、中轴、苞片、小花的数目等。

显微鉴定 观察各组成部分的表面特征，如花粉粒、花粉囊内壁细胞、表皮细胞、毛茸和分泌组织等。①花萼和苞片：基本与叶的构造相似，通常叶肉组织分化不明显。鉴定时注意上、下表皮细胞的形态，有无气孔、毛茸的分布及其存在类型、形状等。②花冠：构造与花萼相似，构造变异较大。上表皮细胞常呈乳头状或毛茸状突起，无气孔；下表皮细胞壁常呈波状弯曲，有时有毛茸及少数气孔存在。可见分泌组织和贮藏物质。③雄蕊：包括花丝和花药。花丝结构简单，由表皮、薄壁组织和贯穿其中的维管束组成。花药由药室和药隔组成，药室即花粉囊，室内充满成熟的花粉粒；药隔由表皮、薄壁组织及维管束组成。花粉粒的形态特征是花类药材的鉴定依据。花粉粒形态多样，有圆球形、三角形、四分体等，表面有光滑样、刺状突、辐射纹理等。花粉粒的形状和萌发孔数常因观察面的不同而改变，应加以辨别。④雌蕊：包括子房、花柱和柱头。柱头表皮细胞常突起呈乳头状，如金银花；或分化成毛茸状，如西红花；或不作毛茸状突起，如洋金花。子房壁分内表皮和外表皮，注意观察表面形态是否分化，如有表皮细胞分化成多细胞束状毛的闹羊花。

(黄璐琦)

sōnghuāfěn

松花粉（Pini Pollen）松科（Pinaceae）植物马尾松 *Pinus massoniana* Lamb.、油松 *Pinus tabuliformis* Carr. 或同属数种植物的干燥花粉。又称松花、松黄。为常用中药。主产于中国长江流域及东北、华北、西北各地。春季花刚开时，采摘花穗，晒干，收集花粉，除去杂质。

性状：淡黄色的细粉。体轻，易飞扬，手捻有滑润感。气微，味淡。

主要成分：含黄酮类化合物，主要为黄酮（flavone）和黄酮醇类（flavonol），以及二氢黄酮醇类（flavanonol）和黄烷醇类的花青素（anthocyanidin）等。

鉴定试验：粉末淡黄色。镜

检可见：花粉粒椭圆形，表面光滑，两侧各有一膨大的气囊，气囊表面有明显的网状纹理，网眼多角形。

功效及应用：收敛止血，燥湿敛疮。用于外伤出血，湿疹，黄水疮，皮肤糜烂，脓水淋漓。现代研究证实，松花粉有抗衰老、抗疲劳和调节免疫功能等作用。常用方药为松花酒。

（崔亚君）

liánxū
莲须（Nelumbinis Stamen）

睡莲科（Nymphaeaceae）植物莲 Nelumbo nucifera Gaertn. 的干燥雄蕊。又称莲花须、莲花蕊、金樱草、莲蕊须、佛座须。为少常用中药。中国大部均产。夏季花开时选晴天采收，盖纸晒干或阴干。

性状：呈线形。花药扭转，纵裂，长一般为 1.2~1.5cm，直径约 0.1cm，淡黄色或棕黄色（图）。花丝纤细，稍弯曲，长 1.5~1.8cm。气微香，味涩。

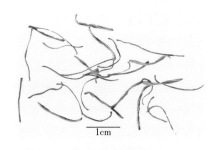

图 莲须药材

主要成分：含木犀草素（luteolin）、槲皮素（quercetin）、异槲皮素（isoquercitrin）及木犀草素葡萄糖苷（luteolinglucoside）。

鉴定试验：粉末黄棕色。镜检可见：花粉粒类球形或长圆形；表皮细胞；花粉囊内壁细胞成片。

功效及应用：固肾涩精。用于遗精滑精，带下，尿频。现代研究证实，莲须有美白、抗血栓、促子宫收缩、促子宫增长作用。常用方药为锁阳固精丸。

（黄 真）

xīnyí
辛夷（Magnoliae Flos）

木兰科（Magnoliaceae）植物望春花 Magnolia biondii Pamp.、玉兰 Magnolia denudata Desr. 或武当玉兰 Magnolia sprengeri Pamp. 的干燥花蕾。又称望春花、木笔花。为常用中药。主产于四川、河南、湖南等地。冬末春初花未开放时采收，除去枝梗，阴干。

性状：①望春花呈长卵形，似毛笔头，长 1.2~2.5cm，直径 0.8~1.5cm。基部常具短梗，长约 5mm，梗上有类白色点状皮孔。苞片 2~3 层，每层 2 片，两层苞片之间有小鳞芽；苞片外表面密被灰白色或淡黄色有光泽的长茸毛，内表面类棕色，无毛。花被片 9，棕色，外轮花被片 3，条形，约为内两轮的 1/4，呈萼片状，内两轮花被片 6，每轮 3，轮状排列。雄蕊和雌蕊多数，螺旋状排列。体轻，质脆。气芳香，味辛凉而苦。②玉兰长 1.5~3cm，直径 1~1.5cm。基部枝梗较粗壮，皮孔浅棕色（图1）。苞片外表密被灰白色或灰绿色茸毛。花被片 9，内外轮同型。③武当玉兰长 2~4cm，直径 1~2cm。基部枝梗粗壮，皮孔红棕色。苞片外表密被淡黄色或黄绿色茸毛，有的最外层苞片茸毛已脱落而呈黑褐色（图2）。花被片 10~12（15），内外轮无显著差异。以完整、内瓣紧密、无枝梗、香气浓者为佳。

主要成分及分析：含木脂素类化合物，主要为木兰脂素（magnolin）、辛夷脂素（fargesin）、松脂素二甲醚（pinoresinol dimethylether）、里立脂素 B 二甲醚（lirioresinol B dimethylether）。还含挥发油，主要为桉油精（cineole）、丁香酚（eugenol）、胡椒酚甲醚（chavicol methylether）等。含挥发油不得少于 1.0%（ml/g）；高效液相色谱法测定，干燥品含木兰脂素（$C_{23}H_{28}O_7$）不得少于 0.40%。

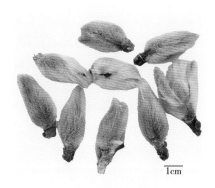

图1 玉兰药材

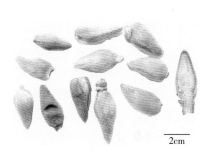

图2 武当玉兰药材

鉴定试验：①粉末灰绿色或淡黄绿色。镜检可见：非腺毛多而散在；石细胞多而成群；油细胞。②粉末三氯甲烷提取液作为供试品溶液，以木兰脂素对照品作对照。按薄层色谱法，用硅胶 H 板，以三氯甲烷-乙醚（5:1）为展开剂，展开，取出，晾干，以 10%硫酸乙醇溶液显色，90℃加热至斑点显色清晰。供试品色谱中，在与对照品色谱相应的位置上，显相同的紫红色斑点。

功效及应用：散风寒，通鼻窍。用于风寒头痛，鼻塞流涕，鼻鼽，鼻渊。现代研究证实，辛夷有收缩鼻黏膜血管、降血压、兴奋子宫、抗白假丝酵母菌及皮肤真菌的作用。常用方药为辛夷散，辛夷清肺饮，辛夷荆芥散。

(崔亚君)

méiguihuā

玫瑰花（Rosae Rugosae Flos）

蔷薇科（Rosaceae）植物玫瑰 *Rosa rugosa* Thunb. 的干燥花蕾。又称刺玫花、徘徊花。为少常用中药。主产于江苏、浙江、福建、山东等地。春末夏初花将开放时分批采摘，及时低温干燥。

性状：略呈半球形或不规则团状，直径 0.7~1.5cm。残留花梗表面被细柔毛，花托半球形，与花萼基部合生；萼片 5，披针形，黄绿色或棕绿色，被有细柔毛；花瓣多皱缩，展平后宽卵形，呈覆瓦状排列，紫红色，偶见黄棕色；雄蕊多数，黄褐色；花柱多数，柱头在花托口集成头状，略突出，短于雄蕊（图）。体轻，质脆。气芳香浓郁，味微苦涩。

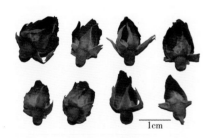

图　玫瑰花药材

主要成分：含黄酮类化合物，主要为金丝桃苷（hyperoside）、异槲皮苷（isoquercitrin）；还含挥发油。热浸法测定，用 20% 乙醇作溶剂，醇溶性浸出物不得少于 28.0%。

鉴定试验：粉末浅紫色。萼片表面观镜检可见：单细胞非腺毛较密；头部为多细胞扁球形的腺毛；细小草酸钙簇晶。

功效及应用：行气解郁，和血，止痛。用于肝胃气痛，食少呕恶，月经不调，跌打损伤。现代研究证实，玫瑰花有扩张心血管、促进血液循环、降血糖等作用。常用方药为玫瑰膏，治风痹方，治乳痈方。

(崔亚君)

yuèjìhuā

月季花（Rosae Chinensis Flos）

蔷薇科（Rosaceae）植物月季 *Rosa chinensis* Jacq. 的干燥花。又称月月红、四季花、月季红。为少常用中药。主产于江苏、浙江、广东、安徽、山东等地。全年均可采收，花微开时采摘，阴干或低温干燥。

性状：呈类球形，直径一般为 1.5~2.5cm。花托长圆形，萼片 5，暗绿色，先端尾尖；花瓣呈覆瓦状排列，有的散落，长圆形，紫红色或淡紫红色（图）；雄蕊多数，黄色。体轻，质脆。气清香，味淡、微苦。

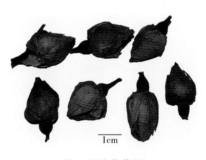

图　月季花药材

主要成分及分析：含黄酮类化合物，主要为金丝桃苷（hyperoside）、异槲皮苷（isoquercitrin）；还含挥发油。高效液相色谱法测定，干燥品含金丝桃苷（$C_{21}H_{20}O_{12}$）和异槲皮苷（$C_{21}H_{20}O_{12}$）的总量不得少于 0.38%。

鉴定试验：①粉末淡棕色。镜检可见：单细胞非腺毛一种较

细长、多弯曲，另一种粗长、先端尖或钝圆；花粉粒类球形；细小的草酸钙簇晶，棱角短尖；花瓣上表皮细胞外壁突起，下表皮细胞垂周壁波状弯曲。②粉末甲醇提取液作为供试品溶液，以金丝桃苷和异槲皮苷对照品作对照。按薄层色谱法，用硅胶 G 薄层板，以乙酸乙酯－甲酸－水（15：1：1）为展开剂，展开，取出，晾干，在紫外光灯（365nm）下检视。供试品色谱中，在与对照品色谱相应的位置上，显相同颜色的荧光斑点。

功效及应用：活血调经，疏肝解郁。用于气滞血瘀，月经不调，痛经，闭经，胸胁胀痛。现代研究证实，月季花有抗菌、抗病毒、抗氧化作用。

(崔亚君)

méihuā

梅花（Mume Flos）

蔷薇科（Rosaceae）植物梅 *Prunus mume*（Sieb.）Sieb. et Zucc. 的干燥花蕾。为少常用中药。主产于浙江、江苏等地。初春花未开放时采摘，及时低温干燥。

性状：呈类球形，直径一般为 3~6mm，有短梗。苞片数层，鳞片状，棕褐色。花萼 5，灰绿色或棕红色。花瓣 5 或多数，黄白色或淡粉红色。雄蕊多数；雌蕊 1，子房密被细柔毛（图）。体轻，气清香，味微苦、涩。

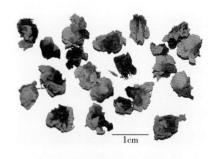

图　梅花药材

主要成分：含黄酮类化合物，主要为异鼠李素（isorhamnetin）、槲皮素（quercetin）、异槲皮苷（isoquercitrin）、金丝桃苷（hyperoside）、芦丁（rutin）；绿原酸（chlorogenic acid）。热浸法测定，用稀乙醇作溶剂，醇溶性浸出物不得少于 30.0%。高效液相色谱法测定，干燥品含绿原酸（$C_{16}H_{18}O_9$）不得少于 3.0%，含金丝桃苷（$C_{21}H_{20}O_{12}$）及异槲皮苷（$C_{21}H_{20}O_{12}$）的总量不得少于 0.35%。

鉴定试验：粉末棕色。镜检可见：花粉粒近球形；非腺毛无色或黄棕色，由 1~4 个细胞组成；棱角不明显或宽钝的草酸钙结晶；苞片或萼片表皮细胞垂周壁略呈连珠状增厚，气孔可见，隐约可见角质纹理。

功效及应用：疏肝和中，化痰散结。用于肝胃气痛，郁闷心烦，梅核气，瘰疬疮毒。现代研究证实，梅花有抗细菌、抗真菌、抗过敏作用。

（崔亚君）

héhuānhuā
合欢花（Albiziae Flos）
豆科（Leguminosae）植物合欢 *Albizia julibrissin* Durazz. 的干燥花序或花蕾。前者习称"合欢花"，后者习称"合欢米"。为常用中药。主产于辽宁、河北、河南、陕西等地。夏季花开放时或花蕾形成时择晴天采收，及时晒干。

性状：①合欢花头状花序，皱缩成团。总花梗长 3~4cm，有时与花序脱离，黄绿色，有纵纹，被稀疏毛茸。花全体密被毛茸，细长而弯曲，长 0.7~1cm，淡黄色或黄褐色，几无花梗。花萼筒状，先端有 5 小齿；花冠筒长约为萼筒的 2 倍，先端 5 裂，裂片披针形；雄蕊多数，花丝细长，黄棕色至黄褐色，下部合生，上

部分离，伸出花冠筒外。气微香，味淡。②合欢米呈棒槌状，长 2~6mm，膨大部分直径约 2mm，淡黄色至黄褐色，全体被毛茸，花梗极短或无。花萼筒状，先端有 5 小齿；花冠未开放；雄蕊多数，细长并弯曲，基部连合，包于花冠内（图）。气微香，味淡。

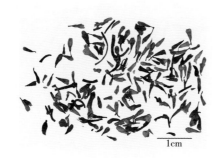

图　合欢米药材

主要成分及分析：含黄酮类化合物，主要为槲皮苷（quercitrin）、矢车菊素-3-葡萄糖苷（cyanidin-3-glucoside）、芳樟醇（linalool）及反芳樟醇氧化物。高效液相色谱法测定，干燥品含槲皮苷（$C_{21}H_{20}O_{11}$）不得少于 1.0%。

鉴定试验：①粉末灰黄色。镜检可见：单细胞非腺毛；草酸钙方晶；扁球形复合花粉粒。②粉末乙醇回流提取液，蒸干后残渣用水溶解，用水饱和正丁醇萃取，取正丁醇层蒸干，残渣加水溶解作为供试品溶液。以合欢花对照药材、槲皮苷对照品作对照。按薄层色谱法，用聚酰胺薄膜，以甲苯-乙酸乙酯-88%甲酸-水（1:8:1:1）为展开剂，展开，取出，晾干，以三氯化铝为显色剂，置紫外光灯（365nm）下检视。供试品色谱中，在与对照药材和对照品色谱相应的位置上，显相同颜色的荧光斑点。

功效及应用：解郁安神。用于心神不安，忧郁失眠。现代研

究证实，合欢花有抗抑郁、镇静催眠作用。常用方药为夜合花丸。

（崔亚君）

huáihuā
槐花（Sophorae Flos）
豆科（Leguminosae）植物槐 *Sophora japonica* L. 的干燥花及花蕾。前者习称"槐花"，后者习称"槐米"。为常用中药。主产于河北、天津等地。夏季花开放或花蕾形成时采收，及时干燥，除去枝、梗及杂质。

性状：①槐花皱缩而卷曲，花瓣多散落。完整者花萼钟状，黄绿色，先端 5 浅裂；花瓣 5，黄色或黄白色，1 片较大，近圆形，先端微凹，其余 4 片长圆形（图）。雄蕊 10，其中 9 个基部连合，花丝细长。雌蕊圆柱形，弯曲。体轻。气微，味微苦。②槐米呈卵形或椭圆形，长 2~6mm，直径约 2mm。花萼下部有数条纵纹。萼的上方为黄白色未开放的花瓣。花梗细小。体轻，手捻即碎。气微，味微苦涩。

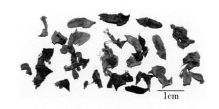

图　槐花药材

主要成分及分析：含黄酮类化合物，主要为芦丁（rutin）、槲皮素（quercetin），以及白桦脂醇（betulin）、槐二醇（sophoradiol）。热浸法测定，用30%甲醇作溶剂，槐花不得少于 37.0%，槐米不得少于 43.0%。高效液相色谱法测定，干燥品含总黄酮以芦丁（$C_{27}H_{30}O_{16}$）计，槐花不得少于 8.0%，槐米不得少于 20.0%；含

芦丁（$C_{27}H_{30}O_{16}$）槐花不得少于6.0%，槐米不得少于15.0%。

鉴定试验：①粉末黄绿色。镜检可见：类球形或钝三角形花粉粒；非腺毛；不定式气孔；草酸钙方晶。②粉末甲醇提取液作为供试品溶液，以芦丁对照品作对照。按薄层色谱法，用硅胶 G 薄层板，以乙酸乙酯–甲酸–水（8:1:1）为展开剂，以三氯化铝为显色剂，置紫外光灯（365nm）下检视。供试品色谱中，在与对照品色谱相应的位置上，显相同颜色的荧光斑点。

功效及应用：凉血止血，清肝泻火。用于便血，痔血，血痢，崩漏，吐血，衄血，肝热目赤，头痛眩晕。现代研究证实，槐花有抗菌、抗病毒、抗炎、凝血、止血作用。常用方药为槐花散，槐香散，槐花金银花酒。

（崔亚君）

yuánhuā
芫花 （Genkwa Flos）

瑞香科（Thymelaeaceae）植物芫花 *Daphne genkwa* Sieb. et Zucc. 的干燥花蕾。又称南芫花、芫花条、药鱼草、莞花、头痛花、闷头花、老鼠花。为较常用中药。主产于河南、山东、江苏、安徽、四川等地。春季花未开放时采收，除去杂质，干燥。

性状：常 3~7 朵簇生于短花轴上，基部有苞片 1~2 片，多脱落为单朵。单朵呈棒槌状，多弯曲，长一般为 1~1.7cm，直径约1.5mm；花被筒表面淡紫色或灰绿色，密被短柔毛，先端 4 裂，裂片淡紫色或黄棕色（图）。质软。气微，味甘、微辛。

主要成分及分析：含黄酮类化合物，主要为芫花素（genkwanin）、羟基芫花素（hydroxy genkwanin），以及芫花酯甲、乙

（yuanhuacine Ⅰ、Ⅱ）、芫花酯丙（yuanhuafine）和绿原酸类化合物等。高效液相色谱法测定，干燥品含芫花素（$C_{16}H_{12}O_5$）不得少于 0.2%。

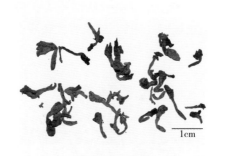

图 芫花药材

鉴定试验：①粉末灰褐色。镜检可见：黄色类球形花粉粒；单细胞非腺毛。②粉末甲醇提取液，过滤，滤液蒸干后，残渣乙醇溶解液作为供试品溶液，以芫花对照药材、芫花素对照品作对照。按薄层色谱法，用硅胶 G 薄层板，以甲苯–乙酸乙酯–甲酸（8:4:0.2）为展开剂，置紫外光灯（365nm）下检视。供试品色谱中，在与对照药材和对照品色谱相应的位置上，显相同颜色的荧光斑点。

功效及应用：泻水逐饮，外用杀虫疗疮。用于水肿胀满，胸腹积水，痰饮积聚，气逆咳喘，二便不利；外治疥癣秃疮，痈肿，冻疮等。现代研究证实，芫花有镇咳、祛痰、镇痛、镇静、抗惊厥、抗炎及抗肿瘤作用。常用方药为芫花膏，小消化水丸，十枣汤。

（崔亚君）

língxiāohuā
凌霄花 （Campsis Flos）

紫葳科（Bignoniaceae）植物凌霄 *Campsis grandiflora* （Thunb.） K. Schum. 或美洲凌霄 *Campsis radicans* （L.） Seem. 的干燥花。又称

紫葳华、陵霄花、堕胎花、藤萝花、吊墙花、杜灵霄花。为少常用中药。主产于江苏、浙江等地。夏、秋二季花盛开时采摘，干燥。

性状：①凌霄花多皱缩卷曲，黄褐色或棕褐色，完整花朵长 4~5cm，萼筒钟状，长 2~2.5cm，萼片 5，裂至中部，萼筒基部至萼齿尖有 5 条纵棱（图）。花冠先端 5 裂，裂片半圆形，下部联合呈漏斗状，表面可见细脉纹，内表面较明显。雄蕊 4 个，着生在花冠上，2 长 2 短，花药个字形，花柱 1 个，柱头扁平。气清香，味微苦、酸。②美洲凌霄花完整花朵长 6~7cm。萼筒长 1.5~2cm，硬革质，先端 5 齿裂，裂片短三角状，长约萼筒的 1/3，萼筒外无明显的纵棱；花冠内表面具明显的深棕色脉纹。

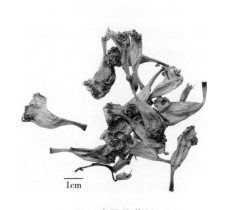

图 凌霄花药材

主要成分：含三萜类化合物，主要为齐墩果酸（oleanolic acid）、熊果酸（ursolic acid）；还含苯丙醇苷类、黄酮类化合物（如芹菜素、β-谷固醇），以及挥发油等。

鉴定试验：①粉末黄棕色。镜检可见：类圆形花粉粒；多细胞腺毛；类多角形花冠表皮细胞。②粉末石油醚超声提取后，药渣甲醇提取液作为供试品溶液，以凌霄花对照药材作对照。按薄层

色谱法，用硅胶 G 薄层板，以三氯甲烷-甲醇（9：1）为展开剂，碘蒸气显色。供试品色谱中，在与对照药材色谱相应的位置上，显相同颜色的斑点。

功效及应用：活血通经，凉血祛风。用于月经不调，经闭癥瘕，产后乳肿，风疹发红，皮肤瘙痒，痤疮。现代研究证实，凌霄花有抑制未孕子宫收缩、增强孕子宫收缩、抗氧化、抗炎及镇痛止痒作用。常用方药为紫葳散，鳖甲煎丸。

（崔亚君）

dīngxiāng

丁香（Caryophylli Flos）

桃金娘科（Myrtaceae）植物丁香 *Eugenia caryophyllata* Thunb. 的干燥花蕾。为常用中药。主产于坦桑尼亚、印度尼西亚、巴西及东非沿岸国家，中国海南、广东、广西等已引种栽培。当花蕾由绿色转红时采摘，晒干。

性状：花蕾呈研棒状，长 1～2cm。花冠圆球形，花瓣 4，复瓦状抱合，棕褐色，内为雄蕊和花柱，搓碎可见众多黄白色细粒状的花药。萼筒圆柱状，略带四棱，长 0.7～1.4cm，上端有 4 枚三角状萼片，十字状分开（图）。气芳香浓烈，味辛辣、有麻舌感。

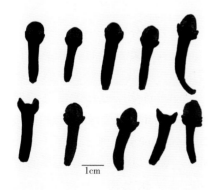

图 丁香药材

主要成分及分析：含挥发油，

油中主要成分为丁香酚（eugenol）、β-丁香烯（β-caryophyllene）、乙酰丁香酚（acetyleugenol），以及鞣质、齐墩果酸（oleanolic acid）。气相色谱法测定，含丁香酚（$C_{10}H_{12}O_2$）不得少于 11.0%。

鉴定试验：①粉末暗红色。镜检可见：梭形纤维；三角形花粉粒；油室细胞。②粉末乙醚提取液作为供试品溶液，以丁香酚对照品作对照。按薄层色谱法，用硅胶 G 薄层板，以石油醚（60～90℃）-乙酸乙酯（9：1）为展开剂，以 5%香草醛硫酸溶液为显色剂。供试品色谱中，在与对照品色谱相应的位置上，显相同颜色的斑点。

功效及应用：温中降逆，补肾助阳。用于脾胃虚寒，呃逆呕吐，食少吐泻，心腹冷痛，肾虚阳痿。现代研究证实，丁香有促进胃酸分泌、增加胃蛋白酶活力、保护胃黏膜作用，此外，还有止泻、利胆、镇痛、抗凝血、抗菌等作用。常用方药为丁香柿蒂汤，丁香止痛散。

（崔亚君）

nàoyánghuā

闹羊花（Rhododendri Mollis Flos）

杜鹃花科（Ericaceae）植物羊踯躅 *Rhododendron molle* G. Don 的干燥花。又称黄杜鹃、三钱三。为较常用中药。主产于江苏、浙江、江西、湖南等地。四、五月花初开时采收，阴干或晒干。

性状：数朵花簇生于一总柄上，多脱落为单朵；灰黄色至黄褐色，皱缩。花萼 5 裂，裂片半圆形至三角形，边缘有较长的细毛；花冠钟状，筒部较长，约为 2.5cm，顶端卷折，5 裂，花瓣宽卵形，先端钝或微凹；雄蕊 5，花丝卷曲，等长或略长于花冠，中部以下有茸毛，花药红棕色，顶

孔裂；雌蕊 1，柱头头状；花梗长 1～2.8cm，棕褐色，有短茸毛（图）。气微，味微麻。

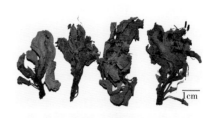

图 闹羊花药材

主要成分：叶及花含白色杜鹃素（rhododendrin）、梫木毒素（andromedotoxin；asebotoxin）、石楠素（ericolin）。花含日本羊踯躅素（rhodojaponin）。

鉴定试验：①粉末黄棕色。镜检可见：花粉粒；花萼非腺毛；花冠非腺毛；花粉囊表皮细胞；花冠表皮细胞。②粉末水饱和的正丁醇提取液蒸干后，残渣用无水乙醇溶解，作为供试品溶液，以闹羊花对照药材作对照。按薄层色谱法，用硅胶 G 薄层板，以甲苯-乙酸乙酯-甲醇（5：4：0.5）为展开剂，展开，取出，晾干，喷以 10%三氯化锑的三氯甲烷溶液，在 105℃加热至斑点显色清晰。供试品色谱中，在与对照药材色谱相应的位置上，显相同颜色的斑点。

功效及应用：祛风除湿，散瘀定痛。用于风湿痹痛，偏正头痛，跌扑肿痛，顽癣。现代研究证实，闹羊花有镇痛及增强麻醉效果的作用。常用方药为踯躅丸，麻沸散。

（崔亚君）

mìménghuā

密蒙花（Buddlejae Flos）

马钱科（Loganiaceae）植物密蒙花 *Buddleja officinalis* Maxim. 的干燥花蕾和花序。又称蒙花、羊耳朵

朵尖。为少常用中药。主产于中国西北、西南等地。春季花未开放时采收，除去杂质，干燥。

性状：多为花蕾密聚的花序小分枝，呈不规则圆锥状，长 1.5~3cm。表面灰黄色或棕黄色，密被茸毛。花蕾呈短棒状，上端略大，一般长 0.3~1cm，直径 0.1~0.2cm；花萼钟状，先端 4 齿裂；花冠筒状，与萼等长或稍长，先端 4 裂，裂片卵形；雄蕊 4，着生在花冠管中部（图）。质柔软。气微香，味微苦、辛。

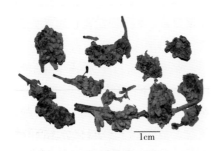

图　密蒙花药材

主要成分及分析：含蒙花苷（buddleo glucoside），且不得少于 0.50%；还含三萜类、黄酮类和苯乙醇苷类化合物。

鉴定试验：粉末棕色。镜检可见：非腺毛；花粉粒；腺毛。

功效及应用：清热泻火，养肝明目，退翳。用于目赤肿痛，多泪羞明，目生翳膜，肝虚目暗，视物昏花。现代研究证实，密蒙花有对抗眼部疾患、抗炎、免疫调节、降血糖作用。常用方药为密蒙花散，密蒙花丸。

（崔亚君）

jīngjièsuì

荆芥穗 （Schizonepetae Spica）

唇形科 （Labiatae） 植物荆芥 *Schizonepeta tenuisfolia* Briq. 的干燥花穗。为常用中药。主产于江苏、浙江、江西、河北、湖北、

湖南等地。夏、秋二季花开到顶、穗绿时采摘，除去杂质，晒干。

性状：茎呈方柱形，上部有分枝，一般长 50~80cm，直径 0.2~0.4cm；表面淡黄绿色或淡紫红色，被短柔毛；体轻，质脆，断面类白色。叶对生，多已脱落。穗状轮伞花序，花冠多脱落，宿萼黄绿色，钟形，质脆易碎，内有棕黑色小坚果（图）。气芳香，味微涩而辛凉。

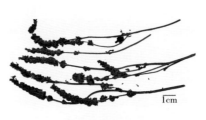

图　荆芥穗药材

主要成分及分析：含挥发油，如右旋薄荷酮（*d*-menthone）、左旋胡薄荷酮（*l*-pulegone），以及黄酮类（flavonoids）。含挥发油不得少于 0.40%（ml/g）。高效液相色谱法测定，干燥品含胡薄荷酮（$C_{10}H_{16}O$）不得少于 0.080%。

鉴定试验：①粉末黄棕色。镜检可见：腺鳞；腺毛；非腺毛；外果皮细胞；内果皮石细胞。②粉末石油醚提取液作为供试品溶液，以荆芥穗对照药材和胡薄荷酮对照品作对照。按薄层色谱法，用硅胶 G 薄层板，以石油醚（60~90℃）-乙酸乙酯（37∶3）为展开剂，喷以 1%香草醛硫酸溶液，加热至斑点显色清晰。供试品色谱中，在与对照药材色谱和对照品色谱相应的位置上，显相同颜色的斑点。

功效及应用：解表散风，透疹，消疮。用于感冒，头痛，麻疹，风疹，疮疡初起。现代研究证实，荆芥穗有解热、解痉、止

血、抑菌作用。常用方药为荆防败毒散，消风散，荆芥汤。

（崔亚君）

yángjīnhuā

洋金花 （Daturae Flos）

茄科 （Solanaceae） 植物白花曼陀罗 *Datura metel* L. 的干燥花。又称曼陀罗花、南洋金花。为常用中药。主产于江苏、浙江、安徽、广东等地。4~11 月花初开时采收，晒干或低温干燥。

性状：多皱缩成条状，完整者长 9~15cm。花萼呈筒状，长为花冠的 2/5，灰绿色或灰黄色，先端 5 裂，基部具纵脉纹 5 条，表面微有茸毛；花冠呈喇叭状，淡黄色或黄棕色，先端 5 浅裂，裂片有短尖，短尖下有明显的纵脉纹 3 条，两裂片之间微凹；雄蕊 5，花丝贴生于花冠筒内，长为花冠的 3/4；雌蕊 1，柱头棒状（图）。烘干品质柔韧，气特异；晒干品质脆，气微，味微苦。

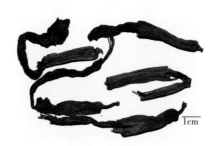

图　洋金花药材

主要成分及分析：含多种莨菪烷类生物碱，主要为东莨菪碱（scopolamine），还有少量莨菪碱（hyoscyamine）、去甲莨菪碱（norhyoscyamine）、阿托品（atropine）等，以及六环与五环的醉茄内酯类化合物。热浸法测定，用乙醇作溶剂，醇溶性浸出物不得少于 9.0%。高效液相色谱法测定，干燥品含东莨菪碱

（$C_{17}H_{21}NO_4$）不得少于 0.15%。

鉴定试验：①粉末淡黄色。镜检可见：花粉粒；花萼非腺毛；花萼腺毛；花冠裂片边缘非腺毛；花丝基部非腺毛；草酸钙砂晶、方晶及簇晶。②粉末以浓氨试液处理后的三氯甲烷提取液作为供试品溶液，以硫酸阿托品和氢溴酸东莨菪碱对照品作对照。按薄层色谱法，用硅胶 G 薄层板，以乙酸乙酯-甲醇-浓氨试液（17：2：1）为展开剂，展开，取出，晾干，喷以稀碘化铋钾试液。供试品色谱中，在与对照品色谱相应的位置上，显相同颜色的斑点。

功效及应用：平喘止咳，解痉定痛。用于哮喘咳嗽，脘腹冷痛，风湿痹痛，小儿慢惊；外科麻醉。现代研究证实，洋金花有镇痛、麻醉作用。常用方药为小儿慢惊方。

（崔亚君）

jīnyínhuā
金银花 （Lonicerae Japonicae Flos）
忍冬科（Caprifoliaceae）植物忍冬 Lonicera japonica Thunb. 的干燥花蕾或带初开的花。又称双花、二宝花、忍冬花。为常用中药。主产于河南、山东等地。夏初花开放前采收，干燥。

性状：呈棒状，上粗下细，略弯曲，一般长 2～3cm，上部直径约 3mm，下部直径约 1.5mm。表面黄白色或绿白色，密被短柔毛（图）。偶见叶状苞片。花萼绿色，先端 5 裂，裂片有毛，长约 2mm。开放者花冠筒状，先端二唇形；雄蕊 5，附于筒壁，黄色；雌蕊 1，子房无毛。气清香，味淡、微苦。

主要成分及分析：含黄酮类化合物，主要为木犀草素（luteolin）及木犀草素-7-葡萄糖苷（luteolin-7-glucoside）；并含绿原酸（chlorogenic acid）、异绿原酸（isochlorogenic acid），以及皂苷、挥发油。高效液相色谱法测定，干燥品含绿原酸（$C_{16}H_{18}O_9$）不得少于 1.5%，含木犀草苷（$C_{21}H_{20}O_{11}$）不得少于 0.050%。

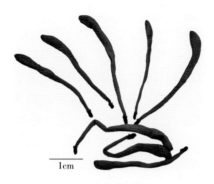

图 金银花药材

鉴定试验：①粉末浅黄色。镜检可见：腺毛；单细胞非腺毛；黄色类球形花粉粒；细小草酸钙簇晶；绒毛状柱头表皮细胞。②粉末甲醇提取液作为供试品溶液，以绿原酸对照品作对照。按薄层色谱法，用硅胶 H 薄层板，以乙酸丁酯-甲酸-水（7：2.5：2.5）为展开剂，在紫外光灯（365nm）下检视。供试品色谱中，在与对照品色谱相应的位置上，显相同颜色的荧光斑点。

功效及应用：清热解毒，疏散风热。用于痈肿疔疮，喉痹，丹毒，热毒血痢，风热感冒，温病发热。现代研究证实，金银花具有抗病原微生物作用。常用方药为银翘散，五味消毒饮，四妙勇安汤。

（崔亚君）

shānyínhuā
山银花 （Lonicerae Flos）
忍冬科植物灰毡毛忍冬 Lonicera macranthoides Hand. -Mazz.、红腺忍冬 Lonicera hypoglauca Miq.、华南忍冬 Lonicera confusa DC. 或黄褐毛忍冬 Lonicera fulvotomentosa Hsu et S. C. Cheng 的干燥花蕾或带初开的花。又称山花、南银花、山金银花、土忍冬、土银花。为常用中药。灰毡毛忍冬主产于湖南、贵州，红腺忍冬主产于浙江、江西、福建、湖南等地，华南忍冬主产于华南地区，黄褐毛忍冬主产于贵州、广西、云南。夏初花开放前采收，干燥。

性状：①灰毡毛忍冬呈棒状而稍弯曲，长 3～4.5cm，上部直径约 2mm，下部直径约 1mm。表面绿棕色至黄白色。总花梗集结成簇，开放者花冠裂片不及全长之半。质稍硬，手捏之稍有弹性。气清香，味微苦甘。②红腺忍冬长 2.5～4.5cm，直径 0.8～2mm。表面黄白色至黄棕色，无毛或疏被毛，萼筒无毛，先端 5 裂，裂片长三角形，被毛，开放者花冠下唇反转，花柱无毛。③华南忍冬长 1.6～3.5cm，直径 0.5～2mm。萼筒和花冠密被灰白色毛，开放者花冠下唇反转，子房有毛。④黄褐毛忍冬长 1～3.4cm，直径 1.5～2mm。花冠表面淡黄棕色或黄棕色，密被黄色茸毛。山银花药材见图。

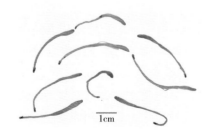

图 山银花药材

主要成分及分析：主含有机酸类，主要为绿原酸（chlorogenic acid）、异绿原酸（isochlorogenic acid）及其异构体和皂苷类；灰毡毛忍冬主要含有灰毡毛忍冬皂苷甲、乙（macranthoidin A、B）、川续断皂苷乙（dipsacoside B）、灰毡毛忍冬次皂苷甲、乙（macranthoside A、B）等；黄褐毛忍冬主要含有黄褐毛忍冬皂苷乙（fulvotomentoside B）、川续断皂苷乙（dipsacoside B）。另含有黄酮类，主要为木犀草苷（luteoloside）、芦丁（rutoside）、忍冬苷和环烯醚萜类。高效液相色谱法测定，干燥品含绿原酸（$C_{16}H_{18}O_9$）不得少于 2.0%，含灰毡毛忍冬皂苷乙（$C_{65}H_{106}O_{32}$）以及川续断皂苷乙（$C_{53}H_{86}O_{22}$）的总量不得少于 5.0%。

鉴定试验：①花蕾表面制片，镜检可见：灰毡毛忍冬腺毛较少；厚壁非腺毛较多，单细胞，似角状；草酸钙簇晶偶见；花粉粒。红腺忍冬腺毛极多；厚壁非腺毛，长短悬殊，有的胞腔内含草酸钙结晶。华南忍冬腺毛较多；厚壁非腺毛，单细胞，有的具螺纹，边缘有波状角质隆起。黄褐毛忍冬腺毛有两种类型，一种较长大，头部倒圆锥形或倒卵形，另一种较短小；厚壁非腺毛，平直或稍弯曲，有的具菲薄横隔。②粉末用甲醇浸渍，滤过，滤液作为供试品溶液，以绿原酸对照品作对照。按薄层色谱法，用硅胶 H 薄层板，以乙酸丁酯－甲酸－水（7：2.5：2.5）的上层溶液展开，置紫外光灯（365nm）下检视。供试品色谱中，在与对照品色谱相应的位置上，显相同颜色的荧光斑点。

功效及应用：清热解毒，疏散风热。用于痈肿疔疮，喉痹，丹毒，热毒血痢，风热感冒，温病发热。现代研究证实，山银花有抗病原微生物及保肝利胆作用。

（崔亚君）

旋覆花（Inulae Flos）

菊科（Compositae；Asteraceae）植物旋覆花 *Inula japonica* Thunb. 或欧亚旋覆花 *Inula britannica* L. 的干燥头状花序。又称金佛花、金佛草。为常用中药。主产于河南、河北、江苏、浙江等地。夏、秋二季花开放时采收，除去杂质，阴干或晒干。

性状：呈扁球形或类球形，直径 1~2cm。总苞由多数苞片组成，呈覆瓦状排列，苞片披针形或条形，灰黄色，长 4~11mm；总苞基部有时残留花梗，苞片及花梗表面被白色茸毛，舌状花序 1 列，黄色，长约 1cm，多卷曲，常脱落，先端 3 齿裂；管状花多数，棕黄色，长约 5mm，先端 5 齿裂；子房顶端有多数白色冠毛，长 5~6mm（图）。有的可见椭圆形小瘦果。体轻，易散碎。气微，味微苦。

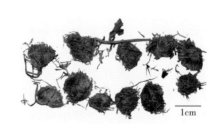

图　旋覆花药材

主要成分及分析：含倍半萜内酯旋覆花素（britanin）、旋覆花内酯（britannilactone）、天人菊内酯（gaillardin）等，以及黄酮、有机酸、三萜等成分。热浸法测定，用乙醇作溶剂，醇溶性浸出物不得少于 16.0%。

鉴定试验：①表面观镜检可见：苞片非腺毛；冠毛为多列性非腺毛；子房表皮细胞含草酸钙柱晶；苞片、花冠腺毛棒槌状；花粉粒类球形。②粉末石油醚（60~90℃）提取液作为供试品溶液，以旋覆花对照药材作对照。按薄层色谱法，用硅胶 G 薄层板，以石油醚（60~90℃）－乙酸乙酯（5：1）为展开剂，展开，取出，晾干，喷以 5% 香草醛硫酸溶液，加热至斑点显色清晰。供试品色谱中，与对照药材色谱相应的位置上，显相同颜色的主斑点。

功效及应用：降气，消痰，行水，止呕。用于风寒咳嗽，痰饮蓄结，胸膈痞闷，喘咳痰多，呕吐嗳气，心下痞硬。现代研究证实，旋覆花有抗病原微生物、抗肿瘤、抗糖尿病、保肝作用。常用方药为旋覆代赭汤，旋覆花汤，香附旋覆花汤。

（崔亚君）

野菊花（Chrysanthemi Indici Flos）

菊科（Compositae；Asteraceae）植物野菊花 *Chrysanthemum indicum* L. 的干燥头状花序。又称野黄菊花、苦薏、山菊花、甘菊花。为较常用中药。主产于江苏、四川、广西、山东等地。秋、冬二季花初开放时采摘，晒干，或蒸后晒干。

性状：呈类球形，直径一般为 0.3~1cm。总苞半球形，总苞片 4~5 层，外层苞片卵形或条形，通常被有白毛，边缘膜质，内层苞片长椭圆形，膜质，外表面无毛；基部有的残留总花梗。舌状花 1 轮，黄色至棕色，皱缩卷曲，管状花多数，深黄色，体轻（图）。气芳香，味苦。

主要成分及分析：含挥发油，主要为白菊醇（chrysol）、白菊酮（chrysantone）、β-3-蒈烯（β-3-carene）、桧烯（sabinene）；以及野菊花内酯（handelin chrysanthelide）、蒙花苷（buddleoside）、木犀草素-7-O-葡萄糖苷（luteolin-7-O-glucoside）、菊黄质（chrysanthemaxanthin）等。高效液相色谱法测定，干燥品含蒙花苷（$C_{28}H_{32}O_{14}$）不得少于 0.80%。

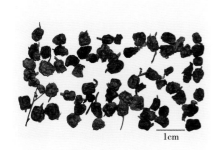

图　野菊花药材

鉴定试验：粉末甲醇提取液作为供试品溶液，以野菊花对照药材和蒙花苷对照品作对照。按薄层色谱法，用聚酰胺薄膜，以乙酸乙酯-丁酮-三氯甲烷-甲酸-水（15∶15∶6∶4∶1）为展开剂，展开，取出，晾干，喷以 2%三氯化铝溶液，吹干后在紫外光灯（365nm）下检视。供试品色谱中，在与对照药材和对照品色谱相应的位置上，显相同颜色的荧光斑点。

功效及应用：清热解毒，泻火平肝。用于疔疮痈肿，目赤肿痛，头痛眩晕。现代研究证实，野菊花有抗病原微生物的作用。常用方药为五味消毒饮。

（崔亚君）

júhuā

菊花（Chrysanthemi Flos）

菊科（Compositae；Asteraceae）植物菊 *Chrysanthemum morifolium* Ramat. 的干燥头状花序。又称秋菊、陶菊。为常用中药。中国大部分地区有栽培。主产于安徽亳州、滁州、歙县，以及浙江、河南、四川等地。9～11月花盛开时分批采收，阴干或焙干，或熏、蒸后晒干。药材按产地和加工方法不同，分为"亳菊""滁菊""贡菊""杭菊""怀菊"。

性状：亳菊呈倒圆锥形或圆筒形，有时稍压扁呈扇形，直径 1.5～3cm，离散。总苞碟状；总苞片3～4层，卵形或椭圆形，草质，黄绿色或褐绿色，外面被柔毛，边缘膜质。花托半球形，无托片或托毛。舌状花数层，雌性，位于外围，类白色，劲直，上举，纵向折缩，散生金黄色腺点；管状花多数，两性，位于中央，为舌状花所隐藏，黄色，顶端5齿裂。瘦果不发育，无冠毛。体轻，质柔润，干时松脆。气清香，味甘、微苦。滁菊呈不规则球形或扁球形，直径 1.5～2.5cm。舌状花类白色，不规则扭曲，内卷，边缘皱缩，有时可见淡褐色腺点；管状花大多隐藏。贡菊呈扁球形或不规则球形，直径 1.5～2.5cm。舌状花白色或类白色，斜升，上部反折，边缘稍内卷而皱缩，通常无腺点；管状花少，外露。杭菊：呈碟形或扁球形，直径 2.5～4cm，常数个相连成片。舌状花类白色或黄色，平展或微折叠，彼此粘连，通常无腺点；管状花多数，外露。怀菊呈不规则球形或扁球形，直径 1.5～2.5cm。多数为舌状花，舌状花类白色或黄色，不规则扭曲，内卷，边缘皱缩，有时可见腺点；管状花大多隐藏。菊花药材见图。

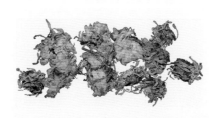

图　菊花药材

主要成分及分析：含挥发油，主要为菊花酮（chrysanthenone）、龙脑（borneol）、龙脑乙酸酯（bornyl acetate）、樟脑（camphor）等；以及菊油环酮，菊苷（chrysanthemin）A、B，菊花萜二醇（chrysandiol），木犀草素-7-葡萄糖苷（luteolin-7-glucoside），绿原酸（chlorogenic acid）。高效液相色谱法测定，干燥品含绿原酸（$C_{16}H_{18}O_9$）不得少于 0.20%，含木犀草苷（$C_{21}H_{20}O_{11}$）不得少于 0.080%，含 3,5-O-二咖啡酰基奎宁酸（$C_{25}H_{24}O_{12}$）不得少于 0.70%。

鉴定试验：①粉末淡黄色。镜检可见：花粉粒；纤维；花冠表皮细胞；花柱及柱头碎片边缘细胞呈绒毛状突起；腺毛头部呈鞋底形；T形毛。②粉末石油醚提取后，药渣再以稀盐酸和乙酸乙酯提取，提取液蒸干后，甲醇溶解，作为供试品溶液。以绿原酸对照品作对照。按薄层色谱法，用聚酰胺薄膜，以甲苯-乙酸乙酯-甲酸-冰醋酸-水（1∶15∶1∶1∶2）为展开剂，在紫外灯（365nm）下检视。供试品色谱中，在与对照品色谱相应的位置上，显相同颜色的荧光斑点。

功效及应用：散风清热，平肝明目，清热解毒。用于风热感冒，头痛眩晕，目赤肿痛，眼目昏花，疮痈肿毒。现代研究证实，菊花有抗病原微生物的作用，煎剂对兔离体心脏有扩张冠脉及增加冠脉流量的作用。常用方药为桑菊饮，菊睛丸，菊花散。

（崔亚君）

kuǎndōnghuā

款冬花（Farfarae Flos）

菊科（Compositae；Asteraceae）植物款冬花 *Tussilago farfara* L. 的干燥花蕾。又称冬花、蜂斗菜。为常用

中药。主产于河南、甘肃、山西、陕西等地。12月或地冻前当花尚未出土时采挖,除去花梗和泥沙,阴干。

性状:呈长圆棒状,单生或2~3个基部连生,长1~2.5cm,直径0.5~1cm。上端较粗,下端渐细或带有短梗,外面被有多数鱼鳞状苞片。苞片外表面紫红色或淡红色,内表面密被白色絮状茸毛(图)。体轻,撕开后可见白色茸毛。气香,味微苦而辛。

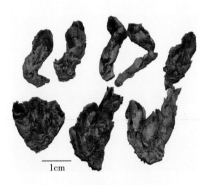

图 款冬花药材

主要成分及分析:含倍半萜类成分款冬酮(tussilagone)、新款冬花内酯(neotussilagolactone),萜类成分山金车二醇(arnidiol)、款冬二醇(faradiol),以及黄酮类成分、皂苷等。高效液相色谱法测定,干燥品含款冬酮($C_{23}H_{34}O_5$)不得少于0.070%。

鉴定试验:①粉末棕色。镜检可见:非腺毛较多,单细胞,扭曲盘绕成团。腺毛略呈棒槌形,头部4~8个细胞,柄部细胞2列。花粉粒细小,类球形,表面具尖刺,3萌发孔。冠毛分枝状,各分枝单细胞,先端渐尖。分泌细胞呈类圆形或长圆形,含黄色分泌物。②粉末乙酸乙酯提取液作为供试品,以款冬花对照药材和款冬酮作对照。按薄层色谱法,用硅胶GF_{254}薄层板,以石油醚(60~90℃)-丙酮(6:1)为展开剂,展开,取出,晾干,在紫外光灯(254nm)下检视。供试品色谱中,在与对照药材和对照品色谱相应的位置上,显相同颜色的荧光斑点。

功效及应用:润肺下气,止咳化痰。用于新久咳嗽,喘咳痰多,劳嗽咯血。现代研究证实,款冬花有抗炎、降血糖、抗血小板活化因子作用。常用方药为款冬花汤,百花膏,紫菀散。

(崔亚君)

hónghuā

红花(Carthami Flos) 菊科(Compositae;Asteraceae)植物红花 *Carthamus tinctorius* L. 的干燥花。为常用中药。主产于河南、浙江、四川、江苏等地。夏季花由黄变红时采摘,阴干或晒干。

性状:不带子房的管状花,长1~2cm,表面红黄色或红色。花冠筒细长,先端5裂,裂片呈狭条形,长5~8mm;雄蕊5枚,花药聚合成筒状,黄白色;柱头长圆柱形,顶端微分叉(图)。质柔软。气微香,味微苦。将花浸水中,水染成金黄色。

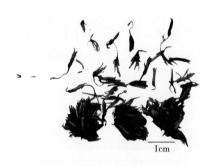

图 红花药材

主要成分及分析:含黄酮类,主要为山奈素(即山奈酚,kaempferol)、槲皮素(quercetin)、芦丁(rutin)、羟基红花黄色素A(hydroxysafflor yellow A)、红花苷(carthamin)、红花醌苷(carthamone)、红花黄色素A(safflor yellow A),以及脂肪酸类和挥发油。高效液相色谱法测定,干燥品含羟基红花黄色素A($C_{27}H_{32}O_{16}$)不得少于1.0%,含山奈素($C_{15}H_{10}O_6$)不得少于0.050%。

鉴定试验:①粉末橙黄色。镜检可见:分泌细胞呈长管道状,胞腔内充满黄色或红棕色分泌物;花冠顶端表皮细胞呈短绒毛状;花柱上表皮细胞分化成单细胞毛,呈圆锥形,先端尖;花粉粒。②粉末80%丙酮提取液作供试品溶液,以红花对照药材作对照。按薄层色谱法,用硅胶H薄层板,以乙酸乙酯-甲酸-水-甲醇(7:2:3:0.4)为展开剂,展开,取出,晾干。供试品色谱中,在与对照药材色谱相应的位置上,显相同颜色的斑点。

功效及应用:活血通经,散瘀止痛。用于经闭,痛经,恶露不行,癥瘕痞块,胸痹心痛,瘀滞腹痛,胸胁刺痛,跌扑损伤,疮疡肿痛。现代研究证实,红花可增强蟾蜍离体心脏的收缩力;对动物离体子宫产生紧张性及节律性收缩,对已孕子宫更为明显;有增强免疫作用。常用方药为桃红四物汤,膈下逐瘀汤,当归红花散。

(崔亚君)

púhuáng

蒲黄(Typhae Pollen) 香蒲科(Typhaceae)植物水烛香蒲 *Typha angustifolia* L.、东方香蒲 *Typha orientalis* Presl 或同属植物的干燥花粉。又称蒲厘花粉、蒲花、蒲棒花粉、蒲草黄、毛蜡烛。为较常用中药。主产于中国东北、华北、华东部,以及陕西、湖南、广东、贵州、云南等地。夏季采收蒲棒上部的黄色雄花序,晒干后碾轧，筛取花粉。剪取雄花后，晒干，成为带有雄花的花粉，即为草蒲黄。

性状：黄色粉末（图）。体轻，放水中则飘浮水面。手捻有滑腻感，易附着手指上。气微，味淡。

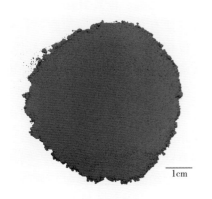

图　蒲黄药材

主要成分及分析：含黄酮类成分，主要为香蒲新苷（typhaneoside）、异鼠李素-3-O-新橙皮苷（isorhamnetin-3-O-neohespeidoside）、槲皮素（quercetin）、山奈酚（kaempferol）、异鼠李素（isorhamnetin）、柚皮素（naringenin），以及多糖、氨基酸和挥发油。高效液相色谱法测定，干燥品含异鼠李素-3-O-新橙皮苷（$C_{28}H_{32}O_{16}$）和香蒲新苷（$C_{34}H_{42}O_{20}$）的总量不得少于 0.50%。

鉴定试验：①粉末黄色。镜检可见：花粉粒类圆形或椭圆形，表面有网状雕纹，呈凸波状或齿轮状，具单孔，不甚明显。②粉末 80%乙醇冷浸提取物，蒸干后残渣用少量的水溶解，再用水饱和的正丁醇溶液萃取，萃取液蒸干，残渣加乙醇溶解，作为供试品溶液，以异鼠李素-3-O-新橙皮苷、香蒲新苷对照品作对照。按薄层色谱法，用聚酰胺薄膜，以丙酮-水（1:2）为展开剂，喷以三氯化铝试液，置紫外光灯（365nm）下检视。供试品色谱中，在与对照品色谱相应的位置上，显相同颜色的斑点。

功效及应用：止血，化瘀，通淋。用于吐血，衄血，咯血，崩漏，外伤出血，经闭痛经，脘腹刺痛，跌扑肿痛，血滞涩痛。现代研究证实，蒲黄有改善微循环、增加冠脉流量、抗梗死，以及降低血清胆固醇、抗动脉粥样硬化和促凝血作用。常用方药为失笑散，蒲黄散，少腹逐瘀汤。

（崔亚君）

gǔjīngcǎo

谷精草（Eriocauli Flos）

谷精草科（Eriocaulaceae）植物谷精草 *Eriocaulon buergerianum* Koern. 的干燥带花茎的头状花序。又称谷精珠、珍珠草。为常用中药。主产于浙江、江苏、湖北、云南、贵州、四川、陕西、广西、广东、湖南、江西、福建、台湾、安徽、等地亦产。秋季采收，将花序连同花茎拔出，晒干。

性状：头状花序呈半球形，直径 4~5mm。底部有苞片层层紧密排列，苞片淡黄绿色，有光泽，上部边缘密生白色短毛；花序顶部灰白色。揉碎花序，可见多数黑色花药及细小黄绿色未成熟的果实。花茎纤细，长短不一，直径不及 1mm，淡黄绿色，有数条扭曲的棱线（图）。质柔软。气微，味淡。

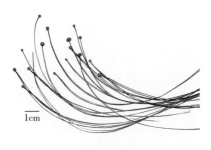

图　谷精草药材

主要成分：含黄酮类化合物，主要为槲皮素（quercetin）、槲皮万寿菊素（quercetagetin）、万寿菊素（patuletin）。

鉴定试验：①粉末黄绿色。镜检可见：腺毛；非腺毛；种皮表皮细胞，表面观扁长六角形，壁上衍生伞形支柱；花茎表皮细胞，表面有纵直角质纹理；气孔类长方形；果皮细胞表面观类多角形，垂周壁念珠状增厚；花粉粒类圆形，具螺旋状萌发孔。②粉末乙醇提取液作为供试品溶液，谷精草对照药材作对照。按薄层色谱法，用硅胶 G 板，以甲苯-丙酮（10:0.6）为展开剂，置紫外光灯（365nm）下检视。供试品色谱中，在与对照药材色谱相应的位置上，显相同颜色的荧光主斑点。

功效及应用：疏散风热，明目退翳。用于风热目赤，肿痛羞明，眼生翳膜，风热头痛。现代研究证实，谷精草水浸剂体外试验对某些皮肤真菌有抑制作用；其煎剂对铜绿假单胞菌、肺炎球菌、大肠杆菌有抑制作用。常用方药为谷精草散，明目退翳方，鼻衄方。

（崔亚君）

xīhónghuā

西红花（Croci Stigma）

鸢尾科（Iridaceae）植物番红花 *Crocus sativus* L. 的干燥柱头。又称藏红花、番红花。为较常用中药。原产于欧洲南部，现中国西藏、上海、江苏、浙江等地有栽培。

性状：柱头呈线形，三分枝，长约 3cm，暗红色，上部较宽而略扁平，顶端边缘显不整齐的齿状，内侧有一短裂隙，下端有时残留一小段黄色花柱（图）。体轻，质松软，无油润光泽，干燥后质脆易断。气特异，微有刺激性，味微苦。柱头呈喇叭状，有短缝，在短时间内，用针拨之不破碎。

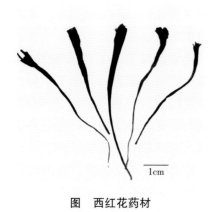

图　西红花药材

主要成分及分析：含类胡萝卜素类成分，主要为西红花苷（crocin）Ⅰ、Ⅱ、Ⅲ、Ⅳ，西红花酸（crocetin），其次为反式及顺式西红花酸二甲酯（*trans-*, *cis*-crocetin dimethyl ester），α-、β-胡萝卜素（α-, β-carotene），西红花苦苷（picrocrocin），以及挥发油。高效液相色谱法测定，干燥品含西红花苷Ⅰ（$C_{44}H_{64}O_{24}$）和西红花苷Ⅱ（$C_{38}H_{54}O_{19}$）的总量不得少于10.0%。

鉴定试验：①粉末橙红色。镜检可见：表皮细胞表面观长条形，有的外壁凸出呈乳头状或绒毛状；柱头顶端表皮细胞绒毛状；草酸钙结晶聚集于薄壁细胞中，呈颗粒状、圆簇状、梭形或类方形。②取西红花药材浸水中，可见橙黄色成直线下降，并逐渐扩散，水被染成黄色，无沉淀。③粉末甲醇超声提取液作为供试品溶液，以西红花对照药材作对照。按薄层色谱法，用硅胶G板，以乙酸乙酯－甲醇－水（100：16.5：13.5）为展开剂，置日光及紫外光灯（365nm）下检视。供试品色谱中，在与对照药材色谱相应的位置上，显相同颜色的斑点或荧光斑点。

功效及应用：活血化瘀，凉血解毒，解郁安神。用于经闭癥瘕，产后瘀阻，温毒发斑，忧郁痞闷，惊悸发狂。现代研究证实，西红花对离体子宫均有明显的兴奋作用；其水提物对血液凝固、血小板聚集及血栓形成等有明显抑制作用；西红花总苷具有降血脂作用。常用方药为二十五味松石丸、仁青芒觉。

（崔亚君）

guǒshí yǔ zhǒngzilèi yàocái

果实与种子类药材 （plant fruits and seeds as medicinal materials）

以植物的果实或种子为药用部位的药材。果实与种子为植物体不同器官，但因生产、销售、运输与贮藏等原因在商品药材中归为一类。果实类药材与种子类药材性状特征与显微特征不同。果实类药材与种子类药材所共有的性状鉴定特征、显微鉴定特征及鉴定方法，适用于所有果实与种子类药材基本特征的辨识与鉴定。

果实类药材　药用部位为果穗、完整果实和果实的一部分（果皮、果核、带部分果皮的果柄、果实上的宿萼、中果皮的维管束等）。

性状鉴定　果实类药材鉴定首先确认是果实还是果实的一部分，再注意观察其形状、大小、颜色、顶端、基部、表面、质地、断面及气味等。完整果实依据参加果实形成器官不同分为真果和假果，依据来源、结构和果皮性质分为单果、聚合果和聚花果。一般完整果实顶端可见宿存花被、花柱或瘢痕，底部可见宿萼、果柄或果柄痕，内含成熟或未成熟的种子，少数种子不发育。大多干缩而有皱纹，肉质果尤为明显，如小茴香表面常具有隆起的肋线，使君子具有纵直棱角。常有浓烈的香气和特殊的味感，可作为鉴别真伪优劣的依据。

显微鉴定　果皮的构造分为外果皮、中果皮及内果皮三部分。外果皮相当于叶的下表皮，通常为1列表皮细胞，外被角质层，偶有气孔。表皮细胞可有毛茸，多数为非腺毛，也有部分为腺毛和腺鳞。另可见表皮细胞中存在草酸钙结晶、橙皮苷结晶、色素或其他有色物质、油细胞等。中果皮相当于叶肉组织，通常较厚，大部分由薄壁细胞组成，有时可见淀粉粒、细小维管束、石细胞、油细胞、油室或油管存在。内果皮相当于叶的上表皮，通常由一列薄壁细胞组成，也有为一列或多列石细胞组成。例如，伞形科植物的鉴定要点为内果皮由5~8个狭长的薄壁细胞相互并列为一群，各群以斜角联合呈镶嵌状，称为"镶嵌细胞"。

种子类药材　药用部位为成熟种子、种子的一部分或种子的加工品。

性状鉴定　注意种子的形状、大小、颜色、表面纹理、气味等，尤其注意观察种子表面的种脐、种脊、合点、种阜、假种皮等特征。完整的种子包括种皮和种仁两部分，种仁部分包括胚乳和胚。大多呈圆球形、类圆球形或扁圆球形，少数呈线形、纺锤形或心形。表面常有各种纹理，也可见具毛茸、颗粒状突起等，常可见种脐、合点、种脊等特征，少数有种阜。剖面可见种仁部分有发达的白色胚乳或肥厚子叶。

显微鉴定　种子的构造包括种皮、胚乳和胚三部分，种皮的构造因植物种类而异，鉴定特征明显。

种皮通常只有一层种皮，有的种子有内外两层种皮，通常由以下一种或数种组织组成。①表皮层：多数种子的种皮表皮细胞由一列薄壁细胞组成。表皮细胞组成形态各异，有充满黏液质的，有部分或全部分化成非腺毛的，有单独或成群散列石细胞的，有形态为狭长栅状细胞的，也有内含色素的。②栅状细胞层：某些种子的表皮下方，有1列或2~3列狭长细胞排列而成的栅状细胞，壁多木化增厚，有的内壁和侧壁增厚，有时在栅状细胞外缘处可发现一条折光率较强的光辉带。③油细胞层：某些种子的表皮层下有一层含挥发油的细胞，细胞较大。④色素层：有颜色的种子，除表皮层外，内层细胞或内表皮细胞中也可含色素。⑤石细胞层：有的种子表皮的内层几乎全由石细胞组成，或内种皮为石细胞层。⑥营养层：多数种子的种皮中，常有数列薄壁细胞，内贮存淀粉粒，称为"营养层"，成熟种子的营养层因发育过程中淀粉消耗而成为扁缩的薄层紧贴种皮其他各层内层，不易观察。

胚乳分为外胚乳和内胚乳，由薄壁细胞组成，通常含有大量脂肪油和糊粉粒，有时还有草酸钙结晶或淀粉粒。大多数种子具内胚乳，在无胚乳种子中，也可见1~2列残存的内胚乳细胞，少数种子有发达的外胚乳。个别种子的外胚乳或外胚乳与种皮折合层不规则地伸入内胚乳中，形成错入组织，如肉豆蔻、槟榔。

胚包括胚根、胚茎、胚芽和子叶四部分。子叶通常占胚的较大部分，构造与叶相似，表皮下方常可见明显的栅栏组织，其余部分一般全由薄壁细胞组成。

（黄璐琦）

bìbō

荜茇（Peperis Longi Fructus）

胡椒科（Piperaceae）植物荜茇 *Piper longum* L. 的干燥近成熟或成熟果穗。又称荜拨。为较常用中药。主产于印度尼西亚、菲律宾等地。果穗由绿变黑时采收，除去杂质，晒干。

性状：呈圆柱形，稍弯曲，由多数小浆果集合而成，长1.5~3.5cm，直径0.3~0.5cm。表面黑褐色或棕色，有斜向排列整齐的小突起，基都有果穗梗残存或脱落（图）。质硬而脆，易折断，断面不整齐，颗粒状。小浆果球形，直径约0.1cm。有特异香气，味辛辣。

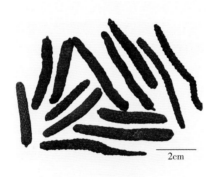

图　荜茇药材

主要成分及分析：含挥发油，油中主要为丁香烯（caryophy-lene）；并含胡椒碱（piperine）。高效液相色谱法测定，含胡椒碱（$C_{17}H_{19}NO_3$）不得少于2.5%。

鉴定试验：①粉末灰褐色。镜检可见：石细胞；油细胞；红棕色种皮细胞；细小淀粉粒。②粉末无水乙醇提取液作为供试品溶液，以胡椒碱对照品作对照。按薄层色谱法，以苯-乙酸乙酯-丙酮（7：2：1）为展开剂，置紫外光灯（365nm）下检视。供试品色谱中，在与对照品色谱相应的位置上，显相同颜色的荧光斑点。喷以10%硫酸乙醇溶液，加热至斑点显色清晰，供试品色谱中，在与对照品色谱相应的位置上，显相同的褐黄色斑点。

功效及应用：温中散寒，下气止痛。用于脘腹冷痛，呕吐，泄泻，偏头痛；外治牙痛。现代研究证实，荜茇有抗惊厥作用。常用方药为荜茇丸，荜茇散。

（付小梅）

hújiāo

胡椒（Piperis Fructus）

胡椒科植物胡椒 *Piper nigrum* L. 的干燥近成熟或成熟果实。为较常用中药。原产于国外，中国现主产于云南、海南、广西等地。秋末至次春果实呈暗绿色时采收，晒干，为黑胡椒；果实变红时采收，用水浸渍数日，擦去果肉，晒干，为白胡椒。

性状：①黑胡椒呈球形，直径3.5~5mm。表面黑褐色，具隆起网状皱纹，顶端有细小花柱残迹，基部有自果轴脱落的瘢痕。质硬，外果皮可剥离，内果皮灰白色或淡黄色。断面黄白色，粉性，中有小空隙。气芳香，味辛辣。②白胡椒表面灰白色或淡黄白色，平滑，顶端与基部间有多数浅色线状条纹（图）。

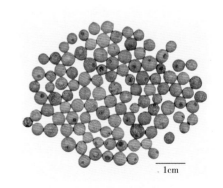

图　白胡椒药材

主要成分及分析：含挥发油、胡椒碱（piperine）。高效液相色谱法测定，含胡椒碱（$C_{17}H_{19}NO_3$）不得少于3.0%。

鉴定试验：①粉末暗灰色。

镜检可见：石细胞；油细胞；棕色种皮细胞；细小淀粉粒。②粉末无水乙醇提取液作为供试品溶液，以胡椒碱对照品作对照。按薄层色谱法，以苯-乙酸乙酯-丙酮（7：2：1）为展开剂，展开，取出，晾干，喷以 10% 硫酸乙醇溶液，加热至斑点显色清晰。供试品色谱中，在与对照品色谱相应的位置上，显相同的褐黄色斑点。

功效及应用：温中散寒，下气，消痰。用于胃寒呕吐，腹痛泄泻，食欲不振，癫痫痰多。现代研究证实，胡椒有抗惊厥和镇静作用。常用方药为七味榼藤子丸，小儿敷脐止泻散。

(付小梅)

sāngshèn

桑椹 （Mori Fructus） 桑科
（Moraceae） 植物桑 *Morus alba* L. 的干燥果穗。又称桑葚子。为较常用中药。中国各地均产。4～6 月果实变红时采收，晒干，或略蒸后晒干。

性状：聚花果，由多数小瘦果集合而成，呈长圆形，一般长 1～2cm，直径 0.5～0.8cm。黄棕色、棕红色或暗紫色，有短果序梗。小瘦果卵圆形，稍扁，长约 2mm，宽约 1mm，外具肉质花被片 4 枚。气微，味微酸而甜。

主要成分及分析：含糖，鞣酸（tannic acid），苹果酸（malic acid），维生素（vitamin）B₁、B₂ 和胡萝卜素（carotene）等。

鉴定试验：粉末红紫色。镜检可见：石细胞；含草酸钙方晶的内果皮细胞；黄棕色种皮细胞；草酸钙簇晶；紫红色色素块。

功效及应用：滋阴补血，生津润燥。用于肝肾阴虚，眩晕耳鸣，心悸失眠，须发早白，津伤口渴，内热消渴，肠燥便秘。现

代研究证实，桑椹具有增强免疫力作用。常用方药为桑葚方，三精丸。

(付小梅)

chǔshízǐ

楮实子 （Broussonetiae Fructus） 桑科 （Moraceae） 植物构树 *Broussoneria papyrifera* （L.） Vent. 的干燥成熟果实。为少常用中药。主产于河南、湖北等地。秋季果实成熟时采收，洗净，晒干，除去灰白色膜状宿萼和杂质。

性状：呈球形或卵圆形，稍扁，直径约 1.5mm。表面红棕色，有网状皱纹或颗粒状突起，一侧有棱，一侧有凹沟，有的具果梗（图）。质硬而脆，易压碎。胚乳类白色，富油性。无臭，味淡。

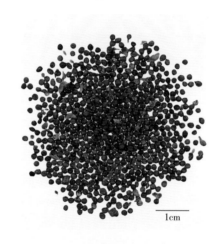

图 楮实子药材

主要成分：含皂苷、维生素 B 及油脂等。

鉴定试验：①粉末红棕色。镜检可见：细胞壁黏液化的果皮栅状细胞；含晶厚壁细胞；种皮表皮细胞；草酸钙簇晶。②粉末甲醇提取液作为供试品溶液，以楮实子对照药材作对照。照薄层色谱法，以甲苯-乙酸乙酯-甲酸（10：8：1.3）为展开剂，喷以 10% 硫酸乙醇溶液，加热至斑点显色清晰。供试品色谱中，在与

对照药材色谱相应的位置上，显相同颜色的荧光斑点。

功效及应用：补肾清肝，明目，利尿。用于腰膝酸软，虚劳骨蒸，头晕目昏，目生翳膜，水肿胀满。现代研究证实，楮实子有抗惊厥作用。常用方药为楮实子丸，楮实散。

(付小梅)

huǒmárén

火麻仁 （Cannabis Fructus） 桑科 （Moraceae） 植物大麻 *Cannabis sativa* L. 的干燥成熟果实。又称大麻仁、麻子。为较常用中药。主产于印度尼西亚、菲律宾等国。秋季果实成熟时采收，除去杂质，晒干。

性状：呈卵圆形，一般长 4～5.5mm，直径 2.5～4mm。表面灰绿色或灰黄色，有微细的白色或棕色网纹，两边有棱，顶端略尖，基部有一圆形果梗痕（图）。果皮薄而脆，易破碎。种皮绿色，子叶 2 片，乳白色，富油性。气微，味淡。

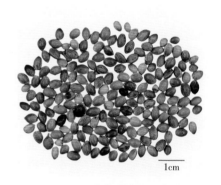

图 火麻仁药材

主要成分：含脂肪油；并含胡芦巴碱（trigonelline）。

鉴定试验：粉末甲醇提取液作为供试品溶液，以火麻仁对照药材作对照。按薄层色谱法，以甲苯-乙酸乙酯-甲酸（15：1：0.3）为展开剂，展开，取出，

晾干，喷以 1% 香草醛乙醇溶液－硫酸（1∶1）混合溶液，在 105℃ 加热至斑点显色清晰。供试品色谱中，在与对照药材色谱相应的位置上，显相同颜色的斑点。

功效及应用：润肠通便。用于血虚津亏，肠燥便秘。现代研究证实，火麻仁具有刺激肠壁蠕动作用。常用方药为麻子仁丸。

（付小梅）

mǎdōulíng

马兜铃（Aristolochiae Fructus）

马兜铃科（Aristolochiaceae）植物北马兜铃 *Aristolochia contorta* Bge. 或马兜铃 *Aristolochia debilis* Sieb. et Zucc. 的干燥成熟果实。为较常用中药。主产于中国东北、华东等地区。秋季果实由绿变黄时采收，干燥。

性状：呈卵圆形，长 3～7cm，直径 2～4cm。表面黄绿色、灰绿色或棕褐色，有纵棱线 12 条，由棱线分出多数横向平行的细脉纹。顶端平钝，基部有细长果梗。果皮轻而脆，易裂为 6 瓣，果梗也分裂为 6 条（图）。果皮内表面平滑而带光泽，有较密的横向脉纹。果实分 6 室，每室种子多数，平叠整齐排列。种子扁平而薄，钝三角形或扇形，长 6～10mm，宽 8～12mm，边缘有翅，淡棕色。气特异，味微苦。

主要成分：含有机酸，主要为马兜铃酸（aristolochic acid）。

鉴定试验：①粉末黄棕色。镜检可见：种翅网纹细胞；含草酸钙小方晶的种皮厚壁细胞；外果皮细胞；果隔厚壁细胞。②粉末乙醇提取液作为供试品溶液，以马兜铃对照药材和马兜铃酸对照品作对照。按薄层色谱法，以甲苯－乙酸乙酯－水－甲酸（20∶10∶1∶1）的上层溶液为展开剂，展开，取出，晾干，在紫外光灯（365nm）下检视。供试品色谱中，在与对照品色谱相应的位置上，显相同颜色的荧光斑点。

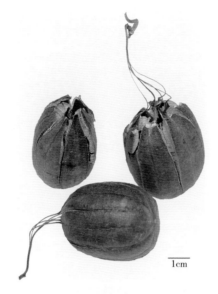

图 马兜铃药材

功效及应用：清肺降气，止咳平喘，清肠消痔。用于肺热喘咳，痰中带血，肠热痔血，痔疮肿痛。现代研究证实，马兜铃具有平喘祛痰作用。常用方药为补肺阿胶散。

（付小梅）

liánfáng

莲房（Nelumbinis Receptaculum）

睡莲科（Nymphaeaceae）植物莲 *Neulmbo nucifera* Gaertn. 的干燥花托。又称莲蓬壳、莲壳。为少常用中药。主产地与莲子相同。秋季果实成熟时采收，除去果实，晒干。

性状：呈倒圆状或漏斗状，多撕裂，一般直径 5～8cm，高 4.5～6cm。表面灰棕色至紫棕色，具细纵纹和皱纹，顶面有多数圆形孔穴，基部有花梗残基（图）。质疏松，破碎面海绵样，棕色。气微，味微涩。

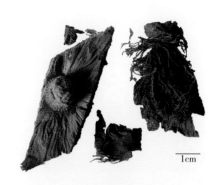

图 莲房药材

主要成分：含金丝桃苷（hyoeroside）、槲皮素-3-二葡萄糖苷（quercetin-3-diglucoside），以及少量莲子碱（nelumbine）、原花青素。

鉴定试验：粉末黄棕色。镜检可见：表皮细胞；草酸钙簇晶；纤维束。

功效及应用：化瘀止血。用于崩漏，尿血，痔疮出血，产后瘀阻，恶露不尽。现代研究证实，莲房提取物原花青素对 D-半乳糖所致衰老小鼠具有抗氧化作用。

（黄 真）

shuǐhónghuāzǐ

水红花子（Polygoni Orientalis Fructus）蓼科（Polygonaceae）植物红蓼 *Polygonum orientale* L. 的干燥成熟果实。又称水荭子、荭草实。为少常用中药。主产于黑龙江、吉林等地。秋季果实成熟时割取果穗，晒干，打下果实，除去杂质。

性状：呈扁圆形，一般直径 2～3.5mm，厚 1～1.5mm。表面棕黑色，有的红棕色，有光泽，两面微凹，中部略有纵向隆起（图）。顶端有突起的柱基，基部有浅棕色略突起的果梗痕，有的有膜质花被残留。质硬，气微，味淡。

主要成分及分析：含黄酮类成分，主要为花旗松素（taxifolin）。

高效液相色谱法测定,含花旗松素($C_{15}H_{12}O_7$)不得少于0.15%。

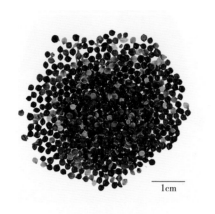

图 水红花子药材

鉴定试验:①粉末灰棕色。镜检可见:果皮栅状细胞;种皮细胞。②粉末甲醇提取液作为供试品溶液,以花旗松素对照品作对照。按薄层色谱法,以石油醚(60~90℃)-乙酸乙酯-甲酸(10:11:0.5)为展开剂,展开,取出,晾干,喷以10%硫酸乙醇溶液,在105℃加热至斑点显色清晰。供试品色谱中,在与对照品色谱相应的位置上,显相同颜色的斑点。

功效及应用:散血消癥,消积止痛。用于癥瘕痞块,瘿瘤肿痛,食积不消,胃脘胀痛。现代研究证实,水红花子具有抗肿瘤作用。

(付小梅)

dìfūzǐ

地肤子(Kochiae Fructus) 藜科(Chenopodiaceae)植物地肤 *Kochia scoparia*(L.)Schrad. 的干燥成熟果实。又称地葵、扫帚子。为较常用中药。主产于山东、江苏等地。秋季果实成熟时采收植株,晒干,打下果实,除去杂质。

性状:呈扁球状五角星形,直径1~3mm(图)。外被宿存花被,表面灰绿色或浅棕色,周围

具膜质小翅5枚,背面中心有微突起的点状果梗痕及放射状脉纹5~10条;剥离花被,可见膜质果皮,半透明。种子扁卵形,长约1mm,黑色。气微,味微苦。

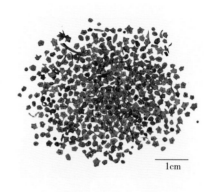

图 地肤子药材

主要成分及分析:含三萜皂苷类成分,主要为地肤子皂苷(momordin)。高效液相色谱法测定,含地肤子皂苷Ic($C_{41}H_{64}O_{13}$)不得少于1.8%。

鉴定试验:①粉末棕褐色。镜检可见:花被表皮细胞;不定式气孔;草酸钙簇晶;含草酸钙方晶的种皮细胞。②粉末甲醇提取液作为供试品溶液,以地肤子皂苷Ic对照品作对照。按薄层色谱法,以三氯甲烷-甲醇-水(16:9:2)为展开剂,展开,取出,晾干,喷以10%硫酸乙醇溶液,热风吹至斑点显色清晰,供试品色谱中,在与对照品色谱相应的位置上,显相同的紫红色斑点。

功效及应用:清热利湿,祛风止痒。用于小便涩痛,阴痒带下,风疹,湿疹,皮肤瘙痒。现代研究证实,地肤子有抗真菌作用。常用方药为地肤子汤。

(付小梅)

yùzhīzǐ

预知子(Akebiae Fructus) 木通科(Lardizabalaceae)植物木通

Akebia quinata(Thunb.)Decne.、三叶木通 *Akebia trifoliata*(Thunb.)Koidz. 或白木通 *Akebia trifoliata*(Thunb.)Koidz. var. *australits*(Diels)Rehd. 的干燥近成熟果实。为较常用中药。主产于江苏、湖南等地。夏、秋二季果实绿黄时采收,晒干,或置沸水中略烫后晒干。

性状:呈肾形或长椭圆形,稍弯曲,一般长3~9mm,直径1.5~3.5mm。表面黄棕色或黑褐色,有不规则的深皱纹,顶端钝圆,基部有果梗痕。质硬,破开后,果瓤淡黄色或黄棕色;种子多数,扁长卵形,黄棕色或紫褐色,具光泽,有条状纹理(图)。气微香,味苦。

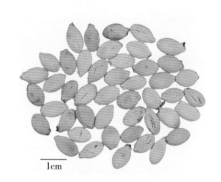

图 预知子(种子)药材

主要成分及分析:含皂苷类成分,主要为α-常春藤皂苷。高效液相色谱法测定,含α-常春藤皂苷($C_{42}H_{68}O_{12}$)不得少于0.20%。

鉴定试验:①粉末黄棕色。镜检可见:果皮石细胞,内含草酸钙方晶;种皮表皮细胞,内含黄棕色物。②粉末75%甲醇提取液作为供试品溶液,以α-常春藤皂苷对照品作对照。按薄层色谱法,以三氯甲烷-甲醇-水(10:11:0.5)的下层溶液为展开剂,展开,取出,晾干,喷以10%硫酸乙醇溶液,在105℃加热

至斑点显色清晰。供试品色谱中，在与对照品色谱相应的位置上，显相同颜色的斑点。

功效及应用：疏肝理气，活血止痛，散结，利尿。用于脘胁胀痛，经闭痛经，小便不利，蛇虫咬伤。现代研究证实，预知子有抗肿瘤作用。

（付小梅）

bājiǎohuíxiāng

八角茴香（Anisi Stellati Fructus）

木兰科（Magnoliaceae）植物八角茴香 *Illicium verum* Hook. f. 的干燥成熟果实。又称八角、五香八角。为较常用中药。主产于广东、广西等地。

性状：聚合果，多由 8 个蓇葖果组成，放射状排列于中轴上。蓇葖果长 1~2cm，宽 0.3~0.5cm，高 0.6~1cm；外表面红棕色，有不规则皱纹，顶端呈鸟喙状，上侧多开裂；内表面淡棕色，平滑，有光泽；质硬而脆。果梗长 3~4cm，连于果实基部中央，弯曲，常脱落。每个蓇葖果含种子 1 粒，扁卵圆形，长约 6mm，红棕色或黄棕色，光亮，尖端有种脐；胚乳白色，富油性。气芳香，味辛、甜。

主要成分及分析：含挥发油，油中主要为反式茴香脑（*trans-anethole*）；还含茴香醛。含挥发油不得少于 4.0%（ml/g）。气相色谱法测定，含反式茴香脑（$C_{10}H_{12}O$）不得少于 4.0%。

鉴定试验：①粉末红棕色。镜检可见：内果皮栅状细胞；石细胞；红棕色中果皮细胞；内胚乳细胞。②粉末石油醚（60~90℃）-乙酸（1:1）混合液的提取液作为供试品溶液，以八角茴香对照药材和茴香醛对照品作对照。按薄层色谱法，以石油醚（30~60℃）-丙酮-乙酸乙酯

（19:1:1）为展开剂，展开，取出，晾干，喷以间苯三酚盐酸试液。供试品色谱中，在与对照药材色谱相应的位置上，显相同颜色的斑点；在与对照品色谱相应的位置上，显相同的橙色至橙红色斑点。

功效及应用：温阳散寒，理气止痛。用于寒疝腹痛，肾虚腰痛，胃寒呕吐，脘腹冷痛。现代研究证实，八角茴香具有抗肿瘤作用。

（付小梅）

nánwǔwèizǐ

南五味子（Schisandrae Sphenantherae Fructus）

木兰科（Magnoliaceae）植物华中五味子 *Schisandra sphenanthera* Rehd. et Wils. 的干燥成熟果实。为较常用中药。主产于湖北、河南等地。秋季果实成熟时采摘，晒干，除去果梗和杂质。

性状：呈球形或扁球形，直径 4~6mm。表面棕红色至暗棕色，干瘪，皱缩，果肉常紧贴于种子上（图）。种子 1~2 粒，呈肾形，表面棕黄色，有光泽，种皮薄而脆。果肉气微。味微酸。

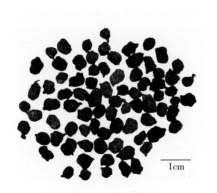

图 南五味子药材

主要成分及分析：含木脂素类成分，主要为五味子甲素（schizandrin A），五味子酯甲、乙、丙、丁、戊（schisantherin A、B、C、

D、E）；还含安五脂素等。高效液相色谱法测定，含五味子酯甲（$C_{30}H_{32}O_9$）不得少于 0.20%。

鉴定试验：①粉末灰棕色。镜检可见：果皮栅状细胞；种皮细胞。②粉末环己烷提取液作为供试品溶液，以南五味子对照药材和五味子甲素对照品作对照。按薄层色谱法，以三氯甲烷-丙酮（60:1）为展开剂，展开，取出，晾干，喷以磷钼酸试液，在 105℃加热至斑点显色清晰。供试品色谱中，在与对照药材和对照品色谱相应的位置上，显相同的深蓝色斑点。

功效及应用：收敛固涩，益气生津，补肾宁心。用于久嗽虚喘，梦遗滑精，遗尿尿频，久泻不止，自汗，盗汗，津伤口渴，短气脉虚，内热消渴，心悸失眠。现代研究证实，南五味子有兴奋呼吸系统、镇咳作用。

（付小梅）

wǔwèizǐ

五味子（Schisandrae Chinensis Fructus）

木兰科（Magnoliaceae）植物五味子 *Schisandra chinensis* (Turcz.) Baill. 的干燥成熟果实。习称"北五味子"。为常用中药。主产于吉林、辽宁等地。秋季果实成熟时采摘，晒干或蒸后晒干，除去果梗和杂质。

性状：呈不规则的球形或扁球形，直径 5~8mm。表面红色、紫红色或暗红色，皱缩，显油润（图）；有的表面呈黑红色或出现"白霜"。果肉柔软，种子 1~2，肾形，表面棕黄色。有光泽，种皮薄而脆。果肉气微，味酸；种子破碎后有香气，味辛、微苦。

主要成分及分析：含挥发油，油中含倍半蒈烯（sesquicarene）、β_2-没药烯（β_2-bisabolene）、β-花柏烯（β-chamigrene）及 α-衣兰烯

（α-ylangene）；并含木脂素类成分，主要为五味子素（schizandrin）及其类似物 α、β、γ、δ、ε-五味子素，去氧五味子素（deoxyschizandrin）即五味子甲素（schizandrin A），新五味子素（neoschizandrin），五味子醇甲（schizandrol A）等。高效液相色谱法测定，含五味子醇甲（$C_{24}H_{32}O_7$）不得少于 0.40%。

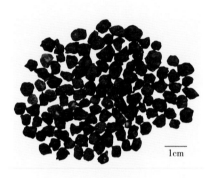

图　五味子药材

鉴定试验：①粉末暗紫色。镜检可见：有角质线纹的果皮表皮细胞；种皮石细胞；中果皮细胞。②粉末三氯甲烷提取液作为供试品溶液，以五味子对照药材、五味子甲素对照品作对照。按薄层色谱法，以石油醚（30~60℃）-甲酸乙酯-甲酸（15：5：1）的上层溶液为展开剂，展开，取出，晾干，置紫外光灯（254nm）下检视。供试品色谱中，在与对照药材和对照品色谱相应的位置上，显相同颜色的斑点。

功效及应用：同南五味子。现代研究证实，五味子具有保肝、祛痰作用。常用方药为五味子丸，生脉散。

（付小梅）

bìchéngqié

荜澄茄（Litseae Fructus）　樟科（Lauraceae）植物山鸡椒 *Litsea cubeba*（Lour.）Pers. 的干燥成熟果实。为较常用中药。主产于广西、浙江等地。秋季果实成熟时采收，除去杂质，晒干。

性状：呈类球形，直径 4~6mm。表面棕褐色至黑褐色，有网状皱纹。基部偶有宿萼及细果梗（图）。除去外皮可见硬脆的果核，种子 1 粒，子叶 2 片，黄棕色，富油性。气芳香，味稍辣而微苦。

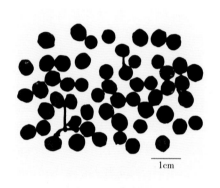

图　荜澄茄药材

主要成分：含挥发油，油中主要为枸橼醛（citral）、甲基庚烯酮（methylheptenone）、芳樟醇（linalool）等。

鉴定试验：粉末石油醚（60~90℃）提取液作为供试品溶液，以荜澄茄对照药材作对照。按薄层色谱法，以石油醚（60~90℃）-乙醚（3：2）为展开剂，展开，取出，晾干，喷以 10% 硫酸乙醇溶液，加热至斑点显色清晰，分别置日光和紫外光灯（365nm）下检视。供试品色谱中，在与对照药材色谱相应的位置上，显相同颜色的斑点或荧光斑点。

功效及应用：温中散寒，行气止痛。用于胃寒呕逆，脘腹冷痛，寒疝腹痛，寒湿郁滞，小便浑浊。现代研究证实，荜澄茄有抗肿瘤作用。常用方药为荜铃胃痛颗粒。

（付小梅）

yīngsùqiào

罂粟壳（Papaveris Pericarpium）　罂粟科（Papaveraceae）植物罂粟 *Papaver somniferum* L. 的干燥成熟果壳。为少常用中药。中国部分地区少量栽培。秋季将成熟果实或已割取浆汁后的成熟果实摘下，破开，除去种子和枝梗，干燥。

性状：呈椭圆形或瓶状卵形，多已破碎成片状，直径 1.5~5cm，长 3~7cm。外表面黄白色、浅棕色至淡紫色，平滑，略有光泽，有纵向或横向的割痕；顶端有 6~14 条放射状排列呈圆盘状的残留柱头；基部有短柄。内表面淡黄色，微有光泽；有纵向排列的假隔膜，棕黄色，上面密布略突起的棕褐色小点（图）。体轻，质脆。气微清香，味微苦。

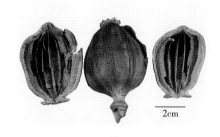

图　罂粟壳药材

主要成分及分析：含生物碱类成分，主要包括吗啡（morphine）、可待因（codeine）、那可汀（narcotine）、罂粟碱（papaverine）等。高效液相色谱法测定，含吗啡（$C_{17}H_{19}O_2N$）应为 0.06%~0.40%。

鉴定试验：①粉末黄白色。镜检可见：果皮表皮细胞；网纹或螺纹导管；乳汁管。②粉末甲醇提取液作为供试品溶液，以吗啡、磷酸可待因和盐酸罂粟碱对照品作对照。按薄层色谱法，以甲苯-丙酮-乙醇-浓氨试液

（20：20：3：1）为展开剂，置紫外光灯（365nm）下检视。供试品色谱中，在与对照品色谱相应的位置上，显相同颜色的斑点；再依次喷以稀碘化铋钾试液和亚硝酸钠乙醇试液，显相同颜色的斑点。

功效及应用：敛肺，涩肠，止痛。用于久咳，久泻，脱肛，脘腹疼痛。现代研究证实，罂粟壳有镇痛、镇咳作用。常用方药为万灵汤，小百劳散。

（付小梅）

lùlùtōng

路路通（Liquidambaris Fructus） 金缕梅科（Hamamelidaceae）植物枫香树 *Liquidambar formosana* Hance 的干燥成熟果序。又称九孔子、枫果。为较常用中药。主产于江苏、浙江等地。冬季果实成熟后采收，除去杂质，干燥。

性状：聚花果，由多数小蒴果集合而成，呈球形，一般直径 2~3cm。基部有总果梗。表面灰棕色或棕褐色，有多数尖刺及喙状小钝刺，长 0.5~1mm，常折断，小蒴果顶部开裂，呈蜂窝状小孔（图）。体轻，质硬，不易破开。气微，味淡。

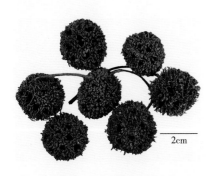

图 路路通药材

主要成分及分析：含路路通酸（liquidambaric acid）、苏合香

素（styracin）、氧化丁香烯（caryophyllene oxide）等。高效液相色谱法测定，含路路通酸（$C_{30}H_{46}O_3$）不得少于 0.15%。

鉴定试验：①粉末棕褐色。镜检可见：纤维；果皮石细胞；表皮细胞；单细胞非腺毛。②粉末乙酸乙酯提取液作为供试品溶液，以路路通酸对照品作对照。按薄层色谱法，以甲苯–乙酸乙酯–甲酸（20：2：1）5~10℃放置 12 小时的上层溶液为展开剂，展开，取出，晾干，喷以 1%香草醛的 10%硫酸乙醇溶液，80℃加热至斑点显色清晰。供试品色谱中，在与对照品色谱相应的位置上，显相同颜色的斑点。

功效及应用：祛风活络，利水通经。用于关节痹痛，麻木拘挛，水肿胀满，乳少经闭。现代研究证实，路路通有保肝作用。常用方药为路路通益母膏。

（付小梅）

shānzhā

山楂（Crataegi Fructus） 蔷薇科（Rosaceae）植物山里红 *Crataegus Pinnatifida* Bge. var. *major* N. E. Br. 或山楂 *Crataegus pinnatifida* Bge. 的干燥成熟果实。又称红果子、山里红果、山里红。为常用中药。主产于山东、河北等地。秋季果实成熟时采收，切片，干燥。

性状：圆形片，皱缩不平，直径 1~2.5cm，厚 0.2~0.4cm。外皮红色，具皱纹，有灰白色小斑点。果肉深黄色至浅棕色。中部横切片具 5 粒浅黄色果核，但核多脱落而中空（图）。有的片上可见短而细的果梗或花萼残迹。气微清香，味酸、微甜。

主要成分及分析：含有机酸类，主要为山楂酸（crataegic acid）、酒石酸（tartaric acid）、枸

橼酸（citric acid）；三萜类，如熊果酸（ursolic acid）；另含黄酮类、内酯、糖类、鞣质、皂苷类等。从山里红果实中还分离到槲皮素（quercetin）、金丝桃苷（hyperin）、表儿茶素（epicatechin）、绿原酸（chlorogenic acid）、枸橼酸及其甲酯类，以及黄烷聚合物。高效液相色谱法测定，含有机酸以枸橼酸（$C_6H_8O_7$）计，不得少于 5.0%。

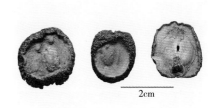

图 山楂药材

鉴定试验：①粉末暗红棕色至棕色。镜检可见：果皮栅状细胞；种皮细胞。②粉末乙酸乙酯提取液作为供试品溶液，以熊果酸对照品作对照。按薄层色谱法，以苯–乙酸乙酯–甲酸（20：4：0.5）为展开剂，展开，取出，晾干，喷以 10%硫酸乙醇溶液，80℃加热至斑点显色清晰。供试品色谱中，在与对照品色谱相应的位置上，显相同的紫红色斑点；置紫外光灯（365nm）下检视，显相同的橙黄色荧光斑点。

功效及应用：消食健胃，行气散瘀，化浊降脂。用于肉食积滞，胃脘胀满，泻痢腹痛，瘀血经闭，产后瘀阻，心腹刺痛，疝气疼痛；高脂血症。现代研究证实，山楂具有抗肿瘤作用。常用方药为匀气散，通瘀煎。

（付小梅）

mùguā

木瓜（Chaenomelis Fructus） 蔷薇科（Rosaceae）植物贴梗海

棠 *Chaenomeles speciosa*（Sweet）Nakai 的干燥近成熟果实。又称皱皮木瓜、宣木瓜、贴梗海棠。为常用中药。主产于安徽、湖北等地。夏、秋二季果实绿黄时采收，置沸水中烫至外皮灰白色，对半纵剖，晒干。

性状：呈长圆形，多纵剖成两半，长 4～9cm，宽 2～5cm，厚 1～2.5cm。外表面紫红色或红棕色，有不规则的深皱纹；剖面边缘向内卷曲，果肉红棕色，中心部分凹陷，棕黄色；种子扁长三角形，多脱落（图）。质坚硬。气微清香，味酸。

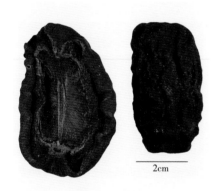

图　木瓜药材

主要成分及分析：含皂苷类化合物，主要为齐墩果酸（oleanolic acid）和熊果酸（ursolic acid）；大量有机酸，主要为苹果酸（malic acid）、酒石酸（tartaric acid）和枸橼酸（citric acid）等；另含黄酮类和维生素 C；还含过氧化氢酶（catalase）、过氧化物酶（peroxidase）、酚氧化酶（phenol oxidase）、鞣质、果胶等。高效液相色谱法测定，含齐墩果酸（$C_{30}H_{48}O_3$）和熊果酸（$C_{30}H_{48}O_3$）不得少于 0.50%。

鉴定试验：①粉末黄棕色至棕红色。镜检可见：石细胞；外果皮细胞；中果皮薄壁细胞。②粉末三氯甲烷提取液作为供试品溶液，以木瓜对照药材和熊果酸对照品作对照。按薄层色谱法，以环己烷-乙酸乙酯-丙酮-甲酸（6：0.5：1：0.1）为展开剂，展开，取出，晾干，喷以 10% 硫酸乙醇溶液，在 105℃加热至斑点显色清晰，分别置日光和紫外光灯（365nm）下检视。供试品色谱中，在与对照药材色谱相应的位置上，显相同颜色的斑点和荧光斑点；在与对照品色谱相应的位置上，显相同的紫红色斑点和橙黄色荧光斑点。

功效及应用：舒筋活络，和胃化湿。用于湿痹拘挛，腰膝关节酸重疼痛，吐泻转筋，脚气水肿。现代研究证实，木瓜具有抗肿瘤作用。常用方药为木瓜煎，鸡鸣散。

（付小梅）

fùpénzǐ

覆盆子（Rubi Fructus）

蔷薇科（Rosaceae）植物华东覆盆子 *Rubus chingii* Hu 的干燥果实。为较常用中药。主产于浙江、湖北等地。夏初果实由绿变绿黄时采收，除去梗、叶，置沸水中略烫或略蒸，取出，干燥。

性状：聚合果，由多数小核果聚合而成，呈圆锥形或扁圆锥形，高 0.6～1.3cm，直径 0.5～1.2cm。表面黄绿色或淡棕色，顶端钝圆，基部中心凹入（图）。宿萼棕褐色，下有果梗痕。小果易剥落，每个小果呈半月形，背面密被灰白色茸毛，两侧有明显的网纹，腹部有突起的棱线。体轻，质硬。气微，味微酸涩。

主要成分：含有机酸，主要为枸橼酸（citric acid）、苹果酸（malic acid）等；黄酮类，主要为椴树苷（tiliroside）；另含三萜和固醇等。

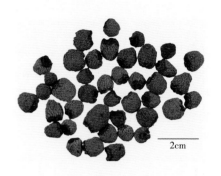

图　覆盆子药材

鉴定试验：①粉末棕黄色。镜检可见：非腺毛单细胞；草酸钙簇晶；果皮纤维黄色。②粉末 70% 甲醇提取液蒸干，加水溶解，以水饱和正丁醇萃取，萃取液作为供试品溶液。以椴树苷对照品作对照。按薄层色谱法，以乙酸乙酯-甲醇-水-甲酸（90：4：4：0.5）为展开剂，展开，取出，晾干，喷以三氯化铝试液，在 105℃加热 5 分钟，置紫外光灯（365nm）下检视。供试品色谱中，在与对照品色谱相应的位置上，显相同颜色的荧光斑点。

功效及应用：益肾固精缩尿，养肝明目。用于遗精滑精，遗尿尿频，小便频数，阳痿早泄，目暗昏花。现代研究证实，覆盆子有抗衰老作用。常用方药为五子衍宗丸。

（付小梅）

jīnyīngzǐ

金樱子（Rosae Laevigatae Fructus）

蔷薇科（Rosaceae）植物金樱子 *Rosa laevigata* Michx. 的干燥成熟果实。为较常用中药。主产于广东、广西等地。10～11 月果实成熟变红时采收，干燥，除去毛刺。

性状：为花托发育而成的假果，呈倒卵形，长 2～3.5cm，直径 1～2cm。表面红黄色或红棕色，有突起的棕色小点，系毛刺脱落后的残基。顶端有盘状花萼残基，中央有黄色柱基，下部渐尖（图）。质硬。切开后，花托壁厚1~2mm，内有多数坚硬的小瘦果，内壁及瘦果均有淡黄色绒毛。气微，味甘、微涩。

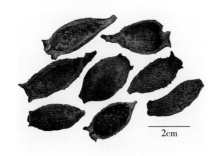

图　金樱子药材

主要成分及分析：含苹果酸（malic acid）、枸橼酸（citric acid）、鞣质、树脂、维生素C（vitamin C）、果糖（fructose）、蔗糖（saccharos）等。紫外-可见分光光度法测定，含金樱子多糖以无水葡萄糖（$C_6H_{12}O_6$）计，不得少于25.0%。

鉴定试验：①花托粉末淡肉红色。镜检可见：非腺毛；草酸钙方晶；螺纹、网纹、环纹及具缘纹孔导管；黄棕色树脂块。②粉末乙醇提取液作为供试品溶液，以金樱子对照药材作对照。按薄层色谱法，以三氯甲烷-乙酸乙酯-甲醇-甲酸（5:5:1:0.1）为展开剂，展开，取出，晾干，喷以10%硫酸乙醇溶液，在105℃加热至斑点显色清晰。供试品色谱中，在与对照药材色谱相应的位置上，显相同颜色的斑点。

功效及应用：固精缩尿，固崩止带，涩肠止泻。用于遗精滑精，遗尿尿频，崩漏带下，久泻久痢。现代研究证实，金樱子有收敛、降血脂作用。常用方药为金樱子膏、水陆二仙丹。

（付小梅）

ruírén

蕤仁（Prinsepiae Nux）　蔷薇科（Rosaceae）植物蕤核 *Prinsepia uniflora* Batal. 或齿叶扁核木 *Prinsepia uniflora* Batal. var. *serrata* Rehd. 的干燥成熟果核。为少常用中药。主产于山东、陕西等地。夏、秋间采摘成熟果实，除去果肉，洗净，晒干。

性状：呈类卵圆形，稍扁，一般长7~10mm，宽6~8mm，厚3~5mm。表面淡黄棕色或深棕色，有明显的网状沟纹，间有棕褐色果肉残留，顶端尖，两侧略不对称（图）。质坚硬。种子扁平卵圆形，种皮薄，浅棕色或红棕色，易剥落；子叶2片，乳白色，有油脂。气微，味微苦。

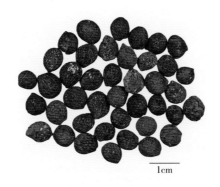

图　蕤仁药材

主要成分：含熊果酸（ursolic acid）、β-谷固醇（β-quebrachol）、蛋白质、脂肪、油脂等。

鉴定试验：粉末无水乙醇提取液作为供试品溶液，以熊果酸对照品作对照。按薄层色谱法，以石油醚（30~60℃）-丙酮（5:2）为展开剂，展开，取出，晾干，喷以10%硫酸乙醇溶液，在100℃加热至斑点显色清晰，分别置日光和紫外光灯（365nm）下检视。供试品色谱中，在与对照品色谱相应的位置上，显相同颜色的斑点。

功效及应用：养肝明目，疏风散热。用于目赤肿痛，睑弦赤烂，目暗羞明。现代研究证实，蕤仁有抗菌作用。常用方药为蕤仁膏，拨云膏。

（付小梅）

wūméi

乌梅（Mume Fructus）　蔷薇科（Rosaceae）植物梅 *Prunus mume*（Sieb.）Sieb. et Zucc. 的干燥近成熟果实。又称酸梅。为较常用中药。主产于四川、浙江等地。夏季果实近成熟时采收，低温烘干后闷至色变黑。

性状：呈类球形或扁球形，直径1.5~3cm。表面乌黑色或棕黑色，皱缩不平，基部有圆形果梗痕。果核坚硬，椭圆形，棕黄色，表面有凹点；种子扁卵形，淡黄色（图）。气微，味极酸。

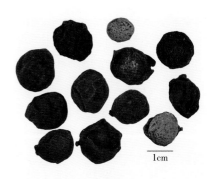

图　乌梅药材

主要成分及分析：含枸橼酸（citric acid）、苹果酸（malic acid）、琥珀酸（succinic acid）、齐墩果酸（oleanolic acid）、和熊果酸（ursolic acid）等成分。高效液相色谱法测定，含枸橼酸（$C_6H_8O_7$）不得少于12%。

鉴定试验：①粉末红棕色。镜检可见：内果皮石细胞；单细胞非腺毛；种皮石细胞；果皮表皮细胞。②粉末无水乙醇提取液作为供试品溶液，以乌梅对照药材和熊果酸对照品作对照。按薄层色谱法，以环己烷－三氯甲烷－乙酸乙酯－甲酸（20：5：8：0.1）为展开剂，展开，取出，晾干，喷以 10% 硫酸乙醇溶液，在 105℃ 加热至斑点显色清晰。供试品色谱中，在与对照药材和对照品色谱相应的位置上，显相同颜色的斑点。

功效及应用：敛肺，涩肠，生津，安蛔。用于肺虚久咳，久痢滑肠，虚热消渴，蛔厥呕吐腹痛；胆道蛔虫病。现代研究证实，乌梅具有抑菌作用。常用方药为一服散，固肠丸。

（付小梅）

dàzàojiǎo

大皂角（Gleditsiae Sinensis Fructus） 豆科（Leguminosae）植物皂荚 *Gleditsia sinensis* Lam. 的干燥成熟果实。又称皂荚。为较常用中药。主产于四川、山东等地。秋季果实成熟时采摘，晒干。

性状：呈扁长的剑鞘状，有的略弯曲，一般长 15~40cm，宽 2~5cm，厚 0.2~1.5cm。表面棕褐色或紫褐色，被灰色粉霜，擦去后有光泽，种子所在处隆起。基部渐窄而弯曲，有短果柄或果柄痕，两侧有明显纵棱线（图）。质硬，摇之有声，易折断，断面黄色，纤维性。种子多数，扁椭圆形，黄棕色至棕褐色，光滑。气特异，有刺激性，味辛辣。

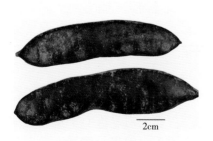
图 大皂角药材

主要成分：含三萜皂苷类成分，主要为皂荚苷（gleditsioside）；还含鞣质、谷固醇等。

鉴定试验：①粉末灰棕色。镜检可见：果皮栅状细胞；种皮细胞。②粉末甲醇提取液蒸干，用水溶解后再用乙酸乙酯振摇提取，乙酸乙酯液作为供试品溶液。以大皂角对照药材作对照。按薄层色谱法，以三氯甲烷－甲醇－水－冰醋酸（18：1：0.6：0.2）的下层溶液为展开剂，展开，取出，晾干，喷以 10% 硫酸乙醇溶液，在 105℃ 加热至斑点显色清晰。供试品色谱中，在与对照药材色谱相应的位置上，显相同颜色的斑点。

功效及应用：祛痰止咳，开窍通痹，杀虫散结。用于痰咳喘满，中风口噤，癫痫痰盛，关窍不通，喉痹痰阻，顽痰喘咳，咳痰不爽，大便燥结。现代研究证实，大皂角具有祛痰、抑菌作用。常用方药为皂荚丸，调脓散。

（付小梅）

zhūyázào

猪牙皂（Gleditsiae Fructus Abnormalis） 豆科（Leguminosae）植物皂荚 *Gleditsia sinensis* Lam. 的干燥不育果实。又称牙皂、小牙皂、眉皂。为较常用中药。主产于四川、山东等地。秋季采收，除去杂质，干燥。

性状：呈圆柱形，略扁而弯曲，长 5~11cm，宽 0.7~1.5cm。表面紫棕色或紫褐色，被灰白色蜡质粉霜，擦去后有光泽，并有细小的疣状突起及线状或网状的裂纹。顶端有鸟喙状花柱残基，基部具果梗残痕（图）。质硬而脆，易折断，断面棕黄色，中间疏松，有淡绿色或淡棕黄色的丝状物，偶有发育不全的种子。气微，有刺激性，味先甜而后辣。

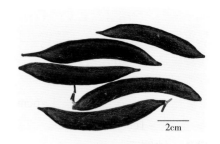
图 猪牙皂药材

主要成分：含皂苷，水解生成皂荚苷元。

鉴定试验：①粉末棕黄色。镜检可见：石细胞；晶纤维；红棕色果皮表皮细胞。②取粉末少许，加乙醇适量，加热回流 5 分钟，放冷，滤过。取滤液置小瓷皿中，蒸干，放冷，加醋酐，搅匀，沿皿壁加硫酸，渐显红紫色。③取粉末少许，加水，煮沸 10 分钟，滤过，滤液强烈振摇，即产生持久的泡沫（持续 15 分钟以上）。④粉末甲醇提取液蒸干，用水溶解后再用乙酸乙酯振摇提取，乙酸乙酯液作为供试品溶液。以猪牙皂对照药材作对照。按薄层色谱法，以三氯甲烷－甲醇－水－冰醋酸（18：1：0.6：0.2）的下层溶液为展开剂，展开，取出，晾干，喷以 10% 硫酸乙醇溶液，在 105℃ 加热至斑点显色清晰。供试品色谱中，在与对照药材色谱相应的位置上，显相同颜色的斑点。

功效及应用：祛痰开窍，散结消肿。用于中风口噤，昏迷不醒，癫痫痰盛，关窍不通，喉痹痰阻，顽痰喘咳，咳痰不爽，大便秘结；外治痈肿。现代研究证实，猪牙皂有祛痰作用。常用方药为通关散。

（付小梅）

huáijiǎo

槐角（Sophorae Fructus） 豆科（Leguminosae）植物槐 *Sophora*

japonica L. 的干燥成熟果实。又称槐实、槐子、槐荚。为较常用中药。主产于辽宁、河北等地。冬季采收，除去杂质，干燥。

性状：呈连珠状，长 1~6cm，直径 0.6~1cm。表面黄绿色或黄褐色，皱缩而粗糙，背缝线一侧呈黄色（图）。质柔润，干燥皱缩，易在收缩处折断，断面黄绿色，有黏性。种子 1~6 粒，肾形，长约 8mm，表面光滑，棕黑色，一侧有灰白色圆形种脐；质坚硬，子叶 2 片，黄绿色。果肉气微，味苦。种子嚼之有豆腥气。

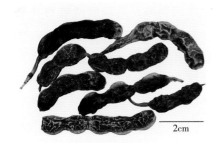

图　槐角药材

主要成分及分析：含黄酮类和异黄酮类化合物，主要有染料木素（genistein）、槐角苷（sophoricoside）、槐角双苷（sophorabioside）、山奈酚糖苷-C（kaempferol glycoside-C）、槐角黄酮苷（sophoraflavonoloside）和芸香苷（rutin）；亦含槐糖（sophorose）。种子中提得半乳甘露聚糖（galactomannan）。种子含脂肪油。高效液相色谱法测定，含槐角苷（$C_{21}H_{20}O_{10}$）不得少于 4.0%。

鉴定试验：粉末灰棕色。镜检可见：果皮栅状细胞以及种皮细胞。

功效及应用：清热泻火，凉血止血。用于肠热便血，痔肿出血，肝热头痛，眩晕目赤。现代研究证实，槐角有抑菌作用。常用方药为槐角丸、地榆槐角丸。

（付小梅）

bǔgǔzhī

补骨脂（Psoraleae Fructus）

豆科（Leguminosae）植物补骨脂 *Psoralea corylifolia* L. 的干燥成熟果实。又称破故纸。为常用中药。除东北、西北外，中国各地均产。秋季果实成熟时采收果序，晒干，搓出果实，除去杂质。

性状：呈肾形，略扁，一般长 3~5mm，宽 2~4mm，厚约 1.5mm。表面黑色、黑褐色或灰褐色，具细微网状皱纹。顶端圆钝，有一小突起，凹侧有果梗痕（图）。质硬。果皮薄，与种子不易分离；种子 1 枚，子叶 2 片，黄白色，有油性。气香，味辛、微苦。

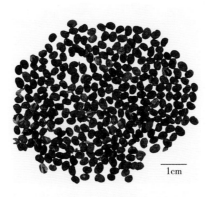

图　补骨脂药材

主要成分及分析：含香豆精、黄酮类及单萜酚类化合物等。香豆精类有补骨脂素（psoralen）、补骨脂内酯（psoralen）、异补骨脂素（psoralen）、补骨脂定（psoralidin）、异补骨脂定（isopsoralidin）、双羟异补骨脂定（corylidin）等。黄酮类有补骨脂甲素（coryfolin）、补骨脂乙素（corylifolinin）等。单萜酚类有补骨脂酚（bakuchiol）。高效液相色谱法测定，含补骨脂素（$C_{11}H_6O_3$）和异补骨脂素（$C_{11}H_6O_3$）的总量不得少于 0.70%。

鉴定试验：取粉末乙酸乙酯提取液作为供试品溶液，以补骨脂素和异补骨脂素对照品作对照。按薄层色谱法，以正己烷-乙酸乙酯（4∶1）为展开剂，展开，取出，晾干，喷以 10% 氢氧化钾甲醇溶液，置紫外光灯（365nm）下检视。供试品色谱中，在与对照品色谱相应的位置上，显相同的两个荧光斑点。

功效及应用：温肾助阳，纳气平喘，温脾止泻；外用消风祛斑。用于阳痿遗精，遗尿尿频，腰膝冷痛，肾虚作喘，五更泄泻；外治白癜风，斑秃。现代研究证实，补骨脂有扩张冠脉、抗肿瘤作用。常用方药为青娥丸、补骨脂丸。

（付小梅）

jíli

蒺藜（Tribuli Fructus）

蒺藜科（Zygophyllaceae）植物蒺藜 *Tribulus terrestris* L. 的干燥成熟果实。又称刺蒺藜、白蒺藜。为较常用中药。主产于黑龙江、吉林等地。秋季果实成熟时采割植株，晒干，打下果实，除去杂质。

性状：由 5 个分果瓣组成，呈放射状排列，直径 7~12mm。常裂为单一的分果瓣，分果瓣呈斧状，长 3~6mm；背部黄绿色，隆起，有纵棱及多数小刺，并有对称的长刺和短刺各 1 对，两侧面粗糙，有网纹，灰白色（图）。质坚硬。气微，味苦、辛。

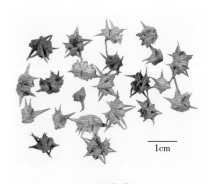

图　蒺藜药材

主要成分：含山奈酚（kaempferol）、山奈酚-3-葡萄糖苷（kaempferol-3-glucoside）、山奈酚-3-芸香糖苷（kaempferol-3-rutinoside）、刺蒺藜苷（tribuloside）、木犀草素（luteolin）和芦丁（rutin）等黄酮类；还含薯蓣皂苷元、海可皂苷元等。

鉴定试验：①粉末黄绿色。镜检可见：木化内果皮纤维；石细胞；草酸钙方晶。②粉末三氯甲烷提取液作为供试品溶液，以蒺藜对照药材作对照。按薄层色谱法，以三氯甲烷－甲醇－水（13：7：2）10℃以下放置的下层溶液为展开剂，展开，取出，晾干，喷以 10% 硫酸乙醇溶液，加热至斑点显色清晰。供试品色谱中，在与对照品色谱相应的位置上，显相同颜色的斑点。

功效及应用：平肝解郁，活血祛风，明目，止痒。用于头痛眩晕，胸胁胀痛，乳闭乳痈，目赤翳障，风疹瘙痒。现代研究证实，蒺藜有降压作用。常用方药为蒺藜散。

(付小梅)

huājiāo

花椒（Zanthoxyli Pericarpium）

芸香科（Rutaceae）植物青椒 *Zanthoxylum schinifolium* Sleb. et Zucc. 或花椒 *Zanthoxylum bungeanum* Maxim. 的干燥成熟果皮。又称香椒、大花椒、椒目。为较常用中药。主产于辽宁、四川等地。秋季采收成熟果实，晒干，除去种子和杂质。

性状：①青椒多为 2～3 个上部离生的小蓇葖果，集生于小果梗上，蓇葖果球形，沿腹缝线开裂，直径 3～4mm。外表面灰绿色或暗绿色，散有多数油点及细密的网状隆起皱纹；内表面类白色，光滑。内果皮常由基部与外果皮

分离。残存种子呈卵形，长 3～4mm，直径 2～3mm，表面黑色，有光泽。气香，味微甜而辛。②花椒蓇葖果多单生，直径 4～5mm。外表面紫红色或棕红色，散有多数疣状突起的油点，直径 0.5～1mm，对光观察半透明；内表面淡黄色（图）。香气浓，味麻辣而持久。

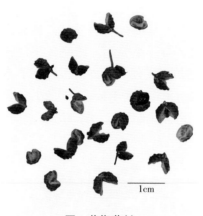

图　花椒药材

主要成分：含挥发油，且不得少于 1.5%（ml/g）。

鉴定试验：①粉末灰棕色。镜检可见：外壁被角质纹理的外果皮；油室；草酸钙簇晶。②粉末乙醚提取液作为供试品溶液，以花椒对照药材作对照。按薄层色谱法，以正己烷－乙酸乙酯（4：1）为展开剂，展开，取出，晾干，置紫外光灯（365nm）下检视。供试品色谱中，在与对照药材色谱相应的位置上，显相同的红色荧光斑点。

功效及应用：化瘀止血。用于咯血，吐血，外伤出血，跌扑伤痛。现代研究证实，花椒有镇痛、抑菌作用。常用方药为大健中汤，乌梅丸。

(付小梅)

wúzhūyú

吴茱萸（Euodiae Fructus）

芸香科（Rutaceae）植物吴茱萸 *Euo-dia rutaecarpa*（Juss.）Benth.、石虎 *Euodia rutaecarpa*（Juss.）Benth. var. *officinalis*（Dode）Huang 或疏毛吴茱萸 *Euodia rutaecarpa*（Juss.）Benth. var. *bodinieri*（Dode）Huang 的干燥近成熟果实。又称吴萸、吴椒。为常用中药。主产于贵州、广西等地。8～11 月果实尚未开裂时，剪下果枝，晒干或低温干燥，除去枝、叶、果梗等杂质。

性状：呈球形或略呈五角状扁球形，直径 2～5mm。表面暗黄绿色至褐色，粗糙，有多数点状突起或凹下的油点。顶端有五角星状的裂隙，基部残留被有黄色茸毛的果梗（图）。质硬而脆，横切面可见子房 5 室，每室有淡黄色种子 1 粒。气芳香浓郁，味辛辣而苦。

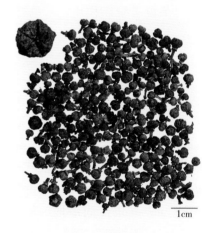

图　吴茱萸药材

主要成分及分析：含挥发油，主要为吴茱萸烯（evoden）、罗勒烯（ocimene）等。尚含生物碱，有吴茱萸碱（evodiamine）、吴茱萸次碱（rutaecarpine）、吴茱萸因碱（wuchuyine）、羟基吴茱萸碱（hydroxyevodiamine）等。亦含柠檬苦素（limonin）、吴茱萸苦素（rutaevine）等。高效液相色谱法测定，含吴茱萸碱（$C_{19}H_{17}N_3O$）

和吴茱黄次碱（$C_{18}H_{13}N_3O$）总量不得少于 0.15%，含柠檬苦素（$C_{26}H_{30}O_8$）不得少于 0.9%。

鉴定试验：①粉末褐色。镜检可见：非腺毛和腺毛；草酸钙簇晶；石细胞；油室。②粉末乙醇提取液作为供试品溶液，以吴茱黄碱对照品和吴茱黄次碱对照品作对照。按薄层色谱法，以石油醚（60～90℃）–乙酸乙酯–三乙胺（7:3:0.1）为展开剂，展开，取出，晾干，置紫外光灯（365nm）下检视。供试品色谱中，在与对照品色谱相应的位置上，显相同颜色的荧光斑点。

功效及应用：散寒止痛，降逆止呕，助阳止泻。用于厥阴头痛，寒疝腹痛，寒湿脚气，经行腹痛，脘腹胀痛，呕吐吞酸，五更泄泻；外治口疮。现代研究证实，吴茱黄有镇痛作用。常用方药为导气汤，吴茱黄汤。

（付小梅）

zhǐqiào
枳壳（Aurantii Fructus） 芸香科（Rutaceae）植物酸橙 *Citrus aurantium* L. 及其栽培变种的干燥未成熟果实。又称江枳壳。为常用中药。主产于江西、四川等地。7 月果皮尚绿时采收，自中部横切为两半，晒干或低温干燥。

性状：呈半球形，一般直径 3～5cm。外果皮棕褐色至褐色，有颗粒状突起，突起的顶端有凹点状油室；有明显的花柱残迹或果梗痕。切面中果皮黄白色，光滑而稍隆起，厚 0.4～1.3cm，边缘散有 1～2 列油室，瓤囊 7～12 瓣，少数至 15 瓣，汁囊干缩呈棕色至棕褐色，内藏种子（图）。质坚硬，不易折断。气清香，味苦、微酸。

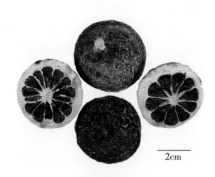

图 枳壳药材

主要成分及分析：含黄酮类，主要有橙皮苷（hesperidin）、新橙皮苷（neohesperidin）、柚皮苷（naringin）等；含挥发油，主要有右旋柠檬烯（*d*-limonene）、枸橼醛（citral）、右旋芳樟醇（*d*-linalol）等；含生物碱，主要有辛弗林（synephrine）、N-甲基酪胺（N-methyltyramine）。高效液相色谱法测定，含柚皮苷（$C_{27}H_{32}O_{14}$）不得少于 4.0%；新橙皮苷（$C_{28}H_{34}O_{15}$）不得少于 3.0%。

鉴定试验：①粉末棕黄色。镜检可见：果皮表皮细胞；草酸钙方晶；螺纹、网纹导管和管胞。②粉末甲醇提取液作为供试品溶液，以柚皮苷和新橙皮苷对照品作对照。按薄层色谱法，以三氯甲烷–甲醇–水（13:6:2）下层溶液为展开剂，展开，取出，晾干，喷以 3% 三氯化铝乙醇溶液，在 105℃加热约 5 分钟，置紫外光灯下（365nm）检视。供试品色谱中，在与对照品色谱相应的位置上，显相同颜色的荧光斑点。

功效及应用：理气宽中，行滞消胀。用于胸胁气滞，胀满疼痛，食积不化，痰饮内停，脏器下垂。现代研究证实，枳壳有利尿作用。常用方药为枳壳防风丸。

（付小梅）

zhǐshí
枳实（Aurantii Immaturus Fructus） 芸香科（Rutaceae）植物酸橙 *Citrus aurantium* L. 及其栽培变种或甜橙 *Citrus sinensis* Osbeck 的干燥幼果。又称江枳实、酸橙枳壳。为常用中药。主产于江西、四川等地。5～6 月收集自落的果实，除去杂质，自中部横切为两半，晒干或低温干燥，较小者直接晒干或低温干燥。

性状：呈半球形，少数为球形，直径 0.5～2.5cm。外果皮黑绿色或暗棕绿色，具颗粒状突起和皱纹，有明显的花柱残迹或果梗痕。切面中果皮略隆起，厚 0.3～1.2cm，黄白色或黄褐色，边缘有 1～2 列油室，瓤囊棕褐色（图）。质坚硬。气清香，味苦、微酸。

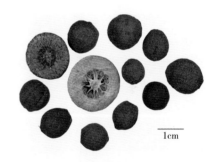

图 枳实药材

主要成分及分析：含生物碱，主要有辛弗林（synephrine）、N-甲基酪胺（N-methyltyramine）。高效液相色谱法测定，含辛弗林（$C_9H_{13}NO_2$）不得少于 0.30%。

鉴定试验：①粉末淡黄色或棕黄色。镜检可见：果皮表皮细胞；草酸钙方晶；螺纹、网纹导管和管胞；橙皮苷结晶。②粉末甲醇提取液作为供试品溶液，以辛弗林对照品作对照。按薄层色谱法，以正丁醇–冰醋酸–水

（4∶1∶5）的上层溶液为展开剂，展开，取出，晾干，喷以 0.5% 茚三酮乙醇溶液，在 105℃ 加热至斑点显色清晰。供试品色谱中，在与对照品色谱相应的位置上，显相同颜色的斑点。

功效及应用：破气消积，化痰散痞。用于积滞内停，痞满胀痛，泻痢后重，大便不通，痰滞气阻，胸痹，结胸，脏器下垂。现代研究证实，枳实具有升压作用。常用方药为大承气汤，枳实导滞丸。

（付小梅）

xiāngyuán

香橼（Citri Fructus） 芸香科（Rutaceae）植物枸橼 Citrus medica L. 或香圆 Citrus wilsonii Tanaka 的干燥成熟果实。为较常用中药。主产于云南、江苏等地。秋季果实成熟时采收，趁鲜切片，晒干或低温干燥。香圆亦可整个或对剖两半后，晒干或低温干燥。

性状：①枸橼为圆形或长圆形片，直径 4~10cm，厚 0.2~0.5cm。横切片外果皮黄色或黄绿色，边缘呈波状，散有凹入的油点；中果皮厚 1~3cm，黄白色，有不规则的网状突起的维管束；瓤囊 10~17 室。纵切片中心柱较粗壮（图1）。质柔韧。气清香，味微甜而苦辛。②香圆呈类球形、半球形或圆片，直径 4~7cm。表面黑绿色或黄棕色，密被凹陷的小油点及网状隆起的粗皱纹，顶端有花柱残痕及隆起的圆圈状环纹，习称"金钱环"，基部有果梗残基（图2）。质坚硬。剖面或横切薄片，边缘油点明显；中果皮厚约 0.5cm；瓤囊 9~11 室，棕色或淡红棕色，间或有黄白色种子。气香，味酸而苦。

主要成分及分析：含柚皮苷（naringin）、橙皮苷（hesperidin），枸橼酸（citric acid），苹果酸（malic acid），果胶，鞣质及维生素 C 等。高效液相色谱法测定，含柚皮苷（$C_{27}H_{32}O_{14}$）不得少于 2.5%。

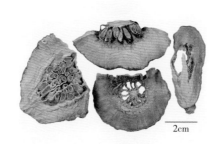

图1 枸橼切片

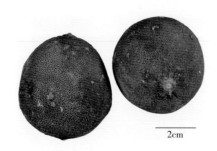

图2 香圆药材

鉴定试验：①粉末灰棕色。镜检可见：果皮栅状细胞；种皮细胞。②粉末石油醚（60~90℃）提取液作为供试品溶液，以香橼对照药材作对照。按薄层色谱法，以环己烷-乙酸乙酯（5∶1）为展开剂，展开，取出，晾干，喷以 3% 香草醛硫酸溶液，加热至斑点显色清晰。供试品色谱中，在与对照药材色谱相应的位置上，显相同颜色的主斑点。

功效及应用：疏肝理气，宽中，化痰。用于肝胃气滞，胸胁胀痛，脘腹痞满，呕吐噫气，痰多咳嗽。现代研究证实，香橼有抗炎、抗病毒作用。常用方药为香橼散。

（付小梅）

fóshǒu

佛手（Citri Sarcodactylis Fructus） 芸香科（Rutaceae）植物佛手 Citrus medica L. var. sarcodac-tylis Swingle 的干燥果。又称佛手柑、手柑。为较常用中药。主产于广东、广西等地。秋季果实尚未变黄或变黄时采收，纵切成薄片，晒干或低温干燥。

性状：呈类椭圆形或卵圆形的薄片，常皱缩或卷曲，一般长 6~10cm，宽 3~7cm，厚 0.2~0.4cm。顶端稍宽，常有 3~5 个手指状的裂瓣，基部略窄，有的可见果梗痕。外皮黄绿色或橙黄色，有皱纹及油点。果肉浅黄白色，散有凹凸不平的线状或点状维管束（图）。质硬而脆，受潮后柔韧。气香，味微甜后苦。

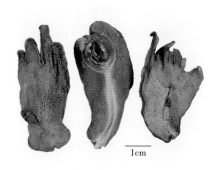

图 佛手药材

主要成分及分析：含黄酮类成分，主要为橙皮苷（aurantiamarin）；同时含柠檬油（citropten）、柠檬苦素（limonin）、佛手内酯（bergapten）等。高效液相色谱法测定，含橙皮苷（$C_{28}H_{34}O_{15}$）不得少于 0.030%。

鉴定试验：①粉末淡棕黄色。镜检可见：中果皮薄壁组织众多；果皮表皮细胞；草酸钙方晶。②粉末无水乙醇提取液作为供试品溶液，以佛手对照药材作对照。按薄层色谱法，以环己烷-乙酸乙酯（3∶1）为展开剂，展开，取出，晾干，置紫外光灯（365nm）下检视。供试品色谱中，在与对照药材色谱相应的位置上，显相同颜色的荧光斑点。

功效及应用：疏肝理气，和胃止痛，燥湿化痰。用于肝胃气滞，胸胁胀痛，胃脘痞满，食少呕吐。现代研究证实，佛手有解痉作用。常用方药为金佛止痛丸。

（付小梅）

huàjúhóng

化橘红（Citri Grandis Exocarpium）

芸香科（Rutaceae）植物化州柚 Citrus grandis 'Tomentosa' 或柚 Citrus grandis（L.）Osbeck 的未成熟或近成熟的干燥外层果皮。前者习称"毛橘红"，后者习称"光七爪""光五爪"。又称化州橘红、橘红。为较常用中药。主产于广东、广西等地。夏季果实未成熟时采收，置沸水中略烫后，将果皮割成5或7瓣，除去果瓤和部分中果皮，压制成形，干燥。

性状：①化州柚呈对折的七角或展平的五角星状，单片呈柳叶形（图）。完整者展平后直径15～28cm，厚0.2～0.5cm。外表面黄绿色，密布茸毛。有皱纹及小油室；内表面黄白色或淡黄棕色，有脉络纹。质脆，易折断，断面不整齐，外缘有一列不整齐的下凹的油室，内侧稍柔而有弹性。气芳香，味苦、微辛。②柚外表面黄绿色至黄棕色，无毛。

主要成分及分析：含黄酮类，主要为柚皮苷（naringin）、柚皮素（naringenin）；果皮含枸橼醛（citral）、香叶醇（geraniol）、芳樟醇（linalool）、邻氨基苯甲酸甲酯等。高效液相色谱法测定，含柚皮苷（$C_{27}H_{32}O_{14}$）不得少于3.5%。

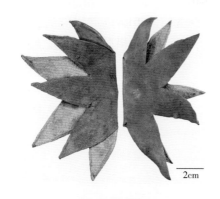

图　化橘红药材

鉴定试验：①粉末暗绿色至棕色。镜检可见：中果皮薄壁细胞；果皮表皮细胞；非腺毛；草酸钙方晶。②粉末甲醇提取液作为供试品溶液，以柚皮苷对照品作对照。按薄层色谱法，以乙酸乙酯-丙酮-冰醋酸-水（8:4:0.3:1）为展开剂，展开，取出，晾干，喷以5%三氯化铝试液，置紫外光灯（365nm）下检视。供试品色谱中，在与对照品色谱相应的位置上，显相同颜色的荧光斑点。

功效及应用：理气宽中，燥湿化痰。用于风寒咳嗽，喉痒痰多，食积伤酒，呕恶痞闷。现代研究证实，化橘红有抗肿瘤作用。常用方药为止咳橘红丸。

（付小梅）

chénpí

陈皮（Citri Reticulatae Pericarpium）

芸香科（Rutaceae）植物橘 Citrus reticulata Blanco 及其栽培变种的干燥成熟果皮。又称橘皮。为常用中药。主产于广东、福建等地。药材分为"陈皮"和"广陈皮"。采摘成熟果实，剥取果皮，晒干或低温干燥。

性状：陈皮常剥成数瓣，基部相连，有的呈不规则的片状，厚1～4mm。外表面橙红色或红棕色，有细皱纹及凹下的点状油室；

内表面浅黄白色，粗糙，附黄白色或黄棕色筋络状维管束（图）。质稍硬而脆。气香，味辛、苦。广陈皮常3瓣相连，形状整齐，厚度均匀，约1mm。点状油室较大，对光照视，透明清晰。质较柔软。

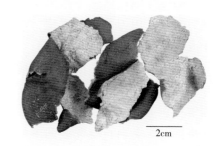

图　陈皮药材

主要成分及分析：含挥发油，油中主要成分为 d-柠檬烯（d-limonene），还含 β-月桂烯（β-myrcene），α-及 β-蒎烯（pinene）等；黄酮类成分橙皮苷（aurantiamarin）、新橙皮苷（neohesperidin）、二氢川陈皮素（citromitin）等。高效液相色谱法测定，含橙皮苷（$C_{28}H_{34}O_{15}$）不得少于3.5%。

鉴定试验：①粉末黄白色至黄棕色。镜检可见：中果皮薄壁细胞；果皮表皮细胞；草酸钙方晶；橙皮苷结晶。②粉末甲醇提取液作为供试品溶液，以橙皮苷对照品作对照。按薄层色谱法，以甲苯-乙酸乙酯-甲醇-水（20:10:1:1）为展开剂，展开，取出，晾干，喷以三氯化铝试液，置紫外光灯（365nm）下检视。供试品色谱中，在与对照品色谱相应的位置上，显相同颜色的荧光斑点。

功效及应用：理气健脾，燥湿化痰。用于胸脘胀满，食少吐泻，咳嗽痰多。现代研究证实，陈皮有升压、抗炎、扩冠作用。

常用方药为平胃散，异功散。

（付小梅）

júhóng

橘红（Citri Exocarpium Rubrum）

芸香科（Rutaceae）植物橘 *Citrus reticulata* Blanco 及其栽培变种的干燥成熟外层果皮。又称芸皮、芸红。为较常用中药。主产于广东、福建等地。秋末冬初果实成熟后采收，用刀削下外果皮，晒干或阴干。

性状：呈长条形或不规则薄片状，边缘皱缩向内卷曲。外表面黄棕色或橙红色，存放后呈棕褐色，密布黄白色突起或凹下的油室。内表面黄白色，密布凹下透光小圆点（图）。质脆易碎。气芳香，味微苦、麻。

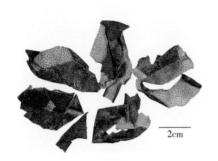

图 橘红药材

主要成分及分析：含黄酮类成分，主要为橙皮苷（aurantiamarin）。高效液相色谱法测定，含橙皮苷（$C_{28}H_{34}O_{15}$）不得少于于 1.7%。

鉴定试验：①粉末淡黄棕色。镜检可见：果皮表皮细胞；油室；草酸钙方晶。②粉末甲醇提取液作为供试品溶液，以橙皮苷对照品作对照。按薄层色谱法，先以乙酸乙酯-甲醇-水（100：17：13）为展开剂，再以甲苯-乙酸乙酯-甲酸-水（20：10：1：1）的上层溶液为展开剂，喷以三氯化铝试液，置紫外光灯（365nm）下检视。供试品色谱中，在与对照品色谱相应的位置上，显相同颜色的荧光斑点。

功效及应用：理气宽中，燥湿化痰。用于风寒咳嗽，喉痒痰多，食积伤酒，呕恶痞闷。现代研究证实，橘红有祛痰作用。常用方药为金嗓利咽丸。

（付小梅）

júhé

橘核（Citri Reticulatae Semen）

芸香科（Rutaceae）植物橘 *Citrus reticulata* Blanco 及其栽培变种的干燥成熟种子。又称橘子仁、橘子核、橘米、橘仁。为较常用中药。主产于广东、福建等地。果实成熟后收集，洗净，晒干。

性状：卵形，长 0.8~1.2cm，直径 0.4~0.6cm。表面淡黄白色或淡灰白色，光滑，一侧有种脊棱线，一端钝圆，另端渐尖成小柄状（图）。外种皮薄而韧，内种皮菲薄，淡棕色，子叶 2 片，黄绿色，有油性。气微，味苦。

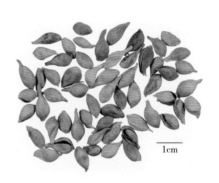

图 橘核药材

主要成分：含黄酮类成分，主要为橙皮苷（aurantiamarin）；另含柠檬苦素（limonoids）和脂肪酸等。

鉴定试验：粉末灰棕色。镜检可见：草酸钙方晶；橙皮苷结晶；脂肪油滴。

功效及应用：理气，散结，止痛。用于小肠疝气，睾丸肿痛，乳痈肿痛。现代研究证实，橘核有镇痛作用。常用方药为茴香橘核丸。

（付小梅）

qīngpí

青皮（Citri Reticulatae Pericarpium Viride）

芸香科（Rutaceae）植物橘 *Citrus reticulata* Blanco 及其栽培变种的干燥幼果或未成熟果实的果皮。为较常用中药。主产于广东、福建等地。5~6 月收集自落的幼果，晒干，习称"个青皮"；7~8月采收未成熟的果实，在果皮上纵剖成 4 瓣至基部，除尽瓤瓣，晒干，习称"四花青皮"。

性状：①四花青皮果皮剖成 4 裂片，裂片长椭圆形，长 4~6cm，厚 0.1~0.2cm。外表面暗绿色或黑绿色，密生多数油室；内表面类白色或黄白色，粗糙，附黄白色或黄棕色小筋络。质稍硬，易折断，断面外缘有油室 1~2 列。气香，味苦、辛。②个青皮呈类球形，直径 0.5~2cm。表面暗绿色或黑绿色，微粗糙，有细密凹下的油室，顶端有稍突起的柱基，基都有圆形果梗痕。质硬，断面果皮黄白色或淡黄棕色，厚 0.1~0.2cm，外缘有油室 1~2 列。瓤囊 8~10 瓣，淡棕色。气清香，味酸、苦、辛。青皮药材见图。

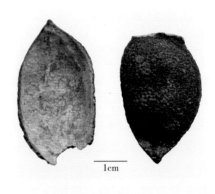

图 青皮切片

主要成分及分析：含黄酮类，主要为橙皮苷（aurantiamarin）、新陈皮苷（neohesperidin）、川陈皮素（nobiletin）、柚皮苷（naringin）、柚皮芸香苷（naritrutin）和辛弗林（synephrine）；挥发油类，主要为右旋柠檬烯（d-limonen）；另含氨基酸等。高效液相色谱法测定，含橙皮苷（$C_{28}H_{34}O_{15}$）不得少于 5.0%。

鉴定试验：①粉末灰绿色或淡灰棕色。镜检可见：中果皮薄壁细胞；果皮表皮细胞；草酸钙方晶；橙皮苷结晶。②粉末甲醇提取液作为供试品溶液，以橙皮苷对照品作对照。按薄层色谱法，先以乙酸乙酯－甲醇－水（100∶17∶13）为展开剂，展至约 3cm，取出，晾干，再以甲苯－乙酸乙酯－甲酸－水（20∶10∶1∶1）的上层溶液为展开剂，展至约 8cm，取出，晾干，喷以三氯化铝试液，置紫外光灯（365nm）下检视。供试品色谱中，在与对照品色谱相应的位置上，显相同颜色的荧光斑点。

功效及应用：疏肝破气，消积化滞。用于胸胁胀痛，疝气，乳核，乳痈，食积腹痛。现代研究证实，青皮有利胆、解痉作用。常用方药为天台乌药散，青皮散。

（付小梅）

yādǎnzǐ

鸦胆子（Bruceae Fructus） 苦木科（Simaroubaceae）植物鸦胆子 *Brucea javanica*（L.）Merr. 的干燥成熟果实。又称老鸦胆。为较常用中药。主产于福建、台湾、广东、广西和云南等地。秋季果实成熟时采收，除去杂质，晒干。

性状：呈卵形，长 6～10mm，直径 4～7mm。表面黑色或棕色，有隆起的网状皱纹，网眼呈不规则的多角形，两侧有明显的棱线，顶端渐尖，基部有凹陷的果梗痕（图）。果壳质硬而脆，种子卵形，长 5～6mm，直径 3～5mm，表面类白色或黄白色，具网纹。气微，味极苦。

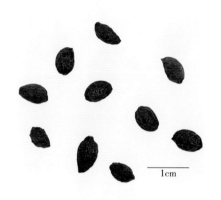

图　鸦胆子药材

主要成分及分析：含脂肪酸，主要为三油酸甘油酯（triglycerides）、油酸（oleic acid）和亚油酸（linoleic acid）等饱和或不饱和脂肪酸；生物碱类化合物，主要为鸦胆子碱（brucamarine）和鸦胆宁（yatanine），以及糖苷及酚性化合物。气相色谱法测定，含油酸（$C_{18}H_{34}O_2$）不得少于 8.0%。

鉴定试验：①果皮粉末棕褐色。镜检可见：表皮细胞；草酸钙簇晶和方晶；石细胞。种子粉末黄白色。镜检可见：种皮细胞；胚乳细胞；糊粉粒。②粉末石油醚提取液作为供试品溶液，以油酸对照品和鸦胆子对照药材作对照。按薄层色谱法，以石油醚（60～90℃）－乙酸乙酯－冰醋酸（8.5∶1.5∶0.1）为展开剂，展开，取出，晾干，置碘蒸气中熏至斑点显色清晰。供试品色谱中，在与对照品和对照药材色谱相应的位置上，显相同颜色的斑点。

功效及应用：清热解毒，截疟，止痢，外用腐蚀赘疣。用于痢疾，疟疾；外治赘疣，鸡眼。

此药对胃肠道及肝肾均有损害，不宜多用久服。现代研究证实，鸦胆子有抗阿米巴和抗疟疾作用。常用方药为鸦胆丸。

（张庆芝）

qīngguǒ

青果（Canarii Fructus） 橄榄科（Burseraceae）植物橄榄 *Canarium album* Raeusch. 的干燥成熟果实。为少常用中药。主产于福建、四川、广东、云南和广西等地。秋季果实成熟时采收，干燥。

性状：呈纺锤形，两端钝尖，长 2.5～4cm，直径 1～1.5cm。表面棕黄色或黑褐色，有不规则皱纹（图）。果肉灰棕色或棕褐色，质硬。果核梭形，暗红棕色，具纵棱。果肉味涩，久嚼微甜。

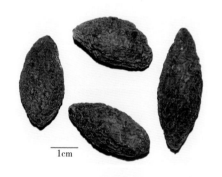

图　青果药材

主要成分及分析：含挥发油，主要为花生四烯酸（arachidic acid）及对－聚伞花素（p-cymere）；多酚类，主要为没食子酸（gallate acid），3,3′-二甲氧基没食子酸（3,3′-dio-methyl ellagic acid）等；以及有机酸及蛋白质。热浸法测定，用稀乙醇作溶剂，醇溶性浸出物不得少于 30.0%。

鉴定试验：①果皮横切面镜检可见：外果皮为 1～3 列厚壁细胞，含黄棕色物，外被角质层；中果皮为 10 余列薄壁细胞，有维管束散在，油室多散列于维管束的外侧；内果皮为数列石细胞；薄壁细胞含草酸钙簇晶和方晶。②果实粉末黄棕色。镜检可见：果皮表皮细胞；石细胞；草酸钙簇晶；草酸钙方晶。③粉末乙醇提取液作为供试品溶液，以没食子酸对照品和青果对照药材作对照。按薄层色谱法，以环己烷-乙酸乙酯-甲酸（8∶6∶1）为展开剂，展开，取出，晾干，喷以2%三氯化铁乙醇溶液。供试品色谱中，在与对照品和对照药材色谱相应的位置上，均显相同颜色的斑点。

功效及应用：清热解毒，利咽，生津。用于咽喉肿痛，咳嗽痰黏，烦热口渴，鱼蟹中毒。现代研究证实，青果对半乳糖胺引起的肝细胞中毒有保护作用，还能缓解四氯化碳对肝的损害。常用方药为青果丸。

（张庆芝）

chuānliànzǐ

川楝子 （Toosendan Fructus）

楝科（Meliaceae）植物川楝 *Melia toosendan* Sieb. et Zucc. 的干燥成熟果实。又称金铃子。为较常用中药。主产于四川、云南和贵州等地。冬季果实成熟时采收，除去杂质，干燥。

性状：呈类球形，直径2~3cm。表面金黄色至棕黄色，微具光泽，微有凹陷或皱缩，具深棕色小点（图）。外果皮革质，与果肉间常成空隙，果肉松软，淡黄色，遇水润湿显黏性。果核球形或卵圆形，质坚硬，两端平截。气特异，味酸而苦。

主要成分及分析：含川楝素（toosendanin）、异川楝素（iso-toosendanin），并含苦楝子酮（melianone），以及生物碱及鞣质。高效液相色谱-质谱法测定，干燥品含川楝素（$C_{30}H_{38}O_{11}$）应为

0.06%~0.20%。

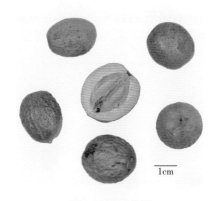

图 川楝子药材

鉴定试验：①果实粉末黄棕色。镜检可见：果皮纤维及晶纤维；果皮石细胞；种皮石细胞；种皮色素层细胞；细小草酸钙方晶；草酸钙簇晶。②粉末水提取后用二氯甲烷提取，提取液蒸干后，残渣加甲醇溶解，作为供试品溶液。以川楝素对照品和川楝子对照药材作对照。按薄层色谱法，以二氯甲烷-甲醇（16∶1）为展开剂，展开，取出，晾干，喷以对二甲氨基苯甲醛试液，在105℃加热至斑点显色清晰。供试品色谱中，在与对照品和对照药材色谱相应的位置上，显相同颜色的斑点。

功效及应用：疏肝泻热，行气止痛，杀虫。用于肝郁化火，胸胁、脘腹胀痛，疝气疼痛，虫积腹痛。有小毒。大剂量能引起急性中毒。现代研究证实，川楝子有驱蛔作用。常用方药为舒肝丸，金铃子散，导气汤。

（张庆芝）

yúgānzǐ

余甘子 （Phyllanthi Fructus）

大戟科（Euphorbiaceae）植物余甘子 *Phyllanthus emblica* L. 的干燥成熟果实。又称余甘、庵摩勒、土橄榄、滇橄榄、油甘子。为少常用中药，系藏族习用药材。主

产于中国的云南、广西、福建、海南、台湾等地。冬季至次春果实成熟时采收，除去杂质，干燥。

性状：呈球形或扁球形，直径1.2~2cm。表面棕褐色或墨绿色，有浅黄色颗粒状突起，具皱纹及不明显的6棱，果梗长约1mm（图）。外果皮厚1~4mm，质硬而脆。内果皮黄白色，硬核样，表面略具6棱，背缝线的偏上部有数条筋脉纹，干后可裂成6瓣。气微，味酸涩、回味甜。

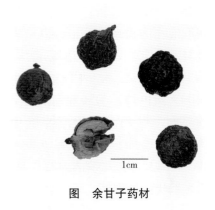

图 余甘子药材

主要成分及分析：含鞣质及酚酸类化合物，主要为没食子酸（gallic acid），鞣花酸（ellagic acid），葡萄糖没食子鞣质（glucogallin），以及黄酮类及萜类化合物。高效液相色谱法测定，干燥品含没食子酸（$C_7H_6O_5$）不得少于1.2%。

鉴定试验：①粉末淡棕黄色。镜检可见：外果皮表皮细胞；种皮栅栏细胞；纤维有的胞腔内含黄棕色物；石细胞；草酸钙簇晶，并可见草酸钙方晶。②粉末乙醇提取液蒸干后加水溶解，再加乙酸乙酯提取，蒸干后加甲醇溶解，作为供试品溶液。以余甘子对照药材作对照。按薄层色谱法，以三氯甲烷-乙酸乙酯-甲醇-甲酸（9∶9∶3∶0.2）为展开剂，展开，取出，晾干，喷以10%硫酸

乙醇溶液，加热至斑点显色清晰，置紫外光灯（365nm）下检视。供试品色谱中，在与对照药材色谱相应的位置上，显相同颜色的荧光斑点。

功效及应用：清热凉血，消食健胃，生津止咳。用于血热血瘀，消化不良，腹胀，咳嗽，喉痛，口干。现代研究证实，余甘子有抗炎、抗氧化、抗衰老、保肝等作用。常用方药为余甘子散，十五味沉香丸。

（张庆芝）

bādòu

巴豆（Crotonis Fructus） 大戟科（Euphorbiaceae）植物巴豆 *Croton tiglium* L. 的干燥成熟果实。又称巴菽。为少常用中药。主产于四川、广西、云南、贵州等地。秋季果实成熟时采收，堆置 2~3 天，摊开，干燥。

性状：呈卵圆形，一般具三棱，长 1.8~2.2cm，直径 1.4~2cm。表面灰黄色或稍深，粗糙，有纵线 6 条，顶端平截，基部有果梗痕。破开果壳，可见 3 室，每室含种子 1 粒（图）。种子呈略扁的椭圆形，长 1.2~1.5cm，直径 0.7~0.9cm，表面棕色或灰棕色，外种皮薄而脆，内种皮呈白色薄膜。无臭，味辛辣。

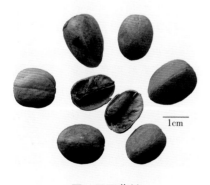

图 巴豆药材

主要成分及分析：含巴豆油，主要为巴豆油酸（crotonic acid）及巴豆酸（tiglic acid）等的甘油酯，有强烈的致泻作用；生物碱类，主要为巴豆苷（crotonoside）和木兰花碱（magnoflorine）等；另含氨基酸及酶。高效液相色谱法测定，干燥品含巴豆苷（$C_{10}H_{13}N_5O_5$）不得少于 0.8%。

鉴定试验：①果实粉末浅黄棕色。镜检可见：星状毛；石细胞；种皮细胞；栅状细胞；厚壁细胞；草酸钙簇晶。②粉末石油醚（30~60℃）提取液作为供试品溶液，以巴豆对照药材作对照。按薄层色谱法，以石油醚（60~90℃）–乙酸乙酯–甲酸（10:1:0.5）为展开剂，展开，取出，晾干，喷以 10% 硫酸乙醇溶液，105℃ 加热至斑点显色清晰。供试品色谱中，在与对照药材色谱相应的位置上，显相同颜色的斑点。

功效及应用：外用蚀疮。有大毒。用于恶疮疥癣，疣痣。现代研究证实，巴豆有镇痛、抗病原微生物作用。常用方药为白散，三物备急丸。

（张庆芝）

guǎngzǎo

广枣（Choerospondiatis Fructus） 漆树科（Anacardiaceae）植物南酸枣 *Choerospondias axillaris* (Roxb.) Burtt et Hill 的干燥成熟果实。又称山枣、山枣子。为少常用中药，系蒙古族习用药材。主产于广东、广西、贵州、云南等地。秋季果实成熟时采收，除去杂质，干燥。

性状：呈椭圆形或近卵形，长 2~3cm，直径 1.4~2cm。表面黑褐色或棕褐色，稍有光泽，具不规则的皱褶。果肉薄，棕褐色，质硬而脆。核近卵形，黄棕色（图）。无臭，味酸。

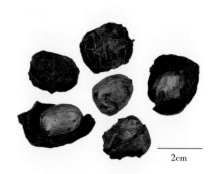

图 广枣药材

主要成分及分析：含黄酮类化合物，主要为柚皮素（naringenin）和南酸枣苷（choerospodin）；酚酸类，主要为没食子酸（gallic acid）、原儿茶酸（protocatechuic acid）等；另含氨基酸等。高效液相色谱法测定，干燥品含没食子酸（$C_7H_6O_5$）不得少于 0.060%。

鉴定试验：①粉末棕色。镜检可见：外果皮细胞；中果皮细胞；内果皮石细胞；内果皮纤维细胞；草酸钙簇晶和方晶。②粉末乙醇提取液蒸至快干时加水溶解，加乙醚提取，蒸干后，残渣加乙酸乙酯溶解，作为供试品溶液。以没食子酸对照品作对照。按薄层色谱法，以三氯甲烷–丙酮–甲酸（7:2:1）为展开剂，展开，取出，晾干，置氨蒸气中熏至斑点显色清晰。供试品色谱中，在与对照品色谱相应的位置上，显相同颜色的斑点。

功效及应用：行气活血，养心，安神。用于气滞血瘀，胸痹作痛，心悸气短，心神不安。现代研究证实，广枣有抗心律失常作用。常用方药为七味广枣丸，八味沉香散。

（张庆芝）

dàzǎo

大枣（Jujubae Fructus） 鼠李科（Rhamnaceae）植物枣 *Ziziphus*

jujuba Mill. 的干燥成熟果实。又称红枣、干枣、枣子。为常用中药。主产于山东、陕西、山西、河北、河南等地。秋季果实成熟时采收，晒干。

性状：呈椭圆形或球形，长2～3.5cm，直径1.5～2.5cm。表面暗红色，略带光泽，有不规则皱纹。基部凹陷，有短果梗（图）。外果皮薄，中果皮棕黄色或淡褐色，肉质，柔软，富糖性而油润。果核纺锤形，两端锐尖，质坚硬。气微香，味甜。

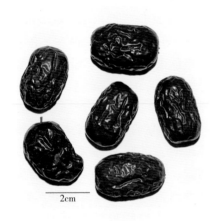

图　大枣药材

主要成分：含三萜酸化合物，主要为齐墩果酸（oleanolic acid）、白桦脂酸（betulinic acid）；有机酸类化合物，如山楂酸（maslinic acid）、苹果酸（malic acid）；以及三萜苷类及黄酮类化合物。

鉴定试验：①粉末棕色。镜检可见：外果皮细胞；中果皮细胞；果核石细胞；草酸钙簇晶和较小的草酸钙方晶。②粉末石油醚（60～90℃）提取液作为供试品溶液，以齐墩果酸对照品、白桦脂酸对照品和大枣对照药材作对照。按薄层色谱法，以甲苯-乙酸乙酯-冰醋酸（14：4：0.5）为展开剂，展开，取出，晾干，喷以10%硫酸乙醇溶液，加热至斑点显色清晰。分别置日光和紫外光灯（365 nm）下检视。供试品色谱中，在与对照品和对照药材色谱相应的位置上，显相同颜色的斑点或荧光斑点。

功效及应用：补中益气，养血安神。用于脾虚食少，乏力便溏，妇人脏躁。现代研究证实，大枣有免疫抑制作用。常用方药为枣参丸，甘麦大枣汤。

（张庆芝）

shíliupí

石榴皮 （Granati Pericarpium）

石榴科（Punicaceae）植物石榴 *Punica granatum* L. 的干燥果皮。又称石榴壳、酸石榴皮、酸榴皮。为较常用中药。主产于河南、河北、山东、山西等地。秋季果实成熟后收集果皮，晒干。

性状：呈不规则的片状或瓢状，大小不一，厚1.5～3mm。外表面红棕色、棕黄色或暗棕色，略有光泽，粗糙，有多数疣状突起（图）。有的有突起的筒状宿萼及粗短果梗或果梗痕。内表面黄色或红棕色，有隆起呈网状的果蒂残痕。质硬而脆，断面黄色，略显颗粒状。无臭，味苦涩。

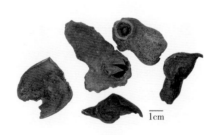

图　石榴皮药材

主要成分及分析：含鞣质类化合物，主要为石榴皮苦素（granatin）A、B，石榴皮鞣质（punicalin），没食子鞣质（gallotannins）等；另含没食子酸（gallic acid）、生物碱及菊糖。干燥品含鞣质不得少于10.0%。

鉴定试验：①粉末红棕色。镜检可见：石细胞；草酸钙簇晶；果皮表皮细胞；螺纹导管和网纹导管；淀粉粒。②粉末热水提取液，加三氯化铁乙醇溶液，显墨绿色。③粉末无水乙醇提取液蒸干，残渣加水溶解后，用石油醚（60～90℃）提取，弃去石油醚液，水液再加乙酸乙酯提取，蒸干后，加甲醇溶解作为供试品溶液。以没食子酸对照品作对照。按薄层色谱法，以乙酸乙酯-丁酮-甲酸-水（10：1：1：1）为展开剂，展开，取出，晾干，喷以1%三氯化铁乙醇溶液。供试品色谱中，在与对照品色谱相应的位置上，显相同颜色的斑点。

功效及应用：涩肠止泻，止血，驱虫。用于久泻，久痢，便血，脱肛，崩漏，白带，虫积腹痛。现代研究证实，石榴皮具有抗菌、抗病毒、驱虫作用。常用方药为石榴皮煎，石榴皮汤，石榴丸。

（张庆芝）

máohēzǐ

毛诃子 （Terminaliae Belliricae Fructus）

使君子科（Combretaceae）植物毗黎勒 *Terminalia bellirica* （Gaertn.） Roxb. 的干燥成熟果实。为较常用中药。主产于云南、广东、广西等地。冬季果实成熟时采收，除去杂质，晒干。

性状：呈卵形或椭圆形，长2～3.8cm，直径1.5～3cm。表面棕褐色，被红棕色绒毛，较细密，具5棱脊，棱脊间平滑或有不规则皱纹（图）。质坚硬。果肉厚2～5mm，暗棕色或浅绿黄色，果核淡棕黄色。气微，味涩、苦。

主要成分及分析：含鞣质，主要为鞣花酸（ellagic acid）。冷浸法测定，水溶性浸出物不得少于20.0%。

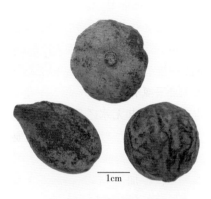

图　毛诃子药材

鉴定试验：①粉末黄褐色。镜检可见：厚壁细胞；非腺毛；草酸钙簇晶；石细胞；内果皮纤维；外皮细胞。②粉末乙醇提取液作为供试品溶液，以毛诃子对照药材作对照。按薄层色谱法，以甲苯–冰醋酸–水（12：10：0.4）为展开剂，展开，取出，晾干，喷以 10% 硫酸乙醇溶液，在 105℃ 加热至斑点显色清晰，置紫外光灯（365nm）下检视。供试品色谱中，在与对照药材色谱相应的位置上，显相同颜色的斑点。

功效及应用：清热解毒，收敛养血，调和诸药。用于各种热证，泻痢，黄水病，肝胆病，病后虚弱。现代研究证实，毛诃子对胆汁分泌有影响，能使狗胆汁分泌增加，胆汁内总固体含量明显增加。常用方药为十五味沉香丸，八味沉香散。

（张庆芝）

hēzǐ

诃子（Chebulae Fructus）

使君子科（Combretaceae）植物诃子 *Terminalia chebula* Retz. 或绒毛诃子 *Terminalia chebula* Retz. var. *tomentella* Kurt. 的干燥成熟果实。又称诃黎勒、诃黎、诃梨。为较常用中药。主产于云南、广东、广西等地。秋、冬二季果实成熟时采收，除去杂质，晒干。

性状：呈长椭圆形或卵圆形，长 2~4cm，直径 2~2.5cm。表面黄棕色或暗棕色，略具光泽，有 5~6 条纵棱线及不规则的皱纹（图）。质坚实。果肉厚 0.2~0.4cm，黄棕色或黄褐色。果核长 1.5~2.5cm，直径 1~1.5cm，浅黄色，粗糙，坚硬。气微，味酸涩后甜。

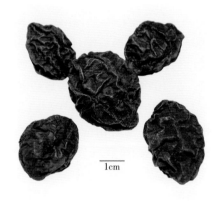

图　诃子药材

主要成分及分析：含鞣质，主要为诃子酸（chebulinic acid）、诃黎勒酸（chebulagic acid）、诃子鞣质（terchebulin）、没食子酸（gallic acid）、并没食子酸（ellagic acid），以及三萜及有机酸。冷浸法测定，水溶性浸出物不得少于 30.0%。

鉴定试验：①粉末黄白色或黄褐色。镜检可见：诃子为纤维纵横交错排列；石细胞；木化厚壁细胞。绒毛诃子为非腺毛，含黄棕色分泌物。②粉末无水乙醇提取液蒸干后加甲醇溶解，作为供试品溶液。以诃子对照药材作对照。按薄层色谱法，以甲苯–冰醋酸–水（12：10：0.4）为展开剂，展开，取出，晾干，喷以 10% 硫酸乙醇试液，在 105℃ 加热至斑点显色清晰，置紫外光灯（365nm）下检视。供试品色谱中，在与对照药材色谱相应的位置上，显相同颜色的荧光斑点。

功效及应用：涩肠止泻，敛肺止咳，降火利咽。用于久泻久痢，便血脱肛，肺虚喘咳，久嗽不止，咽痛音哑。现代研究证实，诃子有抗菌、抗病毒和抗氧化作用。常用方药为豆蔻香莲丸，缩砂丸，换汤丸。

（张庆芝）

shǐjūnzǐ

使君子（Quisqualis Fructus）

使君子科（Combretaceae）植物使君子 *Quisqualis indica* L. 的干燥成熟果实。又称留求子、史君子、五棱子、索子果、冬均子、病柑子。为常用中药。主产于广东、广西、云南、四川等地。秋季果皮变紫黑色时采收，除去杂质，干燥。

性状：呈椭圆形或卵圆形，具 5 条纵棱，偶有 4~9 棱，长 2.5~4cm，直径约 2cm，表面黑褐色至紫褐色，平滑，微具光泽。顶端狭尖，基部钝圆，有明显圆形的果梗痕（图）。质坚硬，横切面多呈五角星形，棱角处壳较厚，中间呈类圆形空腔。种子长椭圆形或纺锤形，长约 2cm，直径约 1cm，表面棕褐色或黑褐色，有多数纵皱纹。气微香，味微甜。

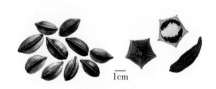

图　使君子药材

主要成分及分析：含氨基酸及脂肪油。氨基酸主要为使君子氨酸（quisqualic acid），其在种子中以钾盐形式存在，即使君子酸钾，为驱蛔虫有效成分。此外，尚含有胡芦巴碱（trigonelline）。高效液相色谱法测定，种子含胡芦巴碱（$C_7H_7NO_2$）不得少于 0.20%。

鉴定试验：粉末乙醚提取液，挥干后残渣加乙酸乙酯溶解，作为供试品溶液。以使君子仁对照药材作对照。按薄层色谱法，以石油醚（30～60℃）－乙酸乙酯（4∶1）为展开剂，展开，取出，晾干，喷以 10%硫酸乙醇溶液，加热至斑点显色清晰。供试品色谱中，在与对照药材色谱相应的位置上，显相同颜色的斑点。

功效及应用：杀虫消积。用于蛔虫病，蛲虫病，虫积腹痛，小儿疳积。研究证实，使君子有驱蛔虫和蛲虫作用。常用方药为使君子散，下虫散，使君子丸。

（张庆芝）

mǔdīngxiāng

母丁香（Caryophylli Fructus）

桃金娘科（Myrtaceae）植物丁香 *Eugenia caryophyllata* Thunb. 的干燥近成熟果实。又称鸡舌香、雌丁香。为少常用中药。主产于广东、海南、广西、云南等地。果将熟时采摘，晒干。

性状：呈卵圆形或长椭圆形，长 1.5～3cm，直径 0.5～1cm。表面棕褐色，有细皱纹；顶端有四个宿存萼片向内弯曲成钩状；基部有果梗痕（图）；果皮与种仁可剥离。质较硬，难折断。气香，味麻辣。

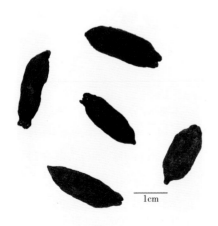

图　母丁香药材

主要成分及分析：含挥发油，油中主要为丁香酚（eugenol）、石竹烯（caryophyllene）等。高效液相色谱法测定，含丁香酚（$C_{10}H_{12}O_2$）不得少于 0.65%。

鉴定试验：①粉末棕褐色。镜检可见：纤维；油室；草酸钙簇晶；淀粉粒。②粉末乙醚提取液作为供试品溶液，以丁香酚对照品和母丁香对照药材作对照。按薄层色谱法，以石油醚（60～90℃）－乙酸乙酯（9∶1）为展开剂，喷以 5%香草醛硫酸溶液，在 105℃加热至斑点显色清晰。供试品色谱中，在与对照品和对照药材色谱相应的位置上，显相同颜色的斑点。

功效及应用：温中降逆，补肾助阳。用于脾胃虚寒，呃逆呕吐，食少吐泻，心腹冷痛，肾虚阳痿。常用方药为海马补肾丸，十香暖脐膏。

（张庆芝）

xiǎohuíxiāng

小茴香（Foeniculi Fructus）

伞形科（Umbelliferae）植物茴香 *Foeniculum vulgare* Mill. 的干燥成熟果实。又称怀香、香丝菜。为常用中药。主产于宁夏、山西、内蒙古、甘肃、辽宁。秋季果实初熟时采割植株，晒干，打下果实，除去杂质。

性状：为双悬果，呈圆柱形，有的稍弯曲，长 4～8mm，直径 1.5～2.5mm。表面黄绿色或淡黄色，两端略尖，顶端残留有黄棕色突起的柱基，基部有时有细小的果梗（图）。分果呈长椭圆形，背面有纵棱 5 条，接合面平坦而较宽。横切面略呈五边形，背面的四边约等长。有特异香气，味微甜、辛。

主要成分及分析：含挥发油，油中主要包括反式茴香脑（*trans*-anethole）及 α-茴香酮（α-fenchone）；并含甲基胡椒酚（methylchavicol）、茴香醛（anisaldehyde）、α-蒎烯（α-pinene），黄酮类化合物及脂肪油。挥发油的含量不得少于 1.5%（ml/g）。气相色谱法测定，含反式茴香脑（$C_{10}H_{12}O$）不得少于 1.4%。

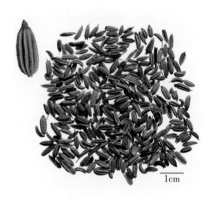

图　小茴香药材

鉴定试验：①分果横切面镜检可见：外果皮；中果皮有 6 个油管，其中接合面 2 个，背面纵棱间 1 个；内果皮；种皮；内胚乳。②粉末绿黄色或黄棕色。镜检可见：果皮表皮细胞及气孔；网纹细胞；油管；镶嵌状细胞；内胚乳细胞及糊粉粒与细小的草酸钙簇晶。③粉末乙醚提取液浓缩至干后，残渣加三氯甲烷溶解，作为供试品溶液。以茴香醛对照品作对照。按薄层色谱法，以石油醚（60～90℃）－乙酸乙酯（17∶2.5）为展开剂，喷以二硝基苯肼试液。供试品色谱中，在与对照品色谱相应的位置上，显相同的橙红色斑点。

功效及应用：散寒止痛，理气和胃。用于寒疝腹痛，睾丸偏坠，痛经，少腹冷痛，脘腹胀痛，食少吐泻。现代研究证实，小茴香具有促进胃肠运动的作用。常用方药为茴香橘核丸，香橘散，四圣散。

（张庆芝）

shéchuángzǐ

蛇床子 （Cnidii Fructus） 伞形科 （Umbelliferae） 植物蛇床 *Cnidium monnieri* （L.） Cuss. 的干燥成熟果实。又称野茴香、蛇米、蛇栗。为较常用中药。主产于河北、山东、浙江、江苏、四川等地。夏、秋二季果实成熟时采收，除去杂质，晒干。

性状：为双悬果，呈椭圆形，长 2~4mm，直径约 2mm。表面灰黄色或灰褐色，顶端有 2 枚向外弯曲的柱基，基部偶有细梗（图）。分果的背面有突起的脊线 5 条，接合面平坦，有 2 条棕色略突起的纵棱线。气香，味辛凉，有麻舌感。

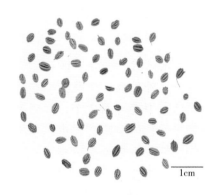

图 蛇床子药材

主要成分及分析：含挥发油，主要为蒎烯 （pinene）、莰烯 （camphene）、异缬草酸龙脑酯 （bornylisovalerare），以及蛇床子素 （osthole） 等香豆素类成分。高效液相色谱法测定，干燥品含蛇床子素 （$C_{15}H_{16}O_3$） 不得少于 1.0%。

鉴定试验：①粉末黄褐色。镜检可见：外果皮细胞及不等式气孔；网纹细胞；油管碎片；镶嵌状内果皮细胞；内胚乳细胞及糊粉粒和细小草酸钙簇晶。②粉末乙醇提取液作为供试品溶液，以蛇床子素对照品和蛇床子对照药材作对照。按薄层色谱法，以甲苯－乙酸乙酯－正己烷（3：3：2）为展开剂，展开，取出，晾干，置紫外光灯 （365nm） 下检视。供试品色谱中，在与对照品和对照药材色谱相应的位置上，显相同颜色的荧光斑点。

功效及应用：燥湿祛风，杀虫止痒，温肾壮阳。用于阴痒带下，湿疹瘙痒，湿痹腰痛，肾虚阳痿，宫冷不孕。现代研究证实，蛇床子有抗滴虫作用。常用方药为蛇床子散，蛇床洗方。

（张庆芝）

nánhèshī

南鹤虱 （Carotae Fructus） 伞形科 （Umbelliferae） 植物野胡萝卜 *Daucus carota* L. 的干燥成熟果实。又称虱子草、野胡罗卜。较常用中药。主产于江苏、河南、湖北、浙江。秋季果实成熟时割取果枝，晒干，打下果实，除去杂质。

性状：为双悬果，呈椭圆形，多裂为分果，分果长 3~4mm，宽 1.5~2.5mm。表面淡绿棕色或棕黄色，顶端有花柱残基，基部钝圆，背面隆起，具 4 条窄翅状次棱，翅上密生 1 列黄白色钩刺，刺长约 1.5mm，次棱间的凹下处有不明显的主棱，接合面平坦，有 3 条脉纹，上具柔毛（图）。体轻。搓碎时有特异香气，味微辛、苦。

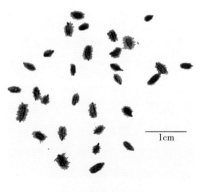

图 南鹤虱药材

主要成分：含挥发油，主要为细辛醚 （asarone）、细辛醛 （asarylaldehvde），以及黄酮及香豆精类化合物。

鉴定试验：①分果横切面镜检可见：外果皮；中果皮有大型油管，在次棱基部各 1 个，接合面 2 个；内果皮；种皮；胚乳细胞及糊粉粒和细小草酸钙簇晶。②粉末乙醚提取液作为供试品溶液，以南鹤虱对照药材作对照。按薄层色谱法，以甲苯－乙酸乙酯－甲酸（8：1：1）为展开剂，置紫外光灯 （365nm） 下检视。展开，取出，晾干，供试品色谱中，在与对照药材色谱相应的位置上，显相同颜色的荧光斑点；再喷以 5%香草醛硫酸溶液，加热至斑点显色清晰。供试品色谱中，在与对照药材色谱相应的位置上，显相同颜色的斑点。

功效及应用：杀虫消积。用于蛔虫病，蛲虫病，绦虫病，虫积腹痛，小儿疳积。

（张庆芝）

shānzhūyú

山茱萸 （Corni Fructus） 山茱萸科 （Cornaceae） 植物山茱萸 *Cornus officinalis* Sieb. et Zucc. 的干燥成熟果肉。又称山萸肉、山芋肉。为常用中药。主产于河南、浙江、陕西等地。秋末冬初果皮变红时采收果实，用文火烘或置沸水中略烫后，及时除去果核，干燥。

性状：呈不规则的片状或囊状，长 1~1.5cm，宽 0.5~1cm。表面紫红色至紫黑色，皱缩，有光泽。顶端有的有圆形宿萼痕，基部有果梗痕（图）。质柔软。气微，味酸、涩、微苦。

主要成分及分析：含苷类，主要为山茱萸苷 （cornin）、马钱苷 （loganin）、莫诺苷 （morroniside）、獐牙菜苷（sweroside）；以及鞣质、有机酸。高效液相色谱法测定，干燥品含莫诺苷（$C_{17}H_{26}O_{11}$）和马钱苷（$C_{17}H_{26}O_{10}$）总量不得少于 1.2%。

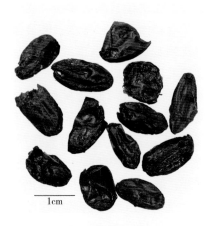

图　山茱萸药材

鉴定试验：①粉末红褐色。镜检可见：果皮表皮细胞；中果皮细胞；石细胞；草酸钙簇晶。②粉末乙酸乙酯提取液蒸干后，残渣加无水乙醇溶解，作为供试品溶液。以熊果酸对照品作对照。按薄层色谱法，以甲苯-乙酸乙酯-甲酸（20：4：0.5）为展开剂，喷以 10% 硫酸乙醇溶液，加热至斑点显色清晰。供试品色谱中，在与对照品色谱相应的位置上，显相同的紫红色斑点；置紫外光灯（365nm）下检视，显相同的橙黄色荧光斑点。

功效及应用：补益肝肾，收涩固脱。用于眩晕耳鸣，腰膝酸痛，阳痿遗精，遗尿尿频，崩漏带下，大汗虚脱，内热消渴。现代研究证实，山茱萸有免疫调节作用。常用方药为六味地黄丸。

（张庆芝）

shìdì
柿蒂（Kaki Calyx）
柿科（Ebenaceae）植物柿 *Diospyros Kaki* Thunb. 的干燥宿萼。又称柿钱、柿丁、柿子把、柿蒂。为较常用中药。主产于河南、山东等地。冬季果实成熟时采摘，食用时收集，洗净，晒干。

性状：呈扁圆形，直径一般为 1.5～2.5cm。中央较厚，微隆起，有果实脱落后的圆形瘢痕，边缘较薄，4 裂，裂片多向外反卷，易碎；基部有果梗或圆孔状的果梗痕。外表面黄褐色或红棕色，内表面黄棕色，密被细密锈色短绒毛（图）。质硬而脆，气微，味涩。

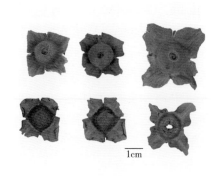

图　柿蒂药材

主要成分：含羟基三萜酸（hydroxytriterpenic acid），主要包括齐墩果酸（oleanolic acid）、白桦脂酸（betulinic acid）、熊果酸（ursoic acid）；鞣质如没食子酸（gallic acid）及有机酸。

鉴定试验：①粉末棕色。镜检可见：非腺毛；石细胞；草酸钙方晶；外表皮细胞。②粉末乙醇提取液作为供试品溶液，以没食子酸对照品作对照。按薄层色谱法，以甲苯（用水饱和）-甲酸乙酯-甲酸（5：4：1）为展开剂，展开，取出，晾干，喷以 1% 三氯化铁乙醇溶液。供试品色谱中，在与对照品色谱相应的位置上，显相同颜色的斑点。

功效及应用：降逆止呃。用于呃逆。现代研究证实，柿蒂有镇静作用。常用方药为柿蒂散、柿蒂汤。

（张庆芝）

liánqiáo
连翘（Forsythiae Fructus）
木犀科（Oleaceae）植物连翘 *Forsythia suspensa*（Thunb.）Vahl 的干燥果实。又称连召。为常用中药。主产于山西、河南、陕西、山东等地。秋季果实初熟尚带绿色时，摘下青色果实，除去杂质，蒸熟，晒干，习称"青翘"；果实熟透时采收，色黄，除去杂质，晒干，习称"老翘"。

性状：呈长卵形至卵形，长 1.5～2cm，直径 0.6～1cm。表面有不规则的纵皱纹及多数突起的小斑点，两侧各有 1 条明显的纵沟。顶端锐尖（图）。青翘多不开裂，表面绿褐色，突起的灰白色小斑点较少；质硬，种子多数，黄绿色，细长，一侧有翅。老翘自顶端开裂或裂成两瓣，表面黄棕色或红棕色，内表面多为浅黄棕色，种子棕色，多已脱落。气微香，味苦。

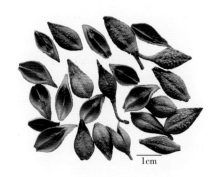

图　连翘药材

主要成分及分析：含木脂素类化合物，主要为连翘酚（forsythol），连翘苷（phillyrin），连翘苷元（phillygenin），连翘酯苷（rengyoside）A、B；另外还含黄酮类及三萜类化合物。高效液相色谱法测定，干燥品含连翘苷

（$C_{27}H_{34}O_{11}$）不得少于 0.15%；含连翘酯苷 A（$C_{29}H_{36}O_{15}$）不得少于 0.25%。

鉴定试验：①果皮横切面镜检可见：外果皮外壁及侧壁增厚，被角质层；中果皮外侧散有维管束，内侧为多列石细胞；内果皮。②粉末石油醚（30～60℃）提取液蒸干后残渣加甲醇溶解，作为供试品溶液，以连翘苷对照品和连翘对照药材作对照。按薄层色谱法，以三氯甲烷-甲醇（8：1）为展开剂，喷以 10% 硫酸乙醇溶液，加热至斑点显色清晰。供试品色谱中，在与对照品和对照药材色谱相应的位置上，显相同颜色的斑点。

功效及应用：清热解毒，消肿散结，疏散风热。用于痈疽，瘰疬，乳痈，丹毒，风热感冒，温病初起，温热入营，高热烦渴，神昏发斑，热淋尿闭。现代研究证实，连翘有抗氧化、降血脂、减肥及抑菌作用。常用方药为银翘散，连翘饮。

（张庆芝）

nǚzhēnzǐ

女贞子（Ligustri Lucidi Fructus）

木犀科（Oleaceae）植物女贞 Ligustrum lucidum Ait. 的干燥成熟果实。又称女贞实、冬青子。为较常用中药。主产于江苏、湖南等地。冬季果实成熟时采收，除去枝叶，稍蒸或置沸水中略烫后，干燥，或直接干燥。

性状：呈卵形、椭圆形或肾形，长 6～8.5mm，直径 3.5～5.5mm。表面黑紫色或灰黑色，皱缩不平，基部有果梗痕或具宿萼及短梗（图）。体轻。外果皮薄，中果皮较松软，易剥离，内果皮木质，黄棕色，具纵棱，破开后种子通常为 1 粒，肾形，紫黑色，油性。无臭，味甘、微苦涩。

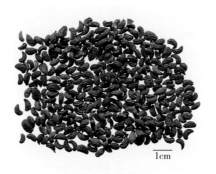

图　女贞子药材

主要成分及分析：含女贞苷（nuzhenide）、特女贞苷（nuezhenoside）、齐墩果酸（oleanolic acid），以及生物碱和黄酮苷。高效液相色谱法测定，干燥品含特女贞苷（$C_{31}H_{42}O_{17}$）不得少于 0.70%。

鉴定试验：粉末三氯甲烷提取液，蒸干后残渣加甲醇溶解，作为供试品溶液，以齐墩果酸对照品作对照。按薄层色谱法，以三氯甲烷-甲醇-甲酸（40：1：1）为展开剂，展开，取出，晾干，喷以 10% 硫酸乙醇溶液，加热至斑点显色清晰。供试品色谱中，在与对照品色谱相应的位置上，显相同颜色的斑点。

功效及应用：滋补肝肾，乌发明目。用于肝肾阴虚，眩晕耳鸣，腰膝酸软，须发早白，目暗不明，内热消渴，骨蒸潮热。现代研究证实，女贞子对四氯化碳引起的大鼠急性肝损伤有明显的保护作用，以及抗炎、抗氧化、抗衰老作用。常用方药为二至丸，女贞汤。

（张庆芝）

mànjīngzǐ

蔓荆子（Viticis Fructus）

马鞭草科（Verbenaceae）植物单叶蔓荆 Vitex trifolia L. var. simplicifolia Cham. 或蔓荆 Vitex trifolia L. 的干燥成熟果实。为较常用中药。主产于山东、江西、浙江、福建。秋季果实成熟时采收，除去杂质，晒干。

性状：呈球形，直径一般为 4～6mm。表面灰黑色或黑褐色，被灰白色粉霜状茸毛，有纵向浅沟 4 条，顶端微凹，基部有灰白色宿萼及短果梗。萼长为果实的 1/3～2/3，5 齿裂，其中 2 裂较深，密被茸毛（图）。体轻，质坚韧，不易破碎。气特异而芳香，味淡、微辛。

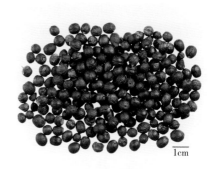

图　蔓荆子药材

主要成分及分析：含挥发油，主要为莰烯（camphene）和蒎烯（pinene）；并含蔓荆子黄素（vitexicarpin）、蔓荆子蒿素（artemitin），以及微量生物碱及维生素 A。高效液相色谱法测定，干燥品含蔓荆子黄素（$C_{19}H_{18}O_8$）不得少于 0.030%。

鉴定试验：①粉末灰褐色。镜检可见：非腺毛；腺毛；花萼表皮细胞；外果皮细胞；中果皮细胞；内果皮石细胞；油管。②粉末石油醚（60～90℃）提取液，蒸干后残渣加丙酮溶解，挥去丙酮后加甲醇溶解，作为供试品溶液。以蔓荆子黄素对照品作对照。按薄层色谱法，以环己烷-乙酸乙酯-甲醇（3：2：0.2）为展开剂，喷以 10% 三氯化铝乙醇溶液。供试品色谱中，在与对照品色谱相应的位置上，显相同颜色的斑点。

功效及应用：疏散风热，清利头目。用于风热感冒头痛，齿龈肿痛，目赤多泪，目暗不明，头晕目眩。常用方药为蔓荆子散，蔓荆子膏，益气聪明汤。

（张庆芝）

xiàkūcǎo

夏枯草（Prunellae Spica）　唇形科（Labiatae）植物夏枯草 *Prunella vulgaris* L. 的干燥果穗。又称麦穗夏枯草、铁线夏枯草、铁色草。为常用中药。主产于江苏、安徽、浙江、河南等地。夏季果穗呈棕红色时采收，除去杂质，晒干。

性状：呈圆柱形，略扁，长 1.5~8cm，直径 0.8~1.5cm，淡棕色至棕红色。全穗由数轮至十数轮宿萼与苞片组成，每轮有对生苞片 2 片，呈扇形，先端尖尾状，脉纹明显，外表面有白毛。体轻质脆，气微，味淡。夏枯草药材见图。

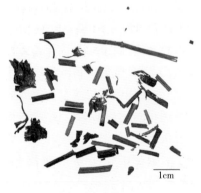

图　夏枯草药材

主要成分及分析：含皂苷，主要为夏枯草苷（prunellin），其苷元为齐墩果酸（oleanolic acid），并含游离的熊果酸（ursolic acid）、齐墩果酸（oleanolic acid）；并含迷迭香酸（rosmarinic acid），挥发油及鞣质。高效液相色谱法测定，干燥品含迷迭香酸（$C_{18}H_{16}O_8$）不得少于 0.20%。

鉴定试验：①粉末灰棕色。

镜检可见：非腺毛单细胞多见；腺毛；腺鳞；宿存花萼异形细胞。②粉末乙醇提取液作为供试品溶液，以迷迭香酸对照品作对照。按薄层色谱法，以环己烷-乙酸乙酯-异丙醇-甲酸（15：3：3.5：0.5）为展开剂，置紫外光灯（365nm）下检视。供试品色谱中，在与对照品色谱相应的位置上，显相同颜色的荧光斑点。

功效及应用：清肝泻火，明目，散结消肿。用于目赤肿痛，目珠夜痛，头痛眩晕，瘰疬，乳痈、乳癖、乳房胀痛。现代研究表明，夏枯草具有抗肿瘤、降血压、降血糖、调节免疫、保肝和抗炎等作用。常用方药为夏桑菊颗粒，夏枯草膏。

（张庆芝）

chōngwèizǐ

茺蔚子（Leonuri Fructus）　唇形科（Labiatae）植物益母草 *Leonurus japonicus* Houtt. 的干燥成熟果实。又称益母草子。为较常用中药。主产于内蒙古、河北、山西、甘肃等地。秋季果实成熟时采割地上部分，晒干，打下果实，除去杂质。

性状：呈三棱形，一般长 2~3mm，宽约 1.5mm。表面灰棕色至灰褐色，有深色斑点，一端稍宽，平截状，另一端渐窄而钝尖（图）。无臭，味苦。

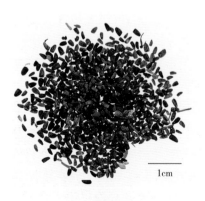

图　茺蔚子药材

主要成分及分析：含生物碱，主要为益母草宁碱（leonurinine）、水苏碱（stachydrine）；并含脂肪油及维生素 A 样物质。热浸法测定，用乙醇作溶剂，醇溶性浸出物不得少于 17.0%。高效液相色谱法测定，干燥品含盐酸水苏碱（$C_7H_{13}N_2 \cdot HCl$）不得少于 0.050%。

鉴定试验：①粉末黄棕色至深棕色。镜检可见：外果皮细胞；中果皮细胞；内果皮厚壁细胞及草酸钙方晶；种皮表皮细胞；内胚乳细胞。②粉末乙醇提取液作为供试品溶液，以盐酸水苏碱对照品作对照。按薄层色谱法，以正丁醇-盐酸-水（4：1：0.5）为展开剂，展开，取出，晾干，喷以稀碘化铋钾试液。供试品色谱中，在与对照品色谱相应的位置上，显相同颜色的斑点。

功效及应用：活血调经，清肝明目。用于月经不调，经闭，痛经，目赤翳障，头晕胀痛。有毒。常用方药为痛经丸，茺蔚子散，茺蔚子丸。

（张庆芝）

zǐsūzǐ

紫苏子（Perillae Fructus）　唇形科（Labiatae）植物紫苏 *Perilla frutescens*（L.）Britt. 的干燥成熟果实。又称苏子、黑苏子。为较常用中药。主产于湖北、江苏、河南等地。秋季果实成熟时采收，除去杂质，晒干。

性状：呈卵圆形或类球形，直径约 1.5mm。表面灰棕色或灰褐色，有微隆起的暗紫色网纹，基部稍尖，有灰白色点状果梗痕（图）。果皮薄而脆，易压碎。种子黄白色。压碎有香气，味微辛。

主要成分及分析：含脂肪油，主要为 α-亚麻酸（α-linolenic acid）、亚油酸（linolenic acid）、硬脂酸（stearic acid）与软脂酸

（palmitic acid）；尚含迷迭香酸（rosmarinic acid）及维生素 B_1（vitamin B_1）等成分。高效液相色谱法测定，干燥品含迷迭香酸（$C_{18}H_{16}O_8$）不得少于0.25%。

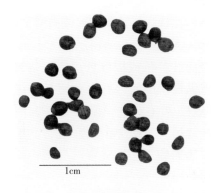

图　紫苏子药材

鉴定试验：①粉末灰褐色。镜检可见：种皮表皮细胞；外果皮细胞；内果皮石细胞；内胚乳细胞及细小的草酸钙方晶。②粉末甲醇提取液作为供试品溶液，以紫苏子对照药材作对照。按薄层色谱法，以正己烷-甲苯-乙酸乙酯-甲酸（2：5：2.5：0.5）为展开剂，展开，取出，晾干，喷以三氯化铝试液，置紫外光灯（365nm）下检视。供试品色谱中，在与对照药材色谱相应的位置上，显相同颜色的斑点。

功效及应用：降气化痰，止咳平喘，润肠通便。用于痰壅气逆，咳嗽气喘，肠燥便秘。现代研究证实，紫苏子有抑菌和抗氧化作用。常用方药为橘红丸，紫苏子散。

（张庆芝）

gǒuqǐzǐ

枸杞子（Lycii Fructus）茄科（Solanaceae）植物宁夏枸杞 *Lycium barbarum* L. 的干燥成熟果实。又称枸杞、枸杞红实、西枸杞。为常用中药。主产于宁夏、河北等地。夏、秋二季果实呈红色时采收，热风烘干，除去果梗，或晾至皮皱后，晒干，除去果梗。

性状：呈类纺锤形或椭圆形，略压扁，一般长6～20mm，直径3～10mm。表面鲜红色至暗红色（图）。果皮柔韧，皱缩；果肉肉质，柔润。种子多数。气微，味甜。

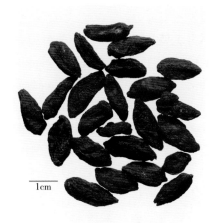

图　枸杞子药材

主要成分及分析：含枸杞多糖（lycium barbarum polysaccharide）、甜菜碱（betaine）、酸浆红色素（physalein）、维生素及多种游离氨基酸等成分。紫外-分光光度法测定，干燥品含枸杞多糖以葡萄糖（$C_6H_{12}O_6$）计，不得少于1.8%；薄层色谱法测定，干燥品含甜菜碱（$C_5H_{11}NO_2$）不得少于0.30%。

鉴定试验：①粉末黄橙色或红棕色。镜检可见：外果皮细胞；中果皮细胞；种皮石细胞。②粉末水提取后加乙酸乙酯振摇提取，作为供试品溶液，以枸杞子对照药材作对照。按薄层色谱法，以乙酸乙酯-三氯甲烷-甲酸（3：2：1）为展开剂，展开，取出，晾干，置紫外光灯（365nm）下检视。供试品色谱中，在与对照药材色谱相应的位置上，显相同颜色的荧光斑点。

功效及应用：滋补肝肾，益精明目。用于虚劳精亏，腰膝酸痛，眩晕耳鸣，阳痿遗精，内热消渴，血虚萎黄，目昏不明。现代研究证实，枸杞子有抗脂肪肝的作用。常用方药为杞菊地黄丸，枸杞丸，益肾灵颗粒。

（张庆芝）

jǐndēnglong

锦灯笼（Physalis Calyx Seu Fructus）茄科（Solanaceae）植物酸浆 *Physalis alkekengi* L. var. *franchetii*（Mast.）Makino 的干燥宿萼或带果实的宿萼。又称挂金灯、红灯笼、红姑娘。为较常用中药。主产于黑龙江、吉林、辽宁及内蒙古等地。秋季果实成熟、宿萼呈红色或橙红色时采收为宜，干燥。

性状：略呈灯笼状，多压扁，长3～4.5cm，宽2.5～4cm。表面橙红色或橙黄色，有5条明显的纵棱，棱间有网状的细脉纹。顶端渐尖，微5裂，基部略平截，中心凹陷有果梗（图）。体轻，质柔韧，中空，或内有棕红色或橙红色果实。果实球形，多压扁，直径1～5cm，果皮皱缩，内含种子多数。气微，宿萼味苦，果实味甘、微酸。

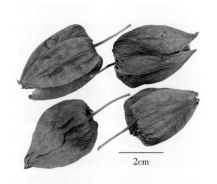

图　锦灯笼药材

主要成分及分析：含甾体类化合物，主要为酸浆苦味素

（physalin）类化合物；黄酮类化合物，主要为木犀草苷（galuteolin）等；另含固醇类与生物碱类等化学成分。高效液相色谱法测定，干燥品含木犀草苷（$C_{21}H_{20}O_{11}$）不得少于 0.10%。

鉴定试验：①粉末橙红色。镜检可见：表皮毛众多；腺毛；非腺毛；宿萼内表皮细胞；宿萼外表皮细胞；薄壁组织中含多量橙红色颗粒。②粉末甲醇提取液作为供试品溶液，以酸浆苦味素 L 对照品作对照。按薄层色谱法，以三氯甲烷-丙酮-甲醇（25：1：1）为展开剂，展开，取出，晾干，喷以 5% 硫酸乙醇溶液，在 105℃ 加热至斑点显色清晰，置紫外光灯（365nm）下检视。供试品色谱中，在与对照品色谱相应的位置上，显相同颜色的荧光斑点。

功效及应用：清热解毒，利咽化痰，利尿通淋。用于咽痛喑哑，痰热咳嗽，小便不利，热淋涩痛；外治天疱疮，湿疹。现代研究证实，锦灯笼有降血糖、抗病毒和抗菌作用。常用方药为橘红化痰片。

（张庆芝）

làjiāo

辣椒（Capsici Fructus）

茄科（Solanaceae）植物辣椒 *Capsicum annuum* Linn. 或其栽培变种的干燥成熟果实。又称辣子、辣角、牛角椒、红海椒。为较常用中药。主产于内蒙古、河南、河北、贵州等地。夏、秋二季果皮变红色时采收，除去枝梗，晒干。

性状：呈圆锥形、类圆锥形，略弯曲。表面橙红色、红色或深红色，光滑或较皱缩，显油性，基部微圆，常有绿棕色、具 5 裂齿的宿萼及果柄（图）。果肉薄，质较脆。气特异，味辛、辣。

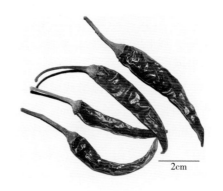

图　辣椒药材

主要成分及分析：含辣椒碱类物质，主要为辣椒素（capsaicin）、二氢辣椒素（dihydrocasaicin）等；还含挥发油及辣椒红（capsorubin）。高效液相色谱法测定，干燥品含辣椒素（$C_{18}H_{27}NO_3$）和二氢辣椒素（$C_{18}H_{29}NO_3$）的总量不得少于 0.16%。

鉴定试验：①粉末红棕色或红橙色。镜检可见：外果皮细胞；中果皮细胞；内果皮石细胞；种皮石细胞。②粉末甲醇-四氢呋喃（1：1）提取液，蒸干后加乙醇溶解，作为供试品溶液，以辣椒素对照品作对照。按薄层色谱法，以石油醚（60~90℃）-乙酸乙酯-二氯甲烷-浓氨试液（10：10：5：0.05）为展开剂，喷以 0.5% 2,6-二苯醌-4-氯亚胺甲醇溶液，用氨蒸气熏至斑点显色清晰。供试品色谱中，在与对照品色谱相应的位置上，显相同颜色的斑点。

功效及应用：温中散寒，开胃消食。用于寒滞腹痛，呕吐，泻痢，冻疮。现代研究表明，辣椒具有镇痛、抗癌、抗菌、杀虫、改善心血管系统和消化系统等作用。常用方药为辣椒膏。

（张庆芝）

zhīzi

栀子（Gardeniae Fructus）

茜草科（Rubiaceae）植物栀子 *Gardenia jasminoides* Ellis 的干燥成熟果实。又称黄栀子、山栀。为常用中药。主产于湖南、江西、湖北等地。9~11 月果实成熟呈红黄色时采收，除去果梗和杂质，蒸至上气或置沸水中略烫，取出，干燥。

性状：呈长卵圆形或椭圆形，长 1.5~3.5cm，直径 1~1.5cm。表面红黄色或棕红色，具 6 条翅状纵棱，棱间常有 1 条明显的纵脉纹，并有分枝。顶端残存萼片，基部稍尖，有残留果梗（图）。果皮薄而脆，略有光泽。气微，味微酸而苦。

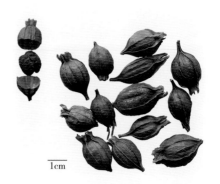

图　栀子药材

主要成分及分析：含环烯醚萜苷类物质，主要为栀子苷（geniposide），羟异栀子苷（gardenoside）；还含黄酮及有机酸类物质。高效液相色谱法测定，干燥品含栀子苷（$C_{17}H_{24}O_{10}$）不得少于 1.50%。

鉴定试验：①粉末红棕色。镜检可见：内果皮石细胞；内果皮纤维；种皮石细胞；草酸钙簇晶。②粉末甲醇提取液作为供试品溶液，以栀子苷对照品和栀子对照药材作对照。按薄层色谱法，以乙酸乙酯-丙酮-甲酸-水（5：5：1：1）为展开剂，展开，取出，晾干。供试品色谱中，在与对照药材色谱相应的位置上，显相同颜色的黄色斑点；再喷以10%硫酸乙醇溶液，在110℃加热至斑点显色清晰。供试品色谱中，在与对照品和对照药材色谱相应的位置上，显相同颜色的斑点。

功效及应用：泻火除烦，清热利湿，凉血解毒；外用消肿止痛。用于热病心烦，湿热黄疸，淋证涩痛，血热吐衄，目赤肿痛，火毒疮疡；外治扭挫伤痛。现代研究证实，栀子具有利胆、降血压、防治动脉粥样硬化及抗血栓作用。常用方药为越鞠丸，栀子柏皮汤。

（张庆芝）

luóhànguǒ

罗汉果（Siraitiae Fructus）

葫芦科（Cucurbitaceae）植物罗汉果 Siraitia grosvenorii（Swingle）C. Jeffrey ex A. M. Lu et Z. Y. Zhang 的干燥果实。又称拉汗果、罗汉表。为较常用中药。主产于广西、广东、云南等地。秋季果实由嫩绿色变深绿色时采收，晾数天后，低温干燥。

性状：呈卵形、椭圆形或球形，长 4.5～8.5cm，直径 3.5～6cm。表面褐色、黄褐色或绿褐色，有深色斑块和黄色柔毛（图）。顶端有花柱残痕，基部有果梗痕。体轻，质脆，果皮薄，易破。果瓤海绵状，浅棕色。种子扁圆形，多数，浅红色至棕红色，两面中间微凹陷，四周有放射状沟纹，边缘有槽。气微，味甜。

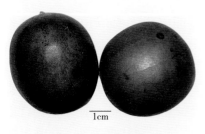

图　罗汉果药材

主要成分及分析：含三萜类，主要为罗汉果皂苷（mogroside）Ⅳ、Ⅴ，以及氨基酸及黄酮。高效液相色谱法测定，干燥品含罗汉果皂苷 Ⅴ（$C_{60}H_{102}O_{29}$）不得少于 0.50%。

鉴定试验：①粉末棕褐色。镜检可见：果皮石细胞；种皮石细胞；纤维。②粉末水提取液，用正丁醇萃取，正丁醇提取液蒸干后残渣加甲醇溶解，作为供试品溶液。以罗汉果皂苷 Ⅴ 对照品和罗汉果对照药材作对照。按薄层色谱法，以正丁醇－乙醇－水（8：2：3）为展开剂，展开，取出，晾干，喷以 2% 香草醛的 10% 硫酸乙醇溶液，加热至斑点显色清晰。供试品色谱中，在与对照品和对照药材色谱相应的位置上，显相同颜色的斑点。

功效及应用：清热润肺，利咽开音，滑肠通便。用于肺热燥咳，咽痛失音，肠燥便秘。现代研究证实，罗汉果能增强机体的细胞免疫功能。常用方药为罗汉果止咳糖浆，罗汉果胖大海汤。

（张庆芝）

sīguāluò

丝瓜络（Luffae Fructus Retinervus）

葫芦科（Cucurbitaceae）植物丝瓜 Luffa cylindrica（L.）Roem. 的干燥成熟果实的维管束。为较常用中药。主产于江苏、浙江等地。夏、秋二季果实成熟、果皮变黄、内部干枯时采摘，除去外皮和果肉，洗净，晒干，除去种子。

性状：为丝状维管束交织而成，多呈长棱形或长圆筒形，略弯曲，长 30～70cm，直径 7～10cm。表面淡黄白色（图）。体轻，质韧，有弹性，不能折断。横切面可见 3 室，呈空洞状。气微，味淡。

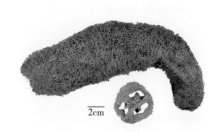

图　丝瓜络药材

主要成分：含多糖类化合物，主要为木聚糖（xylan）、甘露聚糖（mannan）、半乳聚糖（galactan）；以及氨基酸及纤维素。

鉴定试验：粉末灰白色。镜检可见：木纤维；螺纹导管和网纹导管。

功效及应用：祛风，通络，活血，下乳。用于痹痛拘挛，胸胁胀痛，乳汁不通，乳痈肿痛。现代研究证实，丝瓜络有镇静、镇痛作用。常用方药为丝瓜络汤。

（张庆芝）

dōngguāpí

冬瓜皮（Benincasae Exocarpium）

葫芦科（Cucurbitaceae）植物冬瓜 Benincasa hispida（Thunb.）Cogn. 的干燥外层果皮。又称白瓜皮。少常用中药。主产于河北、河南、安徽等地。食用冬瓜时，洗净，削取外层果皮，晒干。

性状：不规则碎片，常向内卷曲，大小不一。外表面灰绿色或黄白色，被有白霜，有的较光滑不被白霜；内表面较粗糙，有的可见筋脉状维管束。体轻，质脆。无臭，味淡。

主要成分：含挥发性成分，主要为 E-2-己烯醛（E-2-hexenal），正己烯醛（n-hexenal）；另含三萜及有机酸。

鉴定试验：粉末棕黄色或黄绿色。镜检可见：果皮表皮细胞；石细胞；螺纹导管。

功效及应用：利尿消肿。用

于水肿胀满，小便不利，暑热口渴，小便短赤。现代研究证实，冬瓜皮有利尿作用。常用方药为冬瓜丸。

（张庆芝）

guālóu

瓜蒌 (Trichosanthis Fructus)

葫芦科（Cucurbitaceae）植物栝楼 *Trichosanthes kirilowii* Maxim. 或双边栝楼 *Trichosanthes rosthornii* Harms 的干燥成熟果实。又称药瓜、栝楼蛋。为常用中药。栝楼主产于山东、河北、山西、陕西等地；双边栝楼主产于江西、湖北、湖南、广东、云南、四川等地。秋季果实成熟时，连果梗剪下，置通风处阴干。

性状：呈类球形或宽椭圆形，长7~15cm，直径6~10cm。表面橙红色或橙黄色，皱缩或较光滑，顶端有圆形的花柱残基，基部略尖，具残存的果梗（图）。轻重不一。质脆，易破开，内表面黄白色，有红黄色丝络，果瓤橙黄色，黏稠，与多数种子粘结成团。具焦糖气，味微酸、甜。

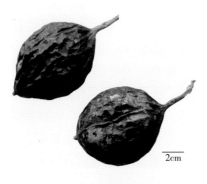

图 瓜蒌药材

主要成分：含油脂类，主要为油酸（oleic acid）和亚油酸（linoleic acid）等不饱和脂肪酸；黄酮类，主要为山奈酚（kaempferol）类和木犀草素（luteolin）类；尚含固醇类、三萜类、蛋白质与氨基酸等化学成分。

鉴定试验：①粉末黄棕色或棕褐色。镜检可见：石细胞；果皮表皮细胞；种皮表皮细胞；厚壁细胞。②粉末甲醇提取液蒸干后残渣加水溶解，用水饱和的正丁醇提取，蒸干后加甲醇溶解，作为供试品溶液。以瓜蒌对照药材作对照。按薄层色谱法，以乙酸乙酯-甲醇-甲酸-水（12：1：0.1：0.1）为展开剂，喷以10%硫酸乙醇溶液，加热至斑点显色清晰，分别置日光和紫外光灯（365nm）下检视。供试品色谱中，在与对照药材色谱相应的位置上，显相同颜色的斑点或荧光斑点。

功效及应用：清热涤痰，宽胸散结，润燥滑肠。用于肺热咳嗽，痰浊黄稠，胸痹心痛，结胸痞满，乳痈，肺痈，肠痈，大便秘结。现代研究证实，瓜蒌有扩张冠状动脉、增加血流量、保护缺血心肌，提高耐缺氧能力，降低血清胆固醇，抑制血小板聚集，抗菌，泻下，抗癌等多种作用。常用方药为瓜蒌薤白半夏汤，润肺散，瓜蒌散。

（张庆芝）

guālóupí

瓜蒌皮 (Trichosanthis Pericarpium)

葫芦科（Cucurbitaceae）植物栝楼 *Trichosanthes kirilowii* Maxim. 或双边栝楼 *Trichosanthes rosthornii* Harms 的干燥成熟果皮。又称瓜壳、栝楼壳、栝楼皮。为较常用中药。主产地同瓜蒌。秋季采摘成熟果实，剖开，除去果瓤及种子，阴干。

性状：常切成二至数瓣，边缘向内卷曲，长6~12cm。外表面橙黄色或橙红色，皱缩，有的有残存果梗；内表面类白色（图）。质较脆，易折断。具焦糖气，味淡、微酸。

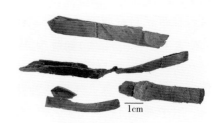

图 瓜蒌皮药材

主要成分及分析：含少量挥发油，主要为棕榈酸乙酯（ethyl palmitate）、亚油酸乙酯（ethyl linoleate）、亚麻酸乙酯（ethyl linolenate）；尚含菠菜固醇（spinasterol）与多种游离氨基酸及微量元素。

鉴定试验：①粉末淡黄棕色或黄棕色。镜检可见：石细胞；果皮表皮细胞。②粉末乙醇提取液，蒸干后残渣加甲醇溶解，作为供试品溶液。以瓜蒌皮对照药材作对照。按薄层色谱法，以石油醚（60~90℃）-乙酸乙酯（4：1）为展开剂，喷以5%香草醛硫酸溶液，加热至斑点显色清晰。供试品色谱中，在与对照药材色谱相应的位置上，显相同颜色的斑点。

功效及应用：清热化痰，利气宽胸。用于痰热咳嗽，胸闷胁痛。现代研究证实，瓜蒌皮有抗菌和祛痰作用。常用方药为金牛汤，蜜瓜膏。

（张庆芝）

hèshī

鹤虱 (Carpesii Fructus)

菊科（Asteraceae）植物天名精（北鹤虱）*Carpesium abrotanoides* L. 的干燥成熟果实。又称鹄虱、鬼虱。为少常用中药。主产于河南、山西、陕西和甘肃等地。秋季果实成熟时采收，晒干，除去杂质。

性状：呈圆柱状，细小，长3~4mm，直径不及1mm。表面黄褐色或暗褐色，具多数纵棱（图）。顶端收缩呈细喙状，先端扩展成灰白色圆环；基部稍尖，有着生痕迹。果皮薄，纤维性，种皮菲薄透明。气特异，味微苦。

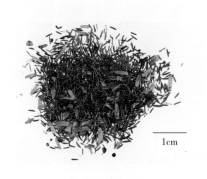

图 鹤虱药材

主要成分：含挥发油，主要为天名精内酯（carpesialactone）、鹤虱内酯（carabrone），以及豆固醇及黄酮等。

鉴定试验：①果实横切面镜检可见：外果皮及草酸钙柱晶；中果皮；内果皮；种皮。②粉末棕黄色。镜检可见：孔纹导管与纤维共生；厚壁细胞呈类方形；子叶薄壁细胞含糊粉粒；草酸钙柱晶。

功效及应用：杀虫消积。用于蛔虫病，蛲虫病，绦虫病，虫积腹痛，小儿疳积。有小毒。现代研究证实，鹤虱有驱虫作用。常用方药为鹤虱散，槟榔鹤虱散。

（张庆芝）

cāng'ěrzǐ

苍耳子（Xanthii Fructus） 菊科（Asteraceae）植物苍耳 *Xanthium sibiricum* Patr. 的干燥成熟带总苞的果实。又称枱耳实、牛虱子。为较常用中药。主产于山东、江西、湖北、江苏等地。秋季果实成熟时采收，干燥，除去梗、叶等杂质。

性状：呈纺锤形或卵圆形，长1~1.5cm，直径0.4~0.7cm。表面黄棕色或黄绿色，全体有钩刺，先端有2枚较粗的刺，分离或连生，基部有果梗痕。质硬而韧，气微，味微苦。

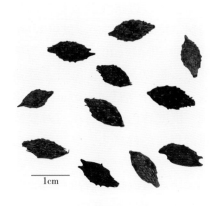

图 苍耳子药材

主要成分：含苍耳苷（xanthos trumarin）、苍耳醇（xanthanol）、异苍耳醇（isoxanthanol），树脂及脂肪油。种仁含毒蛋白。

鉴定试验：①粉末淡黄棕色或淡黄绿色。镜检可见：总苞纤维；果皮表皮细胞；果皮纤维；种皮细胞。②取粉末甲醇提取液作为供试品溶液，以苍耳子对照药材作对照。按薄层色谱法，以正丁醇-冰醋酸-水（4:1:5）为展开剂，展开，取出，晾干，置氨蒸气中熏至斑点显色清晰。供试品色谱中，在与对照药材色谱相应的位置上，显相同颜色的斑点。

功效及应用：散风寒，通鼻窍，祛风湿。用于风寒头痛，鼻塞流涕，鼻衄，鼻渊，风疹瘙痒，湿痹拘挛。现代研究证实，苍耳子有抗微生物、抗氧化、抗炎和镇痛等作用。常用方药为苍耳散，通窍鼻炎片。

（张庆芝）

niúbàngzǐ

牛蒡子（Arctii Fructus） 菊科（Asteraceae）植物牛蒡 *Arctium lappa* L. 的干燥成熟果实。又称大力子、鼠粘子。为常用中药。主产于河北、吉林、浙江等地。秋季果实成熟时采收果序，晒干，打下果实，除去杂质，再晒干。

性状：呈长倒卵形，略扁，微弯曲，长5~7mm，宽2~3mm。表面灰褐色，带紫黑色斑点，有数条纵棱线，通常中间1~2条较明显。顶端钝圆，稍宽，顶面有圆环，中间具花柱残迹；基部稍窄，着生面色较淡（图）。果皮较硬。气微，味苦后微辛而稍有麻舌感。

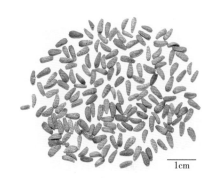

图 牛蒡子药材

主要成分及分析：含牛蒡苷（arctiin），水解生成牛蒡苷元（arctigenin）及葡萄糖（glucose）；以及脂肪油、维生素。高效液相色谱法测定，含牛蒡苷（$C_{27}H_{34}O_{11}$）不得少于5.0%。

鉴定试验：①粉末灰褐色。镜检可见：内果皮石细胞；中果皮网纹细胞；草酸钙方晶；子叶细胞含糊粉粒。②粉末乙醇提取液作为供试品溶液，以牛蒡苷对照品和牛蒡子对照药材作对照。按薄层色谱法，以三氯甲烷-甲醇-水（40:8:1）为展开剂，展开，取出，晾干，喷以10%硫酸乙醇溶液，加热至斑点显色清晰。供试品色谱中，在与对照品色谱和对照药材色谱相应的位置上，显相同颜色的斑点。

功效及应用：疏散风热，宣肺透疹，解毒利咽。用于风热感冒，咳嗽痰多，麻疹，风疹，咽喉肿痛，痄腮，丹毒，痈肿疮毒。现代研究证实，牛蒡子有抗菌、抗病毒作用。常用方药为牛蒡汤，牛蒡甘桔汤。

（张庆芝）

shuǐfēijì

水飞蓟（Silybi Fructus）　菊科（Asteraceae）植物水飞蓟 *Silybum marianum*（L.）Gaertn. 的干燥成熟果实。又称水飞雉。为常用中药。主产于陕西、甘肃、黑龙江、河北等地。秋季果实成熟时采收果序，晒干，打下果实，除去杂质，晒干。

性状：呈长倒卵形或椭圆形，一般长 5～7mm，宽 2～3mm。表面浅灰棕色至黑褐色，光滑，有细纵花纹。顶端钝圆，稍宽，有一圆环，中间具点状花柱残迹，基部略窄（图）。质坚硬。气微，味淡。

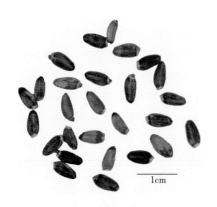

图　水飞蓟药材

主要成分及分析：含黄酮类化合物，主要为水飞蓟宾（silybin）；另含脂肪酸及氨基酸。高效液相色谱法测定，干燥品含水飞蓟宾（$C_{25}H_{22}O_{10}$）不得少于 0.60%。

鉴定试验：①粉末灰褐色。镜检可见：外果皮细胞；中果皮细胞；内果皮石细胞；子叶细胞；草酸钙柱晶。②粉末乙醚提取液，蒸干后残渣加甲醇溶解，作为供试品溶液，以水飞蓟宾对照品作对照。按薄层色谱法，以甲苯-甲酸乙酯-甲酸（10∶6∶1）为展开剂，喷以 5% 三氯化铝乙醇溶液，置紫外光灯（365nm）下检视。供试品色谱中，在与对照品色谱相应的位置上，显相同颜色的荧光斑点。

功效及应用：清热解毒，疏肝利胆。用于肝胆湿热，胁痛，黄疸。现代研究证实，水飞蓟对多种毒物引起的肝损伤有保护作用。常用方药为水飞蓟丸。

（张庆芝）

dàfùpí

大腹皮（Arecae Pericarpium）　棕榈科（Arecaceae）植物槟榔 *Areca catechu* L. 的干燥果皮。又称槟榔衣。为较常用中药。主产于海南、广西、云南等地。冬季至次春采收未成熟的果实，煮后干燥，纵剖两瓣，剥取果皮，习称"大腹皮"；春末至秋初采收成熟果实，煮后干燥，剥取果皮，打松，晒干，习称"大腹毛"。

性状：①大腹皮略呈椭圆形或长卵形瓢状，长 4～7cm，宽 2～3.5cm，厚 0.2～0.5cm。外果皮深棕色至近黑色，具不规则的纵皱纹及隆起的横纹，顶端有花柱残痕，基部有果梗及残存萼片。内果皮凹陷，褐色或深棕色，光滑呈硬壳状（图）。体轻，质硬，纵向撕裂后可见中果皮纤维。气微，味微涩。②大腹毛略呈椭圆形或瓢状。外果皮多已脱落或残存。中果皮棕毛状，黄白色或淡棕色，疏松质柔。内果皮硬壳状，黄棕色至棕色，内表面光滑，有时纵向破裂。无臭，味淡。

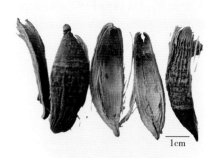

图　大腹皮药材

主要成分：含生物碱，主要为槟榔碱（arecoline）、槟榔次碱（arecaidine），以及儿茶素（catechin）。

鉴定试验：粉末黄白色或黄棕色。镜检可见：中果皮纤维；内果皮细胞；圆簇状硅质块。

功效及应用：行气宽中，行水消肿。用于湿阻气滞，脘腹胀闷，大便不爽，水肿胀满，脚气水肿，小便不利。现代研究证实，大腹皮具有兴奋胃肠道平滑肌、促胃肠动力及促进纤维蛋白溶解的作用。常用方药为大腹皮散、五皮散。

（张庆芝）

yìzhì

益智（Alpiniae Oxyphyllae Fructus）　姜科（Zingiberaceae）植物益智 *Alpinia oxyphylla* Maq. 的干燥成熟果实。又称益智仁、益智子。为常用中药。主产于广东、广西、福建、海南等地。夏、秋间果实由绿变红时采收，晒干或低温干燥。

性状：呈纺锤形或椭圆形，两端稍尖，长 1.2～2cm，直径 1～1.3cm。外皮红棕色至灰棕色，有纵向断续的隆起棱线 13～20 条。顶端有花柱残基，基部有果梗痕

（图1）。果皮薄而稍韧，与种子紧贴。种子集结成团，被膜质隔膜分成3瓣，每瓣有种子6~11粒。种子呈不规则扁圆形，略有钝棱，直径约3mm，表面灰褐色或灰黄色，具淡棕色膜质假种皮，质硬，剖开面白色，粉性（图2）。香气特异，味辛、微苦。

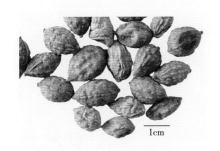

图1　益智仁药材

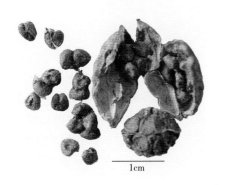

图2　益智仁种子

主要成分及分析：含二芳庚烷类化合物，主要为益智酮甲（yakuchinone A）、益智酮乙（yakuchinone B）、益智醇（oxyphyllacinol）与益智新醇（neonootkatol）；另含黄酮类、倍半萜类等成分。种子含挥发油不得少于1.0%（ml/g）。

鉴定试验：①粉末黄棕色。镜检可见：种皮表皮细胞表面观呈长条形；色素层细胞皱缩，含红棕色或深棕色物；油细胞类方形、长方形；内种皮厚壁细胞黄棕色或棕色；外胚乳细胞充满淀粉粒；内胚乳细胞含糊粉粒及脂肪油滴。②挥发油无水乙醇溶液作为供试品溶液，以益智对照药材作对照。按薄层色谱法，以环己烷-乙酸乙酯（9:1）为展开剂，展开，取出，晾干，置紫外光灯（254 nm）下和喷以二硝基苯肼乙醇试液，两种显色条件下观察，供试品色谱中，在与对照药材色谱相应的位置上，显相同颜色的斑点。

功效及应用：暖肾固精缩尿，温脾止泻摄唾。用于肾虚遗尿，小便频数，遗精白浊，脾虚泄泻，腹中冷痛，口多唾涎。现代研究证实，益智具有神经保护、镇痛、强心、抗衰老等作用。常用方药为固肾定喘丸，砂仁健脑丸，缩泉丸。

（吴和珍）

hóngdòukòu

红豆蔻（Galangae Fructus）

姜科（Zingiberaceae）植物大高良姜 *Alpinia galanga* Willd. 的干燥成熟果实。又称红豆、良姜子、红扣。为较常用中药。主产于广东、广西、海南等地。秋季果实变红时采收，除去杂质，阴干。

性状：果实呈长球形，中部稍收缩，长0.7~1.2cm，直径0.5~0.7cm，表面红棕色或暗红色，光滑或皱缩，先端有突出的管状宿萼，基部有果柄痕；果皮薄；易碎（图1）。种子团长圆形或哑铃形，每室有种子2粒；种子扁圆形或三角状多面体形，表面暗棕色或褐棕色，外被淡黄色或灰黄色假种皮（图2）。气香，味辛、辣。

主要成分及分析：含挥发油，主要含1'-乙酰氧基胡椒酚乙酸酯（1'-acetoxychavicol acetate）、1'-乙酰氧基丁香酚乙酸酯（1'-acetoxy-eugenol acetate）等；另含黄酮、皂苷等成分。红豆蔻种子含挥发油不得少于0.40%（ml/g）。

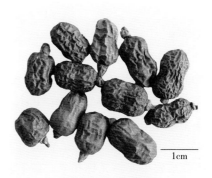

图1　红豆蔻药材

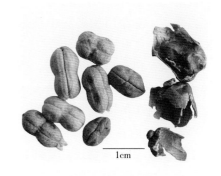

图2　红豆蔻种子

鉴定试验：①粉末淡红棕色。镜检可见：种皮表皮细胞；下皮细胞长圆形或长方形，内含红棕色或黄棕色色素；油细胞，内含油滴；内种皮厚壁细胞成片，表面观多角形或类方形；另有假种皮细胞、色素细胞、外胚乳细胞等。②粉末乙醚提取液作为供试品溶液，以红豆蔻对照药材作对照。按薄层色谱法，以环己烷-乙酸乙酯（17:3）为展开剂，展开，取出，晾干，置紫外光灯（254nm）下或喷以5%香草醛硫酸溶液，加热至斑点显色清晰，两种显色条件下观察，供试品色谱中，在与对照药材色谱相应的位置上，显相同颜色的斑点。

功效及应用：燥湿散寒，醒脾消食。用于脘腹冷痛，食积胀满，呕吐泄泻，饮酒过多。现代研究表明，红豆蔻有抗炎、镇痛、抗微生物、抗乙酰胆碱酯酶等活性。常用方药为温胃散。

（吴和珍）

dòukòu

豆蔻（Amomi Fructus Rotundus） 姜科（Zingiberaceae）植物白豆蔻 *Amomum kravanh* Pierre ex Gagnep. 或爪哇白豆蔻 *Amomum compactum* Soland ex Maton 的干燥成熟果实。又称扣米、紫蔻。白豆蔻主产于柬埔寨、泰国，习称"原豆蔻"；爪哇白豆蔻主产于印度尼西亚的爪哇岛，习称"印尼白蔻"。较常用中药。中国云南、广东地区有引种栽培。

性状：白豆蔻呈类球形，直径1.2~1.8cm，表面黄白色至淡黄棕色，有3条较深的纵向槽纹，顶端有突起的花柱残基。基部有凹下的果柄痕，两端均具有浅棕色绒毛。果皮质脆，易纵向裂开，内分3室，每室含种子约10粒。种子呈不规则多面体形，背面略隆起，直径0.3~0.4cm，表面暗棕色，有皱纹，并被有残留的假种皮。气芳香，味辛凉略似樟脑。爪哇白豆蔻个略小，表面黄白色，有的略显紫棕色，果皮较薄（图）。种子瘦瘪，气味较弱。豆蔻药材见图。

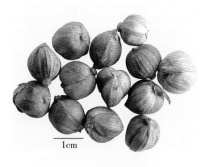

图 豆蔻药材

主要成分及分析：种子含挥发油。原豆蔻挥发油中主要含有1,8-桉油精（1,8-cineole）、α-蒎烯（α-pinene）、β-蒎烯等化合物；印尼豆蔻挥发油中含1,8-桉油精、α-松油醇（α-terpilenol）等化合物，另含色素、脂肪油、皂苷等成分。种子含挥发油，原豆蔻不得少于5.0%（ml/g），印尼豆蔻不得少于4.0%（ml/g）。气相色谱法测定，含桉油精（$C_{10}H_{18}O$）不得少于3.0%。

鉴定试验：①粉末灰棕色。镜检可见：种皮表皮细胞；下皮细胞长角形或类方形，常与种皮表皮细胞垂直排列；色素层细胞皱缩，含红棕色色素物；油细胞散列于色素层细胞间；内种皮细胞成片，表面观多角形；此外，有假种皮细胞、外胚乳细胞等。②挥发油乙醇溶液作为供试品溶液，以桉油精对照品作对照。按薄层色谱法，以环己烷-二氯甲烷-乙酸乙酯（15:5:0.5）为展开剂，展开，取出，晾干，喷以5%香草醛硫酸溶液，加热至斑点显色清晰。供试品色谱中，在与对照品色谱相应的位置上，显相同颜色的斑点。

功效及应用：化湿行气，温中止呕，开胃消食。用于湿浊中阻，不思饮食，湿温初起，胸闷不饥，寒湿呕逆，胸腹胀痛，食积不消。现代研究表明，豆蔻有促进胃液分泌，加强胃肠蠕动，除胃肠胀气，止呕，制止肠内异常发酵等作用。常用方药为丁蔻理中丸，白豆蔻丸。

（吴和珍）

cǎoguǒ

草果（Tsaoko Fructus） 姜科（Zingiberaceae）植物草果 *Amomum tsao-ko* Crevost et Lemaire 的干燥成熟果实。又称草果仁、草果子。为较常用中药。主产于云南、广西、贵州等地。秋季果实成熟时采收，除去杂质，晒干或低温干燥。

性状：果实呈椭圆形，表面棕色或红棕色，具明显的纵沟及棱线，先端有圆形突起的花柱残基，基部有果柄或果柄痕，果皮坚韧，种子团被隔膜分成3室，每室含种子8~11粒。种子多面体形，直径约5mm，表面红棕色，具灰白色膜质假种皮，中央有凹陷合点，较狭端腹面有圆窝状种脐，种脊呈凹下的1纵沟（图）。气芳香特异，味辛、微苦。

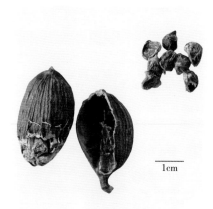

图 草果果皮和种子

主要成分及分析：果实和种子均含有挥发油，油中主要成分为α-蒎烯（α-pinene）、β-蒎烯（β-pinene），以及1,8-桉油精（1,8-cineole）、p-聚伞花烃（p-cymene）、芳樟醇（linalool）等。种子挥发油主要为1,8-桉油精（1,8-cineole），2-癸烯醛（2-decyl olefine aldehyde），牻牛儿醛（geranial）等。种子团含挥发油不得少于1.4%。

鉴定试验：①粉末黄白色或棕白色。镜检可见：种皮表皮细胞表面观长条形，末端渐尖或钝圆，外具角质层；下皮细胞长方形或长条形，常与种皮表皮细胞垂直排列；油细胞含油滴；内种皮细胞表面观多角形或类圆形。②挥发油乙醇溶液作为供试溶液，以桉油精对照品作对照。按薄层色谱法，以正己烷-乙酸乙酯（17：3）为展开剂，展开，取出，晾干，喷以5%香草醛硫酸溶液，加热至斑点显色清晰。供试品色谱中，在与对照品色谱相应的位置上，显相同颜色的斑点。

功效及应用：燥湿温中，截疟除痰。用于寒湿内阻，脘腹胀痛，痞满呕吐，瘟疫发热。现代研究表明，草果有调节胃肠功能、降脂减肥、抗肿瘤、抗炎等活性。常用方药为十一味草果丸。

（吴和珍）

shārén

砂仁（Amomi Fructus）

姜科（Zingiberaceae）植物阳春砂 *Amomum villosum* Lour.、绿壳砂 *Amomum villosum* Lour. var. *xanthioides* T. L. Wu et Senjen 或海南砂 *Amomum longiligulare* T. L. Wu. 的干燥成熟的果实。又称缩沙蜜、缩砂仁。为常用中药。阳春砂主产于广东、广西；绿壳砂主产于云南；海南砂主产于海南。夏、秋二季果实成熟时采收，晒干或低温干燥。

性状：阳春砂果实呈椭圆形、卵圆形或卵形，具不明显的3钝棱，表面红棕色或褐棕色，密被弯曲的刺状突起，顶端具花被残基，基部具果柄痕或果柄（图1）；果皮较薄，易纵向开裂，内表面淡棕色，种子集结成团，具三钝棱，有隔膜将种子分成3室，每室含种子5~26颗。种子呈不规则多面体形，直径2~3mm，表面红棕色至黑褐色，具不规则皱纹，外被淡棕色膜质假种皮，较小一端有凹陷的种脐，合点在较大一端，种脊凹陷成一纵沟。气芳香而浓烈，味辛凉、微苦。绿壳砂：与阳春砂相似，但表面密被略扁平的刺状突起（图2）。

海南砂：与阳春砂相似，果实具有明显的3钝棱，表面被片状、分枝的短刺（图3）；果皮厚而硬，内表面多红棕色；种子团较小，每室含种子3~24颗，种子多角形，直径一般为1.5~2mm，气味稍淡。

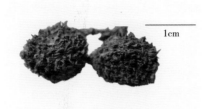

图1　阳春砂药材

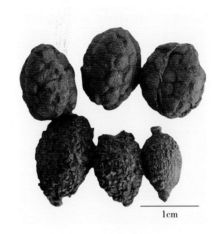

图2　绿壳砂药材

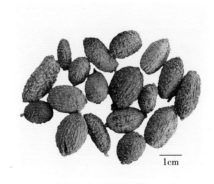

图3　海南砂药材

主要成分及分析：含挥发油1.5%~3%，油中主要含有乙酸龙脑酯（bornyl acetate）、樟脑（camphor）、龙脑（borneol）等；

另含黄酮类化合物和皂苷等。绿壳砂、阳春砂种子团中挥发油不得低于3.0%（ml/g），海南砂种子团挥发油不得低于1.0%（ml/g）。气相色谱法测定，含乙酸龙脑酯（$C_{12}H_{20}O_2$）不得低于0.90%。

鉴定试验：①粉末红灰色或灰棕色。几种砂仁粉末显微特征相似，镜检可见：种皮表皮细胞；下皮细胞长方形或类长圆形，含棕色或红棕色物；油细胞类长方形；内种皮细胞，表面观多角形，胞腔含类圆形硅质块；另有假种皮细胞、色素细胞、外胚乳细胞及草酸钙方晶等。②挥发油乙醇溶液作为供试品溶液，以乙酸龙脑酯对照品作对照。按薄层色谱法，以环己烷-乙酸乙酯（22：1）为展开剂，展开，取出，晾干，喷以5%香草醛硫酸溶液，加热至斑点显色清晰。供试品色谱中，在与对照品色谱相应的位置上，显相同颜色的斑点。

功效及应用：化湿开胃，温脾止泻，理气安胎。用于湿浊中阻，妊娠恶阻，胎动不安。现代研究表明，砂仁有调节胃肠功能、抑制肠平滑肌收缩、利胆、抗炎等活性。常用方药为香砂六君丸，香砂枳术丸，香砂养胃丸。

（吴和珍）

báiguǒ

白果（Ginkgo Semen）

银杏科（Ginkgoaceae）植物银杏 *Ginkgo biloba* L. 的干燥成熟种子。又称银杏子、公孙树子。为少常用中药。主产于广西、四川、山东、河南等地，以广西产品最佳。秋季种子成熟时采收，除去肉质外种皮，洗净，稍蒸或略煮后，烘干。

性状：略呈椭圆形，一端稍尖，另一端钝，长1.5~2.5cm，宽1~2cm，厚约1cm。表面黄白色或淡棕黄色，平滑，具2~3条棱线（图）。中种皮（壳）骨质，坚硬。内种皮膜质，种仁宽卵球形或椭圆形，一端淡棕色，另一端金黄色，横断面外层黄色，胶质样，内层淡黄色或淡绿色，粉性，中间有空隙。气微，味甘、微苦。

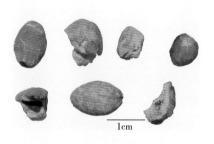

图 白果药材

主要成分及分析：主含有毒成分银杏毒素（ginkgotoxin）；银杏内酯A（bilobalide A）和银杏内酯C（bilobalide C）；还有腰果酸（anacardic acid）及2,4-二羟基苯甲酸（2,4-dihydroxybenzoic acid）等。肉质外种皮含白果酸（ginkgolic acid）、氢化白果酸（hydroginkgolic acid）、氢化白果亚酸（hydroginkgolinic acid）、银杏二酚（bilobol）、白果醇（ginnol）和黄酮类化合物。

鉴定试验：①粉末浅黄棕色。镜检可见：石细胞；内种皮薄壁细胞；胚乳薄壁细胞；具缘纹孔管胞多破碎。②粉末的甲醇提取液，蒸干，残渣加水溶解，过聚酰胺柱，收集水洗脱液，用乙酸乙酯振摇提取，提取液蒸干，残渣加甲醇溶解，作为供试品溶液。以银杏内酯A和银杏内酯C对照品作对照。按薄层色谱法，点于4%醋酸钠的羧甲基纤维素钠的硅胶G薄层板上，以甲苯-乙酸乙酯-丙酮-甲醇（10：5：5：0.6）为展开剂，喷以醋酐，在140~160℃加热，置紫外光灯（365nm）下检视。供试品色谱中，在与对照品色谱相应的位置上，显相同颜色的荧光斑点。

功效及应用：敛肺定喘，止带缩尿。用于痰多喘咳，带下白浊，遗尿尿频。现代研究表明，白果有降压、抗过敏、抗氧化、抗衰老活性、调节免疫功能等作用。常用方药为如意定喘片。

（黄　真）

bǎizǐrén

柏子仁（Platycladi Semen）

柏科（Cupressaceae）植物侧柏 Platycladus orientalis（L.）Franco 的干燥成熟种仁。又称柏仁、柏子、柏实、侧柏仁。为常用中药。主产于山东、河南、河北等地。秋、冬二季采收成熟种子，晒干，除去种皮，收集种仁。

性状：呈长卵形或长椭圆形，长4~7mm，直径1.5~3mm。表面黄白色或淡黄棕色，外包膜质内种皮，顶端略尖，有深褐色的小点，基部钝圆（图）。质软，富油性。气微香，味淡。

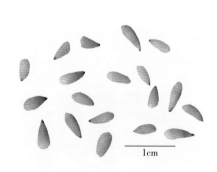

图 柏子仁药材

主要成分：含柏木醇（cedrol）、谷固醇（sitosyerol）、红松内酯（pinusolide）等。

鉴定试验：粉末深黄色至棕色。镜检可见：种皮表皮细胞；内胚乳细胞；子叶细胞。

功效及应用：养心安神，润肠通便，止汗。用于阴血不足，虚烦失眠，心悸怔忡，肠燥便秘，阴虚盗汗。现代研究表明，柏子仁有镇静催眠、促进记忆的作用。常用方药为天王补心丸。

（黄　真）

fěizi

榧子（Torreyae Semen）
红豆杉科（Taxaceae）植物榧 Torreya grandis Fort. 的干燥成熟种子。又称彼子、榧实。为少常用中药。主产于浙江、江苏、安徽、福建、江西、湖南等地亦有分布。秋季种子成熟时采收，除去肉质假种皮，洗净，晒干。

性状：呈卵圆形或长卵圆形，长2~3.5cm，直径1.3~2cm。表面灰黄色或淡黄棕色，有纵皱纹，一端钝圆，可见椭圆形的种脐，另一端稍尖。种皮质硬，厚约1mm。种仁表面皱缩，外胚乳灰褐色，膜质；内胚乳黄白色，肥大，富油性。气微，味微甜而涩。

主要成分：含挥发油类，主要为亚油酸（linoleic acid）、油酸（oleic acid）、棕榈酸（palmitic acid）；萜类，主要为香榧酯（torreyagrandate）、18-氧弥罗松酚（18-oxoferrugino）等；尚含木脂素与氨基酸等成分。

鉴定试验：①粉末灰黄色。镜检可见：种皮为石细胞；内胚乳细胞。②粉末甲醇提取液蒸干，残渣加水溶解，用三氯甲烷振摇提取，分取三氯甲烷液蒸干，残渣加乙酸乙酯溶解，作为供试品溶液。以榧子对照药材作对照。照薄层色谱法，以石油醚（60~90℃）-乙酸乙酯（8：2）为展开剂，喷以10%硫酸乙醇溶液，在105℃加热至斑点显色清晰。分别置日光和紫外光灯（365nm）下检视。供试品色谱中，在与对照药材色谱相应的位置上，显相同颜色的斑点或荧光斑点。

功效及应用：杀虫消积，润肺止咳，润燥通便。用于钩虫病、蛔虫病、绦虫病、虫积腹痛，小儿疳积，肺燥咳嗽，大便秘结。现代研究表明，榧子有驱治蛔虫、钩虫以及调节血脂代谢等作用。

（黄 真）

hétaorén

核桃仁（Juglandis Semen）

胡桃科（Juglandaceae）植物胡桃 *Juglans regia* L. 的干燥成熟种子。又称胡桃仁、胡桃肉。为常用中药。中国多数地区均产，以河北产量最大，山西汾阳所产品质佳。秋季果实成熟时采收，除去肉质果皮，晒干，再除去核壳和木质隔膜。

性状：多破碎，为不规则的块状，有皱曲的沟槽，大小不一（图）；完整者类球形，直径 2~3cm。种皮淡黄色或黄褐色，膜状，维管束脉纹深棕色。子叶类白色。质脆，富油性。气微，味甘；种皮味涩、微苦。

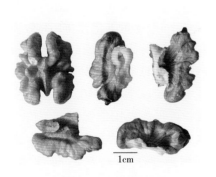

图　核桃仁药材

主要成分：含粗蛋白和粗脂类，其中可溶性蛋白的组成以谷氨酸（gluttamic）为主，其次为精氨酸（arginine）和天冬氨酸（aspartic acid）。

鉴定试验：粉末黄白色或淡棕色。镜检可见：种皮表皮细胞内含黄棕色物；气孔多见；脂肪油滴极多；糊粉粒多数。

功效及应用：补肾，温肺，润肠。用于肾阳不足，腰膝酸软，阳痿遗精，虚寒喘嗽，肠燥便秘。现代研究表明，核桃仁有健脑、美容、增强记忆力、延缓衰老、增强免疫力及体外抗氧化作用。

（黄 真）

qīngxiāngzǐ

青葙子（Celosiae Semen）　苋科（Amaranthaceae）植物青葙 *Celosia argentea* L. 的干燥成熟种子。为少常用中药。中国各地多有分布。秋季果实成熟时采割植株或摘取果穗，晒干，收集种子，除去杂质。

性状：呈扁圆形，少数呈圆肾形，直径 1~1.5mm。表面黑色或红黑色，光亮，中间微隆起，侧边微凹处有种脐（图）。种皮薄而脆。气微，味淡。

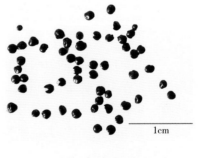

图　青葙子药材

主要成分：含皂苷，主要为青葙苷 C_1（celosin C_1）、青葙苷 D_1（celosin D_1）、青葙苷 E（celosin E）等；另含脂肪油、淀粉、烟酸及丰富的硝酸钾。

鉴定试验：粉末黑灰色。镜检可见：种皮表皮细胞有网状增厚纹理；种皮内层细胞密布细直纹理；色素细胞界限不明显；胚乳细胞。

功效及应用：清肝泻火，明目退翳。用于肝热目赤，目生翳膜，视物昏花，肝火眩晕。现代研究表明，青葙子有良好的保肝、抗氧化、防护晶状体及降血糖作用。常用方药为障翳散。

（黄 真）

wángbùliúxíng

王不留行（Vaccariae Semen）

石竹科（Caryophyllaceae）植物麦蓝菜 *Vaccaria segetalis*（Neck.）Garcke 的干燥成熟种子。又称王不留、麦蓝菜。为较常用中药。主产于江苏、河北、河南、陕西等地。夏季果实成熟、果皮尚未开裂时采割植株，晒干，打下种子，除去杂质，再晒干。

性状：呈球形，直径约 2mm。表面黑色，少数红棕色，略有光泽，有细密颗粒状突起，一侧有一浅纵沟，基部有一浅色圆点状肿脐（图）。质坚硬，断面乳白色，胚弯曲成环，子叶 2 片。气微，味微涩、苦。

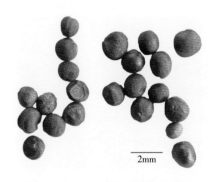

图　王不留行药材

主要成分及分析：含皂苷类、黄酮类及环肽类等成分。皂苷类主要为五环三萜皂苷，如王不留行皂苷（vacsegoside）、王不留行次皂苷（vaccaroside）等；黄酮类有王不留行黄酮苷（vaccarin）、异肥皂草苷（isosaponarin）等；

环肽类有 segetalin A~H 等。高效液相色谱法测定，含王不留行黄酮苷（$C_{32}H_{38}O_{19}$）不得少于 0.40%。

鉴定试验　①粉末淡灰褐色。镜检可见：种皮表皮细胞红棕色或黄棕色，表面观多角形或长多角形，垂周壁增厚，星角状或深波状弯曲；种皮内表皮细胞淡黄棕色，垂周壁呈紧密的连珠状增厚，表面可见网状增厚纹理；胚乳细胞内充满淀粉粒及糊粉粒；子叶细胞含有脂肪油滴。②粉末甲醇提取液作为供试品溶液，以王不留行对照药材作对照。按薄层色谱法，以三氯甲烷-甲醇-水（15:7:2）的下层溶液为展开剂，展开，取出，晾干，喷以改良碘化铋钾试液。供试品色谱中，在与对照药材色谱相应的位置上，显相同颜色的斑点。

功效及应用：活血通经，下乳消肿，利尿通淋。用于经闭，痛经，乳汁不下，乳痈肿痛，淋证涩痛。现代研究表明，王不留行具有舒张血管、抗氧化、抑制血管形成等活性。常用方药为沉香散，乳核散结片等。

（吴和珍）

lpiánzǐ

莲子（Nelumbinis Semen）
睡莲科（Nymphaeaceae）植物莲 *Nelumbo nucifera* Gaertn. 的干燥成熟种子。又称莲肉、莲实、莲米。为常用中药。主产于湖南、湖北、福建、江西、江苏、浙江等地。秋季果实成熟时采割莲房，取出果实，除去果皮，干燥。

性状：略呈椭圆形或类球形，一般长 1.2~1.8cm，直径 0.8~1.4cm。表面浅黄色至红棕色，有细纵皱纹和较宽的脉纹。一端中心呈乳头状突起，深棕色，多有裂口，其周边略下陷（图）。质硬，种皮薄，不易剥落。子叶 2 片，黄白色，肥厚，中有空隙，具绿色莲子心。气微，味甘、微涩；莲子心味苦。

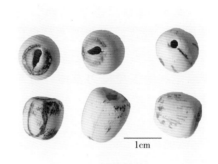

图　莲子药材

主要成分：含多量淀粉及棉糖（raffinose）、蛋白质、脂肪、碳水化合物，以及无机元素钙、磷、铁等。

鉴定试验：①粉末类白色。镜检可见：淀粉粒；色素层细胞黄棕色或红棕色，有的可见草酸钙簇晶；长圆形壁稍厚的子叶细胞。②粉末三氯甲烷提取液蒸干，残渣加乙酸乙酯溶解，作为供试品溶液。以莲子对照药材作对照。照薄层色谱法，以正己烷-丙酮（7:2）为展开剂，展开，取出，晾干，喷以 5% 香草醛的 10% 硫酸乙醇溶液，在 105℃加热至斑点显色清晰。供试品色谱中，在与对照药材色谱相应的位置上，显相同颜色的斑点。

功效及应用：补脾止泻，止带，益肾涩精，养心安神。用于脾虚泄泻，带下，遗精，心悸失眠。常用方药为参苓白术散。

（黄真）

lpiánzǐxīn

莲子心（Nelumbinis Plumula）
睡莲科（Nymphaeaceae）植物莲 *Nelumbo nucifera* Gaertn. 的成熟种子中的干燥幼叶及胚根。又称苦薏、莲薏、莲心。为较常用中药。主产于湖南、湖北、福建、江西、江苏、浙江等地。将莲子剥开，取出绿色胚（莲心），晒干。

性状：略呈细圆柱形，长 1~1.4cm，直径约 0.2cm。幼叶绿色，一长一短，卷成箭形，先端向下反折，两幼叶间可见细小胚芽。胚根圆柱形，长约 3mm，黄白色（图）。质脆，易折断，断面有数个小孔。气微，味苦。

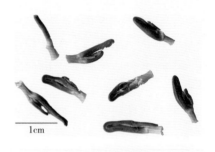

图　莲子心药材

主要成分及分析：含莲心碱（liensinine）、异莲心碱（isoliensinine）、甲基莲心碱（neferine）、荷叶碱（nuciferine）、牛角花碱（lotusine）、亚美罂粟碱（armepavine）；还含有木犀草素（galuteoline）、芦丁（rutin）、金丝桃苷（hyperin）等黄酮化合物。高效液相色谱法测定，干燥品含莲心碱（$C_{37}H_{42}N_2O_6$）不得少于 0.2%。

鉴定试验：①粉末灰绿色。镜检可见：表皮细胞壁薄，内含众多淀粉粒与绿色色素；胚根细胞壁菲薄，有的含脂肪油滴。②粉末甲醇提取液作为供试品溶液，以莲心碱高氯酸盐对照品作对照。按薄层色谱法，以三氯甲烷-乙酸乙酯-二乙胺（5:4:1）为展开剂，展开，取出，晾干，喷以稀碘化铋钾试液。供试品色谱中，在与对照品色谱相应的位置上，显相同颜色的斑点。

功效及应用：清心安神，交

通心肾，涩精止血。用于热入心包，神昏谵语，心肾不交，失眠遗精，血热吐血。现代研究证实，莲子心有抗心律失常作用。常用方药为牛黄清宫丸。

（黄　真）

qiànshí

芡实（Euryales Semen）

睡莲科（Nymphaeaceae）植物芡 *Euryale ferox* Salisb. 的干燥成熟种仁。又称鸡头米、鸡头苞、鸡头莲。为较常用中药。分布于中国的东北、华北、华东、华中及西南等地。秋末冬初采收成熟果实，除去果皮，取出种子，洗净，再除去硬壳（外种皮），晒干。

性状：呈类球形，多破碎，完整者直径 5~8mm。表面有棕红色内种皮，一端黄白色，约占全体 1/3，有凹点状的种脐痕，除去内种皮显白色（图）。质较硬，断面白色，粉性。气微，味淡。

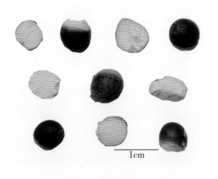

图　芡实药材

主要成分：含淀粉、蛋白质及脂肪；尚含钙、磷、铁、维生素 B_1、维生素 B_2、维生素 C、烟酸及胡萝卜素。

鉴定试验：①粉末类白色。镜检可见：主要为淀粉粒。②粉末二氯甲烷提取液，蒸干，残渣加乙酸乙酯溶解，作为供试品溶液。以芡实对照药材作对照。按薄层色谱法，以正己醇－丙酮

（5∶1）为展开剂，展开，喷以 10%硫酸乙醇溶液，在 105℃加热至斑点显色清晰。供试品色谱中，在与对照药材色谱相应的位置上，显相同颜色的斑点。

功效及应用：益肾固精，补脾止泻，除湿止带。用于遗精滑精，遗尿尿频，脾虚久泻，白浊，带下。现代研究证明，芡实提取物具有抗氧化性。常用方药为乌鸡白凤丸。

（黄　真）

ròudòukòu

肉豆蔻（Myristicae Semen）

肉豆蔻科（Myristicaceae）植物肉豆蔻 *Myristica fragrans* Houtt. 的干燥种仁。又称肉果。为常用中药。主产于马来西亚、印度尼西亚、斯里兰卡等地，中国广东、广西、云南有栽培。

性状：呈卵圆形或椭圆形，长 2~3cm，直径 1.5~2.5cm。表面灰棕色或灰黄色，有浅色纵行沟纹及不规则网状沟纹，有时外被白粉（石灰粉末）。种脐为色浅圆形突起，位于宽端，合点呈暗凹陷，位于窄端。种脊呈纵沟状，连接两端（图 1）。质坚，断面显棕黄色相杂的大理石花纹，宽端可见干燥皱缩的胚，富油性（图2）。气香浓烈，味辛。

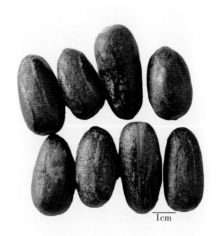

图 1　肉豆蔻种子

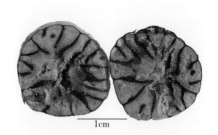

图 2　肉豆蔻种子横切面

主要成分及分析：含脂肪油、挥发油、木脂素等成分。脂肪油中主含三肉豆蔻酸甘油酯（trimyristin）和少量的三油酸甘油酯（triolein）等。挥发油主含香桧烯（sabinene）、蒎烯（pinene）、γ-松油烯（γ-terpinene）、柠檬烯（limonene）等，以及有毒成分肉豆蔻醚（myristicin）。木脂素类成分有去氢二异丁香酚（dehydrodiisoeugenol）、利卡灵 A（licarin A）和利卡灵 B（licarin B）等。另含肉豆蔻酸（myristic acid）及三萜皂苷等。种子含挥发油不得低于 6.0%（ml/g）。高效液相色谱法测定，干燥品含去氢二异丁香酚（$C_{20}H_{22}O_4$）不得少于 0.10%。

鉴定试验：①种子横切面镜检可见：外层外胚乳组织，内含棕色物，错入组织由暗棕色的外胚乳深入浅黄色的内胚乳中形成；内胚乳细胞壁薄，充满淀粉粒、脂肪油及糊粉粒；以碘液染色，甘油装片立即观察，可见在众多蓝黑色淀粉粒中杂有较大的糊粉粒；以水合氯醛装片观察，可见脂肪油常呈块片状、鳞片状，加热即成油滴状。②挥发油三氯甲烷溶液作为供试品溶液，以肉豆蔻对照药材作对照。按薄层色谱法，以石油醚（60~90℃）－苯（1∶1）为展开剂，展开，取出，晾干，喷以茴香醛试液，加热至斑点显色清晰。供试品色谱中，

在与对照药材色谱相应的位置上，显相同颜色的斑点。

功效及应用：温中行气，涩肠止泻。用于脾胃虚寒，久泻不止，脘腹胀痛，食少呕吐。现代研究表明，肉豆蔻有止泻、保护心脏、调节神经系统功能等作用。常用方药为香砂养胃丸，健脾丸，黑锡丹。

（吴和珍）

jièzǐ

芥子（Sinapis Semen）

十字花科（Cruciferae）植物白芥 Sinapis alba L. 及芥 Brassica juncea（L.）Czern. et Coss. 的干燥成熟种子。前者习称"白芥子"，后者习称"黄芥子"。为较常用中药。白芥子主产于安徽、河南、四川、陕西等地，黄芥子主产于安徽、河南等地。夏末秋初果实成熟时采割植株，晒干，打下种子，除去杂质。

性状：①白芥子呈球形，直径 1.5~2.5mm。表面灰白色至黄白色，具细微的网纹，有明显的点状种脐（图）。种皮薄而脆，破开后里有白色折叠的子叶 2 片，显油性。气微，味辛辣。②黄芥子较小，直径 1~2mm。表面黄色至棕黄色，少数为暗红棕色，研碎后加水浸湿，产生辛烈的特异臭气。

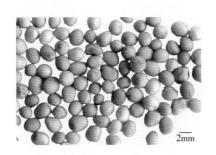

图　白芥子药材

主要成分及分析：白芥子含白芥子苷（sinalbin）、芥子酶（myrosin）、芥子碱（sinapine）、4-羟基苯甲酰胆碱（4-hydroxy-benzoylcholine）、4-羟基苯甲胺（4-hydroxybenzylamine）等。白芥子苷经芥子酶水解，生成异硫氰酸对羟基苄酯（p-hydroxybenzyl isothiocyanate）、重硫酸芥子碱（sinapine bisulphate）和葡萄糖；芥子碱在碱性溶液中进一步水解成芥子酸（sinapic acid）和胆碱。黄芥子含芥子苷（sinigrin），少量芥子酶，芥子酸和芥子碱，脂肪油，蛋白质，黏液质等。芥子苷经酶水解生成芥子油、硫酸氢钾和葡萄糖。水溶性浸出物不得少于 12.0%。

鉴定试验：①白芥子横切面镜检可见：种皮表皮为黏液细胞，有黏液质纹理，下皮为 2 列厚角细胞；栅状细胞 1 列，内壁及侧壁增厚，外壁菲薄；内胚乳为 1 列类方形细胞，含糊粉粒；子叶和胚根薄壁细胞含脂肪油滴和糊粉粒。黄芥子横切面镜检可见：种皮表皮细胞切向延长，下皮为 1 列菲薄的细胞。②粉末的甲醇溶液作为供试品溶液，以芥子碱对照品作对照，按薄层色谱法，以乙酸乙酯－丙酮－甲酸－水（3.5:5:1:0.5）为展开剂，展开，取出，晾干，喷以碘化铋钾试液，供试品色谱中，在与对照品色谱相应的位置上，显相同颜色的斑点。

功效及应用：温肺豁痰利气，散结通络止痛。用于寒痰咳嗽，胸胁胀痛，痰滞经络，关节麻木、疼痛，痰湿流注，阴疽肿毒。现代研究表明，芥子有抑菌、催吐、抗辐射、化痰等活性，大量服用可引起硫化物中毒和发绀。常用方药为三子养亲汤，阳和汤，定喘丸，降气化痰颗粒。

（吴和珍）

láifúzǐ

莱菔子（Raphani Semen）

十字花科（Brassicaceae）植物萝卜 Raphanus sativus L. 的种子。又称萝卜子。为常用中药。中国各地均有栽培。夏季果实成熟时采割植株，晒干，搓出种子，除去杂质，再晒干。

性状：呈类卵圆形或椭圆形，稍扁，长 2.5~4mm，宽 2~3mm。表面黄棕色、红棕色或灰棕色。一端有深棕色圆形种脐，一侧有数条纵沟（图）。种皮薄而脆，子叶 2 枚，黄白色，有油性。无臭，味淡、微苦辛。

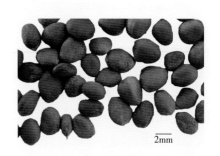

图　莱菔子药材

主要成分及分析：含挥发油、脂肪油、固醇及生物碱等成分。挥发油中含甲硫醇（methanthiol），α-己烯醛（α-hexenoic aldehyde）、β-己烯醛和 β-己烯醇（β-hexenyl alcohol）、γ-己烯醇；脂肪油中含有芥酸（erucic acid）、油酸（oleic acid）、亚油酸（linoleic acid）等；固醇类有 β-谷固醇等；生物碱有芥子碱（sinapine）等，另含莱菔素（sulforaphene）。高效液相色谱法测定，含芥子碱以芥子碱硫氰酸盐（$C_{16}H_{24}NO_5 \cdot SCN$）计，不得少于 0.40%。

鉴定试验：①粉末淡黄至黄棕色。镜检可见：种皮栅状细胞淡黄色、橙黄色或黄棕色，表面观多角形或长多角形，常与种皮大型下皮细胞重叠，可见类多角形或长多角形阴影；内胚乳细胞表面观多角形，含糊粉粒和脂肪油滴；子叶细胞无色或淡灰绿色，壁薄，含糊粉粒和脂肪油滴。②粉末经乙醚回流脱脂后，以甲醇回流提取，提取液作为供试品溶液。以莱菔子对照药材作对照。照薄层色谱法，以硅胶GF$_{254}$作吸附剂，以乙酸乙酯-甲酸-水（10：2：3）的上层溶液为展开剂，展开，取出，晾干，置紫外光灯（254nm）下检视，或喷以1%香草醛的10%硫酸乙醇溶液，加热至斑点显色清晰。供试品色谱中，在与对照药材色谱相应的位置上，显相同颜色的斑点。

功效及应用：消食除胀，降气化痰。用于饮食停滞，脘腹胀痛，大便秘结，积滞泻痢，痰壅喘咳。现代研究证实，莱菔子有祛痰、降压、抗菌、增强胃肠功能等活性。常用方药为三子养亲汤，加味保和丸，和中理脾丸，定喘丸，保和丸。

（吴和珍）

tínglìzǐ

葶苈子（Descurainiae Semen；Lepidii Semen）

十字花科（Cruciferae）植物播娘蒿 *Descurainia sophia*（L.）Webb. ex Prantl. 或独行菜 *Lepidium apetalum* Willd. 的干燥成熟的种子。为常用中药。播娘蒿主产于华东、中南等地区，又称"南葶苈子"；独行菜主产于华北、东北地区，又称"北葶苈子"。夏季果实成熟时采割植株，晒干，搓出种子，除去杂质。

性状：南葶苈子呈长圆形而略扁，长 0.8～1.2mm，宽约0.5mm。表面棕色或红棕色，微有光泽，具 2 条纵列的浅槽，其

中 1 条较明显（图）。一端钝圆，另一端微凹或近截形，种脐类白色，位于凹入处。气微，味微辛、苦，略具黏性。北葶苈子呈扁卵形，长 1～1.5mm，宽 0.5～1mm。一端钝圆，一端渐尖而微凹，种脐位于凹入处。气微，味微辛、辣，黏性较强。

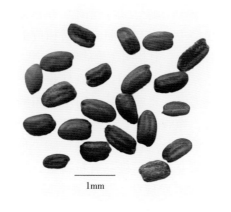

图　南葶苈子药材

主要成分及分析：①南葶苈子含挥发油，油中含异硫氰酸苄酯（benzylisothiocyanate）、异硫氰酸烯丙酯（allylisothiocyanate）、丁烯腈（brtene-3-cyznide）、二烯丙基二硫化物（allyldisulfide）；尚含脂肪油；毒毛旋花子配基（strophanthidine）、葶苈苷（helveticoside）、卫矛双糖苷（evobioside）、糖芥苷（erysimoside）等强心成分；槲皮素-3-*O*-β-D-葡萄糖-7-*O*-β-D-龙胆双糖苷、山柰酚-3-*O*-β-D-葡萄糖-7-*O*-β-D-龙胆双糖苷等黄酮类化合物。②北葶苈子含脂肪油、芥子苷、蛋白质、糖类、生物碱、挥发油及强心成分。南葶苈子膨胀度不得低于3，北葶苈子膨胀度不得低于12。高效液相色谱法测定，南葶苈子含槲皮素-3-*O*-β-D-葡萄糖-7-*O*-β-D-龙胆双糖苷（C$_{33}$H$_{40}$O$_{22}$）不得低于0.075%。

鉴定试验：①取药材少许，

加水浸泡后，置放大镜下观察，南葶苈子透明黏液层约占种子宽度的 1/5 以下，北葶苈子黏液层超过种子宽度的 1/2 以上。②粉末：南葶苈子黄棕色，镜检可见：种皮外表皮细胞为黏液细胞，断面观类方形内壁增厚向外延伸成纤维柱，纤维柱长 8～18μm，顶端钝圆、偏斜或平截，周围可见黏液质纹理；种皮内表皮细胞为黄色，表面观为长方多角形。北葶苈子镜检可见：种皮外表皮细胞断面观类方形，纤维束较长；种皮内表皮细胞表面观为长方多角形或类方形。③南葶苈子粉末70%甲醇提取液作为供试品溶液，以槲皮素-3-*O*-β-D-葡萄糖-7-*O*-β-D-龙胆双糖苷对照品作对照。按薄层色谱法，以乙酸乙酯-甲醇-水（7：2：1）为展开剂，展开，喷以2%三氯化铝乙醇溶液，置紫外光灯（365nm）下观察，供试品色谱中，在与对照品色谱相应的位置上，显相同颜色的荧光斑点。

功效及应用：泻肺平喘，行水消肿。用于痰涎壅肺，喘咳多痰，胸胁胀满，不得平卧，胸腹水肿，小便不利。现代研究证实，葶苈子有止咳平喘、强心等功效。常用方药为加味桔梗汤，泻白丸，降气化痰颗粒。

（吴和珍）

táorén

桃仁（Persicae Semen）

蔷薇科（Rosacae）植物桃 *Prunus persica*（L.）Batsch 或山桃 *Prunus davidiana*（Carr.）Franch. 的干燥成熟种子。又称大桃仁。为较常用中药。中国大部分地区均产，主产于四川、陕西、河北、山东等地。果实成熟后采收，除去果肉和核壳，取出种子，晒干。

性状：呈扁长卵形或椭圆形，

长 1.2～1.8cm，宽 0.8～1.2cm，厚 0.2～0.4cm。一端尖，另端钝圆而偏斜，边缘较薄，左右不对称（图）。种脐短线形，位于尖端一侧，合点位于圆端。表面黄棕色或红棕色。种皮薄，有纵脉纹。子叶 2 片，类白色，富油质。气微，味微苦。山桃仁种子呈卵圆形，基部偏斜，较小而肥厚。长 0.9～1.5cm，宽约 0.7cm，厚约 0.5cm。种皮红棕色或黄棕色，表面颗粒较粗而密。

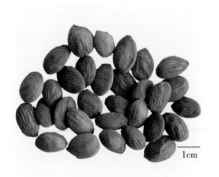

图　桃仁药材

主要成分及分析：含苦杏仁苷（amygdalin）、苦杏仁酶（emulsin）、脂肪油等，脂肪油中主要为油酸（oleic acid）和亚油酸（linoleic acid）。高效液相色谱法测定，含苦杏仁苷（$C_{20}H_{27}NO_{11}$）不得低于 2.0%。

鉴定试验：①粉末或解离片镜检可见：桃仁粉末黄白色。种皮石细胞黄色或黄棕色，侧面观多呈贝壳形、盔帽形或弓形，高 54～153μm，底部宽至180μm，突出于表皮层的部分呈拱形，壁一边较厚，层纹细密；表面观呈类圆形、圆多角形或类方形，纹孔大而较密。山桃粉末黄白色。种皮石细胞侧面观呈贝壳形、矩圆形、椭圆形或长条形，高 81～198（279）μm，切向一般为 27～128（198）μm，突出部分近圆拱形；表面观呈类圆形、类六角形、长

多角形或类方形，纹孔较少。②石油醚（60～90℃）脱脂粉末的甲醇提取液作为供试品溶液，以苦杏仁苷对照品作对照。按薄层色谱法，以三氯甲烷-乙酸乙酯-甲醇-水（15∶40∶22∶10）5～10℃放置 12 小时的下层溶液为展开剂，展开，立即于 0.8%磷钼酸的 15%硫酸乙醇溶液中浸板，于 105℃加热至斑点清晰。供试品色谱中，在与对照品色谱相应的位置上，显相同颜色的斑点。

功效及应用：活血祛瘀，润肠通便，止咳平喘。用于经闭痛经，癥瘕痞块，肺痈肠痈，跌扑损伤，肠燥便秘，咳嗽气喘。现代研究证实，桃仁有抗凝血、抗动脉粥样硬化、增加血管流量、润肠通便等作用。常用方药为活血通脉片，桃仁承气汤，桃红四物汤，润肠丸。

（吴和珍）

kǔxìngrén

苦杏仁（Armeniacae Semen Amarum）

蔷薇科（Rosacae）植物山杏 *Prunus armeniaca* L. var. *ansu* Maxim、西伯利亚杏 *Prunus sibirica* L.、东北杏 *Prunus mandshurica*（Maxim.）Koehne 或杏 *Prunus armeniaca* L. 的干燥成熟种子。又称杏子。为常用中药。主产于内蒙古、吉林、辽宁、河北、山西、陕西等地。夏季采收成熟果实，除去果肉和核壳，取出种子，晒干。

性状：呈扁心形，一般长 1～1.9cm，宽 0.8～1.5cm，厚 0.5～0.8cm。表面黄棕色至深棕色，一端尖，另一端钝圆，肥厚，左右不对称。种脐短线形，位于尖端一侧，合点位于圆端（图）。种皮薄，具多数深棕色的脉纹。子叶 2 片，乳白色，富油性。气微，味苦。

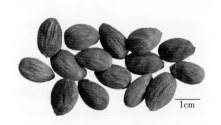

图　苦杏仁药材

主要成分及分析：含苦杏仁苷（amygdalin）、苦杏仁酶（emulsin）、苦杏仁苷酶（amygdalase）、樱苷酶（prunase）、脂肪油、雌酮（ketodestrin）、α-雌二醇（α-estradiol）等。苦杏仁苷在苦杏仁酶作用下水解产生氢氰酸、苯甲醛和葡萄糖。高效液相色谱法测定，苦杏仁苷（$C_{20}H_{27}NO_{11}$）不得低于 3.0%。

鉴定试验：①粉末黄白色。镜检可见：种皮石细胞橙黄色，侧面观大多呈贝壳状或盔帽状，表面观呈类圆形或类多角形；种皮外表皮薄壁细胞黄棕色，皱缩，界限不清；子叶细胞含糊粉粒、脂肪油滴和细小的草酸钙簇晶；内胚乳细胞多角形，含糊粉粒。②加水共研，产生苯甲醛的特殊香气。③捣碎，取粉末适量，置试管中，加水数滴使湿润，试管中悬挂一条用碳酸钠试液湿润的三硝基苯酚试纸，盖上软木塞，置温水浴中，试纸渐显砖红色。④粉末二氯甲烷提取液作为供试品溶液，以苦杏仁苷对照品作对照。按薄层色谱法，以 5～10℃放置 12 小时的三氯甲烷-乙酸乙酯-甲醇-水（15∶40∶22∶10）下层溶液为展开剂，展开，立即于 0.8%磷钼酸的 15%硫酸乙醇溶液中浸板，于 105℃加热至斑点显色清晰。供试品色谱中，在与对照品色谱相应的位置上，显相同颜色的斑点。

功效及应用：降气止咳平喘，润肠通便。用于咳嗽气喘，胸满痰多，肠燥便秘。其所含苦杏仁苷被分解后产生的氢氰酸可抑制呼吸中枢，从而具有镇咳的作用。脂肪油具有润肠通便的作用。常用方药为止嗽定喘口服液，定喘丸，宝咳宁颗粒。

（吴和珍）

yùlǐrén

郁李仁（Pruni Semen） 蔷薇科（Rosacae）植物欧李 Prunus humilis Bge.、郁李 Prunus japonica Thunb. 或长柄扁桃 Prunus pedunculata Maxim. 的干燥成熟种子。前两种习称"小李仁"，后一种习称"大李仁"。为较常用中药。欧李主产于辽宁、黑龙江、河北、山东等地；郁李主产于华东及河北、河南、山西、广东等地；长柄扁桃主产于内蒙古等地。夏、秋二季采收成熟果实，除去果肉和核壳，取出种子，干燥。

性状：①小李仁呈卵形，长5~8mm，直径2~3mm，表面黄白色或浅棕色，一端尖，另一端钝圆，尖端一侧有一线形种脐，圆端中央有深色合点，自合点处向上具多条纵向维管束脉纹，种皮薄，子叶2片，乳白色，富油性。气微，味微苦。②大李仁与小李仁相似。长6~10mm，直径5~7mm。表面黄棕色。郁李仁药材见图。

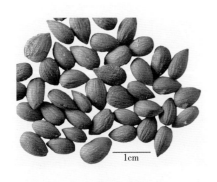

图　郁李仁药材

主要成分及分析：小李仁含苦杏仁苷（amygdalin）、脂肪油、挥发性有机酸、皂苷、固醇、维生素及致泻成分郁李仁苷（prunuside）。大李仁含苦杏仁苷、脂肪油等。高效液相色谱法测定，干燥品含苦杏仁苷（$C_{20}H_{27}NO_{11}$）不得低于2.0%。

鉴定试验：粉末甲醇提取液作为供试品溶液，以苦杏仁苷对照品作对照。按薄层色谱法，以三氯甲烷-乙酸乙酯-甲醇-水（3:8:5:2）5~10℃放置12小时的下层溶液为展开剂，展开，取出，晾干，喷以磷钼酸硫酸溶液（2g磷钼酸溶于20ml水中，缓缓加入硫酸30ml，混匀），于105℃加热至斑点清晰。供试品色谱中，在与对照品色谱相应的位置上，显相同颜色的斑点。

功效及应用：润肠通便，下气利水。用于津枯肠燥，食积气滞，腹胀便秘，水肿，脚气，小便不利。现代研究表明，郁李仁有促进肠蠕动、镇咳祛痰、抗炎、扩张血管等作用。常用方药为五仁丸，和中汤，桑白皮散。

（吴和珍）

juémíngzǐ

决明子（Cassiae Semen） 豆科（Leguminosae）植物决明 Cassia obtusifolia L. 或小决明 Cassia tora L. 的干燥成熟种子。前者习称"决明"，后者习称"小决明"。为常用中药。主产于安徽、江苏、浙江、广东等地。秋季采收成熟果实，晒干，打下种子，除去杂质。

性状：①决明呈菱方形或短圆柱形，两端平行倾斜，长3~7mm，宽2~4mm，绿棕色或暗棕色，平滑有光泽，一端平坦，另一端斜尖，背腹面各有1条突起的棱线，棱线两侧各有1条斜向

对称色浅的线形凹纹（图）。质坚硬，横切面可见薄的种皮和2片"S"形折曲的黄色子叶。气微，味微苦。②小决明呈短圆柱形，较小，长3~5mm，宽2~3mm，棱线两侧各有1条宽广的浅黄棕色带。

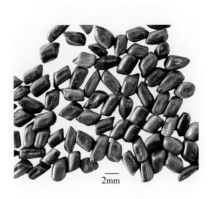

图　决明子药材

主要成分及分析：决明含蒽醌类衍生物，主要有大黄素（emodin）、大黄素甲醚（physcion）、芦荟大黄素（aloe-emodin）、大黄酚（chrysophanol）、决明蒽醌（obtusifolin）、决明素（obtusin）、黄决明素（chrysoobtusin）、大黄酸（rhein）、橙黄决明素（aurantio-obtusin）及其苷类等。此外，尚含决明苷等萘骈-γ-吡酮类衍生物。小决明含决明内酯（toralactone）、决明酮（torachrysone）等蒽醌类衍生物，不含决明蒽醌及其苷，其他成分与决明相同。高效液相色谱法测定，干燥品含橙黄决明素（$C_{17}H_{14}O_7$）不得低于0.080%，含大黄酚（$C_{15}H_{10}O_4$）不得低于0.20%。

鉴定试验：粉末甲醇提取液经盐酸水解后，以乙醚萃取，萃取物挥干乙醚，残渣以三氯甲烷溶解，溶液作为供试品溶液。以橙黄决明素和大黄酚对照品作对照。按薄层色谱法，以石油醚

（30～60℃）-丙酮（2：1）为展开剂，展开，取出，晾干。供试品色谱中，在与对照品色谱相应的位置上，显相同颜色的斑点。

功效及应用：清热明目，润肠通便。用于目赤涩痛，羞明多泪，头痛眩晕，目暗不明，大便秘结。现代研究表明，决明子有护肝明目、降血压、降血脂、泻下、抗炎等作用。常用方药为菊楂钩藤决明饮。

（吴和珍）

dàndòuchǐ

淡豆豉（Sojae Semen Praeparatum） 豆科（Leguminosae）植物大豆 *Glycine max*（L.）Merr. 的成熟种子的发酵加工品。又称香豉、豉、淡豉、大豆豉。为常用中药。加工方法：以桑叶、青蒿所煎药液拌大豆，待药液吸尽后，将大豆蒸透，覆盖煎煮过的桑叶、青蒿药渣发酵至生黄衣即成，取出，晒干。

性状：呈椭圆形，略扁，长0.6～1cm，直径0.5～0.7cm；表面黑色，皱缩不平（图）。质柔软，断面棕黑色。气香，味微甘。

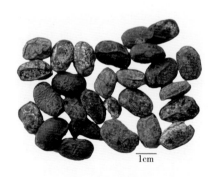

图 淡豆豉药材

主要成分：主含异黄酮类成分，异黄酮主要有大豆苷（daidzin）、染料木苷（genistin）、6″-O-乙酰基-大豆苷（6″-O-acetyldaidzin）、6″-O-乙酰基-染料木苷（6″-O-acetylgenistin）、大豆素

（daidzein），以及6-甲氧基-大豆素等。

鉴定试验：药材粉末加水适量，煎煮提取1小时，提取液浓缩至干，残渣以乙醇溶解，溶液作为供试品溶液。以淡豆豉对照药材和青蒿对照药材作对照。按薄层色谱法，以甲苯-甲酸乙酯-甲酸（5：4：1）为展开剂，展开，取出，晾干，置紫外光灯（365nm）下检视。供试品色谱中，在与对照药材色谱相应的位置上，显相同颜色的斑点。

功效及应用：解表，除烦，宣发郁热。用于感冒，寒热头痛，烦躁胸闷，虚烦不眠。现代研究表明，淡豆豉有调节血脂、降血糖、抗动脉硬化、调节免疫和抗骨质疏松等作用。常用方药为银翘解毒丸，解毒清心丸。

（吴和珍）

báibiǎndòu

白扁豆（Lablab Semen Album） 豆科（Leguminosae）植物扁豆 *Dolichos lablab* L. 的干燥成熟种子。为较常用中药。中国各地均有栽培。秋、冬二季采收成熟果实，晒干，取出种子，再晒干。

性状：呈扁椭圆形或扁卵圆形，长0.8～1.3cm，宽0.6～0.9cm，厚约0.7cm。表面淡黄白色或淡黄色，平滑，略有光泽，一侧边缘有隆起的白色眉状种阜（图）。质坚硬，种皮薄而脆，子叶2片，肥厚，黄白色。气微，味淡，嚼之有豆腥气。

主要成分：含蛋白质、蔗糖（cane sugar）、葡萄糖（glucose）、麦芽糖（maltose）、水苏糖（lupeose）、棉子糖（raffinose）、L-哌可酸（L-pipecilic acid）、植物凝集素、胰蛋白酶和淀粉酶抑制物等成分。

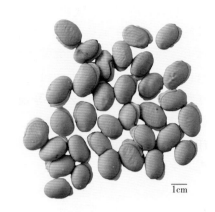

图 白扁豆药材

鉴定试验：横切面镜检可见：表皮为1列栅状细胞，种脐处2列，光辉带明显；支柱细胞1列，呈哑铃状，种脐部位为3～5列；其下为10列薄壁细胞，内侧细胞呈颓废状；子叶细胞含众多淀粉粒；种脐部位栅状细胞的外侧有种阜，内侧有管胞岛（位于种子种脐内侧由管胞组成的特殊支持物），椭圆形，细胞壁网状增厚，其两侧为星状组织（位于管胞岛两侧的星芒状细胞，常具有大型的细胞间隙，为一种通气组织），细胞星芒状，有大型的细胞间隙，有的胞腔含棕色物。

功效及应用：健脾化湿，和中消暑。用于脾胃虚弱，食欲不振，大便溏泻，白带过多，暑湿吐泻，胸闷腹胀。炒扁豆健脾化湿。用于脾虚泄泻，白带过多。现代研究表明，白扁豆有抗菌、抗病毒、免疫调节等作用。常用方药为脾肾双补丸，六合定中丸，参苓白术散。

（吴和珍）

chìxiǎodòu

赤小豆（Vignae Semen） 豆科（Leguminosae）植物赤小豆 *Vigna umbellata* Ohwi et Ohashi 或赤豆 *Vigna angularis* Owhwi et Ohashi 的干燥成熟种子。又称红豆、野赤豆。为常用中药。赤小

豆产于吉林、河北、陕西、山东、安徽、江苏、江西、广东、云南等地。赤豆产于吉林、河北、陕西、山东、安徽、江苏、浙江、江西、广东、四川、云南等地。秋季果实成熟而未开裂时拔取全株，晒干，打下种子，除去杂质，再晒干。

性状：赤小豆呈长圆形而稍扁，长5～8mm，直径3～5mm。表面紫红色，无光泽或微有光泽，一侧有白色线形突起的种脐，偏向一端，约为全长的2/3，中间凹陷成纵沟。另侧有1条不明显的棱脊（图）。质硬，不易破碎，子叶2片，乳白色。无臭，味微甘。赤豆呈短圆柱形，两端较平截或钝圆，直径4～6mm。表面暗棕红色，有光泽，种脐不突起。

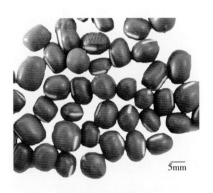

图　赤小豆药材

主要成分：含 α-球朊（α-globulin）、β-球朊，脂肪酸，烟酸（niacin），糖类，维生素，固醇、三萜皂苷等。

鉴定试验：横切面镜检可见：赤小豆种皮表皮为1列栅状细胞，种脐处2列，细胞内含淡红棕色物，光辉带明显；支持细胞1列，呈哑铃状，其下为10列薄壁细胞，内侧细胞呈颓废状；子叶细胞含众多淀粉粒，并含有细小草酸钙方晶和簇晶；种脐部位栅状细胞的外侧有种阜，内侧有管胞岛，椭圆形，细胞壁网状增厚，其两侧为星状组织，细胞呈星芒状，有大型的细胞间隙。赤豆子叶细胞偶见细小草酸钙方晶，不含簇晶。

功效及应用：利水消肿，解毒排脓。用于水肿胀满，脚气水肿，黄疸尿赤，风湿热痹，痈肿疮毒，肠痈腹痛。现代研究表明，赤小豆有抗菌、利尿作用。常用方药为瓜蒂散，赤小豆当归散，麻黄连翘赤小豆汤。

（吴和珍）

shāyuànzǐ
沙苑子（Astragali Complanati Semen）

豆科（Leguminosae）植物扁茎黄芪 *Astragalus complanatus* R. Br. 的干燥成熟种子。为较常用中药。主产于陕西，河北、山西、辽宁等地亦产。秋末冬初果实成熟尚未开裂时采割植株，晒干，打下种子，除去杂质，再晒干。

性状：肾形而稍扁，一般长2～2.5mm，宽1.5～2mm，厚约1mm。表面光滑，褐绿色或灰褐色，边缘一侧微凹处具圆形种脐（图）。质坚硬，不易破碎。子叶2片，淡黄色，胚根弯曲，长约1mm。无臭，味淡，嚼之有豆腥味。

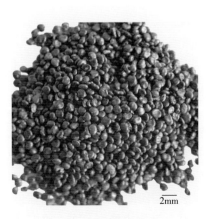

图　沙苑子药材

主要成分及分析：含脂肪油、蛋白质、糖类及黄酮类成分。黄酮类包括沙苑子苷（complanatoside）、沙苑子新苷（neocompalanoside）、鼠李柠檬素-3-*O*-β-D-葡萄糖苷（rhomnocitrin-3-*O*-β-D-glucoside）、紫云英苷（astragalin）、山柰素-3-*O*-α-L-阿拉伯吡喃糖苷（kaempferol-3-*O*-α-L-arabinoside）、山柰素（kaompferol）、杨梅皮素（myricetin）等。高效液相色谱法测定，干燥品含沙苑子苷（$C_{28}H_{32}O_{16}$）不得少于0.060%

鉴定试验：①粉末灰白色。镜检可见：种皮栅状细胞外被角质层，近外侧有一条光辉带，壁极厚；种皮支持细胞表面观呈3个类圆形或椭圆形的同心环；子叶细胞。②粉末甲醇提取液作为供试品溶液，以沙苑子对照药材作对照。按薄层色谱法，点于同一聚酰胺薄膜上，以乙醇-丁酮-乙酰丙酮-水（3:3:1:13）为展开剂，展开，喷以三氯化铝乙醇溶液，置紫外光灯（365nm）下检视。供试品色谱中，在与对照药材色谱相应的位置上，显相同颜色的斑点。

功效及应用：补肾助阳，固精缩尿，养肝明目。用于肾虚腰痛，遗精早泄，遗尿尿频，白浊带下，眩晕，目暗昏花。现代研究表明，沙苑子有保肝、降血脂、免疫调节和抗利尿等作用。常用方药为补益蒺藜丸。

（吴和珍）

húlúbā
胡芦巴（Trigonellae Semen）

豆科（Leguminosae）植物胡芦巴 *Trigonella foenum-graecum* L. 的干燥成熟种子。又称香草。为少常用中药。主产于河南、安徽、四川等地，云南、陕西和东北等地亦产。夏季果实成熟时采割植株，晒干，打下种子，除去杂质。

性状：略呈斜方形或矩形，长 3～4mm，宽 2～3mm，厚约 2mm。表面黄棕色至红棕色，平滑。两面各具一条深斜沟，相交处可见种脐（图）。质坚硬，不易破碎。种皮薄，胚乳半透明，具黏性。子叶 2 片，淡黄色，胚根弯曲，肥大而长。气香，味微苦。

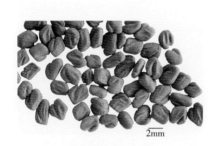

图　胡芦巴药材

主要成分及分析：含生物碱类、皂苷类及黄酮类等成分。生物碱类有龙胆碱（gentianine）、番木瓜碱（carpaine）、胆碱（choline）、胡芦巴碱（trigonelline）等；皂苷类的皂苷元主要为薯蓣皂苷元（diosgenin）、雅姆皂苷元（yamogenin），另有少量芰脱皂苷元（gitogenin）等。黄酮类有牡荆素（vitexin）、牡荆素-7-葡萄糖苷（vitexin-7-glucoside）、槲皮素（quercetin）、木犀草素（luteolin）等。高效液相色谱法测定，干燥品含芦胡巴碱（$C_7H_7NO_2$）不得低于 0.45%。

鉴定试验：①粉末棕黄色。镜检可见：种皮表皮细胞 1 列，侧面观呈栅状，外壁和侧壁上部较厚，有细密纵沟纹，具光辉带，表面观类多角形，壁较厚；支持细胞 1 列，侧面观略呈哑铃状，底面观类圆形或六角形，壁具放射状增厚纹理；子叶细胞含糊粉粒和脂肪油滴。②经石油醚（30～60℃）脱脂后的粉末，加甲醇适量，超声提取，提取液挥干，残渣以少量甲醇溶解，溶液作为供试品溶液。以胡芦巴碱对照品作对照。按薄层色谱法，以正丁醇-盐酸-乙酸乙酯（8：3：1）为展开剂，展开，取出，于105℃加热 1 小时，喷以稀碘化铋钾-三氯化铁（2：1）混合溶液，供试品色谱中，在与对照品色谱相应的位置上，显相同颜色的斑点。③取上述供试品溶液，以胡芦巴对照药材作对照。按薄层色谱法，以乙醇-丁酮-乙酰丙酮-水（3：3：1：13）为展开剂，展开，取出，喷以三氯化铝试液，热风加热 5 分钟，置紫外光灯（365nm）下检视。供试品色谱中，在与对照药材色谱相应的位置上，显相同颜色的斑点。

功效及应用：温肾助阳，祛寒止痛。用于肾阳不足，下元虚冷，小腹冷痛，寒湿脚气。现代研究表明，胡芦巴有降血糖、调节血脂、抗胃溃疡、保护肾和脑等重要器官等作用。常用方药为黑锡丹。

（吴和珍）

yàmázǐ

亚麻子（Lini Semen）

亚麻科（Linaceae）植物亚麻 Linum usitatissimum L. 的干燥成熟种子。又称胡麻子、亚麻仁。为较常用中药。中国各地有栽培，主产于黑龙江、吉林、辽宁、河北、河南、湖北等地。8～10 月间果实成熟时割取全草，捆成小把，晒干，打取种子，除净杂质，再晒干。

性状：呈扁平卵圆形，一端钝圆，另一端尖而略偏斜，长 4～6mm，宽 2～3mm。表面红棕色或灰褐色，平滑而有光泽。种脐位于尖端的凹陷处，种脊浅棕色，位于一侧的边缘（图）。种皮薄，胚乳棕色，膜质，子叶 2 片，黄白色，富油性。气微，嚼之有豆腥味。

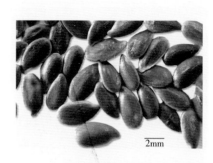

图　亚麻子药材

主要成分及分析：含脂肪油、蛋白质、维生素等成分。脂肪油中主要含油酸（oleic acid）、亚油酸（linoleic acid）、α-亚麻酸（α-linolenic acid）等脂肪酸及其甘油酯。另含亚麻苦苷（linamarin）、阿魏酸二十烷基酯（eicosylferulate）等成分。气相色谱法测定，干燥品含亚油酸（$C_{18}H_{32}O_2$）和 α-亚麻酸（$C_{18}H_{30}O_2$）的总量不得少于 13.0%。

鉴定试验：种子以温水浸泡，种皮黏液层膨胀而成透明黏液膜，包围整个种子。

功效及应用：润燥通便，养血祛风。用于肠燥便秘，皮肤干燥，瘙痒，脱发。现代研究表明，亚麻子有健脑、抗肿瘤、调节血脂、降血糖等作用。常用方药为消风散，清燥救肺汤。

（吴和珍）

bìmázǐ

蓖麻子（Ricini Semen）

大戟科（Euphorbiaceae）植物蓖麻 Richinus communis L. 的干燥成熟种子。又称草麻子、蓖麻仁。为较常用中药。中国各地均有栽培。秋季采摘成熟果实，晒干，除去果壳，收集种子。

性状：呈椭圆形或卵形，稍扁，长 0.9～1.8cm，宽 0.5～

1cm。一面较平，另面较隆起。表面光滑，有灰白色与黑褐色或黄棕色与红棕色交错的花斑纹（图）。较平的一面有1条隆起的种脊，灰白色或棕色突起的种阜位于较小的一端。种皮薄而脆，胚乳肥厚，白色，富油性，子叶2片，菲薄。气微，味微苦辛。

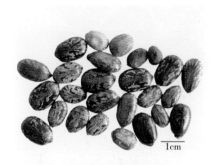

图　蓖麻子药材

主要成分：含脂肪油、蛋白质、黄酮、生物碱及植物凝集素（lectin）等。脂肪油中主含蓖麻酸（ricinoleic acid）及其甘油酯，另含油酸（oleic acid）、亚油酸（linoleic acid）、亚麻酸（linolenic acid）、棕榈酸（palmitic acid）、硬脂酸（stearic acid）、9,10-二羟基硬脂酸（9,10-dihydroxystearic acid）等脂肪酸及其甘油酯；蛋白质主要为蓖麻毒蛋白D（ricin D）、酸性毒蛋白及碱性毒蛋白等毒性蛋白；黄酮类有芦丁（rutin）、芹菜素（apigenin）等；生物碱类有蓖麻碱（ricinine）。

鉴定试验：①粉末灰黄色或黄棕色。镜检可见：种皮栅状细胞红棕色，呈细长圆柱形，排列紧密，孔沟细密；外胚乳细胞壁不明显，密布细小圆簇状结晶体，菊花形或圆球形；内胚乳细胞类多角形，含糊粉粒和脂肪油滴。②粉末的无水乙醇提取物作为供试品溶液。以蓖麻酸对照品作对照。按薄层色谱法，以石油醚

（60～90℃）-乙酸乙酯-甲酸（14∶4∶0.4）为展开剂，展开，取出，喷以1%香草醛硫酸溶液，于110℃加热至斑点显色清晰，供试品色谱中，在与对照品色谱相应的位置上，显相同颜色的斑点。

功效及应用：泻下通滞，消肿拔毒。用于大便秘结，痈疽肿毒，喉痹，瘰疬。有毒。现代研究表明，蓖麻子有抗肿瘤、抗生育、引产、泻下和抗病毒等作用。常用方药为拔毒膏。

（吴和珍）

qiānjīnzǐ

千金子（Euphorbiae Semen）

大戟科（Euphorbiaceae）植物续随子 *Euphorbia lathyris* L. 的干燥成熟种子。为少常用中药。主产于河南、浙江等地。夏、秋二季果实成熟时采收，除去杂质，干燥。

性状：呈椭圆形或卵圆形，长约5mm，直径约4mm。表面灰棕色或灰褐色，具网状皱纹，皱纹凹陷处灰黑色，形成细斑点，一侧具有沟状种脊，顶端有圆形微突起的合点，下端为线形种脐，基部有类白色突起的种阜或脱落后的瘢痕（图）。种皮薄脆，种仁类白色，富油性。气微，味辛。

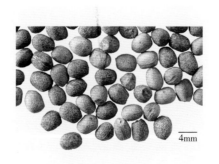

图　千金子药材

主要成分及分析：含脂肪油、甾体、黄酮、香豆素类、二萜醇及酯和挥发油等成分。脂肪油中

含油酸（oleic acid）、亚油酸（linoleic acid）、棕榈酸（palmitic acid）等的甘油酯。甾体成分有千金子甾醇（Euphorbiae sterol）、γ-大戟甾醇（γ-euphol）、α-大戟烯醇（α-euphorbol）等。黄酮类有山奈酚-3-葡萄糖醛酸苷（kaempferol-3-glucurponide）等。另含二萜醇酯、二萜醇等，二萜醇酯主要有巨大戟二萜醇-3-十六烷酸酯（ingenol-3-hexadecanoate）、巨大戟二萜醇-20-十六烷酸酯（ingenol-20-hexadecanoate）、巨大戟二萜醇-3-十四碳-2、4、6、8、10-五烯酸酯、千金二萜醇二乙酸苯甲酸酯（lathyrol diacetate benzoate）等；游离的二萜醇有7-羟基千金二萜醇（7-hydroxy lathyrol）、6,20-环氧千金二萜醇（6,20-epoxy lathyrol）等。香豆素类有双七叶内酯（euphorbetin）、异双七叶内酯（isoeuphorbetin）、七叶内酯（aesculetin）、瑞香素（daphnetin）等。高效液相色谱法测定，干燥品含千金子甾醇（$C_{32}H_{40}O_8$）不得少于0.35%。

鉴定试验：①横切面镜检可见：种皮表皮细胞波齿状，外壁较厚，细胞内含棕色物质；下方为1~3列薄壁细胞组成的下皮；内表皮为1列类方形栅状细胞。内种皮栅状细胞1列，细长柱状，壁厚，木化。外胚乳为数列类方形薄壁细胞；内胚乳细胞类圆形；子叶细胞方形或长方形；均含糊粉粒。②经石油醚（60～90℃）脱脂后的粉末，以乙醇加热回流提取，提取液蒸干，残渣加乙醇溶解，作为供试品溶液。以秦皮乙素对照品作对照。按薄层色谱法，以甲苯-乙酸乙酯-甲酸（5∶4∶1）为展开剂，展开，取出，晾干，置紫外光灯（365nm）下检视。供试品色谱中，在与对

照品色谱相应的位置上，显相同颜色的荧光斑点。

功效及应用：泻下逐水，破血消癥；外用疗癣蚀疣。用于二便不通，水肿，痰饮，积滞胀满，血瘀经闭；外治顽癣，疣赘。有毒。现代研究表明，千金子有致泻、抗肿瘤、镇静催眠和镇痛抗炎等作用。常用方药有玉枢丹。

（吴和珍）

lóngyǎnròu

龙眼肉（Longan Arillus） 无患子科（Sapindaceae）植物龙眼 *Dimocarpus longan* Lour. 的假种皮。又称桂圆肉。为常用中药。中国西南部至东南地区广泛栽培，主产于福建、台湾、广东、广西等地。夏、秋二季采收成熟果实，干燥，除去壳、核，晒至干爽不黏。

性状：纵向破裂的不规则薄片，或呈囊状，长约 1.5cm，宽 2~4cm，厚约 0.1cm。黄棕色至棕褐色，半透明（图）。外表面皱缩不平，内表面光亮而有细纵皱纹。质柔润。气微香，味甜。

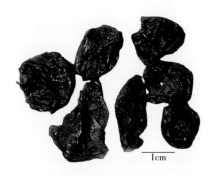

图　龙眼肉药材

主要成分及分析：含氨基酸衍生物、生物碱及三萜类等。氨基酸衍生物有 2-氨基-4-甲基-己炔（5）酸（2-amino-4-methylhex-5-ynoic acid）、2-氨基-4-羟甲基-己炔（5）酸（2-amino-4-hydromethyl-hex-5-ynoic acid）及 2-氨基-4-羟基-庚炔（6）酸（2-amino-4-hydroxy-hept-6-ynoic acid）；三萜类成分有龙眼三萜 A（friedelinol）和龙眼三萜 B（friedelin）；生物碱有腺苷（adenosine）、胆碱（choline）等。热浸法测定，水溶性浸出物不得少于 70.0%。

鉴定试验：①横切面镜检可见：内外表皮细胞各 1 列，外表皮细胞呈类方形，内表皮细胞壁稍厚，被较厚的角质层；内外表皮间为大型条状薄壁细胞，直径约 148μm，有的细胞含淡黄色团块及脂肪油滴。②粉末乙酸乙酯提取液作为供试品溶液，以龙眼肉对照药材作对照。按薄层色谱法，以环己烷-丙酮（4∶1）为展开剂，展开，取出，晾干，喷以 5% 香草醛硫酸溶液，于 105℃加热至斑点显色清晰。供试品色谱中，在与对照药材色谱相应的位置上，显相同颜色的斑点。

功效及应用：补益心脾，养血安神。用于气血不足，心悸怔忡，健忘失眠，血虚萎黄。现代研究表明，龙眼肉有抗应激、抗衰老、抗焦虑、调节内分泌等作用。常用方药为人参归脾汤，归脾汤。

（吴和珍）

lìzhīhé

荔枝核（Litchi Semen） 无患子科（Sapindaceae）植物荔枝 *Litchi chinensis* Sonn. 的干燥成熟种子。为少常用中药。广泛栽培于中国西南至东南地区，主产于广西、福建、广东、四川、台湾等地。夏季采摘成熟果实，除去果皮和肉质假种皮，洗净，晒干。

性状：呈长圆形或卵圆形，略扁，一般长 1.5~2.2cm，直径 1~1.5cm。表面棕红色或紫棕色，平滑，有光泽，略有凹陷及细波纹。一端有类圆形黄棕色的种脐（图）。质硬，子叶 2 片，棕黄色。气微，味微甘、苦、涩。

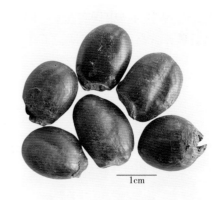

图　荔枝核药材

主要成分及分析：含有脂肪油、鞣质、黄酮、挥发性成分及皂苷等。脂肪油中主要含有棕榈酸（palmitic acid）、油酸（oleic acid）、亚油酸（linoleic acid）等；鞣质类成分有原儿茶醛（protocatechuic aldehyde）、原儿茶酸（protoeatachuic acid）、表儿茶素等；黄酮类成分有芦丁（rutin）等；挥发性成分包括 3-羟基丁酮（3-acetoin）、2,3-丁二醇（2,3-butanediol）等。

鉴定试验：粉末棕黄色。镜检可见：镶嵌层细胞黄棕色，呈长条形，由数个细胞为一组，不规则嵌列；星状细胞淡棕色呈不规则星状分枝，分枝先端平截或稍钝圆；石细胞成群或单个散在，多有突起或分枝；子叶细胞呈类圆形或类圆多角形，充满淀粉粒，并可见棕色油细胞。

功效及应用：行气散结，祛寒止痛。用于寒疝腹痛，睾丸肿痛。现代研究表明，荔枝核有抗肿瘤、抗乳腺增生、降血糖、保肝等作用。常用方药为茴香橘核丸，津力达颗粒。

（吴和珍）

jíxìngzǐ

急性子 (Impatientis Semen)

凤仙花科 (Balsaminaceae) 植物凤仙花 Impatiens balsamina L. 的干燥成熟种子。又称凤仙花子。为少常用中药。中国各地均有栽培。夏、秋季果实即将成熟时采收，晒干，除去果皮和杂质。

性状：呈椭圆形、扁球形或扁卵圆形，一般长 2~3mm，宽 1.5~2.5mm。表面棕褐色或灰褐色，粗糙，有稀疏的白色或浅棕色小点，种脐位于狭端（图）。质坚实，种皮薄，子叶灰白色，半透明，显油性。气微，味淡、微苦。

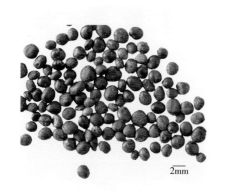

图　急性子药材

主要成分及分析：含脂肪油、固醇类及黄酮类成分。脂肪油中含有十八烷四烯酸（parinaric acid）；固醇类成分有凤仙固醇（balsaminasterol）、α-菠菜固醇（α-spinasterol）及 β-谷固醇；黄酮类成分有槲皮素（quercetin）、山柰酚（kaempferol）及其苷类。热浸法测定，用乙醇作溶剂，醇溶性浸出物不得少于 10.0%。

鉴定试验：①粉末黄棕色或灰褐色。镜检可见：种皮表皮细胞表面观形状不规则，垂周壁波状弯曲；腺鳞头部类球形，4~5（~12）细胞，直径 22~60μm，细胞内充满黄棕色物质；草酸钙针晶束存在于黏液细胞中；内胚乳细胞多角形，壁稍厚，内含脂肪油滴。②粉末以丙酮加热回流后，弃去丙酮液，药渣挥干，以水饱和的正丁醇超声提取，提取液蒸干，残渣以少量甲醇溶解，溶液作为供试品溶液，以急性子对照药材作对照。按薄层色谱法，以三氯甲烷－甲醇－水－甲酸（7:3:0.5:0.5）为展开剂，展开，取出，晾干，喷以 5% 的香草醛硫酸溶液，于 105℃ 加热至斑点显色清晰。供试品色谱中，在与对照药材色谱相应的位置上，显相同颜色的斑点。

功效及应用：破血，软坚，消积。用于癥瘕痞块，经闭，噎膈。现代研究表明，急性子有抗前列腺炎、抗过敏、镇痛等作用。

（吴和珍）

suānzǎorén

酸枣仁 (Ziziphi Spinosae Semen)

鼠李科 (Rhamnaceae) 植物酸枣 Ziziphus jujuba Mill. var. spinosa (Bunge) Hu ex H. F. Chou 的干燥成熟种子。又称酸枣核、山枣仁。为常用中药。主产于河北、陕西、辽宁、河南等地。秋末冬初采收成熟果实，除去果肉和核壳，收集种子，晒干。

性状：呈扁圆形或扁椭圆形，长 0.5~0.9cm，宽 0.5~0.7cm，厚约 0.3cm。表面紫红色或紫褐色，平滑有光泽或有裂纹。一面较平坦，中间有 1 条隆起的纵线纹，另一面稍凸起。种脐线形，位于凹陷端，合点细小、凸起，位于另一端（图）。种皮较脆，胚乳白色，子叶 2 片，浅黄色，富油性。气微，味淡。

主要成分及分析：主要含酸枣皂苷（jujuboside）A、B；另含生物碱，主要有酸枣仁碱（sanjoinine）A~F、G_1、G_2、Ia、Ib、K；尚含斯皮诺素（spinosin）、酸枣黄素（zivulgarin）等黄酮类化合物，以及胡萝卜苷（daucosterol）、阿魏酸（ferulic acid）、氨基酸等。高效液相色谱法测定，干燥品含酸枣仁皂苷 A（$C_{58}H_{94}O_{26}$）和斯皮诺素（$C_{28}H_{32}O_{15}$）分别不得低于 0.030% 和 0.080%。

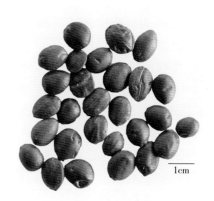

图　酸枣仁药材

鉴定试验：①粉末棕红色。镜检可见：种皮栅状细胞棕红色，表面观多角形，胞腔小；内种皮细胞棕黄色，表面观长方形或类方形，壁连珠状增厚；子叶表皮细胞含细小草酸钙簇晶及方晶。②经石油醚（60~90℃）脱脂的粉末，以甲醇提取，作为供试品溶液。以酸枣仁皂苷 A、酸枣仁皂苷 B、斯皮诺素对照品，以及酸枣仁对照药材作对照。按薄层色谱法，以水饱和的正丁醇为展开剂，展开，取出，晾干，喷以 5% 香草醛硫酸溶液，于 105℃ 加热至斑点显色清晰。供试品色谱中，在与对照品和对照药材色谱相应的位置上，分别显相同颜色的斑点。

功效及应用：养心补肝，宁心安神，敛汗，生津。用于虚烦不眠，惊悸多梦，体虚多汗，津伤口渴。现代研究表明，酸枣仁有镇静催眠、抗焦虑、抗抑郁、抗心律失常、保护心肌细胞等作用。常用方药为宁志丸，归脾丸，安神丸，养心安神丸。

（吴和珍）

qīngmázǐ

苘麻子（Abutili Semen）

锦葵科（Malvaceae）植物苘麻 *Abutilon theophrasti* Mecic. 的干燥成熟种子。为少常用中药。分布于除青藏高原外的中国各地。秋季采收成熟果实，晒干，打下种子，除去杂质。

性状：呈三角状肾形，长3.5~6mm，宽2.5~4.5mm，厚1~2mm。表面灰黑色或暗褐色，有白色稀疏绒毛，边缘凹陷处有类椭圆状种脐，淡棕色，四周有放射状细纹（图）。种皮坚硬，子叶2片，重叠折曲，胚乳与子叶交错，富油性。气微，味淡。

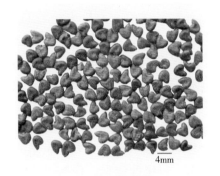

图　苘麻子药材

主要成分及分析：含脂肪油、蛋白质、固醇等成分。脂肪油中含有十八碳二烯酸（octadecadie-noic acid）、十六碳酸（hexadecanoic acid）等脂肪酸。用乙醇作溶剂，醇溶性浸出物不得少于17.0%。

鉴定试验：①横切面镜检可见：表皮细胞1列，扁长方形；下皮细胞1列；栅状细胞1列，壁极厚，内含细小球状结晶；色素层4~5列细胞，含黄棕色或红棕色物；胚乳和子叶细胞含脂肪油和糊粉粒，子叶细胞还含少数细小草酸钙簇晶。②粉末以石油醚（60~90℃）回流脱脂至提取

液无色，粉末再以甲醇超声提取，提取液浓缩至每毫升含1g原药材作为供试品溶液，以苘麻子对照药材作对照。按薄层色谱法，以三氯甲烷－丙酮－甲醇－甲酸（3∶1∶0.5∶0.1）为展开剂，展开，取出，晾干，喷以10%硫酸乙醇溶液，于110℃加热至斑点显色清晰，置紫外光灯（365nm）下检视。供试品色谱中，在与对照药材色谱相应的位置上，显相同颜色的荧光斑点。

功效及应用：清热解毒，利湿，退翳。用于赤白痢疾，淋病涩痛，痈肿疮毒，目生翳膜。现代研究表明，苘麻子有利尿、抗菌等作用。

（吴和珍）

pàngdàhǎi

胖大海（Sterculiae Lychnophorae Semen）

梧桐科（Sterculia-ceae）植物胖大海 *Sterculia lychnophora* Hance 的干燥成熟种子。为常用中药。主产于越南、泰国、马来西亚、印度尼西亚等国。

性状：呈纺锤形或椭圆形，长2~3cm，直径1~1.5cm。表面棕色或暗棕色，微有光泽，具不规则的干缩皱纹（图1）。外层种皮极薄，质脆，易脱落（图2）。中层种皮较厚，黑褐色，遇水膨胀成海绵状。内层种皮可与中层种皮剥离，内有2片肥厚胚乳，广卵形；子叶2枚，菲薄，紧贴于胚乳内侧，与胚乳等大（图3）。气微，味淡，嚼之有黏性。

主要成分及分析：种皮含戊聚糖、黏液质和糖类。黏液质主要由半乳糖醛酸、阿拉伯糖、半乳糖乙酸、钙、镁组成；糖类主要有半乳糖（galactose）、阿拉伯糖（arabinose），还含活性成分胖大海素（苹婆素 sterculin）。外胚乳含挥发油、西黄蓍胶粘素

（bassorin）。种仁中含脂肪油等。

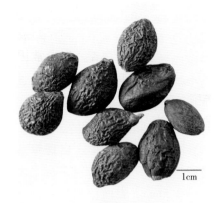

图1　胖大海药材

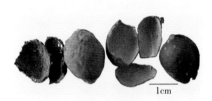

图2　胖大海种皮及种仁

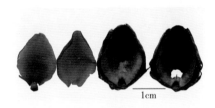

图3　胖大海胚乳及子叶

鉴定试验：粉末棕褐色。镜检可见：种皮表皮细胞含淡棕黄色物，垂周壁呈连珠状增厚；种皮薄壁细胞呈不规则星形；腺毛较多；内种皮栅状细胞胞腔内含棕黄色物。

功效及应用：清热润肺，利咽开音，润肠通便。用于肺热声哑，干咳无痰，咽喉干痛，热结便闭，头痛目赤。现代研究表明，胖大海有抗菌、抗病毒、抗炎、缓泻和免疫调节等作用；种仁具有神经抑制毒性。常用方药为黄氏响声丸，健民咽喉片，金果饮。

（吴和珍）

mǎqiánzǐ

马钱子 （Strychni Semen）

马钱科（Loganiaceae）植物马钱 *Strychnos nux-vomica* L. 的干燥成熟种子。又称番木鳖。为少常用中药。主产于印度、越南、泰国等国。冬季采收成熟果实，取出种子，晒干。

性状：呈扁纽扣形，一面隆起，另一面微凹，直径 1.5~3cm，厚 3~6mm。表面密被灰棕或灰绿色绢状茸毛，呈辐射状排列，有绢丝样光泽。边缘稍隆起，有一突起的珠孔，底面中心有突起的圆点状种脐（图 1）。质地极硬，剖开见淡黄白色角质胚乳，子叶心形，叶脉 5~7 条，胚根短小（图 2）。无臭，味极苦。

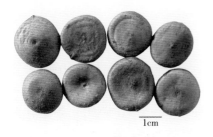

图 1　马钱子药材

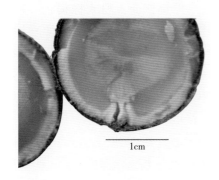

图 2　马钱子子叶

主要成分及分析：含生物碱，主要为士的宁（strychnine）、马钱子碱（brucine），微量的番木鳖次碱（vomicine）、伪士的宁（pseudostrychnine）、伪马钱子碱（pseudobrucine）等。高效液相色谱法测定，干燥品含士的宁（$C_{21}H_{22}N_2O_2$）应为 1.20%~2.20%；马钱子碱（$C_{23}H_{26}N_2O_4$）不得少于 0.80%。

鉴定试验：取表皮毛茸，以间苯三酚试剂显色，镜检可见：单细胞毛茸被染成红色，壁厚，具纵条纹，基部膨大略似石细胞样；粉末灰黄色，镜检除单细胞非腺毛外，可见胚乳细胞，内含脂肪油及糊粉粒。

功效及应用：通络止痛，散结消肿。用于风湿顽痹，麻木瘫痪，跌打损伤，痈疽肿痛；小儿麻痹后遗症，类风湿关节痛。有大毒，可导致急性肾功能衰竭、尿毒症。现代研究表明，马钱子有中枢神经系统兴奋、镇痛、抗炎等作用。常用方药为马钱子散。

（吴和珍）

tùsīzǐ

菟丝子 （Cuscutae Semen）

旋花科（Convolvulaceae）植物南方菟丝子 *Cuscuta australis* R. Br. 或菟丝子 *Cuscuta chinensis* Lam. 的干燥成熟种子。为较常用中药。主产于江苏、辽宁、吉林、河北等地。秋季果实成熟时采收植株，晒干，打下种子，除去杂质。

性状：呈类球形，直径一般为 1~2mm。表面灰棕色至棕褐色，具细密突起的小点，一端有微凹的线形或扁圆形种脐（图 1）。质坚实，不易以指甲压碎。气微，味淡。

主要成分及分析：含固醇类，主要有胆固醇（cholesterol）、菜籽固醇（campesterol）、β-谷固醇（β-sitosterol）；另含金丝桃苷（hyperoside）、紫云英苷（astragalin）、菟丝子苷（cuscutinoside）、槲皮素（quercetin）等黄酮类成分。高效液相色谱法测定，干燥品含金丝桃苷（$C_{21}H_{20}O_{12}$）不得少于 0.10%。

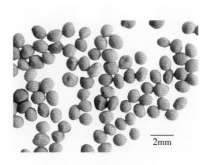

图 1　菟丝子药材

鉴定试验：①粉末黄褐色或深褐色。镜检可见：种皮表皮细胞断面观呈类方形或长方形，侧壁增厚；表面观呈圆多角形，角隅处壁明显增厚；种皮栅状细胞断面观 2 列，具光辉带；胚乳细胞含糊粉粒；子叶细胞含糊粉粒及脂肪油滴。②粉末的甲醇提取液作为供试品溶液，以菟丝子对照药材和金丝桃苷对照品作对照。按薄层色谱法，点于同一聚酰胺薄膜上，以甲醇-冰醋酸-水（4:1:5）为展开剂，展开，取出，晾干，置紫外光灯（365 nm）下检视。供试品色谱中，在与对照药材和对照品色谱相应的位置上，分别显相同颜色的斑点。③取少量药材，加沸水浸泡后，表面有黏性；加热煮至种皮破裂，可露出黄白色卷旋状的胚，形如吐丝（图 2）。

功效及应用：补益肝肾，固精缩尿，安胎，名目，止泻；外用消风祛斑。用于肝肾不足，腰膝酸软，阳痿遗精，遗尿尿频，肾虚胎漏，胎动不安，目昏耳鸣，脾肾虚泻；外用治疗白癜风。现代研究表明，菟丝子有保护生殖功能、保肝、抗衰老、调节血脂、降血糖和促进骨修复等作用。常用方药为小菟丝子丸，右归丸。

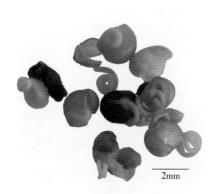

图2 菟丝子水煮吐丝

(吴和珍)

qiānniúzǐ

牵牛子 （Pharbitidis Semen）

旋花科（Convolvulaceae）植物裂叶牵牛 *Pharbitis nil* （L.） Choisy 或圆叶牵牛 *Pharbitis purpurea* （L.） Voight 的干燥成熟种子。又称黑丑、白丑、二丑。为少常用中药。中国各地均有野生或栽培，主产于辽宁。秋末果实成熟、果壳未开裂时采割植株，晒干，打下种子，除去杂质。

性状：呈橘瓣状，一般长4~8mm，宽3~5mm。表面灰黑色（黑丑）（图）或淡黄白色（白丑）。背面有1条浅纵沟，腹面棱线的下端有1点状微凹种脐。质硬，横切面可见淡黄色或黄绿色皱缩折叠的子叶，微显油性。无臭，味辛、苦，有麻感。

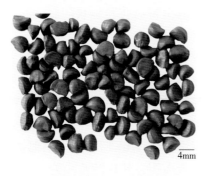

图 牵牛子（黑丑）

主要成分及分析：含有泻下成分牵牛子苷（pharbitin），水解生成牵牛子酸（pharbitic acid）、巴豆酸（tiglic acid）等；还含咖啡酸（caffeic acid）等有机酸，麦角醇（lysergol）、裸麦角碱（chanoclavine）等成分。冷浸法测定，用乙醇作溶剂，醇溶性浸出物不得少于15.0%。

鉴定试验：①种子加水浸泡后种皮呈龟裂状，手捻有明显的黏滑感。②粉末淡黄棕色。镜检可见：种皮表皮细胞深棕色，壁微波状；单细胞非腺毛，稍弯曲；子叶碎片中有分泌腔；草酸钙簇晶直径 $10\sim25\mu m$；栅状组织碎片有时可见光辉带。③经石油醚（60~90℃）脱脂后的粉末，以二氯甲烷-甲醇（3:1）混合溶剂提取，浓缩至含药材量为20%，作为供试品溶液，以牵牛子对照药材和咖啡酸对照品作对照。按薄层色谱法，以二氯甲烷-甲醇-甲酸（93:9:4）为展开剂，展开，取出，晾干，喷以磷钼酸试液，于110℃加热至斑点显色清晰。供试品色谱中，在与对照药材和对照品色谱相应的位置上，分别显相同颜色的斑点。

功效及应用：泻水通便，消痰涤饮，杀虫攻积。用于水肿胀满，二便不通，痰饮积聚，气逆喘咳，虫积腹痛。现代研究表明，牵牛子有泻下、利尿、兴奋子宫等作用。常用方药为木香槟榔丸，清心滚痰丸。

(吴和珍)

tiānxiānzǐ

天仙子 （Hyoscyami Semen）

茄科（Solanaceae）植物莨菪 *Hyoscyamus niger* L. 的干燥成熟种子。又称莨菪子。为少常用中药。主产于河南、内蒙古、甘肃、辽宁等地。夏、秋二季果皮变黄色时，采摘果实，暴晒，打下种子，筛去果皮、枝梗，晒干。

性状：呈类扁肾形或扁卵形，直径约1mm。表面棕黄色或灰黄色，有细密的网纹，点状种脐位于略尖的一端（图）。切面呈灰白色，油质，胚弯曲。气微，味微辛。

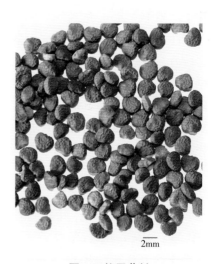

图 天仙子药材

主要成分及分析：含莨菪碱（hyoscyamine，$C_{17}H_{23}NO_3$）、阿托品（atropine）、东莨菪碱（scopolamine，$C_{17}H_{21}NO_4$）等生物碱及脂肪油等。高效液相色谱法测定，干燥品含东莨菪碱和莨菪碱的总量不得少于0.080%。

鉴定试验：①粉末灰褐色。镜检可见：种皮外表皮细胞表面附着黄棕色颗粒状物；胚乳细胞。②取经石油醚（30~60℃）2次脱脂后的干燥粉末，以浓氨试液与乙醇的等量混合溶液湿润，加三氯甲烷，超声处理，滤液蒸干，残渣加无水乙醇溶解作为供试品溶液，以硫酸阿托品、氢溴酸东莨菪碱对照品作对照。按薄层色谱法，以乙酸乙酯-甲醇-浓氨试液（17:2:1）为展开剂，展开，取出，晾干，依次喷以碘化铋钾与亚硝酸钠乙醇试液。供试品色谱中，在与对照品色谱相应的位置上，显相同的两个棕色斑点。

功效及应用：解痉止痛，平喘，安神。用于胃脘挛痛，喘咳，癫狂。有大毒。现代研究表明，天仙子具有增强记忆力、镇痛等作用。其所含东莨菪碱和阿托品等能解除迷走神经对心脏的抑制，使交感神经作用占优势，加快心率，心脏病、心动过速、青光眼患者，以及孕妇禁用。

（吴和珍）

mùhúdié

木蝴蝶（Oroxyli Semen）

紫葳科（Bignoniaceae）植物木蝴蝶 *Oroxylum indicum*（L.）Vent. 的干燥成熟种子。又称千张纸、毛鸦船。为少常用中药。主产于云南、广西、贵州等地，福建、广东、四川亦产。秋、冬二季采收成熟果实，暴晒至果实开裂，取出种子，晒干。

性状：呈蝶形薄片，除基部外三面延长成宽大菲薄的翅。长5～8cm，宽3.5～4.5cm。表面浅黄白色，翅半透明，有绢丝样光泽和放射状纹理，边缘多破裂（图）。体轻，剥去种皮，可见一层薄膜状的胚乳紧裹于子叶之外。子叶2片，蝶形，黄绿色或黄色，长径1～1.5cm。无臭，味微苦。

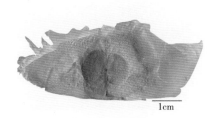

1cm

图　木蝴蝶药材

主要成分及分析：含脂肪油、黄酮、挥发油等。脂肪油中主含油酸、亚油酸等；黄酮类成分包括黄芩苷元（baicalein）、芹菜素苷元（apigenin）、白杨素（chrysin）、木蝴蝶素A（oroxylin A）等，还含黄芩苷（baicalin）、千层纸苷（tetuin）、木蝴蝶苷A和B（oroxin A、B）等；挥发油中含苯乙酮（acetophenone）、绿叶醇（patchouli alcohol）、邻苯二甲酸二异丁酯（diisobutyl phthalate）等。热浸法测定，用70%的乙醇作溶剂，醇溶性浸出物不得少于20.0%。

鉴定试验：①粉末黄色或黄绿色。镜检可见：种翅细胞长纤维状，壁波状增厚；胚乳细胞多角形，壁呈念珠状增厚。②粉末甲醇提取液作为供试品溶液，以木蝴蝶苷B和黄芩苷对照品作对照。按薄层色谱法，分别点于同一聚酰胺薄膜上，以乙酸为展开剂，展开，取出，晾干，置紫外光灯（365nm）下检视或喷以1%三氯化铁乙醇溶液于日光下检视。供试品色谱中，在与对照品色谱相应的位置上，分别显相同颜色的荧光斑点和暗绿色斑点。

功效及应用：清肺利咽，疏肝和胃。用于肺热咳嗽，喉痹，音哑，肝胃气痛。现代研究表明，木蝴蝶有镇咳祛痰、防治白内障、抗炎、抗菌、抗肿瘤等作用。常用方药为七味苍柏散。

（吴和珍）

hēizhīma

黑芝麻（Sesami Semen Nigrum）

胡麻科（Pedaliaceae）植物胡麻 *Sesamum indicum* L. 的干燥成熟种子。为常用中药。除西藏高原外，中国各地均有栽培。秋季果实成熟时采割植株，晒干，打下种子，除去杂质，再晒干。

性状：呈扁卵圆形，长约3mm，宽约2mm。表面黑色，平滑或有网状皱纹。尖端有棕色点状种脐。种皮薄，子叶2片，白色，富油性。气微，味甘，有油香气。

主要成分：含脂肪油、木脂素、糖类、维生素、固醇等成分。脂肪油中含棕榈酸（palmitic acid）、油酸（oleic acid）、亚油酸（linoleic acid）、硬脂酸（stearic acid）、花生油酸（arachidic acid）、二十四烷酸（lignoceric acid）的甘油酯和卵磷酯等；木脂素类有芝麻素（sesamin）、芝麻林素（sesamolin）；糖类有车前糖（planteose）、芝麻糖（sesamose）等寡糖。另含胡麻苷（pedaliin）、蛋白质。

鉴定试验：①粉末灰褐色或棕黑色。镜检可见：种皮表皮细胞胞腔内含黑色色素，表面观细胞成片存在，多角形，内含球状结晶，断面观呈栅状，外壁和侧壁外侧菲薄，大多破碎，内壁和侧壁内侧增厚；球形或半球形草酸钙结晶常见，存在于种皮表皮细胞中，直径14～38μm，柱晶散在或存在于颓废细胞中，长至24μm，直径2～12μm。②粉末以无水乙醇超声提取，提取液蒸干，残渣加少量无水乙醇溶解，静置，取上清液作为供试品溶液。分别以黑芝麻对照药材、芝麻素对照品和β-谷固醇对照品作对照。按薄层色谱法，以环己烷-乙醚-乙酸乙酯（20∶5.5∶2.5）为展开剂，展开，取出，晾干，喷以10%硫酸乙醇溶液，加热至斑点显色清晰。供试品色谱中，在与对照药材和对照品色谱相应的位置上，分别显相同颜色的斑点。

功效及应用：补肝肾，益精血，润肠燥。用于精血亏虚，头晕眼花，耳鸣耳聋，须发早白，病后脱发，肠燥便秘。现代研究表明，黑芝麻有保肝、促肾上腺、调节血脂、抗衰老、调节免疫等作用。常用方药为养心定悸膏，桑枝膏（丸）。

（吴和珍）

chēqiánzǐ

车前子（Plantaginis Semen）

车前科（Plantaginaceae）植物车前 *Plantago asiatica* L. 和平车前 *Plantago depressa* Willd. 的干燥成熟种子。为常用中药。车前中国各地均产，主产于江西、河南；平车前主产于东北、华北及西北等地。夏、秋二季种子成熟时采收果穗，晒干，搓出种子，除去杂质。

性状：种子细小，呈略扁的椭圆形、不规则长圆形或三角形，长约 2mm，宽约 1mm。表面黄棕色至黑褐色，有细皱纹，一面有灰白色凹点状种脐（图）。质硬。气微，味淡。

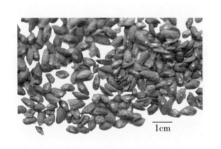

图　车前子药材

主要成分及分析：含黏液质、桃叶珊瑚苷（aucubigenin）、车前子酸（plantenolic acid）、京尼平苷酸（geniposidic acid）、毛蕊花糖苷（mullein glucoside）、胆碱（choline）、腺嘌呤（adenine）、琥珀酸（succinic acid）、树脂等。高效液相色谱法测定，干燥品含京尼平苷酸（$C_{16}H_{22}O_{10}$）不得少于 0.50%，含毛蕊花糖苷（$C_{29}H_{36}O_{15}$）不得少于 0.40%。

鉴定试验：①粉末深黄棕色。车前镜检可见：种皮外表皮细胞断面观类方形或略切向延长，细胞壁黏液质化；种皮内表皮细胞表面观类长方形，直径 5~19μm，长约至 83μm，壁薄，微波状，多作镶嵌状排列；内胚乳细胞壁厚，充满糊粉粒。平车前镜检可见：种皮内表皮细胞较小，直径 5~15μm，长 11~45μm。②粉末甲醇提取液作为供试品溶液，分别以京尼平苷酸和毛蕊花糖苷对照品作对照。按薄层色谱法，以乙酸乙酯-甲醇-甲酸-水（18：2：1.5：1）为展开剂，展开，取出，晾干，置紫外光灯（254nm）下检视。供试品色谱中，在与对照品色谱相应的位置上，显相同颜色的荧光斑点；喷以 0.5%的香草醛硫酸溶液，于 105℃加热至斑点清晰，供试品色谱中，在与对照品色谱相应的位置上，显相同颜色的斑点。

功效及应用：清热利尿，通淋，渗湿止泻，明目，祛痰。用于热淋涩痛，水肿胀满，暑湿泄泻，目赤肿痛，痰热咳嗽。现代研究表明，车前子具有利尿、抗炎、抗衰老、抗微生物、降血压等作用。常用方药为八正散，龙胆泻肝丸。

（吴和珍）

mùbiēzǐ

木鳖子（Momordicae Semen）

葫芦科（Cucurbitaceae）植物木鳖 *Momordica cochinchinensis* (Lour.) Spreng. 的干燥成熟种子。为少常用中药。中国长江以南各地多有栽培，主产于广东、广西、江西、湖南等地。冬季采收成熟果实，剖开，晒至半干，除去果肉，取出种子，干燥。

性状：呈扁平圆板状，中间稍隆起或微凹陷，直径 2~4cm，厚约 0.5cm。表面灰棕色至黑褐色，有网状花纹，周边有十数个排列不规则的粗齿，有时波状，在较大的一个齿状突起上有浅黄色种脐（图 1）。外种皮质硬而脆，内种皮灰绿色，绒毛样（图 2）。子叶 2 枚，黄白色，富油性。有特殊的油腻气，味苦。

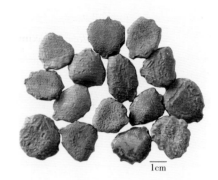

图 1　木鳖子药材

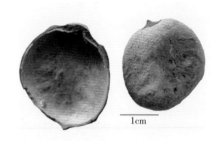

图 2　木鳖子种皮及种仁

主要成分及分析：主要含五环三萜类化合物，包括木鳖子皂苷（momordic saponin）Ⅰ、Ⅱ等皂苷和游离皂苷元，如栝楼仁二醇、异栝楼仁二醇、5-脱氢栝楼仁二醇和 7-氧化二氢栝楼仁二醇等，木鳖子皂苷的皂苷元为木鳖子酸（momordic acid）；另含脂肪油及固醇类成分。

鉴定试验：粉末黄灰色。镜检可见：厚壁细胞椭圆形或类圆形，边缘波状，直径 51~117μm，壁厚，木化，胞腔明显或狭窄；子叶薄壁细胞呈多角形，内含脂肪油块及糊粉粒；脂肪油块类圆形，直径 27~73μm，表面可发现网状纹理。

功效及应用：散结消肿，攻毒疗疮。用于疮疡肿毒，乳痈，瘰疬，痔漏，干癣，秃疮。常用方药小金丸。

（吴和珍）

guālóuzǐ

瓜蒌子（Trichosanthis Semen）

葫芦科（Cucurbitaceae）植物栝楼 *Trichosanthes kirilowii* Maxim. 或双边栝楼 *Trichosanthes rosthornii* Harms 的干燥成熟种子。又称瓜蒌仁、栝楼仁。为较常用中药。栝楼主产于山东、河北、山西、陕西等地。双边栝楼主产于江西、湖北、湖南、广东、云南、四川等地。秋季采摘成熟果实，剖开，取出种子，洗净，晒干。

性状：①栝楼子呈扁平椭圆形，长 12～15mm，宽 6～10mm，厚约 3.5mm。表面浅棕色至棕褐色，平滑，沿边缘有 1 圈沟纹。顶端较尖，有种脐，基部钝圆或较狭（图1）。种皮坚硬；内种皮膜质，灰绿色（图2），子叶 2 枚，黄白色，富油性。气微，味淡。②双边栝楼子较大而扁，长 15～19mm，宽 8～10mm，厚约 2.5mm。表面棕褐色，沟纹明显而环边较宽。顶端平截（图3）。

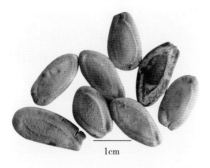

图3　双边栝楼子药材

主要成分及分析：含油脂、三萜及其衍生物、固醇、蛋白质等。脂肪油以不饱和脂肪酸栝楼酸（trichosanic acid）为主；三萜衍生物有 3,29-二苯甲酰基栝楼仁三醇（3,29-dibenzoyl rarounitriol）和皂苷等。高效液相色谱法测定，干燥品含 3,29-二苯甲酰基栝楼仁三醇（$C_{44}H_{58}O_5$）不得少于 0.080%。

鉴定试验：①粉末暗红棕色。镜检可见：种皮表皮细胞表面观呈类多角形或不规则形，平周壁具稍弯曲或平直的角质条纹；石细胞棕色，壁波状弯曲或呈短分枝状；星状细胞淡棕色、淡绿色或无色，壁弯曲，具多个短分枝或突起，枝端钝圆；导管以螺纹导管为主。②粉末以石油醚（60～90℃）超声处理提取液作为供试品溶液，以 3,29-二苯甲酰基栝楼仁三醇对照品作对照。按薄层色谱法，以硅胶 GF₂₅₄ 为吸附剂，以环己烷-乙酸乙酯（5∶1）为展开剂，展开，取出，晾干，喷以 10% 硫酸乙醇溶液，在 105℃加热至斑点显色清晰。供试品色谱中，在与对照品色谱相应的位置上，显相同颜色的斑点。

功效及应用：润肺化痰，滑肠通便。用于燥咳痰黏，肠燥便秘。现代研究表明，瓜蒌子具有祛痰、泻下、抗菌、增加冠脉

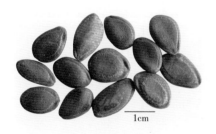

图1　栝楼子药材

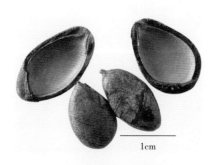

图2　栝楼子皮种皮

血流量等作用。常用方药为瓜蒌实丸。

（吴和珍）

yìyǐrén

薏苡仁（Coicis Semen）

禾本科（Gramineae，Poaceae）植物薏苡 *Coix lacryma-jobi* L. var. *meyuan*（Romen.）Stapf 的干燥种仁。又称苡米、苡仁。为较常用中药。中国大部分地区均有分布，主产于福建、江苏、河北、辽宁等地。秋季果实成熟时采割植株，晒干，打下果实，再晒干，除去外壳、黄褐色种皮和杂质，收集种仁。

性状：呈宽卵形或椭圆形，长 4～8mm，宽 3～6mm。表面乳白色，偶有残存的黄褐色种皮。一端钝圆，另端微凹，有淡棕色点状种脐。背面圆凸，腹面有 1 条较宽而深的纵沟（图）。质坚实，断面白色，粉性。气微，味微甜。

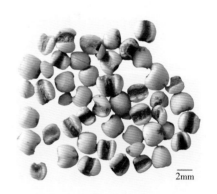

图　薏苡仁药材

主要成分及分析：主要含有脂肪油、蛋白质、氨基酸，另含淀粉、维生素 B₁、固醇类等成分。脂肪油中含有甘油三油酸酯（glycerol trioleate）、肉豆蔻酸（myristic acid）、芸苔固醇（campesterol）、棕榈酸（palmitic acid）、十八烯酸（oleic acid）等。高效液相色谱法测定，干燥

品含甘油三油酸酯（$C_{57}H_{104}O_6$）的量不得低于 0.50%。

鉴定试验：①粉末类白色。镜检可见：主为淀粉粒，单粒类圆形或多面形，直径 2～20μm，脐点星状；复粒少见，常由 2～3 分粒组成。②粉末以石油醚（60～90℃）超声提取，提取液蒸干，残渣加石油醚（60～90℃）溶解，作为供试品溶液。以薏苡仁对照药材作对照。按薄层色谱法，以石油醚（60～90℃）-乙酸乙酯-醋酸（10:3:0.1）为展开剂，展开，取出，晾干，置紫外光灯（365nm）下检视。供试品色谱中，在与对照药材色谱相应的位置上，显相同颜色的斑点。

功效及应用：利水渗湿，健脾止泻，除痹，排脓，解毒散结。用于水肿，脚气，小便不利，湿痹拘挛，脾虚泄泻，肺痈，肠痈，扁平疣。现代研究表明，薏苡仁有抗肿瘤、降血糖、调节免疫、抗炎、镇痛、调节血脂作用。常用方药为参苓白术散，薏苡仁汤。

（吴和珍）

bīngláng

槟榔（Arecae Semen） 棕榈科（Palmae）植物槟榔 Arca catectu L. 的干燥成熟的种子。又称槟榔子、大腹子。为常用中药。主产于海南，广西、云南、福建等地有栽培。春末至秋初采收成熟果实，用水煮后，干燥，除去果皮，取出种子，干燥。

性状：呈扁球形或圆锥形，高 1.5～3.5cm，底部直径 1.5～3cm。表面淡黄棕色或淡红棕色，具稍凹下的网状沟纹，底部具凹陷的种孔，种脐位于种孔旁（图 1）。质坚硬，不易破碎，断面可见棕色种皮与白色胚乳相间的大理石样花纹（图 2）。气微，味涩、微苦。

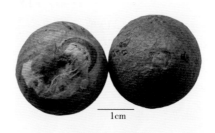

图 1 槟榔药材

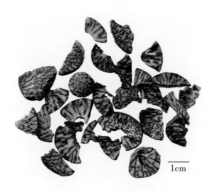

图 2 槟榔断面

主要成分及分析：含槟榔碱（arecoline）、槟榔次碱（arecaine）、去甲槟榔碱（guvacoline）、去甲槟榔次碱（guvacine）、异去甲槟榔次碱（isoguvacine）等生物碱，另含鞣质、脂肪油。高效液相色谱法测定，干燥品含槟榔碱（$C_8H_{13}NO_2$）不得低于 0.20%。

鉴定试验：①种子横切面镜检可见：种皮分内、外层，外层为数列切向延长的扁平石细胞，内含红棕色物，内层为数列薄壁细胞；外胚乳较狭窄，种皮内层与外胚乳常插入内胚乳中，形成错入组织；内胚乳细胞白色，多角形，壁厚，纹孔大。②粉末以碳酸缓冲液加热回流提取，滤液挥干，加甲醇少量使溶解，取上清液作为供试品溶液，以槟榔对照药材和氢溴酸槟榔碱对照品作对照。按薄层色谱法，以环己烷 - 乙酸乙酯 - 浓氨试液（7.5:7.5:0.2）为展开剂，置

氨蒸气饱和的层析缸内，展开，取出，晾干，喷以稀碘化铋钾试液。供试品色谱中，在与对照药材和对照品色谱相应的位置上，显相同的橘红色斑点。

功效及应用：杀虫，消积，行气，利水，截疟。用于绦虫病，蛔虫病，姜片虫病，虫积腹痛，积滞泻痢，里急后重，水肿脚气，疟疾。现代研究表明，槟榔有杀虫、兴奋 M 和 N 胆碱受体、提高消化功能等作用。常用方药为五磨饮子，六磨汤，木香槟榔丸。

（吴和珍）

cǎodòukòu

草豆蔻（Alpiniae Katsumadai Semen） 姜科（Zingiberaceae）植物草豆蔻 Alpinia katsumadai Hay. 的干燥成熟的种子团。又称草蔻仁。为常用中药。主产于广东、广西等地。夏、秋二季采收，晒至九成干，或用水略烫，晒至半干，除去果皮，取出种子团，晒干。

性状：种子团呈类圆球形，直径 1.5～2.7cm，表面灰褐色，中间有黄白色隔膜将种子团分成 3 瓣，每瓣有种子多数，种子团略光滑，粘连紧密，不易散落（图 1）。种子呈卵圆状多面体形，长 3～5mm，直径约 3mm，外被淡棕色膜质假种皮，种脊为 1 条纵沟，一端有种脐（图 2）；质硬，将种子沿种脊纵剖两瓣，断面观呈斜心形；胚乳灰白色。气香，味辛、微苦。

主要成分及分析：含挥发油、黄酮、皂苷、脂肪油等成分。挥发油中含桉油精（cineole）、α-蛇麻烯（α-humulene）、反-金合欢醇（trans-farnesol）、芳樟醇（linalool）、樟脑（camenthol）、松油烯-4-醇（terpinen-4-ol）、莳萝艾菊酮（carvotanacetone）、乙

酸龙脑酯（bomylacetate）、乙酸牦牛儿苗酯（geranyl acetate）等，黄酮类成分有小豆蔻明（cardamomin）、山姜素（alpinetin）、乔松素（pinocembrin），另含桤木酮（alnustone）等。含挥发油不得少于1.0%（ml/g）。高效液相色谱法测定干燥品含山姜素（$C_{16}H_{14}O_4$）、乔松素（$C_{15}H_{12}O_4$）、小豆蔻明（$C_{16}H_{14}O_4$）的总量不得少于1.35%，含桤木酮（$C_{19}H_{18}O$）不得少于0.50%。

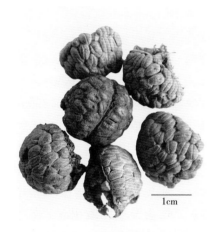

图1　草豆蔻种子团

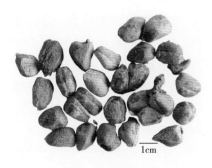

图2　草豆蔻种子

鉴定试验：①粉末黄棕色。镜检可见：种皮表皮细胞表面观呈长条形，常与下皮细胞上下层垂直排列；下皮细胞表面观长多角形或类长方形；色素层细胞皱缩，含红棕色物，易碎裂成不规则色素块；油细胞散列于色素层细胞间，含黄绿色油状物；内种皮厚壁细胞黄棕色或红棕色，表面观多角形；外胚乳细胞充满淀粉粒集结成的淀粉团，有的包埋有细小草酸钙方晶；内胚乳细胞含糊粉粒及脂肪油滴。②粉末甲醇提取液作为供试品溶液，以山姜素和小豆蔻明对照品作对照。按薄层色谱法，以甲苯-乙酸乙酯-甲醇（15：4：1）为展开剂，展开，取出，晾干，于100℃加热至斑点显色清晰，置紫外光灯（365nm）下检视。供试品色谱中，在与山姜素对照品色谱相应的位置上，显相同的浅蓝色荧光斑点；在与小豆蔻明对照品色谱相应的位置上，显相同的棕褐色斑点。再喷以5%三氯化铁乙醇溶液，置日光下检视。供试品色谱中，在与小豆蔻明对照品色谱相应的位置上，显相同的褐色斑点。

功效及应用：燥湿行气，温中止呕。用于寒湿内阻，脘腹胀满冷痛，嗳气呕逆，不思饮食。现代研究表明，草豆蔻具有调节肠道蠕动、提高胃蛋白酶活性等作用。常用方药为化铁金丹，清中汤。

（吴和珍）

quáncǎolèi yàocái

全草类药材（herb as medicinal materials）　以草本植物新鲜或干燥的全体、地上部分或地上某一部分为药用部位的药材。又称草类药材。大多为干燥的草本植物的地上部分，如广藿香、益母草等；也有少数带有根和（或）根茎，如蒲公英等；或小灌木的草质茎，如麻黄等；或常绿寄生小灌木，如槲寄生等。全草类药材的鉴定按所包括的器官，如根、茎、叶、花、果实、种子等分别鉴别。这类药材主要由草本植物的全株或地上的某些器官直接干燥而成，因此，依据原植物形态的鉴定与植物分类的鉴定更为重要。原植物的形态特征一般反映了药材的性状特征，但要注意其颜色和形状的改变。

双子叶植物草质茎的组织构造从外向内分为表皮、皮层和维管柱。①表皮由一层长方形、扁平、排列整齐无细胞间隙的细胞组成。观察时注意有无气孔、毛茸、角质层、蜡被等。②皮层主要由薄壁细胞组成，细胞形大，壁薄，排列疏松。靠近表皮部分的细胞常具叶绿体，故嫩茎呈绿色。有的具厚角组织（排列成环形，亦有分布在茎的棱角处）。观察时注意有无纤维、石细胞、分泌组织等。③维管柱占较大比例，大多数草本植物茎维管束之间距离较大，呈环状排列，髓部发达，髓射线较宽。单子叶植物草质茎最外为表皮，向内是基本薄壁组织，其中散布多数有限外韧型维管束，无皮层和髓及髓射线之分；观察时注意有无厚壁组织、草酸钙晶体及分泌组织等。

显微鉴定时，根据药材的药用部位，通常做根、根茎、茎、叶等的横切面，叶的表面制片，以及全药材或某些药用部位的粉末制片等。进行组织观察，注意药材所含有的药用部位的构造特点，找出鉴定特征。全草类药材的粉末鉴定，通常要注意观察下列特征：茎、叶的保护组织及毛（非腺毛、腺毛）、气孔轴式、叶肉组织等，全草中的机械组织、厚壁组织、分泌组织、后含物（草酸钙、碳酸钙晶体、淀粉粒）或带花药材的花粉粒等情况。

（李成义）

shēnjīncǎo

伸筋草（Lycopodii Herba）　石松科（Lycopodiaceae）植物石松

Lycopodium japonicum Thunb. 的干燥全草。又称牛尾菜。为较常用中药。主产于浙江、湖北、江苏等地。夏、秋二季茎叶茂盛时采收，除去杂质，晒干。

性状：匍匐茎呈细圆柱形，细长弯曲，长可达2m，多断裂，直径1~3mm，其下有黄白色细根；直立茎作二叉状分枝。叶密生茎上，螺旋状排列，皱缩弯曲，线形或针形，长3~5mm，黄绿色至淡黄棕色，无毛，先端芒状，全缘，易碎断。质柔软，断面皮部浅黄色，木部类白色。气微，味淡。伸筋草药材见图。

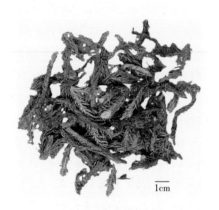

图　伸筋草药材

主要成分及分析：含生物碱类、萜类、植物固醇类化合物。生物碱类化合物包括石松碱（lycopodine）、棒石松宁碱（clavolonine）、棒石松毒（clavatoxin）及烟碱（nicotine）等；萜类化合物包括α-芒柄花醇（α-onocerin）、石松三醇（lycoclavanol）、石松四醇酮（lycoclavanin）、千层塔烯二醇（serratendiol）、二表千层塔烯二醇（diepiserratenediol）等；植物固醇类化合物包括β-谷固醇、豆固醇、菜籽固醇等。

鉴定试验：①茎横切面镜检可见：表皮细胞1列，皮层宽广；内皮层不明显；中柱鞘为数列薄壁细胞。②粉末用乙醚浸泡提取，滤液挥干，残渣加无水乙醇溶解，作为供试品溶液。以伸筋草对照药材作对照。照薄层色谱法，以三氯甲烷-甲醇（40∶1）为展开剂，展开，取出，晾干，喷以5%硫酸乙醇溶液，105℃加热至斑点显色清晰。供试品色谱中，在与对照药材色谱相应的位置上，显相同颜色的斑点。

功效及应用：祛风除湿，舒筋活络。用于关节酸痛，屈伸不利。现代研究证实，伸筋草具有降温、降压、抑菌等作用。常用方药为复方伸筋草颗粒、中风回春丸。

（李成义）

juǎnbǎi

卷柏（Selaginellae Herba）

卷柏科（Selaginellaceae）植物卷柏 *Selaginella tamariscina*（Beauv.）Spring 或垫状卷柏 *Selaginella pulvinata*（Hook. et Grev.）Maxim. 的干燥全草。又称九死还魂草、石柏、岩柏草。为较常用中药。主产于湖南、福建、四川、陕西、江西、浙江等地。全年均可采收，除去须根和泥沙，晒干。

性状：①卷柏卷缩似拳状，长3~10cm。枝丛生，扁而有分枝，绿色或棕黄色，向内卷曲，枝上密生鳞片状小叶，叶先端具长芒。中叶（腹叶）两行，卵状矩圆形，斜向上排列，叶缘膜质，有不整齐的细锯齿；背叶（侧叶）背面的膜质边缘常呈棕黑色。基部残留棕色至棕褐色须根，散生或聚生成短杆状（图）。质脆，易折断。气微，味淡。②垫状卷柏须根多散生。中叶（腹叶）两行，卵状披针形，直向上排列。叶片左右两侧不等，内缘较平直，外缘常因内折而加厚，呈全缘状。

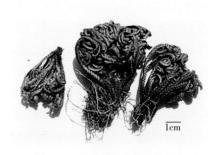

图　卷柏药材

主要成分及分析：全草含苏铁双黄酮（sotetsuflavone）、穗花杉双黄酮（amentoflavone）、扁柏双黄酮（hinokiflavone）、异柳杉双黄酮（isocryptomerin）、柳杉双黄酮（cryptomerin）B、芹菜素（apigenin）和海藻糖（trehalose）。高效液相色谱法测定，干燥品含穗花杉双黄酮（$C_{30}H_{18}O_{10}$）不得少于0.30%。

鉴定试验：①茎横切面镜检可见：表皮细胞1列，外壁稍增厚；其内为厚壁细胞层，占茎横切面的极大部分；向内薄壁细胞排列疏松，内含油滴；维管束周韧型，3个并列，中央1个较大，呈新月形。②叶表面观镜检可见：上下表皮细胞相似，狭长形，垂周壁近平直或略弯曲，平周壁光滑，气孔附近表皮细胞近等径形。气孔不定式，分布于上下表皮沿中脉附近，上表皮分布较少。③粉末甲醇提取溶液作为供试品溶液，以卷柏对照药材作对照。照薄层色谱法，以异丙醇-浓氨试液-水（13∶1∶1）为展开剂，展开，取出，晾干，喷以2%氯化铝甲醇溶液，置紫外光灯（365nm）下检视。供试品色谱中，在与对照药材色谱相应的位置上，显相同颜色的荧光斑点。

功效及应用：活血通经。用于经闭痛经，癥瘕痞块，跌扑损伤。卷柏炭化瘀止血。用于吐血，崩漏，便血，脱肛。现代研究证实，卷柏有抗癌、止血、抑菌、解痉等作用。常用方药为千柏鼻炎片。

（李成义）

mùzéi
木贼 （Equiseti Hiemalis Herba）

木贼科（Equisetaceae）植物木贼 *Equisetum hiemale* L. 的干燥地上部分。又称节节草、笔筒草。为较常用中药。主产于黑龙江、吉林、辽宁、河北、安徽、湖北、四川、贵州、云南、山西、陕西、甘肃、内蒙古、新疆、青海等地。夏、秋二季采割，除去杂质，晒干或阴干。

性状：呈长管状，不分枝，长 40 ~ 60cm，直径 0.2 ~ 0.7cm。表面灰绿色或黄绿色，有 18 ~ 30 条纵棱，棱上有多数细小光亮的疣状突起（图）；节明显，节间长 2.5 ~ 9cm，节上着生筒状鳞叶，叶鞘基部和鞘齿黑棕色，中部淡棕黄色。体轻，质脆，易折断，断面中空，周边有多数圆形的小空腔。气微，味甘淡、微涩，嚼之有沙粒感。

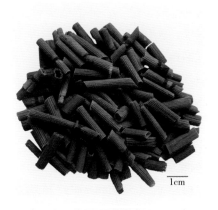

图　木贼药材

主要成分及分析：含挥发性成分琥珀酸（succinic acid）、延胡索酸（fumaric acid）、戊二酸甲酯（glutaric acid methyl ester）、

对-羟基苯甲酸（*p*-hydroxybenzoic acid）、间-羟基苯甲酸（*m*-hydroxybenzoic acid）、阿魏酸（ferulic acid）、香草酸（vanillic acid）、咖啡酸（caffeic acid）等；山奈素（kaempferol）；山奈酚（kaempferol）、槲皮素（quercetin）及其苷。高效液相色谱法测定，干燥品含山奈素（$C_{15}H_{10}O_6$）不得少于 0.20%。

鉴定试验：①茎横切面镜检可见：表皮细胞 1 列，外被角质层；表面有凹陷的沟槽和凸起的棱脊，棱脊上有透明硅质疣状突起 2 个，沟槽内有凹陷的气孔 2 个；皮层为薄壁组织，位于棱脊内方的厚壁组织成楔形伸入皮层薄壁组织中；内皮层有内外两列，外列呈波状环形，内列呈圆环状，均可见明显凯氏点；维管束外韧型，位于两列内皮层之间与纵棱相对；髓薄壁细胞扁缩，中央为髓腔。②粉末 75% 甲醇提取液，蒸干，残渣加水溶解，用乙酸乙酯提取 2 次，乙酸乙酯液蒸干，残渣加甲醇溶解，作为供试品溶液。以山奈素对照品作对照。照薄层色谱法，以环己烷-乙酸乙酯-甲酸（8：4：0.4）为展开剂，展开，取出，晾干，喷以 5% 三氯化铝乙醇溶液，立即置紫外光灯（365nm）下检视。供试品色谱中，在与对照品色谱相应的位置上，显相同颜色的荧光斑点。

功效及应用：疏散风热，明目退翳。用于风热目赤、迎风流泪，目生云翳。现代研究证实，木贼对心血管系统、中枢神经系统有作用。常用方药为除翳明目片，和血明目片。

（李成义）

máhuáng
麻黄 （Ephedrae Herba）

麻黄科（Ephedraceae）植物草麻黄 *Ephedra sinica* Stapf、中麻黄 *Ephedra intermedia* Schrenk et C. A. Mey. 或木贼麻黄 *Ephedra equisetina* Bge. 的干燥草质茎。又称龙沙、狗骨。为常用中药。主产于内蒙古、山西、陕西、宁夏、甘肃等地。秋季采割绿色的草质茎，晒干。

性状：①草麻黄茎细长圆柱形，少分枝，直径 1 ~ 2mm，有的带少量棕色木质茎。节间长 2 ~ 6cm，节上膜质鳞叶长 3 ~ 4mm，裂片 2（稀 3），锐三角形，先端灰白色，反曲，基部联合成筒状。淡绿色至黄绿色；鳞叶红棕色。有细纵脊线，节明显（图）。体轻，质脆，易折断。略呈纤维性，周边绿黄色，髓部红棕色，近圆形。气微香，味涩、微苦。②中麻黄多分枝，直径 1.5 ~ 3mm。节间长 2 ~ 6cm，膜质鳞叶长 2 ~ 3mm；裂片 3（稀 2），先端锐尖，断面髓部呈三角状圆形。③木贼麻黄较多分枝，直径 1 ~ 1.5mm。节间长 1.5 ~ 3cm，膜质鳞叶长 1 ~ 2mm；裂片 2（稀 3），上部为短三角形，灰白色，先端多不反曲，基部棕红色至棕黑色。

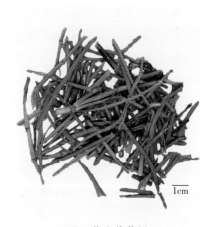

图　草麻黄药材

主要成分及分析：草麻黄含生物碱约 1.315%，主要为左旋麻

黄碱（l-ephedrine）、右旋伪麻黄碱（d-pseudoephedrine）。中麻黄含生物碱量最低。木贼麻黄含生物碱量最高，并含甲基麻黄碱等。据报道，3种麻黄均含有麻黄噁唑烷酮（ephedroxane）。麻黄碱和麻黄噁唑烷酮均有抗炎作用。高效液相色谱法测定，含盐酸麻黄碱（$C_{10}H_{15}NO·HCl$）和盐酸伪麻黄碱（$C_{10}H_{15}NO·HCl$）的总量不得少于0.80%。

鉴定试验：①草麻黄茎横切面镜检可见：表皮细胞外被厚的角质层；皮层较宽，纤维成束散在，中柱鞘纤维束新月形；形成层环类圆形，木质部呈三角状；髓部薄壁细胞含棕色块。中麻黄横切面镜检可见：维管束12~15个；形成层环类三角形；环髓纤维成束或单个散在。木贼麻黄横切面镜检可见：维管束8~10个；形成层环类圆形；无环髓纤维。②草麻黄粉末棕色或绿色。镜检可见：气孔特异，保卫细胞侧面观呈哑铃形或电话听筒形；纤维多而壁厚，附有众多细小的砂晶和方晶；表皮组织碎片甚多，含颗粒状晶体；角质层极厚，呈脊状突起；皮层薄壁细胞呈类圆形，含多数细小颗粒状结晶。③粉末三氯甲烷提取，蒸干，残渣加甲醇溶解，作为供试品溶液，以盐酸麻黄碱对照品作对照。按薄层色谱法，以三氯甲烷-甲醇-浓氨试液（20∶5∶0.5）为展开剂，展开，取出，晾干，喷以茚三酮试液，105℃加热至斑点显色清晰。在与对照品色谱相应的位置上，显相同的红色斑点。

功效及应用：发汗散寒，宣肺平喘，利水消肿。用于风寒感冒，胸闷咳喘，风水水肿。蜜麻黄润肺止咳，多用于表证已解，气喘咳嗽。现代研究证实，麻黄具有发汗、平喘、利尿、抗炎、抗过敏、镇咳、祛痰、解热、抗菌、抗病毒等作用。常用方药为止嗽定喘口服液，甘草麻黄碱片，再造丸。

（李成义）

sānbáicǎo

三白草（Saururi Herba）　三白草科（Saururaceae）植物三白草 *Saururus chinensis*（Lour.）Baill. 的干燥地上部分。又称水莄叶。为较常用中药。主产于江苏、浙江、湖南、广东，中国长江流域以南各地均有分布。全年均可采收，洗净，晒干。

性状：茎呈圆柱形，有4条纵沟，1条较宽。断面黄棕色至棕红色，纤维性，中空。单叶互生，叶片卵形或卵形披针状，长4~15cm，宽2~10cm；先端渐尖，基部心形，全缘，基出脉5条；叶柄较长，有纵皱纹。总状花序于顶枝与叶对生，花小，棕褐色。蒴果近球形。气微，味淡。三白草饮片呈不规则的段（图）。

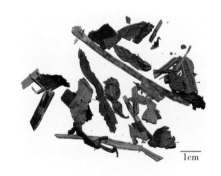

图　三白草饮片

主要成分及分析：含挥发油，主要为甲基正壬酮（methyl-n-nonylketone）；黄酮类，主要为槲皮素（quercetin）、槲皮苷（quercitrin）、异槲皮苷（isoquercitrin）；木质素类，主要为三白草酮（sauchinone）；鞣质等成分。热浸法测定，用稀乙醇作溶剂，醇溶性浸出物不得少于10.0%。高效液相色谱法测定，含三白草酮（$C_{20}H_{20}O_6$）不得少于0.1%。

鉴定试验：①叶表面观镜检可见：上下表皮细胞略呈多角形，角质层纹理明显，有油细胞散在；上表皮无气孔，下表皮气孔多，有腺毛。茎横切面镜检可见：表皮细胞类方形，下皮厚角细胞在棱线处较多；皮层可见通气组织；有油细胞和分泌管散在；中柱鞘纤维3~4列断续排列成环；维管束外韧型；髓部宽广，有油细胞散在。薄壁细胞大多含草酸钙簇晶。②粉末甲醇提取液，经活性炭-氧化铝柱，用甲醇洗脱，洗脱液蒸干，残渣用乙酸乙酯溶解作为供试品溶液。以三白草对照药材和三白草酮对照品作对照。按薄层色谱法，以石油醚（60~90℃）-丙酮（5∶2）为展开剂，展开，取出，晾干，喷以10%硫酸乙醇溶液，在105℃加热至斑点显色清晰。供试品色谱中，在与对照药材和对照品色谱相应的位置上，显相同颜色的斑点。

功效及应用：利水消肿，清热解毒。用于水肿，小便不利，淋沥涩痛，带下；外治疮疡肿毒，湿疹。现代研究证实，三白草具有抑菌、利尿、抗炎等作用。常用方药为三白草肝炎颗粒，复方三白草胶囊。

（李成义）

yúxīngcǎo

鱼腥草（Houttuyniae Herba）　三白草科（Saururaceae）植物蕺菜 *Houttuynia cordata* Thunb. 的新鲜全草或干燥地上部分。为常用中药。主产于中国长江以南各地。鲜品全年均可采割；干品夏季茎叶茂盛花穗多时采割，除去杂质，晒干。

性状：茎呈扁圆柱形，扭曲，

长 20～35cm，直径 0.2～0.3cm；表面黄棕色，具纵棱数条，节明显；质脆，易折断；叶互生，叶片卷折皱缩，展平后呈心形，长 3～5cm，宽 3～4.5cm。先端渐尖，全缘；上表面暗黄绿色至暗棕色，下表面灰绿色或灰棕色，具有鱼腥气，味涩。鱼腥草药材见图。

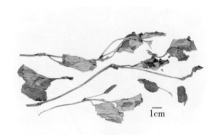

图　鱼腥草药材

主要成分及分析：含挥发油，油中有效成分为癸酰乙醛（decanoylacetaldehyde）、甲基正壬酮（2-undecanone）及月桂醛（clauraldehyde）；癸酰乙醛是药材中具有鱼腥气味的成分。冷浸法测定，水溶性浸出物不得少于 10.0%。

鉴定试验：①叶横切面镜检可见：上表皮细胞切向延长，有油细胞散在；表皮下为 1 列类长方形较大薄壁细胞；叶肉为 1 列栅状组织及数列海绵组织，有小簇晶散在；下表皮细胞内侧亦有 1 列类方形大型细胞。②粉末以乙酸乙酯提取液作为供试品溶液，以甲基正壬酮对照品作对照。按薄层色谱法，以环己烷-乙酸乙酯（9：1）为展开剂，展开，取出，晾干，喷以二硝基苯肼试液。供试品色谱中，在与对照品色谱相应的位置上，显相同的黄色斑点。

功效及应用：清热解毒，消痈排脓，利尿通淋。用于肺痈吐脓，肺热喘咳，热痢，热淋，痈肿疮毒。现代研究证实，鱼腥草有提高免疫力、抗病毒、抗菌、利尿、防辐射、抗肿瘤等作用。常用方药为鱼腥草注射液，复方鱼腥草片。

（李成义）

肿节风（Sarcandrae Herba）

金粟兰科（Chloranthaceae）植物草珊瑚 *Sarcandra glabra*（Thunb.）Nakai. 的干燥全草。又称九节茶、九节风、接骨木。为较常用中药。主产于江西、四川、浙江、广西等地。夏、秋二季采收，除去杂质，晒干。

性状：全草长 50～120cm。根茎较粗大，密生细根。茎圆柱形，多分枝，茎暗绿色至暗褐色；直径 0.3～1.3cm，节膨大（图）。有明显细纵纹，散有纵向皮孔。叶对生，叶表面绿色、绿褐色至棕褐色或棕红色，叶光滑，边缘有粗锯齿，齿尖腺体黑褐色；叶柄长 1cm，近革质；叶片卵状披针形至卵状椭圆形，长 5～15cm，宽 3～6cm，叶柄基部合生成鞘状。穗状花序顶生，常分枝。气微香，味微辛。

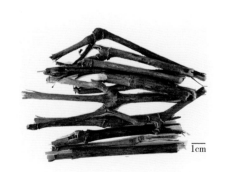

图　肿节风（茎）药材

主要成分及分析：含挥发油，黄酮苷类成分落新妇苷（astilbin），香豆精类成分异嗪皮啶（isofraxidin），内酯类成分金粟兰内酯（chloranthalactone）A、B，草珊瑚内酯 A［(－)- istanbulin A］，有机酸类如迷迭香酸（rosmarinic acid）。鲜叶含挥发油 0.2%～0.3%，油中含芳樟醇乙酯 22.2%～26.8%。热浸法测定，水溶性浸出物不得少于 10.0%。高效液相色谱法测定，干燥品含异嗪皮啶（$C_{11}H_{10}O_5$）不得少于 0.020%，含迷迭香酸（$C_{18}H_{16}O_8$）不得少于 0.020%。

鉴定试验：①茎横切面镜检可见：表皮细胞外被角质层，外缘呈钝齿状；皮层外侧为厚角细胞；中柱鞘纤维束新月形；韧皮部狭窄，形成层不明显；木质部管胞多数。②叶的表面观：表皮细胞垂周壁波状弯曲或稍平直，下表皮气孔稍下陷，不定式。③粉末水提取液加乙酸乙酯振摇提取 2 次，合并乙酸乙酯溶液，蒸干，残渣加甲醇溶解作为供试品溶液。以异嗪皮啶对照品作对照。按薄层色谱法，以甲苯-乙酸乙酯-甲酸（9：4：1）为展开剂，展开，取出，晾干，置紫外光灯（365nm）下检视。供试品色谱中，在与对照品色谱相应的位置上，显相同颜色的荧光斑点；置氨蒸气中熏 10 分钟，与对照品色谱相应的斑点变为黄绿色。

功效及应用：清热凉血，活血消斑，祛风通络。用于血热发斑，发疹，风湿痹痛，跌扑损伤。现代研究证实，肿节风有抗菌、抗肿瘤、抗溃疡等作用。常用方药为万通炎康片，肿节风片，复方草珊瑚含片。

（李成义）

桑寄生（Taxilli Herba）

桑寄生科（Loranthaceae）植物桑寄生 *Taxillus chinensis*（DC.）Danser 的干燥带叶茎枝。又称广寄生、苦楝寄生。为较常用中药。主产于福建、广东、广西等地。冬季至次春采割，除去粗茎，切段，干燥，或蒸后干燥。

性状：茎枝圆柱形，有分枝，长 3~4cm，直径 0.2~1cm；表面灰褐色或红褐色，具细纵纹，并有多数细小突起的棕色皮孔；质坚硬，断面木部淡红棕色，射线明显，并可见年轮，髓部较小（图）。叶片多卷曲，具短柄，展平呈卵形或椭圆形，全缘，长 3~8cm，宽 2~5cm，表面黄褐色，幼叶被细茸毛，先端钝圆，基部圆形或宽楔形。气微，味涩。

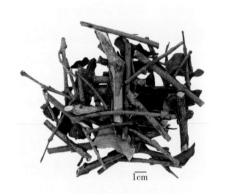

图　桑寄生药材

主要成分：含槲皮素（quercetin），广寄生苷（avicularin），d-儿茶素（d-catechol），金丝桃苷（hyperin）等。

鉴定试验：①横切面镜检可见：表皮细胞有时残存，木栓层为 10 余列细胞；皮层窄，老茎有石细胞群；中柱鞘部位有石细胞群和纤维束，断续环列，韧皮部甚窄，射线散有石细胞；束内形成层明显，近髓部也可见石细胞；导管单个散列或 2~3 个相聚；髓部有石细胞群。②粉末淡黄棕色。镜检可见：石细胞；草酸钙方晶；导管。③粉末甲醇-水（1：1）提取液浓缩，加稀硫酸 0.5ml，回流提取液用乙酸乙酯萃取两次，合并萃取液并浓缩，作为供试品溶液，以槲皮素对照品作对照。按薄层色谱法，以甲苯（水饱

和）-甲酸甲酯-甲酸（5：4：1）为展开剂，展开，取出，晾干，喷以 5% 的三氯化铝乙醇溶液，置紫外光灯（365nm）下检视。供试品色谱中，在与对照品色谱相应的位置上，显相同颜色的荧光斑点。

功效及应用：祛风湿，补肝肾，强筋骨，安胎元。用于风湿痹痛，腰膝酸软，筋骨无力，崩漏经多，妊娠漏血，胎动不安，头晕目眩。现代研究证实，桑寄生具有降压、利尿、扩血管、抗惊厥、抗病毒、抗血栓等作用。常用方药为独活寄生丸，平肝舒络丸。

（李成义）

huíjìshēng

槲寄生（Visci Herba）　桑寄生科（Loranthaceae）植物槲寄生 *Viscum coloratum*（Komar.）Nakai 的干燥带叶茎枝。又称北寄生。为较常用中药。主产于中国的东北、华北等地。冬季至次春采割，除去粗茎，切段，干燥，或蒸后干燥。

性状：呈圆柱形，2~5 个叉状分枝，长约 30cm，直径 0.3~1cm；表面黄绿色、金黄色或黄棕色，有纵皱纹；节膨大，节上有分枝或枝痕（图）。体轻，质脆，易折断，断面皮部黄色，木部色较浅，放射状，髓部常偏向一边。叶对生于枝梢，无柄，易脱落；长椭圆状披针形，长 2~7cm，宽 0.5~1.5cm；先端钝圆，基部楔形，全缘；表面黄绿色，有细皱纹，主脉 5 条，中间 3 条明显；革质。味微苦，嚼之有黏性。

主要成分及分析：含齐墩果酸（oleanolic acid）、β-乙酸香树脂素酯（β-amyrin acetate）、内消旋肌醇（mesoinositol）及黄槲寄

生苷 A、B，高黄槲寄生苷 B、紫丁香苷（syringin）、羽扇豆醇（lupeol）、肉豆蔻酸（myristic acid）。高效液相色谱法测定，干燥品含紫丁香苷（$C_{17}H_{24}O_9$）不得少于 0.040%。

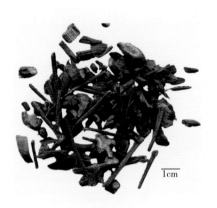

图　槲寄生药材

鉴定试验：①茎横切面镜检可见：表皮细胞长方形，外被黄绿色角质层；皮层较宽广，纤维数十个成束；老茎石细胞甚多；韧皮部较窄；形成层不明显，髓明显；薄壁细胞含草酸钙簇晶和少数方晶。②粉末淡黄色。镜检可见：表皮碎片；气孔；纤维束；草酸钙簇晶；石细胞。③粉末乙醇提取液作为供试品溶液，以齐墩果酸对照品作对照。按薄层色谱法，以环己烷-乙酸乙酯-冰醋酸（20：6：1）为展开剂，展开，取出，晾干，喷以 10% 硫酸乙醇溶液，在 80℃加热至斑点显色清晰。供试品色谱中，在与对照品色谱相应的位置上，显相同颜色的荧光斑点。

功效及应用：同桑寄生。现代研究证实，槲寄生有降压，增加冠脉血流量，减慢心率，对心肌收缩力呈先抑制后增强，抗心肌缺血，抗心律失常，改善微循环，抗血小板凝聚，抗肿瘤作用。常用方药为槲寄生注射液。

（李成义）

tiānxiānténg

天仙藤（Aristolochiae Herba）

马兜铃科（Aristolochiaceae）植物马兜铃 Aristolochia debilis Sieb. et Zucc. 或北马兜铃 Aristolochia contorta Bge. 的干燥地上部分。又称都淋藤、三百两银、兜铃苗、马兜铃藤。为较常用中药。主产于浙江、江苏、湖北、河北、陕西、江西、河南等地。秋季采割，除去杂质，晒干。

性状：茎呈细长圆柱形，略扭曲，直径 1~3mm；表面黄绿色或黄褐色，有棱脊及节，节间长短不等；质脆，易折断，断面有数个大小不等的维管束。叶互生，多皱缩、破碎，完整叶片三角状狭卵形或三角状宽卵形，基部心形，暗绿色或淡黄色，基生脉明显；叶柄细长（图）。气清香，微淡。以茎细带叶、色青绿者为佳。

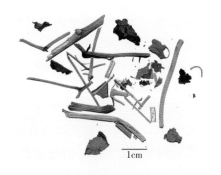

图　天仙藤药材

主要成分及分析：含马兜铃酸Ⅰ（aristolochic acid）、木兰花碱（magnoflorine）、β-谷固醇（β-sitosterol）、7-羟基-马兜铃酸 A（7-hydroxy-aristolochic acid A）、7-甲氧基-马兜铃酸 A（7-methoxy-aristolochic acid A）、马兜铃酸 C6-甲醚（aristolochic acid C6-methyl ether）、马兜铃酸 D6-甲醚（aristolochic acid D6-methyl ether）、马兜铃酸 A 甲酯（aristolochic acid A methyl ester）、马兜铃内酰胺-N-己糖苷（aristolochamine-N-hexoside）和一种季铵盐的生物碱。热浸法测定，水溶性浸出物不得少于 16.0%。高效液相色谱法测定，干燥品含马兜铃酸Ⅰ（$C_{17}H_{11}NO_7$）不得过 0.01%。

鉴定试验：①茎横切面镜检可见：表皮细胞 1 列，外被角质层；皮层较窄；中柱鞘纤维 6~10 余层，连接成环，外侧纤维壁厚，内侧逐渐变薄；维管束数个，大小不等；形成层成环；导管类圆形，直径 10~170μm；中央有髓。②粉末乙醇提取液作为供试品溶液，以天仙藤对照药材作对照。照薄层色谱法，以甲苯-乙酸乙酯-水-甲酸（35：30：1：1）的上层溶液为展开剂，展开，取出，晾干，置紫外光灯（365nm）下检视。供试品色谱中，在与对照药材色谱相应的位置上，显相同颜色的斑点。

功效及应用：行气活血，通络止痛。用于脘腹刺痛，风寒湿痹。现代研究证实，天仙藤具有止咳、平喘、祛痰、抗炎、抗菌作用。

（李成义）

biānxù

萹蓄（Polygoni Avicularis Herba）

蓼科（Polygonaceae）植物萹蓄 Polygonum aviculare L. 的干燥地上部分。又称扁竹、扁筑。为较常用中药。中国大部分地区均产。夏季叶茂盛时采收，除去根和杂质，晒干。

性状：茎呈圆柱形而略扁，有分枝，一般长 15~40cm，直径 0.2~0.3cm。表面灰绿色或棕红色，有细密微突起的纵纹（图）；节部稍膨大，有浅棕色膜质的托叶鞘，节间长约 3cm；质硬，易折断，断面髓部白色。叶互生，近无柄或具短柄，叶片多脱落或皱缩、破碎，完整者展平后呈披针形，全缘，两面均呈棕绿色或灰绿色。气微，味微苦。

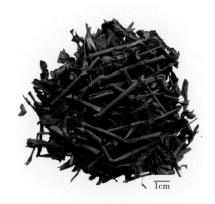

图　萹蓄药材

主要成分及分析：含萹蓄苷（avivcularin）、槲皮苷（quercitrin）、槲皮素（quercetin）、杨梅苷（myricetrin）、牡荆素（vitexin）、异牡荆素（isovitexin）、木犀草素（luteolin）、鼠李糖-3-半乳糖苷（rhamnetin-3-galactoside）、金丝桃苷（hyperin）等。高效液相色谱法测定，干燥品含杨梅苷（$C_{21}H_{20}O_{12}$）不得少于 0.030%。

鉴定试验：①茎横切面镜检可见：表皮细胞 1 列，内含棕黄色物；皮层为数列薄壁细胞，角棱处有下皮纤维束；中柱鞘纤维束断续排列成环；韧皮部较窄；形成层成环；木质部导管单个散列，木纤维发达；髓较大；薄壁组织间有分泌细胞；有的细胞含草酸钙簇晶。②叶表面观镜检可见：上、下表皮细胞垂周壁微弯曲或近平直，呈细小连珠状增厚，外平周壁表面均有角质线纹；气孔不定式，副卫细胞 2~4 个；叶肉组织中可见众多草酸钙簇晶。③粉末 60% 乙醇提取液作供试品溶液，以杨梅苷对照品作对照。

照薄层色谱法，以三氯甲烷-甲醇-甲酸（20∶5∶2）为展开剂，展开，取出，晾干，喷以三氯化铝试液，置紫外光灯（365nm）下检视。供试品色谱中，在与对照品色谱相应的位置上，显相同颜色的荧光斑点。

功效及应用：利尿通淋，杀虫，止痒。用于热淋涩痛，小便短赤，虫积腹痛，皮肤湿疹，阴痒带下。现代研究证实，萹蓄具有利尿、抗菌、利胆等作用。常用方药为肾石通颗粒，复方石韦胶囊。

（李成义）

gàngbǎnguī

杠板归（Polygoni Perfoliati Herba） 蓼科（Polygonaceae）植物杠板归 Polygonum perfoliatum L. 的干燥地上部分。为少常用中药。主产于江苏、浙江、福建、江西、广东、广西等地。夏季开花时采割，晒干。

性状：茎略呈方柱形，有棱角，多分枝，直径可达 0.2cm；表面紫红色或紫棕色，棱角上有倒生钩刺，节略膨大，节间长 2～6cm，断面纤维性，黄白色，有髓或中空。叶互生，有长柄，盾状着生；叶片多皱缩，展平后呈近等边三角形，灰绿色至红棕色，下表面叶脉及叶柄均有倒生钩刺；托叶鞘包于茎节上或脱落。短穗状花序顶生或生于上部叶腋，苞片圆形，花小，多萎缩或脱落。气微，茎味淡，叶味酸。杠板归药材见图。

主要成分及分析：全草含山柰酚（kaempferol）、槲皮素（quercetin）、香草酸（vanillic acid）、熊果酸（ursolic acid）和咖啡酸（caffeic acid）等。高效液相色谱法测定，干燥品含槲皮素（$C_{15}H_{10}O_7$）不得少于 0.15%。

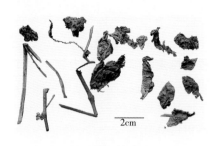

图　杠板归药材

鉴定试验：①茎横切片镜检可见：表皮 1 列细胞；皮层薄；中柱鞘纤维环状；韧皮部老茎具韧皮纤维；木质部导管成群；髓部细胞大或呈空腔。老茎的表皮、皮层细胞含红棕色物。②叶表面观镜检可见：非腺毛（单细胞）；气孔平轴式或不等式。③粉末石油醚提取液作为供试品溶液，以咖啡酸对照品作对照。按薄层色谱法，以甲苯-乙酸乙酯-甲酸（5∶3∶1）为展开剂，展开，取出，晾干，置紫外光灯（365nm）下检视。供试品色谱中，在与对照品色谱相应的位置上，显相同颜色的荧光斑点。

功效及应用：清热解毒，利水消肿，止咳。用于咽喉肿痛，肺热咳嗽，小儿顿咳，水肿尿少，湿热泻痢，湿疹，蛇虫咬伤。现代研究证实，杠板归对皮肤真菌、病毒疣有杀灭作用。常用方药为杠板归糖浆。

（李峰）

mǎchǐxiàn

马齿苋（Portulacae Herba） 马齿苋科（Portulacaceae）植物马齿苋 Portulaca oleracea L. 的干燥地上部分。又称空心苋。为较常用中药。中国各地均产。夏、秋二季采收，除去残根和杂质，洗净，略蒸或烫后晒干。

性状：多皱缩卷曲，常结成团。茎圆柱形，长可达30cm，直径 0.1～0.2cm。表面黄褐色，有明显纵沟纹。叶对生或互生，易破碎，完整叶片倒卵形，长 1～2.5cm，宽 0.5～1.5cm；绿褐色，先端钝平或微缺，全缘。花小，3～5 朵生于枝端，花瓣5，黄色。蒴果圆锥形，内含多数细小种子。气微，味微酸。马齿苋药材见图。

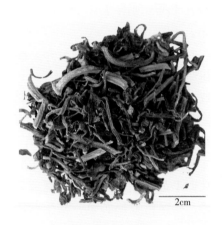

图　马齿苋药材

主要成分：鲜品含有去甲基肾上腺素（noradrenaline），全草含有左旋去甲基肾上腺素（l-noradrenaline）、多巴胺（dopamine），马齿苋素甲、乙等。

鉴定试验：①粉末灰绿色。镜检可见：草酸钙簇晶；气孔平轴式；内果皮石细胞；种皮细胞。②粉末加水，加甲酸调节 pH 值至 3～4，冷浸，滤过，滤液蒸干，残渣加水使溶解作为供试品溶液，以马齿苋对照药材作对照。按薄层色谱法，以水饱和正丁醇-冰醋酸-水（4∶1∶1）为展开剂，展开，取出，晾干，喷以 0.2% 茚三酮乙醇溶液，在 110℃加热至斑点显色清晰。供试品色谱中，在与对照药材色谱相应的位置上，显相同颜色的斑点。

功效及应用：清热解毒，凉血止血，止痢。用于热毒血痢，痈肿疔疮，湿疹，丹毒，蛇虫咬伤，便血，痔血，崩漏下血。现代研究证实，马齿苋具有抗菌、抗氧化、抗衰老、抗肿瘤，以及降血脂、降血糖作用。常用方药为复方马齿苋片。

（李　峰）

qúmài

瞿麦（Dianthi Herba）　石竹科（Caryophyllaceae）植物瞿麦 *Dianthus superbus* L. 或石竹 *Dianthus chinensis* L. 的干燥地上部分。又称剪刀花、十样景花。为常用中药。主产于河北、湖北及湖南等地。夏、秋二季花果期采割，除去杂质，干燥。

性状：①瞿麦茎圆柱形，上部有分枝，长 30～60cm；表面淡绿色或黄绿色，光滑无毛，节明显，略膨大，断面中空。叶对生，多皱缩，展平后叶片呈条形至条状披针形（图）。枝端具花及果实，花萼筒状，长 2.7～3.7cm；苞片 4～6，宽卵形，长约为萼筒的 1/4；花瓣棕紫色或棕黄色，卷曲，先端深裂成丝状。蒴果长筒形，与宿萼等长。种子细小，多数。气微，味淡。②石竹萼筒长 1.4～1.8cm，苞片长约为萼筒的 1/2；花瓣先端浅齿裂。

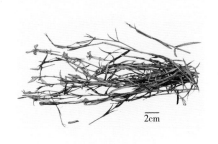

图　瞿麦药材

主要成分：含异红草素（isoorientin）等黄酮化合物，尚含瞿麦皂苷（dianthus saponin）A～D，花含丁香油酚（eugenol）。

鉴定试验：①石竹粉末黄绿色。镜检可见：晶纤维；草酸钙簇晶；非腺毛（1～11 个细胞）。瞿麦粉末黄绿色或黄棕色。镜检同石竹。②粉末甲醇提取液作为供试品溶液，以瞿麦和石竹对照药材作对照，分别点于同一聚酰胺薄膜上，以正丁醇-丙酮-乙酸-水（2∶2∶1∶16）为展开剂，展开，取出，晾干，喷以三氯化铝试液，置紫外光灯（365nm）下检视。供试品色谱中，在与瞿麦对照药材或石竹对照药材色谱相应的位置上，显相同颜色的荧光斑点。

功效及应用：利尿通淋，活血通经。用于热淋，血淋，石淋，小便不通，淋沥涩痛，经闭瘀阻。现代研究证实，瞿麦体外有抗泌尿生殖道沙眼衣原体活性。常用方药为栝楼瞿麦汤，瞿麦石淋汤。

（李　峰）

báiqūcài

白屈菜（Chelidonii Herba）　罂粟科（Papaveraceae）植物白屈菜 *Chelidonium majus* L. 的干燥全草。又称地黄连、土黄连。为较常用中药。主产于中国东北及内蒙古、河北、河南、山东、山西、江苏、江西、浙江、四川、陕西等地。夏、秋二季采挖，除去泥沙，阴干或晒干。

性状：根呈圆锥状，多有分枝，密生须根。茎干瘪中空，表面黄绿色或绿褐色，有的可见白粉。叶互生，多皱缩、破碎，裂片近对生，先端钝，边缘具不整齐的缺刻；上表面黄绿色，下表面绿灰色，具白色柔毛，叶脉上尤多。花瓣 4 片，卵圆形，黄色，雄蕊多数，雌蕊 1 个。蒴果细圆柱形；种子多数，卵形，细小，黑色。气微，味微苦。白屈菜药材见图。

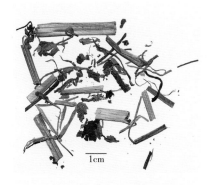

图　白屈菜药材

主要成分及分析：含白屈菜碱（chelidonine）、白屈菜红碱（chelirubine）、血根碱（sanguinarine）等生物碱；白屈菜酸（celandine acid）、苹果酸（malic acid）、柠檬酸（citric acid）等有机酸。高效液相色谱法测定，干燥品含白屈菜红碱（$C_{21}H_{18}NO_4^+$）不得少于 0.020%。

鉴定试验：①粉末绿褐色或黄褐色。镜检可见：纤维，多成束；导管；气孔不等式；非腺毛（1～10 个细胞组成）；果皮表皮细胞；草酸钙方晶。②粉末盐酸-甲醇（0.5∶100）提取液作为供试品溶液，以白屈菜对照药材和白屈菜红碱对照品作对照。按薄层色谱法，用甲苯-乙酸乙酯-甲醇（10∶2∶0.2）为展开剂，在紫外光灯（365nm）下检视。供试品色谱中，在与对照药材和对照品色谱相应的位置上，显相同颜色的荧光斑点。

功效及应用：解痉止痛，止咳平喘。用于胃脘挛痛，咳嗽气喘，百日咳。现代研究证实，白屈菜有镇痛、镇静、抑制平滑肌作用。常用方药为白屈菜注射液，白屈菜糖浆。

（李　峰）

kǔdìdīng

苦地丁（Corydalis Bungeanae Herba）　罂粟科（Papaveraceae）

植物紫堇 Corydalis bungeana 的干燥全草。又称地丁草。为常用中药。主产于河北、内蒙古、山东、辽宁、山西等地。夏季花果期采收，除去杂质，晒干。

性状：皱缩成团，长一般为10~30cm。主根圆锥形，表面棕黄色。茎细，多分枝，表面灰绿色或黄绿色，具5纵棱，质软，断面中空。叶多皱缩破碎，暗绿色或灰绿色。完整叶片二至三回羽状全裂。花少见，花冠唇形，有距，淡紫色。蒴果扁长椭圆形，呈荚果状。种子扁心形，黑色，有色泽。气微，味苦。苦地丁药材见图。

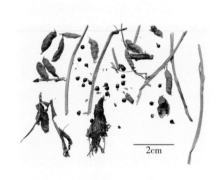

图　苦地丁药材

主要成分及分析：含生物碱类，如右旋或消旋紫堇灵（corynoline）、乙酰紫堇灵（acetyl corynoline）、四氢黄连碱（tetrahydrocoptisine）、普罗托品（protopine）。高效液相色谱法测定，干燥品含紫堇灵（$C_{21}H_{21}O_5N$）不得少于0.14%。

鉴定试验：①茎横切片镜检可见：表皮1列细胞，外被厚的角质层，气孔下陷；皮层棱脊处有多列厚角细胞；中柱鞘纤维环列，棱脊处纤维排成半月形；外韧维管束位于棱脊处；髓部较宽广，中央具大空腔。②粉末三氯甲烷提取液作为供试品溶液，以紫堇灵对照品作对照。按薄层色谱法，以环己烷-三氯甲烷-甲醇（7：2：1）为展开剂，展开，取出，晾干，喷以稀碘化铋钾试液。供试品色谱中，在与对照品色谱相应的位置上，显相同颜色的荧光斑点。

功效及应用：清热解毒，散结消肿。用于时疫感冒，咽喉肿痛，疔疮痈肿，痈疽发背，痄腮丹毒。现代研究表明，苦地丁有抗病毒、抑菌、镇痛、抗炎等作用。常用方药为感冒清热颗粒。

（李　峰）

wǎsōng

瓦松（Orostachyis Fimbriatae Herba）　景天科（Crassulaceae）植物瓦松 Orostachys fimbriatus (Turcz.) Berg. 的干燥地上部分。又称昨叶荷草。为较常用中药。中国大部分地区均有分布。夏、秋二季花开时采收，除去根及杂质，晒干。

性状：茎呈细长圆柱形，长5~27cm，直径2~6mm，表面灰棕色，具多数突起的残留叶基，有明显的纵棱线。叶多脱落，破碎或卷曲，灰绿色。圆锥花序，小花白色或粉红色，花梗长约5cm（图）。体轻质脆，易碎。气微，味酸。

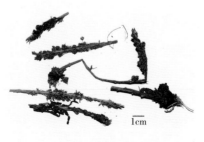

图　瓦松药材

主要成分及分析：含山奈素（kaempferol）、槲皮素（quercetin）、山奈素-7-鼠李糖苷（kaempferol-7-rhamnoside）、山奈素-3-葡萄糖-7-鼠李糖苷（kaempferol-3-glucose-7-rhamnoside）。高效液相色谱法测定，干燥品含槲皮素（$C_{15}H_{10}O_7$）和山奈素（$C_{15}H_{10}O_6$）的总量不得少于0.020%。

鉴定试验：①茎横切片镜检可见：表皮1列细胞，外被角质层；皮层有分泌细胞散在；维管束外韧型；形成层环状；木质部导管排列整齐；髓部较大，细胞常含红棕色物。②粉末以甲醇-25%盐酸溶液（4：1）混合溶液提取液作为供试品溶液，以瓦松对照药材和山奈素对照品作对照。按薄层色谱法，以甲苯-乙酸乙酯-甲酸（25：20：1）为展开剂，展开，取出，晾干，喷10%三氯化铝乙醇溶液，在紫外光灯（365nm）下检视。供试品色谱中，在与对照药材和对照品色谱相应的位置上，显相同颜色的荧光斑点。

功效及应用：凉血止血，解毒，敛疮。用于血痢，便血，痔血，疮口久不愈合。现代研究证实，瓦松具有抗菌、抗炎等作用。常用方药为瓦松栓，瓦松消肿止痛液，瓦松膜剂。

（李　峰）

chuípéncǎo

垂盆草（Sedi Herba）　景天科（Crassulaceae）植物垂盆草 Sedum sarmentosum Bunge 的干燥全草。又称狗牙半支、石指甲、半支莲、养鸡草。为较常用中药。主产于中国的吉林、河北、陕西、四川及华东等地区。夏、秋二季采收，除去杂质，干燥。

性状：茎纤细，长可达20cm以上，部分节上可见纤细的不定根。3叶轮生，叶片倒披针形至矩圆形，绿色，肉质，长1.5~2.8cm，宽0.3~0.7cm，先端近急尖，基部急狭，有距。气微，味微苦。垂盆草药材见图。

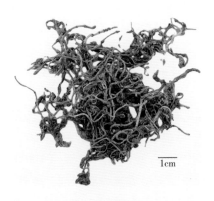

图　垂盆草药材

主要成分及分析：含槲皮素（quercetin），山柰素（kaempferide），异鼠李素（isorhamnetin），消旋甲基异石榴皮碱（methylisopelletierine），二氧异石榴皮碱（dihydroisopelletierine），3-甲酸-1,4-二羟基二氢吡喃（3-formyl-1,4-dihydroxy-dihydropyran），垂盆草苷（sarmentosine），β-谷固醇（β-sitosterol），甘露醇（mannitol），以及氨基酸及葡萄糖、果糖和景天庚糖（sedoheptulose）。高效液相色谱法测定，干燥品含槲皮素（$C_{15}H_{10}O_7$）、山柰素（$C_{15}H_{10}O_6$）和异鼠李素（$C_{15}H_{12}O_7$）的总量不得少于0.10%。

鉴定试验：①茎的横切面镜检可见：表皮细胞长方形；中柱小，维管束外韧型，导管类圆形；髓部呈三角状，细胞多角形；紧靠韧皮部细胞和髓部细胞中含红棕色分泌物。②粉末甲醇提取液作为供试品溶液，以垂盆草对照药材作对照。按薄层色谱法，以环己烷-乙酸乙酯（40∶1）为展开剂，展开，取出，晾干，喷以5%磷钼酸乙醇溶液，105℃加热至斑点显色清晰。供试品色谱中，在与对照药材色谱相应的位置上，

显相同颜色的斑点。

功效及应用：利湿退黄，清热解毒。用于湿热黄疸，小便不利，痈肿疮疡。现代研究证实，垂盆草有保肝降酶、抗菌，显著抑制细胞免疫反应等作用。常用方药为垂盆草颗粒，复方益肝丸。

（李成义）

wěilíngcài

委陵菜（Potentillae Chinensis Herba）　蔷薇科（Rosaceae）植物委陵菜 *Potentilla chinensis* Ser. 的干燥全草。又称根头草。为较常用中药。主产于山东、辽宁。春季末抽茎时采挖，除去泥沙，晒干。

性状：根呈圆柱形或类圆锥形，略扭曲，有的有分枝，长5~17cm，直径0.5~1cm；表面暗棕色或暗紫红色，有纵纹，粗皮易成片状剥落；根头部稍膨大；质硬，易折断，断面皮部薄，暗棕色，常与木部分离，射线呈放射状排列。叶基生，单数羽状复叶，有柄；小叶狭长椭圆形，边缘羽状深裂，下表面及叶柄均密被灰白色柔毛（图）。气微，味涩、微苦。

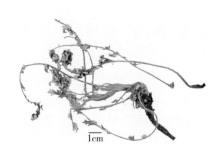

图　委陵菜药材

主要成分及分析：含鞣质（tannins）、没食子酸（gallic acid）等。热浸法测定，用稀乙醇作溶剂，醇溶性浸出物不得少于19.0%。

鉴定试验：①粉末灰褐色。镜检可见：非腺毛（单细胞）；草酸钙簇晶；木纤维；木栓细胞含黄棕色物。②粉末乙醇提取液作为供试品溶液，以委陵菜对照药材和没食子酸对照品作对照。按薄层色谱法，以甲苯-甲酸乙酯-甲酸（5∶4∶1）为展开剂，展开，取出，晾干，喷以2%三氯化铁溶液与铁氰化钾试液的等量混合溶液。供试品色谱中，在与对照药材和对照品色谱相应的位置上，显相同颜色的荧光斑点。

功效及应用：清热解毒，凉血止痢。用于赤痢腹痛，久痢不止，痔疮出血，痈肿疮毒。现代研究证实，委陵菜具有抗菌、抗病毒的作用。常用方药为委陵菜水煎剂。

（李峰）

fānbáicǎo

翻白草（Potentillae Discoloris Herba）　蔷薇科（Rosaceae）植物翻白草 *Potentilla discolor* Bge. 的干燥全草。为较常用中药。中国各地均产，主产于河北、北京、安徽等地。夏、秋二季开花前采挖，除去泥沙和杂质，干燥。

性状：块根呈纺锤形或圆柱形，长4~8cm，直径0.4~1cm；表面黄棕色或暗褐色，有不规则扭曲沟纹；质硬而脆，折断面平坦，呈灰白色或黄白色。基生叶丛生，单数羽状复叶，叶长椭圆形，多皱缩弯曲，展平后长4~13cm；小叶5~9片，柄短或无，长圆形或长椭圆形，叶缘有圆盾锯齿，顶端小叶片较大，上表面暗绿色或灰绿色，下表面密被白色或灰白色绒毛，有时并有长柔毛（图）。气微，味甘、微涩。

主要成分及分析：含鞣质（tannins）、黄酮（flavone）等。热浸法测定，用乙醇作溶剂，醇

溶性浸出物不得少于 4.0%。

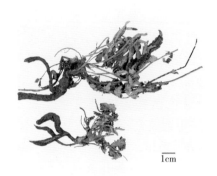

图　翻白草药材

鉴定试验：①粉末黄棕色。镜检可见：气孔不定式或不等式；腺毛（头部单细胞，柄 2~3 个细胞）；非腺毛（单细胞）。②粉末甲醇提取液作为供试品溶液，以翻白草对照药材作对照。按薄层色谱法，以甲苯-甲酸乙酯-甲酸（5:4:1）为展开剂，展开，取出，晾干，喷以 2% 三氯化铝乙醇溶液，置紫外光灯（365nm）下检视。供试品色谱中，在与对照药材色谱相应的位置上，显相同颜色的荧光斑点。

功效及应用：清热解毒，止痢，止血。用于湿热痢疾，痈肿疮毒，血热吐衄，便血。现代研究证实，翻白草有抗菌作用。常用方药为翻白草水煎剂。

（李　峰）

xiānhècǎo

仙鹤草（Agrimoniae Herba）

蔷薇科（Rosaceae）植物龙牙草 *Agrimonia pilosa* Ledeb. 的干燥地上部分。又称瓜香草、黄龙尾、铁胡蜂。为较常用中药。主产于中国的浙江、江苏、湖北，销国内并出口；此外，中国大部分地区亦产，多自产自销。夏、秋二季茎叶茂盛时采割，除去杂质，干燥。

性状：药材长 50~100cm，全体被白色柔毛。茎下部圆柱形，茎下部红棕色，上部绿褐色；直径 4~6mm；茎有纵沟及棱线，节明显，上部方柱形，四面略凹陷。单数羽状复叶互生，皱缩卷曲；叶片大小两种，暗绿色，相间生于叶轴上，顶端小叶较大，完整小叶片展平后呈卵形或长椭圆形；先端尖，基部楔形，边缘有锯齿；托叶 2，抱茎，斜卵形（图）。总状花序细长，花瓣黄色，花萼下部呈筒状，先端 5 裂。气微，味微苦。

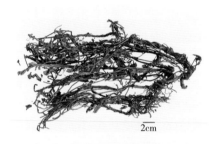

图　仙鹤草药材

主要成分：仙鹤草素（agrimonins），有仙鹤草甲素（agrimonin A）、仙鹤草乙素（agrimonin B）、仙鹤草丙素、仙鹤草丁素、仙鹤草戊素、仙鹤草己素等 6 种；木犀草素-7-葡萄糖苷（luteolin-7-glucoside）、芹菜素-7-葡萄糖苷（apigenin-7-glucoside）、槲皮素（quercetin）、大波斯菊苷（cosmosiin）、金丝桃苷（hyperoside）、芦丁（rutin）、儿茶素（catechin）。

鉴定试验：①叶横切面镜检可见：中脉向下凸出，维管束外韧型，呈新月状；上表皮有非腺毛，下表皮有非腺毛、腺毛和气孔；叶肉栅栏组织 2 列，不通过中脉，栅栏组织及叶脉薄壁组织中散有草酸钙簇晶。②叶粉末暗绿色。镜检可见：小腺毛；另有少数腺鳞，含油滴，柄单细胞；非腺毛单细胞；草酸钙簇晶众多；气孔不定式或不等式；上表皮细胞呈多角形，垂周壁平直。③取粉末少许，加石油醚超声提取，滤液蒸干，残渣加三氯甲烷溶液溶解，用 5% 氢氧化钠溶液振摇提取，弃三氯甲烷液，稀盐酸调 pH 值至 1~2，三氯甲烷振摇提取两次，浓缩，作为供试品溶液。以仙鹤草酚 B 对照品作对照。按薄层色谱法，以石油醚（60~90℃）-乙酸乙酯-醋酸（100:9:5）上层溶液为展开剂，展开，取出，晾干，喷以 10% 硫酸乙醇溶液，105℃ 加热至斑点显色清晰。供试品色谱中，在与对照品色谱相应的位置上，显相同颜色的斑点。

功效及应用：收敛止血，截疟，治痢，解毒，补虚。用于咯血、吐血，崩漏下血，疟疾，痈肿疮毒，阴痒带下，脱力劳伤。现代研究证实，仙鹤草具有抗肿瘤、降血糖、镇痛、抗炎、止血、降血压和抗疟等作用。常用方药为平消片，平消胶囊，复方仙鹤草肠炎胶囊。

（李成义）

guǎngjīnqiáncǎo

广金钱草（Desmodii Styracifolii Herba）

豆科（Leguminosae sp.）植物广金钱草 *Desmodium styracifolium* (Osb.) Merr. 的干燥地上部分。又称广东金钱草、假花生、马蹄草、银蹄草。为较常用中药。主产于广东，福建、广西、湖南等地亦产。夏、秋二季采割，除去杂质，晒干。

性状：茎呈圆柱形，长可达 1m，表面淡棕黄色，密被黄色伸展的短柔毛，质稍脆，易断，断面中部有髓。叶皱缩，易脱落，上面黄绿色至灰绿色，无毛，下表面具灰白色紧贴的绒毛，侧脉羽状；叶柄长 1~2cm，托叶 1 对，披针形，长约0.8cm（图）。气微香，味微甘。

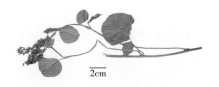

图　广金钱草药材

主要成分及分析：全草含黄酮类成分：槲皮素（quercetin），异槲皮苷（isoquercitrin）即槲皮素-3-*O*-葡萄糖苷（quercetin-3-*O*-glucoside），山奈酚（kaempferol），夏佛塔苷（schaftoside），三叶豆苷（trifolin）即山奈酚-3-*O*-半乳糖苷（kaempferol-3-*O*-galactoside），3,2′,4′,6′-四羟基-4,3′-二甲氧基查尔酮（3,2′,4′,6′-tetrahydroxy-4,3′-dimethoxychalcone），山奈酚-3-*O*-珍珠菜三糖苷（kaempferol-3-*O*-lysi-machiatrioside），山奈酚-3-*O*-葡萄糖苷（kaempferol-3-*O*-glucoside），鼠李柠檬素-3,4′-二葡萄糖（rhamnocitrin-3,4′-diglucoside），山奈酚-3-*O*-芸香糖苷（kaempferol-3-*O*-rutinoside），山奈酚-3-*O*-鼠李糖苷-7-*O*-鼠李糖基（1→3）-鼠李糖苷［kaempferol-3-*O*-rhamnoside-7-*O*-rhamnosyl（1→3）-rhamnoside］。高效液相色谱法测定，干燥品含夏佛塔苷（$C_{26}H_{28}O_{14}$）不得少于0.13%。

鉴定试验：①茎横切面镜检可见：表皮外被角质层，有时可见腺毛；皮层宽广，内皮层明显；中柱鞘纤维微木化，断续成环；韧皮部狭窄，老茎的木质部偶有纤维；髓常成为空腔。②粉末甲醇提取液作为供试品溶液，以夏佛塔苷对照品作对照。按薄层色谱法，以乙酸乙酯-丁酮-甲酸（5:1:1）为展开剂，展开，取出，晾干，喷以三氯化铝试液，置紫外光灯（365nm）下检视。供试品色谱中，在与对照品色谱相应的位置上，显相同颜色的荧光斑点。

功效及应用：利湿退黄，利尿通淋。用于黄疸尿赤，热淋，石淋，小便涩痛，水肿尿少。现代研究证实，广金钱草具有排石、抗炎等功效，对血管平滑肌及免疫系统有作用。常用方药为石淋通片。

（李成义）

jīgǔcǎo

鸡骨草（Abri Herba）　豆科（Leguminosae）植物广州相思子 *Abrus cantoniensis* Hance 的干燥全株。为较常用中药。主产于广东、广西等地。全年均可采挖，除去泥沙，干燥。

性状：根多呈圆锥形，上粗下细，有分枝，长短不一，直径0.5~1.5cm；表面灰棕色，粗糙，有细纵纹，支根极细，有的断落或留有残基；质硬。茎丛生，长50~100cm，直径约0.2cm；灰棕色至紫褐色，小枝纤细，疏被短柔毛。羽状复叶互生，小叶8~11对，多脱落，小叶矩圆形，长0.8~1.2cm，先端平截，有小突尖，下表面被伏毛。气微香，味微苦。鸡骨草药材见图。

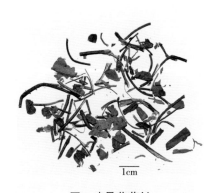

图　鸡骨草药材

主要成分及分析：含相思子碱（abrine）、胆碱（choline）。热浸法测定，用稀乙醇作溶剂，醇溶性浸出物不得少于6.0%。

鉴定试验：①粉末灰绿色。镜检可见：非腺毛（单细胞）；气孔平轴式；草酸钙方晶；石细胞；晶纤维。②粉末甲醇提取液作为供试品溶液，以相思子碱对照品作对照。按薄层色谱法，以正丁醇-乙酸-水（4:1:5）的上层为展开剂，展开，取出，晾干，喷以茚三酮溶液，在105℃加热至斑点显色清晰。供试品色谱中，在与对照品色谱相应的位置上，显相同颜色的荧光斑点。

功效及应用：利湿退黄，清热解毒，疏肝止痛。用于湿热黄疸，胁肋不舒，胃脘胀痛，乳痈肿痛。现代研究证实，鸡骨草有抗炎、体外抑菌活性。常用方药为复方鸡骨草胶囊。

（李　峰）

lǎoguàncǎo

老鹳草（Erodii Herba；Geranii Herba）　牻牛儿苗科（Geraniaceae）植物牻牛儿苗 *Erodium stephanianum* Willd.、老鹳草 *Geranium wilfordii* Maxim. 或野老鹳草 *Geranium carolinianum* L. 的干燥地上部分。前者习称"长嘴老鹳草"，后两者习称"短嘴老鹳草"。为较常用中药。中国除华南地区外均有分布。夏、秋二季果实近成熟时采割，捆成把，晒干。

性状：①长嘴老鹳草茎长30~50cm，直径0.3~0.7cm；多分枝，节膨大。表面灰绿色或带紫色，有纵沟纹及稀疏茸毛。质脆，断面黄白色，中空。叶对生，具细长叶柄；叶片卷曲皱缩，质脆易碎，完整者为二回羽状深裂。果实长圆形，长0.5~1cm；宿存花柱长2.5~4cm，形似鹳喙，有的裂成 5 瓣，呈螺旋形卷曲。气微，味淡。②短嘴老鹳草茎较细，略短。叶片圆形，3 或 5 深裂，裂片较宽，边缘具缺刻。果实球形，长 0.3～0.5cm。花柱长 1～1.5cm，有的 5 裂向上卷曲呈伞形。野老鹳草叶片掌状 5～7 深裂，裂片条形，每裂片又 3～5 深裂。老鹳草药材见图。

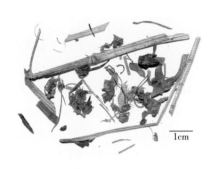

图　老鹳草药材

主要成分及分析：长嘴老鹳草含牻牛儿苗醇（geraniol）、槲皮素（quercetin）；短嘴老鹳草含鞣质（tannin）。热浸法测定，水溶性浸出物含量不得少于 18.0%。

鉴定试验：长嘴老鹳草粉末灰棕色。镜检可见：非腺毛（单细胞）；腺毛（头部类圆形或长圆形，单细胞，柄 1～4 个细胞）；草酸钙簇晶；草酸钙方晶；螺纹及环纹导管。

功效及应用：祛风湿，通经络，止泻痢。用于风湿痹痛，麻木拘挛，筋骨酸痛，泄泻痢疾。现代研究证实，老鹳草有抗病毒、止泻、抗氧化作用。常用方药为老鹳草软膏，老鹳草汤。

（李　峰）

dìjǐncǎo

地锦草（Euphorbiae Humifusae Herba）

大戟科（Euphorbiaceae）植物地锦 *Euphorbia humifusa* Willd. 或斑地锦 *Euphorbia maculata* L. 的干燥全草。为少常用中药。地锦中国各地均有分布；斑地锦主产于山东、江苏、安徽等地。夏、秋二季采收，除去杂质，晒干。

性状：①地锦常皱缩卷曲，根细小。茎细，呈叉状分枝，表面带紫红色，光滑无毛或疏生白色细毛；质脆，易折断，断面黄白色，中空。单叶对生，具淡红色短柄或几无柄；叶片多皱缩或已脱落，展平后呈长椭圆形，长 5～10mm，宽 4～6mm；绿色或带紫红色，通常无毛或疏生细柔毛；先端钝圆，基部偏斜，边缘具小锯齿或呈微波状。杯状聚伞花序腋生，细小。蒴果三棱状球形，表面光滑。种子细小，褐色。气微，味微涩。②斑地锦叶上表面具红斑，蒴果被稀疏白色短柔毛。地锦草药材见图。

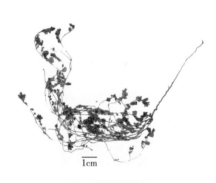

图　地锦草药材

主要成分及分析：含黄酮类化合物，如槲皮素苷（quercetin glycoside）和山奈素苷（kaempferide glycosides）；叶含鞣质，如没食子酸（gallic acid）和焦性儿茶酚（coking catechol）。高效液相色谱法测定，干燥品含槲皮素（$C_{15}H_{10}O_7$）不得少于 0.10%。

鉴定试验：①粉末绿褐色。镜检可见：非腺毛（3～8 个细胞）；分枝状乳汁管；气孔不等式。斑地锦与地锦草粉末的区别是：非腺毛多数，乳汁管内含颗粒状及板片状物质。②粉末 80% 甲醇提取液作为供试品溶液，以槲皮素对照品作对照。按薄层色谱法，以甲苯–乙酸乙酯–甲酸（5：4.5：0.5）为展开剂，展开，取出，晾干，喷以 3% 三氯化铝乙醇溶液，在 105℃加热数分钟，置紫外光灯（365nm）下检视。供试品色谱中，在与对照品色谱相应的位置上，显相同颜色的荧光斑点。

功效及应用：清热解毒，凉血止血，利湿退黄。用于痢疾，泄泻，咯血，尿血，便血，崩漏，疮疖痈肿，湿热黄疸。现代研究证实，地锦草有抗炎、抗菌、抗病毒等作用。常用方药为地锦草软膏，地锦草片。

（李　峰）

zǐhuādìdīng

紫花地丁（Violae Herba）

堇菜科（Violaceae）植物紫花地丁 *Viola yedoensis* Makino 的干燥全草。又称铧头草、光瓣堇菜。为常用中药。主产于江苏、浙江及东北地区。春、秋二季采收，除去杂质，晒干。

性状：多皱缩成团。主根淡黄棕色，长圆锥形，有细纵皱，直径 1～3mm。叶灰绿色，两面有毛，基生，展平后叶片呈披针形或卵状披针形，长 1.5～6mm，宽 1～2mm；先端钝，基部截形或稍心形，叶缘具钝锯齿，叶柄细，长 2～6mm。花紫堇色或淡棕色，花茎纤细，花瓣 5，花距细管状。蒴果椭圆形或 3 裂；种子淡棕色，种子多数。气微，味微苦而稍黏。紫花地丁药材见图。

主要成分及分析：全草含棕榈酸（palmitic acid），对羟基苯甲酸（*p*-hydroxybenzoic acid），反

式对羟基桂皮酸（*trans-p*-hydroxybenzoic acid），琥珀酸（succinic acid），地丁酰胺（violyedoenamide），山奈酚-3-*O*-吡喃鼠李糖苷（kaempferol-3-*O*-rhamnopyranoside）等。

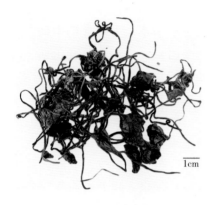

图　紫花地丁药材

鉴定试验：①叶横切面镜检可见：上表皮细胞较大，内壁黏液化，常膨胀呈半圆形；下表皮细胞较小，偶有黏液细胞，上、下表皮有单细胞非腺毛；栅栏细胞2～3列；海绵细胞类圆形；主脉维管束外韧型。②叶表面镜检可见：上表皮细胞垂周壁平直，有串珠状增厚；气孔为不等式；上、下表皮均有单细胞非腺毛。③粉末甲醇提取液蒸干，加热水溶解，滤过，滤液蒸干，甲醇溶解作为供试品溶液。以紫花地丁对照药材作对照。按薄层色谱法，以甲苯-乙酸乙酯-甲酸（5：3：1）的上层溶剂为展开剂，展开，取出，晾干，置紫外光灯（365nm）下检视。供试品色谱中，在与对照药材色谱相应的位置上，显3个相同颜色的荧光主斑点。

功效及应用：清热解毒，凉血消肿。用于疔疮肿毒，痈疽发背，丹毒，毒蛇咬伤。现代研究证实，紫花地丁有止血、抗菌、抗炎、杀虫等作用。常用方药为复方瓜子金颗粒，消炎退热颗粒。

（李成义）

suǒyáng
锁阳（Cynomorii Herba）　锁阳科（Cynomoriaceae）植物锁阳 *Cynomorium songaricum* Rupr. 的干燥肉质茎。又称地毛球、锈铁锤。为常用中药。主产于内蒙古、陕西、青海、甘肃、新疆等地。春季采挖，除去花序，切段，晒干。

性状：呈扁圆柱形，微弯曲，多切成段，长5～15cm，直径1.5～5cm。表面棕色或棕褐色，粗糙，有众多明显纵沟及不规则凹陷，有的残存黑棕色鳞片，栓皮脱落处具细纵纹（图）。质硬，难折断，断面浅棕色或棕褐色，有散列呈黄色三角状凸起的维管束小点。气微，味甘而涩。

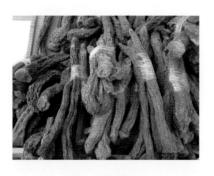

图　锁阳药材

主要成分：全草含锁阳萜（cynoterpene），乙酰熊果酸（acetylursolic acid），熊果酸（ursolic acid）。挥发油中含链烷烃混合物，甘油酯；固醇包含 β-谷固醇、菜籽固醇等；还含有鞣质及氨基酸。

鉴定试验：①茎横切面镜检下可见：棕黄色的木栓层细胞；散列或呈径向排列的维管束；含淀粉粒的薄壁细胞。②粉末乙酸乙酯提取液作为供试品溶液，以熊果酸对照品作对照。按薄层色谱法，用甲苯-乙酸乙酯-甲酸（20：4：0.5）展开，取出，晾干，喷以10%硫酸乙醇溶液，加热至斑点显色清晰。供试品色谱中，在与对照品色谱相应的位置上，显相同的紫红色斑点。

功效及应用：补肾阳，益精血，润肠通便。用于肾虚阳痿，遗精早泄，下肢痿软，肠燥便秘。现代研究证实，锁阳有增加雄性内分泌功能和增强体液免疫功能。常用方药为虎潜丸。

（陈随清）

jīxuěcǎo
积雪草（Centellae Herba）　伞形科（Umbelliferae）植物积雪草 *Centella asiatica*（L.）Urb. 的干燥全草。为较常用中药。主产于广东、广西、江苏、浙江等地。夏、秋二季采收，除去泥沙，晒干。

性状：常卷缩成团状。根呈圆柱形，一般长2～4cm，直径1～1.5cm，表面浅黄色或灰黄色。茎细长弯曲，黄棕色。有细纵皱纹。叶片多皱缩、破碎，完整者展平后呈近圆形或肾形，直径1～4cm，灰绿色，边缘有粗钝齿，叶柄扭曲，长3～6cm。伞形花序腋生，短小。双悬果扁圆形，有明显隆起的纵棱及细网纹，果梗甚短。气微，味淡。积雪草药材见图。

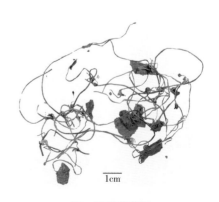

图　积雪草药材

主要成分及分析：含积雪草酸（asiatic acid）、积雪草苷（asiaticoside）、羟基积雪草苷（madecassoside）、桦木酸（betulinic acid）等。高效液相色谱法测定，干燥品含积雪草苷（$C_{48}H_{78}O_{19}$）和羟基积雪草苷（$C_{48}H_{78}O_{20}$）的总量不得少于 0.80%。

鉴定试验：①茎横切片镜检可见：表皮 1 列细胞；下方为 4～5 列厚角细胞；外韧维管束 6～8 个；束间形成层明显；木质部导管径向排列；髓部细胞大；皮层、射线可见分泌道。②粉末乙醇提取液作为供试品溶液，以积雪草苷和羟基积雪草苷对照品作对照。按薄层色谱法，以三氯甲烷-甲醇-水（7：3：0.5）为展开剂，展开，取出，晾干，喷以 10% 硫酸乙醇溶液，在 105℃ 加热至斑点显色清晰。供试品色谱中，在与对照品色谱相应的位置上，显相同颜色的斑点。

功效及应用：清热利湿，解毒消肿。用于湿热黄疸，中暑腹泻，石淋血淋，痈肿疮毒，跌扑损伤。现代研究证实，积雪草苷可诱导肿瘤细胞凋亡，增强长春新碱抗肿瘤作用等。常用方药为三金片。

（李 峰）

ǎidìchá

矮地茶（Ardisiae Japonicae Herba） 紫金牛科（Myrsinaceae）植物紫金牛 Ardisia japonica（Tbunb.）Blume 的干燥全草。为较常用中药。主产于中国的陕西及长江流域以南各地。夏、秋二季茎叶茂盛时采挖，除去泥沙，干燥。

性状：根茎呈圆柱形，疏生须根。茎略呈扁圆柱形，稍扭曲，长 10～30cm，直径 0.2～0.5cm；表面红棕色，有细纵纹、叶痕及节；质硬，易折断。叶互生，集生于茎梢；叶片略卷曲或破碎，完整者展平后呈椭圆形，长 3～7cm，宽 1.5～3cm；灰绿色、棕褐色或浅红棕色，先端尖，基部楔形，边缘具细锯齿（图）；近革质。茎顶偶有红色球形核果。气微，味微涩。

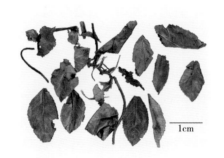

图 矮地茶（叶）药材

主要成分及分析：含岩白菜素（bergenin），密花醌（rapanone），紫金牛酚（ardisinol），冬青萜醇（hexol，橙皮苷（hesperidin）、杨梅树皮苷（myricitrin）。高效液相色谱法测定，干燥品含岩白菜素（$C_{14}H_{16}O_9$）不得少于 0.50%。

鉴定试验：①粉末棕褐色。镜检可见：淀粉粒；腺毛（1～2个细胞头，1～2个细胞柄）；不等式气孔；草酸钙方晶。②粉末甲醇提取液作为供试品溶液，以岩白菜素对照品作对照。按薄层色谱法，以二氯甲烷-乙酸乙酯-甲醇（5：4：2）为展开剂，展开，取出，晾干，喷以 1% 三氯化铁-1%铁氰化钾（1：1）的混合溶液，置紫外光灯（365nm）下检视。供试品色谱中，在与对照品色谱相应的位置上，显相同颜色的荧光斑点。

功效及应用：化痰止咳，清热利湿，活血化瘀。用于新久咳嗽，喘满痰多，湿热黄疸，经闭瘀阻，风湿痹痛，跌扑损伤。现代研究证实，矮地茶有抗菌、抗病毒、及抗炎等作用。常用方药为复方矮茶素片。

（李 峰）

jīnqiáncǎo

金钱草（Lysimachiae Herba）

报春花科（Primulaceae）植物过路黄 Lysimachia christinae Hance 的干燥全草。为较常用中药。主产于四川，长江流域及山西、陕西、云南、贵州等地亦产。夏、秋二季采收，除去杂质，晒干。

性状：常缠结成团，无毛或被疏柔毛，茎扭曲，表面棕色或暗棕红色，有纵纹，下部茎节上有时具须根。叶上表面灰绿色或棕褐色，下表面色较浅，对生，多皱缩，展平后呈宽卵形或心形，长 1～4cm，宽 1～5cm，叶柄长 1～4cm，主脉明显突起，用水浸后，对光透视可见黑色或褐色条纹；叶基微凹，全缘。有的带花，花黄色，单生叶腋，具长梗。蒴果球形。气微，味淡。金钱草药材见图。

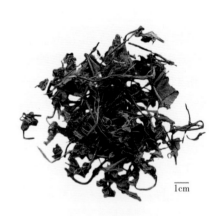

图 金钱草药材

主要成分及分析：含酚性成分、固醇、黄酮类、氨基酸、鞣质、挥发油、胆碱等。黄酮类有槲皮素、槲皮素-3-O-葡萄糖苷（quercetin-3-O-glucoside）、山奈素（kaempferide）、山奈酚（kaempferol）、山奈酚-3-O-半乳糖苷（kaempferol-3-O-galauctoside）和3,2′,4′,6′-四羟基-4,3′-二甲氧基查尔酮（3,2′,4′,6′-tetrahydroxy-4,3′-dimethoxychalcone）等。高效液相色谱法测定，干燥品含槲皮素（$C_{15}H_{10}O_7$）和山奈素（$C_{15}H_{10}O_6$）的总量不少于 0.10%。

鉴定试验 ①茎横切面镜检可见：表皮细胞外被角质层；栓内层宽广，内皮层明显；中柱鞘纤维断续排列成环，形成层不明显；韧皮部狭窄，木质部连接成环；髓常成空腔。②粉末 80% 甲醇提取液蒸干，加水溶解，乙醚振摇萃取两次，弃乙醚液，水溶液加稀盐酸，水浴回流，用乙酸乙酯萃取两次，滤液用水萃取两次，弃水溶液，乙酸乙酯溶液蒸干，残渣加甲醇溶解作为供试品溶液。以槲皮素和山奈素对照品作对照。按薄层色谱法，以甲苯-甲酸乙酯-甲酸（10∶8∶1）为展开剂，展开，取出，晾干，喷以 3% 三氯化铝乙醇溶液，在 105℃ 加热数分钟，置紫外光灯（365nm）下检视。供试品色谱中，在与对照品色谱相应的位置上，显相同颜色的荧光斑点。

功效及应用：利湿退黄，利尿通淋，解毒消肿。用于湿热黄疸，胆胀胁痛，石淋，热淋，小便涩痛，痈肿疔疮，蛇虫咬伤。现代研究证实，金钱草有排石、抗炎等功效，并对血管平滑肌及免疫系统有作用。常用方药为利胆片，利胆排石片，肝炎康复丸。

（李成义）

dāngyào

当药（Swertiae Herba） 龙胆科（Gentianaceae）植物瘤毛獐牙菜 *Swertia pseudochinensis* Hara 的干燥全草。为较常用中药。主产于吉林、河北、河南、山东、山西等地。夏、秋二季采挖，除去杂质，晒干。

性状：长 10～40cm。根呈圆锥形，黄色或黄褐色，断面类白色。茎方柱形，常具狭翅，多分枝，直径 1～2.5cm，长 2～7cm；黄绿色或黄棕色带紫色，节处略膨大；质脆，易折断，断面中空。叶对生，无柄；完整叶片展平后呈条状披针形，长 2～4cm，宽 0.3～0.4cm，先端渐尖，基部狭，全缘。圆锥状聚伞花序顶生或腋生，花萼 5 深裂，裂片线性，花冠淡蓝紫色或暗黄色，5 深裂，裂片内侧基部有 2 腺体，腺体周围有长毛。蒴果椭圆形。气微，味苦。当药药材见图。

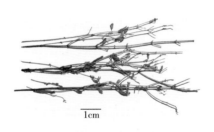

1cm

图 当药药材

主要成分及分析：含齐墩果酸（oleanolic acid）、獐牙菜苦苷（swertiamarin）、当药苷（chiratin）、龙胆苦苷（gentiopicin）等。高效液相色谱法测定，干燥品含当药苷（$C_{16}H_{22}O_9$）不得少于 0.070%；含獐牙菜苦苷（$C_{16}H_{22}O_{10}$）不得少于 3.5%。

鉴定试验：①取花冠里侧基部腺体周围的细毛，镜检表面可见瘤状突起。②粉末甲醇提取液作为供试品溶液，以獐牙菜苦苷和当药苷对照品作对照。按薄层色谱法，以三氯甲烷-甲醇-水（30∶10∶3）10℃ 以下放置的下层溶液为展开剂，展开，取出，晾干，在紫外光灯（254nm）下

检视。供试品色谱中，在与对照品色谱相应的位置上，显相同颜色的荧光斑点。

功效及应用：清湿热，健胃。用于湿热黄疸，胁痛，痢疾，腹痛，食欲不振。现代研究证实，当药有抗炎、中枢抑制作用。常用方药为当药片，愈肝片。

（李 峰）

mǎbiāncǎo

马鞭草（Verbenae Herba） 马鞭草科（Verbenaceae）植物马鞭草 *Verbena officinalis* L. 的干燥地上部分。又称凤颈草。为较常用中药。主产于湖北、江苏、贵州、广西等地。6～8 月花开时采割，除去杂质，晒干。

性状：茎呈方柱形，多分枝，四面有纵沟，长 0.5～1m；表面绿褐色，粗糙；质硬而脆，断面有髓或中空。叶对生，皱缩，多破碎，绿褐色，完整者展平后叶片 3 深裂，边缘有锯齿。穗状花序细长，有小花多数。气微，味苦。马鞭草药材见图。

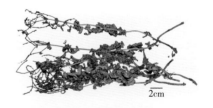

2cm

图 马鞭草药材

主要成分及分析：含马鞭草苷（verbenalin）、5-羟基马鞭草苷（5-hydroxyverbenalin）、熊果酸（ursolic acid）、齐墩果酸（oleanolic acid）、挥发油（volatile oil）、鞣质（tannins）等。高效液相色谱法测定，干燥品含齐墩果酸（$C_{30}H_{48}O_3$）和熊果酸（$C_{30}H_{48}O_3$）总量不得少于 0.30%。

鉴定试验：①粉末绿褐色。

镜检可见：长多角形或类长方形茎表皮细胞；叶下表皮细胞周壁波状弯曲；不定式或不等式气孔，副卫细胞 3～5 个；腺鳞头部 4 细胞，柄单细胞；单细胞非腺毛；类圆形或类圆三角形花粉粒，萌发孔 3 个。②粉末甲醇提取液作为供试品溶液，以马鞭草对照药材和熊果酸对照品作对照。按薄层色谱法，以环己烷-三氯甲烷-乙酸乙酯-冰醋酸（20：5：8：0.1）为展开剂，展开，取出，晾干，喷以 10%硫酸乙醇溶液，在 105℃加热至斑点显色清晰。供试品色谱中，在与对照药材色谱和对照品色谱相应的位置上，显相同颜色的斑点。

功效及应用：活血散瘀，解毒，利水，退黄，截疟。用于癥瘕积聚，痛经经闭，喉痹，痈肿，水肿，黄疸，疟疾。现代研究证实，马鞭草具有抗肿瘤、抗炎及抗微生物活性。常用方药为马鞭草合剂。

（李　峰）

jīngǔcǎo

筋骨草（Ajugae Herba）

唇形科（Labiatae）植物筋骨草 *Ajuga decumbens* Thunb. 的干燥全草。又称白毛夏枯草。为较常用中药。主产于江苏、安徽、浙江、上海、四川等地。春季花开时采收，除去泥沙，晒干。

性状：长 10～35cm，根细小，暗黄色，地上部分灰黄色或黄绿色，密被白色柔毛。细茎丛生，质较柔韧，不易折断。叶对生，多皱缩、破碎，完整叶片展平后呈匙形或倒卵状披针形，长 3～6cm，宽 1.5～2.5cm，绿褐色，边缘有波状粗齿，叶柄具狭翅（图）。轮伞花序腋生，小花二唇形，黄棕色。气微，味苦。

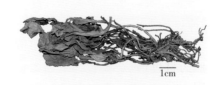

图　筋骨草药材

主要成分及分析：含蜕皮甾酮（ecdysterone），杯苋甾酮（cyasterone），筋骨草甾酮（ajugasterone）B、C；筋骨草内酯（ajugalactone）；木犀草素（luteolin）；筋骨草糖（ajugose）；哈巴苷（harpagide）；乙酰哈巴苷（acetylharpagide）。高效液相色谱法测定，干燥品含乙酰哈巴苷（$C_{17}H_{26}O_{11}$）不得少于 0.40%。

鉴定试验：①粉末灰黄色。镜检可见：直轴式气孔；非腺毛（2～10 个）；腺毛（头部圆形 1～2 个细胞，柄单细胞）；腺鳞。②粉末甲醇提取液作为供试品溶液，以乙酰哈巴苷和哈巴苷对照品作对照。按薄层色谱法，以乙酸乙酯-丙酮-甲酸-水（5：5：1：1）为展开剂，展开，取出，晾干，喷以香草醛硫酸试液。供试品色谱中，在与对照品色谱相应的位置上，显相同颜色的荧光斑点。

功效及应用：清热解毒，凉血消肿。用于咽喉肿痛，肺热咯血，跌打肿痛。现代研究证实，筋骨草有抗炎、抗菌及促红细胞生成作用。多捣汁鲜用。

（李　峰）

bànzhīlián

半枝莲（Scutellariae Barbatae Herba）

唇形科（Labiatae）植物半枝莲 *Scutellaria barbata* D. Don 的干燥全草。又称并头草、狭叶韩信草、牙刷草。为较常用中药。主产于中国南部、西南部及中部各地。夏、秋二季茎叶茂盛时采挖，洗净，晒干。

性状：长 15～40cm。根纤细。茎丛生，较细，方柱形；表面暗紫色或棕绿色。叶对生，有短柄；叶片多皱缩，展平后呈三角状卵形或披针形；先端钝，基部宽楔形，全缘或有少数不明显的钝齿。花单生于茎枝上部叶腋，花萼裂片钝或较圆；花冠二唇形，棕黄色或浅蓝紫色，被毛。果实扁球形，浅棕色。气微，味微苦。半枝莲药材见图。

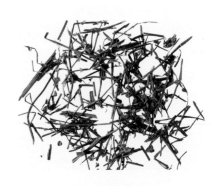

图　半枝莲药材

主要成分及分析：含黄酮类化合物，主要为野黄芩素（scutellarein）、野黄芩苷（scutellarin）、红花素（carthamidin）及异红花素（isocarthamidin）；另含二萜类、二萜内酯类化合物等。紫外-可见分光光度法，干燥品含总黄酮以野黄芩苷（$C_{21}H_{18}O_{12}$）计，不得少于 1.50%。高效液相色谱法测定，干燥品含野黄芩苷不得少于 0.20%。

鉴定试验：叶表面镜检可见：表皮细胞；非腺毛；腺鳞；腺毛；气孔。

功效及应用：清热解毒，化瘀利尿。用于疔疮肿毒，咽喉肿痛，跌扑伤痛，水肿，黄疸，蛇虫咬伤。现代研究证实，半枝莲有抗病原微生物和利尿作用。

（陈随清）

jīngjiè
荆芥（Schizonepetae Herba）

唇形科（Labiatae）植物荆芥 *Schizonepeta tenuifolia* Briq. 的干燥地上部分。又称假苏、四棱杆蒿。为常用中药。主产于河北、湖北、湖南、江苏、浙江等地。夏、秋二季花开到顶，穗绿时采割，除去杂质，晒干。

性状：茎呈方柱形，上部有分枝，长50~80cm，表面淡黄绿色或淡紫红色，被短柔毛（图）；体轻，质脆，断面类白色。叶对生，叶片3~5羽状分裂，裂片细长。穗状轮伞花序顶生，花冠多脱落，宿萼钟状，先端5齿裂，淡棕色或黄绿色，被短柔毛；小坚果棕黑色。气芳香，味微涩而辛凉。

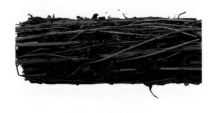

图　荆芥药材

主要成分及分析：全草含挥发油，油中主要成分为胡薄荷酮（pulegone）、薄荷酮（menthone）、异薄荷酮（isomenthone）和异胡薄荷酮（isopulegone）及少量右旋柠檬烯等。含挥发油不得少于0.60%（ml/g）。高效液相色谱法测定，干燥品含胡薄荷酮（$C_{10}H_{16}O$）不得少于0.020%。

鉴定试验：①粉末黄棕色。镜检可见：宿萼表皮细胞；腺鳞；小腺毛；非腺毛；外果皮细胞；内果皮石细胞；纤维。②粉末石油醚提取液作为供试品溶液，以荆芥对照药材作对照。按薄层色谱法，以正己烷－乙酸乙酯（17:3）为展开剂，展开，取出，晾干，喷以5%香草醛的5%硫酸乙醇溶液，在105℃加热至斑点显色清晰。供试品色谱中，在与对照药材色谱相应的位置上，显相同颜色的斑点。

功效及应用：解表散风，透疹，消疮。用于感冒，头痛，麻疹不出，荨麻疹，皮肤瘙痒，疮疡初起。现代研究证实，荆芥有解热降温、镇静镇痛、抗炎、抗菌和抗过敏作用。常用方药为荆防败毒散，银翘散，川芎茶调散，荆芥散。

（陈随清）

liánqiáncǎo
连钱草（Glechomae Herb）

唇形科（Labiatae）植物活血丹 *Glechoma longituba*（Nakai）Kupr. 的干燥地上部分。为较常用中药。主产于江苏、广东、四川、广西等地。春至秋季采收，除去杂质，晒干。

性状：长10~20cm，疏被短柔毛。茎呈方柱形，细而扭曲；表面黄绿色或紫红色，节上有不定根；质脆，易折断，断面常中空。叶对生，叶片多皱缩，展平后呈肾形或近心形，长1~3cm，灰绿色或绿褐色，边缘具圆齿；叶柄纤细，长4~7cm。轮伞花序腋生，花冠二唇形，长可达2cm。搓之气芳香，味微苦。连钱草药材见图。

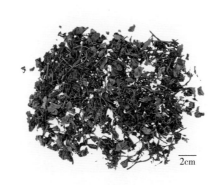

2cm

图　连钱草药材

主要成分及分析：含挥发油（volatile oils），以及熊果酸（ursolic acid）、木犀草素（luteolin）、β-谷固醇（β-sitosterol）、琥珀酸（succinic acid）、鞣质（tannins）、苦味质（amaroid）、胆碱（choline）等。热浸法测定，用稀乙醇作溶剂，醇溶性浸出物不得少于25.0%。

鉴定试验：①粉末灰绿色。镜检可见：非腺毛（多细胞）；腺鳞；小腺毛（头部单细胞，柄单细胞）；气孔直轴式；网纹导管或螺纹导管。②粉末70%甲醇提取液作为供试品溶液，以连钱草对照药材和木犀草素对照品作对照。按薄层色谱法，以环己烷－乙酸乙酯－甲酸（8:9:0.5）为展开剂，展开，取出，晾干，喷以3%三氯化铝乙醇溶液，在105℃加热数分钟，置紫外光灯（365nm）下检视。供试品色谱中，在与对照药材和对照品色谱相应的位置上，显相同颜色的荧光斑点。

功效及应用：利湿通淋，清热解毒，散瘀消肿。用于热淋，石淋，湿热黄疸，疮痈肿痛，跌扑损伤。现代研究证实，连钱草具有抗菌活性。常用方药为排石颗粒。

（李　峰）

dúyīwèi
独一味（Lamiophlomis Herba）

唇形科（Labiatae）植物独一味 *Lamiophlomis rotata*（Benth.）Kudo. 的干燥带花序的地上部分。又称巴拉努努、吉布孜。为少常用中药，系藏族习用药材。主产于四川、云南及西藏。秋季花果期采割，洗净，晒干。

性状：叶莲座状交互对生，卷缩，展平后呈扇形或三角状卵形；先端钝或圆形，基部浅心形或下延成宽楔形，边缘具圆齿；上表面绿褐色，下表面灰绿色。

果序略呈塔形或短圆锥状；宿萼棕色（图）。小坚果倒卵状三棱形。气微，味微涩、苦。

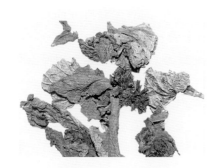

图　独一味药材

主要成分及分析：含山栀苷甲酯（shanzhiside methyl ester）、8-O-乙酰山栀苷甲酯（8-O-acetyl shanzhiside methyl ester）等。热浸法测定，用70%乙醇作溶剂，醇溶性浸出物不得少于20.0%。高效液相色谱法测定，干燥品含山栀苷甲酯（$C_{17}H_{26}O_{11}$）和8-O-乙酰山栀苷甲酯（$C_{19}H_{28}O_{12}$）的总量不得低于0.50%。

鉴定试验：①粉末棕褐色。镜检可见：非腺毛；气孔直轴式或不等式；草酸钙针晶。②粉末乙醇提取液作为供试品溶液，以独一味对照药材、山栀苷甲酯对照品和8-O-乙酰山栀苷甲酯对照品作对照。按薄层色谱法，以三氯甲烷-甲醇（4∶1）为展开剂，展开，取出，晾干，喷以磷钼酸试液，在105℃加热至斑点显色清晰。供试品色谱中，在与对照药材色谱和对照品色谱相应的位置上，显相同颜色的斑点。

功效及应用：活血止血，祛风止痛。用于跌扑损伤，外伤出血，风湿痹痛，黄水病。现代研究证实，独一味有抗肿瘤、提高机体免疫力作用。常用方药为独一味胶囊。

（李　峰）

yìmǔcǎo

益母草（Leonuri Herba）　唇形科（Labiatae）植物益母草 Leonurus japonicus Houtt. 的新鲜或干燥地上部分。又称益母艾、坤草、茺蔚、四棱草、月母草。为常用中药。广泛分布于中国各地。鲜品春季幼苗期至初夏花前期采割；干品夏季茎叶茂盛、花未开或初开时采割，晒干，或切段晒干。

性状：①鲜益母草花前期茎呈方柱形，上部多分枝，四面凹下成纵沟；表面青绿色；质鲜嫩，断面中部有髓。叶交互对生，有柄；叶片青绿色，质鲜嫩，揉之有汁；下部茎生叶掌状3裂，上部叶羽状深裂或浅裂成3片，裂片全缘或具少数锯齿。气微，味微苦。②干益母草茎呈方柱形，表面灰绿色或黄绿色；体轻，质韧，断面中部有髓（图）。叶交互对生，多皱缩、破碎，易脱落。轮伞花序腋生，花淡紫色，多脱落，花萼筒状，花冠二唇形。气微，味淡。

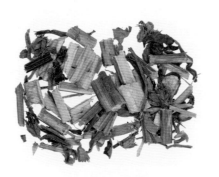

图　干益母草药材

主要成分及分析：含生物碱，主要有益母草碱（leonurine）、水苏碱（stachdrine）、益母草定（leonuridine）。二萜化合物有前益母草素（prehispanolone）、洋芹素（aprgenin）、槲皮素（quercetin）、山柰素（kaempferide）等。尚含

4-胍基丁醇、精氨酸、豆固醇等。高效液相色谱法测定，干益母草含盐酸水苏碱（$C_7H_{13}NO_2 \cdot HCl$）不得少于0.50%，含盐酸益母草碱（$C_{14}H_{21}O_5N_3 \cdot HCl$）不得少于0.050%。

鉴定试验：①茎横切面镜检可见：表皮细胞；腺鳞；中柱鞘纤维束；髓部薄壁细胞；草酸钙针晶和小方晶。②粉末乙醇提取液，经活性炭-氧化铝柱，用乙醇洗脱，收集洗脱液蒸干，残渣加无水乙醇使溶解，离心，取上清液作为供试品溶液。以盐酸水苏碱对照品作对照。照薄层色谱法，以丙酮-无水乙醇-盐酸（10∶6∶1）为展开剂，展开，取出，晾干，在105℃加热15分钟，放冷，喷以稀碘化铋钾试液-三氯化铁试液（10∶1）混合溶液至斑点显色清晰。供试品色谱中，在与对照品色谱相应的位置上，显相同颜色的斑点。

功效及应用：活血调经，利尿消肿，清热解毒。用于月经不调，痛经经闭，恶露不尽，水肿尿少，疮疡肿毒。现代研究证实，益母草具有兴奋子宫、抗心肌缺血和改善微循环作用。常见方药为益母胜金丹，益母丸，益母八珍汤。

（陈随清）

duànxuèliú

断血流（Clinopodii Herba）　唇形科（Labiatae）植物灯笼草 Clinopodium polycephalum（Vaniot）C. Y. Wu et Hsuan 或风轮菜 Clinopodium chinensis（Benth.）O. Kuntze 的干燥地上部分。为少常用中药。分布于中国华北、华南、华中、西南地区。夏季开花前采收，除去泥沙，晒干。

性状：茎呈方柱形，四面凹下呈槽，分枝对生，长30~90cm，

直径 1.5~4mm，上部密被灰白色茸毛，下部较稀疏或近于无毛，节间长 2~8cm，表面灰绿色或绿褐色；质脆，易折断，断面不整齐，中央有髓或中空（图）。叶对生，有柄，叶片多皱缩、破碎，完整者展平后呈卵形，长 2~5cm，宽 1.5~3.2cm，边缘具疏锯齿，上表面绿褐色，下表面灰绿色，两面均密被白色茸毛。气微香，味涩、微苦。

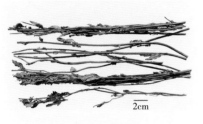

图　断血流药材

主要成分及分析：含香蜂草苷（didymin）、橙皮苷（hesperidin）、异樱花素（isosakuranetin）、熊果酸（ursolic acid）、醉鱼草皂苷Ⅳb（buddlejasaponin Ⅳb）等。热浸法测定，用 75% 乙醇作溶剂，醇溶性浸出物不得少于 10.0%。

鉴定试验：①叶表面观镜检可见：腺鳞；非腺毛（1~9 个细胞）；气孔直轴式；小腺毛（单细胞柄）。②粉末甲醇提取液作为供试品溶液，以醉鱼草皂苷Ⅳb 对照品作对照。按薄层色谱法，以三氯甲烷 - 甲醇 - 冰醋酸 - 水（7:2.5:1:0.5）为展开剂，展开，取出，晾干，喷以 10% 硫酸乙醇溶液，在 110℃ 加热至斑点显色清晰。置紫外光灯（365nm）下检视。供试品色谱中，在与对照品色谱相应的位置上，显相同颜色的荧光斑点。

功效及应用：收敛止血。用于崩漏，尿血，鼻衄，牙龈出血，创伤出血。现代研究证实，断血

流有止血、收缩子宫、收缩血管的作用。常用方药为断血流片。

（李　峰）

bòhe

薄荷（Menthae Haplocalycis Herba）

唇形科（Labiatae）植物薄荷 *Mentha haplocalyx* Briq. 的干燥地上部分。为常用中药。中国大部分地区均产。夏、秋二季茎叶茂盛或花开至三轮时，选晴天，分次采割，晒干或阴干。

性状：茎方柱形，有对生分枝，长 15~40cm，直径 0.2~0.4cm；表面紫棕色或淡绿色，棱角处具茸毛，节间长 2~5cm（图）；质脆，断面白色，髓部中空。叶对生，有短柄；叶片皱缩卷曲，完整者展平后呈披针形、卵状披针形、长圆状披针形至椭圆形，长 2~7cm，宽 1~3cm；上表面深绿色，下表面灰绿色，两面均有茸毛，有凹点状腺鳞。轮伞花序腋生，花萼钟状，先端 5 齿裂，萼齿狭三角状钻形，被柔毛；花冠淡紫色。揉搓后有特殊清凉香气，味辛、凉。

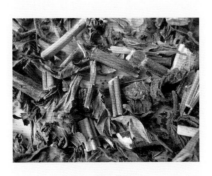

图　薄荷药材

主要成分及分析：全草含挥发油，油中主要成分为薄荷脑（menthol）、薄荷酮（menthone）、乙酸薄荷酯（menthyl acetate），以及其他萜烯类化合物。另含黄酮类成分：异端叶灵（isoraifo-

lin）、木犀草素-7-葡萄糖苷（luteolin-7-glucoside）、薄荷糖苷（menthoside）等及鞣质、迷迭香酸和咖啡酸。叶中尚含多种游离氨基酸。含挥发油不得少于 0.80%（ml/g）。

鉴定试验：①叶的表面观镜检可见：腺鳞头部 8 个细胞，直径约至 90μm，柄单细胞；小腺毛头部及柄部均为单细胞；非腺毛 1~8 个细胞，常弯曲，壁厚，微具疣状突起；下表皮气孔多见，直轴式。②茎横切面镜检可见：表皮细胞 1 列，外被角质层齿疣，四角有明显的棱脊，向内有数列厚角细胞，细胞间隙大；内皮层细胞 1 列，凯氏点清晰可见；四角处的维管束较发达，相邻两角间有数个小维管束；形成层成环；髓部由薄壁细胞组成，中央常具空洞；茎的各部细胞内常有针簇状或扇形结晶。③粉末淡黄绿色。镜检可见：腺鳞头部 8 细胞，柄单细胞，极短；小腺毛单细胞，柄部 1~2 个细胞；非腺毛稍弯曲，疣状突起较细密；橙皮苷结晶存在于茎、叶表皮细胞及薄壁细胞中；叶片上表皮细胞表面观不规则形，壁略弯曲；下表皮细胞壁弯曲，细胞含淡黄色橙皮苷结晶；气孔较多，为直轴式。④以粉末石油醚提取液作为供试品溶液，以薄荷对照药材和薄荷脑对照品作对照。照薄层色谱法，以甲苯 - 乙酸乙酯（19:1）为展开剂，展开，取出，晾干，喷以香草醛硫酸试液 - 乙醇（1:4）的混合溶液，在 100℃ 加热至斑点显色清晰。供试品色谱中，在与对照药材和对照品色谱相应的位置上，显相同颜色的斑点。

功效及应用：疏散风热，清利头目，利咽，透疹，疏肝行气。用于风热感冒，风温初起，头痛，

目赤，喉痹，口疮，风疹，麻疹，胸胁胀闷。现代研究证明，薄荷对病原微生物、中枢系统、消化系统和生殖系统均有一定的作用。常用方药有人丹，十滴水，藿香正气水，清凉油等。

（陈随清）

zélán

泽兰（Lycopi Herba）

唇形科（Labiatae）植物毛叶地瓜儿苗 *Lycopus lucidus* Turcz. var. *hirtus* Regel 的干燥地上部分。为较常用中药。分布于中国大部分地区。夏、秋二季茎叶茂盛时采割，晒干。

性状：茎呈方柱形，四面均有浅纵沟，长 50～100cm，直径 2～6mm；表面黄绿色或稍带紫色，节明显，有白色茸毛；质脆，易折断，髓部中空（图）。叶对生，多皱缩，展平后呈披针形或长圆形，边缘有锯齿，上表面黑绿色，下表面灰绿色，密具腺点，两面均有短毛。花簇生于叶腋成轮状，花冠多脱落，苞片及花萼宿存。气微，味淡。

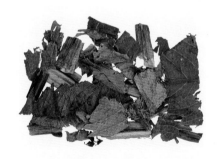

图　泽兰药材

主要成分及分析：全草含挥发油、三萜类化合物和鞣质。三萜类化合物主要有齐墩果酸（oleanolic acid）、熊果酸（ursolic acid）、白桦脂酸（betulinic acid）等。热浸法测定，用乙醇作溶剂，醇溶性浸出物不得少于 7.0%。

鉴定试验：①叶表面观镜检

可见：上表皮细胞；非腺毛；下表皮细胞；腺毛；腺鳞；气孔。②茎表面观镜检可见：表皮细胞；腺毛；腺鳞；非腺毛。③取粉末加丙酮回流后滤过，滤液蒸干，残渣加石油醚浸泡，倾去石油醚液，蒸干，残渣加无水乙醇溶解，作为供试品溶液。以熊果酸对照品作对照。照薄层色谱法，以环己烷-三氯甲烷-乙酸乙酯-甲酸（20：5：8：0.1）为展开剂。供试品色谱中，在与对照品色谱相应的位置上，显相同颜色的斑点。

功效及应用：活血调经，祛瘀消痈，利水消肿。用于妇女经闭，痛经，产后瘀滞腹痛，疮痈肿毒，水肿腹水。现代研究证明，泽兰有增强子宫收缩、抗凝血和改善血瘀证的作用。常用方药为泽兰汤，清魂散。

（陈随清）

xiāngrú

香薷（Moslae Herba）

唇形科（Labiatae）植物石香薷 *Mosla chinensis* Maxim. 或江香薷 *Mosla chinensis* "jiangxiangru" 的干燥地上部分。前者习称"青香薷"，后者习称"江香薷"。为常用中药。青香薷为野生品，生于草坡或林下，主要分布于山东、江苏、浙江、安徽、湖北等地。江香薷为栽培品，主产于江西。夏季茎叶茂盛、花盛时择晴天采割，除去杂质，阴干。

性状：①青香薷长 30～50cm，茎方形或基部近圆形，基部紫红色，上部黄绿色，直径 1～2mm，节明显，节间长 4～7cm；质脆，易折断。叶多皱缩或脱落，叶片呈长卵形或披针形，暗绿色或黄绿色，边缘有疏而不明显的浅锯齿，两面均被疏短柔毛。穗状花序顶生及腋生，苞片圆卵形或圆倒卵形；花萼 5 片，宿存，钟状，

淡紫红色或灰绿色。花冠唇形。气清香而浓，味微辛而凉。②江香薷长 55～66cm。表面黄绿色，质较柔软。边缘有 5～9 疏浅锯齿，果实直径 0.9～1.4mm，表面具疏网纹。香薷药材见图。

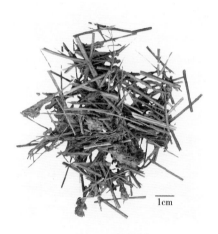

图　香薷药材

主要成分及分析：含挥发油类化合物，主要有：香荆芥酚（carvacrol）、麝香草酚（thymol）、对聚伞花素（*p*-cymene）、对异丙基苯甲醇（*p*-isopropylbenzy lalcohol）等。含挥发油不得少于 0.60%（ml/g）。气相色谱法测定，干燥品含麝香草酚（$C_{10}H_{14}O$）与香荆芥酚（$C_{10}H_{14}O$）的总量不得少于 0.16%。

鉴定试验：①叶表面镜检可见：青香薷上表皮细胞多角形，略增厚；下表皮细胞壁不增厚；气孔直轴式，以下表皮为多；具腺鳞；上、下表皮都具非腺毛，1～6 个细胞；偶见小腺毛。江香薷上表皮腺鳞直径约 90μm，柄单细胞，非腺毛多由 2～3 个细胞组成，下部细胞长于上部细胞，疣状突起不明显，非腺毛基足细胞 5～6 个，垂周壁连珠状增厚。②取药材挥发油，乙醚稀释作为供试品溶液。以麝香草酚和香荆芥酚对照品作对照。按薄层色谱

法，以甲苯为展开剂，展开，取出，晾干，喷以5%香草醛硫酸溶液，在105℃加热至斑点显色清晰。供试品色谱中，在与对照品色谱相应的位置上，显相同颜色的斑点。

功效及应用：发汗解表，化湿和中。用于暑湿感冒，恶寒发热，头痛无汗，腹痛吐泻，水肿，小便不利。现代研究证实，香薷有抗病原微生物的作用。常用方剂为香薷汤，香薷术丸等。

（陈随清）

guǎnghuòxiāng
广藿香（Pogostemonis Herba）

唇形科（Labiatae）植物广藿香 *Pogostemon cablin*（Blanco）Benth. 的干燥地上部分。按产地不同分为石牌广藿香和海南广藿香。为常用中药。原产菲律宾等热带地区，中国主要分布于广东、海南、广西、福建、四川、云南、贵州等地。枝叶茂盛时采割，日晒夜闷，反复至干。

性状：茎钝方形，多分枝，枝条稍曲折，长30~60cm，直径0.2~0.7cm；质脆，易折断，断面中部有髓；梗表面被柔毛，外表灰褐色或带红棕色，节间长3~7cm；老茎被栓皮，类圆柱形，直径1~1.2cm（图）。叶对生，皱缩成团，展平后叶片呈卵形或椭圆形，灰绿色、灰褐色或棕褐色，长4~9cm，宽3~7cm，两面均被灰白色绒毛；先端短尖或钝圆，基部楔形或钝圆，边缘具大小不规则的钝齿。气香特异，味微苦。石牌广藿香：枝条较瘦小，表面较皱缩，灰黄色或灰褐色，叶痕较大而凸出，中部以下被栓皮，纵皱较深，断面髓部较小。叶片较小而厚，暗绿褐色或灰棕色。海南广藿香：枝条较粗壮，表面较平坦，灰棕色至浅紫棕色，节间长5~13cm，叶痕较小，不明显凸出，枝条近下部始有栓皮，纵皱较浅，断面呈钝方形。叶片较大而薄，浅棕褐色或浅黄棕色。

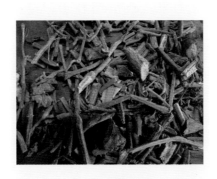
图 广藿香药材

主要成分及分析：茎叶挥发油含百秋李醇（patchoulialcohol）、西车烯（seychellene）、α-愈创木烯（α-guaiene）、α-布藜烯（α-bulnesene）、α-广藿香烯（α-patchoulene）、β-广藿香烯（β-patchoulene）、广藿香酮（pogostone）、乙酸甲酯（methylacetate）、3-甲基丁酮、3-甲基-3-丁烯酮（3-methyl-3-butenone）等。黄酮类成分：藿香黄酮醇（pachypodol）、商陆黄素（ombuin）、芹菜素（apigenin），鼠李素（rhamnetin）、芹菜素-7-O-β-葡萄糖苷及芹菜素-7-O-β-D-（6-对-香豆酰）-葡萄糖苷。气相色谱法测定，干燥品含百秋李醇（$C_{15}H_{26}O$）不得少于0.10%。

鉴定试验：①叶片粉末淡棕色。镜检可见：非腺毛壁具刺状突起；腺鳞头部8个细胞，柄单细胞，极短；间隙腺毛存在于叶肉或茎薄壁组织的细胞间隙中；腺毛头部2个细胞或偶单细胞，柄1~3个细胞，甚短；草酸钙针晶细小，散于叶肉、茎薄壁细胞或纤维中；叶表皮细胞不规则形，气孔直轴式。②取挥发油加乙酸乙酯稀释，作为供试品溶液。以百秋李醇对照品作对照。按薄层色谱法，以石油醚（30~60℃）-乙酸乙酯-冰醋酸（95:5:0.2）为展开剂，展开，取出，晾干，喷以5%三氯化铁乙醇溶液。供试品色谱中显一黄色斑点；加热至斑点显色清晰，供试品色谱中，在与对照品色谱相应的位置上，显相同的紫蓝色斑点。

功效及应用：芳香化浊，和中止呕，发表解暑。用于湿浊中阻，脘痞呕吐，暑湿表证，湿温初起，发热倦怠，胸闷不舒，寒湿闭暑，腹痛吐泻，鼻渊头痛。现代研究证明，广藿香具有调节胃肠道功能、抗病原微生物等作用。常用方药为藿香正气散，回生散等。

（陈随清）

dōnglíngcǎo
冬凌草（Rabdosiae Rubescentis Herba）

唇形科（Labiatae）植物碎米桠 *Rabdosia rubescens*（Hemsl.）Hara 的干燥地上部分。又称冰凌花。为较常用中药。主产于河南及黄河流域以南大部分地区。夏、秋二季茎叶茂盛时采割，晒干。

性状：茎基部近圆形，上部方柱形，长30~70cm。表面灰棕色或灰褐色；上部表面红紫色，有柔毛；质硬而脆，断面淡黄色（图）。叶对生，有柄；叶片皱缩或破碎，完整者展平后呈卵形或卵形菱状，长2~6cm，宽1.5~3cm；先端锐尖或渐尖，基部宽楔形，急缩下延成假翅，边缘具粗齿；上表面棕绿色，下表面淡绿色，沿叶脉被疏柔毛。有时带花，聚伞状圆锥花序顶生，花小，花萼筒状钟形，5裂齿，花冠二唇形。气微香，味苦、甘。

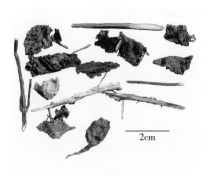

图 冬凌草药材

主要成分及分析：含冬凌草甲素（oridonin；rubescensin A）、冬凌草乙素（ponicidin；rubescensin B）、冬凌草丙素（rubescensin C）等。热浸法测定，用乙醇作溶剂，醇溶性浸出物不得少于6.0%。高效液相色谱法测定，干燥品含冬凌草甲素（$C_{20}H_{28}O_6$）不得少于0.25%。

鉴定试验：①叶表面观镜检可见：腺鳞；非腺毛（1~3个细胞）；腺毛（头部1~5个细胞，柄单细胞）；气孔直轴式或不定式。②粉末甲醇提取液作为供试品溶液，以冬凌草对照药材和冬凌草甲素对照品作对照。按薄层色谱法，用二氯甲烷－乙醇－丙酮（36：3：1）展开，取出，晾干，喷以30%硫酸乙醇溶液，105℃加热约5分钟，置紫外光灯（254nm）下检视。供试品色谱中，在与对照药材和对照品色谱相应的位置上，显相同颜色的荧光斑点。

功效及应用：清热解毒，活血止痛。用于咽喉肿痛，癥瘕痞块，蛇虫咬伤。现代研究证实，冬凌草甲素、冬凌草乙素有抗肿瘤活性；冬凌草甲素还有治疗白血病的作用。常用方药为冬凌草片，冬凌草糖浆，冬凌草含片。

（李 峰）

diānqiécǎo

颠茄草（Belladonnae Herba）

茄科（Solanaceae）植物颠茄 *Atropa belladonna* L. 的干燥全草。为少常用中药。栽培于北京、山东及浙江等地。在开花至结果期内采挖，除去粗茎和泥沙，切段干燥。

性状：根呈圆柱形，直径5~15cm，表面浅灰棕色，具纵皱纹；老根木质，细根易折断，断面平坦，皮部狭，灰白色，木部宽广，棕黄色，形成层环纹明显。髓部白色。茎扁圆柱形，直径3~6mm，表面黄绿色，有细纵皱纹及稀疏的细点状皮孔，中空，幼茎有毛。叶多皱缩破碎，完整叶片卵状椭圆形，黄绿色至深棕色。花萼5裂，花冠钟状。果实球形，直径5~8mm，具长梗，种子多数。气微，味微苦、辛。

主要成分及分析：含生物碱，包括莨菪碱（hyoscyamine）、东莨菪碱（scopolamine）、阿托品（apoatropine）、颠茄碱（belladonine）、去甲基莨菪碱（norhyoscyamine）、去甲基阿托品（noratropine）、东莨菪素（scopoletin）、东莨菪素苷（scopolin）。高效液相色谱法测定，干燥品含生物碱以莨菪碱（$C_{17}H_{23}NO_3$）计，不得少于0.30%。

鉴定试验：①粉末浅绿色或浅棕绿色。镜检可见：草酸钙砂晶；气孔不等式；腺毛（头部单细胞，柄2~4个细胞；或头部5~6个细胞，柄单细胞）。②粉末三氯甲烷提取液作为供试品溶液，以硫酸阿托品和氢溴酸东莨菪碱对照品作对照。按薄层色谱法，以乙酸乙酯－甲醇－浓氨试液（17：2：1）为展开剂，展开，取出，晾干，喷以稀碘化铋钾试液。供试品色谱中，在与对照品色谱相应的位置上，显相同颜色的荧光斑点。

功效及应用：抗胆碱药。现代研究证实，颠茄草有扩张小动脉、改善微循环作用。常用方药为颠茄乳膏剂。

（李 峰）

ròucōngróng

肉苁蓉（Cistanches Herba）

列当科（Orobanchaceae）植物肉苁蓉 *Cistanche deserticola* Y. C. Ma 或管花肉苁蓉 *Cistanche tubulosa*（Schrenk）Wight 的干燥带鳞叶的肉质茎。为常用中药。主产于内蒙古、陕西、甘肃、宁夏、青海、新疆等地。春季苗刚出土时或秋季冻土之前采挖，除去茎尖。切段，晒干。

性状：①肉苁蓉呈扁圆柱形，稍弯曲，长3~20cm，直径2~8cm。表面棕褐色或灰棕色，密被覆瓦状排列的肉质鳞叶或鳞叶脱落后留下的线状鳞叶痕（图）。体重，质硬，微有韧性，不易折断，断面棕褐色，有淡棕色点状维管束，排列成波状环纹，偶见中空。气微，味甜、微苦。②管花肉苁蓉呈类纺锤形、扁纺锤形或扁柱形，稍弯曲，长5~25cm，直径2.5~9cm。表面棕褐色至黑褐色。断面颗粒状，灰棕色至灰褐色，散生点状维管束。

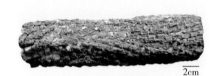

图 肉苁蓉药材

主要成分及分析：含苯乙基苷类化合物：肉苁蓉苷（cistanoside）A、B、C、H，松果菊苷（echinacoside），毛蕊花糖苷（acteoside）等；还含多种氨基酸。冷浸法测定，用稀乙醇作溶剂，醇溶性浸出物肉苁蓉不得少于35.0%，管花肉苁蓉不得少于

25.0%。高效液相色谱法测定，按干燥品计算，肉苁蓉含松果菊苷（$C_{35}H_{46}O_{20}$）和毛蕊花糖苷（$C_{29}H_{36}O_{15}$）的总量不得少于0.30%；管花肉苁蓉含松果菊苷（$C_{35}H_{46}O_{20}$）和毛蕊花糖苷（$C_{29}H_{36}O_{15}$）的总量不得少于1.5%。

鉴定试验：①粉末深棕色。镜检可见：淀粉粒；导管；多角形表皮细胞；薄壁细胞含棕色物质；长梭形纤维。②粉末甲醇提取液作为供试品溶液，以松果菊苷和毛蕊花糖苷对照品作对照。按薄层色谱法，聚酰胺薄层板，以甲醇-乙酸-水（2：1：7）为展开剂，展开，取出，晾干，置紫外光灯（365nm）下检视。供试品色谱中，在与对照品色谱相应的位置上，显相同颜色的荧光斑点。

功效及应用：补肾阳，益精血，润肠通便。用于肾阳不足，精血亏虚，阳痿不孕，腰膝酸软，筋骨无力，肠燥便秘。现代研究证明，肉苁蓉有调整内分泌、免疫调节、抗衰老等作用。常用方药为济川煎，地黄引子，润肠丸。

（陈随清）

chuānxīnlián
穿心莲（Andrographis Herba）

爵床科（Acanthaceae）植物穿心莲 *Andrographis paniculata* (Burm. f.) Nees 的干燥地上部分。又称一见喜、苦胆草、榄核莲、苦草。为常用中药。主产于广东、广西、福建等地。秋初茎叶茂盛时采割，晒干。

性状：茎呈方柱形，多分枝，长50~70cm，节稍膨大；质脆，易折断（图）。单叶对生，叶柄短或近无柄；叶片皱缩、易碎，完整者展平后呈披针形或卵状披针形，长3~12cm，宽2~5cm，先端渐尖，基部楔形下延，全缘或波状；上表面绿色，下表面灰绿色，两面光滑。气微，味极苦。

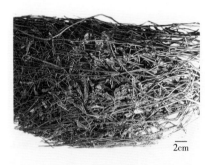

图 穿心莲药材

主要成分及分析：含穿心莲内酯（andrographolide）、脱水穿心莲内酯（dehydro andrographolide）、新穿心莲内酯（neoandrographolide）、去氧穿心莲内酯（deoxyandrographolide）、高穿心莲内酯（homoandrographolide）、穿心莲酮（drographon）、穿心莲烷（drographan）、穿心莲固醇（andrographosterin）、潘尼内酯（panicolide）等。热浸法测定，用乙醇作溶剂，醇溶性浸出物不得少于8.0%。高效液相色谱法测定，干燥品含穿心莲内酯（$C_{20}H_{30}O_5$）和脱水穿心莲内酯（$C_{20}H_{28}O_4$）的总量不得少于0.80%。

鉴定试验：①粉末鲜绿色。镜检可见：上、下表皮均有晶细胞，内含大型钟乳体；直轴式气孔；腺鳞；非腺毛1~4个细胞。②粉末乙醇提取液作为供试品溶液，以穿心莲对照药材，以及穿心莲内酯、脱水穿心莲内酯对照品作对照。按薄层色谱法，以三氯甲烷-乙酸乙酯-甲醇（4：3：0.4）为展开剂，展开，取出，晾干，置紫外光灯（254nm）下检视。供试品色谱中，在与对照药材和对照品色谱相应的位置上，分别显相同颜色的荧光斑点；喷以2%的3,5-二硝基苯甲酸乙醇溶液-2mol/L氢氧化钾溶液（1：1）混合溶液（临用配制），立即在日光下检视。供试品色谱中，在与对照药材和对照品色谱相应的位置上，分别显相同颜色的斑点。

功效及应用：清热解毒，凉血，消肿。用于感冒发热，咽喉肿痛，口舌生疮，顿咳劳嗽，泄泻痢疾，热淋涩痛，痈肿疮疡，蛇虫咬伤。现代研究证实，穿心莲有抗炎、增强环磷酰胺抗肿瘤作用，以及免疫调节等作用。常用方药为穿心莲注射液，穿心莲胶囊，穿心莲片。

（李　峰）

chēqiáncǎo
车前草（Plantaginis Herba）

车前科（Plantaginaceae）植物车前 *Plantago asiatica* L. 或平车前 *Plantago depressa* Willd. 的干燥全草。又称车轱辘菜。为较常用中药。中国各地均产。夏季采挖，除去泥沙，晒干。

性状：①车前根丛生，须状。叶基生，具长柄；叶片皱缩，展平后呈卵状椭圆形或宽卵形，长6~13cm，宽2.5~8cm；表面灰绿色或污绿色，具明显弧形脉5~7条；先端钝或短尖，基部宽楔形，全缘或有不规则波状浅齿。穗状花序数条，花茎长。蒴果盖裂，萼宿存。气微香，味微苦。②平车前主根直而长。叶片较狭，长椭圆形或椭圆状披针形，长5~14cm，宽2~3cm。车前草药材见图。

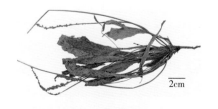

图 车前草药材

主要成分及分析：含车前苷（plantagin）、大车前苷（plantamajoside）、高车前苷（homoplantagin）、桃叶珊瑚苷（aucubin）；熊果酸（ursolic acid）；梓醇（catalpol）。热浸法测定，水溶性浸出物不得少于 14.0%。高效液相色谱法测定，干燥品含大车前苷（$C_{29}H_{36}O_{16}$）不得少于 0.10%。

鉴定试验：①粉末灰绿色。镜检可见：非腺毛；腺毛；黄棕色分泌物；气孔不定式。②粉末甲醇提取液作为供试品溶液，以大车前苷对照品作对照。按薄层色谱法，以乙酸乙酯－甲醇－甲酸－水（18∶3∶1.5∶1）为展开剂，展开，取出，晾干，在紫外光灯（365nm）下检视。供试品色谱中，在与对照品色谱相应的位置上，显相同颜色的荧光斑点。

功效及应用：清热利尿通淋，祛痰，凉血，解毒。用于热淋涩痛，水肿尿少，暑湿泻痢，痰热咳嗽，吐血衄血，痈肿疮毒。现代研究证实，车前草有利尿作用。常用方药为清宁丸，车前草汤。

（李峰）

báihuāshéshécǎo

白花蛇舌草（Hedyotidis Herba） 茜草科（Rubiaceae）植物白花蛇舌草 *Hedyotis diffusa* Willd. 的干燥全草。又称二叶葎。为常用中药。分布于福建、广东、广西、云南、浙江、江苏、安徽等地。夏、秋二季采收，洗净，鲜用或晒干。

性状：全体扭缠成团状，灰绿色或灰棕色。主根细长，粗约2mm，须根纤细，淡灰棕色（图）。茎细，卷曲，质脆，易折断，中心髓部白色。叶多皱缩，破碎，常易脱落。托叶长 1～2mm。花、果单生或成对生于叶腋，花常具短而略粗的花梗。蒴

果扁球形，直径 2～2.5mm，室背开裂，宿萼顶端 4 裂，边缘具短刺毛。气微，味淡。

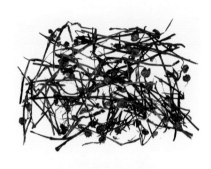

图 白花蛇舌草药材

主要成分：全草含车叶草苷（asperuloside）、车叶草苷酸（asperulosidic acid）、去乙酰基车叶草苷酸（deacetylasperulosidic acid）、豆固醇（stigmasterol）、齐墩果酸（oleanolic acid）等。

鉴定试验：①粉末灰黄色。镜检可见：叶表皮细胞多角形，垂周壁平直；气孔平轴式，长圆形；茎表皮细胞长条形，有气孔；导管为环纹或螺纹；草酸钙簇晶存在于叶肉组织中；草酸钙针晶淀粉粒众多。②粉末乙醇溶液作为供试品溶液，以齐墩果酸对照品作对照。按薄层色谱法，用石油醚－苯－乙酸乙酯－冰醋酸（20∶41∶14∶1）展开，取出，晾干，置碘缸中显色。供试品色谱中，在与对照品色谱相应的位置上，显相同颜色的斑点。

功效及应用：清热解毒，利湿。用于肺热喘咳，咽喉肿痛，肠痈，疖肿疮疡，毒蛇咬伤，热淋涩痛，水肿，痢疾，肠炎，湿热黄疸，癌肿。临床上常用白花蛇舌草注射液治疗小儿肺炎；配伍莪术、重楼、半枝莲、山慈菇等治疗癌症。

（陈随清）

半边莲（Lobeliae Chinensis Herba） 桔梗科（Campanulaceae）植物半边莲 *Lobelia chinensis* Lour. 的干燥全草。为较常用中药。主产于安徽、江苏、浙江。夏季采收，除去泥沙，洗净，晒干。

性状：常缠结成团。根茎极短，直径 1～2mm；表面淡棕黄色，平滑或有细小纵纹。根细小，黄色，侧生纤细须根。茎细长，有分枝，灰绿色，节明显，有的可见附生的细根。叶互生，无柄，叶片多皱缩，绿褐色，展平后叶片呈狭披针形，长 1～2.5cm，宽0.2～0.5cm，边缘具疏而浅的齿或全缘。花常脱落，花梗细长，花小，单生于叶腋，花冠基部筒状，上部 5 裂，偏向于一边，浅紫红色，花冠筒内有白色茸毛。气微特异，味微甘而辛。半边莲药材见图。

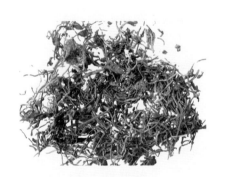

图 半边莲药材

主要成分及分析：含山梗菜碱（lobeline）、山梗菜醇碱（lobelanidine）、山梗菜酮碱、异山梗菜酮碱等生物碱，以及半边莲果聚糖（lobelinin）、皂苷（saponin）等。热浸法测定，用乙醇作溶剂，醇溶性浸出物含量不得少于 12.0%。

鉴定试验：①粉末灰绿黄色或淡棕黄色。镜检可见：气孔不定式；螺纹导管和网纹导管；草酸钙簇晶；乳汁管。②粉末甲醇

提取液作为供试品溶液，以半边连对照药材作对照。按薄层色谱法，以三氯甲烷－甲醇（9：1）为展开剂，展开，取出，晾干，喷以10%硫酸乙醇溶液，在105℃加热至斑点显色清晰，置紫外光灯（365nm）下检视。供试品色谱中，在与对照药材色谱相应的位置上，显相同颜色的荧光斑点。

功效及应用：清热解毒，利尿消肿。用于痈肿疔疮，蛇虫咬伤；腹胀水肿，湿热黄疸，湿疹湿疮。现代研究证实，半边莲有兴奋呼吸、利尿、解蛇毒作用。常用方药为复方半边莲注射液。

（李　峰）

pèilán

佩兰（Eupatorii Herba）

菊科（Compositae）植物佩兰 *Eupatorium fortunei* Turcz. 的干燥地上部分。为较常用中药。生于路旁灌丛或溪边，主产于河北、山东、江苏、安徽等地。夏、秋二季分两次采割，除去杂质，晒干。

性状：茎呈圆柱形，一般长30～100cm，直径2～5mm；表面黄棕色或黄绿色，有的带紫色，有明显的节和纵棱线（图）；质脆，断面髓部白色或中空。叶对生，有柄，叶片多皱缩、破碎，绿褐色；叶片通常3裂，裂片长圆形或长圆状披针形，边缘有锯齿。气芳香，味微苦。

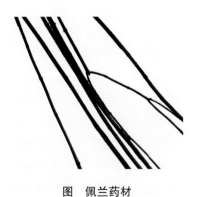

图　佩兰药材

主要成分及分析：含挥发油类化合物，如冰片烯（bornylene）、反式丁香烯（*trans*-caryophyllene）、对聚伞花素（*p*-cymene）等；还含有三萜类化合物。挥发油含量不少于0.30%（ml/g）。

鉴定试验：①叶表面制片，镜检观察：上表皮细胞垂周壁略弯曲；下表皮细胞垂周壁波状弯曲，偶见非腺毛，由3～6个细胞组成；叶脉上非腺毛较长，由7～8个细胞组成；气孔不定式。②粉末石油醚提取液作为供试品溶液，以佩兰对照药材作对照。按薄层色谱法，以石油醚（30～60℃）－乙酸乙酯（19：1）为展开剂，展开，取出，晾干，喷以香草醛硫酸试液，加热。供试品色谱与对照药材色谱相应的位置上，显相同颜色的斑点。

功效及应用：芳香化湿，醒脾开胃，发表解暑。用于湿浊中阻，脘痞呕恶，口中甜腻，口臭，多涎，暑湿表证，湿温初起，发热倦怠，胸闷不舒。现代研究证明，佩兰有抗病毒、抗炎和祛痰作用。常用方药为津力达颗粒。

（陈随清）

yīzhīhuánghuā

一枝黄花（Solidaginis Herba）

菊科（Compositae）植物一枝黄花 *Solidago decurrens* Lour. 的干燥全草。又称野黄菊。为少常用中药。在中国分布于长江流域以南各地。秋季花果期采挖，除去泥沙，晒干。

性状：长30～100cm。根茎粗短，簇生淡黄色细根。茎圆柱形，直径0.2～0.5cm；表面黄绿色、灰棕色或暗紫色，有棱线，上部被毛（图）；质脆，易折断，断面纤维性，有髓。单叶互生，多皱缩、破碎，完整叶片展平后呈卵形或披针形，长1～9cm，宽0.3～1.5cm；先端稍尖或钝，全缘或有不规则的疏锯齿，基部下延成柄。头状花序直径约0.7cm，排成总状，偶有黄色舌状花残留，多皱缩扭曲，苞片3层，卵状披针形。瘦果细小，冠毛黄白色。气微香，味微苦、辛。

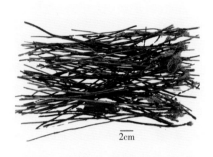

图　一枝黄花（根茎与茎）药材

主要成分及分析：含绿原酸（chlorogenic acid）、咖啡酸（caffeic acid）、槲皮素（quercetin）、橙皮苷（hesperidin）、芦丁（rutin）、山奈酚（kaempferol）等。热浸法测定，水溶性浸出物不得少于17.0%。高效液相色谱法测定，干燥品含无水芦丁（$C_{27}H_{30}O_{16}$）不得少于0.10%。

鉴定试验：①叶表面观镜检可见：上表皮气孔少见；下表皮气孔不定式，略下陷；非腺毛有两类：表皮非腺毛由3个细胞组成，叶缘非腺毛由3～7个细胞组成。②粉末石油醚提取液作为供试品溶液，以一枝黄花对照药材和芦丁对照品作对照。按薄层色谱法，以乙酸乙酯－甲醇－甲酸－水（8：1：1：1）为展开剂，展开，取出，晾干，喷以3%三氯化铝乙醇溶液，置紫外光灯（365nm）下检视。供试品色谱中，在与对照药材和对照品色谱相应的位置上，显相同颜色的荧光斑点；再喷以5%三氯化铁乙醇溶液。供试品色谱中，在与对照药材色谱和对照品色谱相应的位置上，显相同颜色的斑点。

功效及应用：清热解毒，疏风散热。用于喉痹乳蛾，咽喉肿痛，疮疖肿毒，风热感冒。现代研究证实，一枝黄花对黏膜有保护作用。常用方药为复方一枝黄花喷雾剂。

(李 峰)

xīxiāncǎo
豨莶草 (Siegesbeckiae Herba)

菊科 (Compositae) 植物豨莶 *Siegesbeckia orientalis* L.、腺梗豨莶 *Siegesbeckia pubescens* Makino 或毛梗豨莶 *Siegesbeckia glabrescens* Makino 的干燥地上部分。为较常用中药。中国各地均产。夏、秋二季花开前和花期均可采割，除去杂质，晒干。

性状：茎略呈方柱形，多分枝，长 30~110cm，直径 0.3~1cm；表面灰绿色或紫棕色，被灰色柔毛；节明显，略膨大；质脆，易折断，断面黄白色或带绿色，髓部类白色，中空。叶对生，叶片多皱缩、卷曲，展平后呈卵圆形，灰绿色，边缘有钝锯齿，两面皆有白色柔毛。有的可见黄色头状花序，总苞片匙形。气微，味微苦。豨莶草药材见图。

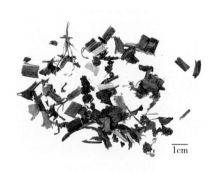

图 豨莶草药材

主要成分及分析：豨莶主要含萜和苷类成分，如豨莶糖苷 (darutoside)、豨莶精醇 (daruto-

genol)、奇壬醇 (kirenol)、豨莶萜内酯 (orientin)、豨莶萜醛内酯 (orientalide) 等。高效液相色谱法测定，干燥品含奇壬醇 ($C_{20}H_{34}O_4$) 不得少于 0.050%。

鉴定试验：①粉末黄绿色。镜检可见：腺毛；非腺毛；表面具刺状突起的花粉粒；表皮细胞。②粉末甲醇提取液作为供试品溶液，以奇壬醇对照品作对照。按薄层色谱法，以三氯甲烷-甲醇 (4:1) 为展开剂，展开，取出，晾干，喷 5%香草醛硫酸溶液加热显色。供试品色谱中，在与对照品色谱相应的位置上，显相同颜色的斑点。

功效及应用：祛风湿，利关节，解毒。用于风湿痹痛，筋骨无力，腰膝酸软，四肢麻痹，半身不遂，风疹湿疮。现代研究发现，豨莶草有降血压作用。常用方药为豨桐丸，豨莶散。

(陈随清)

mòhànlián
墨旱莲 (Ecliptae Herba)

菊科 (Compositae) 植物鳢肠 *Eclipta prostrata* L. 的干燥地上部分。又称旱莲草。为较常用中药。主产于江苏、江西、浙江、广东等地。花开时采割，晒干。

性状：全体被白色茸毛。茎呈圆柱形，有纵棱，直径 2~5mm；表面绿褐色或墨绿色。叶对生，近无柄，叶片皱缩卷曲或破碎，完整者展平后呈长披针形，墨绿色。头状花序直径 2~6mm。瘦果椭圆形而扁，长 2~3mm，棕色或浅褐色。气微，味微咸。墨旱莲药材见图。

主要成分及分析：含旱莲苷 A (ecliptasaponin A)、蟛蜞菊内酯 (wedelolactone)、去甲基蟛蜞菊内酯、葡萄糖苷。高效液相色谱法测定，干燥品含蟛蜞菊内酯

($C_{16}H_{12}O_7$) 不得少于 0.040%。

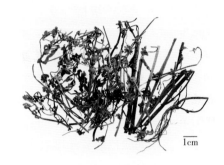

图 墨旱莲药材

鉴定试验：①叶表面观镜检可见：非腺毛（3 个细胞）；气孔不定式。②粉末 70%甲醇提取液作为供试品溶液，以墨旱莲对照药材和旱莲苷 A 对照品作对照。按薄层色谱法，用二氯甲烷-乙酸乙酯-甲醇-水 (30:40:15:3) 展开，取出，晾干，喷以香草醛硫酸试液，在 105℃加热至斑点显色清晰。供试品色谱中，在与对照药材和对照品色谱相应的位置上，显相同颜色的斑点。

功效及应用：滋补肝肾，凉血止血。用于肝肾阴虚，牙齿松动，须发早白，眩晕耳鸣，腰膝酸软，阴虚血热吐血、衄血、尿血、血痢，崩漏下血，外伤出血。体外研究证实，墨旱莲有抗氧化作用。常用方药为二至丸，首乌丸，天麻首乌片。

(李 峰)

shīcǎo
蓍草 (Achilleae Herba)

菊科 (Compositae) 植物蓍 *Achillea alpina* L. 的干燥地上部分。又称一枝蒿。为较常用中药。中国各地均有栽培，主产于东北、华北、西北等地。夏、秋二季花开时采割，除去杂质，阴干。

性状：茎呈圆柱形，直径 1~5cm。表面黄绿色或黄棕色，具纵棱线，被白色柔毛；质脆，

易折断，断面白色，中部有髓或中空。叶常卷缩，破碎，完整者展平后为细小长线状披针形，裂片线形，表面灰绿色至黄棕色，两面被柔毛。头状花序密集成复伞房花序，黄棕色；总苞片卵形或长圆形，覆瓦状排列。气微香，味微苦。蓍草药材见图。

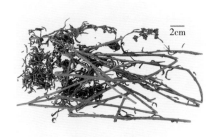

图 蓍草药材

主要成分及分析：含 α-樟脑（α-camphor）、桉油素（cineole）、蓍草苦素（achillin）、绿原酸（chlorogenic acid）、α-呋喃酸（α-furan acid）、丁二酸（succinic acid）、内酯香豆素（lactone coumarin）和固醇（sterol）等。热浸法测定，用乙醇作溶剂，醇溶性浸出物不得少于 8.0%。高效液相色谱法测定，干燥品含绿原酸（$C_{16}H_{18}O_9$）不得少于 0.40%。

鉴定试验：①粉末灰绿色。镜检可见：非腺毛（4～7 个细胞）；气孔不定式；纤维成束或散在。②粉末石油醚提取液作为供试品溶液，以蓍草对照药材和绿原酸对照品作对照。按薄层色谱法，以甲苯-乙酸乙酯-甲酸-乙酸-水（1∶15∶1.5∶1.5∶2）的上层溶液为展开剂，展开，取出，晾干，置紫外光灯（365nm）下检视。供试品色谱中，在与对照药材和对照品色谱相应的位置上，显相同颜色的荧光斑点。

功效及应用：解毒利湿，活血止痛。用于乳蛾咽痛，泄泻痢疾，肠痈腹痛，热淋涩痛，湿热带下，蛇虫咬伤；民间用作健胃剂、强壮剂。现代研究证实，蓍草所含有机酸有抗炎、镇静、解热、镇痛的作用。常用方药为复方蓍草散。

（李 峰）

ébùshícǎo
鹅不食草（Centipedae Herba）

菊科（Compositae）植物鹅不食草 *Centipeda minima*（L.）A. Br. et Aschers. 的干燥全草。为少常用中药。主产于浙江、湖北、安徽、江苏等地。夏、秋二季花开时采收，洗去泥沙，晒干。

性状：缠结成团。须根纤细，淡黄色。茎细，多分枝；质脆，易折断，断面黄白色。叶小，近无柄；叶片多皱缩、破碎，完整者展平后呈匙形，表面灰绿色或棕褐色，边缘有 3～5 个锯齿。头状花序黄色或黄褐色。气微香，久嗅有刺激感，味苦、微辛。鹅不食草药材见图。

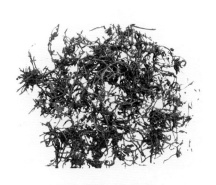

图 鹅不食草药材

主要成分及分析：含多种三萜成分，主要为蒲公英固醇（taraxasterol）、豆固醇（stigmasterol）、山金车二醇（arnodiol）。尚含有黄酮类、挥发油、有机酸、树脂、鞣质、香豆素等。冷浸法测定，水溶性浸出物不得少于 15.0%。

鉴定试验：①粉末灰绿色至灰棕色。镜检可见：茎表皮细胞呈长方形或类多角形；叶表皮细胞呈类多角形，垂周壁波状弯曲；腺毛顶面观呈鞋底形，细胞成对排列，内含黄色物；非腺毛着生于花冠表皮，2 列性，1 列为单细胞，稍短，另列为 2 细胞，基部细胞较短，先端常呈钩状或卷曲，上部 2/3 表面有微细角质纹理；花粉粒淡黄色，呈类圆形，直径 15～22μm，具 3 孔沟，表面有刺。②粉末二氯甲烷提取液蒸干，残渣加甲醇使溶解，作为供试品溶液。以鹅不食草对照药材作对照。按薄层色谱法，以石油醚（60～90℃）-二氯甲烷（3∶1）为展开剂，展开，取出，晾干，喷以 10%硫酸乙醇溶液，110℃加热显色，置紫外光灯（365nm）下检视。供试品色谱中，在与对照药材色谱相应的位置上，显相同颜色的荧光斑点。

功效及应用：发散风寒，通鼻窍，止咳。用于风寒头痛，咳嗽痰多，鼻塞不通，鼻渊流涕。现代研究证明，鹅不食草有抗过敏、止咳、祛痰和平喘作用。常用方药为辛夷鼻炎丸。

（陈随清）

qīnghāo
青蒿（Artemisiae Annuae Herba）

菊科（Compositae）植物黄花蒿 *Artemisia annua* L. 的干燥地上部分。为常用中药。中国各地均有栽培。秋季花盛开时采割，除去老茎，阴干。

性状：茎呈圆柱形，直径 0.2～0.6cm；表面黄绿色或棕黄色，具纵棱线；质略硬，易折断，断面中部有白色的髓（图）。叶互生，卷缩易碎，完整者展平后为三回羽状深裂，裂片和小裂片矩圆形或长椭圆形，两面被短毛。

带果穗或花穗的枝，叶片稀少或脱落。花复总状花序，多已脱落。气香特异，味微苦。

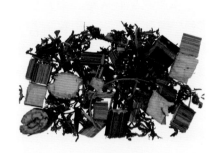

图　青蒿药材

主要成分及分析：含倍半萜类成分，青蒿素（artemisinin）、青蒿素 G（artemisinin G）；亦含挥发性成分，如莰烯（camphene）、β-莰烯（β-camphene）、蒿酮（artemisia ketone）；尚含黄酮类成分，如山柰酚（kaempferol）、槲皮素（quercetin）；还含香豆素（coumarin）等。冷浸法测定，用无水乙醇作溶剂，醇溶性浸出物不得少于 1.9%。

鉴定试验：①叶片表面制片，镜检可见：上、下表皮细胞形状不规则，垂周壁波状弯曲，脉脊上的表皮细胞呈窄长方形；气孔椭圆形，不定式；非腺毛于中脉附近较多，为"T"形毛，壁细胞横向延伸或在柄处折成"V"形，柄由 3~8 细胞组成，单列，基部柄细胞较大，壁细胞常脱落；腺毛椭圆形，无柄，两个半圆形分泌细胞相对排列，常充满淡黄色挥发油。②粉末石油醚（60~90℃）回流提取液蒸干，残渣加正己烷溶解，用 20% 乙腈溶液萃取，萃取液蒸干，残渣以乙醇溶解，作为供试品溶液。以青蒿素对照品作对照。按薄层色谱法，以石油醚（60~90℃）-乙醚（4：5）为展开剂，展开，取出，

晾干，喷 2% 香草醛的 10% 硫酸乙醇溶液，加热显色，置紫外光灯（365nm）下检视。供试品色谱中，在与对照品色谱相应的位置上，显相同颜色的荧光斑点。

功效及应用：清虚热，除骨蒸，解暑热，截疟，退黄。用于温邪伤阴，夜热早凉，阴虚发热，骨蒸劳热，暑邪发热，疟疾寒热，湿热黄疸。现代研究证实，青蒿有抗菌、抗病毒、抗寄生虫等作用。常用方药为蒿芩清胆汤，清骨散，青蒿鳖甲汤。

（陈随清）

yīnchén

茵陈（Artemisiae Scopariae Herba）

菊科（Compositae）植物滨蒿 Artemisia scoparia Waldst. et Kit. 或茵陈蒿 Artemisia capillaris Thunb. 的干燥地上部分。为常用中药。主产于陕西、河北、山西等地。春季幼苗高 6~10cm 时采收或秋季花蕾长成至花初开时采割，除去杂质和老茎，晒干。春季采收的习称"绵茵陈"，秋季采割的称"花茵陈"或"茵陈蒿"。

性状：绵茵陈多卷曲成团状，灰白色或灰绿色，全体密被白色茸毛，绵软如绒（图）。茎细小，长 1.5~2.5cm，直径 0.1~0.2cm，除去表面白色茸毛后可见明显纵纹；质脆，易折断。叶具柄；展平后叶片呈一至三回羽状分裂，叶片长 1~3cm，宽约 1cm；小裂片卵形或稍呈倒披针形、条形，先端锐尖。气清香，味微苦。花茵陈茎呈圆柱形，多分枝，长 30~100cm，直径 2~8mm；表面淡紫色或紫色，有纵条纹，被短柔毛；体轻，质脆，断面类白色。叶密集，或多脱落；下部叶二至三回羽状深裂，裂片条形或细条形，两面密被白色柔毛；茎生叶一至二回羽状全裂，基部抱茎，

裂片细丝状。头状花序卵形，多数集成圆锥状，长 1.2~1.5mm，直径 1~1.2mm，有短梗；总苞片 3~4 层，卵形，苞片 3 裂，外层雌花 6~10 个，可多达 15 个，内层两性花 2~10 个。瘦果长圆形，黄棕色。气芳香，味微苦。

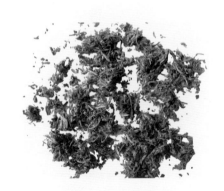

图　绵茵陈药材

主要成分及分析：滨蒿含香豆素类成分：6,7-二甲氧基香豆素（6,7-dimethoxy coumarin）、茵陈炔内酯（capillarin）等；黄酮类成分：7-O-甲基香橙素（7-O-methylaromadendrin）、鼠李柠檬素（rhamnocitrin）等；色原酮：茵陈色原酮（capillarisin）；挥发油成分：α-蒎烯、β-蒎烯、艾格罗蒎烯（agropinene）、茵陈烯（capillene）、茵陈酮（capillin）等；另含滨蒿素、对羟基苯乙酮及绿原酸（chlorogenic acid）等。茵陈蒿含挥发油，油中成分有月桂烯、α-蒎烯、莰烯、茵陈炔酮、丁香酚，另含茵陈色原酮、6,7-二甲氧基香豆素。绵茵陈水溶性浸出物不得少于 25.0%。高效液相色谱法测定，按干燥品计算，绵茵陈含绿原酸（$C_{16}H_{18}O_9$）不得少于 0.50%，花茵陈含滨蒿内酯（$C_{11}H_{10}O_4$）不得少于 0.20%。

鉴定试验：①绵茵陈粉末灰绿色。镜检可见：非腺毛"T"形，长 600~1 700μm，中部略折

成"V"形，两臂不等长，细胞壁极厚，胞腔多呈细缝状，柄1~2细胞。②绵茵陈甲醇提取液作为供试品溶液，以绿原酸对照品作对照。按薄层色谱法，以乙酸丁酯-甲酸-水（7:2.5:2.5）的上层溶液为展开剂，展开，取出，晾干，置紫外光灯（365nm）下检视。供试品色谱中，在与对照品色谱相应的位置上，显相同颜色的荧光斑点。③花茵陈粉末甲醇提取液作为供试品溶液，以滨蒿内酯对照品作对照。按薄层色谱法，以石油醚（60~90℃）-乙酸乙酯-丙酮（6:3:0.5）为展开剂，展开，取出，晾干，置紫外光灯（365nm）下检视。供试品色谱中，在与对照品色谱相应的位置上，显相同颜色的荧光斑点。

功能及应用：清利湿热，利胆退黄。用于黄疸尿少，湿温暑湿，湿疮瘙痒。现代研究证实，茵陈有利胆、保肝、解热镇痛、利尿抗菌等作用。常用方药为茵陈蒿汤。

（陈随清）

dàjì
大蓟（Cirsii Japonici Herba）

菊科（Compositae）植物蓟 *Cirsium japonicum* Fisch. ex DC. 的干燥地上部分。为常用中药。主产于吉林、河北、江苏、山东、安徽、浙江等地。夏、秋二季花开时采割地上部分，除去杂质，晒干。

性状：茎呈圆柱状，上部分枝，直径 0.5~1.2cm；表面褐色或绿褐色，有纵棱，密生灰白色丝状毛；质松脆，断面黄白色，髓部常中空。叶绿褐色，皱缩破碎，边缘具黄白色针刺。头状花序顶生，球形或椭圆形，总苞黄褐色，羽状冠毛灰白色。气微，味淡。大蓟药材见图。

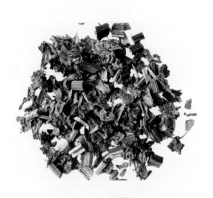

图　大蓟药材

主要成分及分析：含黄酮类化合物，如蒙花苷（linarin）、柳穿鱼叶苷（pectolinarin）、大蓟黄酮苷（cirsitakaoside）等；挥发油，如单紫杉烯（aplotaxene）、二氢单紫杉烯（dihydroaplotaxene）、香附烯（cyperene）、罗汉柏烯（thujopsene）等；三萜类化合物，如伪蒲公英固醇乙酸酯（Φ-taraxasteryl acetate）和 β-香树脂醇乙酸酯（β-amyrin acetate）。热浸法测定，用稀乙醇作溶剂，醇溶性浸出物不得少于 15.0%。高效液相色谱法测定，干燥品含柳穿鱼叶苷（$C_{28}H_{34}O_{15}$）不得少于 0.20%。

鉴定试验：①叶表面制片，镜检可见：上表皮细胞多角形，下表皮细胞类长方形，垂周壁波状弯曲；气孔不定式或不等式；多细胞非腺毛，顶端细胞细长而扭曲，壁具交错的角质纹理。②粉末甲醇提取液作为供试品溶液，以大蓟对照药材作对照。按薄层色谱法，以乙酰丙酮-丁酮-乙醇-水（1:3:3:13）为展开剂，展开，取出，晾干，喷以三氯化铝显色，置紫外光灯（365nm）下检测。供试品色谱中，在与对照药材色谱相应的位置上，显相同颜色的荧光主斑点。

功效及应用：凉血止血，散

瘀解毒消痈。用于衄血，吐血，尿血，便血，崩漏，外伤出血，痈肿疮毒。现代研究证实，大蓟有抗菌、止血作用。常用方药为十灰散，清心散，大效丸，大蓟根散等。

（陈随清）

xiǎojì
小蓟（Cirsii Herba）

菊科（Compositae）植物刺儿菜 *Cirsium setosum*（Willd.）MB. 的干燥地上部分。为常用中药。中国大部分地区有产，夏、秋二季花开时采割，除去杂质，晒干。

性状：长约 50cm，带有根茎。茎呈圆柱形，直径 0.2~0.4cm，表面绿色或微带紫棕色，具纵棱和柔毛；质脆，断面中空。叶多破碎，皱缩而卷曲，黄绿色，两面均有白色蛛丝状毛，全缘或微波状，有金黄色针刺。头状花序顶生，总苞钟状，苞片5~6层，线形或披针形，花紫红色，花冠多脱落，冠毛羽状常外露。气弱，味微苦。小蓟药材见图。

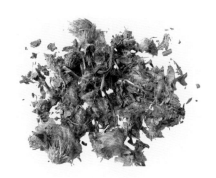

图　小蓟药材

主要成分及分析：含有机酸类：原儿茶酸（protocatechuic acid）、咖啡酸（caffeic acid）和绿原酸；固醇类：伪-乙酸蒲公英甾酯（Φ-taraxasterol acetate）、蒲公英固醇（taraxasterol）、β-谷固醇、豆固醇；黄酮类：芦丁（rutin)、刺槐素（acacetin）、蒙花苷（linarin）；另含酪胺（tyramine），三十烷醇（triacontanol）等。热浸法测定，用稀乙醇作溶剂，醇溶性浸出物不得少于 19.0%。高效液相色谱法测定，干燥品含蒙花苷（$C_{28}H_{32}O_{14}$）不得少于 0.70%。

鉴定试验：①叶表面制片，镜检可见：上表皮细胞多角形，垂周壁平直，表面角质纹理明显；下表皮垂周壁波状弯曲，上下表皮均有气孔及非腺毛；气孔不定式或不等式；非腺毛 3~10 余细胞，顶端细胞细长呈鞭状，皱缩扭曲。②粉末甲醇提取液作为供试品溶液，以小蓟对照药材和蒙花苷对照品作对照。按薄层色谱法，聚酰胺薄膜为固定相，以乙酰丙酮-丁酮-乙醇-水（1:3:3:13）为展开剂，展开，取出，晾干，喷以三氯化铝试液显色，置紫外光灯（365nm）下检视。供试品色谱中，在与对照药材色谱和对照品色谱相应的位置上，显相同颜色的荧光斑点。

功效及应用：凉血止血，散瘀解毒消痈。用于衄血、吐血、尿血、血淋、便血、崩漏、外伤出血、痈肿疮毒。现代研究证明，小蓟具有强心、收缩血管、止血和抗菌等作用。常用方药为小蓟饮子。

（陈随清）

púgōngyīng

蒲公英（Taraxaci Herba） 菊科（Compositae）植物蒲公英 *Taraxacum mongolicum* Hand. -Mazz.、碱地蒲公英 *Taraxacum borealisinense* Kitam. 或同属种植物的干燥全草。又称黄花地丁。为常用中药。春至秋季花初开时连根挖起全草，洗净泥沙，晒干。

性状：根呈圆锥状，深长，单一或分枝，长 3~8cm，直径 3~5mm，表面黄棕色。叶基生，多皱缩破碎，完整叶片呈倒披针形，绿褐色或暗灰绿色，长 6~15cm，宽 2~3.5cm。总苞片多层，花冠黄褐色或淡黄白色（图）。瘦果。气微，味微苦。

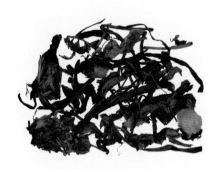

图 蒲公英药材

主要成分及分析：全草含蒲公英固醇、胆碱、菊糖、果胶等；根主要含咖啡酸。高效液相色谱法测定，干燥品含咖啡酸（$C_9H_8O_4$）不得少于 0.020%。

鉴定试验：①叶表面观镜检可见：上、下表皮细胞垂周壁波状弯曲，表面角质纹理明显或稀疏可见。上、下表皮均有非腺毛，3~9 个细胞，顶端细胞甚长，皱缩呈鞭状或脱落。下表皮气孔较多，不定式或不等式，副卫细胞 3~6 个，叶肉细胞含细小草酸钙结晶。叶脉旁可见乳汁管。根横切面镜检可见：木栓细胞数列，棕色。韧皮部宽广，乳管群断续排列成数轮。形成层成环。木质部较小，射线不明显；导管较大，散列。②粉末甲醇提取液作为供试品溶液，以咖啡酸对照品作对照。照薄层色谱法，以乙酸丁酯-甲酸-水（7:2.5:2.5）的上层溶液为展开剂，展开，取出，晾干，置紫外光灯（365nm）下检视。供试品色谱中，在与对照品色谱相应的位置上，显相同颜色的荧光斑点。

功效及应用：清热解毒，消肿散结，利尿通淋。用于疔疮肿毒，乳痈，目赤，咽痛，肺痈，肠痈，湿热黄疸，热淋涩痛。现代研究证明，蒲公英有抗病原微生物、保肝利胆、抗肿瘤和抗胃溃疡作用。常用方药为五味消毒饮，消痈散毒汤。

（陈随清）

dànzhúyè

淡竹叶（Lophatheri Herba） 禾本科（Gramineae）植物淡竹叶 *Lophatherum gracile* Brongn. 的干燥地上部分。为常用中药。主产于浙江、江苏、湖南、湖北、广东等地。夏季未抽花穗前采割，晒干。

性状：茎呈圆柱形，中空，有节，表面淡黄绿色。叶鞘边缘光滑或有纤毛；叶片披针形，有的皱缩卷曲，长 5~21cm，宽 1~4cm，表面浅绿色或黄绿色；叶脉平行，具横行小脉，形成长方形的网格状，下表面较为明显（图）。颖果纺锤形。气微，味淡。

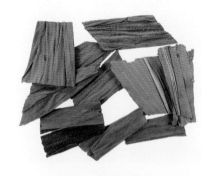

图 淡竹叶药材

主要成分：含三萜类和甾类物质，如芦竹素（arundoin）、白茅素（cylindrin）、无羁萜（friedelin）、β-谷固醇、豆固醇等；尚含黄酮类化合物和生物活性多糖等。

鉴定试验：粉末浅灰绿色。镜检可见：上表皮细胞类方形或长方形，垂周壁波状弯曲；下表皮细胞为不规则长方形，垂周壁深波状弯曲；非腺毛有 3 种：单细胞长非腺毛，单细胞短非腺毛，双细胞短小毛茸（少见）。

功效及应用：清热泻火，除烦止渴，利尿通淋。用于热病心烦，咽喉炎，口腔炎，口舌生疮，尿少色黄。现代研究证明，淡竹叶有解热、抑菌和利尿作用。常用方药为竹叶汤，竹叶石膏汤。

（陈随清）

fúpíng

浮萍 （Spirodelae Herba）

浮萍科（Lemnaceae）植物紫萍 *Spirodela polyrrhiza* （L.） schleid. 的干燥全草。又称水萍。为较常用中药。6～9 月采收，洗净，拣去杂质，晒干。

性状：叶状体卵圆形，扁平，直径 3～6mm，长 6～9mm。上表面淡绿色至灰绿色，偏侧有一小凹陷，边缘整齐或微卷曲。下表面紫绿色至紫棕色，着生数条须根。果圆形。气微，味淡。浮萍药材见图。

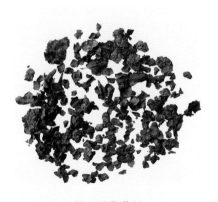

图　浮萍药材

主要成分：主要含荭草素（orientin）、异荭草素（isoorientin）、牡荆素（vitexin）、异牡荆素（isovitexin）、芹菜素-7-单糖苷（apigenin-7-monoglycoside）、木犀草素-7-单糖苷（luteolin-7-monoglycoside）等；另含醋酸钾、氧化钾、溴、碘等物质。

鉴定试验：①叶状体表面观镜检可见：上表皮细胞垂周壁波状弯曲，气孔不定式，内侧薄壁细胞有的含草酸钙簇晶或针晶；下表皮细胞垂周壁近平直，无气孔，内侧为通气组织，有薄壁细胞构成，有大的细胞间隙。②粉末甲醇提取液作为供试品溶液，以浮萍对照药材作对照。照薄层色谱法试验，以乙酸乙酯-丁酮-甲酸-水（6∶3∶1∶1）为展开剂，展开，取出，晾干，置紫外光灯下检视。供试品色谱中，在与对照药材色谱相应的位置上，显相同颜色的荧光斑点。

功效及应用：宣散风热，透疹，利尿。用于风热表实证，麻疹不透，皮肤瘙痒，风疹瘙痒，水肿尿少。现代研究证明，浮萍有解热、抗感染、利尿作用。常用方药为浮萍散，浮萍银翘汤。

（陈随清）

yāzhícǎo

鸭跖草 （Commelinae Herba）

鸭跖草科（Commelinaceae）植物鸭跖草 *Commelina communis* L. 的干燥地上部分。为较常用中药。中国大部分地区有分布。夏、秋二季采收，晒干。

性状：茎呈圆柱形，直径约 0.25cm，多有分枝或须根，节上生根，节间长 3～9cm（图）；质柔软，断面中心有髓。单叶互生，无柄或近无柄，完整叶片展平后呈卵状披针形或披针形，长 4～9cm，宽 1～2cm；先端渐尖，全缘。花多脱落，佛焰苞心状卵形；花瓣多皱缩，蓝色。气微，味淡。

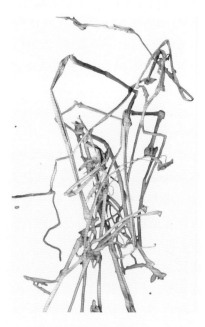

图　鸭跖草药材

主要成分：全草含左旋-黑麦草内酯 [（-） ioliolide]、无羁萜（friedelin）、β-谷固醇。花瓣含花色苷类：飞燕草苷（malonylawobanin），阿伏巴苷，蓝鸭跖草苷。种子富含脂肪油。热浸法测定，水溶性浸出物不得少于 16.0%。

鉴定试验：①叶表面观镜检可见：非腺毛有两种：均为 2 个细胞，一种短锥形，壁较厚，顶端细胞短尖；另一种棒形，壁稍厚，顶端细胞较长，先端钝圆，壁薄，常脱落。草酸钙针晶较多。②粉末乙醇提取液作为供试品溶液，以鸭跖草对照药材作对照。照薄层色谱法，以三氯甲烷-甲醇-水（5∶1∶0.05）为展开剂，展开，取出，晾干，置紫外光灯下检视。供试品色谱中，在与对照药材色谱相应的位置上，显相同颜色的荧光斑点；再置碘蒸气中熏至斑点显色清晰。供试品色谱中，在与对照药材色谱相应的位置上，显相同颜色的斑点。

功效及应用：清热泻火，利水消肿。用于风热感冒，热病烦渴，咽喉肿痛，水肿尿少，热淋涩痛，痈肿疔毒。现代研究证明，鸭跖草有抗菌、利尿、降温作用。常用方药为鸭跖草汤，鸭跖茯苓汤。

(陈随清)

zǎolèi yàocái

藻类药材（algae as medicinal materials）

以藻类植物入药的药材。藻类是植物界中一群最原始的低等植物，现有 3 万余种，广布于世界各地，主要生长在水中，在潮湿的树干、岩石、土壤中也有分布。根据藻类细胞内色素、贮藏物质、植物体的形态构造、生殖方式等不同，一般将藻类植物分为蓝藻门、裸藻门、绿藻门、轮藻门、金藻门、甲藻门、红藻门、褐藻门 8 个门。药用藻类主要分布在褐藻门和红藻门，少数分布在绿藻门。藻类药材所共有的性状鉴定特征、显微鉴定特征及鉴别方法，可用于藻类药材的鉴别。

性状鉴定：常因干燥、破碎等而改变原有的形状，一般以水浸后展开鉴别。藻类没有真正的根、茎、叶的分化，通常含有能进行光合作用的色素或其他色素，呈现不同的颜色。藻体形状和类型多样，有单细胞、群体、丝状体或叶状体，大小相差悬殊。鉴别时应从形状、大小、颜色、表面特征、孢子囊群、质地、气、味等方面进行鉴别。红藻门绝大多数是多细胞的丝状体、片状体、树枝状体等，少数为单细胞或群体。藻体多呈紫色或玫瑰红色。药用红藻有鹧鸪菜 Caloglossa leprieurii (Mont.) J. Ag.、海人草 Digenea simplex (Wulf.) C. Ag 等。褐藻门是藻类中进化较高级的一个类群。植物体为多细胞，有丝状体、片状体、树枝状。有的种类具有类似于高等植物根、茎、叶的固着器、柄和叶状片，内部也出现组织分化。藻体多呈褐色。常见品种是昆布 Eeklonia kurome Okam.、海带 Laminaria japonica Aresch、海蒿子 Sargassum pallidum (Turn.) C. Ag.、羊栖菜 Sargassum fusiforme (Harv.) Setch. 等。绿藻门形态多种多样，有单细胞、群体、丝状体和叶状体。植物体草绿色。药用绿藻有石莼 Ulva lactuca L.、孔石莼 Ulva petusa Kjellm. 等。

显微鉴定：红藻门细胞壁两层，内层由纤维素构成，外层由果胶质构成。细胞中有载色体，一至多数。褐藻门多数藻体内部分化为表皮层、皮层和髓 3 部分。表层细胞较多，内含许多载色体；皮层细胞较大，有机械固着作用，接近表皮层的几层细胞也含有载色体；髓在中央，由无色的长细胞组成。细胞壁内层为纤维素，外层由藻胶组成；细胞内有细胞核一枚，及形态不一的载色体。绿藻门细胞壁两层，内层主要为纤维素，外层是果胶质，常常黏液化。细胞中有载色体，呈各种形状，如杯状、环带状、星状、螺旋带状和网状等。细胞核一至多数，为真核，具核膜、核仁。

(王刚)

hǎizǎo

海藻（Sargassum）

马尾藻科 (Sargassaceae) 植物海蒿子 Sargassum pallidum (Turn.) C. Ag. 或羊栖菜 Sargassum fusiforme (Harv.) Setch. 的干燥藻体。前者习称"大叶海藻"，后者习称"小叶海藻"。又称大蒿子、海根菜。为较常用中药。产于浙江、福建、广东、山东及辽宁等地。夏、秋二季采捞，除去杂质，洗净，晒干。

性状：①海蒿子皱缩卷曲，黑褐色，有的被白霜，长 30 ~ 60cm。主干圆柱状，主枝自主干两侧生出，侧枝自主干叶腋生出，具短小的刺状突起。初生叶披针形或倒卵形，全缘或具粗锯齿；次生叶条形或披针形，叶腋间有生条状叶的小枝。气囊黑褐色，球形或椭圆形，有的有柄，顶端具尖突起（图）。质脆；水浸软后肉质、黏滑。气腥，味微咸。②羊栖菜长 15~40cm。分枝互生，无刺状突起。叶条形或细匙形，先端稍膨大，中空（图）。气囊腋生，纺锤形或球形，囊柄较长，质较硬。

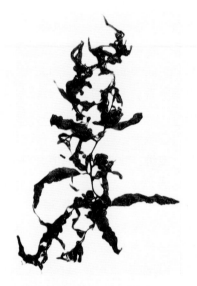

图　海蒿子药材

主要成分及分析：含藻胶酸，粗蛋白，甘露醇，钾，碘；又含马尾藻多糖（sargassan），其组成中含 D-半乳糖、D-甘露糖、D-木糖、L-岩藻糖、D-葡萄糖醛酸等。热浸法测定，用乙醇作溶剂，醇溶性浸出物不得少于 6.5%。干燥品含海藻多糖以岩藻糖（$C_6H_{12}O_5$）计，不得少于 1.70%。

鉴定试验：取海藻药材 1g，剪碎，加水 20ml，冷浸数小时，滤过，滤液浓缩至 3~5ml，加三氯化铁试液 3 滴，生成棕色沉淀。

功效及应用：消痰软坚，利水。用于瘿瘤，瘰疬，睾丸肿痛，痰饮水肿。现代研究证明，海藻中的多聚糖有抗癌活性，其提取物还有抗流感病毒作用。不宜与甘草同用。常用方药为海藻玉壶汤，橘核丸。

（王 刚）

kūnbù

昆布（Eckloniae Thallus；Laminariae Thallus）

海带科（Laminariaceae）植物海带 *Laminaria japonica* Aresch. 或翅藻科植物昆布 *Ecklonia kurome* Okam. 的干燥叶状体。又称海带。为食药两用中药。海带主产于辽东半岛、山东半岛，昆布主产于浙江、福建、广东沿海。生于海边低潮线下 2～3m 的岩石上，或人工养殖于绳索和竹材上。夏、秋二季采捞，晒干。

性状：①海带卷曲折叠成团状，或缠结成把。全体呈黑褐色或绿褐色，表面附有白霜。用水浸软则膨胀成扁平长带状，长 50～150cm，宽 10～40cm，中部较厚，边缘较薄而呈波状。类革质，残存柄部扁圆状。气腥，味咸。②昆布卷曲皱缩成不规则团状。全体呈黑色，较薄。用水浸软则膨胀成扁平长带状，长 16～26cm，厚 1.6mm，两侧呈羽状深裂，裂片长舌状，边缘有小齿或全缘。质柔滑。

主要成分及分析：主含藻胶素（algin），甘露醇（mannitol），半乳聚糖（galactan），昆布氨酸（laminine），海带聚糖（laminarin），谷氨酸、天冬氨酸、脯氨酸、维生素 B_1、C，以及碘、钾等。按干燥品计算，海带含碘不得少于 0.35%；昆布含碘不得少于 0.20%。

功效及应用：软坚散结，消痰、利水。用于瘿瘤，瘰疬，睾丸肿痛，痰饮水肿。含碘量很高，多食能防治甲状腺肿，还能预防动脉硬化，降低胆固醇与脂类的积聚。常用方药为消瘿丸。

（王 刚）

jūnlèi yàocái

菌类药材（fungi as medicinal materials）

以菌类植物的子实体和子座等入药的药材。菌类药材所共有的性状鉴定特征、显微鉴定特征及鉴别方法，可用于菌类药材的鉴别。

性状鉴定：菌类（fungi）是植物界中一群较为原始的低等植物。菌类植物没有根、茎、叶的分化，一般无光合色素，属异养原植体植物（heterotrophie thallophytes）。分布非常广泛，种类极多，在分类上常分为细菌门、黏菌门及真菌门，其中真菌门的药用种类较多。

真菌门真菌常为丝状和多细胞的有机体，其营养体除少数原始种类是单细胞外，一般都是由分枝或不分枝、分隔或不分隔的菌丝交织在一起，组成菌丝体，呈现褐色、黑色、黄色和红色等多种颜色。当环境不良或繁殖时，菌丝相互密结，菌丝体变态成菌丝组织体，常见的有根状菌索、菌核、子座、子实体等。根状菌索（rhizomorph）是密结成绳索状，外形似根的菌丝体；菌核（scerlotium）是菌丝紧密缠结在一起组成的坚硬的团块状物，如猪苓、茯苓；子实体（sporophone）是某些真菌在生殖时期形成的，具有一定形态和结构，能产生孢子的菌丝体，如灵芝；子座（stroma）是容纳子实体的菌丝的褥座，是从营养阶段到繁殖阶段的一种过渡的菌丝组织体。药用真菌中比较重要的是担子菌和子囊菌两个亚门。担子菌亚门是一群多种多样的陆生高等真菌，药用种数约占药用真菌的 90%。子实体形态、大小、颜色各不相同，如伞状、扇状、球状、头状等。主要药用真菌有茯苓 *Poria cocos*（Schw.）Wolf.、猪苓 *Polyporus umbellatus*（Pers.）Fries、灵芝 *Canoderma lucidum*（Leyss ex Fr.）Karst.、银耳 *Tremella fuciformis* Berk. 等。子囊菌亚门主要药用真菌有冬虫夏草 *Cordyceps sinensis*（Berk.）Sacc.、竹黄 *Shiraria bambusicola* P. Henn. 等。

显微鉴定：菌丝是纤细的管状体，分枝或不分枝。一般直径在 10μm 以下，最细的不到 0.5μm，最粗的可超过 100μm。菌丝分无隔菌丝和有隔菌丝两种，无隔菌丝呈长管形细胞，有分枝或无，大多数为多核的；有隔菌丝有横隔壁把菌丝隔成许多细胞，每个细胞内含 1 或 2 个核，菌丝中的横隔上有小孔。菌丝细胞内含有原生质、细胞核和液泡；贮存的营养物质是肝糖、油脂和菌蛋白，不含淀粉。原生质通常无色透明，有些种属因含有多种色素，呈现不同的颜色；细胞核在营养细胞中很小，不易观察到，但在繁殖细胞中大而明显，并易于染色。菌丝组织有两种形式：一种是或多或少相互平行排列的长条形菌丝组织，称为"疏丝组织"；另一种菌丝细胞不呈长形，而为椭圆形、近圆形或多角形，称为"拟薄壁组织"。绝大多数真菌的细胞有细胞壁、细胞核，但不含叶绿素，也没有质体。真菌的细胞壁主要由纤维素和几丁质组成，其成分可随着其生长年龄和环境条件的影响而发生变化。

（王 刚）

dōngchóngxiàcǎo

冬虫夏草（Cordyceps） 麦角菌科（Clavicipitaceae）真菌冬虫夏草菌 *Cordyceps sinensis* (BerK.) Sacc. 寄生在蝙蝠蛾科昆虫蝙蝠蛾幼虫上的子座和幼虫尸体的干燥复合体。又称虫草、冬虫草、夏草冬虫。为少常用中药。野生于海拔 3 000～4 000m 高山草甸土层中。主产于四川、西藏、青海等地。夏初子座出土、孢子未发散时挖取，晒至六七成干，除去似纤维状的附着物及杂质，晒干或低温干燥。

性状：由虫体与虫头部长出的真菌子座相连组成。虫体似蚕，长 30～50mm，直径 3～8mm，表面深黄色至棕黄色，具环纹 20～30 条；近头部环纹较细，头部红棕色。全身有足 8 对，近头部 3 对，中部 4 对，近尾部 1 对，以中部 4 对最明显（图）。质脆，断面略平坦，淡黄白色。头部生有细长棒球棍状子座，长 40～70mm，直径约 3mm，表面深棕色至棕褐色，有细纵皱纹，上部稍膨大，质柔韧，折断面纤维状，黄白色。气微腥，味微苦。

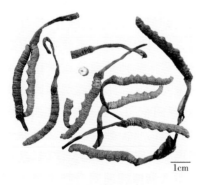

图 冬虫夏草药材

主要成分及分析：含核苷类成分腺苷（adenosine）。另含粗蛋白（水解得多种氨基酸）、虫草酸（cordycepic acid）、麦角固醇、虫草多糖等。高效液相色谱法测定，腺苷（$C_{10}H_{13}N_5O_4$）不得少于 0.01%。

鉴定试验：子座头部横断面：①子囊壳椭圆形至卵圆形，近表面生，基部陷于子座内。②子囊壳中有多数子囊。子囊细长，顶部壁厚，中央有一狭线状孔口。子囊内有子囊孢子 2～4 枚，孢子线形，有多数横隔。③子座中央充满菌丝，其间有裂隙。

功效及应用：益肾补肺，止血化痰。用于肾虚精亏，阳痿遗精，腰膝酸痛，久咳虚喘，劳嗽咯血。现代研究证实，冬虫夏草有提高免疫力、舒张支气管、抗肿瘤、抗疲劳、耐缺氧、耐高温、耐低温、抗肾衰竭和延缓衰老等作用。常用方药为固本强身胶囊，洛布桑胶囊等。

（王　刚）

língzhī

灵芝（Ganoderma） 多孔菌科（Polyporaceae）真菌赤芝 *Ganoderma lucidum* (Leyss. ex Fr.) Karst. 或紫芝 *Ganoderma sinense* Zhao, Xu et Zhang 的干燥子实体。为常用中药。原植物为腐生菌，多生于栎树及其他阔叶树的腐木上。中国大部分地区有分布，主产于华东、西南等地。多为人工栽培品。全年采收，除去杂质，剪除附有朽木、泥沙或培养基质的下端菌柄，阴干或在 40～50℃ 烘干。

性状：①赤芝外形呈伞状，菌盖肾形、半圆形或近圆形，直径 10～18cm，厚 1～2cm。皮壳坚硬，黄褐色至红褐色，有光泽，具环状棱纹和辐射状皱纹，边缘薄而平截，常稍内卷。菌肉白色至淡棕色。菌柄圆柱形，侧生，少偏生，长 7～15cm，直径 1～3.5cm，红褐色至紫褐色，光亮（图 1）。孢子细小，黄褐色。气微香，味苦涩。②紫芝菌盖与菌柄的皮壳呈紫黑色，有漆样光泽；菌肉锈褐色。菌柄长 17～23cm（图 2）。③栽培品子实体较粗壮、肥厚，直径 12～22cm，厚 1.5～4cm。皮壳外常被大量粉尘样的黄褐色孢子。

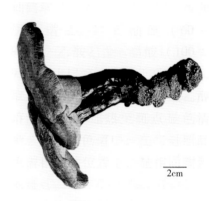

图 1　赤芝药材

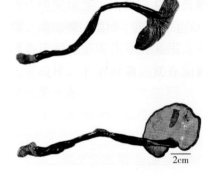

图 2　紫芝药材

主要成分及分析：赤芝含灵芝多糖、麦角固醇、树脂、脂肪酸等。紫芝含灵芝多糖、麦角固醇、有机酸（顺蓖麻酸、延胡索酸等）、氨基葡萄糖、多糖类、树脂、甘露醇等。紫外-可见分光光度法测定，干燥品含灵芝多糖以无水葡萄糖（$C_6H_{12}O_6$）计，不得少于 0.50%。

鉴定试验：①粉末浅棕色、棕褐色至紫褐色。镜检可见：菌丝散在或粘结成团；孢子褐色，卵形，顶端平截，外壁无色，内壁有疣状突起。②取粉末乙醇提取液作为供试品溶液，以灵芝对照药材作对照。按薄层色谱法，分别点于同一硅胶 G 薄层板上，以石油醚（60～90℃）-甲酸乙酯-甲酸（15：5：1）为展开剂，置紫外光灯（365nm）下检视。供试品色谱中，在与对照药材色谱相应的位置上，显相同颜色的荧光斑点。

功效及应用：益气血，安心神，健脾胃。用于神经衰弱，头晕失眠，消化不良，慢性支气管炎，冠心病，心绞痛。现代研究证实，灵芝有抗衰老、抗肿瘤、免疫调节、降血压、降血糖等作用。常用方药为紫芝丸，益心宁神片。

（王　刚）

fúlíng

茯苓（Poria）

多孔菌科（Polyporaceae）真菌茯苓 Poria cocos (Schw.) Wolf 的干燥菌核。为常用中药。菌核寄生于松科植物赤松或马尾松等树根上，主产于云南、安徽、湖北、四川等地。云南野生者质量最佳，习称"云苓"；安徽栽培产量最大，习称"安苓"。现多人工栽培。多于7～9月采挖，挖出后除去泥沙。按加工方法不同可分为茯苓个、茯苓片、茯苓块、赤茯苓、白茯苓、茯苓皮和茯神等多种规格商品药材。

性状：茯苓个呈类球形、扁圆形、椭圆形或不规则团块，大小不一，小者如拳，大的可达数公斤。外皮薄，棕褐色至黑褐色，粗糙，具皱纹或瘤状皱缩，有时部分脱落。质坚实，破碎面颗粒性，近边缘淡棕色，内部白色，少数淡红色，有的中间抱有松根（图）。气微，味淡，嚼之粘牙。

茯苓片为去皮后切制的茯苓，呈不规则厚片，厚薄不一。白色、淡红色或淡棕色。茯苓块为去皮后切制的茯苓，呈立方块状或方块状厚片，大小不一。白色、淡红色或淡棕色。茯苓皮呈不规则的片状，外面棕褐色至黑褐色，内面白色，或淡棕色。体软质松，略具弹性。赤茯苓大小不一的方块或碎块，呈淡红色或淡棕色。白茯苓大小不一的方块或碎块，色白。茯神呈方块，附有切断的一块茯神木，质坚实，色白。

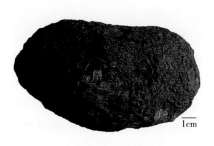

图　茯苓个药材

主要成分及分析：主含多糖，如 β-茯苓聚糖（β-pachyman），切断支链成为茯苓次聚糖（pachymaran），有抗肿瘤活性。另含四环萜酸类，如茯苓酸（pachymic acid）、齿孔酸（eburicoic acid）、松苓酸（pinicolic acid）等。还含麦角固醇、胆碱、腺嘌呤、卵磷脂等。热浸法测定，用稀乙醇作溶剂，醇溶性浸出物不得少于2.5%。

鉴定试验：①粉末灰白色。水装片镜检可见：不规则颗粒状多糖团块和末端钝圆的分枝状多糖团块以及细长菌丝；5%氢氧化钾液装片镜检可见：细长、稍弯曲菌丝。②取粉末乙醚提取液作为供试品溶液，以茯苓对照药材作对照。按薄层色谱法，分别点于同一硅胶 G 薄层板上，以甲苯-乙酸乙酯-甲酸（20：5：0.5）为展开剂，以 2%香草醛硫酸-乙醇（4：1）溶液显色，供试品色谱中，在与对照药材色谱相应的位置上，显相同颜色的主斑点。

功效及应用：利水渗湿，健脾宁心。用于水肿尿少，脾虚食少，便溏泄泻，心神不安，惊悸失眠。现代研究证实，茯苓有利尿、增强免疫、抗肿瘤、镇静等作用。常用方药为五苓散，参苓白术散，苓桂术甘汤。常见药膳为茯苓粥，茯苓糕等。

（王　刚）

zhūlíng

猪苓（Polyporus）

多孔菌科（Polyporaceae）真菌猪苓 Polyporus umbellatus (Pers.) Fries 的干燥菌核。又称野猪苓。为常用中药。常寄生于桦树、栎树、柳树、椴树、槭树及壳斗科植物的根旁土壤中。主产于陕西、云南、山西等地。野生，人工栽培已经成功。春、秋季采挖，除去泥沙，干燥。

性状：菌核呈不规则条状、类圆块状或扁块状，由菌丝紧密交织而成，有分枝，长5～25cm，直径2～6cm。表面黑色、灰黑色或棕黑色，皱缩或有瘤状突起（图）。断面类白色或黄白色，略呈颗粒状。质硬，体轻，入水能浮于水面。气微，味淡。

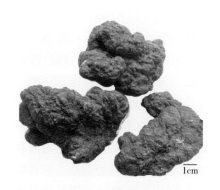

图　猪苓药材

主要成分及分析：含水溶性多聚糖类，如猪苓聚糖Ⅰ（Gu-Ⅰ）；另含麦角固醇（ergosterol），α-羟基-二十四碳酸（α-hydroxy-tetracosanoic acid），生物素，粗蛋白等。猪苓聚糖有抗肿瘤作用。高效液相色谱法测定，干燥品含麦角固醇（$C_{28}H_{44}O$）不得少于0.070%。

鉴定试验：①粉末灰白色。镜检可见：菌丝团大多无色；菌丝细长；菌丝间有众多草酸钙方晶，大多呈正方八面体形、规则的双锥八面体形或不规则多面体。②取粉末甲醇提取液作为供试品溶液，以麦角固醇对照品作对照。按薄层色谱法，分别点于同一硅胶G薄层板上，以石油醚（60~90℃）-乙酸乙酯（3：1）为展开剂，以2%香草醛硫酸溶液显色。供试品色谱中，在与对照品色谱相应的位置上，显相同颜色的主斑点。

功效及应用：利水渗湿。用于小便不利，水肿，泄泻，淋浊，带下。现代研究表明，猪苓有利尿、增强免疫、抗肿瘤、保肝及抗乙肝等作用。常用方药为猪苓汤，五苓散，肾炎灵胶囊。

（王　刚）

léiwán

雷丸（Omphalia）

白蘑科（Tricholomataceae）真菌雷丸 *Omphalia lapidescens* Schroet. 的干燥菌核。又称竹苓、雷实。为少常用中药。主产于四川、云南、广西等地。秋季采挖，洗净，晒干。不得蒸煮或高温烘烤。断面色褐呈角质样者，不可供药用。

性状：为类球形或不规则团块，直径1~3cm，表面黑褐色或棕褐色，微有隆起的不规则网状细纹（图）。质地坚实，不易破裂，断面不平坦，白色或浅灰黄色，常有黄白色大理石样纹理。

气微，味微苦。嚼之有颗粒感，微带黏性，久嚼无渣。

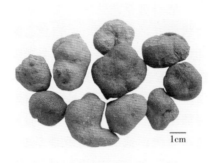

图　雷丸药材

主要成分及分析：主含蛋白酶，如雷丸素（omphalin）、雷丸蛋白酶等。另含麦角固醇（ergosterol）、多糖等。紫外-可见分光光度法测定，干燥品含雷丸素以牛血清白蛋白计，不得少于0.60%。

鉴定试验：①粉末灰黄色、棕色或黑褐色。镜检可见：菌丝黏结成大小不一的不规则团块，无色，少数黄棕色或棕红色；散在的菌丝较短；草酸钙方晶细小；加硫酸后可见多量针状结晶。②取粉末甲醇提取液作为供试品溶液，以麦角固醇对照品作对照。按薄层色谱法，分别点于同一硅胶G薄层板上，以石油醚（60~90℃）-乙酸乙酯-甲酸（7：4：0.3）为展开剂，喷以10%磷钼酸乙醇溶液显色。供试品色谱中，在与对照品色谱相应的位置上，显相同颜色的斑点。

功效及应用：杀虫消积。用于绦虫病，钩虫病，蛔虫病，虫积腹痛，小儿疳积。现代研究证实，雷丸有驱虫及抗肿瘤作用。常用方药有雷公丸，丹参散，追虫丸，驱虫消食片等。

（王　刚）

mǎbó

马勃（Lasiosphaera Calvatia）

灰包科（Lycoperdaceae）真菌脱皮马勃 *Lasiosphaera fenzlii* Reich.、大马勃 *Calvatia gigantea* (Batsch ex Pers.) Lloyd 或紫色马勃 *Calvatia lilacina* (Mont. ex Berk.) Lloyd 的干燥子实体。又称灰包菌、马粪包。为常用中药。脱皮马勃主产于辽宁、甘肃、江苏等地，大马勃主产于内蒙古、青海、河北等地，紫色马勃主产于广东、广西、江苏等地。夏、秋二季子实体成熟时及时采收，除去泥沙，干燥。

性状：①脱皮马勃呈扁球形或类球形，无不孕基部，直径15~20cm。包被灰棕色至黄褐色，纸质，常破碎呈块片状，或已全部脱落。孢体灰褐色或浅褐色，紧密，有弹性，用手撕之，内有灰褐色棉絮状的丝状物。触之则孢子呈尘土样飞扬，手捻有细腻感。臭似尘土，无味。②大马勃不孕基部小或无。残留的包被由黄棕色的膜状外包被和较厚的灰黄色的内包被所组成。光滑，质硬而脆，成块脱落。孢体浅青褐色，手捻有润滑感。③紫色马勃呈陀螺形，或压扁呈扁圆形，直径5~12cm，不孕基部发达。包被薄，两层，紫褐色，粗皱，有圆形凹陷，外翻，上部常裂成小块或已部分脱落。孢体紫色。马勃药材见图。

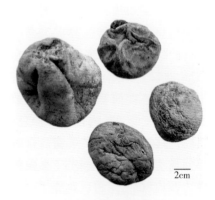

图　大马勃药材

主要成分及分析：含麦角固醇、马勃素、马勃菌酸，还含氨基酸、马勃黏蛋白等。热浸法测定，用稀乙醇作溶剂，醇溶性浸出物不得少于 8.0%。

鉴定试验：①取脱皮马勃置火焰上，轻轻抖动，即可见微细的火星飞扬，熄灭后，发生大量白色浓烟。②脱皮马勃：粉末灰褐色。镜检可见：孢丝长，有分枝，相互交织，壁厚；孢子褐色，球形，有小刺。大马勃：粉末淡青褐色。镜检可见：孢丝稍分枝，有稀少横隔；孢子淡青黄色，光滑或有时具微细疣点。紫色马勃：粉末灰紫色。镜检可见：孢丝分枝，有横隔，壁厚；孢子紫色，有小刺。③取粉末二氯甲烷提取液作为供试品溶液，以马勃对照药材作对照。按薄层色谱法，吸取上述两种溶液，分别点于同一硅胶 G 薄层板上，以环己烷-丙酮-乙醚（10∶1∶2）为展开剂，置紫外光灯（365nm）下检视。供试品色谱中，在与对照药材色谱相应的位置上，显相同颜色的荧光主斑点。

功效及应用：清肺利咽，止血。用于风热郁肺咽痛、瘰疬、咳嗽；外治鼻衄，创伤出血。现代研究证实，马勃有解热、抗炎、抗肿瘤等作用。常用方药为普济消毒饮，普济回春丸，马勃丸。

（王　刚）

dìyīlèi yàocái

地衣类药材（lichen as medicinal materials）

以地衣类植物入药的一类中药。地衣是植物界一个特殊的类群，是由真菌和藻类高度结合的共生复合体，具有独特的形态、结构、生理和遗传学特征。参与地衣共生的真菌绝大多数为子囊菌，少数为担子菌；与其共生的藻类主要是蓝藻和绿藻。已知全世界有地衣植物 500 余属约 26 000 种。广布世界各地，特别能抗寒耐旱，多生于高山树林中。地衣类药材所共有的性状鉴定特征、显微鉴定特征及鉴定方法，可用于地衣类药材的鉴别。

性状鉴定：地衣依其形态可分为壳状地衣（crustose lichen）、叶状地衣（foliose lichen）和枝状地衣（fruticose lichen）。①壳状地衣植物体扁平呈壳状，地衣体与基质紧密相连，紧贴树皮、岩石或他物上，且难以将其分开，如文字衣属（*Graphis*）。壳状地衣约占全部地衣的 80%。②叶状地衣植物体有背腹之分，似叶状，以菌丝假根或脐固着于基质上，易与基质分离，如生于草地上的地卷属（*Peltigera*）和生长在岩石或树皮上的梅花衣属（*Parmelia*）等。③枝状地衣植物体直立，通常分枝，呈丛生状，其基部附着于基质上，如石蕊属（*Cladonia*）、松萝属（*Usnea*）等。

显微鉴定：叶状地衣的解剖面结构分为上皮层、髓层和下皮层；上、下皮层由致密交织的菌丝构成，髓层由疏松的菌丝和藻类细胞构成。典型的壳状地衣一般多缺乏皮层或只有上皮层。枝状地衣内部构造呈辐射状，具有致密的外皮层及中轴型的髓。

地衣的成分与藻类、菌类不同，具特有的地衣酸（lichenic acid）、地衣多糖、地衣色素、地衣淀粉及蒽醌类等。最特殊的地衣酸类，有的只存在于地衣体中。中国自古就有用地衣中的松萝治疗肺病，用石耳来止血或消肿的用法；地茶和雪茶是中国陕西民间喜用的降压饮料。有研究发现，松萝酸、地衣硬酸及地衣二酚的多种缩合物，在抗革兰阳性细菌、尤其是在抗结核分枝杆菌方面具有极高的活性。大多数地衣多糖具有高度的抗癌活性，能通过增强健康细胞的免疫功能抑制癌细胞的增殖，还有降血压、抗炎、清热解毒等功能。地衣淀粉及其他多种独特的化学成分，有的可以食用或作饲料，有的可供药用或作试剂、香精的原料。甘露衣是治疗肾炎的有效药物。地衣抗生素对于结核性淋巴结炎、静脉曲张性和营养性溃疡、外伤性骨髓炎、烧伤、子宫颈糜烂和滴虫阴道炎均有良好的疗效，已有制剂使用。

（王　刚）

sōngluó

松萝（Usnea Diffracta）

松萝科（Usneaceae）植物松萝 *Usnea diffracta* Vain. 和长松萝 *Usnea longissima* Ach. 的干燥地衣体。又称云雾草、老君须。为不常用中药。松萝主产于湖北、湖南、贵州、四川等地，长松萝主产于广西、四川、云南等地。

性状：①松萝呈不规则的团丝状，淡灰绿色或棕黄色。地衣体丝状，长短不一，直径 1mm，常为二叉状分枝，表面具细而密的白色环节。质柔韧，略具弹性，不易折断，断面白色，藻环与中轴易分离。气微，味淡。②长松萝全体呈线状，一般长 20～40cm，有时长可达 100cm 左右，具细密而短的侧枝，长约 1cm，似蜈蚣脚状，故又称"蜈蚣松萝"（图）。

主要成分：松萝和长松萝两者均含松萝酸（usnic acid）、巴尔巴地衣酸（barbatic acid）、地衣酸（diffracfaic acid）及挥发油等，其中松萝酸是主要成分，含量最多。长松萝尚含拉马酸（ramalic acid）、地衣多糖（lichenin）。

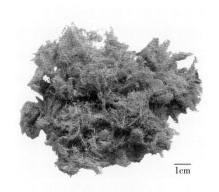

图 长松萝药材

<hr>

鉴定试验：组织横切面皮层遇5%~10%氢氧化钾水溶液显淡黄色或不显色，髓部不显色，中轴遇碘试液显蓝色。

功效及应用：止咳平喘，活血通络，清热解毒。松萝酸及挥发油对某些革兰阳性和阴性致病细菌有很强的抑菌作用，还有抗炎、解毒、松弛平滑肌与升高血糖等作用。常用方药为松萝散。

（王　刚）

shùzhīlèi yàocái

树脂类药材 （resinae as medicinal materials）

以植物体分泌或经提取精制而成的树脂入药的药材。均为天然产物。树脂类药材有芳香开窍、调气活血、舒筋止痛、消积杀虫、祛痰等功效。

来源与采收　一般认为树脂是由植物体内的挥发油经过一系列的化学变化而形成，多存在于植物内的细胞和组织中，如树脂道、分泌细胞、导管或细胞间隙等。多采自种子植物，其根、茎、叶、种子等部位均可产生树脂，较重要的有：松科植物的松油脂、松香、加拿大油树脂，金缕梅科植物的苏合香、枫香脂，橄榄科植物的乳香、没药，漆树科植物的洋乳香，伞形科植物的阿魏，安息香科植物的安息香，藤黄科植物的藤黄，棕榈科植物的血竭等。根据产生的方式不同可分为

正常代谢物和非正常代谢物。正常代谢物是植物体在生长发育过程中自然产生的代谢产物，如血竭、阿魏等。非正常代谢物是植物体在受到损伤后产生的分泌物，如安息香、苏合香等。也有的植物受到机械损伤后，会增加树脂的产生，如松树等。树脂采收多采用将植物体的某些部分用刀切割后引流或直接加工处理，如用刀切割树皮，使树脂从刀切割口处流出。有的植物需一次切割，也有的植物需经常切割。

化学组成　树脂是由多种化学成分组成的混合物，不能作为单一类型的化学成分来对待，需从其来源和组成等方面认识和鉴别，其化学组成可概括为4种。①树脂酸类（resin acids）：大分子量、构成复杂的不挥发性成分，常具有羟基及羧基。具有酸和酚的化学性质，能溶于碱性水溶液形成肥皂样的乳液。多游离存在，如松香中的二萜树脂酸。曾经为肥皂制作和油漆工业的重要原料。②树脂醇类（resin alcohols）：分子中具有羟基的树脂。分为树脂醇和树脂鞣醇两类。树脂醇（resinols）含有醇性羟基，是无色物质，遇三氯化铁试液不显颜色反应；树脂鞣醇（resino-tannols）含有酚性羟基，分子量较大，遇三氯化铁试液显鞣质样蓝色反应。树脂醇类在树脂中呈游离状态或与芳香酸结合成酯。③树脂酯类（resin esters）：树脂醇或树脂鞣醇与芳香酸化合形成的酯类物质。芳香酸在树脂中亦有游离的形式，称为香脂酸。大多是香树脂中的主要成分，亦具有与氢氧化钾的醇溶液共沸则皂化的性质，常用来代表树脂的生理活性成分。④树脂烃类（resenes）：一类分子结构复杂的含氧中性化合物。可

能是倍半萜烯及多萜烯的衍生物或氧化物。化学性质比较稳定，不溶于碱，不被水解、氧化，多作为药物制剂中丸剂或硬膏剂的原料。

性质　树脂大多为无定形的固体，微有光泽，质硬而脆。少数为半固体甚至流体。不溶于水，吸水也不膨胀。树脂易溶于醇、乙醚、三氯甲烷等大多数有机溶剂，在碱性溶液中能部分溶解或完全溶解，在酸性溶液中不溶。固体树脂加热至一定的温度时则软化，直至熔融。燃烧时有浓烟，并具有特殊气味。将树脂的乙醇溶液蒸干，可形成薄膜状物质。

分类　药用树脂中常混有挥发油、树胶及游离的芳香酸等化学成分，根据其所含主要化学成分的组成树脂可分为5类。①单树脂类：不含或含很少挥发油及树胶的树脂，如松香、枫香脂、血竭等。②胶树脂类：主要成分为树脂和树胶，如藤黄等。③油树脂类：主要成分为树脂和挥发油，如松香脂、加拿大油树脂等。④油胶树脂类：含有挥发油的树脂，如乳香、没药、阿魏等。⑤香树脂类：含有较多游离芳香酸的树脂，如苏合香、安息香等。

鉴定　主要采用性状鉴定和理化鉴定。树脂类药材的外形各异、大小不等，但每种药材均有较为固定的形态，有的药材还有特殊的气味，如苏合香为暗棕色或棕黄色、半透明、半流动的浓稠液体，乳香为深黄色、半透明、不规则乳头状小颗粒或小团块，血竭表面铁黑色或红色、粉末血红色，阿魏具有强烈而持久的蒜样特异臭气。因此，观察树脂类药材的性状特征，具有一定的重要性。每种树脂类药材都有相对固定的某些化学成分和化学组成，

通常采用化学分析和仪器分析的方法对其组分或特征性成分进行理化鉴定，以确定树脂的品质。树脂类药材中常混有沙石、泥土等来自植物和外界的杂质，要特别注意对其纯度的检查，对树脂类药材的质量控制，通常测定醇不溶物和总香脂酸等成分的含量。

（马 瑛）

sūhéxiāng

苏合香（Styrax） 金缕梅科（Hamamelidaceae）植物苏合香树 *Liquidambar orientalis* Mill. 的树干渗出的香树脂经加工精制而成的制品。又称苏合油、苏合香油。为常用中药。主产于非洲、土耳其等地，中国广西有栽培。

性状： 呈半流动的浓稠液体，半透明，暗棕色或棕黄色。质黏稠，气芳香。在90%乙醇、二硫化碳、三氯甲烷或冰醋酸中溶解，在乙醚中微溶。

主要成分及分析： 含树脂，主要为苏合香树脂醇（storesinol）、齐墩果酮酸（oleanonic acid）；另含油状液体苯乙烯（styrene）、肉桂酸（cinnamic acid）、乙酸桂皮酯。高效液相色谱法测定，干燥品含肉桂酸（$C_9H_8O_2$）不得少于5.0%。

鉴定试验： 取苏合香药材与细沙混合，置试管内，加高锰酸钾溶液微加热，产生苯甲醛香气。

功效及应用： 开窍，辟秽，止痛。用于中风痰厥，猝然昏倒，胸腹冷痛，惊痫。现代研究证实，苏合香有抗菌、抗炎及抗血小板聚集的作用，并可外用作局部防腐剂。常用方药为苏合香丸，冠心苏合丸等。

（马 瑛）

rǔxiāng

乳香（Olibanum） 橄榄科（Burseraceae）植物乳香树 *Boswellia carterii* Birdw. 及同属植物鲍达乳香树 *Boswellia bhaw-dajiana* Birdw. 的树皮渗出的树脂。为较常用中药。主产于索马里、埃塞俄比亚等地。

性状： 呈不规则乳头状小颗粒或小团块，半透明，表面深黄色，有光泽，质坚脆（图）。气香，味苦、辛。

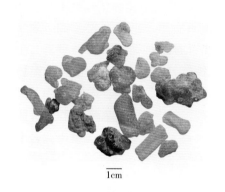

图 乳香药材

主要成分及分析： 含树脂，主要包括 α-、β-乳香酸（α-，β-boswellic acid），α-、β-香树脂素（α-，β-amyrin）；另含树胶为阿糖酸（arabic acid）的钙盐和镁盐，以及挥发油蒎烯（pinene）、二戊烯（diamylene）等。挥发油含量索马里乳香不得少于6.0%（ml/g），埃塞俄比亚乳香不得少于2.0%（ml/g）。

鉴定试验： 乳香药材加热变软，燃烧之显油性，有香气且冒黑烟，并留有黑色残渣。加水研磨，呈白色乳状液。

功效及应用： 活血定痛，消肿生肌。用于气血凝滞，心腹疼痛，痈疮肿毒，跌打损伤，痛经，产后瘀血刺痛。现代研究证实，乳香具有镇痛作用。常用方药为蠲痹汤，七厘散，醒消丸，活络效灵丹等。

（马 瑛）

mòyào

没药（Myrrha） 橄榄科（Burseraceae）植物地丁树 *Commiphora myrrha* Engl. 或哈地丁树 *Commiphora molmol* Engl. 的干燥树脂。为较常用中药。分天然没药和胶质没药。主产于肯尼亚、索马里、埃塞俄比亚等地。

性状： 呈不规则团块状或颗粒状，表面棕褐色或黑褐色，有光泽（图）。具特殊香气，味苦而微辛。

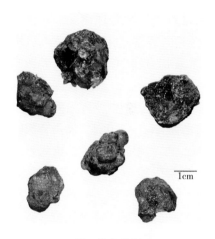

图 没药药材

主要成分及分析： 含树脂，主要为 α-、β-、γ-没药脂酸（α-，β-，γ-commiphoric acid），以及次没药脂酸（commiphorinic acid）等。挥发油含量天然没药不得少于4.0%（ml/g），胶质没药不得少于2.0%（ml/g）。

鉴定试验： 取没药乙醚溶解液过滤并挥尽乙醚后，向残留的黄色液体中滴加硝酸，显褐紫色。

功效及应用： 散瘀定痛，消肿生肌。用于痛疽肿痛，损伤瘀血，经闭癥瘕，胸腹诸痛；外用可敛疮生肌。现代研究证实，没药有抑制多种致病性真菌局部刺激作用，并能降血脂。常用方药为七厘散，活络效灵丹等。

（马 瑛）

gānqī

干漆 （Toxicodendri Resina）

漆树科（Anacardiaceae）植物漆树 *Toxicodendron vernicifluum*（Stokes）F. A. Barkl. 的树脂干燥加工品。为较常用中药。分布于甘肃、陕西、山西等地。

性状：呈不规则块状，表面黑褐色或棕褐色，粗糙，有光泽，有蜂窝状孔洞或呈颗粒状（图）。质坚硬，不易折断，断面不平。具特殊臭气。

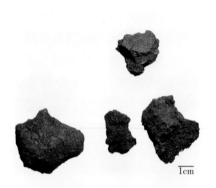

图 干漆药材

主要成分：生漆中的漆酚（urushiol）在空气中的氧化产物。热浸法测定，用乙醇作溶剂，醇溶性浸出物不得少于 1.2%。

鉴定试验：干漆点火即燃，产生黑烟并发出强烈漆臭。粉末的乙醇提取液，加入三氯化铁试液 1~2 滴，显墨绿色。

功效及应用：破瘀血，消积，杀虫。用于妇女闭经，瘀血癥瘕，虫积腹痛。有毒。现代研究证实，干漆有解痉作用。常用方药为大黄䗪虫丸，干漆汤，万病丸。

（马瑛）

āwèi

阿魏 （Ferulae Resina）

伞形科（Umbelliferae）植物新疆阿魏 *Ferula sinkiangensis* K. M. Shen 或阜康阿魏 *Ferula fukanensis* K. M. Shen 的树脂。为较常用中药。主产于中国新疆。春末夏初盛花期至初果期，分次由茎上部往下斜割，收集渗出的乳状树脂，阴干。

性状：呈不规则的块状或脂膏状，表面蜡黄色至棕黄色且深浅不一（图）。新鲜切面色较浅，放置后色渐深。块状者质轻似蜡，断面稍有孔隙；脂膏状者黏稠呈灰白色。具强烈持久的蒜样臭气，味辛辣，嚼之粘牙有灼烧感。

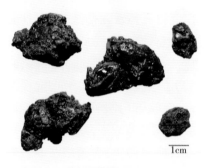

图 阿魏药材

主要成分及分析：含挥发油，主要为仲丁基丙烯基二硫化物；另含树脂为阿魏树脂鞣酸（asa-resinotannol）、阿魏酸（ferulic acid）以及树胶等。含挥发油不得少于 10.0%（ml/g）。

鉴定试验：取阿魏适量，加入 3~5 滴硫酸后显黄棕或红棕色，再加入氨试液使之呈碱性，在紫外光灯（365nm）下检视，显亮天蓝色荧光。

功效及应用：消积，化癥，散痞，杀虫。用于肉食积滞，瘀血癥瘕，腹中痞块，虫积腹痛。现代研究证实，阿魏有抑制结核分枝杆菌作用，其胶质作抗惊厥用或治疗某些精神病，其挥发油可作刺激性祛痰剂。

（马瑛）

ānxīxiāng

安息香 （Benzoinum）

安息香科（Styracaceae）植物白花树 *Sty-rax tonkinensis*（Pierre）Craib ex Hart. 的干燥树脂。为较常用中药。主产于泰国、老挝及越南等地。树干经自然损伤或于夏、秋二季割裂树干，收集流出的树脂，阴干。

性状：呈不规则的小块，常粘结成团块，稍扁平。自然出脂的为橙黄色，有蜡样光泽（图）；人工割脂的为灰白色至淡黄白色，呈不规则圆柱状、扁平块状。质脆，易碎，断面平坦呈白色，放置后逐渐变为淡黄棕色至红棕色。加热则软化熔融。气芳香，味微辛，嚼之带砂粒感。

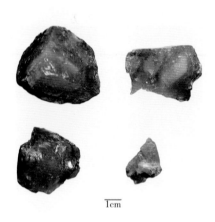

图 安息香药材

主要成分及分析：含树脂，主要为泰国树脂酸（siaresinolic acid）、苯甲酸松柏醇酯（coniferyl benzoate）；并含苯甲酸桂皮醇酯、苯甲酸（benzoic acid）及香荚兰醛（vanillin）。高效液相色谱法测定，干燥品含总香脂酸以苯甲酸（$C_7H_6O_2$）计不得少于 27.0%。

鉴定试验：①取安息香药材置干燥试管内，缓缓加热，有刺激性香气，并产生棱柱状结晶。②取安息香药材，加乙醇适量，研磨，滤过，滤液加 5% 三氯化铁乙醇溶液 0.5ml，即显亮绿色，后变为黄绿色。

功效及应用：开窍醒神，行气活血，止痛。用于中风痰厥，气郁暴厥，中恶昏迷，心腹疼痛，产后血晕，小儿惊风。现代研究证实，安息香有促进痰液排出的作用，外用可作局部防腐剂。常用方药为安息香丸，至宝丹等。

（马 瑛）

xuèjié

血竭（Draconis Sanguis） 棕榈科（Palmae）植物麒麟竭 *Dae-monorops draco* Bl. 果实渗出的树脂加工品。又称麒麟血竭。为较常用中药。主产于马来西亚、印度尼西亚等地。中国广东、台湾等地有栽培。

性状：呈类圆四方形或方砖形，表面暗红且有光泽，附着由于摩擦而产生的红粉（图）。质硬而脆，断面红色，粉末为砖红色。气微，味淡。在水中不溶，在热水中软化。

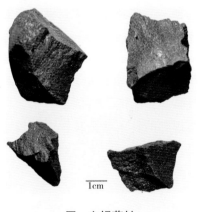

图 血竭药材

主要成分及分析：含树脂，主要为血竭素（dracorhodin）、血竭红素（dracorubin）、去甲血竭素（nordracorhodin）、去甲血竭红素（nordracorubin）等。高效液相色谱法测定，含血竭素（$C_{17}H_{14}O_3$）不得少于 1.0%。

鉴定试验：取血竭颗粒置白纸上，以火隔纸烘烤则熔化，应无扩散的油迹，对光照视呈鲜艳的红色。以火燃烧之则产生呛鼻烟气。

功效及应用：活血定痛，化瘀止血，生肌敛疮。用于跌打损伤，心腹瘀痛，外伤出血，疮疡不敛。现代研究证实，血竭有抑制血小板聚集的作用，并对多种致病真菌有抑制作用。常用方药为七厘散，麒麟竭散，和血通经汤等。

（马 瑛）

qítālèi yàocái

其他类药材（other kinds of plant medicinal materials） 根与根茎类药材、茎木类药材、皮类药材、叶类药材、花类药材、果实与种子类药材、全草类药材、藻类药材、菌类药材、地衣类药材、树脂类药材未能收载的植物类药材。包括：①以植物体的某一部分或某些部位的提取加工物为原料，经过不同的加工处理所得到的产品，如樟脑、冰片、芦荟、青黛等。②某些蕨类植物的成熟孢子，如海金沙。③植物器官因昆虫的寄生而形成的虫瘿，如五倍子。④植物分泌或渗出所得到的非树脂类混合物，如天竺黄。

这类药材所包含的范围较杂，其鉴别方法可根据具体的品种而异。一般采用性状鉴定。理化鉴定较为常用，尤其对一些加工品，可依据其主要成分或有效成分的性质进行定性鉴别和质量评价，如青黛、芦荟、冰片等。少数中药可采用显微鉴定，如海金沙、五倍子等。

（马 瑛）

hǎijīnshā

海金沙（Lygodii Spora） 海金沙科（Lygodiaceae）植物海金沙 *Lygodium japonicum*（Thunb.）Sw. 的干燥成熟孢子。为少常用中药。主产于广东、浙江等地。秋季孢子未脱落时采割藤叶，晒干，搓揉或打下孢子，除去藤叶。

性状：孢子呈粉状，棕黄色或浅棕黄色（图）。质轻，手捻有光滑感，易从指缝滑落。气微，味淡。

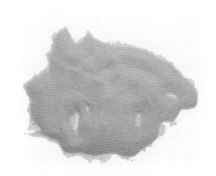

图 海金沙药材

主要成分：含反式-对-香豆酸和脂肪油。

鉴定试验：①粉末棕黄色或浅棕黄色。镜检可见：孢子为四面体、三角状圆锥形，顶面观三面锥形；三叉状裂隙；外壁有颗粒状雕纹。②粉末甲醇提取液作为供试品溶液，以海金沙对照药材作对照。按薄层色谱法，分别点于同一聚酰胺薄膜上，以甲醇-冰醋酸-水（4:1:5）为展开剂，展开，取出，晾干，喷以三氯化铝试液，在紫外光灯（365nm）下检视。供试品色谱中，在与对照药材色谱相应的位置上，显相同颜色的荧光斑点。

功效及应用：清利湿热，通淋止痛。用于热淋，石淋，血淋，膏淋，尿道涩痛。现代研究证实，海金沙有抗炎作用。常用方药为海金沙散。

（马 瑛）

tiānránbīngpiàn

天然冰片（Borneolum） 樟科（Lauraceae）植物樟 *Cinnamomum*

camphora（L.）Presl 的新鲜枝、叶加工制成品。又称右旋龙脑。为较常用中药。主产于印度尼西亚等地。

性状：白色结晶性粉末或片状结晶。气清香，味辛、凉。具挥发性，点燃时有浓烟，火焰呈黄色。在水中几乎不溶解，易溶于乙醇等有机溶剂。天然冰片药材见图。

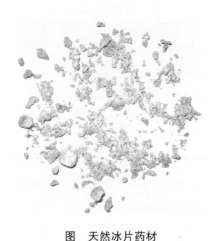

图　天然冰片药材

主要成分及分析：主要成分为右旋龙脑（*l*-borneolum）。高效液相色谱法测定，含右旋龙脑（$C_{10}H_{18}O$）不得少于 96.0%。

鉴定试验：取天然冰片三氯甲烷溶液作为供试品溶液，以右旋龙脑对照品作对照。照薄层色谱法，分别点于同一硅胶 G 薄层板上，以正己烷－乙酸乙酯（17∶3）为展开剂，展开，取出，晾干，喷以 1% 香草醛硫酸溶液，在 105℃加热至斑点显色清晰，在与对照品色谱相应的位置上，显相同颜色的斑点。

功效及应用：开窍醒神，清热止痛。用于热病神昏、痉厥，中风痰厥，惊痫痰迷，喉痹齿痛，口疮痈疡，目赤。常用方药为冰硼散，红灵丹。

（马　瑛）

érchá

儿茶（Catechu）

豆科（Leguminosae）植物儿茶 *Acacia catechu*（L. f.）Willd. 的去皮枝干的干燥煎膏。又称儿茶膏、孩儿茶、黑儿茶。为较常用中药。冬季采收枝、干，除去外皮，砍成大块，加水煎煮，浓缩，干燥。

性状：不规则小块状，表面棕褐色或黑褐色，光滑，微有光泽（图）。质硬，易碎，断面不整齐显暗色光泽，有细孔，遇潮有黏性。气微，味苦、涩，略回甜。

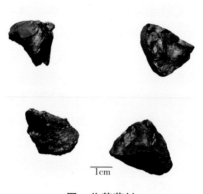

图　儿茶药材

主要成分及分析：儿茶鞣酸，*d*-儿茶素（*d*-catechin）及表儿茶素（epicatechin）。高效液相色谱法测定，儿茶素（$C_{15}H_{14}O_6$）和表儿茶素（$C_{15}H_{14}O_6$）的总量不得少于 21.0%。

鉴定试验：①粉末棕褐色。镜检可见：大量针状晶束及黄棕色块状物。②取粉末乙醚提取液作为供试品溶液，以儿茶素对照品、表儿茶素对照品作对照。按薄层色谱法，分别点于同一纤维素预制板上，以正丁醇－醋酸－水（3∶2∶1）为展开剂，展开，取出，晾干，喷以 10% 硫酸乙醇溶液，加热至斑点显色清晰，供试品色谱中，在与对照品色谱相应的位置上，显相同的红色斑点。

功效及应用：活血止痛，收湿敛疮，止血生肌，清肺化痰。用于跌扑伤痛，外伤出血，溃疡不敛，湿疹，湿疮，肺热咳嗽。现代研究证实，儿茶具有收敛、止泻、抗癌等作用。常用方药为上清喉片。

（马　瑛）

wǔbèizǐ

五倍子（Galla Chinensis）

五倍子蚜 *Melaphis chinensis*（Bell）Baker 寄生在漆树科植物盐肤木 *Rhus chinensis* Mill.、青麸杨 *Rhus potaninii* Maxim. 或红麸杨 *Rhus punjabensis* Stew. var. *sinica*（Diels）Rehd. et Wils. 叶上的虫瘿。又称百虫仓、棓子。为常用中药。主产于四川、陕西等地。秋季采摘，置沸水中略煮或蒸至表面呈灰色，杀死蚜虫，取出，干燥。

性状：按外形不同，分为"肚倍"和"角倍"。肚倍呈长圆形或纺锤形囊状，略扁，无角状分枝。表面灰褐色或灰棕色，微有柔毛。质硬而脆，易破碎，断面角质样，具有光泽，壁厚0.2～0.3cm，内壁平滑，内有黑褐色死蚜虫及灰色粉状排泄物。气特异，味涩。角倍呈菱形，有不规则的钝角状分枝，柔毛较明显，壁较薄。五倍子药材见图。

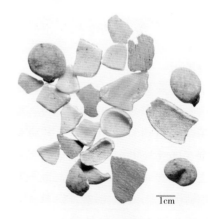

图　五倍子药材

主要成分及分析：含鞣质（tannin）、没食子酸（gallic acid）、脂肪、树脂等。干燥品含鞣质不得少于 50.0%。高效液相色谱法测定，含鞣质以没食子酸（$C_7H_6O_5$）计，不得少于 50.0%。

鉴定试验：粉末甲醇提取液作为供试品溶液，以五倍子对照药材作对照。按薄层色谱法，分别点于同一硅胶 GF$_{254}$ 薄层板上，以三氯甲烷-甲酸乙酯-甲酸（5:5:1）为展开剂，展开，取出，晾干，在紫外光灯（254nm）下检视。供试品色谱中，在与对照药材色谱相应的位置上，显相同颜色的荧光斑点。

功效及应用：敛肺降火，涩肠止泻，敛汗止血，收湿敛疮。用于肺虚久咳或肺热咳嗽，久泻久痢，自汗，盗汗，遗尿。现代研究证实，五倍子有收敛、抗菌、解毒作用。常用方药为五倍散。

（马瑛）

qīngdài

青黛（Indigo Naturalis）

爵床科（Acanthaceae）植物马蓝 *Baphicacanthus cusia*（Nees）Bremek.、蓼科植物蓼蓝 *Polygonum tinctorium* Ait. 或十字花科植物菘蓝 *Isatis indigotica* Fort. 的叶或茎叶经加工制得的干燥粉末、团块或者颗粒。又称靛花。为较常用中药。主产于福建、河北等地。

性状：深蓝色极细的粉末（图），质轻，易飞扬。或呈不规则多孔性的小块，用手搓捻即成细末。有特殊草腥气，味淡。

主要成分及分析：主含靛蓝（indigo），并含靛玉红（indirubin）、靛黄等。高效液相色谱法测定，干燥品含靛蓝（$C_{16}H_{10}N_2O_2$）不得少于 2.0%，含靛玉红（$C_{16}H_{10}N_2O_2$）不得少于 0.13%。

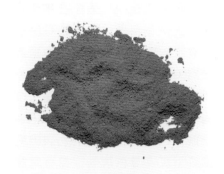

图　青黛药材

鉴定试验：取粉末三氯甲烷提取液作为供试品溶液，以靛蓝和靛玉红对照品作对照。按薄层色谱法，分别点于同一硅胶 G 薄层板上，以甲苯-三氯甲烷-丙酮（5:4:1）为展开剂。供试品色谱中，在与对照品色谱相应的位置上，显相同的蓝色和浅紫红色斑点。

功效及应用：清热解毒，凉血，定惊。用于温毒发斑，血热吐血、衄血、咯血、口疮，痄腮，喉痹，小儿惊痫。现代研究证实，青黛有抗肿瘤、抗炎等作用。常用方药为青黛散。

（马瑛）

xīguāshuāng

西瓜霜（Mirabilitum Praeparatum）

葫芦科（Cucurbitaceae）植物西瓜 *Citrullus lanatus*（Thunb.）Matsumu. et Nakai 的成熟新鲜果实和皮硝的加工品。为常用中药。

性状：白色或黄白色粉粒状结晶（图），形似盐，遇热熔化。气微，味咸。

主要成分及分析：主要含硫酸钠（Na_2SO_4）、谷氨酸（glutamic acid）、苯丙氨酸（phenylalanine）。高效液相色谱法测定，含硫酸钠不得少于 90.0%。

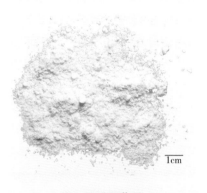

图　西瓜霜药材

鉴定试验：药材加盐酸回流提取，取酸水溶液蒸干后，用乙醇溶解，经离子交换树脂，将洗脱液作为供试品溶液，以谷氨酸和苯丙氨酸对照品作对照。按薄层色谱法，分别点于同一硅胶 G 薄层板上，以正丁醇-冰醋酸-水（3:1:1）为展开剂，展开，取出，晾干，以茚三酮乙醇溶液为显色剂，105℃加热至斑点显色清晰，在与对照品色谱相应的位置上，显相同颜色的斑点。

功效及应用：清热泻火，消肿止痛。用于咽喉肿痛，口舌生疮，牙龈肿痛或出血，乳蛾口疮，小儿鹅口疮。常用方药为玉钥匙，瓜霜散。

（马瑛）

bīngpiàn

冰片（Borneolum Syntheticum）

人工合成龙脑。为较常用中药。

性状：无色透明或白色半透明的片状松脆结晶（图）。气清香，味辛、凉。具挥发性，点燃产生带光的火焰及浓烟。

主要成分及分析：主要为右旋龙脑（*d*-borneol），以及齐墩果酸（oleanolic acid）、龙脑香醇酮、龙脑香二醇酮等三萜化合物；还含挥发油。气相色谱法测定，含龙脑（$C_{10}H_{18}O$）不得少于 55.0%。

功效及应用：开窍醒神，清

热止痛。用于中风口噤，热病神昏，惊痫痰迷，喉痹咽肿，胸痹心痛，口疮痈疡。现代研究证实，冰片有抗菌、止痛、抗生育作用。常用方药为冰硼散，红灵丹。

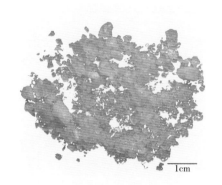

图 冰片药材

（马　瑛）

àipiàn

艾片（*l*-Borneolum） 菊科（Compositae）植物艾纳香 *Blumea balsamifera*（L.）DC. 的新鲜叶经提取制成的结晶。又称艾脑香、艾粉、结片、左旋龙脑。为少常用中药。

性状：白色半透明片状、块状或颗粒状结晶（图）。质稍硬而脆，手捻不易碎。具清香气，味辛、凉。具挥发性，点燃时有黑烟，火焰呈黄色，无残迹遗留。在水中几乎不溶解，易溶于乙醇、三氯甲烷等有机溶剂。

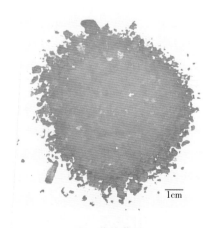

图 艾片药材

主要成分及分析：主要成分为左旋龙脑（$C_{10}H_{18}O$），且不得少于85%。

鉴定试验：取艾片乙醇溶液作为供试品溶液，以龙脑对照品作对照。按薄层色谱法，分别点于同一硅胶 G 薄层板上，以石油醚（60～90℃）-乙酸乙酯（4∶1）为展开剂，展开，取出，晾干，喷以 1% 香草醛硫酸溶液，105℃加热至斑点显色清晰，在与对照品色谱相应的位置上，显相同颜色的斑点。

功效及应用：开窍醒神，清热止痛。用于热病神昏、痉厥，中风痰厥，气郁暴厥，中恶昏迷，目赤、口疮，咽喉肿痛，耳道流脓。常用方药为三味艾片散，七味艾片散。

（马　瑛）

tiānzhúhuáng

天竺黄（Bambusae Concretio Silicea） 禾本科（Gramineae）植物青皮竹 *Bambusa textilis* McClure 或华思劳竹 *Schizostachyum chinense* Rendle 等秆内的分泌液干燥后的块状物。又称竺黄、天竹黄。为少常用中药。天然竺黄多由东南亚国家进口，人工制品以硅酸凝胶为基础合成。秋、冬二季采收。

性状：不规则的颗粒或片块。表面灰蓝色、灰黄色或灰白色，略带光泽，呈半透明（图）。体轻，质硬而脆，吸湿性强。气微，味淡。

主要成分：主要含二氧化硅约90%，还含多种氨基酸、有机酸及生物碱等。

鉴定试验：药材灼烧灰化后，残渣加盐酸和硝酸的等容混合液，滤过，滤液加钼酸铵和硫酸亚铁试液，显蓝色。

功效及应用：清热化痰，凉

心定惊。用于热病神昏，中风痰迷，小儿痰热惊痫、抽搐、夜啼等。现代研究证实，天竺黄有镇痛、抗炎作用。常用方药为小儿化痰丸。

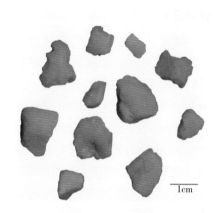

图 天竺黄药材

（马　瑛）

dàoyá

稻芽（Oryzae Fructus Germinatus） 禾本科（Gramineae）植物稻 *Oryza sativa* L. 的成熟果实经发芽干燥的炮制加工品。为较常用中药。将稻谷用水浸泡后，保持适宜的温、湿度，待须根长至约1cm时，干燥。

性状：呈扁长椭圆形，两端略尖，长 7～9mm，直径约 3mm，外稃黄色，有白色细绒毛，具 5 脉。一端有对称白色条形的浆片 2 枚，长 2～3mm，于一浆片内侧伸出弯曲的须根 1～3 条（图）。质硬，断面白色，粉性。气微，味淡。

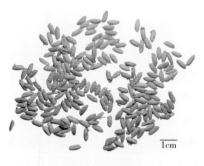

图 稻芽药材

主要成分：含蛋白质、脂肪油、淀粉及多种氨基酸。

功效及应用：消食和中，健脾开胃。用于食积不消，腹胀口臭，脾胃虚弱，不饥食少。现代研究表明，稻芽含有的酶类具有分解淀粉、助消化作用。常用方药为保济丸。

（马 瑛）

màiyá

麦芽（Hordei Fructus Germinatus）

禾本科（Gramineae）植物大麦 *Hordeum vulgare* L. 的成熟果实经发芽干燥的炮制加工品。又称大麦芽。为较常用中药。将麦粒用水浸泡后，保持适宜温、湿度，待幼芽长至约 5mm 时，晒干或低温干燥。

性状：两端尖呈梭形，长8~12mm，直径 3~4mm。表面淡黄色，背面为外稃包围，具 5 脉，先端长芒已断落；腹面为内稃包围。除去内外稃后，腹面有 1 条纵沟；基部生出幼芽及须根，幼芽条形，长披针状，长约 5mm。须根数条，纤细而弯曲（图）。质硬，断面白色，粉性。气微，味微甘。

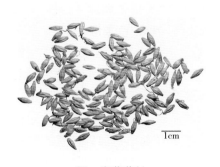

图　麦芽药材

主要成分：含 α- 及 β- 淀粉酶（amylase），催化酶（catalyticase），过氧化物异构酶（peroxisomerase）。照药材取样法，出芽率不得少于 85%。

鉴定试验：①粉末灰白色。镜检可见：淀粉粒类圆形；稃片外表皮栓细胞新月形，硅细胞扁球形；麦芒非腺毛细长；鳞片非腺毛锥形。②粉末乙醇提取液作为供试品溶液，以麦芽对照药材作对照。按薄层色谱法，分别点于同一硅胶 G 薄层板上，以甲苯－三氯甲烷－乙酸乙酯（10：10：2）为展开剂，展开，取出，晾干，喷以 15%硝酸乙醇，100℃加热至斑点显色清晰，在紫外光灯（365nm）下检视。供试品色谱中，在与对照药材色谱相应的位置上，显相同颜色的荧光斑点。

功效及应用：行气消食，健脾开胃，回乳消胀。用于食积不消，脘腹胀痛，脾虚食少，乳汁郁积，乳房胀痛，妇女断乳，肝郁胁痛，肝胃气痛。现代研究表明，麦芽有助消化、降血糖、抗真菌、放射性防护等作用。常用方药为消疳丸，麦芽散等。

（马 瑛）

gǔyá

谷芽（Setariae Fructus Germinatus）

禾本科（Gramineae）植物粟 *Setaria italica*（L.）Beauv. 的成熟果实经发芽干燥的炮制加工品。又称蘖米、谷蘖、稻蘖。为少常用中药。将粟谷用水浸泡后，保持适宜的温度和湿度，待须根长至约 6mm 时，晒干或低温干燥。

性状：呈类圆球形，直径约2mm，顶端钝圆，基部略尖。外壳革质，淡黄色，具点状皱纹，下端有细须根，内有颖果（小米）1 粒，淡黄色或黄白色（图）。气微，味微甘。

主要成分：含蛋白质、脂肪油、淀粉及多种氨基酸。

鉴定试验：粉末类白色。镜检可见：淀粉粒；稃片表皮细胞淡黄色，孔沟明显；下皮纤维长条形，木化。

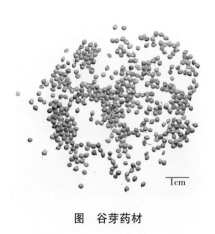

图　谷芽药材

功效及应用：消食和中，健脾开胃。用于食积不消，腹胀口臭，脾胃虚弱，不饥食少。现代研究表明，谷芽含有的酶类有分解淀粉、助消化作用。常用方药为谷神丸，谷芽露。

（马 瑛）

lúhuì

芦荟（Aloe）

百合科（Liliaceae）植物库拉索芦荟 *Aloe barbadensis* Miller、好望角芦荟 *Aloe ferox* Miller 或其他同属近缘植物叶的汁液浓缩干燥物。又称卢会、讷会、象胆、奴会。为常用中药。主产于广东、海南、云南等地。

性状：①库拉索芦荟呈不规则块状，大小不一，表面为褐色，无光泽，质硬，不易破碎，富吸湿性，粉末棕灰色（图）。有强烈特殊臭气，味极苦。②好望角芦荟表面呈暗褐色，略显绿色，有光泽。体轻，质松，易碎，断面玻璃样而有层纹。

主要成分及分析：含芦荟总苷，以芦荟苷（barbaloin）为主；还含异芦荟苷（isobarbaloin）、芦荟大黄素（aloeemodin）、树脂、多种微量元素和挥发油。高效液相色谱法测定，干燥品含芦荟苷

（$C_{21}H_{22}O_9$）库拉索芦荟不得少于16.0%，好望角芦荟不得少于6.0%。

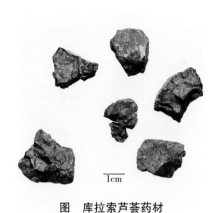

图　库拉索芦荟药材

鉴定试验：①用乳酸酚装片镜检可见：老芦荟呈团块状，表面有细小针状结晶聚集成团；新芦荟棕色，呈多角形块状，无结晶。②粉末甲醇提取液作为供试品溶液，以芦荟苷对照品作对照。按薄层色谱法，分别点于同一硅胶 G 薄层板上，以乙酸乙酯-甲醇-水（100∶17∶13）为展开剂，展开，取出，晾干，在紫外光灯（365nm）下检视。供试品色谱中，在与对照品色谱相应的位置上，显相同颜色的荧光斑点。

功效及应用：清肝热，泻下通便，杀虫疗疳。用于习惯性便秘，热结便秘，小儿疳积；外治癣疮。现状研究证实，芦荟有致泻、抗真菌、抗肿瘤、抗炎及抗肝损伤等药理作用。常用方药为当归龙荟丸。

（马瑛）

dòngwùlèi yàocái

动物类药材（animal materia medica）

以动物的全体或某一部分等为药用部位的药材。简称动物药。药用部位主要包括动物的全体（如全蝎、蜈蚣等）或某一部分（如角茸、骨骼、皮甲、贝壳、内脏器官等）、生理或病理产物、排泄物等。

资源与应用　动物药的应用在中国有着悠久的历史。早在3 000多年前，中国就开始了蜜蜂的药用。鹿茸、麝香、阿胶、蕲蛇等的药用和珍珠、牡蛎的养殖等在中国也有几千年之久。中医学历来认为动物药属"血肉有情之品"，具有疗效确切、历史悠久等特点。动物药是中医药学遗产中的重要组成部分。历代本草共计载有动物药 600 余种，《神农本草经》载有动物药 65 种，《本草纲目》载有动物药 461 种。中国现代动物药方面的著作主要有《中国药用动物志》（1979~1982年，一、二卷）共收载药用动物832 种；《中国动物药》（1981年）收载动物药 564 种；《中国动物药志》（1995 年）收载动物药975 种，药用动物1 546种；《动物本草》（2001 年）收载动物药1 731种，药用动物1 567种；《中国动物药资源》（2007 年）收载药用动物 454 科，2 215种；《精编中国动物药》（2013 年）收载动物药1 787种，药用动物2 603种。

中国不仅药物动物类资源丰富，动物药生产的发展也十分迅速。据不完全统计，现已人工养殖的动物类药材有 30 种左右，其中很多已成为商品药材的重要来源，如人工养麝、活体取香，鹿的驯化和鹿茸的生产，河蚌的人工育珠，蛤蚧、金钱白花蛇、蕲蛇、全蝎、刺猬、复齿鼯鼠等的养殖，养熊人工引流胆汁等，且成功地进行了人工牛黄的培植工作，由手术育黄发展到用注射法牛体培育牛黄，这是名贵动物药代用品研究中的一个辉煌成就。而人工养熊、活体引流胆汁、以熊胆粉代替药材熊胆，是动物药代用品研究中的又一个可喜成果。

麝香的主要成分麝香酮已人工合成。斑蝥等昆虫中的抗癌成分斑蝥素的半合成品其作用与羟基斑蝥胺类似，而毒性比斑蝥素小等成果，均显示动物类药材的研究与发展。

资源保护与可持续利用　加强濒危动物药资源的研究、保护濒危药用动物资源已越来越引起人们的重视。中国于 1981 年加入《濒危野生动植物种国际贸易公约》（Convention on International Trade in Endangered Species of Wild Fauna and Flora，CITES），常用动物药如犀角、虎骨、麝香、熊胆、豹骨、象皮等属 CITES 规定的濒临灭绝的品种，禁止国际间一切商业性贸易。保护濒危动物药资源的目的是使这部分有限的资源能够可持续利用。中国 1987 年颁布了《野生药材资源保护条例》，并公布了重点保护野生药材物种名录共 64 种，其中动物药 14 种，主要包括：全靠自给的如麝香、鹿茸、蟾酥等，部分靠进口的如虎骨、豹骨、牛黄、龟甲、鳖甲等，完全靠进口的如犀角、广角、羚羊角、玳瑁等。1988 年，颁布了《国家重点保护野生动物名录》，1992 年又颁布了《中华人民共和国野生动物保护实施条例》，并附有新的国家重点保护野生动物名录，1993 年 5 月中国政府颁布了关于禁止虎骨、犀角入药的命令。这就从立法方面对保护药用野生动物加以完善，使得各项工作有章可循。

鉴定　多数动物药的来源及药用部位差异较大，因此，在进行性状鉴定时，首先要注意动物药的类别，药用部分是动物的何种器官或部位。其次要仔细观察药材的形态、大小、颜色、表面特征等，如果是完整的动物体

（主要为昆虫、蛇类及鱼类等），则可根据其形态特征进行动物分类学鉴定，确定其品种；昆虫类主要注意药材形状、药材大小、虫体各部位的颜色和特征、气味等；蛇类还要注意其鳞片的特征；角类要注意其类型，角质角还是骨质角，洞角还是实角，有无骨环等；骨类要注意骨的解剖面特点；分泌物类要注意其气味、颜色；排泄物主要注意其形态和大小；贝壳类要注意其形状、大小、外表面的纹理颜色。在长期的医疗实践中，中药鉴定工作者积累了丰富的动物药鉴定经验，口尝识别药材，如熊胆味苦回甜，有钻舌感；利用药材的特殊气味识别，如麝香的特异香气；手试如麝香手握成团，轻揉即散，不沾手，不染手；水试如哈蟆油水浸后可膨胀 10～15 倍，而伪品则至多膨胀 3～5 倍；火试如马宝粉置于锡纸上加热，其粉聚集，发出马尿臭。以上这些中药经典鉴定技术和传统的鉴定经验，仍是鉴定动物药的有效手段。

动物类药材组成复杂，显微鉴定的应用受到一定的影响和限制。通常一般的理化鉴定方法都适用于动物类药材，但动物类药材所含成分与植物类药材有很大差别，故具体药材有效成分分析、物理常数测定、电泳检测、光谱和色谱、基因鉴定等方法在动物药的鉴定中应用更加广泛。

（姜大成）

dìlóng

地龙（Pheretima）

钜蚓科（Megascolecidae）动物参环毛蚓 *Pheretima aspergillum* (E. Perrier)、通俗环毛蚓 *Pheretima vulgaris* Chen、威廉环毛蚓 *Pheretima guillelmi* (Michaelsen) 或栉盲环毛蚓 *Pheretima pectinifera* Michaelsen 的干燥体。前一种习称"广地龙"，主产于广东、广西、福建等地；后三种习称"沪地龙"，主产于上海、河南、山东、安徽等地。为常用中药。广地龙春季至秋季捕捉，沪地龙夏季捕捉，及时剖开腹部，除去内脏和泥沙，洗净，晒干或低温干燥。

性状：①广地龙呈长条状薄片，一般长 15～20cm，宽 1～2cm。全体具环节，背部棕褐色至紫灰色，腹部浅黄棕色，第 14～16 环节为生殖带，较光亮，习称"白颈"。体前端稍尖，尾端钝圆，刚毛圈粗糙而硬（图）。体轻，略呈革质，不易折断。气腥，味微咸。②沪地龙一般长 8～15cm，宽 0.5～1.5cm。全体具环节，背部棕褐色至黄褐色，腹部浅黄棕色；受精囊孔 3 对。第 14～16 环节为生殖带。

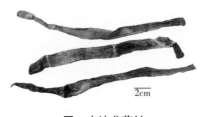

图　广地龙药材

主要成分及分析：含次黄嘌呤（hypoxanthine），琥珀酸，蚯蚓素（lumbritin），蚯蚓毒素（terrestro-lumbrilysin），氨基酸等。热浸法测定，水溶性浸出物不得少于 16.0%。

鉴定试验：①粉末灰黄色。镜检可见：表皮碎片；斜纹肌纤维。②取粉末三氯甲烷提取液作为供试品溶液，以地龙对照药材作对照。按薄层色谱法，以甲苯-丙酮（9∶1）为展开剂，展开，取出，晾干，置紫外光灯（365nm）下观察。供试品色谱中，在与对照药材色谱相应的位置上，显相同颜色的荧光斑点。

功效及应用：清热定惊，通络，平喘，利尿。用于高热神昏，惊痫抽搐，关节痹痛，肢体麻木，半身不遂，肺热喘咳，尿少水肿，高血压。现代研究证实，地龙具有抗肿瘤、杀精子、利尿、促进皮肤新陈代谢的作用。常用方药有小活络片，止痛风湿丸，化痰平喘片等。

（姜大成）

shuǐzhì

水蛭（Hirudo）

水蛭科（Hirudinidae）动物蚂蟥 *Whitmania pigra* Whitman、柳叶蚂蟥 *Whitmania acranulata* Whitman 或水蛭 *Hirudo nipponica* Whitman 的干燥体。为较常用中药。蚂蟥及水蛭产于中国各地，柳叶蚂蟥产于河北、安徽、江苏、福建、湖北等地。夏、秋二季捕捉，用沸水烫死，晒干或低温干燥。

性状：①蚂蟥呈扁平纺锤形，有多数环节，一般长 4～10cm，宽 0.5～2cm。背部稍隆起，黑棕色，可见许多黑色斑点排成的纵线 5 条，腹面平坦，体的两侧及腹面均呈棕黄色。质脆，易折断，断面胶质样，有光泽。气微腥。②柳叶蚂蟥呈长条形，两端稍细，一般长 5～12cm，宽 0.1～0.5cm。背腹面均呈黑棕色。断面无光泽。③水蛭呈扁平长圆柱形，体多弯曲扭转，一般长 2～5cm，宽 0.2～0.3cm。黑棕色。断面无光泽。水蛭药材见图。

主要成分及分析：含多种氨基酸，蛋白质，肝素（heparin），抗凝血酶（antithrombin），微量元素等。新鲜水蛭唾液中含水蛭素（hirudin），属于多肽，一级结构由 65 个氨基酸组成。每 1g 含抗凝血酶活性，水蛭应不低于

16.0U，蚂蟥、柳叶蚂蟥应不低于3.0U。

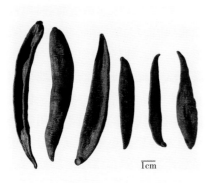

图　水蛭药材

鉴定试验：①蚂蟥粉末淡棕黄色。镜检可见：肌纤维众多；偶见葡萄样组织和梨状腺组织。②取粉末乙醇提取液作为供试品溶液，以水蛭对照药材作对照。按薄层色谱法，以环己烷-乙酸乙酯（4∶1）为展开剂，展开，取出，晾干，喷以10%硫酸乙醇溶液。供试品色谱中，在与对照药材色谱相应的位置上，显相同的紫红色斑点；置紫外光灯（365nm）下显相同的橙红色荧光斑点。

功效及应用：破血，逐瘀，通经。用于癥瘕痞块，血瘀经闭，跌打损伤。有小毒。现代研究证实，水蛭具有抗凝血、抗血小板、降血脂的作用。常用方药有脑血康口服液，脑血栓片，活血通脉胶囊等。

（姜大成）

shíjuémíng
石决明（Haliotidis Concha）

鲍科（Haliotidae）动物杂色鲍（九孔鲍）*Haliotis diversicolor* Reeve、皱纹盘鲍 *Haliotis discus hannai* Ino、羊鲍 *Haliotis ovina* Gmelin、澳洲鲍 *Haliotis ruber*（Leach）、耳鲍 *Haliotis asinina* Linnaeus 或白鲍 *Haliotis laevigata*（Donovan）的贝壳。为较常用中药。杂色鲍主产于福建以南沿海，皱纹盘鲍主产于辽宁、山东、江苏等地沿海，羊鲍主产于台湾、海南等地沿海，澳洲鲍和耳鲍主产于澳洲、新西兰，白鲍多混在澳洲鲍中。夏、秋二季捕捞，去肉，洗净，干燥。

性状：①杂色鲍呈长卵圆形，内面观略呈耳形，长7～9cm，宽5～6cm，高约2cm。表面灰棕色或暗红色，有多数不规则的螺旋肋和细密生长线，从螺旋部顶处开始向右排列有20余个疣状突起，末端6～9个开孔，孔口与壳面平；内面光滑，具珍珠样彩色光泽（图）。壳较厚，质坚硬，不易破碎。无臭，味微咸。②皱纹盘鲍呈长椭圆形，长8～12cm，宽6～8cm，高2～3cm。表面灰棕色，粗糙，生长线明显，常有苔藓虫类或石灰虫等附着物，疣状突起只有末端的4～5个开孔，孔口突出壳面。壳较薄。③羊鲍近圆形，长4～8cm，宽2.5～6cm，高0.8～2cm。表面灰绿色或褐色，有黄白色花纹，壳顶位于近中部而高于壳面，疣状突起只有末端的4～5个开孔，呈管状。④澳洲鲍呈扁平卵圆形，长13～17cm，宽11～14cm，高3.5～6cm。表面砖红色，螺肋和生长线呈波状隆起，疣状突起30余个，末端7～9个开孔，孔口突出壳面。⑤耳鲍呈狭长耳状，略扭曲，长5～8cm，宽2.5～3.5cm，高约1cm。表面光滑，具多种颜色形成的斑纹，疣状突起只有末端的5～7个开孔，孔口与壳面平，多为椭圆形。壳薄，质较脆。⑥白鲍呈卵圆形，长11～14cm，宽8.5～11cm，高3～6.5cm。表面砖红色，光滑，壳顶高于壳面，生长线颇为明显，疣状突起30余个，末端9个开孔，孔口与壳面平。

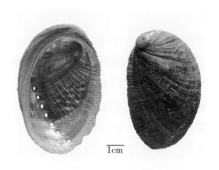

图　杂色鲍药材

主要成分及分析：主含碳酸钙，且不得少于93.0%；还含氨基酸、壳角质、胆素及无机元素。

鉴定试验：置紫外光灯（365nm）下观察，杂色鲍壳粉末显苔绿色荧光，皱纹盘鲍壳粉末显橙黄色荧光。石决明粉末水提取液，加乙酸锌乙醇饱和液置紫外光灯下观察，杂色鲍显苔绿色荧光，皱纹盘鲍显黄绿色荧光。

功效及应用：平肝潜阳，清肝明目。用于头痛眩晕，目赤翳障，视物昏花，青盲雀目。现代研究证实，石决明具有降血压、保肝、明目的作用。常用方药有珍珠散，疳积散。

（姜大成）

géqiào
蛤壳（Meretricis Concha；Cyclinae Concha）

帘蛤科（Veneridae）动物青蛤 *Cyclina sinensis*（Gmelin）、文蛤 *Meretrix meretrix*（Linnaeus）的贝壳。为少常用中药。主产于江苏、浙江、广东、山东、福建等地。夏、秋二季捕捞，去肉，洗净，晒干。

性状：①青蛤呈类圆形，壳顶歪向一方，长3.6～5.6cm，高与长相等。外表面淡黄色或棕红色，有排列紧密的同心环纹，沿此纹或有数条灰蓝色轮纹，腹缘细齿状（图）。壳内面乳白色、光滑无纹。体轻，质坚硬略脆，断面层纹不明显。气稍腥，味淡。②文蛤：略呈三角形，向外隆起，长3～10cm，高2～8cm。外表面灰白色，近壳顶处或全部布有棕色或银灰色的轮纹，或被棕色薄膜，平滑而有光泽。壳内面乳白色或略带青紫，平滑，亦有光泽。质坚硬而重，断面显层状。

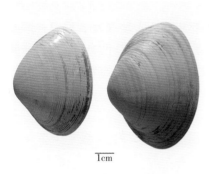

图 蛤壳（青蛤）药材

主要成分及分析：主含碳酸钙，且不得少于95.0%；还含壳角质等。

鉴定试验：取粉末的盐酸水解液蒸干，残渣加异丙醇－0.1mol/L盐酸液溶解，作为供试品溶液。以蛤壳对照药材作对照。照薄层色谱法，点于同一硅胶G薄层板上，以正丁醇－冰醋酸－水－丙酮－无水乙醇-0.5%茚三酮丙酮溶液（40∶14∶12∶5∶4∶4）为展开剂，展开，取出，晾干，在105℃加热至斑点显色清晰。供试品色谱中，在与对照药材色谱相应的位置上显相同颜色的斑点。

功效及应用：清热利湿，化痰，软坚。用于热痰喘咳，口渴烦热，咳逆，胸痹，水肿，淋病，瘿瘤，血结胸痛，血痢，痔疮，崩漏，带下等。现代研究证实，蛤壳具有抗肿瘤、抗衰老的作用。

常用方药有海蛤散，黛蛤散，青蛤散等。

（姜大成）

zhēnzhū
珍珠（Margarita）

珍珠贝科（Pteriidae）动物马氏珍珠贝 *Pteria martensii*（Dunker）、蚌科（Unionidae）动物三角帆蚌 *Hyriopsis cumingii*（Lea）或褶纹冠蚌 *Cristaria plicata*（Leach）等双壳类动物受刺激形成的珍珠。为常用中药。海水珍珠主产于广东、广西、台湾等地，淡水养殖珍珠主产于江苏、江西、安徽、浙江、河北及黑龙江。自动物体内取出，洗净，干燥。

性状：呈类球形、长圆形、卵圆形或棒形，直径1.5～8mm。表面类白色、浅粉红色、浅黄绿色或浅蓝色，半透明，光滑或微有凹凸，具特有的彩色光泽（图）。质坚硬，破碎面显层纹。无臭，味淡。

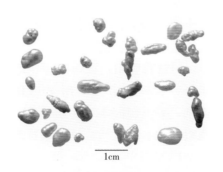

图 珍珠药材

主要成分：含碳酸钙，多种氨基酸和微量元素，牛磺酸等。

鉴定试验：①磨片镜检可见：粗细两类同心环状层纹，暗视野下可见"彩光"。②粉末类白色。镜检可见：不规则形、长条形或类圆形碎块；致密的成层线条或波状纹理。横剖面置荧光灯下观察，天然珍珠显浅蓝色荧光，养殖珍珠显亮黄绿色荧光，通常环周部分较明亮。

功效及应用：安神定惊，明目消翳，解毒生肌。用于惊悸失眠，惊风癫痫，目生云翳，疮疡不敛。现代研究证实，珍珠有提高人体免疫力、延缓衰老、祛斑美白、补充钙质等作用。常用方药有珠珀惊风散，珠黄散等。

（姜大成）

zhēnzhūmǔ
珍珠母（Margaritifera Concha）

珍珠贝科（Pteriidae）动物马氏珍珠贝 *Pteria martensii*（Dunker）、蚌科（Unionidae）动物三角帆蚌 *Hyriopsis cumingii*（Lea）或褶纹冠蚌 *Cristaria plicata*（Leach）等双壳类动物的贝壳。为较常用中药。海水珍珠主产于广东、广西、台湾等地；淡水养殖珍珠主产于江苏、江西、安徽、浙江、河北及黑龙江等地。去肉，洗净，干燥。

性状：呈不规则的薄片块状，凹凸不平，大小不一，一般为1～5mm。表面黄玉白色或银灰白色，常具有光泽，凸面可见生长层纹，可片片剥离，凹面较平滑。质脆，折断时成粉屑或小片状，半透明（图）。

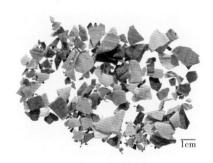

图 珍珠母药材

主要成分：含碳酸钙，壳角质，精氨酸，丙氨酸，甘氨酸，天冬氨酸，壳氨酸，以及镁、锰、铜、锌等元素。

鉴定试验：①粉末类白色。镜检可见：不规则碎块，表面颗粒性；棱柱形碎块少见。②珍珠母粉末盐酸提取液，按薄层色谱法，以正丁醇－乙酸－水（15：3：2）为展开剂，展开，取出，晾干，以0.2%茚三酮乙醇为显色剂，烘干，显6个斑点。

功效及应用：平肝潜阳，定惊安神，明目，止血。用于头晕，头痛，耳鸣，烦躁，失眠，癫狂，惊痫，吐血，衄血，妇女血崩，翳障白膜等。现代研究证实，珍珠母有保护肝脏、抗过敏、中和胃酸的作用。常用方药有心脑静片，降压平片，泻肝安神丸，脑立清丸，清开灵口服液。

（姜大成）

mǔlì

牡蛎（Ostreae Concha） 牡蛎科（Ostreidae）动物长牡蛎 *Ostrea gigas* Thunberg、大连湾牡蛎 *Ostrea talienwhanensis* Crosse 或近江牡蛎 *Ostrea rivularis* Gould 的贝壳。为常用中药。长牡蛎主产于山东以北至东北沿海地区；大连湾牡蛎主产于辽宁、河北、山东等省沿海地区；近江牡蛎沿海大部分地区均产。全年均可捕捞，去肉，洗净，晒干。

性状：①长牡蛎呈长片状，背腹缘几乎平行，一般长10～50cm，高4～15cm。右壳较小，鳞片坚厚，层状或层纹状排列，壳外面平坦或具数个凹陷，淡紫色、灰白色或黄褐色，内面瓷白色，壳顶二侧无小齿。左壳凹陷深，鳞片较右壳粗大，壳顶附着面小（图）。质硬，断面层状，洁白。无臭，味微咸。②大连湾牡蛎呈类三角形，背腹缘呈"八"字形。右壳外面淡黄色，具疏松、起伏成波浪状的同心鳞片，内面白色。左壳同心鳞片坚厚，明显可见自壳顶部放射肋数个，内面凹下呈盒状，铰合面小。③近江牡蛎呈圆形、卵圆形或三角形等。右壳外面稍不平，环生同心鳞片，幼体者鳞片薄而脆，多年生长后鳞片层层相叠，呈灰色、紫色、棕色、黄色等；内面白色，边缘有的淡紫色。左壳较右壳坚硬，厚大。

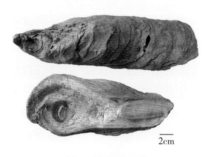

图 长牡蛎药材

主要成分及分析：主含碳酸钙，且不得少于94.0%；还含磷酸钙、硫酸钙、无机元素等。

鉴定试验：荧光灯下观察，大连湾牡蛎粉末显浅灰色荧光，近江牡蛎粉末显紫灰色荧光。

功效及应用：重镇安神，潜阳补阴，软坚散结。用于惊悸失眠，眩晕耳鸣，瘰疬痰核，癥瘕痞块。现代研究证实，牡蛎有保护和调节心血管、降血脂、抗应激的作用。常用方药有清胰利胆颗粒，乳康片，龙牡壮骨颗粒等。

（姜大成）

wǎléngzǐ

瓦楞子（Arcae Concha） 蚶科（Arcidae）动物毛蚶 *Scapharca subcrenata*（Lischke）、魁蚶 *Scapharca broughtonii*（Schrenck）、泥蚶 *Tegitlarca granosa*（Linnaeus）的贝壳。为少常用中药。主产于浙江、江苏、山东、辽宁等地。秋、冬至次年春捕捞，洗净，置沸水中略煮，去肉，干燥。

性状：①毛蚶略呈三角形或扁形，长4～5cm，高3～4cm。壳外面隆起，有棕褐色茸毛或已脱落，壳顶突出，向内卷曲，自壳顶至腹面有延伸的放射肋30～40条。壳内面平滑白色，壳缘有与壳外面直楞相对应的凹陷，铰合部具小齿1列（图）。质坚。无臭，味淡。②魁蚶长7～9cm，高6～8cm，壳外面放射肋42～48条。③泥蚶长2.5～4cm，高2～3cm。壳外面无棕褐色茸毛，放射肋18～21条，肋上有颗粒状突起。

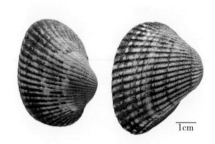

图 毛蚶药材

主要成分及分析：碳酸钙90%以上，有机质1.69%，尚含少量镁、铁、硅酸盐、硫酸盐、磷酸盐和氧化物。

功效及应用：消痰化瘀，软坚散结，制酸止痛。用于顽痰积结，黏稠难咳，瘿瘤瘰疬，癥瘕痞块，胃痛泛酸。现代研究证实，瓦楞子有中和胃酸、减轻胃溃疡疼痛的作用。常用方药为溃疡胶囊，咳喘停膏等。

（姜大成）

hǎipiāoxiāo

海螵蛸（Sepiae Endoconcha） 乌贼科（Sepiidae）动物无针乌贼 *Sepiella maindroni* de Rochebrune 或金乌贼 *Sepia esculenta* Hoyle 的干燥内壳。又称乌贼骨。为常用中药。无针乌贼主产于浙江、江

苏、广东等地，金乌贼主产于辽宁、山东等地。收集乌贼鱼的骨状内壳，洗净，干燥。

性状：①无针乌贼呈扁长椭圆形，中间厚，边缘薄，一般长9～14cm，宽2.5～3.5cm，中间厚1.2～1.5cm。背面有磁白色脊状隆起，两侧略显微红色，有不甚明显的细小疣点；腹面白色，自尾端至中部有细密波状横层纹；角质缘半透明，尾部较宽平，无骨针。体轻，质松易折断。断面粉质，显疏松层纹。气微腥，味微咸。②金乌贼较无针乌贼大，长13～23cm，宽5～7cm。背面疣点明显，略呈层状排列；腹面的细密波状横层纹占全体大部分，中间有纵向浅槽；尾部角质缘渐宽，向腹面翘起，末端有1骨针，多已断落。海螵蛸药材见图。

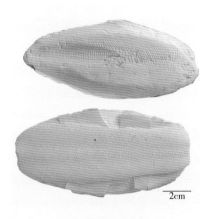

图　海螵蛸药材

主要成分：主含碳酸钙，且不得少于86.0%；还含甲壳质6%～7%，以及磷酸钙、氯化钠、镁盐等。

鉴定试验：粉末类白色。镜检可见：透明薄片；不规则碎块，表面具网纹或点状纹理。

功效及应用：收敛止血，涩精止带，制酸，敛疮。用于胃痛吞酸，吐血衄血，崩漏便血，遗精滑精，赤白带下，外伤出血，疮多脓汁等。现代研究证实，海螵蛸具有抗辐射、促进骨缺损修复的作用。常用方药有五海瘿瘤丸，乌甘散，胃舒宁冲剂等。

（姜大成）

quánxiē

全蝎（Scorpio）　钳蝎科（Buthidae）动物东亚钳蝎 *Buthus martensii* Karsch 的干燥体。又称全虫。为常用中药。主产于河南、山东、河北、辽宁等地。春末至秋初捕捉，除去泥沙，置沸水或沸盐水中，煮至全身僵硬，捞出，置通风处，阴干。

性状：头胸部与前腹部呈扁平长椭圆形，后腹部呈尾状，皱缩弯曲，完整者体长6cm左右。头胸部呈绿褐色，前面有1对短小的螯肢以及1对长大的钳状脚须，形如蟹螯，背面覆有梯形背甲；腹面有足4对，均为7节，末端各具2爪钩。前腹部由7节组成，第7节色深，背甲上有5条隆脊线。后腹部棕黄色，6节，节上均有纵沟，末节有锐钩状毒刺（图）。质脆，易折断。气微腥，味咸。

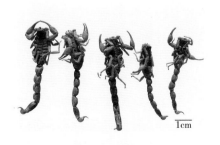

图　全蝎药材

主要成分及分析：含牛磺酸（taurine），蝎毒素（buthoxin），三甲胺（trimethylamine），甜菜碱（betaine），卵磷脂（lecithin），硬脂酸，胆固醇，多种脂肪酸和多种氨基酸等。热浸法测定，用稀乙醇作溶剂，醇溶性浸出物不得少于20.0%。

鉴定试验：①粉末黄棕色或淡棕色。镜检可见：体壁碎片、刚毛及横纹肌纤维。②取粉末甲醇提取液作为供试品溶液，按薄层色谱法，以正丁醇-冰乙酸-乙醇-水（4∶1∶1∶2）为展开剂，展开，取出，晾干，喷以0.5%茚三酮丙酮溶液显色，烘烤应出现紫色斑点。

功效及应用：息风镇痉，攻毒散结，通络止痛。用于小儿惊风，抽搐痉挛，中风口㖞，半身不遂，破伤风，风湿顽痹，偏正头痛，疮疡，瘰疬。有毒。现代研究证实，全蝎有镇痛、抗惊厥、抗血栓形成、抗肿瘤等作用；蝎毒素为类似蛇毒神经毒的蛋白质，对心血管系统有活性。常用方药为定搐化风丸，千金散等。

（姜大成）

wúgōng

蜈蚣（Scolopendra）　蜈蚣科（Scolopendridae）动物少棘巨蜈蚣 *Scolopendra subspinipes mutilans* L. Koch 的干燥体。又称千足虫。为常用中药。主产于湖北、浙江、江苏、安徽、河南、陕西等地。春、夏二季捕捉，用竹片插入头尾，绷直，干燥。

性状：呈扁平长条形，一般长9～15cm，宽0.5～1cm。全体共22个环节，头部暗红色，有颚肢及触角各1对；躯干部第1背板与头板同色，其余20个背板为墨绿色，具光泽，并有两条纵沟线；腹部淡黄色，皱缩。自第2节起，每体节两侧有步足1对，黄色或红褐色，偶有黄白色，呈弯钩形，最末1对步足尾状（故又称尾足）（图）。质脆。断面有裂隙。气微腥，有特殊刺鼻的臭气，味辛而微咸。

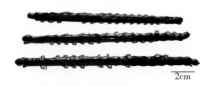

图 蜈蚣药材

主要成分及分析：含组胺样物质，溶血性蛋白质，酪氨酸，亮氨酸，蚁酸，脂肪油，以及胆固醇等。热浸法测定，用稀乙醇作溶剂，醇溶性浸出物不得少于20.0%。

鉴定试验：①粉末黄绿色。镜检可见：体壁碎片；横纹肌纤维；气管壁碎片。②在紫外光灯（254nm）下观察，水浸液呈现亮绿色荧光。

功效及应用：息风镇痉，攻毒散结，通络止痛。用于小儿惊风，抽搐痉挛，中风口㖞，半身不遂，破伤风，风湿顽痹，疮疡，瘰疬，毒蛇咬伤。有毒。现代研究证实，蜈蚣具有败毒抗癌、抑制真菌的作用。常用方药为小儿抽风散，健阳片，黑龙散等。

（姜大成）

tǔbiēchóng

土鳖虫（Eupolyphaga；Steleophaga）鳖蠊科（Corydiidae）昆虫地鳖 Eupolyphaga sinensis Walker 或冀地鳖 Steleophaga plancyi（Boleny）的雌虫干燥体。又称土元、土虫。为常用中药。地鳖主产于江苏、安徽、河南、湖北、湖南、四川等地，冀地鳖主产于河北、北京、山东、浙江等地。捕捉后，置沸水中烫死，晒干或烘干。

性状：①地鳖呈扁平卵形，长 1.3~3cm，宽 1.2~2.4cm。背部紫褐色，具光泽，无翅，前胸背板较发达，盖住头部，腹背板9节，呈覆瓦状排列，腹面红棕色；

头部较小，有丝状触角1对，常脱落；胸部有足3对，具细毛和刺；腹部有横环节（图）。质松脆，易碎。气腥臭，味微咸。②冀地鳖呈长椭圆形，长 2.2~3.7cm，宽 1.4~2.5cm。背部黑棕色，通常在边缘带有淡黄褐色斑块及黑色小点。

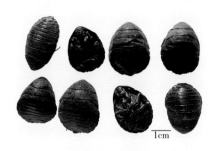

图 地鳖药材

主要成分：含挥发油（主要为樟脑、正己醛等多种脂肪醛和芳香醛），蛋白质，氨基酸，糖类，β-谷固醇，十八烷基甘油醚（鲨肝醇），尿嘧啶和尿囊素等。热浸法测定，水溶性浸出物不得少于22.0%。

鉴定试验：①粉末灰棕色。镜检可见：体壁碎片；棕黄色刚毛；淡黄色横纹肌纤维。②粉末甲醇提取液作为供试品溶液，以土鳖虫对照药材作对照。照薄层色谱法，分别点于同一硅胶 G 薄层板上，以甲苯-二氯甲烷-丙酮（5∶5∶0.5）为展开剂，展开，取出，晾干，置紫外光灯（365nm）下检视。供试品色谱中，在与对照药材色谱相应的位置上，显相同颜色的荧光斑点；喷以香草醛硫酸试液，在 105℃加热至斑点显色清晰，显相同颜色的斑点。

功效及应用：破瘀血，续筋骨。用于筋骨折伤，瘀血经闭，癥瘕痞块。有小毒。现代研究证实，土鳖虫具有抗凝血、调脂的

作用。常用方药为舒筋活血丸，接骨丸，伤科八厘散等。

（姜大成）

sāngpiāoxiāo

桑螵蛸（Mantidis Oötheca）螳螂科（Mantidae）昆虫大刀螂 Tenodera sinensis Saussure、小刀螂 Statilia maculata（Thunberg）或巨斧螳螂 Hierodula Patellifera（Serville）的干燥卵鞘。以上三种依次习称"团螵蛸""长螵蛸"及"黑螵蛸"。为较常用中药。中国各地均产。深秋至次春收集，除去杂质，蒸至虫卵死后，干燥。

性状：①团螵蛸呈圆柱形或半圆形，由多层膜状薄片叠成，长 2.5~4cm，宽 2~3cm。表面浅黄褐色，上面带状隆起不明显，底面平坦或有凹沟（图）。体轻，质松而韧。横断面可见外层为海绵状，内层为许多放射状排列的小室，室内各有一细小椭圆形卵，深棕色，有光泽。气微腥，味淡或微咸。②长螵蛸呈长条形，一端较细，长 2.5~5cm，宽 1~1.5cm。表面灰黄色，上面带状隆起明显，带的两侧各有一条暗棕色浅沟及斜向纹理。质硬而脆。③黑螵蛸呈平行四边形，长 2~4cm，宽 1.5~2cm。表面灰褐色，上面带状隆起明显，两侧有斜向纹理，近尾端微向上翘。质硬而韧。

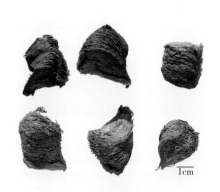

图 团螵蛸药材

主要成分：含溶血磷脂酰胆碱，磷脂酰胆碱，磷脂酰乙醇胺，蛋白质，氨基酸，脂肪，糖，粗纤维，以及钙、铁等无机元素。

功效及应用：益肾固精，缩尿，止浊。用于遗精滑精，遗尿尿频，小便白浊。现代研究证实，桑螵蛸具有抗利尿和敛汗的作用。常用方药为夜尿宁丸等。

（姜大成）

jiǔxiāngchóng

九香虫（Aspongopus）

蝽科（Pentatomidae）昆虫九香虫 *Aspongopus chinensis* Dallas 的干燥全体。为少常用中药。中国南方各省都产。11月至次年3月前捕捉，适宜容器内，用酒少许将其闷死，取出，阴干；或置沸水中烫死，取出，干燥。

性状：略呈六角状扁椭圆形，长 1.6～2cm，宽约 1cm。表面棕褐色或棕黑色，略有光泽，头部小，与胸部略呈三角形。背部有翅 2 对，外面的 1 对基部较硬，内部 1 对为膜质，透明。胸部有足 3 对，多已脱落，腹部棕红色至棕黑色，每节近边缘处有突起的小点（图）。质脆。折断后腹内有浅棕色的内含物。气特异，味微咸。

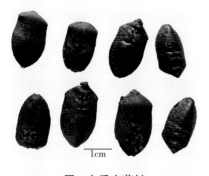

图　九香虫药材

主要成分：含脂肪、蛋白质及甲壳质等。热浸法测定，用稀乙醇作溶剂，醇溶性浸出物不得少于 10.0%。

鉴定试验：①粉末棕红色。镜检可见：深棕色体壁碎片；单个或成束的横纹肌纤维；淡棕色气管壁碎片。②取粉末石油醚提取液作为供试品溶液，以九香虫对照药材和油酸对照品作对照，按薄层色谱法，以石油醚－乙醚－冰醋酸（36：9：0.9）为展开剂，展开，取出，晾干，以碘蒸气显色。供试品色谱中，在与对照药材色谱和对照品色谱相应的位置上，显相同颜色的斑点。

功效及应用：理气止痛，温中壮阳。用于胸腹痞满，肝胃气痛，腰膝酸软，阳痿等。现代研究证实，九香虫对金黄色葡萄球菌、伤寒沙门菌、副伤寒沙门菌、福氏志贺菌有较强的抗菌作用，并有促进机体新陈代谢的作用。常用方药为乌龙丸。

（姜大成）

chántuì

蝉蜕（Cicadae Periostracum）

蝉科（Cicadidae）昆虫黑蚱 *Cryptotympana pustulata* Fabricius 的若虫羽化时脱落的皮壳。又称蝉衣、蝉退。为少常用中药。主产于山东、河北、河南、江苏等地。夏、秋二季收集，除去泥沙，晒干。

性状：呈椭圆形而弯曲，全形似蝉，中空，长约 3.5cm，宽约 2cm。表面黄棕色，半透明，有光泽；头部有丝状触角 1 对，多已断落，复眼突出，额部先端突出，口吻发达；胸部背面呈十字形裂开，裂口向内卷曲，脊背两旁具小翅 2 对，腹面有足 3 对，被黄棕色细毛；腹部钝圆，共 9 节（图）。体轻，中空，易碎。无臭，味淡。

主要成分：含甲壳质、多种氨基酸等。

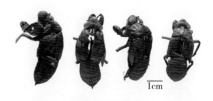

图　蝉蜕药材

功效及应用：散风除热，利咽，透疹，退翳，解痉。用于风热感冒，咽痛，音哑，麻疹不透，风疹瘙痒，目赤翳障，惊风抽搐，破伤风。现代研究证实，蝉蜕具有抗惊厥、镇静、解热的作用。常用方药为小儿良友散，小儿惊风散等。

（姜大成）

bānmáo

斑蝥（Mylabris）

芫青科（Meloidae）昆虫南方大斑蝥 *Mylabris phalerata* Pallas 或黄黑小斑蝥 *Mylabris cichorii* Linnaeus 的干燥体。又称花斑毛。为少常用中药。主产于河南、安徽、江苏、湖南、贵州、广西等地。夏、秋二季捕捉，闷死或烫死，晒干。

性状：①南方大斑蝥呈长圆形，长 1.5～2.5cm，宽 5～10mm。头及口器向下垂，有较大的复眼及触角各 1 对，触角多已脱落。背部具革质鞘翅 1 对，黑色，有 3 条黄色或棕黄色的横纹；鞘翅下面有棕褐色薄膜状透明的内翅 2 片；胸腹部乌黑色，胸部有步足 3 对（图）。有特殊的臭气。②黄黑小斑蝥体型较小，长 1～1.5cm。

主要成分及分析：含斑蝥素（cantharidin），脂肪油，树脂，蚁酸（formic acid），色素，以及磷、镁、钙、铁、铝、锌、铬、锰、镉、锶、铜等无机元素。气相色谱法测定，含斑蝥素（$C_{10}H_{12}O_4$）

不得少于 0.35%。

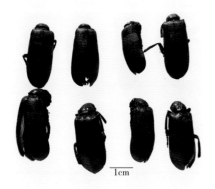

图　南方大斑蝥药材

鉴定试验：①粉末棕黑色。镜检可见：刚毛；体表碎片；板状肌纤维。②微量升华获得白色升华物，镜检可见柱形、棱形结晶。将升华物滴加氢氧化钡水溶液封藏后镜检，可见斑蝥酸钡盐的针晶束。③取粉末三氯甲烷浸出液作为供试品溶液，以斑蝥素对照品作对照。按薄层色谱法，以三氯甲烷-丙酮（49：1）为展开剂，展开，取出，晾干，喷以0.1%溴甲酚绿乙醇溶液显色，加热，供试品色谱中，在与对照品色谱相应的位置上，显相同颜色的斑点。

功效及应用：破血消癥，攻毒蚀疮，引赤发泡。用于癥瘕肿块，积年顽癣，瘰疬，赘疣，痈疽不溃，恶疮死肌。有大毒。现代研究证实，斑蝥对多种癌症治疗效果好，对病毒性肝炎、鼻炎、气管炎等也有效果。常用方药为肝宁片，复方斑蝥胶囊等。

（姜大成）

chóngbáilà

虫白蜡（Cera Chinensis）　介壳虫科（Coccidae）昆虫白蜡虫 *Ericerus pela*（Chavannes）Guerin 的雄虫群栖于木犀科植物白蜡树 *Fraxinus chinensis* Roxb.、女贞 *Li-gustrum lucidum* Ait. 及女贞属其他植物枝干上所分泌的蜡质。又称虫蜡。为少常用中药。主产于四川、湖南、贵州、云南等地。

性状：完整者呈大的圆形厚块，商品多已破碎成不规则块状，大小不一。白色或微带黄色，不透明或略透明，表面平滑或微有皱纹，有光泽，手触之有滑腻感。体轻，能浮于水面，质硬而稍脆，用手搓捏则粉碎。断面不平整，呈针状结晶或细小颗粒状（图）。有微弱的特臭，味淡。嚼之如细沙样。不溶于水、乙醚及三氯甲烷，可溶于石油醚及苯。熔点 81~85℃，皂化值不少于 70，酸值不大于 1，碘值不大于 9。

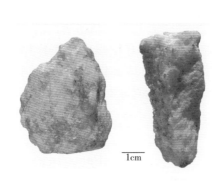

图　虫白蜡药材

主要成分：含大分子量的酯类，其中的醇类为二十六醇、二十七醇、二十八醇、三十醇，其中酸类为二十六酸、二十七酸、二十八酸、三十酸，以及少量的棕榈酸、硬脂酸等。

功效及应用：生肌敛疮，止血定痛。用于金创出血，尿血，下血，疮疡久溃不敛，下疳。现代研究证实，虫白蜡有解毒和美白的作用。

（姜大成）

jiāngcán

僵蚕（Bombyx Batryticatus）　蚕蛾科（Bombycidae）昆虫家蚕 *Bombyx mori* Linnaeus 4~5 龄的幼虫感染（或人工接种）白僵菌 *Beauveria bassiana*（Bals.）Vuillant 而致死的干燥体。为较常用中药。主产于江苏、浙江、四川、广东等地。多于春、秋季生产，将感染白僵菌病死的蚕干燥。

性状：呈类圆柱形，多弯曲皱缩，长 2~5cm，直径 5~7mm。表面灰黄色，被有白色粉霜状的气生菌丝和分生孢子。头部较圆，足 8 对，体节明显，尾部略呈二叉分枝状（图）。质硬而脆，易折断。断面平坦，外层白色，中间有亮棕色或亮黑色的丝腺环 4 个。气微腥，味微咸。

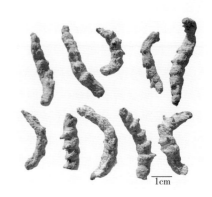

图　僵蚕药材

主要成分及分析：含蛋白质，脂肪，甾体，氨基酸，羟基促蜕皮甾酮（ecdysterone）及 3-羟基犬尿素（3-hydroxykynurenine）。体表白粉中含大量草酸铵，从白僵菌中分离得到白僵菌黄色素（bassianins）及高分子昆虫毒素、环酯肽类白僵菌素（beauvericin）等。热浸法测定，用稀乙醇作溶剂，醇溶性浸出物不得少于 20.0%。

鉴定试验：粉末灰棕色或灰褐色。镜检可见：菌丝体；具螺旋丝气管壁碎片；刚毛；草酸钙簇晶或方晶。

功效及应用：祛风定惊，化

痰散结。用于惊风抽搐，咽喉肿痛，皮肤瘙痒，颌下淋巴结炎，面神经麻痹。现代研究证实，僵蚕有催眠、抗惊厥、降血糖、抑菌的作用。常用方药为太极丸，惊风丸等。

（姜大成）

fēngfáng

蜂房（Vespae Nidus）

胡蜂科（Polistidae）昆虫黄星长脚黄蜂 *Polistes mandarinus* Saussure 或同属近缘昆虫的干燥蜂巢。又称露蜂房。为少常用中药。主产于浙江、江西、福建、四川、广东、广西、云南、贵州、西藏等地。秋、冬二季采收，晒干，或略蒸，除去死蜂死蛹，晒干。

性状：呈圆盘状或不规则的扁块状，有的呈莲蓬状，有的重叠形似宝塔，大小不一，灰白色或褐色。腹面有多数整齐有序的六角形小孔，孔大小不等（图）。背面有 1 个或数个黑色突出的柄。体轻，质韧，略有弹性，捏之不碎。气微，味淡。

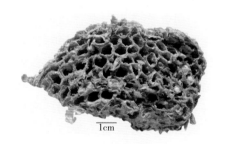

图　蜂房药材

主要成分：含蜂蜡，树脂，蛋白质，钙及铁等。

功效及应用：清热解毒，祛风消肿，杀虫。用于治疗疔痈疮肿毒，乳腺炎，风湿病，皮炎，湿疹等。现代研究证实，蜂房有促进机体细胞免疫功能，治疗肝炎、鼻炎和风湿性关节炎等疾病

的疗效。常用方药有风湿止痛药酒，清凉膏药等。

（姜大成）

fēngjiāo

蜂胶（Propolis）

蜜蜂科（Apidae）昆虫意大利蜂 *Apis mellifera* Linnaeus 工蜂采集的植物树脂与其上颚腺、蜡腺等分泌物混合形成的具有黏性的固体胶状物。为较常用中药。主产于江苏、浙江、福建、广东、海南、云南等地，均为人工养殖生产。多为夏、秋季自蜂箱中收集，除去杂质。

性状：胶状物团块，黄褐色、绿褐色或黑褐色（图）。气芳香。低温下变硬易碎，温热时柔软，具有可塑性，并有强大黏着力。

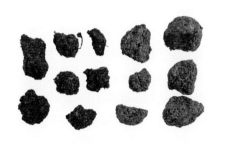

图　蜂胶药材

主要成分及分析：含树胶、蜂蜡、芳香挥发油和花粉夹杂物等；还含白杨素、高良姜素、咖啡酸苯乙酯、乔松素等黄酮类化合物，多种有机酸、萜类和酚类，以及维生素 B_1、烟酸、维生素 A，多种氨基酸、酶类和多糖；并含镉、铁、硅等多种微量元素。冷浸法测定，用乙醇作溶剂，醇溶性浸出物不得少于 50.0%。高效液相色谱法测定，干燥品含白杨素（$C_{15}H_{10}O_4$）不得少于 2.0%，高良姜素（$C_{15}H_{10}O_5$）不得少于 1.0%，咖啡酸苯乙酯（$C_{17}H_{16}O_4$）不得少于 0.50%，含乔松素（$C_{15}H_{12}O_4$）不得少于 1.0%。

功效及应用：补虚弱，化浊

脂，止消渴；外用解毒消肿，收敛生肌。用于体虚早衰、高脂血症，消渴；外治皮肤皲裂，烧烫伤。现代研究证实，蜂胶具有抗菌、美容养颜、促进细胞再生的作用。广泛应用于多种疾病的治疗，如慢性湿疹，足癣，痒疹，甲癣，黄癣，鸡眼，胼胝，疣，寻常疣，化脓性创伤，烧伤，神经性皮炎，银屑病，斑秃，带状疱疹，玫瑰糠疹，皮肤结核，孢子丝菌病，慢性咽炎，喉炎，口腔黏膜溃疡，感染性口炎，乳腺炎，宫颈糜烂，子宫颈炎，滴虫性阴道炎，胃及十二指肠溃疡，慢性胃炎，高脂血症，高血压，慢性肠炎，肝炎等。

（姜大成）

fēnglà

蜂蜡（Cera Flava）

蜜蜂科（Apidae）昆虫中华蜜蜂 *Apis cerana* Fabricius 或意大利蜂 *Apis mellifera* Linnaeus 所分泌的蜡。为少常用中药。主产于江苏、浙江、福建、广东、海南、云南等地，均为人工养殖生产。将蜂巢置水中加热，滤过，冷凝取蜡或再精制而成。

性状：硬块状固体，大小不一。黄色或黄棕色，表面光滑（图）。体较轻，蜡质，断面颗粒性。有蜂蜜样香气，味淡，嚼之细腻，无渣。用手搓捏能软化。不溶于水，可溶于醚及三氯甲烷等有机溶剂。

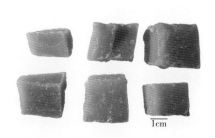

图　蜂蜡药材

主要成分：含酯类、游离酸类、游离醇类及烃类。

鉴定试验：用冷水淋湿板面或水泥地面，将熔化的蜡液倾注少许，凝结后即取起，能卷曲成筒状的为正品，一弯曲即碎的属伪品。将蜡块置器皿中直火加热，正品熔化时起泡，趁热嗅之有蜂蜜样香气；伪品不起泡，有汽油或沥青燃烧时产生的异味。

功效及应用：收涩，敛疮，生肌，止痛。用于溃疡不敛，臁疮糜烂，创伤、烧烫伤。现代研究证实，蜂蜡有活性氨清除、抑菌、防腐的作用。常用方药为巴豆蜂蜡霜。

（姜大成）

fēngmì

蜂蜜（Mel）

蜜蜂科（Apidae）昆虫中华蜜蜂 *Apis cerana* Fabricius 或意大利蜂 *Apis mellifera* Linnaeus 所酿的蜜。为常用中药。主产于江苏、浙江、福建、广东、海南、云南等地，均为人工养殖生产。春至秋季采收，滤过。

性状：半透明、带光泽、浓稠的液体，白色至淡黄色或橘黄色至黄褐色。用木棒挑起时蜜汁下流如丝状不断，且盘曲如折叠状。新鲜时半透明，放久则不透明，并有白色颗粒状结晶析出。气芳香，味极甜。因产地、气候、潮湿度及蜜源植物的不同，蜂蜜的黏稠度（油性）、色泽和气味也随之而有差异。一般以春蜜中的洋槐花蜜、紫云英蜜、枣花蜜、油菜花蜜等色浅，黏度大，气香，味甜，质量较佳。秋蜜如荞麦花蜜、棉花蜜等色深，气微臭，味稍酸，质量较次。

主要成分及分析：含葡萄糖和果糖的总量不得少于 60.0%，果糖与葡萄糖含量比值不得小于 1。还含蔗糖，糊精，有机酸，蛋白质，挥发油，蜡，多种维生素，酶类，生长激素，乙酰胆碱，胡萝卜素，无机元素。

鉴定试验：蜂蜜的相对密度在 1.349 以上。取蜂蜜加水稀释，搅匀静置，不得有浮杂物或下沉物。取蜂蜜 1 份，加水 4 份，再缓慢加入 95% 乙醇，不得出现白色絮状沉淀。

功效及应用：补中，润燥，止痛，解毒。用于脘腹虚痛，肺燥干咳，肠燥便秘；外治疮疡不敛，水火烫伤。现代研究证实，蜂蜜有护肤美容、抗菌消炎、促进消化、改进睡眠、保护肝脏的作用。蜂蜜入方药种类很多，各类口服液、糖浆、乳、精、蜜膏、蜜酒等大都含有蜂蜜。

（姜大成）

hǎimǎ

海马（Hippocampus）

海龙科（Syngnathidae）动物线纹海马 *Hippocampus kelloggi* Jordan et Snyder、刺海马 *Hippocampus histrix* Kaup、大海马 *Hippocampus kuda* Bleeker、三斑海马 *Hippocampus trimaculatus* Leach 或小海马（海蛆）*Hippocampus japonicus* Kaup 的干燥体。又称杨枝鱼、钱串子。为常用中药。主产于广东、福建及台湾等地沿海。夏、秋二季捕捞，洗净，晒干；或除去皮膜和内脏，晒干。

性状：①线纹海马呈扁长形而弯曲，体长约 30cm。表面黄白色，头略似马头，有冠状突起，具管状长吻，两眼深陷；躯干部七棱形，尾部四棱形，渐细卷曲，体上有瓦楞形的节纹并具短棘，习称"马头蛇尾瓦楞身"。体轻，骨质，坚硬。气微腥，味微咸。②刺海马体长 15～20cm，表面黄白色，头部及体上环节间均有细而尖的棘，刺长 2～4mm，第 1 节

的棱刺更为明显。③大海马体长 20～30cm，表面黑褐色。④三斑海马体长 10～18cm，体侧背部第 1、4、7 节的短棘基部各有 1 黑斑。⑤小海马（海蛆）体形小，长 7～10cm，表面黑褐色，节纹及短棘均较细小。海马药材见图。

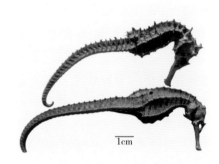

图　海马药材（上为刺海马，下为三斑海马）

主要成分：含乙酰胆碱酯酶，胆碱酯酶，蛋白酶，蛋白质，氨基酸，脂肪，磷脂，甾体类化合物，微量元素等。

鉴定试验：粉末白色或黄白色。镜检可见：横纹肌纤维有明暗相间的细密横纹；胶原纤维相互缠绕成团；皮肤碎片；骨碎片。

功效及应用：温肾壮阳，散结消肿。用于阳痿，遗尿，肾虚作喘，癥瘕积聚，跌打损伤；外治痈肿疔疮。现代研究证实，海马有抗衰老、抗癌的作用。常用方药有海马万应膏，海马巴戟胶囊等。

（姜大成）

hǎilóng

海龙（Syngnathus）

海龙科（Syngnathidae）动物刁海龙 *Solenognathus hardwickii*（Gray）、拟海龙 *Syngnathoides biaculeatus*（Bloch）、尖海龙 *Syngnathus acus* Linnaeus 的干燥体。为常用中药。主产于广东、辽宁、浙江、江苏等地。多于夏、秋二季捕捞，刁

海龙、拟海龙除去皮膜，洗净，晒干；尖海龙直接洗净，晒干。

性状：①刁海龙体狭长侧扁，全长 30~50cm。表面黄白色或灰褐色。头部具管状长吻，口小，无牙，两眼圆而深陷，头部与体轴略呈钝角。躯干部五棱形，尾部前方六棱形，后方渐细，四棱形，尾端卷曲。背棱两侧各有 1 列灰黑色斑点状色带，腹部中央鳞片特别突出。全体被以具花纹的骨环及细横纹，各骨环内有突起粒状棘（图）。胸鳍短宽，背鳍较长，有的不明显，无尾鳍。骨质，坚硬。气微腥，味微咸。②拟海龙体扁平，全长 20~22cm。表面灰黄色或黄白色，头部常与体轴成一直线，躯干部粗壮，略呈四棱形，后方渐细，呈四棱形，尾部细尖，微卷，无尾鳍。③尖海龙体细长，呈鞭状，一般全长 10~30cm，中部直径 0.4~0.5cm，未去皮膜。表面黄褐色，头较小而细尖，吻细长，呈管状；躯干部七棱形，尾部四棱形，向后渐细，末端不卷曲，有尾鳍。腹部中央棱微凸出，有的腹面可见育儿囊。质较脆弱，易撕裂。

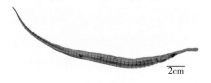

图　刁海龙药材

主要成分：拟海龙含多种胱氨酸（L-cystine）、肽类（peptides）、脂肪酸（fatty acid）等。尖海龙还含胆固醇（cholesterol）、肉豆蔻酸（myristic acid）、棕榈酸（palmitic acid）等。

功效及应用：温肾壮阳，散结消肿。用于阳痿遗精，癥瘕积聚，瘰疬痰核，跌打损伤，疔疮肿毒。现代研究证实，海龙有性激素作用，以及抗疲劳和提高心肌细胞收缩力的作用。常用方药为海龙胶囊，海龙黄精散。

（姬生国）

chánsū

蟾酥（Bufonis Venenum）

蟾蜍科（Bufonidae）动物中华大蟾蜍 *Bufo bufo gargarizans* Cantor 或黑眶蟾蜍 *Bufo melanostictus* Schneider 的干燥分泌物。为较常用中药。主产于辽宁、山东、江苏、河北、广东、浙江等地。多于夏、秋二季捕捉蟾蜍，洗净，挤取耳后腺和皮肤腺的白色浆液，加工，干燥。

性状：①团蟾酥呈扁圆形团块或饼状，直径 3~12cm，厚 0.5~1cm，每块重 60~100g。似象棋子或围棋子状的称为"棋子酥"。表面平滑，棕褐色、红棕色或紫黑色。质坚硬，不易折断，断面棕褐色或红棕色，角质状，微有光泽。气微腥，味初甜而后有持久的麻舌感，粉末嗅之作嚏。②片蟾酥呈不规则片状，大小不一，厚约 2mm，一面较粗糙，另面较光滑；涂于箬竹叶上的一面可见叶脉的纵条纹。质脆，易折断，断面红棕色，半透明。蟾酥药材见图。

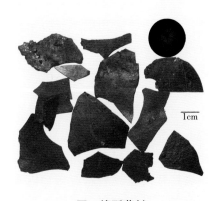

图　蟾酥药材

主要成分及分析：含强心苷类化合物，包括华蟾酥毒基（cinobufagin）、脂蟾毒配基（resibufogenin）、蟾毒灵（bufalin）、羟基华蟾毒配基（cinobufotalin）、蟾毒配基（bufotalin）、远华蟾毒配基（telocinobufagin）等。蟾蜍皮腺中原来存在的物质为华蟾蜍毒素，在加工干燥过程中分解生成华蟾蜍素、华蟾蜍次素、去乙酰基华蟾蜍素、精氨酸、辛二酸等物质。吲哚生物碱类，有蟾酥碱（bufotenine）、蟾酥甲碱（bufotenidine）、去氢蟾酥碱（dehydrobufotenine）、蟾酥硫碱（bufothionine）及 5-羟色胺（serotonin）等。高效液相色谱法测定，干燥品含华蟾酥毒基（$C_{25}H_{34}O_6$）和脂蟾毒配基（$C_{24}H_{32}O_4$）的总量不得少于 6.0%。

鉴定试验：粉末淡棕色。①稀甘油装片镜检可见：半透明或淡黄色不规则形碎块，并附有砂粒状的固体。②浓硫酸装片镜检可见：橙黄色或橙红色碎块，四周逐渐缩小而呈透明的类圆形小块，表面显龟裂状纹理，久置逐渐溶解消失。③用水合氯醛加热装片，镜检可见：碎块透明并逐渐溶化。④水装片加碘试液镜检，不应有淀粉粒存在，或淀粉显色反应。⑤取粉末乙醇提取液作为供试品溶液，以蟾酥对照药材、脂蟾毒配基对照品及华蟾酥毒基对照品作对照。按薄层色谱法，以环己烷-三氯甲烷-丙酮（4：3：3）为展开剂，展开，取出，晾干，喷以 10% 硫酸乙醇溶液，加热至斑点清晰。供试品色谱中，在与对照品色谱相应的位置上，显相同的一个绿色及一个红色斑点。

功效及应用：解毒，止痛，开窍醒神。用于痈疽疔毒，咽喉肿痛，中暑吐泻，腹痛神昏，手术麻醉。多入丸、散；外用适量。体虚弱者忌内服。现代研究证实，蟾酥有强心、镇痛作用。常用方药为蟾酥丸，牛黄消炎片，消炎解毒软膏。

（姬生国）

hāmáyóu

哈蟆油 （Ranae Oviductus）

蛙科（Ranidae）动物中国林蛙 *Rana temporaria chensinensis* David 雌蛙的干燥输卵管。又称田鸡油、哈什蟆油、蛤蟆油、哈蚂油。为较常用中药。主产于黑龙江、吉林、辽宁等地。

性状：呈不规则块状，弯曲而重叠，一般长 1.5～2cm，厚 1.5～5mm。表面黄白色，呈脂肪样光泽，偶带灰白色薄膜状干皮（图）。手摸有滑腻感，用温水浸泡体积可膨胀 10～15 倍，膨胀时输卵管破裂，24 小时后呈白色棉絮状，加热煮沸不溶化，手捏不粘手。气腥，味微甘，嚼之有黏滑感。遇火易燃，离火自熄，燃烧时发泡，并有噼啪响声，无烟。

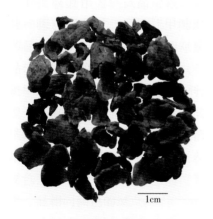

图　哈蟆油药材

主要成分：一般含蛋白质 42.0%～72.8%，脂肪，雌酮（estrone），17β-雌二醇（17β-estradiol），17β-羟类固醇脱氢酶

（17β-hydroxysteroid dehydrogenase），胆固醇，维生素 A、维生素 B、维生素 D、维生素 E，磷脂类，多种氨基酸，以及钾（K）、钙（Ca）、钠（Na）等无机元素。

鉴定试验：粉末三氯甲烷提取液挥干，残渣加水使溶解，摇匀，放置 12 小时，作为供试品溶液。以 1-甲基海因对照品作对照。照高效液相色谱法，以十八烷基硅烷键合硅胶为填充剂；以水为流动相；检测波长为 215nm。供试品色谱中应呈现与对照品色谱峰保留时间相同的色谱峰。

功效及应用：补肾益精，养阴润肺。用于身体虚弱，病后失调，精神不足，心悸失眠，盗汗不止，痨嗽咯血。现代研究证实，哈蟆油有防治哮喘、增强免疫力作用。常用方药为蛤士蟆油软胶囊，益妇宁软胶囊。

（姬生国）

guījiǎ

龟甲 （Testudinis Carapax et Plastrum）

龟科（Testudinidae）动物乌龟 *Chinemys reevesii*（Gray）的背甲及腹甲。又称乌龟壳、乌龟板、下甲、血板、烫板、龟底甲、龟腹甲。为较常用中药。主产于黑龙江、吉林、辽宁等地。全年均可捕捉，以秋、冬二季为多，捕捉后杀死或用沸水烫死，剥取背甲和腹甲，除去残肉，晒干。

性状：背甲及腹甲由甲桥相连，背甲稍长于腹甲，与腹甲常分离。腹甲呈板片状，近长方椭圆形，长 7.5～22cm，宽 6～18cm；前端钝圆或平截，后端具三角形缺刻，两侧均有呈翼状向斜上方弯曲的甲桥（墙板）；外表面棕褐色或黑褐色，角板 12 块；每块具紫褐色放射状纹理；内表面黄白色至灰白色，有的略带血迹或残肉，称"血板"，除净后可

见骨板 9 块，呈锯齿状嵌接。背甲呈长椭圆形，背部微隆起，长 10～23cm，宽 8～17cm；外表面棕褐色或黑色，前部略窄于后部，前端有颈角板 1 块，脊背中央有椎角板 5 块，两侧各有对称肋角板 4 块，边缘每侧具缘角板 11 块，尾部具臀角板 2 块（图）。质坚硬，气微腥，味微咸。

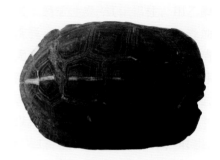

图　龟甲（背甲）药材

主要成分及分析：含胆固醇、十六烷酸胆固醇酯、天门冬氨酸（asparaginic acid）、苏氨酸（threonine）、丝氨酸（serine）、谷氨酸（glutamic acid）、脯氨酸（proline）、甘氨酸（glycine）等多种氨基酸及角蛋白、骨胶原（collagen）。另含碳酸钙及硒（Sr）、锌（Zn）、铜（Cu）等多种无机元素。热浸法测定，水溶性浸出物不得少于 4.5%。

功效及应用：滋阴潜阳，益肾强骨，养血补心。用于阴虚潮热，骨蒸盗汗，头晕目眩，虚风内动，筋骨痿软，心虚健忘。现代研究证实，龟甲对免疫功能、肾上腺素受体的调整及血浆浓度和痛阈有影响作用。常用方药为龟甲养阴片，龟鹿二仙膏，丽妍软胶囊等。

（姬生国）

guījiǎjiāo

龟甲胶 （Testudinis Carapacis et Plastri Colla）

龟甲经水煎煮、

浓缩制成的固体胶。又称龟胶、龟版胶、龟版膏。为较常用中药。制法：将龟甲漂泡洗净，分次水煎，滤过，合并滤液（或加入白矾细粉少许），静置，滤取胶液，浓缩（可加适量的黄酒、冰糖及豆油）至稠膏状，冷凝，切块，晾干，即得。

性状：呈长方形或方形的扁块，长约 2.6cm，宽 2～2.5cm，厚 0.8～1cm。深褐色（图）。质硬而脆，断面光亮，对光照视时呈半透明状。气微腥，味淡。

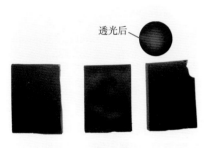

透光后

图　龟甲胶药材

主要成分：含蛋白质、多肽、氨基酸及多种金属元素。

鉴定试验：取粉末加水适量使溶解，滤过。取滤液加茚三酮试液，置水浴上加热 15 分钟，溶液显蓝紫色。取滤液加新制的 1% 硫酸铜溶液和 40% 氢氧化钠溶液（1：1）混合溶液数滴，振摇，溶液显紫红色。

功效及应用：滋阴，养血，止血。用于阴虚潮热，骨蒸盗汗，腰膝酸软，血虚萎黄，崩漏带下。现代研究证实，龟甲胶有升血小板和白细胞的作用。常用方药为益髓颗粒，强精宝口服液。

（姬生国）

biējiǎ

鳖甲（Trionycis Carapax）　鳖科（Trionychidae）动物鳖 *Trionyx sinensis* Wiegmann 的背甲。又称团鱼盖、脚鱼壳、上甲、甲鱼、鳖壳、团鱼壳。为常用中药。中国除新疆、宁夏、青海、西藏外均有分布，主产于湖北、安徽、江苏、河南、湖南、浙江及江西等地。全年均可捕捉，以秋、冬二季为多，捕捉后杀死，置沸水中烫至背甲上的硬皮能剥落时，取出，剥取背甲，除去残肉，晒干。

性状：呈椭圆形或卵圆形，背面隆起，一般长 10～15cm，宽 9～14cm。外表面黑褐色或墨绿色，略有光泽，具细网状皱纹及灰黄色或灰白色斑点，中间有一条纵棱，两侧各有左右对称的横凹纹 8 条，外皮脱落后，可见锯齿状嵌接缝。内表面类白色，中部有突起的脊椎骨，颈骨向内卷曲，两侧各有肋骨 8 条，伸出边缘。质坚硬，气微腥，味淡。鳖甲药材见图。

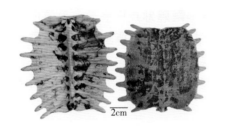

2cm

图　鳖甲药材

主要成分及分析：含骨胶原（collagen），中华鳖多糖，天冬氨酸（asparaginic acid）、苏氨酸（threonine）、谷氨酸（glutamic acid）、丙氨酸（alanine）等多种氨基酸，碳酸钙、磷酸钙及钾（K）、碘（I）、铜（Cu）、锰（Mn）、锌（Zn）、镁（Mg）等无机元素。热浸法测定，用稀乙醇作溶剂，醇溶性浸出物不得少于 5.0%。

功效及应用：滋阴潜阳，软坚散结，退热除蒸。用于阴虚发热，劳热骨蒸，虚风内动，闭经，癥瘕。现代研究证实，鳖甲有免疫调节、抗肿瘤、抗肝纤维化等作用。常用方药为鳖甲软肝丸，芪灵胶囊。

（姬生国）

géjiè

蛤蚧（Gecko）　壁虎科（Gekkonidae）动物蛤蚧 *Gekko gecko* Linnaeus 除去内脏的干燥体。又称大守宫、蛤蟹、仙蟾。为常用中药。在中国主产于广西。进口品产于越南、泰国、柬埔寨、印度尼西亚。全年均可捕捉，除去内脏，拭净，用竹片撑开，使全体扁平顺直，低温干燥。

性状：头尾四足均撑直，呈扁平状，头颈部及躯干部一般长 9～18cm，头颈部约占 1/3，腹背部宽 6～11cm，尾长 6～12cm。头略呈扁三角状，两眼多凹陷成窟窿，无眼睑。口内密生细齿，生于颚的边缘，无异形大齿。吻部半圆形，吻鳞不切鼻孔，与鼻鳞相连，上鼻鳞左右各 1 片，中间被鼻间鳞隔开，上唇鳞 12～14 对，下唇鳞（包括颏鳞）21 片。腹背部呈椭圆形，腹薄。背部灰黑色或银灰色，有黄白色或灰绿色斑点（进口蛤蚧为橙红色，斑点多且明显）散在或密集成不显著的斑纹。中间脊椎骨及两侧肋骨明显突起，全体密布类圆形微有光泽的细鳞，其间杂有粗大的疣鳞，腹部鳞片方形，镶嵌排列。四足均具 5 趾，趾间仅具蹼迹，除第一趾外，均具爪，趾底面具吸盘。尾细长而坚实，微显骨节，与背部颜色相同，有 6～7 个不甚明显的银灰色环带（图）。质坚韧。气腥，味微咸。

主要成分：含肌肽（carnosine），胆碱，肉毒碱（carnitine），鸟嘌呤（guanine），蛋白质，胆固醇，甘氨酸、脯氨酸、谷氨酸等多种氨基酸，磷脂酰乙醇胺（phosphatidylethanolamine，PE）、鞘磷脂（sphingomyelin）等磷脂类成分，亚油酸（linoleic acid）、棕榈酸（palmitic acid）、花生四烯酸（arachidonic acid）等脂肪酸，以及锌（Zn）、钙（Ca）、磷（P）等无机元素。

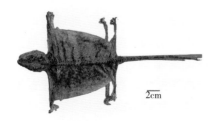

图　蛤蚧药材

鉴定试验：①粉末淡黄色或淡灰黄色。鳞片表面可见半圆形或类圆形隆起，略作覆瓦状排列，布有极细的小颗粒。皮肤碎片表面观细胞界线不清楚，布有棕色或棕黑色色素颗粒，常聚集成星芒状。横纹肌纤维较多。骨碎片呈不规则碎块。②粉末的70%乙醇提取液作为供试品溶液，以蛤蚧对照药材作对照。照薄层色谱法，以正丁醇-冰醋酸-水（3∶1∶1）为展开剂，展开，取出，晾干，喷以茚三酮试液，在105℃加热至斑点显色清晰。供试品色谱中，在与对照药材色谱相应的位置上，显相同颜色的斑点。

功效及应用：补肺益肾，纳气定喘，助阳益精。用于虚喘咳血，阳痿遗精。现代研究证实，蛤蚧有平喘、祛痰、镇咳、免疫作用。常用方药为蛤蚧定喘胶囊，蛤蚧大补丸，益肺胶囊。

（姬生国）

jīnqiánbáihuāshé

金钱白花蛇（Bungarus Parvus）

眼镜蛇科（Elapidae）动物银环蛇 *Bungarus multicinctus* Blyth 的幼蛇除去内脏的干燥体。前者习称"金钱白花蛇"，后者习称"白花蛇"。为少常用中药。中国主产于广东、广西，广东、江西等地有养殖。夏、秋二季捕捉，剖开腹部，除去内脏，擦净血迹，用乙醇浸泡处理后，盘成圆形，用竹签固定，干燥。

性状：呈圆盘状，蛇头近于长方形，黑色光滑而亮泽，盘在中间，尾尖细，常纳于口内（图），盘径3～6cm，蛇体直径0.2～0.4cm。口腔内上颌骨前端有毒沟牙1对，鼻间鳞2片，无颊鳞，上、下唇鳞通常各7片。背部黑色或灰黑色，微有光泽，有45～58个黑白相间的环纹，白环纹在背部宽1～2枚鳞片，向腹面渐增宽，黑环纹宽3～5枚鳞片。背正中有1条显著突起的脊棱。背鳞通身15行，光滑细密略呈菱形。脊鳞较大，呈六角形。腹部黄白色，鳞片稍大。尾部鳞片单行。气微腥，味微咸。盘径4cm以下为小条，4～5cm为中条，5cm以上者为大条。

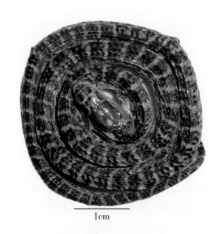

图　金钱白花蛇药材

主要成分及分析：蛇体含蛋白质、脂肪、氨基酸、鸟苷（guanosine），以及钙（Ca）、磷（P）、镁（Mg）等微量元素。头部毒腺中含多种酶，如腺苷三磷酸酶（adenosine triphosphatase）、磷脂酶（phospholipase）等。另含α-环蛇毒（α-bungarotoxin）、β-环蛇毒、γ-环蛇毒，为强烈的神经性毒，是小分子蛋白质或多肽类，以及神经生长因子。热浸法测定，用稀乙醇作溶剂，醇溶性浸出物不得少于15.0%。

鉴定试验：背鳞外表面，鳞片呈黄白色，具众多细密纵直条纹，间距1.1～1.7μm，沿鳞片基部至先端方向径向排列。背鳞横切面，内、外表皮均较平直，真皮不向外方突出，真皮中色素较少。测定紫外吸收光谱，无水乙醇浸出液在207.6nm、220.4nm，石油醚浸出液在220.6nm、240.0nm、246.0nm处有吸收峰。

功效及应用：祛风，活络，止痉，攻毒。用于风湿顽痹，麻木拘挛，中风口㖞，半身不遂，抽搐痉挛，破伤风，麻风疥癣，瘰疬恶疮。现代研究证实，金钱白花蛇有祛风除湿、散寒止痛、活血通络、舒筋强骨作用。常用方药为中风回春丸。

（姬生国）

qíshé

蕲蛇（Agkistrodon）

蝰科（Viperidae）动物五步蛇 *Agkistrodon acutus*（Güenther）的干燥体。又称大白花蛇、棋盘蛇、五步蛇、百步蛇。为少常用中药。主产于浙江、江西、广东、广西、福建等地。多于夏、秋二季捕捉，剖开蛇腹，除去内脏，洗净，用竹片撑开腹部，盘成圆盘状，干燥后拆除竹片。

性状：呈圆盘状，盘径一般为17～34cm，体长可达2m。头在中间稍向上，呈三角形而扁平，吻端向上翘起，习称"翘鼻头"。口较大，上颚有1对管状毒牙，中空尖锐。背部两侧各有黑褐色与浅棕色 17~25 个 "V" 形斑纹，其两上端在背中线上相接，形成一系列连贯相接的斜方纹，习称 "方胜纹"，有的左右不相接，呈交错排列。腹部撑开或不撑开，灰白色，鳞片较大，有多数类圆形的黑斑，习称 "连珠斑"。腹内壁黄白色，脊椎骨的棘突较高，呈刀片状上突，前后椎体下突基本同形，多为弯刀状，向后倾斜，尖端明显超过椎体后隆面。尾部骤细，末端有三角形深灰色的角质鳞片 1 枚，习称 "佛指甲"（图）。气腥，味微咸。

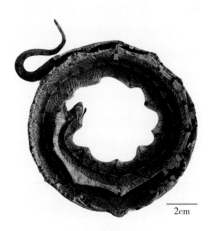

2cm

图　蕲蛇药材

主要成分及分析：蛇体含蛋白质、脂肪、氨基酸等，以及毒蛋白（AaT-Ⅰ、AaT-Ⅱ、AaT-Ⅲ）等。还含透明质酸酶（hyaluronidase）、出血毒素 Ⅰ（AaH-Ⅰ，hemorrhagin-Ⅰ）、出血毒素 Ⅳ（AaH-Ⅳ），分子量 51000。头部毒腺中含多量出血性毒，少量神经性毒，微量的溶血成分及促进血液凝固成分。尚含鸟嘌呤核苷及锌（Zn）、锰（Mn）、铁（Fe）等无机元素。热浸法测定，用稀乙醇作溶剂，醇溶性浸出物不得少于 10.0%。

鉴定试验：背鳞外表面，鳞片呈深棕色或黄棕色，密布乳头状突起，乳突呈类三角形、类圆形或不规则形，覆瓦状排列，内含颗粒状色素。背鳞横切面，部分真皮和表皮向外乳突状突出，使外表面呈波浪形，突起部的真皮含较多色素。内表面较平直，无乳头状突起。紫外光谱鉴定：乙醇浸出液在 202.8nm，石油醚浸出液在 216.2nm、234.8nm、240.8nm、251.4nm、258.4nm 处有吸收峰。

功效及应用：祛风，通络，止痉。用于风湿顽痹，麻木拘挛，中风口眼喎斜，半身不遂，抽搐痉挛，破伤风，麻风疥癣。现代研究证实，蕲蛇有通络、攻毒定惊、止痛、抗炎、抗肿瘤作用。常用方药为蜂蛇胶囊。

（姬生国）

wūshāoshé

乌梢蛇（Zaocys）

游蛇科（Colubridae）动物乌梢蛇 *Zaocys dhumnades*（Cantor）的干燥体。又称乌蛇、乌花蛇、剑脊蛇、黑风蛇、黄风蛇、剑脊乌梢蛇、南蛇。为少常用中药。主产于浙江、江苏、安徽、江西、福建等地。多于夏、秋二季捕捉，剖开腹部或先剥皮留头尾，除去内脏，盘成圆盘状，干燥。

性状：呈圆盘状，盘径约至 16cm，长可达 2m。头盘在中间，扁圆形，眼大而不凹陷，有光泽（图）。上唇鳞 8 枚，第 4、5 枚入眶，颊鳞 1 枚，眼前下鳞 1 枚，鳞较小，眼后鳞 2（3）枚。表面黑褐色或绿黑色，密被菱形鳞片。背鳞 14~16 行，背中央 2~4 行鳞片强烈起棱，形成两条纵贯全体的黑线。脊部高耸成屋脊状，俗称 "剑脊"。腹部剖开，边缘向内卷曲，脊肌肉厚，黄白色或淡棕色，可见排列整齐的肋骨。尾部渐细而长，尾下鳞双行。剥皮者

仅留头尾之皮鳞，中段较光滑。气腥，味淡。

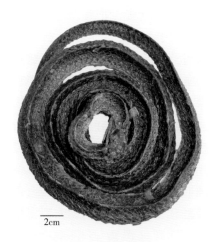

2cm

图　乌鞘蛇药材

主要成分及分析：含蛋白质、脂肪，大量的钙（Ca）、磷（P）、镁（Mg）等常量元素，以及铁（Fe）、铝（Al）、锌（Zn）、锶（Sr）等微量元素；钡（Ba）的含量在 10 种药用蛇中含量最高。热浸法测定，用稀乙醇作溶剂，醇溶性浸出物不得少于 12.0%。

鉴定试验：背鳞外表面，鳞片呈黄棕色，具纵直条纹，条纹间距 13.7~27.4μm，沿鳞片基部至先端方向径向排列，内含色素斑。背鳞横切面，内、外表皮均较平直，真皮不向外方突出，真皮中色素较多。

功效及应用：祛风，通络，止痉。用于风湿顽痹，麻木拘挛，中风口眼喎斜，半身不遂，抽搐痉挛，破伤风，麻风疥癣，瘰疬恶疮。现代研究证实，乌鞘蛇有免疫调节、养血祛风、燥湿止痒作用。常用方药为乌蛇止痒丸，愈风胶囊，藿香祛湿片。

（姬生国）

shétuì

蛇蜕（Serpentis Periostracum）

游蛇科（Colubridae）动物黑眉锦蛇 *Elaphe taeniura* Cope、锦蛇

Elaphe carinata（Guenther）或乌梢蛇 *Zaocys dhumnades*（Cantor）等蜕下的干燥表皮膜。又称蛇皮、蛇退、长虫皮、龙衣、蛇壳。为少常用中药。主产于浙江、广西、四川、江苏、福建、安徽、陕西、云南等地。春末夏初或冬初收集，除去泥沙，干燥。

性状：圆筒形的半透明皮膜，常压扁或稍皱缩，或有碎断。背侧银灰色，有光泽，具菱形或椭圆形的半透明鳞片。腹部乳白色或略显黄色，鳞片呈长方形，覆瓦状排列（图）。质轻柔，易破碎，抚之有滑润感。气微腥，味淡或微咸。

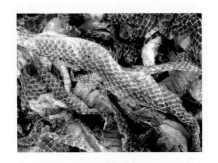

图　蛇蜕药材

主要成分：含骨胶原，氨基酸，糖原（glycogen），核酸，氨肽酶（aminopeptidase），β-葡糖醛酸糖苷酶（β-glucuronidase），乳酸脱氢酶（lactic dehydrogenase），异柠檬酸脱氢酶（isocitrate dehydrogenase），二磷酸及三磷酸吡啶核苷酸黄递酶（di&triphosphopyridine nucleotide diaphorase），酯酶（esterase），葡萄糖-6-磷酸脱氢酶（glucose-6-phosphate dehydrogenase），磷酸化酶（phosphorylase）等。

功效及应用：祛风，定惊，解毒，退翳。用于小儿惊风，抽搐痉挛，翳障，喉痹，疔肿，皮肤瘙痒。现代研究证实，蛇蜕有治诸风、清内火、清热解毒等作用。常用方药为拨云退翳丸，皮疾止痒膏。

（姬生国）

jīnèijīn

鸡内金（Galli Gigerii Endothelium Corneum）

雉科动物（Phasianidae）家鸡 *Gallus gallus domesticus* Brisson 的干燥沙囊内壁。又称鸡肫皮、鸡肾衣。为常用中药。中国大部分地区均产。杀鸡后，取出鸡肫，立即剥下内壁，洗净，干燥。

性状：为不规则卷片，完整者长约3.5cm，宽约3cm，一般厚0.5～1mm。表面黄色、黄绿色或黄褐色，薄而半透明，具明显的条状皱纹，呈波浪形（图）。质脆易碎，断面角质样，有光泽。气微腥，味微苦。以个大、色黄、完整少破碎者为佳。

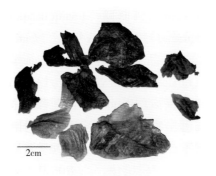

图　鸡内金药材

主要成分及分析：含胃激素（ventriculin）、角蛋白（keratin）、微量胃蛋白酶、淀粉酶（amylase），以及谷氨酸（glutamic acid）、精氨酸（arginine）、天冬氨酸（asparaginic acid）等氨基酸；并含维生素 B_1、维生素 B_2、维生素 C、烟酸，以及铝（Al）、钙（Ca）、铬（Cr）、钴（Co）、铜（Cu）、铁（Fe）、镁（Mg）、锰（Mn）、钼（Mo）、铅（Pb）、锌（Zn）等元素。热浸法测定，用稀乙醇作溶剂，醇溶性浸出物不得少于7.5%。

功效及应用：健胃消食，涩精止遗。用于食积不消，呕吐泻痢，小儿疳积，遗精，遗尿。现代研究证实，鸡内金有消食健胃、涩精止遗、祛瘀化浊等作用。常用方药为芪金颗粒剂，金鸡泡腾颗粒，肾石颗粒。

（姬生国）

chuānshānjiǎ

穿山甲（Manis Squama）

鲮鲤科（Manidae）动物穿山甲 *Manis pentadactyla* Linnaeus 的鳞甲。又称鲮鲤甲、鳣鲤甲、鲮鲤角、川山甲、鳖鲤甲、山甲、甲片、甲珠。为常用中药。在中国主产于广西、云南和贵州等地，进口品多来自越南。收集鳞甲，洗净，晒干。

性状：鳞甲呈扇面形、三角形、菱形或盾形的扁平片状或半折合状，中间较厚，边缘较薄，大小不一，长宽各为 0.7～5cm。外表面黑褐色或黄褐色，有光泽，宽端有数十条排列整齐的纵纹及数条横线纹；窄端光滑。内表面色较浅，中部有一条明显突起的弓形横向棱线，其下方有数条与棱线相平行的细纹（图）。角质，半透明，坚韧而有弹性，不易折断。气微腥，味淡。

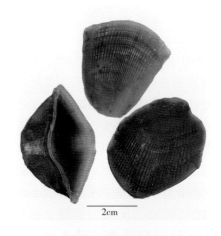

图　穿山甲药材

主要成分及分析：鳞甲中含大量角蛋白、多种氨基酸；还含硬脂酸（stearic acid）、胆固醇（cholesterol）、二十三酰丁胺、碳原子数为 26 和 29 的 2 个脂肪族酰胺、L-丝-L-酪 环 二 肽［cyclo-（L-seryl-L-tyrosyl）］和 D-丝-L-酪 环 二 肽［cyclo-（D-seryl-L-tyrosyl）］；还含有 18 种无机元素，以硫的含量最高。

鉴定试验：取粉末三氯甲烷提取液作为供试品溶液，以穿山甲对照药材作对照。照薄层色谱法，分别点于同一硅胶 G 薄层板上，以甲苯-丙酮（20∶1）为展开剂，展开，取出，晾干，喷以醋酐-硫酸（9∶1）混合溶液，在 80℃加热数分钟，分别置日光和紫外光灯（365nm）下检视。供试品色谱中，在与对照药材色谱相应的位置上，显相同颜色的斑点或荧光斑点。

功效及应用：通经下乳，消肿排脓，搜风通络。用于闭经癥瘕，乳汁不通，痈肿疮毒，关节痹痛，麻木拘挛。现代研究证实，穿山甲有消肿溃痈、搜风活络、通乳作用。常用方药为消核灵胶囊，三七镇痛膏，乳癖克胶囊。

（姬生国）

xióngdǎnfěn

熊胆粉（Pulvis Fellis Ursi）　熊科（Ursidae）动物黑熊 *Selenarctos thibetanus* Cuvier 或棕熊 *Ursus arctos* Linnaeus 的干燥胆。为较常用中药。主产于中国东北部及云南、贵州、四川、青海、西藏、新疆等地。

性状：呈粉末状或不规则碎片，亦可见颗粒状者。棕黄色、绿黄色，半透明（图）。质脆，易吸潮。气清香微腥，味极苦微回甜，有清凉感。

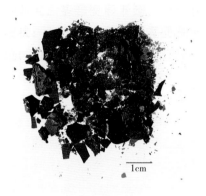

图　熊胆粉药材

主要成分及分析：含胆汁酸 20%～80%，主要为熊脱氧胆酸（ursodeoxycholic acid），是熊胆特有的成分，优品可达 70%以上；并含鹅脱氧胆酸（chenodeoxycholic acid）、胆酸（cholic acid）及脱氧胆酸（deoxycholic acid）等。这些胆酸通常与牛磺酸（taurine）、甘氨酸（glycine）结合，并以钠盐或钙盐的形式存在，如牛磺熊脱氧胆酸（tauro-ursodeoxycholic acid）及牛磺鹅脱氧胆酸（tauro-chenodeoxycholic acid）。此外，尚含胆红素（bilirubin）、胆黄素（biliflavin）、胆褐素（bilifuscin）等，以及胆固醇（cholesterol）、脂肪、氨基酸和无机盐。

鉴定试验：粉末甲醇溶解，蒸干，20%氢氧化钠溶液沸水浴水解，盐酸 pH 值为 2～3，以乙酸乙酯萃取液为供试品溶液。以熊脱氧胆酸和鹅脱氧胆酸对照品作对照。按薄层色谱法，以异辛烷-乙醚-冰醋酸-正丁醇-水（10∶5∶5∶3∶1）的上层溶液为展开剂，展开，取出，晾干，喷以 30%硫酸溶液，加热显色，供试品色谱在与对照品色谱相应位置上，显相同颜色斑点。

功效及应用：清热，平肝，明目。用于疮痈肿毒，咽喉肿痛，小儿惊风，热病惊痫，胆结石，黄疸，胆囊炎等。现代研究证实，

熊胆粉有止痛、镇咳作用，对胆结石、眼部疾病都有一定疗效。常用方药为熊胆牛黄胶囊，复方熊胆滴眼液，心痛宁片。

（姬生国）

éjiāo

阿胶（Asini Corii Colla）　马科（Equidae）动物驴 *Equus asinus* L. 的干燥或鲜皮经煎煮、浓缩制成的固体胶块。又称驴皮胶、傅致胶、盆覆胶。为常用中药。主产于山东东阿、平阴及浙江杭州。

制法：将驴皮浸泡去毛，切块洗净，分次水煎，滤过，合并滤液，浓缩（可分别加入适量的黄酒、冰糖及豆油）至稠膏状，冷凝，切块，晾干，即得。

性状：呈长方形、方形或丁状胶块，黑褐色，有光泽（图），对光透视边缘呈琥珀色半透明状。质硬而脆，断面光亮。气微，味微甘。

图　阿胶药材

主要成分及分析：主要由胶原（collagen）及其水解产物组成，蛋白水解产物含甘氨酸、脯氨酸、精氨酸、丝氨酸、赖氨酸、组氨酸等多种氨基酸。尚含铁

（Fe）、镍（Ni）、铜（Cu）等微量元素。干燥品含 L-羟脯氨酸不得少于 8.0%，甘氨酸不得少于 18.0%，丙氨酸不得少于 7.0%，L-脯氨酸不得少于 10.0%。

鉴定试验：粗粉盐酸提取，蒸干，甲醇溶解为供试品溶液，以甘氨酸对照品作对照。按薄层色谱法，以苯酚-0.5%硼砂水溶液（4∶1）为展开剂，展开，取出，晾干，喷以 0.2%茚三酮乙醇液，加热显色。供试品色谱中，在与对照品色谱相应的位置上，显相同颜色的斑点。

功效及应用：补血止血，滋阴润燥。用于虚劳羸瘦，咳嗽咯血，吐衄，崩漏，产后体虚。现代研究证实，阿胶有抗贫血作用，可促进和保护骨髓造血系统的造血功能，有良好的补血作用。常用方药为复方阿胶补血合剂，阿胶养血膏，阿胶当归合剂。

（姬生国）

shèxiāng
麝香（Moschus）鹿科（Cervidae）动物林麝 Moschus berezovskii Flerov、马麝 Moschus sifanicus Przewalski 或原麝 Moschus moschiferus Linnaeus 成熟雄体香囊中的干燥分泌物。又称当门子、脐香、麝脐香、腊子、香脐子、遗香、心结香、生香、元寸香。为常用中药。主产于西藏、四川及云南。野麝多在冬季至次春猎取，猎获后，割取香囊，阴干，习称"毛壳麝香"；剖开香囊，除去囊壳，习称"麝香仁"。家麝直接从其香囊中取出麝香仁，阴干或用干燥器密闭干燥。

性状：毛壳麝香呈类球形、类椭圆形或扁圆形囊状体，直径 3~7cm，厚 2~4cm。大小和重量因麝生长年龄不同而异，一般重约 30g。外侧（开口面）囊皮向外凸起，皮革质，棕褐色，密生灰白色或灰棕色短毛，从两侧围绕中心排列，中间有 1 小囊孔，直径 1~3mm。内侧（包藏在麝腹内部的一侧）囊皮较平坦，或隆起呈半球形，为稍有皱纹的皮膜，暗棕色略带紫色，略有弹性。剖开后，可见中层皮膜呈棕褐色或灰褐色，半透明；内层皮膜呈棕色，内含颗粒状及粉末状的麝香仁和少量细毛及脱落的内层皮膜，习称"银皮"或"云皮"。麝香仁野生品质软油润，疏松，其中不规则球形或颗粒状者习称"当门子"，表面多呈紫黑色，微有麻纹，油润光亮，断面深棕色或棕黄色。小的呈粉末状，多呈棕色、棕褐色或微带紫色，杂有少量脱落的内层皮膜和细毛（图）。香气浓烈而特异，味微辣、微苦带咸。饲养品麝香仁呈颗粒状、短条形或不规则的团块，表面不平，紫黑色或深棕色，显油性，微有光泽，亦杂有少量内层皮膜和毛。取毛壳麝香，撮取麝香仁，立即观察，应有"冒槽"（即高出槽针表面）；麝香仁油润、颗粒疏松，无锐角，香气浓烈，不应有纤维等异物或异常气味；置手掌中加水润湿，用手搓之能成团，轻压即散，不应沾手、染手、顶指或结块。

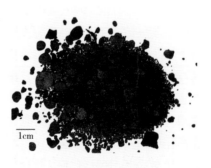

1cm

图　麝香仁药材

主要成分及分析：含麝香酮（muscone），以及少量降麝香酮（normuscone）、麝香醇（muscol）、3-甲基环十三酮、环十四酮等大分子环酮类化合物，具特异强烈香气，为主要活性成分。麝香吡啶（muscopyridine），羟基麝香吡啶（hydroxymuscopyridine）A、B 等生物碱类化合物。雄性酮（androsterone）、表雄性酮（epiandrosterone）等 10 余种雄固烷衍生物。还发现 2 种有较强抗炎活性的肽类，以及胆固醇、胆固醇酯、蛋白质、氨基酸、脂肪、卵磷脂、尿囊素及硫酸盐、磷酸盐、碳酸盐等无机盐类。气相色谱法测定，干燥品含麝香酮（$C_{16}H_{30}O$）不得少于 2.0%。

鉴定试验：①粉末棕褐色或黄棕色。水合氯醛液装片镜检可见：分泌物团块；团块中包埋或散在有方形、八面形、柱状或不规则形的结晶；类圆形油滴；香囊内壁脱落的皮膜组织，可见多条纵皱纹。②取麝香仁少许，撒于炽热的坩埚中灼烧，初则迸裂，随即融化膨胀起泡似珠，香气浓烈四溢，应无毛、肉焦臭气，无火焰或火星出现。灰化后，残渣呈白色或灰白色。③麝香粉末加五氯化锑共研，香气消失，再加氨水少许共研，香气恢复。④供试品乙醚提取液，蒸干，苯溶解为供试品溶液。以麝香酮和胆固醇对照品作对照。按薄层色谱法，在硅胶 $GF_{254+365}$ 薄层板上，以苯为展开剂，喷以磷酸香草醛乙醇溶液，105℃加热显色，供试品色谱中，在与对照品色谱相对应位置上显相同颜色的斑点。

功效及应用：开窍醒神，活血通经，消肿止痛。用于热病神昏，中风痰厥，气郁暴厥，痈肿瘰疬，咽喉肿痛，跌打损伤，痹痛麻木。现代研究证实，麝香有抗血小板聚集、扩张血管、正性肌力及增加心肌营养性血流量的作用。常用方药为麝香风湿膏，五味麝香丸，麝香接骨胶囊。

（姬生国）

lùróng

鹿茸（Cervi Cornu Pantotrichum）

鹿科（Cervidae）动物梅花鹿 *Cervus Nippon* Temminck 或马鹿 *Cervus elaphus* Linnaeus 的雄鹿未骨化密生茸毛的幼角。前者习称"花鹿茸"，后者习称"马鹿茸"。为常用中药。花鹿茸主产于吉林、辽宁、河北等地。马鹿茸主产于黑龙江、吉林、内蒙古、新疆、青海、云南、四川及甘肃等地。夏、秋二季锯取鹿茸，经加工后，阴干或烘干。

性状：①花鹿茸锯茸多具1~2个分枝。具一个侧枝者习称"二杠"，主枝习称"大挺"，长17~20cm，锯口直径4~5cm；侧枝习称"门庄"，长9~15cm。外皮红棕色或棕色，密被红黄色或棕黄色细茸毛（图）。锯口面黄白色，外围无骨质，中间密布蜂窝状细孔。体轻，气微腥，味微咸。具2个侧枝者习称"三岔"，大挺长略呈弓形而微扁，先端略尖，下部有纵棱线及突起的小疙瘩，皮红黄色，茸毛较稀而粗。二茬茸主枝长而不圆或下粗上细，下部有纵棱筋，茸毛较粗糙，锯口外围多已骨化，体较重，无腥气。砍茸为带头骨的茸，茸形与锯茸相同，两茸相距约7cm，脑骨前端平齐，后端有1对弧形骨分列两旁，习称"虎牙"，外附脑皮，皮上密生茸毛。②马鹿茸分枝较多。侧枝1个者习称"单门"，2个者习称"莲花"，3个者习称"三岔"，4个者习称"四岔"等。其中以莲花、三岔为主。东北产者习称"东马鹿茸"，西北产者习

称"西马鹿茸"。东马鹿茸单门大挺长25~27cm，直径约3cm。外皮灰黑色，茸毛青灰色或灰黄色，下部有纵棱。锯口面外皮较厚，灰黑色。中部密生细孔。质嫩。"莲花"下部有棱筋，锯口面蜂窝状孔较大。"三岔"皮色较深，质较老。"四岔"茸毛粗而稀，大挺下部具棱筋及疙瘩，分枝顶端多无毛，习称"捻头"。西马鹿茸大挺多不圆，顶端圆扁不一，长30~100cm。表面多棱，多抽缩干瘪，分枝较长且弯曲，茸毛粗长，灰色或黑灰色，锯口色较深，常见骨质。气腥臭，味微咸。四川产的马鹿茸侧枝较多，通常为四岔、五岔、六岔，毛长而密。砍茸脑骨较薄，两茸间距较梅花鹿为宽。

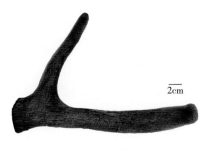

2cm

图　鹿茸药材

主要成分及分析：主含氨基酸，以甘氨酸、谷氨酸、脯氨酸含量较高。还含磷脂类，如溶血磷脂酰胆碱（lysophosphatidylcholine）、磷脂酰肌醇、神经鞘磷脂（sphingomyelin）、磷脂酸、卵磷脂、脑磷脂等；脂肪酸类，有月桂酸（lauric acid）、肉豆蔻酸（myristic acid）、棕榈酸（palmitic acid）、油酸（oleic acid）、亚麻酸（linolenic acid）等；胆固醇类，有胆固醇肉豆蔻酸酯（cholesteryl myristate）、胆固醇油酸酯（cholesteryl oleate）等。多胺类，

有亚精胺（spermidine）、精胺（spermine）、腐胺（putrescine）等。还有神经酰胺（ceramide）、次黄嘌呤（hypoxanthine）、尿嘧啶（uracil）等。此外，尚含硫酸软骨素 A 等酸性多糖、胆固醇、雌酮（estrone）、雌二醇（estradiol）、前列腺素（prostaglandin，PG）E_1、PGE_2，多肽及铁（Fe）、氟（F）、硒（Se）、锌（Zn）等微量元素。

鉴定试验：①花鹿茸粉末淡黄色。镜检可见：棕黄色碎断毛茸；淡黄色骨碎片；淡黄色表皮角质层；角质化梭形细胞。马鹿茸粉末棕黄色。镜检可见：棕黄色毛；淡棕色骨碎片。②取粉末加适量水，加热15分钟，放冷，滤过，取滤液，加茚三酮试液，摇匀，加热煮沸数分钟，显蓝紫色；另取滤液，加 10%氢氧化钠溶液，摇匀，滴加0.5%硫酸铜溶液显蓝紫色。

功效及应用：补肾阳，益精血，强筋骨，调冲任，托疮毒。用于阳痿遗精，滑精，宫冷不孕，羸瘦，神疲，眩晕，耳鸣，耳聋，腰脊冷痛，筋骨痿软，崩漏带下，阴疽不敛。现代研究证实，鹿茸有提高生殖系统功能、增强免疫系统功能、改善心血管系统、抗氧化、抗衰老、抗肿瘤、治愈创伤作用。常用方药为鹿茸骨宝胶囊，参桂鹿茸丸，强力脑清素片。

（姬生国）

lùjiǎo

鹿角（Cervi Cornu）

鹿科（Cervidae）动物马鹿 *Cervus elaphus* Linnaeus 或梅花鹿 *Cervus Nippon* Temminck 已骨化的角或锯茸后翌年春季脱落的角基。分别习称"马鹿角""梅花鹿角""鹿角脱盘"。为较常用中药。马鹿角主

产于黑龙江、吉林、内蒙古、新疆、青海、云南、四川及甘肃等地；梅花鹿角主产于吉林、辽宁、河北等地。多于春季拾取，除去泥沙，风干。

性状：①马鹿角通常4~6个侧枝，长50~120cm，直径3~6cm。基部盘状，有不规则瘤状突起，习称"珍珠盘"；周边常有稀疏细小的孔洞。侧枝多向一面伸展，第一枝与珍珠盘相距较近，第二枝靠近第一枝伸出，习称"坐地分枝"，第三枝则相距较远。表面灰褐色或灰黄色，有光泽，无毛，角尖光滑，中、下部常具疣状突起称"骨钉"，表面有断续纵棱，习称"苦瓜棱"（图）。质坚硬。断面外围骨质，灰白色或微带淡褐色，中央多灰黑色或青灰色，具蜂窝状粗孔。气微，味微咸。②梅花鹿角通常只有3~4个侧枝，全长30~60cm，直径2.5~5cm，基部具盘状突起的"珍珠盘"；侧枝向两旁伸展，第一枝与珍珠盘相距较近，第二枝与第一枝相距较远；主枝末端分出2个小枝。表面黄棕色或灰棕色，枝端灰白色，枝端以下具明显的骨钉。纵向排成"苦瓜棱"；质坚硬，断面周围白色，中央灰色，具蜂窝状细孔；气微，味微咸。③鹿角脱盘呈盔状或扁盔状，直径3~6cm，高1.5~4cm。表面灰褐色或灰黄色，有光泽。底面平，蜂窝状，多呈黄白色或黄棕色。"珍珠盘"周边常有稀疏细小的孔洞。上面略平或不规则半球形。质坚硬。断面外圈骨质，灰白色或类白色。

主要成分：含胶质（约25%）、磷酸钙（50%~60%）、碳酸钙、磷酸镁、氨基酸及氮化物等。热浸法测定，水溶性浸出物不得少于17.0%。

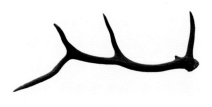

图　马鹿角药材

功效及应用：温肾阳，强筋骨，行血消肿。用于阳痿遗精，腰脊冷痛，阴疽疮疡，乳痈初起，瘀血肿痛。现代研究证实，鹿角具有壮肾阳、益精血、调冲任、托疮毒作用。常用方药为鹿角四虫胶囊，复方鹿角合剂，乌鸡白凤丸。

（姬生国）

lùjiǎojiāo

鹿角胶 （Cervi Cornus Colla）

鹿角加水煎熬浓缩制成的固体胶。又称白胶、鹿胶。为较常用中药。

制法：将鹿角锯段，漂泡洗净，分次水煎，滤过，合并滤液（或加入白矾细粉少量），静置，滤取胶液，浓缩（可加适量黄酒、冰糖和豆油）至稠膏状，冷凝，切块，晾干，即得。

性状：呈扁方块，长宽各为2~4cm，厚约6mm，黄棕色或红棕色，半透明，有的上部有黄白色泡沫层（图）。质脆，易碎，断面光亮。气微，味微甜。

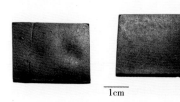

图　鹿角胶药材

主要成分及分析：含多种氨基酸、微量元素、维生素 B_{12} 等。高效液相色谱法测定，干燥品含

L-羟脯氨酸不得少于6.6%、甘氨酸不得少于13.3%、丙氨酸不得少于5.2%、L-脯氨酸不得少于7.5%。

鉴定试验：粉末70%乙醇提取液作为供试品溶液。以甘氨酸对照品作对照。照薄层色谱法，分别点于同一硅胶 G 薄层板上，以正丁醇-冰醋酸-水（3:1:1）为展开剂，展开，取出，晾干，喷以茚三酮试液，在105℃加热至斑点显色清晰。供试品色谱中，在对照品色谱相应的位置上，显相同颜色的斑点。

功效及应用：温补肝肾，益精血。用于阳痿滑精，腰脊冷痛，虚劳，崩漏，阴疽疮疡。现代研究证实，鹿角胶有止血作用。常用方药为肾血康胶囊，补金片。

（姬生国）

lùjiǎoshuāng

鹿角霜 （Cervi Cornu Degelatinatum）

鹿角去胶质的角块。又称鹿角白霜。为较常用中药。春、秋二季生产，将骨化角熬去胶质，取出角块，干燥。

性状：呈圆柱形或不规则块状，大小不一。表面灰白色，显粉性，偶见灰白色或灰棕色斑点（图）。常具纵棱，内层灰黄色，疏松多细孔。气微，味淡，嚼之有粘牙感。

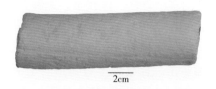

图　鹿角霜药材

主要成分：含磷酸钙、碳酸钙、氮化物及胶质等。

功效及应用：补肾助阳，收敛止血。用于脾肾阳虚，食少吐泻、白带、遗尿尿频、崩漏下血、痈疽痰核。现代研究证实，鹿角霜有治疗卵巢囊肿、乳腺增生、心绞痛的作用。常用方药为保坤丹，乌鸡白凤丸等。

（姬生国）

zhūdǎnfěn

猪胆粉（Suis Fellis Pulvis）

猪科（Suidae）动物猪 Sus scrofadomestica Brisson. 胆汁的干燥品。为少常用中药。

性状：黄色、灰黄色粉末。气微腥，味苦，易吸潮。

主要成分及分析：含胆汁酸类、胆色素、黏蛋白、脂类及无机物等。胆汁酸中有鹅脱氧胆酸、3α-羟基-6-氧-5α-胆烷酸和石胆酸，它们几乎完全与甘氨酸结合而存在。另含猪胆酸和猪去氧胆酸。高效液相色谱法测定，干燥品含牛磺猪去氧胆酸（$C_{26}H_{45}O_6NS$）不得少于 2.0%。

鉴定试验：取供试品细粉氢氧化钠溶液 120℃ 加热，盐酸调 pH 值至 2~3，乙酸乙酯萃取，蒸干，残渣加乙醇溶解作为供试品溶液，以猪去氧胆酸对照品作对照。以异辛烷-乙醚-冰醋酸-正丁醇-水（10：5：5：3：1）的上层溶液为展开剂，展开，取出，晾干，喷以 10%硫酸乙醇溶液加热显色，在日光及紫外光灯（365nm）下检视。供试品色谱中，在与对照品色谱相应的位置上，显相同颜色的斑点或荧光斑点。

功效及应用：清热，润燥，解毒，止咳平喘。用于热病燥渴、目赤、喉痹、黄疸、百日咳、哮喘、泄泻、痢疾、便秘、痈疮肿毒。现代研究证实，猪胆粉有抗炎、抑菌、镇咳、抗惊厥和解热作用。常用方药为霍胆丸，妇宁泡腾片，复方胆粉胶囊。

（姬生国）

niúhuáng

牛黄（Bovis Calculus）

牛科（Bovidae）动物牛 Bos taurus domesticus Gmelin 的干燥胆结石。为常用中药。取自胆囊的习称"胆黄"或"蛋黄"，取自胆管和肝管的习称"管黄"或"肝黄"。在中国主产于西北（西牛黄）、东北（东牛黄）、华北（京牛黄）及西南。进口牛黄主产于印度、加拿大、阿根廷、美国、乌拉圭、智利及澳大利亚等国。宰牛时，如发现有牛黄，即滤去胆汁，将牛黄取出，除去外部薄膜，阴干。

性状：①胆黄多呈卵形、类球形、三角形或四方形，大小不一，重量多在 25g 以下。表面红黄色或棕黄色，细腻而稍有光泽，表面挂有一层黑色光亮的薄膜，习称"乌金衣"。体轻，质松脆，易分层剥离，断面黄色，有排列紧密的同心层纹，色深浅相间，有的夹有白心。气清香，味先苦而后回甜，有清凉感，嚼之不粘牙，能将舌及唾液染成黄色。②管黄呈管状，表面不平或有横曲纹，或为破碎的小片，长约 3cm，直径 1~1.5cm。表面红棕色或棕褐色，有裂纹及小突起。断面层纹较少，有的中空，色较深。水调后涂于指甲上，能将指甲染成黄色，习称"挂甲"。牛黄药材见图。

主要成分及分析：主含胆色素，以胆红素（bilirubin）为主，以及胆红素钙、胆红素酯等结合型胆红素，胆绿素。还含胆汁酸类，包括胆酸（cholic acid）、去氧胆酸（deoxycholic caid）、鹅去氧胆酸（chenodeoxycholic acid）、胆石酸（lithocholic acid）及牛磺胆酸（taurocholic acid）、牛磺去氧胆酸（taurodeoxycholic acid）、甘氨胆酸（glycocholic acid）、甘氨去氧胆酸等。含 2 种酸性肽类成分，平滑肌收缩物质 SMC-S 和 SMC-F。尚含胆固醇（cholesterol）、卵磷脂（lecithin）、黏蛋白（mucoprotein）、类胡萝卜素（carotenoid）、牛磺酸（taurine）及丙氨酸（alanine）、甘氨酸（glycine）、天冬氨酸（asparaginic acid）等多种氨基酸，以及钙（Ca）、锌（Zn）、铜（Cu）等多种无机元素。薄层色谱法测定，干燥品含胆酸（$C_{24}H_{40}O_5$）不得少于 4.0%。高效液相色谱法测定，干燥品含胆红素（$C_{33}H_{36}N_4O_6$）不得少于 25.0%。

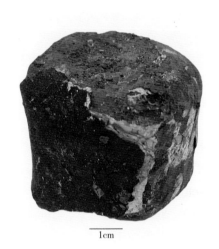

1cm

图　牛黄药材

鉴定试验：①粉末水合氯醛装片，不加热置显微镜下观察，由多数黄棕色或棕红色的小颗粒集成不规则团块，团块内有大小不等类方形晶体，稍放置，色素迅速溶解，并显鲜明的金黄色，久置后变绿色。②粉末三氯甲烷提取液，蒸干，残渣加乙醇溶解作为供试品溶液。以胆酸和去氧胆酸对照品作对照。按薄层色谱法，以异辛烷-乙酸乙酯-冰醋酸（15：7：5）为展开剂，展开，取出，晾干，喷以 10%硫酸乙醇溶液，加热显色，置紫外灯

（365nm）下检视，供试品色谱中，在与对照品色谱相应的位置上，显相同颜色的荧光斑点。③供试品粉末三氯甲烷-冰醋酸提取液为供试品溶液。以胆红素对照品作对照。按薄层色谱法，以环己烷-乙酸乙酯-甲醇-冰醋酸（10∶3∶0.1∶0.1）为展开剂，展开，取出，晾干，置紫外光灯（365nm）下检视。供试品色谱中，在与对照品色谱相应的位置上，显相同颜色的斑点。

功效及应用：清心，豁痰，开窍，凉肝，息风，解毒。用于热病神昏，中风痰迷，惊痫抽搐，癫痫发狂，咽喉肿痛，口舌生疮，痈肿疔疮。现代研究证实，牛黄有镇静、解热镇痛、抗惊厥、解痉、抗炎等作用。常用方药为安宫牛黄丸，至宝丹，紫雪丹，牛黄蛇胆川贝液。

（姬生国）

réngōng niúhuáng

人工牛黄（Bovis Calculus Artifactus）

牛胆粉、胆酸、猪去氧胆酸、牛磺酸、胆红素、胆固醇、微量元素等加工制成的天然牛黄的主要代用品药材。为常用中药。

性状：黄色疏松粉末。味苦，微甘。

主要成分及分析：含胆红素0.7%，胆固醇2%，牛羊胆酸12.5%，猪胆酸15%，无机盐5%，硫酸镁1.5%，硫酸亚铁0.5%，磷酸三钙3%，其余为淀粉。干燥品含胆酸（$C_{24}H_{40}O_5$）不得少于13.0%，胆红素（$C_{33}H_{36}N_4O_6$）不得少于0.63%。

鉴定试验：①取人工牛黄溶液，紫外-可见分光光度法测定，在453nm波长处有最大吸收。②取供试品甲醇提取液，以胆酸和猪去氧胆酸对照品作对照，按薄层色谱法，以正己烷-乙酸乙

酯-乙酸-甲醇（20∶25∶2∶3）上层溶液为展开剂，展开，取出，晾干，喷以10%磷钼酸乙醇溶液，在105℃加热至斑点显色清晰。供试品色谱中，在与对照品色谱相应的位置上，显相同颜色的斑点。③取粉末甲醇提取液，以人工牛黄对照药材作对照，按薄层色谱法，以甲苯-冰醋酸-水（7.5∶10∶0.3）为展开剂，展开，取出，晾干，喷以10%磷钼酸乙醇溶液，在105℃加热至斑点显色清晰。供试品色谱中，在与对照药材色谱相应的位置上，显相同颜色的斑点。

功效及应用：清热解毒，化痰定惊。用于痰热谵狂，神昏不语，小儿急热惊风，咽喉肿痛，口舌生疮，痈肿疔疮。现代研究证实，人工牛黄有解热、镇静、抗炎等作用。常用方药为牛黄散，安宫牛黄丸，牛黄解毒片等。

（王刚）

tǐwài péiyù niúhuáng

体外培育牛黄（Bovis Calculus Sativus）

用牛科（Bovidae）动物牛 *Bos taurus domesticus* Gmelin 的新鲜胆汁作母液，加入去氧胆酸、胆酸、复合胆红素钙等，模拟牛胆结石的生成原理而人工合成的牛黄的代用品药材。为常用中药。生产周期约为1周，价格是天然牛黄的1/3左右。

性状：呈球形或类球形，直径0.5~3cm。表面光滑，呈黄红色至棕黄色（图）。体轻，质松脆，断面有同心层纹。气香，味苦而后甘，有清凉感，嚼之易碎，不粘牙。

主要成分及分析：含胆酸、去氧胆酸、鹅去氧胆酸及其盐类，另含胆红素（bilirubin）及其钙盐；还含胆固醇、麦角固醇、卵磷脂、脂肪酸、维生素D以及铜、

铁、镁、锌等。干燥品含胆酸（$C_{24}H_{40}O_5$）不得少于6.0%；含胆红素（$C_{33}H_{36}N_4O_6$）不得少于35.0%。

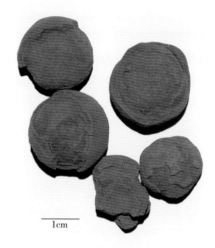

图 体外培育牛黄

鉴定试验：①取供试品少量，加清水调和，涂于指甲上，能将指甲染成黄色，习称"挂甲"。②粉末乙醇提取液作为供试品溶液，以胆酸和去氧胆酸对照品作对照。按薄层色谱法，以异辛烷-乙酸乙酯-冰醋酸（15∶7∶5）为展开剂，展开，取出，晾干，置紫外光灯（365nm）下检视。供试品色谱中，在与对照品色谱相应的位置上，显相同颜色的荧光斑点。

功效及应用：清心，豁痰，开窍，凉肝，息风，解毒。用于热病神昏，中风痰迷，惊厥抽搐，癫痫发狂，咽喉肿痛，口舌生疮，痈肿疔疮。现代研究证实，体外培育牛黄有解热、镇静、抗炎等作用。常用方药有牛黄散，牛黄解毒片等。

（王刚）

shuǐniújiǎo

水牛角（Bubali Cornu）

牛科（Bovidae）动物水牛（*Bubalus bubalis* Linnaeus）的角。又称牛角尖。为常用中药，是中药犀角的

代用品。主产于广西、广东、福建等地。取角后，水煮，除去角塞，干燥。

性状：呈稍扁平而弯曲的锥形，长短不一。表面棕黑色或灰黑色，一侧有数条横向的沟槽，另一侧有密集的横向凹陷条纹。上部渐尖，有纵纹，基部略呈三角形，中空（图）。角质，坚硬。气微腥，味淡。

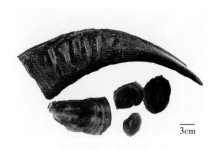

图 水牛角药材

主要成分：含胆固醇、强心成分、肽类、多种氨基酸、胍基衍生物、蛋白质及微量元素等。

鉴定试验：粉末灰褐色。镜检可见：不规则碎块淡灰白色或灰黄色。纵断面观表面可见细长梭形纹理，有纵长裂缝，布有微细灰棕色色素颗粒；横断面观梭形纹理平行排列，呈弧状弯曲似波峰样，有众多黄棕色色素颗粒。有的碎块表面平整，色素颗粒及裂隙均少。

功效及应用：清热凉血，解毒，定惊。用于温病高热，神昏谵语，发斑发疹，吐血衄血，惊风，癫狂。现代研究证实，水牛角有解热、抗内毒素、抗感染等作用。常用方药为清营汤，清瘟败毒饮，清开灵胶囊等。

（王 刚）

língyángjiǎo

羚羊角（Saigae Tataricae Cornu）

牛科（Bovidae）动物赛加羚羊 *Saiga tatarica* Linnaeus 雄性的角。较常用中药。主产于俄罗斯，中国新疆西北部亦产少量。猎取后锯取其角，晒干。

性状：呈长圆锥形，略弓形弯曲，长15~33cm。表面黄白色，基部稍呈青灰色，嫩者角尖多为黑棕色（图）。嫩枝对光透视可见"血丝"或紫黑色斑纹，光润如玉，无裂纹；老枝有细纵裂纹。除顶端光滑部分外，有10~16个隆起的环脊，间距约2cm，用手握之，四指刚好嵌入凹处，习称"合把"。角基部横截面类圆形，有长圆锥形骨塞，长约占全角的1/2或1/3，习称"骨塞"或"羚羊塞"，表面有突起的纵棱与其外面的角鞘内的凹沟紧密嵌合，结合部呈锯齿状。除去骨塞后，角的下半段中空，全角呈半透明。对光透视，上部无骨塞部分中心有1条略呈扁三角形的细孔直通角尖，习称"通天眼"。质坚硬，难折断。

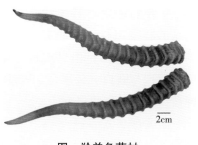

图 羚羊角药材

主要成分：含角蛋白（keratin），固醇类，磷酸钙及不溶性无机盐等。羚羊角经酸水解后测定，含异亮氨酸（isoleucine）、亮氨酸（leucine）、苯丙氨酸（phenylalanine）等多种氨基酸及多肽。此外，尚含卵磷脂（lecithin）、脑磷脂（cephalin）、神经鞘磷脂（sphingomyelin）、磷脂酰丝氨酸（phosphatidylserine）及磷脂酰肌醇（phosphatidylinositol）等磷脂类成分。

鉴定试验：取羚羊角粗粉的三氯甲烷提取液，蒸干，残渣冰醋酸溶解，加醋酐－浓硫酸（19∶1）试液，显红色，渐变为蓝色至墨绿色。羚羊角的石油醚提取液测定紫外吸收光谱，其特征吸收波长为218.8nm、270.8nm、296.2nm、307.4nm。

功效及应用：平肝息风，清肝明目，散血解毒。用于高热惊痫，神昏痉厥，子痫抽搐，癫痫发狂，头痛眩晕，目赤翳障，温毒发斑，痈肿疮毒。现代研究证实，羚羊角有解热、镇静、镇痛及抗惊厥等作用。常用方药为消痈灵散，熄风清热醒脑汤，羚羊地黄汤。

（姬生国）

xuèyútàn

血余炭（Crinis Carbonisatus）

人科（Homominidae）人发制成的炭化物。又称乱发炭、人发炭。为少常用中药。收集人发，除去杂质，用碱水洗净污垢，再用清水洗净，晒干；然后放在铁锅内，焖煅成炭，放冷即得。

性状：呈大小不规则的块状。色乌黑而光亮，表面稍平坦并有多数小孔，状似海绵（图）。折断面呈蜂窝状，质轻松易碎。用火烧之有焦臭气。味苦。以质轻、有光泽、不焦枯、无焦臭味者为佳。

主要成分及分析：主要为碳素，含优角蛋白（eukeratin）、脂肪，亦含黑色素。灰分中含有金属（按含量多少）依次为：钙、钠、钾、锌、铜、铁、锰、砷。人发煅成血余炭时，有机成分破坏炭化，无机成分同上。

功效及应用：收敛止血，化瘀，利尿。用于吐血，咯血，衄血，血淋，血痢，妇女崩漏及外伤出血。现代研究证实，血余炭有止血、抗菌等作用。常见方药有发灰散，贝叶膏，妇良片等。

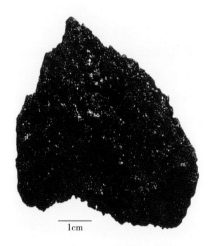

图 血余炭药材

（王 刚）

zǐhéchē

紫河车 （Hominis Placenta）

健康人的干燥胎盘。又称人胞衣、胎衣。为少常用中药。将新鲜胎盘除去羊膜和脐带，反复冲洗至去净血液，蒸或置沸水中略煮后，干燥。

性状：呈圆形或碟状椭圆形，直径9~15cm，厚薄不一。黄色或黄棕色，一面凹凸不平，有不规则沟纹，另一面较平滑，常附有残余的脐带，其四周有细血管（图）。质硬脆，有腥气。

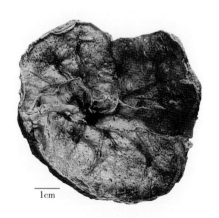

图 紫河车药材

主要成分：含蛋白质、多肽、磷脂及多种激素，还含多种氨基酸、维生素等。

功效及应用：温肾补精，益气养血。用于虚损羸瘦，阳痿遗精，不孕或乳少，久咳虚喘，骨蒸劳嗽，面色萎黄。现代研究证实，紫河车有促进激素分泌和抗凝血等作用。常用方药有紫河车丸，固本保元丸等。

（王 刚）

kuàngwùlèi yàocái

矿物类药材 （mineral as Chinese medicinal materials）
以原矿物、以矿物为原料的加工品、动物或动物骨骼的化石为药用部位的药材总称。简称矿物药。矿物是由地质作用而形成的天然单质及其化合物，大部分是固体。矿物药主要包括：①原矿物药，即自然界采集的天然药物，如朱砂、炉甘石、自然铜等。②以矿物为原料的加工品，如秋石、轻粉、芒硝等。③动物或动物骨骼的化石，如龙骨、石燕、浮石等。

矿物的性质 基本特性包括结晶形状及习性、透明度、折射率、颜色、光泽、相对密度、硬度、解理与断口、延展性、脆性、弹性、挠性及气味等方面。

结晶形状及习性 自然界的绝大部分矿物由晶体组成。根据晶体常数的特点，可将晶体归为七大晶系：等轴晶系、四方晶系、三方晶系、六方晶系、斜方晶系、单斜晶系及三斜晶系。除了等轴晶系的晶体成立方体或近于圆形外，其他6个晶系的晶体呈柱状、针状或压扁成板状、片状。多数固体矿物为结晶体，其形状各不相同。其中有些为含水矿物，水在矿物中存在的形式，直接影响到矿物的性质。各种矿物含水的存在形式不同，矿物的失水程度

也不一样，这种性质可以用来鉴定矿物药。

透明度和折射率 矿物透光能力的大小称为矿物透明度。在显微鉴定时，通常利用偏光显微镜鉴定透明矿物；利用反射偏光显微镜鉴定不透明矿物。矿物折射率是指光在真空与矿物中的速度之比，是鉴定透明矿物的可靠常数之一。观察及测定折射率和晶体对称性所表现的光学特征和常数，可用来鉴定晶质矿物药。

颜色和光泽 矿物颜色是矿物对光线中不同波长的光波均匀吸收或选择吸收所表现的性质。矿物在白色毛瓷板上划过后所留下的粉末痕迹称"条痕"；粉末的颜色称为"条痕色"，比矿物表面的颜色更为固定，因而具有鉴定意义。常用二色法描述矿物的颜色。矿物光泽是矿物表面对于投射光线反射能力的强弱，即光泽的强度。矿物单体光滑平面的光泽由强至弱分为金属光泽、半金属光泽、金刚光泽、玻璃光泽。

相对密度和硬度 矿物相对密度指矿物与4℃时同体积水的重量比，是鉴定矿物药的物理常数。矿物硬度指矿物抵抗外来机械作用的能力。不同矿物有不同的硬度。一般采用莫氏硬度计来确定矿物的相对硬度。实际工作中通常用四级法测定矿物的硬度。

解理与断口 矿物受力后沿一定结晶方向裂开成光滑平面的性能称为解理，所裂成的平面称解理面。解理是结晶物质特有的性质，其形成和晶体构造的类型有关。矿物受力后不是沿一定结晶方向断裂，断裂面是不规则和不平整的称为断口。

延展性和脆性 矿物受到外力拉引时，能发生形变而变成细丝或在受外力锤击时能形成薄片

的性质称为矿物延展性。金属矿物均具有延展性，如金丝、金箔。当矿物受到锤击时，其边缘不呈扁平状，而破碎呈粉末状的性质称为矿物脆性。非金属矿物药大多具有脆性。

弹性和挠性 矿物弹性指片状矿物药受到外力能弯曲而不断裂，外力解除后，又恢复原状的性质，如云母片；如外力解除后，不能恢复原状的性质称矿物挠性，如金精石。

气味 有些矿物具有特殊的气味，如雄黄灼烧有砷的蒜臭；胆矾具涩味；大青盐具咸味等。

矿物药的分类 以矿物中所含主要的或含量最多的某种化合物为根据进行分类。根据其阴离子的种类进行分类：硫化物类的雄黄、朱砂；氧化物类的磁石、赭石；卤化物类的轻粉；碳酸盐类的炉甘石；硫酸盐类的石膏、芒硝等。

矿物药的鉴定 多采用性状鉴定、显微鉴定和理化鉴定等方法。性状鉴定主要注意外形、颜色、硬度、比重、光泽、解理、断口、条痕、质地、磁性及气味等。显微鉴定适用于矿物的磨片、细粒集合体及矿物粉末。透明的矿物利用透射偏光镜，不透明的矿物利用反射偏光显微镜鉴定，主要观察其形态、透明度、颜色、光性的正负、折射率和物理常数。理化鉴定对矿物药的成分进行定性和定量。主要有热分析法、X射线衍射法、红外光谱法、发射光谱分析、原子吸收光谱法等。

（刘塔斯）

zhūshā

朱砂（Cinnabaris） 硫化合物类矿物辰砂族辰砂。为常用中药。主产于湖南、贵州、四川、广西、云南等地。采挖后，选取纯净者，

用磁铁吸净含铁的杂质，再用水淘去杂石和泥沙。

性状：呈大小不一的块片状、颗粒状或粉末状。全体呈鲜红或暗红色，具金属光泽，不透明或半透明，硬度 2～2.5，比重 8.09～8.2。条痕为红色。断口呈半贝壳状或参差状。体重，质脆。片状者易破碎，粉末状者有闪烁的光泽。无臭，无味。依据不同性状分为朱宝砂、镜面砂和豆瓣砂。朱宝砂呈细小颗粒或粉末状，色红明亮，触之不染手（图）；镜面砂呈不规则板片状、斜方形或长条形，大小厚薄不一，边缘不整齐，色红而鲜艳，光亮如镜面而透明，质较松脆；豆瓣砂方块较大，方圆形或多角形，色发暗或呈灰褐色，质重而坚，不易碎。

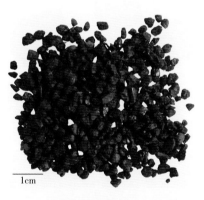

1cm

图 朱宝砂药材

主要成分及分析：主含硫化汞（HgS）。常混有雄黄、磷灰石、沥青等杂质。按银量法，即利用生成难溶性银盐沉淀的滴定法测定，含硫化汞不得少于96.0%。

鉴定试验：①透射偏光镜下薄片呈红色。锥光镜下一轴晶，正光性。②取朱砂粉末，用盐酸湿润，置光洁的铜片上擦之，铜片表面呈银白色光泽，加热烘烤，银白色即消失。③取朱砂粉末，

加盐酸-硝酸（3：1）的混合液使溶解，蒸干，加水使溶解，滤过，取滤液加适量氢氧化钠试液，有黄色沉淀；或取滤液的中性溶液，加碘化钾试液，生成猩红色沉淀，能在过量的碘化钾溶液中溶解，再以氢氧化钠试液碱化，加铵盐即生成红棕色沉淀；或取滤液加氯化钡试液 1～2 滴，产生白色沉淀，沉淀不溶于盐酸或硝酸；或在滤液中加醋酸铅试液，生成白色沉淀，沉淀溶于醋酸铅或氢氧化钠。

功效及应用：镇心安神，定惊，明目，解毒。用于心烦，失眠，惊悸，癫狂，小儿惊风，视物昏花，口疮，喉痹，疮疡肿毒。朱砂忌火，火煅析出水银，有大毒。不宜大量服用及少量久服，以免造成积蓄中毒。现代研究证明，朱砂有镇静、催眠和抗惊厥作用。常用方药为朱砂安神丸，磁朱丸，朱砂丸，丹砂丸，安宫牛黄丸，朱粉散等。

（刘塔斯）

xiónghuáng

雄黄（Realgar） 硫化物类矿物雄黄族雄黄的矿石。为常用中药。主产于湖南、湖北、贵州、云南等地。采挖后，除去杂质。

性状：呈不规则的块状或粉末，大小不一。全体深红色或橙红色（图）。块状者表面常覆有橙黄色粉末，以手触之易被染成橙黄色。断面树脂光泽或脂肪光泽，半透明至微透明。质松易碎。条痕橙黄色。断口呈贝壳状，暗红色，具细砂孔。微有特异臭气，味淡。燃之易熔融成红紫色液体，并产生黄白色烟雾，有强烈蒜臭气。

主要成分及分析：主含二硫化二砷（As_2S_2），还含有硅、铅、铁、钙、镁等杂质。滴定法测定，含砷量以二硫化二砷计，不得少

于 90.0%。

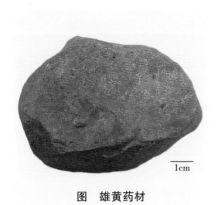

图　雄黄药材

鉴定试验：①透射偏光镜下薄片淡金黄色，多色性。锥光镜下二轴晶，负光性。②取雄黄粉末，加水湿润后，加饱和氯化钾的硝酸溶液溶解后，加入氯化钡试液，产生大量的白色沉淀，放置后，倾出上层酸液，再加水，振摇，沉淀不溶解。③取雄黄粉末，置坩埚内，加热熔融，产生白色或黄白色火焰，伴有白色浓烟。取玻片覆盖后，有白色冷凝物，刮取少量，置试管内加水煮沸使溶解，必要时滤过，溶液加硫化氢试液数滴，即显黄色，加稀盐酸后生成黄色絮状沉淀，再加碳酸铵试液，沉淀复溶解。

功效及应用：解毒杀虫，燥湿祛痰。用于痈疽疔疮，喉风喉痹，疥癣，湿毒疮，痔疮，蛇虫咬伤，虫积，惊痫，疟疾。有毒。急性毒性表现为胃肠道不适、呕吐、血尿、昏迷等。现代研究证实，雄黄有抗菌、抗日本血吸虫、抗肿瘤，治疗慢性粒细胞白血病作用。常用方药为雄黄散、砒砂雄黄散。雄黄遇热生成剧毒的三氧化二砷，忌用火煅。密闭保存。

（刘塔斯）

zìrántóng

自然铜（Pyritum）　硫化物类矿物黄铁矿族黄铁矿的矿石。为少

常用中药。主产于四川、广东、江苏、云南等地。全年均可采挖，采挖后除去杂质。

性状：多呈方块形，直径 0.2~2.5cm，表面亮黄色，有金属光泽；有的表面显棕褐色（氧化铁所致），具棕黑色或墨绿色细条纹及砂眼（图）。立方体相邻晶面上条纹相互垂直，是其重要特征。体重，质硬脆，易砸碎。条痕棕黑色或黑绿色。断口呈参差状，有时呈贝壳状。断面黄白色，有金属光泽；或棕褐色，可见银白色亮星。硬度 6~6.5，比重 4.9~5.2。无臭，无味。

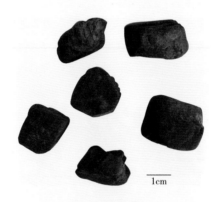

图　自然铜药材

主要成分：含二硫化铁（FeS_2），并含有镍、砷、锑、铜、钴等无机元素。

鉴定试验：①取自然铜药材灼烧，产生蓝色火焰和二氧化硫的刺激性气体。②取自然铜粉末 1g，加稀盐酸溶液 4ml，振摇，滤过，滤液加亚铁氰化钾试液，即生成深蓝色沉淀。生自然铜为黄铁矿。

功效及应用：散瘀止痛，续筋接骨。用于跌打损伤，筋断骨折，瘀滞肿痛。现代研究证实，自然铜药液能加快骨痂的胶原合成和促进钙、磷沉积，有促进骨折愈合的作用。对多种病原性真

菌均有不同程度的抗真菌作用。常用方药为自然铜散。

（刘塔斯）

zhěshí

赭石（Haematitum）　氧化物类矿物刚玉族赤铁矿的矿石。为少

常用中药。主产于河北、山西、山东、广东、江苏、四川、河南、湖南等地。采挖后，除去杂石。

性状：多呈不规则扁平状。全体棕红色或铁青色，表面附有少量棕红色粉末，有的有金属光泽。一面有圆形乳头状的“钉头”，另一面与突起的相对应处有同样大小的凹窝（图）。体重，质坚硬，不易砸碎，砸碎断面显层叠状，常有红棕色粉末粘手。条痕呈樱红色。结晶者呈金属光泽，土状者呈土状光泽。硬度 5.5~6，土状、粉末状者硬度很小，比重 5~5.3。在还原焰中烧后有磁性。气微，味淡。

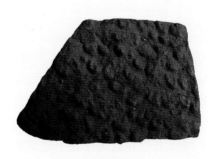

图　赭石药材

主要成分及分析：含三氧化二铁（Fe_2O_3），并含有硅、铝、钛、镁、锰、钙、铅、砷等杂质。滴定法测定，含铁不得少于 45.0%。

鉴定试验：反射偏光镜下，反射色呈钢灰色至铁黑色。透射偏光镜下，极薄的薄片或边缘可见血红色或橙红色，具微弱多色性。取赭石粉末置试管中，加入

盐酸溶液振摇，放置 10 分钟，取上清液 2 滴进行试验：①加硫氰酸铵试液 2 滴，溶液即显红色。②加亚铁氰化钾试液 1 滴，溶液立即生成绿蓝色沉淀；再加 25% 氢氧化钠溶液 5~6 滴，沉淀变成棕色。

功效及应用：平肝潜阳，重镇降逆，凉血止血。用于头痛，眩晕，心悸，癫狂，惊痫，呕吐，噫气，呃逆，噎嗝，咳嗽，气喘，吐血，崩漏，便血，尿血。孕妇慎用。现代研究证实，生、煅赭石能降低戊巴比妥钠阈剂量，且煅赭石能拮抗戊四氮致惊作用；生、煅赭石均能显著降低角叉菜胶引发的足肿胀度，缩短凝血时间；有收敛保护胃肠黏液、促进红细胞及血红蛋白的新生和中枢镇静作用。常用方药为旋覆代赭汤，代赭石汤，镇肝熄风汤，半夏竹茹汤，温降汤。

（刘塔斯）

císhí

磁石（Magnetitum）

氧化物类矿物尖晶石族磁铁矿。为少常用中药。主产于江苏、辽宁、广东、安徽等地。常产于岩浆岩、变质岩中。开采后，除去杂石，选择吸铁能力强者（称活磁石或灵磁石）入药。如已失去磁性，则可与活磁石放在一起，磁性可逐渐恢复。

性状：呈不规则块状，多具棱角。铁黑色。条痕黑色。不透明。半金属光泽。表面不光滑，粗糙（图）。体重，质坚硬，难砸碎，断面不平坦。无解理。硬度5.5~6.5，相对密度4.9~5.2。具强磁性。有土腥气，味淡。

主要成分：含四氧化三铁（Fe_3O_4），并含硅、铅、钛、磷、锰、钙等杂质。另外，磁石中常含一定量的砷，使用时需注意。

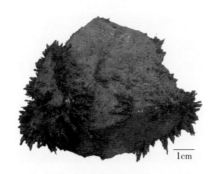

图 磁石药材

鉴定试验：反射偏光镜下，反射色为灰色，并微带棕色。近等轴粒状，赤铁矿呈亮灰色，纤维状，非均质明显。取磁石细粉，加盐酸振摇，静置，取上清液 1ml 进行试验：①加亚铁氰化钾试液，即生成深蓝色沉淀；分离，沉淀在稀盐酸中不溶，但加氢氧化钠试液，即分解成棕色沉淀。②加硫氰化钾试液，即显血红色。

功效及应用：平肝潜阳，安神镇惊，聪耳明目，纳气平喘。用于眩晕，目花，耳聋，耳鸣，惊悸，失眠，肾虚喘逆。现代研究证实，磁石炮制后镇静及抗惊厥作用明显增强；可使动物血液中血红蛋白水平、红细胞和白细胞数增加。常用方药为磁石丸，补肾磁石丸。

（刘塔斯）

yǔyúliáng

禹余粮（Limonitum）

氢氧化物类矿物褐铁矿。为少常用中药。以针铁矿族矿物针铁矿-水针铁矿为主组成。主产于河北、河南、江苏、浙江等地。采挖后去净杂石、泥土即可。

性状：呈卵圆形的结核状，有核心或中空，但完整者较少，通常壳层与核心分离。壳层多破碎成不规则块状，厚薄不等，表面多凹凸不平，土黄色至黄褐色，

内表面粗糙，体重质坚，断面层状，色泽不一（图）。中心结核近球形，表面粗糙，附有细粉，黄褐色至褐色，断面不分层，常有许多蜂窝状小孔；有的无核心，具黄粉，手触之污指，略带滑腻感。土腥气，味淡。

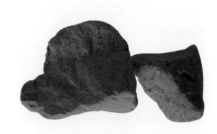

图 禹余粮药材

主要成分：含碱式氧化铁[FeO(OH)]，碱式含水氧化铁[FeO(OH)·nH_2O]，含水三氧化二铁（Fe_2O_3·nH_2O），并夹有泥土及有机质等。又常含多量的磷酸盐及铝、镁、钾、钠等元素。

鉴定试验：①反射偏光镜下呈胶状结构，蜂窝状构造，粒径0.01mm。反射色为灰色或灰白色。②取禹余粮粉末加盐酸振摇，静置，取上清液，加硫氰酸铵试液，即显红色。③取禹余粮粉末少许，置试管中，密闭，在火焰上加热，有小水珠附于试管壁的上方。

功效及应用：涩肠，止血，止带。用于久泻，久痢，便血，崩漏，带下。现代研究表明，禹余粮的生品、煅品、醋淬品水煎液对小鼠胃肠道有推进运动。测定凝血及出血时间均有明显缩短。常用方药为赤石禹余粮汤，禹余粮丸。

（刘塔斯）

hóngfěn

红粉（Hydrargyri Oxydum Rubrum）

由水银、硝石、白矾

或水银河硝酸炼制而成的红氧化汞。为少常用中药。主产于河北、天津、湖北、湖南、江苏等地。

性状：呈片状或粉状结晶，橙红色。片状的一面光滑，略具光泽；另一面较粗糙，似附一层粉末，无光泽（图）。体重，质硬脆，片状者易折断，断面粗糙，常散有稀疏小细孔。遇光颜色逐渐变深。

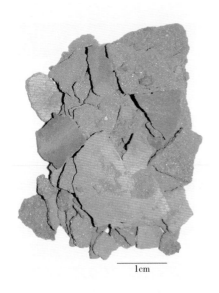

图 红粉药材

主要成分及分析：主含氧化汞（HgO），且不得少于99.0%。

鉴定试验：①透射偏光镜下，呈半月形或他形晶，有正三角形闪光晶体；部分颗粒见有假六方生长环的晶体；呈短柱状、六方板状。②取粉末加水搅匀，缓慢滴加适量的盐酸溶解后，取溶液加氢氧化钠试液，即产生黄色沉淀；取溶液调至中性，加碘化钾试液，即产生猩红色的沉淀，沉淀能在过量的碘化钾试液中溶解。

功效及应用：拔毒，去腐，生肌。用于痈疽疔疮，梅毒下疳，恶疮，肉暗紫黑，腐肉不去，久不收口等。有大毒。现代研究证实，红粉有抗菌作用，在体外有很强的杀菌作用；可促进创口愈合。常用方药有九一散，九一提毒散，外用红汞药，提脓散。

（刘塔斯）

xìnshí
信石（Arsenicum Sublimatum）

天然的砷华矿石或由毒砂（硫砷铁矿FeAsS）、雄黄加工制造而成的制品。为少常用中药。主产于江西、湖南、广东等地。少数为选取的天然砷华矿石，多数为加工制成。加工制品为砒霜。

性状：分为红信石和白信石，药用以红信石为主。红信石（又称红砒）：呈不规则块状，大小不一，粉红色，具黄色与红色彩晕。略透明或不透明，具玻璃样或丝绢样光泽（图）。质脆，易砸碎。无臭，极毒，不能口尝。烧之有蒜臭味。以块状、淡红色、具晶莹直纹、无渣滓者为佳。白信石（又称白砒）：呈不规则块状，大小不一，无色或白色。透明或不透明，具玻璃样或绢丝样光泽，或无光泽。质脆，易砸碎。气无。极毒，不宜口尝。以块状、具晶莹直纹、色白、无底、无渣滓者为佳。

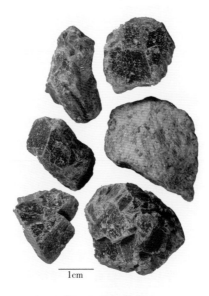

图 红信石药材

主要成分：主含三氧化二砷（As_2O_3$）。常含少量锡、铁、锑、钙、镁、钛、铝、硅等杂质。

鉴定试验：①偏光镜下为无色均质体晶粒，正突起，有交错的解理纹。②取信石粉末，放入闭口管中，加热，得白色升华物（纯品137℃升华），镜检可见大量的四面体或八面体结晶。取少许上述升华物加水2ml，加氢氧化钠试液4滴，煮沸使溶，冷后加硝酸银试液2滴，产生黄色沉淀。③信石水溶后为弱酸性，即生成亚砷酸，加硫化氢试液及盐酸后生成三硫化二砷絮凝状黄色沉淀。

功效及应用：蚀疮去腐，平喘化痰，截疟。用于寒痰哮喘、疟疾，外治痔疮、牙疳、痈疽疔疮等证。有大毒，不可口尝。内服宜慎用，外用也不宜过量。孕妇忌服。置密闭容器内，单独存放，专人专箱加锁，按毒药管理规定，严格保贮。现代研究证实，信石为良好的抗癌剂，可以抑制肿瘤细胞的增殖；对白血病及晚期肝癌有效，已用于临床；可显著加强同化作用，加速骨骼生长，使骨髓造血功能活跃，促进红细胞和血红蛋白新生。

（刘塔斯）

qīngfěn
轻粉（Calomelas）

用升华法制成的氯化亚汞（Hg_2Cl_2$）。习称"甘汞"。为少常用中药。主产于湖北、河北、湖南、云南等地。

性状：为鳞片状或雪花状结晶，或结晶性粉末。银白色，半透明或微透明。具银样光泽（图）。硬度1~2。体轻，质脆，手捻易碎成粉末。气无，味淡。遇光颜色变暗。

主要成分及分析：主含氯化亚汞，且不得少于99.0%。

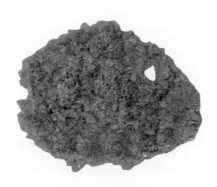

图　轻粉药材

鉴定试验：①透射偏光镜下无色透明；片状，不规则长片状、长条形，先端常呈角状，高正突起。双晶为对称消光，双晶面平行理解面；单晶为平行消光，有的具晕彩。②置铁片上加热，逐渐变为黄色，最后化为青烟，不留痕迹。③遇氢氧化钙试液、氨试液或氢氧化钠试液，即变成黑色。

功效及应用：攻毒，祛腐。外治用于疥疮、顽癣、梅毒、疮疡、湿疹，内服用于痰涎积滞、水肿臌胀、二便不利。有毒。内服慎用。忌入汤剂。多外用，不可过量和久用。孕妇、小儿和体质虚弱者禁止服用。现代研究证实，轻粉外用有杀菌作用，内服适量能制止肠内异常发酵，并能通利大便。常用方药为轻粉散。

（刘塔斯）

dàqīngyán

大青盐（Halitum）　卤化物类石盐族矿物湖盐的结晶体。又称戎盐。主产于内蒙古、青海、新疆、西藏、四川等地。由内陆湖泊和被沙坝与海隔绝的盐湖和海湾蒸发干涸所形成。

性状：呈单晶体或立方体状，多棱，常连结在一起，呈不规则块状。粒径一般为 0.5～1.5cm。大颗粒者可见漏斗状生长痕迹，呈不规则凹窝形状。青白色或暗白色，半透明；脂肪样光泽，有的可见分布不均匀的蓝色斑点（图）。条痕为白色。解理完全。断口贝壳状。硬度 2～2.5，相对密度 2.1～2.2。质硬脆，易砸碎，断面洁净，玻璃样光泽。气微，味咸。

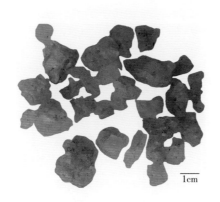

图　大青盐药材

主要成分及分析：主含氯化钠（NaCl）。还夹杂有氯化钾（KCl）、氯化镁（$MgCl_2$）、氯化钙（$CaCl_2$）、硫酸镁（$MgSO_4$）、硫酸钙（$CaSO_4$）和铁（Fe）等，其所含杂质多半是机械混入物。

鉴定试验：①透射偏光镜下无色透明，多呈方形或不规则形。正交偏光间全消光；干涉色均质性。②取大青盐加水使溶解、滤过，滤液加硝酸使成酸性后，滴加硝酸银试液，即生成白色凝乳状沉淀。分离，沉淀加氨试液即溶解，再加硝酸，沉淀复生成。③取铂丝，用盐酸湿润后，蘸取大青盐粉末在无色火焰中燃烧，火焰即显鲜黄色。

功效及应用：泻热，凉血，明目，润燥。用于尿血、吐血、齿舌出血，目赤肿痛，风眼烂弦，牙痛，大便秘结。无毒。现代研究证实，含有钠离子是维持细胞液容量和渗透压的主要因素，能促进胃液分泌，增加胃酸而助消化；能刺激肠黏膜，加强其蠕动与分泌，有利于大便的排出。常用方药为十五味黑药散。

（刘塔斯）

lúgānshí

炉甘石（Calamina）　碳酸盐类矿物方解石族菱锌矿或碳酸盐类矿物水锌矿的矿石。为少常用中药。主产于广西、四川、湖南等地。采挖后，洗净，晒干，除去杂石。

性状：呈不规则块状、圆形或扁平形。表面灰白色、淡红色，凹凸不平，多孔，似蜂窝状，暗淡无光泽，半透明（图）。体轻，质松易碎。条痕白色。断面灰白色或淡棕色，有吸湿性。气微，味微涩。煅炉甘石为灰白色或淡红色、质轻松的极细粉末。

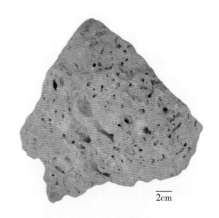

图　炉甘石药材

主要成分及分析：含碳酸锌（$ZnCO_3$）；另含铁、钴、锰等碳酸盐以及微量的镉、铟等离子。煅烧后碳酸锌分解成氧化锌。滴定法测定，含氧化锌（ZnO）不得少于 40.0%。

鉴定试验：①在木炭上烧之生成氧化锌薄膜，热时黄色，冷后则变为白色，但每因含镉而带褐色；于薄膜上加硝酸钴溶液热之，则变为亮绿色。②粗粉加稀盐酸溶液即泡沸，产生气体通入氢氧化钙试液中,即产生白色沉淀。③粗粉加稀盐酸溶液,使其溶解,滤过,滤液加亚铁氰化钾试液,生成白色沉淀或微有蓝色沉淀。

功效及应用:解毒明目退翳,收湿止痒敛疮。用于目赤肿痛,眼缘赤烂,翳膜胬肉,溃疡不敛,脓水淋漓。现代研究证实,所含的碳酸锌不溶于水,外用能部分吸收创面的分泌液,有防腐、收敛、抗炎、止痒及保护创面作用,并能抑制局部葡萄球菌的生长。常用方药为炉甘散。

(刘塔斯)

zhōngrǔshí

钟乳石(Stalactitum) 碳酸盐类矿物方解石族方解石的矿石。为少常用中药。主产于广东、广西、湖北、四川、贵州、云南、陕西、甘肃、山西等地。系含碳酸钙的水溶液,经石灰岩裂隙,从溶洞顶滴下,因水分蒸发,二氧化碳散逸,使析出的碳酸钙淀积而成,且自上向下逐渐增长,倒垂于洞顶。采收后,除去杂石,洗净,晒干。

性状:呈钟乳状的集合体。全体多呈圆柱形或圆锥形,长短粗细不一,表面白色、灰白色或棕黄色,粗糙,凹凸不平(图)。体重,质硬,易砸碎。断面较平整,白色至浅灰白色,略带淡棕色,对光观察具闪星状的亮光,近中心常有圆孔,圆孔周围具多数浅橙黄色同心环层,有的可见放射状纹理。硬度3,相对密度$2.6\sim2.8g/cm^3$。无臭,味微咸。

主要成分及分析:主含碳酸钙($CaCO_3$),且不得少于95.0%。

鉴定试验:①透射偏光镜下薄片无色透明。方解石呈结晶状,其分布呈同心圆,晶体延长方向垂直中心,似环带状结构,中心为孔洞。②取钟乳石,滴加稀盐酸,即产生大量气泡,溶液加甲基红指示液2滴,用氨试液中和,再滴加盐酸至酸性,加草酸铵试液,即生成白色沉淀;分离,沉淀不溶于醋酸,但可溶于盐酸。

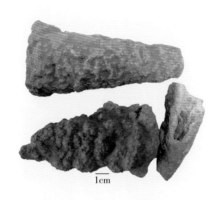

图 钟乳石药材

功效及应用:温肺,壮阳,平喘,通乳,制酸。用于寒痰咳喘,阴虚冷喘,腰膝冷痛,产后乳汁不通,胃痛泛酸。常用方药为安神散。

(刘塔斯)

zǐshíyīng

紫石英(Fluoritum) 氟化物类矿物萤石族萤石。为少常用中药。主产于浙江、甘肃、河南、湖南等地。采挖后,拣选紫色的入药。

性状:呈块状或粒状集合体,全体呈不规则块状,具棱角。紫色或绿色,深浅不匀;条痕白色。半透明至透明,玻璃样光泽。表面不平滑,常有裂纹。断面呈贝壳状(图)。硬度4,比重3.18。加热后显荧光。质坚脆,易击碎。无臭,味淡。

主要成分及分析:主含氟化钙(CaF_2),且不得少于85.0%。常有杂质氧化铁和稀土元素。

鉴定试验:①透射偏光镜下,薄片无色透明。高负突起,可见到两组解理裂缝。干涉色均质性,正交偏光间全黑。②取紫石英置紫外灯(365nm)下观察,显亮紫色、紫色至青紫色荧光。③取紫石英细粉置烧杯中,加盐酸与4%硼酸溶液,加热微沸使溶解。取溶液1滴,置载玻片上,加硫酸溶液(1→4)1滴,静置片刻,置显微镜下观察,可见硫酸钙的针状结晶。

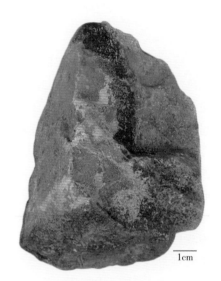

图 紫石英药材

功效及应用:镇心,安神,降逆气,暖子宫。用于虚劳惊悸,咳逆上气,妇女血海虚寒不孕。现代研究证实,紫石英有兴奋中枢神经、促进卵巢分泌的作用。对牙、骨骼、神经系统、肾、心及甲状腺有损害作用。常用方药为紫石英汤,紫石英散。

(刘塔斯)

chìshízhǐ

赤石脂(Halloysitum Rubrum) 硅酸盐类矿物多水高岭石族多水高岭石。为少常用中药。采挖后,除去杂质。

性状:呈不规则的块状,大小不一。全体表面粉红色、红色至紫红色,或有红白相间的花纹,光滑如脂(图)。质软,易碎,断面有的具蜡样光泽。吸水性强。具黏土气,味淡,嚼之无沙粒感。

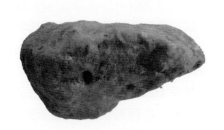

图　赤石脂药材

主要成分及分析：主含水合硅酸铝$[Al_4(Si_4O_{10})(OH)_8 \cdot 4H_2O]$，尚含氧化铁等物质。其中硅42.93%、铝36.58%、氧化铁及锰4.85%、镁及钙0.94%、水分14.75%。

鉴定试验：①透射偏光镜下，薄片无色透明，微带黄褐色。结晶极细。②取赤石脂一小块（约1g），置具有小孔软木塞的试管内，灼烧，管壁有较多水生成，小块颜色变深。③取赤石脂粉末置瓷蒸发皿中，加水与硫酸，加热至产生白烟，冷却，缓缓加水，煮沸，滤过，滤渣为淡紫棕色，滤液显铝盐的各种反应。④取上述滤液，加亚铁氰化钾试液，即发生深蓝色沉淀。

功效及应用：涩肠，止血，生肌敛疮。用于久泻久痢，大便出血，崩漏带下；外治疮疡久溃不敛，湿疮脓水浸淫。现代研究证实，赤石脂内服能吸附消化道内有毒物质及食物异常发酵的产物等。对发炎的胃肠黏膜有局部保护作用，并对胃肠道出血有止血作用。常用方药为桃花汤，赤石禹余粮汤，赤石脂散。

（刘塔斯）

qīngméngshí

青礞石 （Chloriti Lapis）　变质岩类黑云母片岩或绿泥石化云母碳酸盐片岩。为少常用中药。主要分布于湖南、湖北、四川、江苏、浙江。采挖后，除去杂石和泥沙。

性状：①黑云母片岩主为鳞片状或片状集合体。全体呈不规则扁块状或长斜块状，无明显棱角。褐黑色或绿黑色，具玻璃样光泽。质软，易碎，断面呈较明显的层片状。碎粉主为绿黑色鳞片（黑云母），有似星点样的闪光。气微，味淡。②绿泥石化云母碳酸盐片岩为鳞片状或粒状集合体。全体呈灰色或绿黑色，夹有银色或淡黄色鳞片，具光泽。质松，易碎，粉末为灰绿色鳞片（绿泥石化云母片）和颗粒（主为碳酸盐），片状者具星样闪光。气微，味淡。③煅青礞石（参见中药炮制学卷青礞石）呈粉末状，青黄绿色，质软，略有光泽。青礞石药材见图。

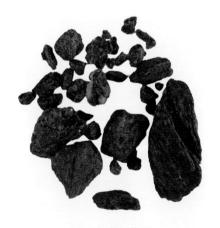

图　青礞石药材

主要成分：黑云母片岩主要含铁、镁、铝的硅酸盐。绿泥石化云母碳酸盐片岩主要含铁、镁、铝的硅酸盐及钙、镁的碳酸盐。

鉴定试验：黑云母薄片呈黄褐色至褐色；片状依一定方向排列；正突起中度；多色性和吸收性很强。绿泥石化云母碳酸盐片岩：遇稀盐酸发生气泡，加热后泡沸激烈。

功效及应用：坠痰下气，平肝镇惊。用于顽痰胶结，咳逆喘急，癫痫发狂，烦躁胸闷，惊风抽搐。现代研究证实，青礞石有攻痰泻下的作用。临床上可用于治疗精神性疾病、癫痫、化痰止咳。常用方药为礞石滚痰丸，青礞石丸。

（刘塔斯）

jīnméngshí

金礞石 （Micae Lapis Aureus）

变质岩类蛭石片岩或水黑云母片岩。为少常用中药。分布于河南、陕西、山西、河北等地。采挖后，除去杂质及泥沙。

性状：呈鳞片状集合体。全体呈不规则块状或碎片，碎片直径0.1~0.8cm；块状者直径2~10cm，厚0.6~1.5cm，无明显棱角。棕黄色或黄褐色，带有金黄色或银白色光泽（图）。质脆，用手捻之，易碎成金黄色闪光小片，具滑腻感。气微，味淡。

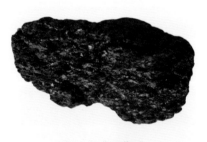

图　金礞石药材

主要成分：含钾、镁、铝的硅酸盐，亦可含钒。

鉴定试验：①透射偏光镜下，蛭石薄片从无色至浅褐黄色。低正突起；具多色性，解理完全。②取金礞石碎片少量，置铁片上加热，即层裂或散裂，膨胀2~5倍，有的鳞片变成弯曲的蛭虫状；色泽变浅，重量减轻，可浮于水面。③红外光谱定性分析：蛭石 IR λmax cm^{-1}: 3 380，995，675，445；水黑云母：IR λmax cm^{-1}:

3 690，3 420，1010，680，520，460。

功效及应用：坠痰，消食，下气，平肝。用于顽痰癖积，宿食癥瘕，癫狂惊痫，咳嗽喘急，痰涎上壅。常用方药有礞石滚痰丸，礞石滚痰片等。

(刘塔斯)

huáshí

滑石（Talcum） 硅酸盐类矿物滑石族滑石。习称"硬滑石"。为较常用中药。主产于山东、江苏、陕西、山西、辽宁等地。采挖后，除去泥沙及杂石。

性状：多呈块状集合体，全体呈不规则的块状，白色、黄白色或淡蓝灰色，半透明或微透明，有蜡样光泽（图）。条痕白色。质软，细腻，用指甲可刮下白粉，手摸有润感，具有挠性，无吸湿性，置水中不崩散。硬度约为1，相对密度 $2.6 \sim 2.8 \mathrm{g/cm^3}$。气微，无味。

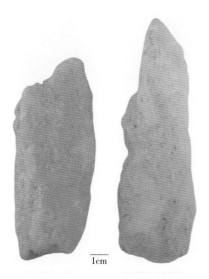

图　滑石药材

主要成分：主含含水硅酸镁 $[Mg_3(Si_4O_{10})(OH)_2$ 或 $3MgO \cdot 4SiO_2 \cdot H_2O]$，通常一部分氧化镁（MgO）被氧化亚铁（FeO）所替换，并常含有氧化铝（Al_2O_3）等杂质。

鉴定试验：①取滑石粉末置铂坩埚中，加等量氟化钙或氟化钠粉末，搅拌，加硫酸微热，立即将悬有1滴水的铂坩埚盖盖上，稍等片刻，取下坩埚盖，水滴出现白色浑浊。②取滑石粉末置烧杯中，加入盐酸溶液，盖上表面皿，加热至微沸，不时摇动烧杯，并保持微沸40分钟，取下，用快速滤纸滤过，用水洗涤残渣 4~5 次。取残渣，置铂坩埚中，加入硫酸和氢氟酸，加热至冒二氧化硫白烟时，取下冷却后，加水使溶解，取溶液加镁试剂（取对硝基偶氮间苯二酚 0.01g 溶于 4% 氢氧化钠溶液 1 000ml 中），滴加氢氧化钠溶液使成碱性，生成天蓝色沉淀。

功效及应用：利尿通淋，清热解暑；外用祛湿敛疮。用于热淋，石淋，尿热涩痛，暑湿烦渴，湿热水泻；外治湿疹，湿疮，痱子。现代研究证实，滑石粉散布于炎症表面时，有保护作用；内服除保护有炎症的胃肠黏膜而发挥镇吐、止泻作用外，还能阻止胃肠吸收毒物。常用方药有六一散，八正散，碧玉散，白玉散。

(刘塔斯)

huáshífěn

滑石粉（Talci Pulvis） 由硅酸盐类矿物滑石族滑石精选净制、粉碎、干燥制成的粉末。为较常用中药。主产于山东、辽宁、广西等地。

性状：呈微细、无砂性的粉末，白色或类白色。手摸具滑腻感。气微、味淡。在水、稀盐酸或稀氢氧化钠溶液中均不溶解。

主要成分：主含含水硅酸镁 $[Mg_3(Si_4O_{10})(OH)_2$ 或 $3MgO \cdot 4SiO_2 \cdot H_2O]$，且不得少于 88.0%。

鉴定试验、功效及应用：同滑石。

(刘塔斯)

shígāo

石膏（Gypsum Fibrosum） 硫酸盐类矿物硬石膏族石膏。为常用中药。主产于湖北应城，以及安徽、山东、陕西、山西、河南、湖南、云南、贵州、四川等地。

性状：呈板块状或不规则形的大小不一的纤维状集合体。全体类白色，常附有青灰色或黄色片状杂质，有的半透明（图）。体重质软，手捻能碎。易纵向断裂，纵断面具纤维状纹理，并显绢丝样光泽，指甲可划成痕。硬度 1.5~2，比重 2.5。气微，味淡。

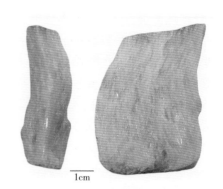

图　石膏药材

主要成分及分析：主含含水硫酸钙（$CaSO_4 \cdot 2H_2O$），其中氧化钙 32.0%，三氧化硫 46.6%，水 20.9%。尚含铁、锰、钴、镍等无机元素。滴定法测定，含水硫酸钙不得少于 95.0%。

鉴定试验：①粉末白色。不定形晶体；近方形晶体；颗粒状晶体。②取石膏约 2g，置具有小孔软木塞的试管内，灼烧，管壁有水生成，小块变为不透明体。③取石膏粉末，加稀盐酸，加热使溶解，溶液显钙盐与硫酸盐的鉴定反应。

功效及应用：解肌清热，除

烦止渴，清热解毒。用于外感热病，高热烦渴，心烦神昏，谵语发狂，口渴咽干，肺热喘急，中暑自汗，胃火亢盛，头痛，牙痛，热毒壅盛。煅敷生肌敛疮。外治痈疽疮疡，溃不收口，水火烫伤。现代研究证实，口服石膏煎剂增加血中钙离子浓度，调节体温中枢而解热；有降血糖作用。常用方药有白虎汤，麻杏石甘汤，玉女煎。

（刘塔斯）

mángxiāo

芒硝（Natrii Sulfas）

硫酸盐类芒硝族矿物芒硝，经加工精制而成的结晶体。为较常用中药。主产于河北、山东、河南、江西等盐场附近。取天然产的不纯芒硝（俗称"土硝"或"皮硝"）加水溶解，放置使杂质沉淀，滤过，滤液加热浓缩，放冷后析出结晶即为芒硝。

性状： 呈棱柱状，长方形或不规则的结晶。全体无色透明，暴露空气中则表面渐风化而覆盖一层白色粉末。通常呈紧密状集合体，具玻璃样光泽（图）。质脆易碎，硬度 $1.5 \sim 2$，比重 1.84，条痕白色。断口贝壳状。气无，味咸。

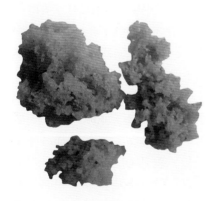

图　芒硝药材

主要成分及分析： 主含含水硫酸钠（$Na_2SO_4 \cdot 10H_2O$），常夹杂微量氯化钠。按重量法测定，含硫酸钠（Na_2SO_4）不得少于99.0%。含重金属和砷盐均不得超过 $10mg/kg$。

鉴定试验： ①偏光镜下无色透明，呈板状或板条状；低突起；解理完全。锥光镜下二轴晶。②芒硝少许在火焰中燃烧，焰呈黄色。③芒硝溶液，加氯化钡试液，生成白色沉淀；分离沉淀，在盐酸与硝酸试液中均不溶解。④取芒硝溶液，加乙酸铅试液，生成白色沉淀；分离沉淀，在乙酸铵试液或氢氧化钠试液中溶解。

功效及应用： 软坚泻下，清热泻火。用于湿热便秘，大便燥结，积滞腹痛；外治乳痈，痔疮肿痛。现代研究证实，芒硝有明显的泻下作用；对胆管常见致病菌具有抑制作用。常用方药有大承气汤，防风通圣散，冰硼散。

（刘塔斯）

xuánmíngfěn

玄明粉（Natrii Sulfas Exsiccatus）

硫酸盐类芒硝族矿物芒硝经风化的干燥品。为少常用中药。主产于河北、山东、河南、江西等盐场附近。将芒硝放入平底盆内或用纸包裹，露置通风干燥处，令其风化，使水分消失，成为白色粉末即可。或将芒硝溶入水中，加萝卜（5%~20%）同煮，过滤，放冷结晶，再将结晶风化即成。

性状： 呈白色颗粒状结晶性粉末。气微，味苦咸，有吸湿性。一般以无色、透明、呈结晶状者为佳。

主要成分及分析： 主含硫酸钠（Na_2SO_4），尚含硫酸钙、硫酸钾等。含重金属和砷盐均不得超过 $20mg/kg$。干燥品含硫酸钠（Na_2SO_4）不得少于99.0%。

鉴定试验： 同芒硝的鉴定试验①~③。

功效及应用： 软坚泻下，清热泻火。用于实热积滞，大便燥结，腹满胀痛；外治咽喉肿痛，口舌生疮，牙龈肿痛，乳痈，痔疮肿痛，目赤。脾胃虚寒及孕妇忌服。不宜与硫黄、三棱同用。现代研究证实，玄明粉内服后促进肠蠕动，有明显的泻下作用；有消肿和止痛作用。常用方药有喉症丸，冰硼散。

（刘塔斯）

dǎnfán

胆矾（Chalanthitum）

天然胆矾矿石或为人工制成的含水硫酸铜。为较常用中药。主产于云南、山西、江西、广东、陕西、甘肃等地亦产。天然者可在开采铜、铅、锌矿时选取蓝色半透明的结晶；或用硫酸作用于铜片、氧化铜人工制得。

性状： 呈不规则的块状结晶体，大小不一。全体深蓝色或淡蓝色，微带浅绿，常附白色粉霜（图）。晶体具玻璃样光泽、半透明至透明，在空气中易缓慢风化。硬度 2.5，相对密度 $2.1 \sim 2.3$。质脆，易碎，碎块呈棱柱状。条痕无色或带浅蓝色，断口贝壳状。无臭，味酸、涩。

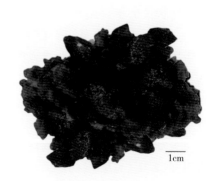

图　胆矾药材

主要成分： 含五水硫酸铜（$CuSO_4 \cdot 5H_2O$）。

鉴定试验：①取胆矾加热灼烧，即失去结晶水变成白色硫酸铜（$CuSO_4$），遇水又变成蓝色；取胆矾粉末，置闭管中加热析出水分，并产生二氧化硫气体，剩下的为白色粉末。②热分析：曲线特征为吸热 150℃（大）、290℃（中到大）、805℃（中）、860℃（大）；110～170℃ 失重 33.7%。

功效及应用：催吐，祛腐，解毒。用于风痰壅塞，喉痹，癫痫，牙疳，口疮，烂弦风眼，痔疮，肿毒。胆矾有毒，对口腔、胃肠道有强烈的刺激作用，对心、肝、肾有直接的毒性作用。现代研究证实，胆矾内服后能促进胆汁分泌。外用对局部黏膜具有腐蚀作用，可退翳。有较强的抑菌作用。常用方药为胆矾散。

（刘塔斯）

báifán

白矾（Alumen）

硫酸盐类明矾石族矿物明矾石经加工提炼而成的结晶体。为少常用中药。分布于河北、山西、浙江、安徽、福建、湖北、甘肃等地。全年均可采挖，将采得的原矿物，打碎，加水溶解，过滤，滤液加热蒸发浓缩，放冷后析出的结晶体即为白矾。

性状：呈不规则块状或颗粒状。全体无色或淡黄色、白色，透明或半透明。表面略平滑或凹凸不平，具细密纵棱，有玻璃样光泽（图）。质硬而脆。气微，味酸、微甘而极涩。

主要成分及分析：含碱性硫酸铝钾 $[KAl_3(SO_4)_2(OH)_6]$，其中氧化钾（K_2O）为 11.4%，氧化铝（Al_2O_3）为 37.0%，三氧化硫（SO_3）为 38.6%，水（H_2O）为 13.0%。白矾为含水硫酸铝钾 $[KAl_3(SO_4)_2 \cdot 12H_2O]$。

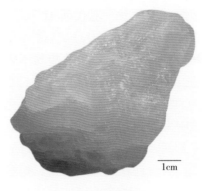

图　白矾药材

鉴定试验：①投射偏光镜下无色透明。负突起；均质体。②取白矾约 0.5g，加水 5ml，使其溶解，滤过。取滤液 1ml，加氢氧化钠试液，即生成白色胶状沉淀，分离，沉淀能在过量的氢氧化钠中溶解；取滤液 1ml，加氨试液至生成白色胶状沉淀，滴加茜素磺酸钠指示液数滴，沉淀即显樱红色（检查铝盐）；取滤液 1ml，加氯化钡试液，即生成白色沉淀，分离，沉淀在盐酸或硝酸中均不溶解；取滤液 1ml，加醋酸铅试液，即生成白色沉淀，分离，沉淀在醋酸铵试液或氢氧化钠试液中溶解（检查钾盐）。③取铂丝，用盐酸湿润后，蘸取白矾粉末，在无色火焰中燃烧，火焰即显紫色（隔蓝色玻璃透视；检查钾盐）。

功效及应用：祛痰燥湿，解毒杀虫，止血止泻。用于痰饮，中风，癫痫，喉痹，疥癣湿疮，痈疽肿毒，水火烫伤，口舌生疮，烂弦风眼，鼻中息肉，痔疮，崩漏，衄血，外伤出血，久泻久痢，带下阴痒，脱肛，子宫下垂。现代研究证实，白矾具有较强的收敛作用，有抗菌，抗阴道滴虫作用。治疗高脂血症，十二指肠溃疡，肺结核咯血等疾病。常用方药为白矾汤。

（刘塔斯）

zàofán

皂矾（Melanteritum）

硫酸盐类水绿矾族矿物水绿矾或其人工制成品绛矾。又称绿矾。为少常用中药。产于干旱地区富含铁硫化物（黄铁矿、磁铁矿等）的风化物。分布于山西、甘肃、安徽、湖北、四川、陕西、新疆、山东、浙江、河南、湖南等地。宜密闭贮藏，防止受潮或变色。

性状：为柱状或颗粒状集合体，呈不规则块状。全体呈浅绿色或黄绿色；条痕白色，透明至微透明（图）。表面不平坦，粗糙，露置空气中日久则变为淡黄色。质硬脆，断面具玻璃样光泽。无臭，味先涩后微甜。

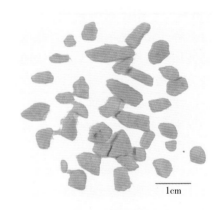

图　皂矾药材

主要成分及分析：天然皂矾主要含含水硫酸亚铁（$FeSO_4 \cdot 7H_2O$）。常含有不同的杂质，如铜、钙、镁、铝、锌、锰等。煅烧成绛矾则主要成为氧化铁。

功效及应用：补血止血，消积化痰，解毒敛疮，燥湿杀虫。用于血虚萎黄，崩漏便血，小儿疳积，腹胀痞满，黄疸，水肿，泻痢，痈疽恶疮，喉痹口疮，烂弦风眼，疥癣瘙痒。现代研究证实，皂矾内服能使红细胞新生旺盛，外用有收敛作用。皂矾制剂可治疗缺铁性贫血，不良反应以胃肠道症状为主。常用方药为复方皂矾丸。

（刘塔斯）

liúhuáng

硫黄（Sulfur）

自然元素类矿物硫族自然硫或由含硫矿物经加工制成的结晶体。为常用中药。主产于内蒙古、陕西、四川、河南、山西等地。

性状：不规则块状，全体呈黄色或略呈绿黄色。表面不平坦，呈脂肪光泽，常有细孔。断面蜂窝状，纵断面常呈针状结晶形，条痕白色或淡黄色。晶面具金刚光泽，断口呈脂肪光泽（图）。半透明。解理不完全。断口呈贝壳状或参差状。硬度 1 ~ 2，比重 2.05~2.08。质脆，易碎。为良好的绝缘体。具特异臭气，味淡。

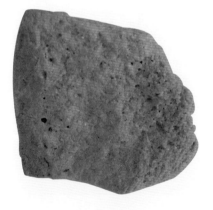

图 硫黄药材

主要成分及分析：主含硫（S）。另常含硒。滴定法测定，含硫（S）不得少于 98.5%。

鉴定试验：用 5%稀甘油装片镜检可见：众多不规则多面体或长多面体形晶体。硫黄燃烧，易熔融，发蓝色火焰，并有刺激性的二氧化硫臭气。

功效及应用：解毒，杀虫，燥湿止痒。内服用于阳痿足冷，虚喘冷哮，虚寒便秘；外治用于疥癣，秃疮，阴疽恶疮。内服宜慎。孕妇禁用。现代研究证实，硫黄具有溶解角质、杀疥虫、杀菌的作用；具有抗炎、镇咳、祛痰作用；对慢性粒细胞白血病有治疗作用。常用方药为硫黄膏，硫黄丸。

（刘塔斯）

huāruǐshí

花蕊石（Ophicalcitum）

变质岩类岩石蛇纹大理石。为少常用中药。产于河北、山西、江苏、浙江、河南、湖南、四川、陕西等地。采挖后，除去杂石和泥沙。

性状：颗粒状和致密块状的集合体，呈不规则的块状，具棱角而不锋利。全体呈白色或浅灰白色，其中夹有点状或条状的蛇纹石，呈浅绿色或淡黄色，习称"彩晕"，对光观察有闪星状光泽。硬度 2.5 ~ 3.5，相对密度 2.5 ~ 3.6g/cm³。抚摸之有滑感。体重，质硬，不易破碎。气微，味淡。

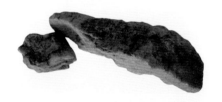

图 花蕊石药材

主要成分：主含钙、镁的碳酸盐，并混有少量铁盐、铝盐，以及锌、铜、钴、镍、铬、镉、铅等元素及少量的酸不溶物。

鉴定试验：①投射偏光镜下薄片无色，呈片状或长纤维状。低正突起。②取花蕊石粉末，加稀盐酸，显碳酸盐反应，而滤液显钙盐的各种反应。取上述加稀盐酸反应后的溶液，静置。取上清液 1ml，滴加氢氧化钠试液，即生成白色沉淀；分离，沉淀加碘试液，转成红棕色（检查镁盐）。

功效及应用：化瘀止血。用于吐血、衄血、便血，崩漏，产妇血晕，胞衣不下，金疮出血。凡无瘀滞及孕妇忌服。现代研究证实，花蕊石有防止血浆渗出和促进血液凝血的作用，抗惊厥；对胃及十二指肠等上消化道出血效果较好。常用方药有花蕊石散。

（刘塔斯）

lónggǔ

龙骨（Os Draconis）

古代哺乳动物如三趾马、犀类、鹿类、牛类等骨骼的化石。为少常用中药。分布于河南、河北、山西、内蒙古、青海、云南等地。挖出后，除去泥土和杂质，将骨与齿分开。

性状：骨骼状或已破碎呈不规则块状。表面白色、灰白色或淡棕色，多较光滑，有的具纵向裂隙或棕色条纹和斑点（图）。质硬，不易破碎。断面不平坦，色白或色黄，有的中空，摸之细腻如粉质，在关节处有多数蜂窝状小孔。吸湿性强，舔之粘牙。气味皆无。

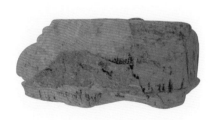

图 龙骨药材

主要成分：含有碳酸钙（CaCO₃）、磷酸钙[Ca₃(PO₄)₂]。

鉴定试验：①粉末白色或黄色。具棱角的化石块。颗粒状团块发亮微透明。②取龙骨粉末约 2g，滴加稀硝酸溶液 10ml，即泡沸，放出二氧化碳气体，此气通入氢氧化钙试液中，即发生白色沉淀。③X 射线衍射分析。生龙骨曲线特征：磷灰石 3.45（3），2.80（8），2.23（3）；方解石 3.84（1），3.33（3），3.02（10）。煅龙骨曲线特征：磷灰石 3.44（4），2.80（10），2.25（3）；方解石 3.87（1），3.34（1），3.02（6）。

功效及应用：镇惊安神，收敛涩精。用于夜卧盗汗，梦遗，滑精，肠风下血，泻痢，吐衄血，崩带。外用可敛疮口。现代研究证实，龙骨有镇静、催眠、抗惊厥作用。常用方药有龙骨散，龙骨壮骨颗粒。

（刘塔斯）

lóngchǐ

龙齿（Dens Draconis） 古代哺乳动物如三趾马、犀类、鹿类、牛类等牙齿的化石。为少常用中药。分布于河南、河北、山西、内蒙古、青海、云南等地。挖出后，除去泥土，敲去牙床。

性状：不规则块状，少数较完整（图）。完整者可分为犬齿与臼齿。犬齿长约 7cm，直径约 3cm，呈不整齐的圆锥状，或略弯曲。臼齿呈圆形或方柱形，一端较细，略弯曲，多具抽沟，长 2~20cm，直径 1~9cm，有深浅不同的沟棱。表面为青灰色或暗棕色者，习称"青龙齿"；表面为白色或黄白色者，习称"白龙齿"。具棕黄色条纹及斑点，有的表面呈有光泽的珐琅质。质坚硬，断面常分为两层，层间有空隙，有时间有石化的牙髓，有吸湿力。无臭，无味。以体完整、吸水力强者为佳。

主要成分：含有碳酸钙（$CaCO_3$），磷酸钙[$Ca_3(PO_4)_2$]。

鉴定试验：①透射偏光镜下无色透明。化石表皮部位粒度极细；中间突起。②取龙齿粉末约 1g，加盐酸约 4ml，即泡沸，待泡沸停止后，滤过。取滤液 1ml，加硫酸即生成白色沉淀。③取滤液 1ml，用碱中和调至中性后，滤过，滤液加硝酸银试液，即生成浅黄色沉淀；分离，沉淀在氨试液中均溶解。

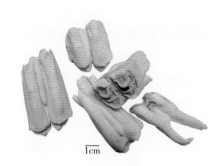

图　龙齿药材

功效及应用：镇惊安神，除烦热。用于惊痫癫狂，烦热不安，失眠多梦。现代研究证实，龙齿有一定的镇静作用，可促进血液凝固，降低血管通透性，减轻骨骼肌的兴奋性。常用方药为龙齿散，龙齿汤。

（刘塔斯）

索　引

条 目 标 题 汉 字 笔 画 索 引

说　明

一、本索引供读者按条目标题的汉字笔画查检条目。

二、条目标题按第一字的笔画由少到多的顺序排列，按画数和起笔笔形横（一）、竖（丨）、撇（丿）、点（丶）、折（乛，包括丁乚乙等）的顺序排列。笔画数和起笔笔形相同的字，按字形结构排列，先左右形字，再上下形字，后整体字。第一字相同的，依次按后面各字的笔画数和起笔笔形顺序排列。

三、以拉丁字母、希腊字母和阿拉伯数字、罗马数字开头的条目标题，依次排在汉字条目标题的后面。

十 一 画

条 目 外 文 标 题 索 引

内 容 索 引

说 明

一、本索引是本卷条目和条目内容的主题分析索引。索引款目按汉语拼音字母顺序并辅以汉字笔画、起笔笔形顺序排列。同音时，按汉字笔画由少到多的顺序排列，笔画数相同的按起笔笔形横（一）、竖（丨）、撇（丿）、点（、）、折（乛，包括丁乙乚等）的顺序排列。第一字相同时，按第二字，余类推。索引标目中夹有拉丁字母、希腊字母、阿拉伯数字和罗马数字的，依次排在相应的汉字索引款目之后。标点符号不作为排序单元。

a	c	e
b	d	f

二、设有条目的款目用黑体字，未设条目的款目用宋体字。

三、不同概念（含人物）具有同一标目名称时，分别设置索引款目；未设条目的同名索引标目后括注简单说明或所属类别，以利检索。

四、索引标目之后的阿拉伯数字是标目内容所在的页码，数字之后的小写拉丁字母表示索引内容所在的版面区域。本书正文的版面区域划分如右图。

Z

拉丁字母

本卷主要编辑、出版人员

执行总编　谢　阳

编　　审　呼素华　袁　钟

责任编辑　傅保娣　戴小欢　骆彩云

索引编辑　李　慧　张　安

汉语拼音编辑　王　颖

外文编辑　顾良军

绘　　图　北京天露霖文化科技有限公司

责任校对　李爱平

责任印制　姜文祥

装帧设计　雅昌设计中心·北京